国际疾病分类
第九版临床修订本
手术与操作

International Classfication of Diseases
Clinical Modification of 9th Revision
Operations and Procedures

ICD-9-CM-3

2011 修订版

主编译　　刘爱民
编　译　　马家润　秦安京　张　丽　常　彪
　　　　　林海丽　张　静　杨　霞　吴韫宏
　　　　　尤瑞玉　周晓鸽　刘海民　汪　洋

山西出版传媒集团
山西科学技术出版社

微信扫码
电子书｜指南｜讲解｜社群

图书在版编目（CIP）数据

国际疾病分类第九版临床修订本手术与操作：ICD-9-CM-3：2011修订版 / 刘爱民主编译 . —
太原：山西科学技术出版社，2016.6（2024.5重印）

ISBN 978—7—5377—5347—0

Ⅰ . ①国… Ⅱ . ①刘… Ⅲ . ①疾病－分类－世界②外科手术－分类－世界 Ⅳ . ①R366②R61

中国版本图书馆 CIP 数据核字（2016）第 118581 号

国际疾病分类第九版临床修订本手术与操作　ICD-9-CM-3　2011修订版

出 版 人	阎文凯
主 编 译	刘爱民
策 划 人	宋 伟
责 任 编 辑	杨兴华　翟 昕
助 理 编 辑	文世虹　赵 鑫
封 面 设 计	杨宇光

出 版 发 行　山西出版传媒集团·山西科学技术出版社

地址　太原市建设南路 21 号　邮编　030012

编辑部电话	0351—4922078
发行部电话	0351—4922121
经 销	各地新华书店
印 刷	山西万佳印业有限公司

开 本	880mm×1230mm　1/16
印 张	60
字 数	1680 千字
版 次	2016 年 7 月第 1 版
印 次	2024 年 5 月山西第 20 次印刷
印 数	62001—67000 册

书 号	978—7—5377—5347—0
定 价	260.00 元

手术与操作分类修订版说明

随着医疗改革的持续深化,医疗行政管理部门加大了对医疗机构的监管力度,对医疗数据的依赖性越来越大,对数据的可靠性和准确性的要求也越来越高。有一个好的手术操作分类系统的支持,是必不可少的。ICD-9-CM-3 就是这样一个手术操作分类系统。

目前全世界手术操作分类的使用格局也随着世界卫生组织放弃国际医疗操作分类(International Classification of Procedures in Medicine,ICPM),开发国际医疗干预分类(International Classification of Health Interventions,ICHI)而发生了改变。美国自 2011 年以后就不再维护更新 ICD-9-CM-3,他们开发了新的操作分类系统(Procedures Classification System,PCS),并于 2016 年始正式使用。更换一个分类系统是一个浩大的工程,需要谨慎为之。一些国家目前还在使用自己的分类系统或者 ICD-9-CM-3。他们在等待 2018 年出版的国际医疗干预分类。

鉴于美国停止更新 ICD-9-CM-3 的现况,我们也面临着选择。两年前,国家卫计委医政医管局曾下文要求执行《中国医疗服务操作项目分类与编码》(Chinese Classification of Health Interventions,CCHI)。它是一个用于全国医疗服务价格项目规范的方案,也就是说更适合用于收费。由于它与临床手术名称差异较大,收费有的是打包方案,所以不适用于临床数据的检索,它的局限性使得医疗机构无法采纳这个分类系统替换 ICD-9-CM-3。每一个分类方案都有自己的设计目标,要想用一个方案适用所有的目标是困难的。因此,这一方案未能在全国推行。

一个分类方案能否落地实施,除了本身的科学性、合理性外,还有对它的维护。无论是国际版的 ICHI 还是美国版的 PCS,最后国际交流还是大同,就是通用的 ICHI。无论今后我们选择使用哪一个分类系统都将面临一系列问题,假如使用 ICHI 需要等待它的出版、翻译和培训,假如使用美国 PCS 则面临购买版权和翻译、培训以及与 ICHI 对接等。如果顺利的话,我国最早在 2020 年之后才有可能进行 ICD-9-CM-3 到 ICHI 的更迭。至少在过渡的时间内,ICD-9-CM-3 还将继续使用。

本次修订不仅对原版(2011 版)进行了刊误,也根据临床需要增加了个别细目,例如:00.78 髋轴面,陶瓷与金属。

修订后仍可能存在疏忽和不当之处,欢迎大家继续指正。

2016.5.19 于北京

内 容 提 要

　　手术操作分类是医院病案信息加工、检索、汇总、统计的主要工具之一。无论是在医疗、研究、教学、管理，还是在医疗付款方面，手术操作分类与疾病分类具有同等重要作用。

　　ICD-9-CM-3 中文编译包括两部分：类目表和汉语拼音字母顺序索引。类目标题大约 90％为治疗性手术，10％为检查和治疗性操作。类目表共分为 18 章，除第 1 章、第 5 章和第 18 章外，其他章均按解剖系统分类，按编码的大小顺序排列。由于手术操作发展迅速，新的手术层出不穷，ICD-9-CM-3 每年均做及时修订，最新的一些操作如介入治疗、内镜检查与治疗均收入其中，2011 版收集了一些最新发展的手术操作，将其编入类目 17"其他各类诊断性和治疗性操作"。为便于读者使用，中文编译本将其扩展为第 5 章，原版各章序号顺延，共 18 章，本书的出版，能够反映最新的临床检查与治疗性的手术及操作。

前　言

美国政府为推动国际疾病分类法用于本国疾病及死亡资料的分类，出版了国际疾病分类第 9 次修订本的临床修改本(ICD-9-CM)第 6 版。它基于世界卫生组织(WHO)出版的国际疾病分类第 9 次修订本。完全与 ICD-9 兼容。北美世界卫生组织疾病分类合作中心作为联络机构，承担分类系统与美国国家卫生数据可比性的国际责任。ICD-9-CM 被推荐在所有临床机构中应用，要求所有美国公共卫生服务机构和医疗保险与医疗补助中心(Centers for Medicare & Medicaid Services)(以前称为医疗财政管理局)报告诊断与疾病时要采用 ICD-9-CM。使用本分类的指导可见于"ICD-9-CM 使用指导"一节。

除经美国公共卫生服务机构和医疗保险与医疗补助中心批准的内容外，ICD-9-CM 的扩展、释义、修订、附录或勘误均不是官方要求不被接纳，不能使用。ICD-9-CM 的继续性维护是联邦政府的责任。因为 ICD-9-CM 代表的是当代公共和私有两方面临床医师、分类学家、流行病学家和统计学家的最佳思想，所以没有广泛地征求各类相关的主要使用代表的意见，也不考虑没有前景的修正。

至 2011 年 10 月 1 日，所有官方审定的附录均被收录于此第 6 版中。

再版说明(修改版)

作为一个与临床紧密结合、及时更新科学的分类法,美国对日新月异的手术操作分类 ICD-9-CM-3 有一个庞大的团队对其不断的更新。我们所用的 2008 版至今虽然只有 3 年之久,但已感分类不足,需更新的内容很多。新的中文编译本增加的篇幅近 100 页,可见修改、增加数量之大。仅编码"00"的类目就增加了 8 个细目,涉及数十条修改的内容。如:

00.67 胸内动脉的血管内压力测量

评估:

主动脉和主动脉弓

颈动脉

另编码任何: 同时进行的诊断性或治疗性操作

00.68 周围动脉的血管内压力测量

评估:

其他周围血管

臂血管

腿血管

另编码任何: 同时进行的诊断性或治疗性操作

00.69 血管内压力测量,其他特指的和未特指的血管

评估:

髂血管

腹内血管

肠系膜血管

肾血管

另编码任何: 同时进行的诊断性或治疗性操作

不包括: 血管内压力测量:

冠状动脉(00.59)

胸内动脉(00.67)

周围动脉(00.68)

社会处于快速的变革期,分类系统也处于变化、适应期。世界卫生组织经过了多年的讨论,最终于 2012 年 10 月决定制定《国际健康干预分类》(International Classification of Health Interventions, ICHI),也就是手术操作分类。这个方案计划于 2016 年正式出版。它包括了三个分类轴心:

第一个轴心:目标

如:身体结构

人体功能

　　　　活动与参与

　　　　环境因素

　　　　行为

　　　　个人与群体

　　第二个轴心:行动

　　　　如:诊断

　　　　　　治疗

　　　　　　附加支持(client support)

　　　　　　管理

　　　　　　预防

　　第三个轴心:方式

　　　　如:入路

　　　　　　技术

　　　　　　方法

三个轴心分别用3个、2个、2个字母来表示。

例如:卵巢开放性引流术　编码:AJN　GB　AA

　　美国于2014年10月1日也将启用ICD-10-CM-3和ICD-10-PCS。后者是手术分类。ICD-10-PCS将是一个全新的分类方案,类似于世界卫生组织的分类方案,也是用字母替代数字。

　　无论是世界卫生组织的ICHI还是美国ICD-10-PCS,如果我们将其完全引入,将涉及我国编码系统的彻底更换,从等待原版书的正式出版,到翻译、培训、系统更换,需要5～8年的时间。2008版的ICD-9-CM-3已被我国卫生部指定为医院评审的标准之一,其重要性可见一斑。为了配合医改的深入进行,配合医院信息化管理的精细化需求,ICD-9-CM-3等不及也等不起美国手术分类系统的革命性更新。因此,编译者认为,为适应发展需要,修订、更新ICD-9-CM-3是目前最好的方法。

微信扫码
配套电子书　操作指南
知识讲解　医学研习群

说　明

手术操作分类是医院病案信息加工、检索、汇总、统计的主要工具之一。无论是在医疗、研究、教学、管理，还是在医疗付款、临床路径、医院评审等方面的应用，手术操作分类同疾病分类一样具有同等重要的作用。

早期的国际疾病分类（简称 ICD）并没有手术分类，所以美国在 1959 年就编辑了手术操作作为 ICD 的补充。后来世界卫生组织认识到各国对医疗操作分类的要求，于 1978 年出版了试行的国际医学操作分类（International Classification of Procedures in Medicine，ICPM）。虽然在以后的岁月中曾提议对其进行修订，但直至 2011 年才有了《国际健康干预分类》（International Classification of Health Intevention）的初稿，该书预计于 2016 年出版，由于涉及历史资料和系统转换，不少国家表示只做对照，不做系统更换。

手术操作分类与疾病分类不同之处是：疾病诊断术语相对稳定，而手术操作则是日新月异。近 10 年来影像技术、内镜操作、介入操作及一些新的手术方法不断涌现，一个好的分类方案必须不断更新才能适应医疗技术与时代的发展。

美国自 1973 年起，在全国范围内使用 ICD-8 的临床修订本，它保持并扩展了 ICD 的统计、管理和医院索引等功能。1978 年，美国国家卫生统计中心根据各方面的需求，组织了许多学术组织修订和出版国际疾病分类第 9 版的临床修订本。"临床"两字强调了修订的内容更适用于疾病数据的报告、报表的编制和资料的比较。它有助于内部或外部对医疗服务的及时性和适当性进行评估。

1999 年 1 月 1 日，ICD-10 替代 ICD-9 用于疾病编码和死亡资料的分类。ICD-10-CM 计划替换 ICD-9-CM 的第一卷和第二卷，ICD-10-PCS 替换 ICD-9-CM 的第三卷，2003 年美国医院协会和美国卫生信息管理学会进行了 ICD-10-CM 的现场测试，2009 年 1 月 16 日，ICD-10-CM 和 ICD-10-PCS 将于 2013 年 10 月 1 日替换 ICD-9-CM 写入了 HIPPA 法，后来使用日期又推迟到 2014 年 10 月 1 日。ICD-9-CM-3 共分为 3 卷，第一卷和第二卷完全与 ICD-9 兼容，但在第 5 位数上对 ICD-9 进行了增补。第三卷则是对 ICPM 的改编，ICPM 的第 5 章主要来源于美国的手术操作分类资料，而 ICD-9-CM-3 又是在 ICPM 的第 5 章的基础上进行细分，并得到了世界卫生组织的承认。其工作草案是 1975 年 9 月 30 日到 1975 年 10 月 6 日在日内瓦做的，标号是 WHO/ICD-9/Rev.Conf.75.4。

本编译本为 2011 年版，2012 年 10 月 1 日生效。

一、ICD-9-CM-3 与 ICPM 的区别

1.美国每年都对 ICD-9-CM-3 进行修订和补充，保持其与临床和当代科学的同步发展。

2.ICD-9-CM-3 是 ICPM 两卷书的合订本，只有一个类目表和一个字母索引表。

3.在 ICD-9-CM-3 中保留了 ICPM 第 5 章中的所有从 01-86 的 3 位数编码的内容。

4.ICD-9-CM-3 非手术性操作中建立了"操作和介入"分类一章，编码为 00。

5.ICD-9-CM-3 非手术性操作从手术操作中分离出来，归入 87-99 类目，各种诊断性和治疗性操作。

6.ICD-9-CM-3 分类结构以解剖部位为主，各类操作都归入解剖系统。例如：胃活组织检查归入胃的手术中，而 ICPM 将所有的活组织检查单独列出，归入该书的第 1 章。

7. ICD-9-CM-3 分类的类目是以两位数为基础,而 ICPM 是加上章号为 3 位数。例如:鼻部手术 ICD-9-CM-3 类目编码是 21,而 ICPM 类目编码是 5-21。必须加注章号才能与其他操作编码区分开来。

8. 对于 ICPM 的分类轴心不利于临床使用的部分,ICD-9-CM-3 做了调整。ICPM 除手术外,其余各章都是以手术操作方式为分类轴心,其结果是将一个部位的各种操作分散至各章中,这样使用起来不方便。ICD-9-CM-3 调整的结果是把分散到各章的操作归到解剖部位之下。

9. ICD-9-CM-3 去除 ICPM 的章号,增加了第四位数的细目编码,从而扩展了临床存储检索资料的功能。

我们仍采用 ICD-9-CM-3 的主要理由是数据一致性的需要,因为我国医院 20 余年的资料大多是采用 ICD-9-CM-3 进行分类编码的,编码系统不能随意更换。2007 年 6 月,美国出版了 ICD-10-CM 试用版,但强调其编码是试用阶段,不能用于任何正式的统计报告。它需要经过若干年的准备后,才能合法生效。

二、类目表

ICD-9-CM-3 中文编译本包括两部分,类目表和汉语拼音字母顺序索引。类目标题大约 90％为手术,10％为检查和治疗性操作。类目表共分为 18 章,除第 1 章、第 5 章和第 18 章外,其他章是按解剖系统分类,按编码的大小顺序排列。由于 ICD-9-CM-3 每年都做更新,因此最新一些操作,如:介入治疗、内镜检查与治疗均收录其中,能够反映最新的临床检查与治疗性操作。

其符号与缩略语如下:

1. ICD 符号　ICD 的符号与缩略语和 ICD-9-CM-3 通用,具有相同的意义。

2. 另编码(code also)　在类目表中经常可见到"另编码任何同时进行的操作 Code also any synchronous"或"另编……手术 Code also……"。当遇到这两个指示性的说明时,如果确定做了某一操作,则应该按指示再编一个手术码。例如:回肠代膀胱手术,实际上是由膀胱重建术 57.87 和回肠部分切除术用于间置术 45.51 这两个手术所构成。所以在核对类目表时,就能得到"另编码"的指示,有时索引中可同时提供两个编码。

3. 省略编码(omit code)　在类目表和索引中有时会遇到省略编码的指示。其意义是指当某一手术只是手术中的一个先行步骤时,不必编码。例如:行阑尾切除术,因为开腹的目的只是为了切除阑尾,所以开腹术就不必编码。

4. "和"　"和"的含义应当理解为"或"。例如:00.8 膝关节和髋关节的其他操作。应当理解为膝的其他操作或髋的其他操作。

三、汉语拼音字母顺序索引

英文的字母索引表经过翻译后,转换为中文的汉语拼音索引表,其排列规则如下:

1. 主导词　凡主导词的中、英文均用黑体字印刷,以利读者检索。

2. 汉语拼音字母顺序索引

(1)人名命名的手术名称建立了交叉索引,其编码放在英文条目下。中文条目无编码。

例:Abbe[阿贝]手术

—阴道建造术 70.61

阿贝手术—见 Abbe

(2)人名命名的手术,其英文名称放到索引顺序的最前面、该名称第一个英文字母起始处。

3. 主导词级别的排列　所谓主导词也就是主题词,它是各类手术操作的最重要表达的词语。以主

导词的首字汉语拼音字母顺序排列,其排列方法如下:

(1)列出主导词首字的汉语拼音字母。

例如要排列下列主导词:

去脏术　　　　　　　qù

鼻甲切除术　　　　　bí

淋巴管造影术　　　　lín

电凝术　　　　　　　diàn

(2)比较其字母的英文顺序位置排列,其先后正确排列顺序。

鼻甲切除术　　　　　bí

电凝术　　　　　　　diàn

淋巴管造影术　　　　lín

去脏术　　　　　　　qù

(3)如果首字拼音是同音字,一般按四声排序。如果同音同调,则按汉字的笔画多少排序,少的在前。如果同音同调,笔画也一样多,则随意选择先后排列。如果首字完全相同,则比较第二字,以此类推。

4.主导词下一级修饰词比较　所谓一级修饰词是指主导词下仅有一个半字线"-"的级,其下的术语皆按汉语拼音顺序排列。例如:

扫描

— C. A. T(计算机轴向 X 线断层摄影术)

— C. T. —见扫描,C. A. T

—肝

—计算机轴向 X 线断层摄影术(C. A. T)

—镓—见扫描,放射性同位素

—肾

—正电子 X 线断层拍摄影术(PET)

5.一级下属的次级修饰词及更细次级修饰词只能在一级修饰词范围内进行同级比较

扫描

— C. A. T(计算机轴向 X 线断层摄影术)

——伴计算机辅助手术

—— 腹

——骨

———矿物质

——脑

——肾

— C. T. —见扫描,C. A. T

—放射性同位素

——肠

——垂体

—肝

—计算机轴向 X 线断层摄影术(C. A. T)

—镓—见扫描,放射性核素

—肾

—正电子 X 线断层拍摄影术(PET)

四、ICD-9-CM-3 编码操作步骤

手术的编码操作方法与疾病分类编码方法相同。第一步是确定主导词,第二步是查找索引,第三步是核对编码。

1. 确定主导词

(1) 一般以手术方式或操作方法为主导词,他们通常位于操作术语的尾部。

例如:食管胃**吻合术**　　　胸脓肿**抽吸术**

　　　结肠**活组织检查**　　动脉**结扎术**

(2)某些器官的切开术、切除术、造影术、成形术、缝合术……镜检查等常常可以按全名称直接查找。

例如:胃切除术　　　　胃切开术

　　　膀胱镜检查　　　肾成形术

(3)以人名命名的手术可以直接查人名,也可以查手术的方式,部分还可以直接以手术为主导词查找。

例如:Davis 手术　56.2

　　　手术—Davis　56.2

　　　输尿管切开术　56.2

上述三种方法所查找的结果都是相同的,但并不是每个操作都可以这样查。由于 ICD-9-CM-3 交叉索引不如 ICD-9 索引做得广泛,因此当某种方法查不到时,需要试着采用其他方法去查找。

选择主导词是手术编码的关键,要求编码员要不断积累工作经验,并对手术方式有所了解。如果有可能,掌握一定程度的英文和拉丁文的医学术语对于主导词的选择也会有所帮助。

2. 查找索引　索引查找方法按汉语拼音字母的英文字母顺序检索。

3. 核对编码　这一过程要注意章、节、类目或亚目中的"注释"、"包括"与"不包括"等解释。它有可能提示手术操作编码的改变。例如:产科的直肠修补术,如果在查找时没有注意到产科的修饰语,得到的编码是 48.79。在这个编码中,不包括的提示就明确指示产科的近期撕裂修补术编码应分类到 75.62。

五、手术操作名称与编码的关系

手术操作名称的各个组成成分都有可能影响到编码。因此完整、准确的名称对于编码的准确性起到关键的作用。

手术名称的主要构成成分如下:

(范围)部位+术式+入路+疾病性质

例如:①阑尾切除术

　　　(范围)部位+术式

　　　②肺部分切除术

　　　(范围)部位+术式

③肛门瘘切除术

　(范围)部位＋术式＋ 疾病性质

④垂体腺瘤切除术,经额

　(范围)部位＋术式＋入路＋ 疾病性质

⑤针刺

　术式

从上述举例可见,部位和术式是手术分类的核心轴心。这两个成分是对手术定位定性构成手术名称的基本成分,但不一定每个成分都必须出现在操作术语中,针刺只是一种操作方式,但可以独立存在,有编码,实际上也是缺少了部位的。

1. 解剖部位对编码的影响　作为手术操作术语的核心成分,它是必须指出的,否则就难以分类或会被笼统地分类。不指出部位的情况鲜有发生。

例如:①切骨术的编码是77.30

不同部位的切骨术有不同的细目编码,这个例子尚可以编码。对于穿刺术,如果不指出部位就不能编码。不同的穿刺部位有不同的编码,鼻窦22.01,垂体腺07.72,肺33.93。针刺术的编码为99.92,用于麻醉的编码是99.91,加用灸则编码于93.35。针刺术的部位不影响编码。

例如:②肺癌切除术

这是一个典型的不恰当手术名称。因为它没有定位手术切除的范围,在手术分类中,如果不指出范围,而且也无法假定其切除的情况,就按病损切除术处理。也就是说,本例肺癌切除术按肺的局部损害进行编码。这种情况多数是不符合实际操作的,但也不能假定为全肺的切除术,那样也不一定正确。因此,必须详细指出实际的切除范围,否则只能遵守分类规则。

在手术分类中,对相同器官的左右部位编码分类相同。另外,当指出的部位过于详细,索引中没有列出这个具体部位时,可采用类似疾病分类的放大法进行处理,如示指第一指节按其他手指分类。

2. 手术术式对编码的影响　手术术式也是手术名称的核心成分,它比部位还要重要,没有术式就根本无法分类。术式也是医师们忘不了书写的成分,但又是一个常常产生问题、不能正确表达的成分。

例如:①牙齿矫正术

牙齿矫正实际上有不同的方式,一种是通过钢丝固定,一种是通过调整牙齿的咬合,后者要通过切开、重新摆正牙齿位置,是一种矫形手术。当索引中没有假定分类的,如果主观的假定往往会造成误编码。

例如:②眼睑修补术

修补术往往也是一个不明确的术式,它不仅有缝合,还有修补或重建。发生在眼睑的修补术必须区分单纯缝合术、修补术和重建术。特别是重建术,要区分睑缘、板层或是全层。除了上述情况,还需要指出疾病性质,如:上睑下垂、操作损伤等,否则无法编码。

3. 手术入路对编码的影响　通常手术的入路并不需要指出,但少数情况有要求。如,对垂体的手术。有些情况索引虽然没有要求,但临床上有意义,也必须注意,必要时可扩展编码表示入路。

4. 疾病性质对编码的影响　疾病性质通常对手术编码没有影响,大多数情况没有必要再指出疾病的性质。例如,对胃进行大部切除,不必列出是溃疡还是肿瘤。但有些情况又必须指出疾病的性质,例如:视网膜脱离冷凝术,如果不指出是脱离,那么局部损害、撕裂也可以采用冷凝方法。对于局部损害,冷凝是一种破坏术;对于脱离,冷凝是一种再接术;对于撕裂,冷凝又是一种修补术。因此这时就必须指出疾病的性质。

六、与编码有关的其他问题

1. 索引中的指示词"见"　索引中无论是主导词或修饰词,如果遇到"见",表示需要按提供的主导词重新查找编码。例如:瓦达试验——见 Wada 试验。

2. "另见"　索引中遇到"另见"的指示词,该条目一定提供了相关的编码。如果这个编码的内容不符合要求,此时才需要按提供的主导词重新查找。例如:外生骨疣切除术(另见切除术,骨)77.60。只有当不指明骨的具体部位时,这个编码才能使用,否则还需要按切除术这个主导词查找相关骨的部位编码。

3. 内镜检查与治疗　早期内镜仅用于检查,随着医学的发展,现在也用于治疗。内镜有 3 种不同的处理方式。

(1)单纯的内镜检查:以"内镜"为主导词进行查找,按内镜检查分类。

(2)内镜伴有活组织检查:要以活组织检查为主进行分类,内镜检查必要时可编一个单纯的内镜检查码作为附加编码。

(3)内镜检查伴有治疗:按切除术或破坏术查找,不能查内镜检查,要查具体的术式,如切除术。例如:内镜下食管息肉切除术 42.33。

4. 病损切除术　手术分类中,通常不必指出疾病的性质。其理由有两个:第一是疾病的性质在疾病分类中已给予编码;第二是手术主要强调手术的部位范围和术式,因此没有必要指出疾病的性质,这样可以减少索引条目。例如:胃部分切除术,可以对应多种疾病进行治疗。如果一一指出疾病,则手术名称的条目将成几何性增长。

病损是各种疾病的代名词,如果手术位置只是在疾病发生的局部,那么在索引中常常用"病损"来代替。例如:胃溃疡切除术,查找时以"切除术"为主导词,然后再查"病损",最后查修饰词"胃"就可以得到编码。

七、关于肿瘤手术的分类

1. 假定分类　如果切除的方式有多种,而且医师没有指出具体是哪一种时,将假定为"病损切除术"进行编码。如果是恶性肿瘤,而且发生的部位在手术时至少要做该器官的全切术,则分类到该器官的切除术中。如:阑尾黏液癌切除术按阑尾切除术分类,即使手术的实际情况可能范围更大。

2. 肿瘤根治术　根治术在 ICD-9-CM-3 中列入很少,但实际临床上却比较常见。例如,卵巢癌根治术,在索引中是没有的,而临床上却经常遇到。原因是有一些手术各医院的切除方式并不完全一致,而 ICD-9-CM-3 不承认这些手术名称。

根治术编码的方法如下:

根治术要以"切除术"为主导词查找,部分名称可以直接查到编码。索引中查不到编码者,要按该器官的全切术进行编码。

如果某器官未做器官移植,且不适于全切术时,则按该器官的大部(或部分)切除术分类。如:肝癌根治术,未做器官移植,按肝部分切除术分类。

八、主要手术或主要操作的选择

1. 主要手术或主要操作是指在本次医疗过程中,医疗资源消耗最多的手术或操作,它的医疗风险、难度一般也高于本次医疗事件中的其他手术或操作,通常与主要疾病诊断相关。

2. 选择主要手术或主要操作时,只重规则,不考虑它与出院科别的关系。当主要手术或主要操作不是与主要疾病相关时,在实施相关疾病诊断分组 DRGs 的医疗付款中可能会被认为是不影响医疗总费用,即不给予更多的医疗付费。

3.在手术与操作之间,主要编码一般是选择与主要疾病相关的手术作为主要编码;在治疗与检查之间,一般要采用治疗作为主要编码。

九、其他

由于 ICD-9-CM 原版包括疾病分类与手术分类共 3 卷,其相关的说明或指导也都是针对这 3 卷书而言,但在编译时只选编了与手术操作卷相关的内容。

微信扫码

电子书 | 指南 | 讲解 | 社群

引　言

国际疾病分类第 9 版临床修订本(ICD-9-CM)是在世界卫生组织官方版本国际疾病分类第 9 版修订本的基础上编制而成。ICD-9 是为统计发病率及病死率,为医院病案按疾病和手术编制索引,为资料存储与检索而设计的。国际疾病分类的历史背景在 ICD-9 前言中有详细介绍(疾病、损伤和死亡原因的国际分类手册,世界卫生组织,日内瓦,1977)。

ICD-9-CM 是世界卫生组织国际疾病分类第 9 版(ICD-9)的临床修订本。用"临床"这个术语是强调修订的意图,即作为发病率资料分类方面的有用工具,用于索引病案、医疗审查、门诊和其他医疗方案以及基础卫生统计。为了描述病人的临床状况,编码必须较统计分组和趋势分析更为精确。

美国 ICD-9-CM 协调与维护委员会

每年的修订由 ICD-9-CM 协调与维护委员会负责。委员会由两个联邦政府机构组成:国际卫生统计中心和医疗保险、医疗补助中心。委员会一年召开两次向公众公开的会议,上交委员会的修订提案在公众会上讨论。批准的修正提案将并入 ICD-9-CM 官方政府版本,并于次年 10 月 1 日起生效使用。

列表中使用的惯例

在 ICD-9-CM 疾病与操作分类的列表中使用了一些缩略语、符号和其他惯例,他们有明确的含义。

一、缩略语

1. NEC　未在他处分类。包括 NEC 术语的类目编码仅用于当编码员缺乏必要信息而不能将术语编码至更为详细的类目时。

2. NOS　其他未特指。这个缩略词等同于"未详细说明"。

二、标点符号

〔　〕　方括号内为同义词、替换词或解释短语。

(　)　圆括号内为补充词。在疾病或操作的描述中,它的出现或不出现都不影响编码的指定。

:　　冒号用于列表中某个不完的术语之后,需要一个或多个修饰词随后出现才能确定类目。

三、其他惯例说明

1. 包括　此注释在 3 位数编码标题之后出现以更进一步地对类目内容进行详细说明或给出例子。

2. 不包括　"不包括"术语可出现在任何一个编码后。术语意为"不要编码于此"。

3. 使用附加编码　此指示短语放置于列表中,使用此短语的那些类目需要增加进一步的信息(通过使用一个附加编码)来给出一个更为完整的诊断或操作描述。

4. 编码首要疾病　此指导性注释用于编码不能作为主要诊断或不能放置于首要诊断顺序之前的编码。此注释要求首要疾病(病因)作为第一编码,特殊的临床表现作为其他编码。此注释仅出现于列表中。

ICD-9-CM 应用指导

为了准确地编码,必须掌握医学术语和充分理解 ICD-9-CM 的特点、术语和惯例等知识。将疾病、损伤和操作的口语性描述转化为编码是一个复杂的行为,未经适当的训练不能承担此工作。完成疾病和手术的原始编码可提供医学研究、教育和管理的病案检索。今天,医学编码还用于促进卫生服务付费、应用模式评估和医疗费用恰当性的研究。提供的编码也是流行病学研究和医疗质量研究的基础。编码必须正确地完成并产生始终统一的有意义统计报告,才能在国家卫生需求计划中发挥作用。

询问

有关国际疾病分类第 9 次修订版临床修订本的使用和解释问题可直接与下列机构联系:

Central Office on ICD-9-CM

American Hospital Association

1 North Franklin

Chicago，Illinois 60606

National Center for Health Statistics

Centers for Disease Control and Prevention

Department of Health and Human Services

3311 Toledo Road

Hyattsville，Maryland 20782

Centers for Medicare & Medicaid Services

Division of Prospective Payment System

Office of Hospital Policy

7500 Security Blvd. C5-06-27

Baltimore，Maryland 21244-1850

目　录

类 目 表

Chepter 1
PROCEDURES AND INTERVENTIONS, NOT ELSEWHERE CLASSIFIED(00)

第1章
操作和介入 NEC(00)

00 Procedures and interventions, Not Elsewhere Classified

00.0 Therapeutic ultrasound

Excludes:diagnostic ultrasound (non-invasive) (88.71-88.79)

intracardiac echocardiography [ICE] [heart chamber(s)] (37.28)

intravascular imaging (adjunctive) (00.21-00.29)

00.01 Therapeutic ultrasound of vessels of head and neck

Anti-restenotic ultrasound

Intravascular non-ablative ultrasound

Excludes: diagnostic ultrasound of:

eye (95.13)

head and neck (88.71)

that of inner ear (20.79)

ultrasonic:

angioplasty of non-coronary vessel (39.50)

embolectomy (38.01, 38.02)

endarterectomy (38.11, 38.12)

thrombectomy (38.01, 38.02)

00.02 Therapeutic ultrasound of heart

Anti-restenotic ultrasound

Intravascular non-ablative ultrasound

Excludes:diagnostic ultrasound of heart (88.72)

ultrasonic ablation of heart lesion (37.34)

ultrasonic angioplasty of coronary vessels (00.66, 36.09)

00.03 Therapeutic ultrasound of peripheral vascular vessels

Anti-restenotic ultrasound

Intravascular non-ablative ultrasound

00 操作和介入 NEC

00.0 治疗性超声

不包括:诊断性超声(非侵入性)(88.71-88.79)

心内超声心动图[ICE](心腔)(37.28)

血管内显像(辅助的)(00.21-00.29)

00.01 头和颈部血管治疗性超声

抗再狭窄超声

血管内非消融性超声

不包括:诊断性超声:

眼(95.13)

头和颈(88.71)

内耳(20.79)

超声的:

非冠状血管成形术(39.50)

栓子切除术(38.01,38.02)

动脉内膜切除术(38.11,38.12)

血栓切除术(38.01,38.02)

00.02 心脏治疗性超声

抗再狭窄超声

血管内非消融性超声

不包括:心脏诊断性超声(88.72)

心脏病损超声切除(37.34)

冠状血管超声血管成形术(00.66,36.09)

00.03 周围血管治疗性超声

抗再狭窄超声

血管内非消融性超声

Excludes：diagnostic ultrasound of peripheral vascular system（88.77）

ultrasonic angioplasty of：

non-coronary vessel（39.50）

00.09 Other therapeutic ultrasound

Excludes：ultrasonic：

fragmentation of urinary stones（59.95）

percutaneous nephrostomy with fragmentation（55.04）

physical therapy（93.35）

transurethral guided laser induced prostatectomy（TULIP）（60.21）

00.1 Pharamaceuticals

00.10 Implantation of chemotherapeutic agent Brain wafer chemotherapy

Interstitial/ intracavitary

Excludes：injection or infusion of cancer chemotherapeutic substance（99.25）

00.11 Infusion of drotrecogin alfa（activated） Infusion of recombinant protein

00.12 Administration of inhaled nitric oxide Nitric oxide therapy

00.13 Injection or infusion of nesiritide Human B-type natriuretic peptide（hBNP）

00.14 Injection or infusion of oxazolidinone class of antibiotics Linezolid injection

00.15 High-dose infusion interleukin-2 ［IL-2］ Infusion （IV bolus，CIV） interleukin Injection of aldesleukin

Excludes：low-dose infusion interleukin-2（99.28）

00.16 Pressurized treatment of venous bypass graft ［conduct］ with pharmaceutical substance Exvivo treatment of vessel Hyperbaric pressurized graft ［conduct］

00.17 Infusion of vasopressor agent

不包括：周围血管诊断性超声（88.77）

超声血管成形术：

非冠状血管（39.50）

00.09 其他治疗性超声

不包括：超声的：

泌尿系结石碎裂术（59.95）

经皮肾造口术伴碎石术（55.04）

物理治疗（93.35）

经尿道激光引导前列腺切除术（TULIP）（60.21）

00.1 药物制剂

00.10 化学治疗物质植入 大脑薄片［聚苯丙生和卡莫司汀植入物］化学治疗

间质的或腔内的

不包括：癌瘤化学治疗物质注射或输注（99.25）

00.11 重组人类活化 C 蛋白输注（激活） 重组蛋白输注

00.12 吸入一氧化氮管理 一氧化氮疗法

00.13 奈西立肽注射或输注 人类 B 型钠尿肽（hBNP）

00.14 噁唑烷酮类抗生素注射或输注

噁唑烷酮类抗生素（Linezolid）注射

00.15 大剂量白细胞介素-2 ［IL-2］输注 白细胞介素输注（IV bolus，CIV） 阿地白细胞介素注射

不包括：小剂量输注白细胞介素-2（99.28）

00.16 药物的静脉旁路移植［引导］加压疗法

经活体外血管治疗 高压移植［引导］

00.17 血管加压剂灌注

00.18　Infusion of immunosuppressive antibody therapy

　　Includes：during induction phase of solid organ transplantation
　　monoclonal antibody therapy
　　polyclonal antibody therapy

00.19　Disruption of blood brain barrier via infusion ［BBBD］

　　Infusion of substance to disrupt blood brain barrier

　　Code also：chemotherapy (99.25)

　　Excludes：other perfusion (39.97)

00.2　Intravascular imaging of blood vessels

　　Endovascular ultrasonography

　　Intravascular ultrasound (IVUS)

　　Intravascular ［ultrasound］ imaging of blood vessels

　　Virtual histology intravascular ultrasound ［VH-IVUS］

　　Note： real-time imaging of lumen of blood vessel(s) using sound waves

　　Code also： any synchronous diagnostic or therapeutic procedures

　　Excludes： adjunct vascular system procedures，number of vessels treated (00.40-00.43)

　　diagnostic procedures on blood vessels (38.21-38.29)

　　diagnostic ultrasound of peripheral vascular system (88.77)

　　intravascular imaging of vessel(s) by OCT (38.24-38.25)

　　magnetic resonance imaging (MRI) (88.91-88.97)

　　therapeutic ultrasound (00.01-00.09)

00.21　Intravascular imaging of extracranial cerebral vessels

　　Common carotid vessels and branches

　　Intravascular ultrasound(IVUS)，extracranial cerebral vessels

00.18　输注免疫抑制抗体疗法

　　包括：实体器官移植诱导期

　　单克隆抗体治疗
　　多克隆抗体治疗

00.19　经输注的血脑屏障破坏术［BBBD］

　　输注破坏血脑屏障物质

　　另编码：化学治疗(99.25)

　　不包括：其他灌注(39.97)

00.2　血管的血管内显像

　　血管内超声检查

　　血管内超声(IVUS)

　　血管内［超声］显像

　　虚拟组织学血管内超声［VH-IVUS］

　　注：超声波血管内腔内实时显像

　　另编码：任何同时进行的诊断性或治疗性操作

　　不包括：附属血管系统操作,治疗血管的数量(00.40-00.43)

　　血管诊断性操作(38.21-38.29)

　　周围血管系统诊断性超声(88.77)

　　光学相干断层扫描的血管内显像OCT (38.24-38.25)

　　磁共振成像(MRI)(88.91-88.97)

　　治疗性超声(00.01-00.09)

00.21　颅外脑血管的血管内显像

　　颈总动脉和支动脉

　　血管内超声(IVUS),颅外脑血管

	Excludes：diagnostic ultrasound（non-invasive）of head and neck（88.71）		**不包括**：头和颈的诊断性超声（非侵入性）（88.71）

00.22 Intravascular imaging of intrathoracic vessels

Aorta and aortic arch

Intravascular ultrasound（IVUS），intrathoracic vessels

Vena cava（superior）（inferior）

Excludes：diagnostic ultrasound（non-invasive）of other sites of thorax（88.73）

00.22 胸内血管的血管内显像

主动脉和主动脉弓

血管内超声（IVUS），胸内血管

腔静脉（上）（下）

不包括：胸部其他位置的诊断性超声（非侵入性）（88.73）

00.23 Intravascular imaging of peripheral vessels

Imaging of：

vessels of arm（s）

vessels of leg（s）

Intravascular ultrasound（IVUS），peripheral vessels

Excludes： diagnostic ultrasound（non-invasive）of peripheral vascular system（88.77）

00.23 周围血管的血管内显像

显像：

臂血管

腿血管

血管内超声（IVUS），周围血管

不包括：周围血管的诊断性超声（非侵入性）（88.77）

00.24 Intravascular imaging of coronary vessels

Intravascular ultrasound（IVUS），coronary vessels

Excludes：diagnostic ultrasound（non-invasive）of heart（88.72）

Intracardiac echocardiography［ICE］［ultrasound of heart chamber（s）］（37.28）

00.24 冠状血管的血管内显像

血管内超声（IVUS），冠状血管

不包括：心脏诊断性超声（非侵入性）（88.72）

心内超声心动图（ICE）（心腔内超声）（37.28）

00.25 Intravascular imaging of renal vessels

Intravascular ultrasound（IVUS），renal vessels

Renal artery

Excludes：diagnostic ultrasound（non-invasive）of urinary system（88.75）

00.25 肾血管的血管内显像

血管内超声（IVUS），肾血管

肾动脉

不包括：泌尿系统的诊断性超声（非侵入性）（88.75）

00.28 Intravascular imaging, other specified vessel（s）

00.28 血管内显像，其他特指的血管

00.29 Intravascular imaging, unspecified vessel（s）

00.29 血管内显像，未特指的血管

00.3 **Computer assisted surgery［CAS］**

CT-free navigation

Image guided navigation（IGN）

00.3 **计算机辅助外科手术［CAS］**

CT-自由导航

显像导航（IGN）

Image guided surgery (IGS)

Imageless navigation

That without the use of robotic(s) technology

Code also：diagnostic or therapeutic procedure

Excludes：robotic assisted procedures (17.41-17.49)

stereotactic frame application only (93.59)

00.31	Computer assisted surgery with CT/CTA
00.32	Computer assisted surgery with MR/MRA
00.33	Computer assisted surgery with fluoroscopy
00.34	Imageless computer assisted surgery
00.35	Computer assisted surgery with multiple datasets
00.39	Other computer assisted surgery

Computer assisted surgery NOS

00.4 **Adjunct vascular system procedures**

Note：These codes can apply to both coronary and peripheral vessels. These codes are to be used in conjunction with other therapeutic procedure codes to provide additional information on the number of vessels upon which a procedure was performed and/or the number of stents inserted. As appropriate, code both the number of vessels operated was performed and/or the number of stents inserted. As appropriate, code both the number of vessels operated on (00.40-00.43), and the number of stents inserted (00.45-00.48).

Code also any：

angioplasty (00.61-00.62, 00.66, 39.50)

atherectomy (17.53-17.56)

endarterectomy (38.10-38.18)

insertion of vascular stent(s) (00.55, 00.63-00.65, 36.06-36.07, 39.90)

显像导航外科(IGS)

无显像导航

未采用机器人技术

另编码：诊断或治疗性操作

不包括：机器人辅助操作(17.41-17.49)

仅使用立体定向框架(93.59)

00.31	CT 或 CTA 的计算机辅助外科手术
00.32	MR/MRA 的计算机辅助外科手术
00.33	荧光透视的计算机辅助外科手术
00.34	非显像计算机辅助外科手术
00.35	多数据的计算机辅助外科手术
00.39	其他计算机辅助外科手术

计算机辅助外科手术 NOS

00.4 附属血管系统操作

注：这些编码适用于冠状血管和周围血管。这些编码与其他操作编码共同使用，以提供血管手术数量和置入支架数量的附加信息。必要时，对手术血管的数量（00.40-00.43）和置入支架（00.45-00.48)数量给予编码。

另编码任何：

血管成形术(00.61-00.62，00.66，39.50)

动脉粥样硬化切除术(17.53-17.56)

动脉内膜切除术(38.10-38.18)

血管支架置入(00.55，00.63-00.65，36.06-36.07，39.90)

	other removal of coronary artery obstruction（36.09）	冠状动脉梗阻的其他去除术（36.09）
00.40	Procedure on single vessel Number of vessels，unspecified **Excludes**：（aorto）coronary bypass（36.10-36.19） intravascular imaging of blood vessels（00.21-00.29）	单根血管操作 血管数量，未特指 **不包括**：（主动脉）冠状动脉旁路（36.10-36.19） 血管内显像（00.21-00.29）
00.41	Procedure on two vessels **Excludes**：（aorto）coronary bypass（36.10-36.19） intravascular imaging of blood vessels（00.21-00.29）	两根血管操作 **不包括**：（主动脉）冠状动脉旁路（36.10-36.19） 血管内显像（00.21-00.29）
00.42	Procedure on three vessels **Excludes**：（aorto）coronary bypass（36.10-36.19） intravascular imaging of blood vessels（00.21-00.29）	三根血管操作 **不包括**：（主动脉）冠状动脉旁路（36.10-36.19） 血管内显像（00.21-00.29）
00.43	Procedure on four or more vessels **Excludes**：（aorto）coronary bypass（36.10-36.19） intravascular imaging of blood vessels（00.21-00.29）	四根或更多根血管操作 **不包括**：（主动脉）冠状动脉旁路（36.10-36.19） 血管内显像（00.21-00.29）
00.44	Procedure on vessel bifurcation **Note**：This code is to be used to identify the presence of a vessel bifurcation；it does not describe a specific bifurcation stent. Use this code only once per operative episode，irrespective of the number of bifurcations in vessels.	分叉血管操作 **注**：此编码用于标识存在的血管分叉，不是描述特指的分叉血管支架。无论分叉血管的数量有多少，一次手术只能用这个编码一次。
00.45	Insertion of one vascular stent Number of stents，unspecified	置入一根血管支架 支架数量，未特指
00.46	Insertion of two vascular stents	置入两根血管支架
00.47	Insertion of three vascular stents	置入三根血管支架
00.48	Insertion of four or more vascular stents	置入四根或更多根血管支架
00.49	SuperSaturated oxygen therapy Aqueous oxygen（AO）therapy SSO2 SuperOxygenation infusion therapy **Code also any**：injection or infusion of thrombolytic agent（99.10）	过饱和氧化治疗 水化氧（AO）治疗 血氧饱和度 过度氧化灌注治疗 **另编码任何**：注射或输注血栓溶解剂（99.10）

insertion of coronary artery stent(s)
(36.06-36.07)

intracoronary artery thrombolytic infusion (36.04)

number of vascular stents inserted
(00.45-00.48)

number of vessels treated (00.40-00.43)

open chest coronary artery angioplasty
(36.03)

other removal of coronary obstruction
(36.09)

percutaneous transluminal coronary
angioplasty [PTCA] (00.66)

procedure on vessel bifurcation
(00.44)

transluminal coronary atherectomy
(17.55)

Excludes：other oxygen enrichment
(93.96)

other perfusion (39.97)

00.5 **Other cardiovascular procedures**

00.50　Implantation of cardiac resynchronization pacemaker without mention of defibrillation，total system [CRT-P]

Biventricular pacemaker

Biventricular pacing without internal cardiac defibrillator

BiV pacemaker

Implantation of cardiac resynchronization (biventricular) pulse generator pacing device, formation of pocket, transvenous leads including placement of lead into left ventricular coronary venous system, and intraoperative procedures for evaluation of lead signals.

That with CRT-P generator and one or more leads

Note：Device testing during procedure-omit code

冠状动脉支架置入术(36.06-36.07)

冠状动脉内血栓溶解剂灌注(36.04)

置入血管支架的数量(00.45-00.48)

治疗血管的数量（00.40-00.43）

开胸冠状动脉成形术（36.03）

冠状动脉梗阻的其他去除术(36.09)

经皮冠状动脉腔内血管成形术[PTCA] (00.66)

分叉血管操作(00.44)

经管腔冠状动脉粥样硬化切除术（17.55）

不包括：其他富氧疗法（93.96）

其他灌注(39.97)

00.5 **其他心血管操作**

00.50　心脏再同步起搏器置入未提及去除心脏纤颤，全系统[CRT-P]

双心室起搏器
无心内除颤器的双心室起搏器

双心室起搏器
置入心脏再同步（双心室）脉搏发生器起搏装置,囊袋形成,经静脉导线包括将导线放入左心室冠状静脉系统和评估导线信号的手术期间的操作。

伴有 CRT-P 发生器和一个或多个导线

注:操作时的装置测试—省略编码

Excludes：implantation of cardiac re-
synchronization defibrillator, total
system [CRT-D] (00. 51)

insertion or replacement of any type
pacemaker device (37. 80-37. 87)

replacement of cardiac resynchroniza-
tion defibrillator pulse generator
only [CRT-D](00. 54)

replacement of cardiac resynchronization
pacemaker pulse generator only [CRT-
P](00. 53)

00. 51 Implantation of cardiac resynchronization de-
fibrillator, total system [CRT-D]

BiV defibrillator

Biventricular defibrillator

Biventricular pacing with internal cardiac
defibrillator

BiV ICD

BiV pacemaker with defibrillator

BiV pacing with defibrillator

Implantation of a cardiac resynchroniza-
tion (biventricular) pulse generator
with defibrillator [AICD], formation
of pocket, transvenous leads, inclu-
ding placement of lead into left ven-
tricular coronary venous system, intr-
aoperative procedures for evaluation
of lead signals, and obtaining defibril-
lator threshold measurements.

That with CRT-D generator and one or
more leads

Note：Device testing during procedure-o-
mit code

Excludes：implantation of cardiac re-
synchronization pacemaker, total sys-
tem [CRT-P](00. 50)

implantation or replacement of automatic
cardioverter/defibrillator, total system
[AICD] (37. 94)

replacement of cardiac resynchroniza-
tion defibrillator pulse generator,
only [CRT-D](00. 54)

不包括：心脏再同步除颤器置入,全系统
[CRT-D] (00. 51)

置入或置换任何类型的起搏装置
(37. 80-37. 87)

仅置换心脏再同步除颤器脉冲发生器
[CRT-D](00. 54)

仅置换心脏再同步起搏器脉冲发生器
[CRT-P](00. 53)

00. 51 心脏再同步除颤器置入,全系统[CRT-D]

BiV 除颤器

双心室除颤器

双心室起搏伴心内除颤器

BiV 植入型心律转复除颤器

BiV 起搏器伴除颤器

BiV 起搏伴除颤器

心脏再同步(双心室)脉冲发生器伴除颤
器[AICD]置入,囊袋形成,经静脉导
线,包括置换进入左心室冠状静脉系
统、手术时用于导线信息评估和获得除
颤器阈值测量的装置。

伴有 CRT-D 发生器和一个或多个导线

注:操作时的装置测试—省略编码

不包括:心脏再同步起搏器置入,全系统
[CRT-P](00. 50)

自动心脏复律器或除颤器的置入或置
换,全系统[AICD] (37. 94)

仅置换心脏再同步除颤器脉冲发生器
[CRT-D](00. 54)

00.52　Implantation or replacement of trans-venous lead［electrode］into left ventricular coronary venous system

　　Excludes：implantation of cardiac resynchronization defibrillator，total system［CRT-D］(00.51)

　　　　implantation of cardiac resynchronization pacemaker，total system［CRT-P］(00.50)

　　　　initial insertion of transvenous lead［electrode］(37.70-37.72)

　　　　replacement of transvenous atrial and/or ventricular lead(s)［electrodes］(37.76)

00.53　Implantation or replacement of cardiac resynchronization pacemaker pulse generator only［CRT-P］

　　Implantation of CRT-P device with removal of any existing CRT-P or other pacemaker device

　　Note：Device testing during procedure-omit code

　　Excludes：implantation of cardiac re-synchronization pacemaker，total sys-tem［CRT-P］(00.50)

　　　　implantation or replacement of cardiac resynchronization defibrillator pulse generator only［CRT-D］(00.54)

　　　　insertion or replacement of any type pacemaker device (37.80-37.87)

00.54　Implantation or replacement of cardiac resynchronization defibrillator pulse generator device only［CRT-D］

　　Implantation of CRT-D device with removal of any existing CRT-D，CRT-P，pacemaker，or defibrillator device

　　Note：Device testing during procedure-o-mit code

　　Excludes：implantation of automatic cardioverter/defibrillator pulse gener-ator only (37.96)

00.52　置入或置换经静脉进入左心室冠状静脉系统的导线

　　不包括：心脏再同步除颤器置入，全系统［CRT-D］(00.51)

　　　　心脏再同步起搏器置入，全系统［CRT-P］(00.50)

　　　　经静脉导线［电极］的首次置入(37.70-37.72)

　　　　经静脉心房和（或）心室导线［电极］的置换(37.76)

00.53　仅置入或置换心脏再同步起搏器脉冲发生器［CRT-P］

　　CRT-P 装置置入伴去除任何已存在的 CRT-P 或其他起搏器装置

　　注：操作时的装置测试—省略编码

　　不包括：心脏再同步起搏器置入，全系统［CRT-P］(00.50)

　　　　仅置入或置换心脏再同步除颤器脉冲发生器［CRT-D］(00.54)

　　　　置入或置换任何类型的起搏装置(37.80-37.87)

00.54　仅置入或置换心脏再同步除颤器脉冲发生器装置［CRT-D］

　　CRT-D 装置置入伴去除任何已存在的 CRT-D、CRT-P、起搏器或除颤器装置

　　注：操作时的装置测试—省略编码

　　不包括：仅置入自动心脏复律器或除颤器脉冲发生器(37.96)

implantation of cardiac resynchroniza-
tion defibrillator, total system
[CRT-D] (00.51)

implantation or replacement of cardiac
resynchronization pacemaker pulse
generator only [CRT-P] (00.53)

置入心脏再同步除颤器,全系统[CRT-
D](00.51)

仅置入或置换心脏再同步起搏器脉冲
发生器[CRT-P](00.53)

00.55　Insertion of drug-eluting stent(s) of
other peripheral vessel(s)

Endograft(s)

Endovascular graft(s)

Stent grafts

Code also any:

angioplasty of other non-coronary ves-
sel(s) (39.50)

atherectomy of other non-coronary
vessel(s) (17.56)

number of vascular stents inserted
(00.45-00.48)

number of vessels treated (00.40-
00.43)

Procedure on vessel bifurcation(00.44)

Excludes: drug-coated peripheral
stents, e. g. heparin coated (39.90)

insertion of cerebrovascular stent(s)
(00.63-00.65)

insertion of drug-eluting coronary
artery stent (36.07)

insertion of drug-eluting stent(s) of
superficial femoral artery (00.60)

insertion of non-drug-eluting stent(s):

coronary artery (36.06)

peripheral vessel (39.90)

Code also any associated implantation or
replacement of subcutaneous monitor
(00.57)

that for other endovascular procedure
(39.71-39.79)

00.55　其他周围血管药物洗脱支架置入

血管腔内套膜支架

血管内支架

支架置入

另编码任何:

其他非冠状血管成形术(39.50)

其他非冠状血管粥样硬化切除术
(17.56)

置入血管支架的数量(00.45-00.48)

治疗血管的数量(00.40-00.43)

分叉血管操作(00.44)

不包括:药物涂层周围支架,例:肝磷脂涂
抹(39.90)

脑血管支架置入术(00.63-00.65)

药物洗脱冠状动脉支架置入(36.07)

表浅股动脉药物洗脱支架置入(00.60)

非药物洗脱支架置入:

冠状动脉(36.06)

周围血管(39.90)

另编码:任何与监控器植入或置换有关的
情况(00.57)

用于其他血管内操作(39.71 - 39.79)

00.56　Insertion or replacement of implantable
pressure sensor with lead for intracar-
diac or great vessel hemodynamic mo-
nitoring

00.56　置入或置换植入型压力传感器与导线,用
于心内或大血管血液动力学监测

Note：The sensor is physically connected by a lead to a separately implanted monitor.

Code also：any associated implantation or replacement of monitor (00.57)

Excludes：circulatory monitoring (blood gas，arterial or venous pressure，cardiac output and coronary blood flow) (89.60-89.69)

insertion of implantable pressure sensor without lead for intracardiac or great vessel hemodynamic monitoring (38.26)

00.57 Implantation or replacement of subcutaneous device for intracardiac or great vessel hemodynamic monitoring

Implantation of monitoring device with formation of subcutaneous pocket and connection to intracardiac pressure sensor via lead

Code also any associated insertion or replacement of implanted pressure sensor with lead (00.56)

00.58 Insertion of intra-aneurysm sac pressure monitoring device (intraoperative)

Insertion of pressure sensor during endovascular repair of abdominal or thoracic aortic aneurysm(s)

00.59 Intravascular pressure measurement of coronary arteries

Includes：fractional flow reserve (FFR)

Code also any synchronous diagnostic or therapeutic procedures

Excludes：intravascular pressure measurement of intrathoracic arteries (00.67)

00.6 **Procedures on blood vessels**

00.60 Insertion of drug-eluting stent(s) of superficial femoral artery

Code also any：

angioplasty of other non-coronary vessel(s) (39.50)

注：传感器通过导线与分开置入的监控器物理性联接。

另编码：任何与监控器置入或置换有关的情况(00.57)

不包括：循环系统监测(血气、动脉或静脉压、心排血量和冠脉血流)(89.60 - 89.69)

置入或置换无导线的压力传感器,用于心内或大血管血流动力学监测(38.26)

00.57 心内或大血管的血流动力学监测皮下装置置入或置换

监测装置置入,伴有构建的皮下囊袋与心内压力传感器经导线连接

另编码：任何采用导线的置入压力传感器置入或置换相关情况(00.56)

00.58 置入动脉瘤囊内压力监测装置(手术中)

在腹主动脉或胸主动脉动脉瘤的血管内修补时置入压力感受器

00.59 冠状动脉血管内压力测量

包括：血流储备分数(FFR)

另编码：任何同时进行的诊断性或治疗性操作

不包括：胸内动脉的血管内压力测量(00.67)

00.6 血管操作

00.60 表浅股动脉药物洗脱支架置入

另编码任何：

其他非冠状血管成形术(39.50)

atherectomy of other non-coronary vessel(s) (17.56)

non-drug-eluting peripheral stents (39.90)

number of vascular stents inserted (00.45-00.48)

number of vessels treated (00.40-00.43)

procedure on vessel bifurcation (00.44)

Excludes：

insertion of drug-eluting stent(s) of other peripheral vessel (00.55)

that for other endovascular procedure (39.71-39.79)

00.61 Percutaneous angioplasty of extracranial vessel(s)

Carotid

Vertebral

Code also any：

injection or infusion of thrombolytic agent (99.10)

number of vascular stents inserted (00.45-00.48)

number of vessels treated (00.40-00.43)

percutaneous atherectomy of extracranial vessel(s) (17.53)

percutaneous insertion of carotid artery stent(s) (00.63)

percutaneous insertion of other precerebral artery stent(s) (00.64)

Procedure on vessel bifurcation (00.44)

Excludes：angioplasty of other non-coronary vessel(s) (39.50)

atherectomy of other non-coronary vessel(s) (17.56)

removal of cerebrovascular obstruction of vessel(s) by open approach (38.01-38.02, 38.11-38.12, 38.31-38.32, 38.41-38.42)

其他非冠状血管粥样硬化切除术 (17.56)

非药物洗脱周围(血管)支架(39.90)

置入血管支架的数量(00.45-00.48)

治疗血管的数量(00.40-00.43)

分叉血管操作(00.44)

不包括：

其他周围血管药物洗脱支架置入(00.55)

用于其他血管内操作(39.71-39.79)

00.61 颅外血管经皮血管成形术

颈动脉

椎动脉

另编码任何：

溶栓药注射或灌注(99.10)

置入血管支架的数量(00.45-00.48)

治疗血管的数量(00.40-00.43)

经皮颅外血管粥样硬化切除术(17.53)

颈动脉支架经皮置入(00.63)

其他入脑前动脉支架经皮置入(00.64)

分叉血管操作(00.44)

不包括：其他非冠状血管成形术(39.50)

其他非冠状血管粥样硬化切除术 (17.56)

经切开入路的脑血管梗阻去除(38.01-38.02, 38.11-38.12, 38.31-38.32, 38.41-38.42)

00.62　Percutaneous angioplasty of intracranial vessel(s)

　　Basilar artery

　　Intracranial portion of vertebral artery

　　Code also any：

　　　　injection or infusion of thrombolytic agent (99.10)

　　　　number of vascular stents inserted (00.45-00.48)

　　　　number of vessels treated (00.40-00.43)

　　　　percutaneous atherectomy of intracranial vessel(s) (17.54)

　　　　percutaneous insertion of intracranial stent(s) (00.65)

　　　　Procedure on vessel bifurcation (00.44)

　　Excludes：angioplasty of other non-coronary vessel(s) (39.50)

　　　　atherectomy of other non-coronary vessel(s) (17.56)

　　　　removal of cerebrovascular obstruction of vessel(s) by open approach (38.01-38.02, 38.11-38.12, 38.31-38.32, 38.41-38.42)

00.63　Percutaneous insertion of carotid artery stent(s)

　　Includes：the use of any embolic protection device, distal protection device, filter device, or stent delivery system

　　Non drug eluting stent

　　Code also any：

　　　　number of vascular stents inserted (00.45-00.48)

　　　　number of vessels treated (00.40-00.43)

　　　　percutaneous angioplasty of extracranial vessel(s) (00.61)

　　　　percutaneous atherectomy of extracranial vessel(s) (17.53)

　　　　procedure on vessel bifurcation (00.44)

00.62　颅内血管经皮血管成形术

　　基底动脉

　　椎动脉颅内部分

　　另编码任何：

　　　　溶栓药注射或灌注(99.10)

　　　　置入血管支架的数量(00.45-00.48)

　　　　治疗血管的数量(00.40-00.43)

　　　　颅内血管经皮粥样硬化切除术(17.54)

　　　　颅内支架经皮置入(00.65)

　　　　分叉血管操作(00.44)

　　不包括：其他非冠状血管成形术(39.50)

　　　　其他非冠状血管粥样硬化切除术(17.56)

　　　　经血管切开入路去除脑血管梗死(38.01-38.02, 38.11-38.12, 38.31-38.32, 38.41-38.42)

00.63　颈动脉支架经皮置入

　　包括：使用任何栓塞保护装置、远端保护装置、过滤装置或支架传送系统

　　非药物洗脱支架

　　另编码任何：

　　　　置入血管支架的数量(00.45-00.48)

　　　　治疗血管的数量(00.40-00.43)

　　　　颅外血管经皮成形术(00.61)

　　　　颅外血管经皮粥样硬化切除术(17.53)

　　　　分叉血管操作(00.44)

Excludes：angioplasty of other non-coronary vessel(s) (39.50)

　atherectomy of other non-coronary vessel(s) (17.56)

　insertion of coil-retention or embolization stent (39.72)

　insertion of drug-eluting peripheral vessel stent(s) (00.55)

00.64　Percutaneous insertion of other extracranial artery stent(s)

Includes：the use of any embolic protection device，distal protection device，filter device，or stent delivery system

Basilar stent

Vertebral stent

Code also any：

　number of vascular stents inserted (00.45-00.48)

　number of vessels treated (00.40-00.43)

　percutaneous angioplasty of extracranial vessel(s) (00.61)

　percutaneous atherectomy of extracranial vessel(s) (17.53)

　Procedure on vessel bifurcation (00.44)

Excludes：angioplasty of other non-coronary vessel(s) (39.50)

　atherectomy of other non-coronary vessel(s) (17.56)

　insertion of coil-retention or embolization stent (39.72)

　insertion of drug-eluting peripheral vessel stent(s) (00.55)

00.65　Percutaneous insertion of intracranial vascular stent(s)

Includes：the use of any embolic protection device，distal protection device，filter device，or stent delivery system

Code also any：

　number of vascular stents inserted (00.45-00.48)

不包括：其他非冠状血管成形术(39.50)

　其他非冠状血管粥样硬化切除术(17.56)

　螺旋圈固定或栓塞支架置入(39.72)

　置入周围血管药物洗脱支架(00.55)

00.64　其他颅外动脉支架经皮置入

包括：使用任何栓子保护装置，远端保护装置、过滤装置或支架传送系统

基底动脉支架

椎动脉支架

另编码任何：

　置入血管支架的数量(00.45-00.48)

　治疗血管的数量(00.40-00.43)

　颅外血管经皮血管成形术(00.61)

　颅外血管经皮粥样硬化切除术(17.53)

　分叉血管操作(00.44)

不包括：其他非冠状血管成形术(39.50)

　其他非冠状血管粥样硬化切除术(17.56)

　螺旋圈固定或栓塞支架置入(39.72)

　周围血管药物洗脱支架置入(00.55)

00.65　颅内血管支架经皮置入

包括：使用任何栓子保护装置、远端保护装置、过滤装置或支架传送系统

另编码任何：

　置入血管支架的数量(00.45-00.48)

number of vessels treated （00.40-00.43）

治疗血管的数量(00.40-00.43)

percutaneous angioplasty of intracranial vessel(s) (00.62)

颅内血管经皮血管成形术(00.62)

percutaneous atherectomy of intracranial vessel(s) (17.54)

颅内血管经皮粥样硬化切除术(17.54)

Procedure on vessel bifurcation (00.44)

分叉血管操作（00.44）

Excludes：angioplasty of other non-coronary vessel(s) (39.50)

不包括:其他非冠状血管成形术(39.50)

atherectomy of other non-coronary vessel(s) (17.56)

其他非冠状血管粥样硬化切除术(17.56)

insertion of coil-retention or embolization stent (39.72)

螺旋圈固定或栓塞支架置入(39.72)

insertion of drug-eluting peripheral vessel stent(s) (00.55)

周围血管药物洗脱支架置入(00.55)

00.66　Percutaneous transluminal coronary angioplasty〔PTCA〕

00.66　经皮冠状动脉腔内血管成形术［PTCA］

Balloon angioplasty of coronary artery

冠状动脉球囊血管成形术

Coronary atherectomy

Percutaneous coronary angioplasty NOS

经皮冠状血管成形术 NOS

PTCA NOS

PTCA NOS

Code also any：

另编码任何:

injection or infusion of thrombolytic agent (99.10)

溶栓药注射或灌注(99.10)

insertion of coronary artery stent(s) (36.06-36.07)

冠状动脉支架置入(36.06-36.07)

intracoronary artery thrombolytic infusion (36.04)

冠状动脉内血栓溶解剂输注(36.04)

number of vascular stents inserted (00.45-00.48)

置入血管支架的数量(00.45-00.48)

number of vessels treated （00.40-00.43）

治疗血管的数量(00.40-00.43)

Procedure on vessel bifurcation(00.44)

分叉血管操作(00.44)

SuperSaturated oxygen therapy (00.49)

过饱和氧化治疗(00.49)

transluminal coronary atherectomy (17.55)

经管腔冠状动脉粥样硬化切除术 (17.55)

00.67　Intravascular pressure measurement of intrathoracic arteries

00.67　胸内动脉的血管内压力测量

Assessment of：

评估:

Aorta and aortic arch

主动脉和主动脉弓

Carotid

颈动脉

Code also any synchronous diagnostic or therapeutic procedures

另编码任何:同时进行的诊断性或治疗性操作

00.68 Intravascular pressure measurement of peripheral arteries

00.68 周围动脉的血管内压力测量

Assessment of:

Other peripheral vessels

Vessels of arm(s)

Vessels of leg(s)

评估:

其他周围血管

臂血管

腿血管

Code also any synchronous diagnostic or therapeutic procedures

另编码任何:同时进行的诊断性或治疗性操作

00.69 Intravascular pressure measurement, other specified and unspecified vessels

00.69 血管内压力测量,其他特指的和未特指的血管

Assessment of:

Iliac vessels

Intra-abdominal vessels

Mesenteric vessels

Renal vessels

评估:

髂血管

腹内血管

肠系膜血管

肾血管

Code also any synchronous diagnostic or therapeutic procedures

另编码任何:同时进行的诊断性或治疗性操作

Excludes: intravascular pressure measurement of:

coronary arteries (00.59)

intrathoracic arteries (00.67)

peripheral arteries (00.68)

不包括:血管内压力测量:

冠状动脉(00.59)

胸内动脉(00.67)

周围动脉(00.68)

`00.7` **Other hip procedures**

`00.7` 髋关节的其他操作

00.70 Revision of hip replacement, both acetabular and femoral components

Total hip revision

00.70 髋关节置换修复术,双髋臼和股骨成分

全髋关节修复术

Code also any:

removal of (cement) (joint) spacer (84.57)

type of bearing surface, if known (00.74-00.78)

另编码任何:

填充物(水泥)(关节)去除(84.57)

轴面类型(00.74-00.78)

Excludes:

revision of hip replacement, acetabular component only(00.71)

revision of hip replacement, femoral component only (00.72)

revision of hip replacement, Not Otherwise Specified (81.53)

不包括:

髋关节置换修复术,仅髋臼成分(00.71)

髋关节置换修复术,仅股骨成分(00.72)

髋关节置换修复术 NOS(81.53)

revision with replacement of acetabu-
lar liner and/or femoral head only
（00.73）

仅髋臼衬垫和（或）股骨头置换修复术
（00.73）

00.71　Revision of hip replacement，acetabular
component

00.71　髋关节置换修复术，髋臼成分

Partial，acetabular component only

部分的，仅髋臼成分

That with：

同时伴：

exchange of acetabular cup and liner

髋杯和衬垫调换

exchange of femoral head

股骨头调换

Code also：any type of bearing surface，
if known （00.74-00.78）

另编码：任何轴面类型（00.74-00.78）

Excludes：

不包括：

revision of hip replacement，both
acetabular and femoral components
（00.70）

髋关节置换修复术，双髋臼和股骨成分
（00.70）

revision of hip replacement，femoral
component （00.72）

髋关节置换修复术，股骨成分（00.72）

revision of hip replacement，Not
Otherwise Specified （81.53）

髋关节置换修复术 NOS(81.53)

revision with replacement of acetabu-
lar liner and/or femoral head only
（00.73）

仅髋臼衬垫和（或）股骨头置换修复术
（00.73）

00.72　Revision of hip replacement，femoral
component

00.72　髋关节置换修复术，股骨成分

Partial，femoral component only

部分的，仅股骨成分

That with：

同时伴：

exchange of acetabular liner

髋臼衬垫更换

exchange of femoral stem and head

股骨干和股骨头更换

Code also：any type of bearing surface，
if known （00.74-00.78）

另编码：任何轴面类型（00.74-00.78）

Excludes：

不包括：

revision of hip replacement，acetabular
component(00.71)

髋关节置换修复术，髋臼成分(00.71)

revision of hip replacement，both
acetabular and femoral components
（00.70）

髋关节置换术，双髋臼和股骨成分
（00.70）

revision of hip replacement，not otherwise
specified （81.53）

髋关节置换修复术 NOS(81.53)

revision with replacement of acetabu-
lar liner and/or femoral head only
（00.73）

仅髋臼衬垫和（或）股骨头置换修复术
（00.73）

00.73　Revision of hip replacement，acetabular
liner and/or femoral head only

Code also：any type of bearing surface，
if known (00.74-00.78)

00.74　Hip bearing surface，metal-on-polyethy-
lene

00.75　Hip bearing surface，metal-on-metal

00.76　Hip bearing surface，ceramic-on-ceramic

00.77　Hip bearing surface，ceramic-on-poly-
ethylene

Hip bearing surface，oxidized zirconium-
on-polyethylene

00.78　Hip bearing surface，ceramic-on-meta

00.8　**Other knee and hip procedures**

Note：Report up to two components
using 00.81-00.83 to describe revision
of knee replacements. If all three com-
ponents are revised，report 00.80

00.80　Revision of knee replacement，total (all
components)

Replacement of femoral，tibial，and patellar
components(all components)

Code also：any removal of (cement)
(joint) spacer (84.57)

Excludes：

revision of only one or two compo-
nents (tibial，femoral or patellar
component) (00.81-00.84)

00.81　Revision of knee replacement，tibial
component

Replacement of tibial baseplate and tibial
insert (liner)

Excludes：

revision of knee replacement，total
(all components) (00.80)

00.82　Revision of knee replacement，femoral
component

That with replacement of tibial insert (liner)

Excludes：

revision of knee replacement，total
(all components) (00.80)

00.73　髋关节修复术仅髋臼衬垫和（或）股骨头
置换

另编码：任何轴面类型(00.74-00.78)

00.74　髋轴面，金属与聚乙烯

00.75　髋轴面，金属与金属

00.76　髋轴面，陶瓷与陶瓷

00.77　髋轴面，陶瓷与聚乙烯

髋轴面，氧化锆-聚乙烯

00.78　髋轴面，陶瓷与金属

00.8　**膝关节和髋关节的其他操作**

注：成分膝关节置换修复术有两个成分
者，使用 00.81-00.83 报告。如果有三
个成分修正，报告用 00.80

00.80　膝关节置换修复术，全部(所有成分)

股骨的、胫骨的、髌骨的成分(全部成分)
置换

另编码：去除任何填充物(水泥)(关节)
(84.57)

不包括：

仅一个或两个成分的修复(胫骨的、股
骨的或髌骨成分)(00.81-00.84)

00.81　膝关节置换修复术，胫骨成份

胫骨基座和胫骨置入(衬垫)置换

不包括：

膝关节置换修复术，全部的(所有成分)
(00.80)

00.82　膝关节置换修复术，股骨成分

同时伴有胫骨置入(衬垫)

不包括：

膝关节置换修复术，全部的(所有成分)
(00.80)

00.83	Revision of knee replacement，patellar component
	Excludes：
	revision of knee replacement，total (all components) (00.80)
00.84	Revision of total knee replacement，tibial insert (liner)
	Replacement of tibial insert (liner)
	Excludes：
	that with replacement of tibial component (tibial baseplate and liner) (00.81)
00.85	Resurfacing hip，total，acetabulum and femoral head
	Hip resurfacing arthroplasty，total
00.86	Resurfacing hip，partial，femoral head
	Hip resurfacing arthroplasty，NOS
	Hip resurfacing arthroplasty，partial，femoral head
	Excludes： that with resurfacing of acetabulum(00.85)
00.87	Resurfacing hip，partial，acetabulum
	Hip resurfacing arthroplasty，partial，acetabulum
	Excludes：that with resurfacing of femoral head(00.85)

00.9　**Other procedures and interventions**

00.91　Transplant from live related donor

　　　Code also：organ transplant procedure

00.92　Transplant from live non-related donor

　　　Code also：organ transplant procedure

00.93　Transplant from cadaver

　　　Code also：organ transplant procedure

00.94　Intra-operative neurophysiologic monitoring

　　　Includes：Cranial nerve, peripheral nerve and spinal cord testing performed intra-operatively

　　　Intra-operative neurophysiologic testing

　　　IOM

　　　Nerve monitoring

00.83	膝关节置换修复术,髌骨成分
	不包括：
	膝关节置换修复术,全部的(所有成分) (00.80)
00.84	全膝关节置换修复术,胫骨置入(衬垫)
	胫骨置入(衬垫)的置换术
	不包括：
	伴胫骨成分置换(胫骨基座和衬垫)术 (00.81)
00.85	髋关节表面置换,全部,髋臼和股骨头
	髋关节表面成形术,全部
00.86	髋关节表面置换,部分的,股骨头
	髋关节表面成形术 NOS
	髋关节表面成形术,部分的,股骨头
	不包括:伴有髋臼表面置换术(00.85)
00.87	髋关节表面置换术,部分的,髋臼
	髋关节表面成形术,部分的,髋臼
	不包括:伴有股骨头表面置换术(00.85)

00.9　**其他操作和介入**

00.91　与供者有血缘关系的活体移植

　　　另编码:器官移植操作

00.92　与供者无血缘关系的活体移植

　　　另编码:器官移植操作

00.93　从尸体上移植

　　　另编码:器官移植操作

00.94　手术中神经生理监测

　　　包括:手术中实行的颅神经,周围神经和脊髓测试

　　　手术中神经生理测试

　　　手术中神经测试(IOM)

　　　神经监测

Neuromonitoring

神经监测

That by：

监测通过：

  brainstem auditory evoked potentials [BAEP]

  脑干听觉诱发电位[BAEP]

  electroencephalogram [EEG]

  脑电图[EEG]

  electromyogram [EMG]

  肌电图[EMG]

  motor evoked potentials [MEP]

  运动诱发电位[EMG]

  nerve conduction study

  神经传导研究

    somatosensory evoked potentials [SSEP]

  体感诱发电位[SSEP]

  transcranial Doppler

  经颅多普勒

Excludes：brain temperature monitoring (01.17)

不包括：脑温度监测(01.17)

  intracranial oxygen monitoring (01.16)

  颅内氧监测(01.16)

  intracranial pressure monitoring (01.10)

  颅内压监测(01.10)

  plethysmogram (89.58)

  体积描记图(89.58)

Chapter 2
OPERATIONS ON THE NERVOUS SYSTEM (01-05)

01 **Incision and excision of skull, brain, and cerebral meninges**

01.0 **Cranial puncture**

01.01 Cisternal puncture

Cisternal tap

Excludes： pneumocisternogram (87.02)

01.02 Ventriculopuncture through previously implanted catheter

Puncture of ventricular shunt tubing

01.09 Other cranial puncture

Aspiration of：

subarachnoid space

subdural space

Cranial aspiration NOS

Puncture of anterior fontanel

Subdural tap (through fontanel)

01.1 **Diagnostic procedures on skull, brain, and cerebral meninges**

01.10 Intracranial pressure monitoring

Includes： insertion of catheter or probe for monitoring

01.11 Closed [percutaneous] [needle] biopsy of cerebral meninges

Burr hole approach

01.12 Open biopsy of cerebral meninges

01.13 Closed [percutaneous] [needle] biopsy of brain

Burr hole approach

Stereotactic method

01.14 Open biopsy of brain

01.15 Biopsy of skull

01.16 Intracranial oxygen monitoring

Includes： insertion of catheter or probe for monitoring

第 2 章
神经系统手术（01-05）

01 颅、脑和脑膜的切开术和

01.0 颅穿刺

01.01 脑池穿刺

脑池放液

不包括：脑池气造影图（87.02）

01.02 经以前置入导管的脑室穿刺

经脑室分流导管的穿刺

01.09 其他颅的穿刺

抽吸：

蛛网膜下腔

硬脑膜下腔

颅抽吸 NOS

前囟门穿刺

硬脑膜下穿刺（放液）（经囟门）

01.1 颅、脑和脑膜诊断性操作

01.10 颅内压监测

包括：为监测的导管或探示器置入

01.11 闭合性[经皮][针吸]脑膜活组织检查

伯尔孔入路

01.12 开放性脑膜活组织检查

01.13 闭合性[经皮][针吸]大脑活组织检查

伯尔孔入路

立体定位法[脑功能区定位]

01.14 开放性大脑活组织检查

01.15 颅骨活组织检查

01.16 颅内氧监测

包括：为监测的导管或探示器置入

	Partial pressure of brain oxygen（Pb-tO$_2$）		脑氧分压（PbtO$_2$）
01.17	Brain temperature monitoring	01.17	脑温度监测
	Includes：insertion of catheter or probe for monitoring		**包括**：为监测的导管或探示器置入
01.18	Other diagnostic procedures on brain and cerebral meninges	01.18	大脑和脑膜其他诊断性操作
	Excludes：brain temperature monitoring (01.17)		**不包括**：脑温度监测（01.17）
	cerebral：		**脑的**：
	arteriography (88.41)		动脉造影术（88.41）
	thermography (88.81)		热影像术（88.81）
	contrast radiogram of brain (87.01-87.02)		脑对比剂造影图（87.01-87.02）
	echoencephalogram (88.71)		脑回波图（88.71）
	electroencephalogram (89.14)		脑电图（89.14）
	intracranial oxygen monitoring (01.16)		颅内氧监测（01.16）
	intracranial pressure monitoring (01.10)		颅内压监测（01.10）
	microscopic examination of specimen from nervous system and of spinal fluid (90.01-90.09)		神经系统标本和脊髓液显微镜检查（90.01-90.09）
	neurologic examination (89.13)		神经系统检查（89.13）
	phlebography of head and neck(88.61)		头和颈部静脉造影术（88.61）
	pneumoencephalogram (87.01)		气脑造影图（87.01）
	radioisotope scan：		放射性核素扫描：
	cerebral (92.11)		脑的（92.11）
	head NEC (92.12)		头 NEC（92.12）
	tomography of head：		X 线头部断层照相术：
	C.A.T. scan (87.03)		计算机轴向断层扫描照相术（87.03）
	other (87.04)		其他（87.04）
01.19	Other diagnostic procedures on skull	01.19	颅骨其他诊断性操作
	Excludes： transillumination of skull (89.16)		**不包括**：颅骨透照法（89.16）
	X-ray of skull (87.17)		颅骨 X 线检查（87.17）
01.2	**Craniotomy and craniectomy**	**01.2**	**颅骨切开术和颅骨切除术**
	Excludes：decompression of skull fracture (02.02)		**不包括**：颅骨骨折减压术（02.02）
	exploration of orbit (16.01-16.09)		［眼］眶探查术（16.01-16.09）
	that as operative approach – omit code		作为手术入路—省略编码
01.20	Cranial implantation or replacement of neurostimulator pulse generator	01.20	颅神经刺激脉冲发生器的植入或置换

Code also any associated lead implantation (02.93)

Excludes：implantation or replacement of subcutaneous neurostimulator pulse generator (86.94-86.98)

01.21　Incision and drainage of cranial sinus

01.22　Removal of intracranial neurostimulator lead(s)

Code also：any removal of neurostimulator pulse generator (86.05)

Excludes：removal with synchronous replacement (02.93)

01.23　Reopening of craniotomy site

01.24　Other craniotomy

Cranial：

decompression

exploration

trephination

Craniotomy NOS

Craniotomy with removal of：

epidural abscess

extradural hematoma

foreign body of skull

Excludes：removal of foreign body with incision into brain (01.39)

01.25　Other craniectomy

Debridement of skull NOS

Sequestrectomy of skull

Excludes：debridement of compound fracture of skull (02.02)

strip craniectomy (02.01)

01.26　Insertion of catheter(s) into cranial cavity or tissue

Code also：any concomitant procedure (e.g. resection (01.59))

Excludes：placement of intracerebral catheter(s) via burr hole(s) (01.28)

01.27　Removal of catheter(s) from cranial cavity or tissue

01.28　Placement of intracerebral catheter(s) via burr hole(s)

Convection enhanced delivery

另编码任何：相关的导线置入(02.93)

不包括：皮下神经刺激器脉冲发生器的置入或置换(86.94-86.98)

01.21　脑静脉窦切开引流术

01.22　去除颅内神经刺激器导线

另编码：去除任何神经刺激脉冲发生器(86.05)

不包括：去除伴置换(02.93)

01.23　颅骨切开术部位的再切开

01.24　其他颅骨切开术

颅的：

减压术

探查术

环钻术

颅骨切开术 NOS

颅骨切开术伴去除：

硬脑膜外脓肿

硬脑膜外血肿

颅骨异物

不包括：异物去除伴大脑切开术(01.39)

01.25　其他颅骨切除术

颅骨清创术 NOS

颅骨死骨切除术

不包括：颅骨哆开性骨折清创术(02.02)

条带状颅骨切除术(02.01)

01.26　颅腔或组织的导管置入术

另编码：任何伴随操作［如：部分切除术(01.59)］

不包括：经伯尔孔的脑内导管放置术(01.28)

01.27　颅腔或组织的导管去除术

01.28　经伯尔孔的脑内导管放置术

对流加强(药物)传送

Stereotactic placement of intracerebral catheter(s)

Code also：infusion of medication

Excludes：insertion of catheter(s) into cranial cavity or tissue(s) (01.26)

01.29 Removal of cranial neurostimulator pulse generator

01.3 Incision of brain and cerebral meninges

01.31 Incision of cerebral meninges

Drainage of：

intracranial hygroma

subarachnoid abscess (cerebral)

subdural empyema

01.32 Lobotomy and tractotomy

Division of：

brain tissue

cerebral tracts

Percutaneous (radiofrequency) cingulotomy

01.39 Other incision of brain

Amygdalohippocampotomy

Drainage of intracerebral hematoma

Incision of brain NOS

Excludes：division of cortical adhesions (02.91)

01.4 Operations on thalamus and globus pallidus

01.41 Operations on thalamus

Chemothalamectomy

Thalamotomy

Excludes：that by stereotactic radiosurgery (92.30-92.39)

01.42 Operations on globus pallidus

Pallidoansectomy

Pallidotomy

Excludes：that by stereotactic radiosurgery (92.30-92.39)

01.5 Other excision or destruction of brain and meninges

脑内导管立体定向放置术

另编码：药物的输注

不包括：颅腔或组织的导管置入术 (01.26)

01.29 颅神经刺激脉冲发生器去除术

01.3 大脑和脑膜切开术

01.31 脑膜切开术

引流术：

颅内水囊瘤

蛛网膜下腔脓肿（大脑的）

硬脑膜下腔积脓

01.32 脑叶切开术和（神经）束切断术

切断：

脑组织

脑束

经皮（射频）扣带回切断术

01.39 脑的其他切开术

杏仁核海马切开术

脑内血肿引流术

脑切开术 NOS

不包括：大脑皮质粘连切断术（02.91）

01.4 丘脑和苍白球手术

01.41 丘脑手术

丘脑化学破坏术

丘脑切开术

不包括：用立体定位放射外科方法 （92.30-92.39）

01.42 苍白球手术

苍白球豆状核襻切断术

苍白球切开术

不包括：用立体定位放射外科方法 （92.30-92.39）

01.5 大脑和脑膜的其他切除术或破坏术

01.51 Excision of lesion or tissue of cerebral meninges

Decortication of (cerebral) meninges

Resection of (cerebral) meninges

Stripping of subdural membrane of (cerebral) meninges

Excludes：biopsy of cerebral meninges (01. 11-01. 12)

01.52 Hemispherectomy

01.53 Lobectomy of brain

01.59 Other excision or destruction of lesion or tissue of brain

Amygdalohippocampectomy

Curettage of brain

Debridement of brain

Marsupialization of brain cyst

Transtemporal (mastoid) excision of brain tumor

Excludes：biopsy of brain (01. 13-01. 14)

laser interstitial thermal therapy [LITT] of lesion or tissue of brain under guidance (17. 61)

that by stereotactic radiosurgery (92. 30-92. 39)

01.6 **Excision of lesion of skull**

Removal of granulation tissue of cranium

Excludes：biopsy of skull (01. 15)

sequestrectomy (01. 25)

02 **Other operations on skull, brain, and cerebral meninges**

02.0 **Cranioplasty**

Excludes：that with synchronous repair of encephalocele (02. 12)

02.01 Opening of cranial suture

Linear craniectomy

Strip craniectomy

02.02 Elevation of skull fracture fragments

01.51 脑膜病损或组织的切除术

（脑的）脑膜外皮质剥皮术

（脑的）脑膜部分切除术

（脑的）硬脑膜下脑膜剥脱术

不包括：脑膜活组织检查(01. 11-01. 12)

01.52 大脑半球切除术

01.53 脑叶切除术

01.59 大脑病损或组织的其他切除术或破坏术

杏仁核切除术

大脑刮除术

大脑清创术

大脑囊肿袋形缝合术[造袋术]

经颞部(乳突)大脑肿瘤切除术

不包括：大脑活组织检查(01. 13-01. 14)

引导下脑组织或脑损害的激光间质热疗法[LITT](17. 61)

用立体定位放射外科方法（92. 30-92. 39)

01.6 **颅骨病损的切除术**

颅肉芽组织去除

不包括：颅骨活组织检查(01. 15)

颅死骨切除术(01. 25)

02 **颅、脑和脑膜其他手术**

02.0 **颅骨成形术**

不包括：同时伴脑膨出修补术(02. 12)

02.01 颅缝切开术

线形颅骨切除术

条带状颅骨切除术

02.02 颅骨骨折碎片提升术

	Debridement of compound fracture of skull	颅骨哆开骨折清创术
	Decompression of skull fracture	颅骨骨折减压术
	Reduction of skull fracture	颅骨骨折复位术
	Code also：any synchronous debridement of brain (01.59)	**另编码**：任何同时进行的大脑清创术（01.59）
	Excludes：debridement of skull NOS (01.25)	**不包括**：颅骨清创术 NOS(01.25)
	removal of granulation tissue of cranium (01.6)	颅肉芽组织去除(01.6)
02.03	Formation of cranial bone flap	02.03　颅骨瓣形成
	Repair of skull with flap	用骨瓣的颅骨修补术
02.04	Bone graft to skull	02.04　颅骨骨移植（术）
	Pericranial graft（autogenous）（heterogenous）	颅骨膜移植（术）（自体的）（异体的）
02.05	Insertion of skull plate	02.05　颅骨（金属）板置入术
	Replacement of skull plate	颅骨板置换术
02.06	Other cranial osteoplasty	02.06　其他颅骨成形术
	Repair of skull NOS	颅骨修补术 NOS
	Revision of bone flap of skull	颅骨骨瓣修复术
02.07	Removal of skull plate	02.07　去除颅骨（金属）板
	Excludes：removal with synchronous replacement (02.05)	**不包括**：去除同时伴置换(02.05)

02.1　Repair of cerebral meninges

Excludes：marsupialization of cerebral lesion (01.59)

02.1　脑膜修补术

不包括：脑病损的袋形缝合术［造袋术］（01.59）

02.11	Simple suture of dura mater of brain	02.11　硬脑膜单纯缝合术
02.12	Other repair of cerebral meninges	02.12　脑膜其他修补术
	Closure of fistula of cerebrospinal fluid	脑脊髓液瘘的闭合术
	Dural graft	硬脑膜移植术
	Repair of encephalocele including synchronous cranioplasty	脑膨出修补术包括同时行颅骨成形术
	Repair of meninges NOS	脑膜修补术 NOS
	Subdural patch	硬脑膜下补片
02.13	Ligation of meningeal vessel	02.13　脑膜血管结扎术
	Ligation of：	结扎术：
	longitudinal sinus	矢状窦
	middle meningeal artery	脑膜中动脉
02.14	Choroid plexectomy	02.14　脉络丛切除术
	Cauterization of choroid plexus	脉络丛烧灼术

02.2 **Ventriculostomy**

02.21　Insertion or replacement of external ventricular drain [EVD]

External ventricular drainage [EVD] setup

Replacement of external ventricular drain

Ventricular catheter placement for:

　　drainage of cerebrospinal fluid [CSF]

　　injection of medication or other substance

　　sampling of cerebrospinal fluid [CSF]

Excludes: extracranial ventricular shunt (02.31-02.35, 02.39)

　　intracranial ventricular shunt (02.22)

　　other cranial puncture (01.09)

　　ventricular shunt replacement (02.41-02.43)

02.22　Intracranial ventricular shunt or anastomosis

Anastomosis of ventricle to:

　　cervical subarachnoid space

　　cisterna magna

　　Insertion of Holter valve into intracranial system

　　Shunt between two intracranial ventricles

　　That by endoscopy

　　Third ventriculostomy

　　Ventriculocisternostomy

02.3 **Extracranial ventricular shunt**

Includes: that with insertion of valve

02.31　Ventricular shunt to structure in head and neck

Ventricle to nasopharynx shunt

Ventriculomastoid anastomosis

02.32　Ventricular shunt to circulatory system

Ventriculoatrial anastomosis

Ventriculocaval shunt

02.33　Ventricular shunt to thoracic cavity

Ventriculopleural anastomosis

02.2 **脑室切开术**

02.21　脑室外引流[EVD]装置置入或置换

脑室外引流[EVD]装置

脑室外引流装置置换

脑室外引流管放置,为了:

　　脑脊液引流[CSF]

　　注射药物或其他物质

　　脑脊液[CSF]取样

不包括: 颅外脑室分流术(02.31-02.35, 02.39)

　　颅内脑室分流术(02.22)

　　其他颅穿刺(01.09)

　　脑室分流管置换(02.41-02.43)

02.22　颅内脑室分流或吻合术

脑室吻合术至:

　　颈蛛网膜下腔

　　小脑延髓池(枕大池)

　　霍尔特瓣颅内置入

　　两个脑室之间的分流

　　经内镜的分流

　　第三脑室造口术

　　脑室脑池造口术

02.3 **颅外脑室分流术**

包括: 伴有瓣膜置入

02.31　脑室分流术至头和颈部结构

脑室鼻咽分流术

脑室乳突吻合术

02.32　脑室分流至循环系统

脑室心房吻合术

脑室腔静脉分流术

02.33　脑室分流至胸腔

脑室胸腔吻合术

02.34　Ventricular shunt to abdominal cavity and organs

Ventriculocholecystostomy

Ventriculoperitoneostomy

02.35　Ventricular shunt to urinary system

Ventricle to ureter shunt

02.39　Ventricular shunt to extracranial site NEC

Ventricle to bone marrow shunt

Ventricular shunt to extracranial site NEC

02.4 **Revision, removal, and irrigation of ventricular shunt**

Excludes：revision of distal catheter of ventricular shunt (54.95)

02.41　Irrigation and exploration of ventricular shunt

Exploration of ventriculoperitoneal shunt at ventricular site

Re-programming of ventriculoperitoneal shunt

02.42　Replacement of ventricular shunt

Reinsertion of Holter valve

Replacement of ventricular catheter

Revision of ventriculoperitoneal shunt at ventricular site

02.43　Removal of ventricular shunt

02.9 **Other operations on skull, brain, and cerebral meninges**

Excludes：operations on：

pineal gland (07.17, 07.51-07.59)

pituitary gland [hypophysis] (07.13-07.15, 07.61-07.79)

02.91　Lysis of cortical adhesions

02.92　Repair of brain

02.93　Implantation or replacement of intracranial neurostimulator lead(s)

Implantation, insertion, placement, or replacement of intracranial：

brain pacemaker [neuropacemaker]

02.34　脑室分流术至腹腔和腹部器官

脑室胆囊分流术

脑室腹腔分流术

02.35　脑室分流至泌尿系统

脑室输尿管分流术

02.39　脑室颅外分流术

脑室骨髓分流术

脑室分流至颅外部位 NEC

02.4 **脑室分流管的修复术、去除术和冲洗术**

不包括：脑室分流末端导管的修复术 (54.95)

02.41　脑室分流管的冲洗术和探查术

脑室部位的脑室腹膜分流管探查术

脑室腹膜分流管的重新设计

02.42　脑室分流管置换术

霍尔特瓣膜再置入术

脑室导管置换术

脑室部位的脑室腹膜分流管修复术

02.43　脑室分流管去除术

02.9 **颅、脑和脑膜的其他手术**

不包括：手术

松果腺(07.17, 07.51-07.59)

垂体腺(07.13-07.15, 07.61-07.79)

02.91　大脑皮质粘连松解术

02.92　脑修补术

02.93　颅内神经刺激器导线植入或置换术

颅内的植入术、置入术、放置术或置换术：

大脑起搏器[神经起搏器]

depth electrodes	深部电极
epidural pegs	硬脑膜外钉
electroencephalographic receiver	脑电图接收器
foramen ovale electrodes	蝶骨[颅底]卵圆孔电极
intracranial electrostimulator	颅内电刺激器
subdural grids electrodes	硬脑膜下网状电极
subdural strips electrodes	硬脑膜下条状电极

Code also any：

cranial implantation or replacement of neurostimulator pulse generator (01.20)

insertion of subcutaneous neurostimulator pulse generator (86.94-86.98)

另编码任何：

颅神经刺激脉冲发生器的置入或置换（01.20）

皮下神经刺激脉冲发生器置入（86.94-86.98）

02.94　Insertion or replacement of skull tongs or halo traction device

02.94　颅钳或环状钳牵引装置的置入或置换

02.95　Removal of skull tongs or halo traction device

02.95　颅钳或环状钳牵引装置去除

02.96　Insertion of sphenoidal electrodes

02.96　蝶骨电极置入

02.99　Other

02.99　其他

Excludes：chemical shock therapy (94.24)

electroshock therapy：
subconvulsive (94.26)
other (94.27)

不包括：化学休克治疗（94.24）

电休克治疗：
亚抽搐（94.26）
其他（94.27）

03　Operations on spinal cord and spinal canal structures

03　脊髓和椎管结构的手术

Code also：any application or administration of an adhesion barrier substance (99.77)

另编码：任何粘连屏障物的使用或管理（99.77）

03.0　Exploration and decompression of spinal canal structures

03.0　椎管结构探查术和减压术

03.01　Removal of foreign body from spinal canal

03.01　去除椎管异物

03.02　Reopening of laminectomy site

03.02　椎板切除术部位再切开

03.09　Other exploration and decompression of spinal canal

03.09　椎管其他探查术和减压术

Decompression：
laminectomy
laminotomy

减压术：
椎板切除术
椎板切开术

Expansile laminoplasty	扩张性椎板成形术
Exploration of spinal nerve root	脊髓神经根探查术
Foraminotomy	椎间孔切开术

Code also any：synchronous insertion，replacement and revision of posterior spinal motion preservation device(s)，if performed (84.80-84.85)

另编码任何：同时进行的后路置入、置换和修复术

脊柱运动维持装置，如果已置入(84.80-84.85)

Excludes：drainage of spinal fluid by anastomosis (03.71-03.79)

laminectomy with excision of intervertebral disc (80.51)

spinal tap (03.31)

that as operative approach-omit code

不包括：用吻合法的脊髓液引流术(03.71-03.79)

椎板切除术伴椎间盘切除术(80.51)

脊髓放液(03.31)

作为手术入路—省略编码

03.1 Division of intraspinal nerve root

Rhizotomy

03.1 脊髓内神经根切断

脊神经根切断术

03.2 Chordotomy

03.21 Percutaneous chordotomy

Stereotactic chordotomy

03.29 Other chordotomy

Chordotomy NOS

Tractotomy (one stage) (two stage) of spinal cord

Transection of spinal cord tracts

03.2 脊髓(前侧柱)切断术

03.21 经皮的脊髓(前侧柱)切断术

立体定位脊髓(前侧柱)切断术

03.29 其他脊髓(前侧柱)切断术

脊髓(前侧柱)切断术 NOS

脊髓神经束切断术(一期)(二期)

脊髓神经束横断术

03.3 Diagnostic procedures on spinal cord and spinal canal structures

03.31 Spinal tap

Lumbar puncture for removal of dye

Excludes：lumbar puncture for injection of dye [myelogram] (87.21)

03.32 Biopsy of spinal cord or spinal meninges

03.39 Other diagnostic procedures on spinal cord and spinal canal structures

Excludes：microscopic examination of specimen from nervous system or of spinal fluid (90.01-90.09)

x-ray of spine (87.21-87.29)

03.3 脊髓和椎管结构的诊断性操作

03.31 脊髓放液

为去除染色的腰椎穿刺

不包括：为注射染色[脊髓造影片]的腰椎穿刺(87.21)

03.32 脊髓或脊膜活组织检查

03.39 脊髓和椎管结构的其他诊断性操作

不包括：神经系统标本或脊髓液的显微镜检查(90.01-90.09)

脊柱 X 线检查 (87.21-87.29)

03.4 Excision or destruction of lesion of spinal cord or spinal meninges

03.4 脊髓或脊膜病损的切除术或破坏术

Curettage of spinal cord or spinal meninges

脊髓或脊膜的刮除术

Debridement of spinal cord or spinal meninges

脊髓或脊膜的清创术

Marsupialization of cyst of spinal cord or spinal meninges

脊髓或脊膜囊肿的袋形缝合术［造袋术］

Resection of spinal cord or spinal meninges

脊髓或脊膜的部分切除术

Excludes：biopsy of spinal cord or meninges(03. 32)

不包括：脊髓或脊膜的活组织检查（03. 32）

03. 5　**Plastic operations on spinal cord structures**

03. 5　**脊髓结构的整形手术**

03. 51　Repair of spinal meningocele

　　　　Repair of meningocele NOS

03. 51　脊膜膨出修补术

　　　　脊膜膨出修补术 NOS

03. 52　Repair of spinal myelomeningocele

03. 52　脊髓脊膜膨出修补术

03. 53　Repair of vertebral fracture

　　　　Elevation of spinal bone fragments

　　　　Reduction of fracture of vertebrae

　　　　Removal of bony spicules from spinal canal

03. 53　脊椎骨折修补术

　　　　脊髓碎骨掀起术

　　　　脊椎骨折复位术

　　　　去除椎管内骨碎片

　　　　Excludes：percutaneous vertebral augmentation （81. 66）

　　　　　　　　percutaneous vertebroplasty （81. 65）

　　　　不包括：经皮椎体增强(81. 66)

　　　　　　　　经皮椎体成形术(81. 65)

03. 59　Other repair and plastic operations on spinal cord structures

　　　　Repair of：

　　　　　diastematomyelia

　　　　　spina bifida NOS

　　　　　spinal cord NOS

　　　　　spinal meninges NOS

　　　　　vertebral arch defect

03. 59　脊髓结构的其他修补术和成形术

　　　　修补术：

　　　　　脊髓纵裂

　　　　　脊柱裂 NOS

　　　　　脊髓 NOS

　　　　　脊膜 NOS

　　　　　椎弓缺损

03. 6　**Lysis of adhesions of spinal cord and nerve roots**

03. 6　**脊髓和神经根粘连的松解术**

03. 7　**Shunt of spinal theca**

包括：that with valve

03. 7　**脊髓膜分流术**

包括：采用有瓣分流管

03. 71　Spinal subarachnoid-peritoneal shunt

03. 71　脊髓蛛网膜下-腹腔分流术

03. 72　Spinal subarachnoid-ureteral shunt

03. 72　脊髓蛛网膜下-输尿管分流术

03. 79　Other shunt of spinal theca

　　　　Lumbar-subarachnoid shunt NOS

　　　　Pleurothecal anastomosis

03. 79　脊髓膜其他分流

　　　　腰-蛛网膜下分流 NOS

　　　　胸腔脊膜吻合术

Salpingothecal anastomosis	输卵管脊膜吻合术

03.8 Injection of destructive agent into spinal canal

03.9 Other operations on spinal cord and spinal canal structures

03.90 Insertion of catheter into spinal canal for infusion of therapeutic or palliative substances

Insertion of catheter into epidural, subarachnoid, or subdural space of spine with intermittent or continuous infusion of drug (with creation of any reservoir)

Code also：any implantation of infusion pump (86.06)

03.91 Injection of anesthetic into spinal canal for analgesia

Excludes：that for operative anesthesia – omit code

03.92 Injection of other agent into spinal canal
Intrathecal injection of steroid
Subarachnoid perfusion of refrigerated saline

Excludes：injection of：

contrast material for myelogram (87.21)

destructive agent into spinal canal (03.8)

03.93 Implantation or replacement of spinal neurostimulator lead(s)

Code also：any insertion of neurostimulator pulse generator (86.94-86.98)

03.94 Removal of spinal neurostimulator lead(s)

Code also：any removal of neurostimulator pulse generator (86.05)

03.95 Spinal blood patch

03.96 Percutaneous denervation of facet

03.97 Revision of spinal thecal shunt

03.98 Removal of spinal thecal shunt

03.8 椎管内破坏性药物注射

03.9 脊髓和椎管结构的其他手术

03.90 椎管的导管置入，为治疗性或姑息治疗性药物的输注

脊髓硬膜外、脊髓蛛网膜下腔或脊髓硬脑膜下腔导管置入伴间歇性或持续性药物输注（伴建立任何药物储池）

另编码：任何输注泵的置入(86.06)

03.91 为镇痛的椎管麻醉药注射

不包括：手术性麻醉—省略编码

03.92 椎管其他药物的注射
脊髓鞘内类固醇注射
蛛网膜下灌注冷冻生理盐水

不包括：注射：

为脊髓造影片的对比剂(87.21)

椎管破坏性药物(03.8)

03.93 脊髓神经刺激器导线置入或置换

另编码：置入任何神经刺激脉冲发生器(86.94-86.98)

03.94 去除脊髓神经刺激器导线

另编码：去除任何神经刺激脉冲发生器(86.05)

03.95 脊髓血块补片

03.96 经皮的椎骨关节面去神经术

03.97 脊髓膜分流术的修复术

03.98 去除脊髓膜分流术

03.99　Other

03.99　其他

04　Operations on cranial and peripheral nerves

04　颅和周围神经的手术

04.0　Incision, division, and excision of cranial and peripheral nerves

Excludes：opticociliary neurectomy (12.79)

symptathetic ganglionectomy (05.21-05.29)

04.0　颅和周围神经切开术、切断术和切除术

不包括：视睫状神经切除术(12.79)

交感神经节切除术(05.21-05.29)

04.01　Excision of acoustic neuroma

That by craniotomy

Excludes：that by stereotactic radiosurgery (92.30-92.39)

04.01　听神经瘤切除术

颅骨切开术的听神经瘤切除术

不包括：用立体定向放射外科方法(92.30-92.39)

04.02　Division of trigeminal nerve

Retrogasserian neurotomy

04.02　切断三叉神经

半月神经节后神经切断术

04.03　Division or crushing of other cranial and peripheral nerves

Excludes：that of：

glossopharyngeal nerve (29.92)

laryngeal nerve (31.91)

nerves to adrenal glands (07.42)

phrenic nerve for collapse of lung (33.31)

vagus nerve (44.00-44.03)

04.03　其他颅和周围神经切断术或压轧术

不包括：切断术或压轧术

舌咽神经(29.92)

喉神经(31.91)

至肾上腺的神经(07.42)

膈神经,为肺萎陷(33.31)

迷走神经(44.00-44.03)

04.04　Other incision of cranial and peripheral nerves

04.04　颅和周围神经的其他切开术

04.05　Gasserian ganglionectomy

04.05　半月神经节切除术

04.06　Other cranial or peripheral ganglionectomy

Excludes：sympathetic ganglionectomy (05.21-05.29)

04.06　其他颅或周围神经节切除术

不包括：交感神经节切除术 (05.21-05.29)

04.07　Other excision or avulsion of cranial and peripheral nerves

Curettage of peripheral nerve

Debridement of peripheral nerve

Resection of peripheral nerve

Excision of peripheral neuroma [Morton's]

Excludes：biopsy of cranial or peripheral nerve (04.11-04.12)

04.07　颅和周围神经的其他切除术或撕脱术

周围神经刮除术

周围神经清创术

周围神经切除术

周围神经瘤切除术[Morton's]

不包括：颅或周围神经的活组织检查 (04.11-04.12)

04.1 **Diagnostic procedures on peripheral nervous system**

04.11　Closed [percutaneous] [needle] biopsy of cranial or peripheral nerve or ganglion

04.12　Open biopsy of cranial or peripheral nerve or ganglion

04.19　Other diagnostic procedures on cranial and peripheral nerves and ganglia

Excludes：microscopic examination of specimen from nervous system(90.01-90.09)

neurologic examination (89.13)

04.2 **Destruction of cranial and peripheral nerves**

Destruction of cranial or peripheral nerves by：

cryoanalgesia

injection of neurolytic agent

radiofrequency

Radiofrequency ablation

04.3 **Suture of cranial and peripheral nerves**

04.4 **Lysis of adhesions and decompression of cranial and peripheral nerves**

04.41　Decompression of trigeminal nerve root

04.42　Other cranial nerve decompression

04.43　Release of carpal tunnel

04.44　Release of tarsal tunnel

04.49　Other peripheral nerve or ganglion decompression or lysis of adhesions

Peripheral nerve neurolysis NOS

04.5 **Cranial or peripheral nerve graft**

04.6 **Transposition of cranial and peripheral nerves**

Nerve transplantation

04.7 **Other cranial or peripheral neuroplasty**

04.71　Hypoglossal-facial anastomosis

04.72　Accessory-facial anastomosis

04.1 **周围神经系统的诊断性操作**

04.11　闭合性[经皮][针吸]颅或周围神经或神经节的活组织检查

04.12　开放性颅或周围神经或神经节的活组织检查

04.19　颅和周围神经和神经节的其他诊断性操作

不包括：神经系统标本的显微镜检查(90.01-90.09)

神经系统检查(89.13)

04.2 **颅和周围神经的破坏术**

颅或周围神经破坏术，用：

冷止痛

注射神经破坏药

射频

射频消融

04.3 **颅和周围神经的缝合术**

04.4 **颅和周围神经粘连的松解术和减压术**

04.41　三叉神经根的减压术

04.42　其他脑神经减压术

04.43　腕管松解术

04.44　跗管松解术

04.49　其他周围神经或神经节粘连的减压术或松解术

周围神经神经松解术 NOS

04.5 **颅或周围神经移植术**

04.6 **颅和周围神经的移位术**

神经移植术

04.7 **其他颅或周围神经成形术**

04.71　舌下神经-面神经吻合术

04.72　副神经-面神经吻合术

04.73	Accessory-hypoglossal anastomosis	04.73	副神经-舌下神经吻合术
04.74	Other anastomosis of cranial or peripheral nerve	04.74	颅或周围神经的其他吻合术
04.75	Revision of previous repair of cranial and peripheral nerves	04.75	颅和周围神经以前修补术的修复术
04.76	Repair of old traumatic injury of cranial and peripheral nerves	04.76	颅和周围神经陈旧性创伤的修补术
04.79	Other neuroplasty	04.79	其他神经成形术

04.8 **Injection into peripheral nerve**

Excludes：destruction of nerve（by injection of neurolytic agent）(04.2)

04.8 **周围神经注射**

不包括：神经破坏术(用注射神经破坏药)(04.2)

04.80 Peripheral nerve injection，not otherwise specified

04.80 周围神经注射 NOS

04.81 Injection of anesthetic into peripheral nerve for analgesia

Excludes：that for operative anesthesia - omit code

04.81 周围神经麻醉药注射，为了镇痛

不包括：周围神经麻醉药注射，为了手术性麻醉—省略编码

04.89 Injection of other agent，except neurolytic

Excludes：injection of neurolytic agent (04.2)

04.89 其他物质注射，除外神经破坏药

不包括：神经破坏药注射(04.2)

04.9 **Other operations on cranial and peripheral nerves**

04.9 **颅和周围神经的其他手术**

04.91 Neurectasis

04.91 神经牵伸术

04.92 Implantation or replacement of peripheral neurostimulator lead(s)

Code also：any insertion of neurostimulator pulse generator (86.94-86.98)

Excludes：implantation or replacement of carotid sinus stimulation lead(s) only (39.82)

04.92 周围神经刺激器导线的置入或置换

另编码：置入任何神经刺激脉冲发生器(86.94-86.98)

不包括：仅为颈动脉窦刺激导线置入或置换(39.82)

04.93 Removal of peripheral neurostimulator lead(s)

Code also：any removal of neurostimulator pulse generator (86.05)

04.93 去除周围神经刺激器导线

另编码：去除任何神经刺激脉冲发生器(86.05)

04.99 Other

04.99 其他

05　**Operations on sympathetic nerves or ganglia**	**05**　交感神经或神经节的手术

Excludes：paracervical uterine denervation (69.3)

不包括：子宫颈周围子宫去神经术(69.3)

05.0　**Division of sympathetic nerve or ganglion**

05.0　交感神经或神经节的切断术

Excludes：that of nerves to adrenal glands (07.42)

不包括：至肾上腺的神经切断术(07.42)

05.1　**Diagnostic procedures on sympathetic nerves or ganglia**

05.1　交感神经或神经节的诊断性操作

05.11　Biopsy of sympathetic nerve or ganglion

05.11　交感神经或神经节的活组织检查

05.19　Other diagnostic procedures on sympathetic nerves or ganglia

05.19　交感神经或神经节的其他诊断性操作

05.2　**Sympathectomy**

05.2　交感神经切除术

05.21　Sphenopalatine ganglionectomy

05.21　蝶腭神经节切除术

05.22　Cervical sympathectomy

05.22　颈交感神经切除术

05.23　Lumbar sympathectomy

05.23　腰交感神经切除术

05.24　Presacral sympathectomy

05.24　骶前交感神经切除术

05.25　Periarterial sympathectomy

05.25　动脉周围交感神经切除术

05.29　Other sympathectomy and ganglionectomy

05.29　其他交感神经切除术和神经节切除术

Excision or avulsion of sympathetic nerve NOS

交感神经的切除术或撕脱术 NOS

Sympathetic ganglionectomy NOS

交感神经节切除术 NOS

Excludes：biopsy of sympathetic nerve or ganglion (05.11)

opticociliary neurectomy (12.79)

periarterial sympathectomy(05.25)

tympanosympathectomy (20.91)

不包括：交感神经或神经节的活组织检查 (05.11)

视睫状神经切除术(12.79)

动脉周围交感神经切除术(05.25)

鼓室交感神经切除术(20.91)

05.3　**Injection into sympathetic nerve or ganglion**

05.3　交感神经或神经节注射

Excludes：injection of ciliary sympathetic ganglion (12.79)

不包括：睫交感神经节注射(12.79)

05.31　Injection of anesthetic into sympathetic nerve for analgesia

05.31　麻醉药交感神经注射,为了镇痛

05.32　Injection of neurolytic agent into sympathetic nerve

05.32　神经破坏药交感神经注射

Chapter 3
OPERATIONS ON THE ENDOCRINE SYSTEM (06-07)

06 **Operations on thyroid and parathyroid glands**

Includes：incidental resection of hyoid bone

06.0 **Incision of thyroid field**

Excludes：division of isthmus (06.91)

06.01　Aspiration of thyroid field

Percutaneous or needle drainage of thyroid field

Excludes：aspiration biopsy of thyroid (06.11)

drainage by incision (06.09)

postoperative aspiration of field (06.02)

06.02　Reopening of wound of thyroid field

Reopening of wound of thyroid field for：

control of (postoperative) hemorrhage

examination

exploration

removal of hematoma

06.09　Other incision of thyroid field

Drainage of hematoma by incision

Drainage of thyroglossal tract by incision

Exploration：

neck by incision

thyroid (field) by incision

Removal of foreign body by incision

Thyroidotomy NOS by incision

Excludes：postoperative exploration (06.02)

removal of hematoma by aspiration (06.01)

06.1 **Diagnostic procedures on thyroid and parathyroid glands**

第3章
内分泌系统手术(06-07)

06 甲状腺和甲状旁腺的手术

包括：附带舌骨部分切除术

06.0 甲状腺区切开术

不包括：切断峡部(06.91)

06.01　甲状腺区抽吸

经皮或针刺甲状腺区引流术

不包括：甲状腺抽吸活组织检查(06.11)

切开引流术(06.09)

甲状腺区手术后抽吸(06.02)

06.02　甲状腺区伤口的再切开

甲状腺区伤口的再切开，为了：

控制(手术后)出血

检查

探查术

去除血肿

06.09　甲状腺区的其他切开术

血肿切开引流术

甲状舌管切开引流术

探查术：

颈部切开术

甲状腺(区)切开术

异物切开去除术

甲状腺切开术 NOS

不包括：手术后探查术(06.02)

血肿抽吸去除(06.01)

06.1 甲状腺和甲状旁腺的诊断性操作

06.11 Closed [percutaneous] [needle] biopsy of thyroid gland

Aspiration biopsy of thyroid

06.12 Open biopsy of thyroid gland

06.13 Biopsy of parathyroid gland

06.19 Other diagnostic procedures on thyroid and parathyroid glands

Excludes：radioisotope scan of：

parathyroid (92.13)

thyroid (92.01)

soft tissue x-ray of thyroid field (87.09)

06.2 **Unilateral thyroid lobectomy**

Complete removal of one lobe of thyroid (with removal of isthmus or portion of other lobe)

Hemithyroidectomy

Excludes：partial substernal thyroidectomy (06.51)

06.3 **Other partial thyroidectomy**

06.31 Excision of lesion of thyroid

Excludes：biopsy of thyroid（06.11-06.12）

laser interstitial thermal therapy [LITT] of lesion or tissue of neck under guidance (17.62)

06.39 Other

Isthmectomy

Partial thyroidectomy NOS

Excludes：partial substernal thyroidectomy (06.51)

06.4 **Complete thyroidectomy**

Excludes：complete substernal thyroidectomy (06.52)

that with laryngectomy (30.3-30.4)

06.5 **Substernal thyroidectomy**

06.50 Substernal thyroidectomy, not otherwise specified

06.11 闭合性[经皮][针吸]甲状腺活组织检查

甲状腺抽吸活组织检查

06.12 开放性甲状腺活组织检查

06.13 甲状旁腺活组织检查

06.19 甲状腺和甲状旁腺的其他诊断性操作

不包括：放射性核素扫描：

甲状旁腺(92.13)

甲状腺(92.01)

甲状腺区软组织 X 线检查(87.09)

06.2 **单侧甲状腺叶切除术**

甲状腺一叶的全部去除(伴峡部或其他叶的部分去除)

偏侧甲状腺切除术

不包括：胸骨下的部分甲状腺切除术(06.51)

06.3 **其他部分甲状腺切除术**

06.31 甲状腺病损切除术

不包括：甲状腺活组织检查(06.11-06.12)

头和颈部损害或组织在引导下的激光间质热疗法[LITT](17.62)

06.39 其他

峡部切除术

甲状腺部分切除术 NOS

不包括：胸骨下的部分甲状腺切除术(06.51)

06.4 **甲状腺全部切除术**

不包括：胸骨下的甲状腺全部切除术(06.52)

甲状腺全部切除术伴喉切除术(30.3-30.4)

06.5 **胸骨下甲状腺切除术**

06.50 胸骨下甲状腺切除术 NOS

| 06.51 | Partial substernal thyroidectomy | 06.51 | 胸骨下甲状腺部分切除术 |
| 06.52 | Complete substernal thyroidectomy | 06.52 | 胸骨下甲状腺全部切除术 |

06.6 **Excision of lingual thyroid**

Excision of thyroid by：

　submental route

　transoral route

06.6 舌部甲状腺切除术

甲状腺切除术，经：

　颏下入路

　口腔入路

06.7 **Excision of thyroglossal duct or tract**

06.8 **Parathyroidectomy**

06.7 甲状舌管切除术

06.8 甲状旁腺切除术

| 06.81 | Complete parathyroidectomy | 06.81 | 甲状旁腺全部切除术 |
| 06.89 | Other parathyroidectomy | 06.89 | 其他甲状旁腺切除术 |

Parathyroidectomy NOS

Partial parathyroidectomy

甲状旁腺切除术 NOS

甲状旁腺部分切除术

Excludes：biopsy of parathyroid (06.13)

不包括：甲状旁腺活组织检查(06.13)

06.9 **Other operations on thyroid（region）and parathyroid**

06.9 甲状腺（区）和甲状旁腺的其他手术

| 06.91 | Division of thyroid isthmus | 06.91 | 切断甲状腺峡部 |

Transection of thyroid isthmus

甲状腺峡部横断术

06.92	Ligation of thyroid vessels	06.92	甲状腺血管结扎术
06.93	Suture of thyroid gland	06.93	甲状腺缝合术
06.94	Thyroid tissue reimplantation	06.94	甲状腺组织再植入

Autotransplantation of thyroid tissue

甲状腺组织自体移植［术］

| 06.95 | Parathyroid tissue reimplantation | 06.95 | 甲状旁腺组织再植入 |

Autotransplantation of parathyroid tissue

甲状旁腺组织自体移植［术］

| 06.98 | Other operations on thyroid glands | 06.98 | 甲状腺其他手术 |
| 06.99 | Other operations on parathyroid glands | 06.99 | 甲状旁腺其他手术 |

07 **Operations on other endocrine glands**

07 其他内分泌腺手术

Includes：operations on：

　adrenal glands

　pineal gland

　pituitary gland

　thymus

包括：手术

　肾上腺

　松果腺

　垂体腺

　胸腺

Excludes：operations on：

　aortic and carotid bodies (39.89)

　ovaries (65.0-65.99)

　pancreas (52.01-52.99)

不包括：手术

　主动脉和颈动脉体(39.89)

　卵巢(65.0-65.99)

　胰腺(52.01-52.99)

testes (62. 0-62. 99)　　　　　　　　睾丸(62.0-62.99)

07.0 Exploration of adrenal field

Excludes：incision of adrenal（gland）
（07. 41）

07. 00　Exploration of adrenal field，not otherwise specified

07. 01　Unilateral exploration of adrenal field

07. 02　Bilateral exploration of adrenal field

07.1 Diagnostic procedures on adrenal glands, pituitary gland, pineal gland, and thymus

07. 11　Closed［percutaneous］［needle］biopsy of adrenal gland

07. 12　Open biopsy of adrenal gland

07. 13　Biopsy of pituitary gland，transfrontal approach

07. 14　Biopsy of pituitary gland，transsphenoidal approach

07. 15　Biopsy of pituitary gland，unspecified approach

07. 16　Biopsy of thymus

07. 17　Biopsy of pineal gland

07. 19　Other diagnostic procedures on adrenal glands，pituitary gland，pineal gland，and thymus

Excludes：microscopic examination of specimen from endocrine gland(90. 11-90. 19)

radioisotope scan of pituitary gland（92. 11）

07.2 Partial adrenalectomy

07. 21　Excision of lesion of adrenal gland

Excludes：biopsy of adrenal gland（07. 11-07. 12）

07. 22　Unilateral adrenalectomy

Adrenalectomy NOS

Excludes：excision of remaining adrenal gland（07. 3）

07. 29　Other partial adrenalectomy

07.0 肾上腺区探查术

不包括:肾上腺切开术(07.41)

07. 00　肾上腺区探查术 NOS

07. 01　单侧肾上腺区探查术

07. 02　双侧肾上腺区探查术

07.1 肾上腺,垂体腺、松果腺和胸腺的诊断性操作

07. 11　闭合性[经皮][针吸]肾上腺活组织检查

07. 12　开放性肾上腺活组织检查

07. 13　垂体腺活组织检查,经前额入路

07. 14　垂体腺活组织检查,经蝶骨入路

07. 15　垂体腺活组织检查,未特指入路

07. 16　胸腺活组织检查

07. 17　松果腺活组织检查

07. 19　肾上腺、垂体、松果腺和胸腺的其他诊断性操作

不包括:内分泌腺标本显微镜检查(90.11-90.19)

垂体腺放射性核素扫描(92.11)

07.2 部分肾上腺切除术

07. 21　肾上腺病损切除术

不包括:肾上腺活组织检查(07.11-07.12)

07. 22　单侧肾上腺切除术

肾上腺切除术 NOS

不包括:残留肾上腺切除术(07.3)

07. 29　其他部分肾上腺切除术

Partial adrenalectomy NOS

肾上腺部分切除术 NOS

07.3 **Bilateral adrenalectomy**

Excision of remaining adrenal gland

Excludes：bilateral partial adrenalectomy（07.29）

07.3 双侧肾上腺切除术

残留肾上腺切除术

不包括：双侧部分肾上腺切除术（07.29）

07.4 **Other operations on adrenal glands, nerves, and vessels**

07.41　Incision of adrenal gland

　　　Adrenalotomy（with drainage）

07.42　Division of nerves to adrenal glands

07.43　Ligation of adrenal vessels

07.44　Repair of adrenal gland

07.45　Reimplantation of adrenal tissue

　　　Autotransplantation of adrenal tissue

07.49　Other

07.4 肾上腺、神经和血管的其他手术

07.41　肾上腺切开术

　　　肾上腺切开术（伴引流）

07.42　肾上腺神经切断

07.43　肾上腺血管结扎术

07.44　肾上腺修补术

07.45　肾上腺组织再植入

　　　肾上腺组织自体移植术

07.49　其他

07.5 **Operations on pineal gland**

07.51　Exploration of pineal field

　　　Excludes：that with incision of pineal gland（07.52）

07.52　Incision of pineal gland

07.53　Partial excision of pineal gland

　　　Excludes：biopsy of pineal gland（07.17）

07.54　Total excision of pineal gland

　　　Pinealectomy（complete）（total）

07.59　Other operations on pineal gland

07.5 松果腺手术

07.51　松果腺区探查术

　　　不包括：松果腺区的探查伴松果腺切开术（07.52）

07.52　松果腺切开术

07.53　松果腺部分切除术

　　　不包括：松果腺活组织检查（07.17）

07.54　松果腺全部切除术

　　　松果腺切除术（完全的）（全部的）

07.59　松果腺其他手术

07.6 **Hypophysectomy**

07.61　Partial excision of pituitary gland, transfrontal approach

　　　Cryohypophysectomy, partial transfrontal approach

　　　Division of hypophyseal stalk transfrontal approach

　　　Excision of lesion of pituitary〔hypophysis〕transfrontal approach

　　　Hypophysectomy, subtotal transfrontal approach

　　　Infundibulectomy, hypophyseal transfrontal approach

07.6 垂体切除术

07.61　垂体腺部分切除术,经前额入路

　　　垂体冷冻切除术，部分经前额入路

　　　经前额入路垂体蒂切断

　　　经前额入路垂体［垂体］病损切除术

　　　垂体次全切除术，前额入路

　　　垂体漏斗部切除术，经前额入路

Excludes：biopsy of pituitary gland, transfrontal approach (07.13)

不包括：垂体腺活组织检查,经前额入路 (07.13)

07.62　Partial excision of pituitary gland, transsphenoidal approach

07.62　垂体腺部分切除术,经蝶骨入路

Excludes：biopsy of pituitary gland, transsphenoidal approach (07.14)

不包括：垂体腺活组织检查,经蝶骨入路 (07.14)

07.63　Partial excision of pituitary gland, unspecified approach

07.63　垂体腺部分切除术,未特指入路

Excludes：biopsy of pituitary gland NOS (07.15)

不包括：垂体腺活组织检查 NOS(07.15)

07.64　Total excision of pituitary gland, transfrontal approach

07.64　垂体腺全部切除术,经前额入路

　　　　Ablation of pituitary by implantation (strontium-yttrium) (Y) transfrontal approach

　　　　植入式(锶-钇)(Y)垂体切除,经前额入路

　　　　Cryohypophysectomy, complete transfrontal approach

　　　　冷冻垂体全部切除术,经前额入路

07.65　Total excision of pituitary gland, transsphenoidal approach

07.65　垂体腺全部切除术,经蝶骨入路

07.68　Total excision of pituitary gland, other specified approach

07.68　垂体腺全部切除术,其他特指入路

07.69　Total excision of pituitary gland, unspecified approach

07.69　垂体腺全部切除术,未特指入路

　　　　Hypophysectomy NOS

　　　　垂体切除术 NOS

　　　　Pituitectomy NOS

　　　　垂体切除术 NOS

07.7　**Other operations on hypophysis**

07.7　**垂体其他手术**

07.71　Exploration of pituitary fossa

07.71　垂体窝探查术

Excludes：exploration with incision of pituitary gland (07.72)

不包括：垂体腺探查术伴切开术(07.72)

07.72　Incision of pituitary gland

07.72　垂体腺切开术

　　　　Aspiration of：

　　　　抽吸：

　　　　　craniobuccal pouch

　　　　　颅颊囊

　　　　　craniopharyngioma

　　　　　颅咽管瘤

　　　　　hypophysis

　　　　　垂体

　　　　　pituitary gland

　　　　　垂体腺

　　　　　Rathke's pouch

　　　　腊特克囊

07.79　Other

07.79　其他

　　　　Insertion of pack into sella turcica

　　　　蝶鞍填塞

07.8　**Thymectomy**

07.8　**胸腺切除术**

07.80　Thymectomy, not otherwise specified

07.80　胸腺切除术 NOS

07.81 Partial excision of thymus
Open partial excision of thymus
Excludes：biopsy of thymus (07.16)
thoracoscopic partial excision of thymus (07.83)

07.82 Other total excision of thymus
Open total excision of thymus
Excludes：thoracoscopic total excision of thymus (07.84)

07.83 Thoracoscopic partial excision of thymus
Excludes：other partial excision of thymus (07.81)

07.84 Thoracoscopic total excision of thymus
Excludes：other total excision of thymus (07.82)

07.9 **Other operations on thymus**

07.91 Exploration of thymus field
Excludes：exploration with incision of thymus (07.92)

07.92 Other incision of thymus
Open incision of thymus
Excludes：thoracoscopic incision of thymus (07.95)

07.93 Repair of thymus

07.94 Transplantation of thymus

07.95 Thoracoscopic incision of thymus
Excludes：other incision of thymus (07.92)

07.98 Other and unspecified thoracoscopic operations on thymus

07.99 Other and unspecified operations on thymus
Transcervical thymectomy
Excludes：other thoracoscopic operations on thymus (07.98)

07.81 胸腺部分切除术
开放性胸腺部分切除术
不包括：胸腺活组织检查(07.16)
胸腔镜下胸腺部分切除术(07.83)

07.82 胸腺其他全部切除术
开放性胸腺全部切除术
不包括：胸腔镜下胸腺全部切除术(07.84)

07.83 胸腔镜下胸腺部分切除术
不包括：胸腺其他部分切除术(07.81)

07.84 胸腔镜下胸腺全部切除术
不包括：胸腺其他全部切除术(07.82)

07.9 **胸腺其他手术**

07.91 胸腺区探查术
不包括：胸腺切开探查术(07.92)

07.92 胸腺其他切开术
胸腺切开术
不包括：胸腔镜下胸腺切开术(07.95)

07.93 胸腺修补术

07.94 胸腺移植术

07.95 胸腔镜下胸腺切开术
不包括：胸腺其他切开术(07.92)

07.98 胸腺其他和未特指的胸腔镜手术

07.99 其他和未特指的胸腺手术

胸腺固定术
不包括：胸腺其他胸腔镜手术(07.98)

Chapter 4
OPERATIONS ON THE EYE (08-16)

配套电子书
操作指南
知识讲解
医学研习群
微信扫码

第4章
眼的手术(08-16)

08 Operations on eyelids

Includes: operations on the eyebrow

08.0 Incision of eyelid

08.01　Incision of lid margin

08.02　Severing of blepharorrhaphy

08.09　Other incision of eyelid

08.1 Diagnostic procedures on eyelid

08.11　Biopsy of eyelid

08.19　Other diagnostic procedures on eyelid

08.2 Excision or destruction of lesion or tissue of eyelid

Code also: any synchronous reconstruction (08.61-08.74)

Excludes: biopsy of eyelid (08.11)

08.20　Removal of lesion of eyelid, not otherwise specified

　　　Removal of meibomian gland NOS

08.21　Excision of chalazion

08.22　Excision of other minor lesion of eyelid

　　　Excision of:

　　　　verucca

　　　　wart

08.23　Excision of major lesion of eyelid, partial-thickness

　　　Excision involving one-fourth or more of lid margin, partial-thickness

08.24　Excision of major lesion of eyelid, full-thickness

　　　Excision involving one-fourth or more of lid margin, full-thickness

　　　Wedge resection of eyelid

08.25　Destruction of lesion of eyelid

08 眼睑手术

包括:眉手术

08.0 眼睑切开术

08.01　睑缘切开术

08.02　睑缝合后切开术

08.09　眼睑其他切开术

08.1 眼睑诊断性操作

08.11　眼睑活组织检查

08.19　眼睑其他诊断性操作

08.2 眼睑病损或组织切除术或破坏术

另编码:任何同时进行的重建术(08.61-08.74)

不包括:眼睑活组织检查(08.11)

08.20　去除眼睑病损 NOS

　　　去除睑板腺 NOS

08.21　睑板腺囊肿切除术

08.22　眼睑其他较小的病损切除术

　　　切除术:

　　　　疣

　　　　肉赘

08.23　眼睑较大的病损切除术,板层

　　　睑缘 1/4 或以上切除术,板层

08.24　眼睑较大的病损切除术,全层

　　　睑缘 1/4 或以上切除术,全层

　　　眼睑楔形部分切除术

08.25　眼睑病损破坏术

08.3	Repair of blepharoptosis and lid retraction	**08.3**	上睑下垂和睑退缩的修补术
08.31	Repair of blepharoptosis by frontalis muscle technique with suture	08.31	上睑下垂修补术,用额肌法伴缝合术
08.32	Repair of blepharoptosis by frontalis muscle technique with fascial sling	08.32	上睑下垂修补术,用额肌法伴筋膜吊带法
08.33	Repair of blepharoptosis by resection or advancement of levator muscle or aponeurosis	08.33	上睑下垂修补术,用部分切除术或上睑肌或腱膜前徙术
08.34	Repair of blepharoptosis by other levator muscle techniques	08.34	上睑下垂修补术,用其他提上睑肌法
08.35	Repair of blepharoptosis by tarsal technique	08.35	上睑下垂修补术,用睑板法
08.36	Repair of blepharoptosis by other techniques Correction of eyelid ptosis NOS Orbicularis oculi muscle sling for correction of blepharoptosis	08.36	上睑下垂修补术,用其他方法 上眼睑下垂矫正术 NOS 眼轮匝肌吊带法,为矫正上睑下垂
08.37	Reduction of overcorrection of ptosis	08.37	上睑下垂矫正过度复位术
08.38	Correction of lid retraction	08.38	睑退缩矫正术
08.4	Repair of entropion or ectropion	**08.4**	睑内翻或睑外翻的修补术
08.41	Repair of entropion or ectropion by thermocauterization	08.41	睑内翻或睑外翻的修补术,用热灼法
08.42	Repair of entropion or ectropion by suture technique	08.42	睑内翻或睑外翻的修补术,用缝合术法
08.43	Repair of entropion or ectropion with wedge resection	08.43	睑内翻或睑外翻的修补术伴楔形部分切除术
08.44	Repair of entropion or ectropion with lid reconstruction	08.44	睑内翻或睑外翻的修补术伴睑重建术
08.49	Other repair of entropion or ectropion	08.49	睑内翻或睑外翻的其他修补术
08.5	Other adjustment of lid position	**08.5**	其他眼睑位置调整术
08.51	Canthotomy Enlargement of palpebral fissure	08.51	眦切开术 眦裂增大术
08.52	Blepharorrhaphy Canthorrhaphy Tarsorrhaphy	08.52	睑缝合术 眦缝合术 睑缘缝合术
08.59	Other Canthoplasty NOS Repair of epicanthal fold	08.59	其他 眦成形术 NOS 内眦赘皮皱襞修补术
08.6	Reconstruction of eyelid with flaps or grafts	**08.6**	用皮瓣或移植物眼睑重建术

Excludes：that associated with repair of entropion and ectropion（08.44）

不包括：同时伴睑内翻和睑外翻的修补术（08.44）

08.61　Reconstruction of eyelid with skin flap or graft

08.61　用皮瓣或移植物的眼睑重建术

08.62　Reconstruction of eyelid with mucous membrane flap or graft

08.62　用黏膜瓣或移植物的眼睑重建术

08.63　Reconstruction of eyelid with hair follicle graft

08.63　用毛囊移植片的眼睑重建术

08.64　Reconstruction of eyelid with tarsoconjunctival flap

08.64　用结膜睑板移植片的眼睑重建术

Transfer of tarsoconjunctival flap from opposing lid

用对侧眼睑的结膜睑板移植片

08.69　Other reconstruction of eyelid with flaps or grafts

08.69　用皮瓣或移植物的其他眼睑重建术

08.7　Other reconstruction of eyelid

08.7　其他眼睑重建术

Excludes：that associated with repair of entropion and ectropion（08.44）

不包括：同时伴睑内翻和睑外翻的修补术（08.44）

08.70　Reconstruction of eyelid, not otherwise specified

08.70　眼睑重建术 NOS

08.71　Reconstruction of eyelid involving lid margin, partial-thickness

08.71　涉及睑缘,板层的眼睑重建术

08.72　Other reconstruction of eyelid, partial-thickness

08.72　其他板层的眼睑重建术

08.73　Reconstruction of eyelid involving lid margin, full-thickness

08.73　涉及睑缘全层的眼睑重建术

08.74　Other reconstruction of eyelid, full-thickness

08.74　其他全层眼睑重建术

08.8　Other repair of eyelid

08.8　眼睑其他修补术

08.81　Linear repair of laceration of eyelid or eyebrow

08.81　眼睑或眉裂伤的线形修补术

08.82　Repair of laceration involving lid margin, partial-thickness

08.82　涉及睑缘板层裂伤的修补术

08.83　Other repair of laceration of eyelid, partial-thickness

08.83　眼睑板层裂伤的其他修补术

08.84　Repair of laceration involving lid margin, full-thickness

08.84　涉及睑缘全层裂伤的修补术

08.85　Other repair of laceration of eyelid, full-thickness

08.85　眼睑全层裂伤的其他修补术

08.86　Lower eyelid rhytidectomy

08.86　下眼睑皱纹切除术

08.87　Upper eyelid rhytidectomy

08.87　上眼睑皱纹切除术

08.89　Other eyelid repair

08.89　其他眼睑修补术

08.9　**Other operations on eyelids**

08.9　**眼睑其他手术**

08.91　Electrosurgical epilation of eyelid

08.91　电子外科眼睑拔睫毛术

08.92　Cryosurgical epilation of eyelid

08.92　冷冻外科眼睑拔睫毛术

08.93　Other epilation of eyelid

08.93　其他眼睑拔睫毛术

08.99　Other

08.99　其他

09　**Operations on lacrimal system**

09　**泪器系统手术**

09.0　**Incision of lacrimal gland**

Incision of lacrimal cyst（with drainage）

09.0　**泪腺切开术**

泪囊切开术（伴引流）

09.1　**Diagnostic procedures on lacrimal system**

09.1　**泪器系统诊断性操作**

09.11　Biopsy of lacrimal gland

09.11　泪腺活组织检查

09.12　Biopsy of lacrimal sac

09.12　泪囊活组织检查

09.19　Other diagnostic procedures on lacrimal system

Excludes：contrast dacryocystogram（87.05）
soft tissue x-ray of nasolacrimal duct（87.09）

09.19　泪器系统其他诊断性操作

不包括：泪囊对比造影图（87.05）
鼻泪管软组织 X 线检查（87.09）

09.2　**Excision of lesion or tissue of lacrimal gland**

09.2　**泪腺病损或组织切除术**

09.20　Excision of lacrimal gland，not otherwise specified

09.20　泪腺切除术 NOS

09.21　Excision of lesion of lacrimal gland

Excludes：biopsy of lacrimal gland（09.11）

09.21　泪腺病损切除术

不包括：泪腺活组织检查（09.11）

09.22　Other partial dacryoadenectomy

Excludes：biopsy of lacrimal gland（09.11）

09.22　其他部分泪腺切除术

不包括：泪腺活组织检查（09.11）

09.23　Total dacryoadenectomy

09.23　全部泪腺切除术

09.3　**Other operations on lacrimal gland**

09.3　**泪腺其他手术**

09.4　**Manipulation of lacrimal passage**

Includes：removal of calculus
that with dilation

Excludes：contrast dacryocystogram（87.05）

09.4　**泪道操作**

包括：去除结石
伴扩张术

不包括：泪囊对比造影（87.05）

09.41　Probing of lacrimal punctum

09.41　泪点探通术

09.42　Probing of lacrimal canaliculi

09.42　泪小管探通术

09.43　Probing of nasolacrimal duct

09.43　鼻泪管探通术

Excludes：that with insertion of tube or stent（09.44）

不包括：同时伴管或支架置入（09.44）

09.44　Intubation of nasolacrimal duct
　　　　Insertion of stent into nasolacrimal duct

09.44　鼻泪管插管术
　　　　鼻泪管支架置入

09.49　Other manipulation of lacrimal passage

09.49　泪道其他操作

09.5　**Incision of lacrimal sac and passages**

09.5　**泪囊和泪道切开术**

09.51　Incision of lacrimal punctum

09.51　泪点切开术

09.52　Incision of lacrimal canaliculi

09.52　泪小管切开术

09.53　Incision of lacrimal sac

09.53　泪囊切开术

09.59　Other incision of lacrimal passages
　　　　Incision（and drainage）of nasolacrimal duct NOS

09.59　泪道其他切开术
　　　　鼻泪管切开术（和引流）NOS

09.6　**Excision of lacrimal sac and passage**
　　　　Excludes：biopsy of lacrimal sac（09.12）

09.6　**泪囊和泪道切除术**
　　　　不包括：泪囊活组织检查（09.12）

09.7　**Repair of canaliculus and punctum**
　　　　Excludes：repair of eyelid（08.81-08.89）

09.7　**泪小管和泪点修补术**
　　　　不包括：眼睑修补术（08.81-08.89）

09.71　Correction of everted punctum

09.71　泪点外翻矫正术

09.72　Other repair of punctum

09.72　泪点其他修补术

09.73　Repair of canaliculus

09.73　泪小管修补术

09.8　**Fistulization of lacrimal tract to nasal cavity**

09.8　**泪道至鼻腔的造口术**

09.81　Dacryocystorhinostomy［DCR］

09.81　泪囊鼻腔吻合术［DCR］

09.82　Conjunctivocystorhinostomy
　　　　Conjunctivodacryocystorhinostomy［CDCR］

09.82　结膜泪囊鼻腔吻合术
　　　　结膜泪囊鼻腔吻合术［CDCR］

　　　　Excludes：that with insertion of tube or stent（09.83）

　　　　不包括：同时置入管或支架（09.83）

09.83　Conjunctivorhinostomy with insertion of tube or stent

09.83　结膜鼻腔吻合术伴置入管或支架

09.9　**Other operations on lacrimal system**

09.9　**泪器系统其他手术**

09.91　Obliteration of lacrimal punctum

09.91　泪点封闭术

09.99　Other

09.99　其他

10　**Operations on conjunctiva**

10　**结膜手术**

10.0　**Removal of embedded foreign body from conjunctiva by incision**

10.0　**切开术去除嵌入结膜异物**

Excludes：removal of：	不包括：去除
embedded foreign body without incision (98.22)	嵌入异物,无切开(98.22)
superficial foreign body (98.21)	表浅异物(98.21)

10.1	**Other incision of conjunctiva**	**10.1**	**结膜其他切开术**
10.2	**Diagnostic procedures on conjunctiva**	**10.2**	**结膜诊断性操作**
10.21	Biopsy of conjunctiva	10.21	结膜活组织检查
10.29	Other diagnostic procedures on conjunctiva	10.29	结膜其他诊断性操作

10.3	**Excision or destruction of lesion or tissue of conjunctiva**	**10.3**	**结膜病损或结膜组织的切除术或破坏术**
10.31	Excision of lesion or tissue of conjunctiva	10.31	结膜病损或结膜组织的切除术
	Excision of ring of conjunctiva around cornea		围绕角膜切除一圈结膜
	Excludes：biopsy of conjunctiva (10.21)		不包括：结膜活组织检查(10.21)
10.32	Destruction of lesion of conjunctiva	10.32	结膜病损破坏术
	Excludes：excision of lesion (10.31)		不包括：病损切除术(10.31)
	thermocauterization for entropion (08.41)		睑内翻热灼术(08.41)
10.33	Other destructive procedures on conjunctiva	10.33	结膜其他破坏性操作
	Removal of trachoma follicles		去除沙眼滤泡

10.4	**Conjunctivoplasty**	**10.4**	**结膜成形术**
10.41	Repair of symblepharon with free graft	10.41	用游离移植物的睑球粘连修补术
10.42	Reconstruction of conjunctival cul-de-sac with free graft	10.42	用游离移植物的结膜穹隆重建术
	Excludes：revision of enucleation socket with graft (16.63)		不包括：用移植物修复(眼球)的摘除腔 (16.63)
10.43	Other reconstruction of conjunctival cul-de-sac	10.43	结膜穹隆其他重建术
	Excludes：revision of enucleation socket (16.64)		不包括：摘除腔修复术(16.64)
10.44	Other free graft to conjunctiva	10.44	结膜其他游离移植
10.49	Other conjunctivoplasty	10.49	其他结膜成形术
	Excludes：repair of cornea with conjunctival flap (11.53)		不包括：用结膜瓣的角膜修补(11.53)

10.5	**Lysis of adhesions of conjunctiva and eyelid**	**10.5**	**结膜和眼睑粘连松解术**
	Division of symblepharon（with insertion of conformer）		睑球粘连分解术(伴嵌置体置入)

10.6	**Repair of laceration of conjunctiva**	**10.6**	**结膜裂伤修补术**

Excludes：that with repair of sclera (12.81)	**不包括**：同时伴巩膜修补术(12.81)

10.9 **Other operations on conjunctiva**
10.91　Subconjunctival injection
10.99　Other

10.9 **结膜其他手术**
10.91　结膜下注射
10.99　其他

11 **Operations on cornea**

11 **角膜手术**

11.0 **Magnetic removal of embedded foreign body from cornea**
　　　Excludes：that with incision (11.1)

11.0 **磁吸法去除嵌入角膜异物**

　　　不包括：同时伴切开术(11.1)

11.1 **Incision of cornea**
　　　Incision of cornea for removal of foreign body

11.1 **角膜切开术**
　　　角膜切开去除异物

11.2 **Diagnostic procedures on cornea**
11.21　Scraping of cornea for smear or culture
11.22　Biopsy of cornea
11.29　Other diagnostic procedures on cornea

11.2 **角膜诊断性操作**
11.21　刮角膜做涂片或培养
11.22　角膜活组织检查
11.29　角膜其他诊断性操作

11.3 **Excision of pterygium**
11.31　Transposition of pterygium
11.32　Excision of pterygium with corneal graft
11.39　Other excision of pterygium

11.3 **胬肉切除术**
11.31　胬肉移位术
11.32　胬肉切除术伴角膜移植术
11.39　胬肉其他切除术

11.4 **Excision or destruction of tissue or other lesion of cornea**
11.41　Mechanical removal of corneal epithelium
　　　That by chemocauterization
　　　Excludes：that for smear or culture (11.21)

11.42　Thermocauterization of corneal lesion
11.43　Cryotherapy of corneal lesion
11.49　Other removal or destruction of corneal lesion
　　　Excision of cornea NOS
　　　Excludes：biopsy of cornea (11.22)

11.4 **角膜组织或其他病损的切除术或破坏术**
11.41　机械性去除角膜上皮
　　　用化学烧烙术
　　　不包括：为做涂片或培养的机械性去除角膜上皮(11.21)

11.42　角膜病损的热灼术
11.43　角膜病损的冷冻疗法
11.49　角膜病损的其他去除或破坏术

　　　角膜切除术 NOS
　　　不包括：角膜活组织检查(11.22)

11.5 **Repair of cornea**
11.51　Suture of corneal laceration

11.5 **角膜修补术**
11.51　角膜裂伤缝合术

11.52 Repair of postoperative wound dehiscence of cornea

11.53 Repair of corneal laceration or wound with conjunctival flap

11.59 Other repair of cornea

11.6 **Corneal transplant**

Excludes: excision of pterygium with corneal graft (11.32)

11.60 Corneal transplant, not otherwise specified

Keratoplasty NOS

Note: To report donor source-see codes 00.91-00.93

11.61 Lamellar keratoplasty with autograft

11.62 Other lamellar keratoplasty

11.63 Penetrating keratoplasty with autograft
Perforating keratoplasty with autograft

11.64 Other penetrating keratoplasty
Perforating keratoplasty (with homograft)

11.69 Other corneal transplant

11.7 **Other reconstructive and refractive surgery on cornea**

11.71 Keratomileusis

11.72 Keratophakia

11.73 Keratoprosthesis

11.74 Thermokeratoplasty

11.75 Radial keratotomy

11.76 Epikeratophakia

11.79 Other

11.9 **Other operations on cornea**

11.91 Tattooing of cornea

11.92 Removal of artificial implant from cornea

11.99 Other

12 **Operations on iris, ciliary body, sclera, and anterior chamber**

11.52 角膜手术后伤口裂开修补术

11.53 用结膜瓣的角膜裂伤或伤口修补术

11.59 角膜其他修补术

11.6 **角膜移植**

不包括：胬肉切除伴角膜移植术（11.32）

11.60 角膜移植 NOS

角膜成形术 NOS

注：要报告提供的材料来源 - 见编码 00.91-00.93

11.61 用自体移植物的板层角膜成形术

11.62 其他板层角膜成形术

11.63 用自体移植物的穿透性角膜成形术
用自体移植物的穿通性角膜成形术

11.64 其他穿透性角膜成形术
穿通性角膜成形术（用同种移植物）

11.69 其他角膜移植

11.7 **角膜其他重建术和折射手术**

11.71 角膜磨镶术

11.72 角膜镜片术

11.73 人工角膜

11.74 角膜热成形术

11.75 放射性角膜切开术

11.76 表面角膜镜片术

11.79 其他

11.9 **角膜其他手术**

11.91 角膜黥墨法

11.92 去除角膜人工植入物

11.99 其他

12 **虹膜、睫状体、巩膜和前房的手术**

Excludes：operations on cornea（11.0-11.99）

不包括：角膜手术（11.0-11.99）

12.0 **Removal of intraocular foreign body from anterior segment of eye**

12.0 去除眼前节眼内异物去除

12.00　Removal of intraocular foreign body from anterior segment of eye，not otherwise specified

12.00　去除眼前节眼内异物 NOS

12.01　Removal of intraocular foreign body from anterior segment of eye with use of magnet

12.01　用磁吸法去除眼前节眼内异物

12.02　Removal of intraocular foreign body from anterior segment of eye without use of magnet

12.02　不用磁吸法的去除眼前节眼内异物

12.1 **Iridotomy and simple iridectomy**

12.1 虹膜切开术和单纯性虹膜切除术

Excludes：iridectomy associated with：
　　cataract extraction（13.11-13.69）
　　removal of lesion（12.41-12.42）
　　scleral fistulization（12.61-12.69）

不包括：虹膜切除术伴有：
　　白内障摘出术（13.11-13.69）
　　病损去除（12.41-12.42）
　　巩膜造口术（12.61-12.69）

12.11　Iridotomy with transfixion

12.11　虹膜切开术伴贯穿术

12.12　Other iridotomy
　　Corectomy
　　Discission of iris
　　Iridotomy NOS

12.12　其他虹膜切开术
　　虹膜切除术
　　虹膜挑开术
　　虹膜切开术 NOS

12.13　Excision of prolapsed iris

12.13　虹膜脱出切除术

12.14　Other iridectomy
　　Iridectomy（basal）（peripheral）（total）

12.14　其他虹膜切除术
　　虹膜切除术（基底性）（周围）（全部）

12.2 **Diagnostic procedures on iris, ciliary body, sclera, and anterior chamber**

12.2 虹膜、睫状体、巩膜和前房的诊断性操作

12.21　Diagnostic aspiration of anterior chamber of eye

12.21　眼前房诊断性抽吸术

12.22　Biopsy of iris

12.22　虹膜活组织检查

12.29　Other diagnostic procedures on iris, ciliary body, sclera, and anterior chamber

12.29　虹膜、睫状体、巩膜和前房其他诊断性操作

12.3 **Iridoplasty and coreoplasty**

12.3 虹膜成形术和瞳孔成形术

12.31　Lysis of goniosynechiae
　　Lysis of goniosynechiae by injection of air or liquid

12.31　虹膜前房角粘连松解术
　　虹膜前房角粘连松解术,注射空气或液体法

12.32　Lysis of other anterior synechiae	12.32　其他虹膜前粘连松解术
Lysis of anterior synechiae：	虹膜前粘连松解术：
NOS	NOS
by injection of air or liquid	注射空气或液体法
12.33　Lysis of posterior synechiae	12.33　虹膜后粘连松解术
Lysis of iris adhesions NOS	虹膜粘连松解术 NOS
12.34　Lysis of corneovitreal adhesions	12.34　角膜玻璃体粘连松解术
12.35　Coreoplasty	12.35　瞳孔成形术
Needling of pupillary membrane	瞳孔膜穿刺
12.39　Other iridoplasty	12.39　其他虹膜成形术

12.4　Excision or destruction of lesion of iris and ciliary body　　**12.4　虹膜和睫状体病损切除术或破坏术**

12.40　Removal of lesion of anterior segment of eye，not otherwise specified	12.40　去除眼前节病损 NOS
12.41　Destruction of lesion of iris，nonexcisional	12.41　虹膜病损破坏术，非切除法
Destruction of lesion of iris by：	虹膜病损破坏术：
cauterization	烧灼术
cryotherapy	冷冻疗法
photocoagulation	光凝固法
12.42　Excision of lesion of iris	12.42　虹膜病损切除术
Excludes：biopsy of iris (12.22)	**不包括**：虹膜活组织检查(12.22)
12.43　Destruction of lesion of ciliary body，nonexcisional	12.43　睫状体病损破坏术，非切除法
12.44　Excision of lesion of ciliary body	12.44　睫状体病损切除术

12.5　Facilitation of intraocular circulation　　**12.5　促进眼内循环**

12.51　Goniopuncture without goniotomy	12.51　眼前房角穿刺不伴眼前房角切开
12.52　Goniotomy without goniopuncture	12.52　眼前房角切开不伴眼前房角穿刺
12.53　Goniotomy with goniopuncture	12.53　眼前房角切开伴眼前房角穿刺
12.54　Trabeculotomy ab externo	12.54　外路小梁切开术
12.55　Cyclodialysis	12.55　睫状体分离术
12.59　Other facilitation of intraocular circulation	12.59　其他的促进眼内循环

12.6　Scleral fistulization　　**12.6　巩膜造口术**

Excludes：exploratory sclerotomy (12.89)	**不包括**：探查性巩膜切开术(12.89)
12.61　Trephination of sclera with iridectomy	12.61　巩膜环钻术伴虹膜切除术
12.62　Thermocauterization of sclera with iridectomy	12.62　巩膜热灼术伴虹膜切除术
12.63　Iridencleisis and iridotasis	12.63　虹膜钳顿术和虹膜牵引术
12.64　Trabeculectomy ab externo	12.64　外路小梁切除术

12.65	Other scleral fistulization with iridectomy	12.65	其他巩膜造口术伴虹膜切除术
12.66	Postoperative revision of scleral fistulization procedure	12.66	巩膜造口术后的修复术
	Revision of filtering bleb		滤泡修复术
	Excludes：repair of fistula（12.82）		**不包括**：造口修补术(12.82)
12.67	Insertion of aqueous drainage device	12.67	眼房水引流装置置入
	Anterior chamber drainage device		前房引流装置
	Aqueous drainage shunt or stent		房水分流或支架
	Eye valve implant		眼房水阀植入
	Filtration canal shunt or device		过滤管分流或装置
12.69	Other fistulizing procedure	12.69	其他造口术

12.7	**Other procedures for relief of elevated intraocular pressure**	**12.7**	**其他高眼内压的缓解法**
12.71	Cyclodiathermy	12.71	睫状体透热凝固术
12.72	Cyclocryotherapy	12.72	睫状体冷冻疗法
12.73	Cyclophotocoagulation	12.73	睫状体光凝固法
12.74	Diminution of ciliary body，not otherwise specified	12.74	缩减睫状体 NOS
12.79	Other glaucoma procedures	12.79	其他青光眼操作

12.8	**Operations on sclera**	**12.8**	**巩膜手术**
	Excludes：those associated with：		**不包括**：伴：
	retinal reattachment（14.41-14.59）		视网膜再附着(14.41-14.59)
	scleral fistulization（12.61-12.69）		巩膜造口术(12.61-12.69)
12.81	Suture of laceration of sclera	12.81	巩膜裂伤缝合术
	Suture of sclera with synchronous repair of conjunctiva		巩膜缝合术同时伴结膜修补术
12.82	Repair of scleral fistula	12.82	巩膜造口修补术
	Excludes：postoperative revision of scleral fistulization procedure（12.66）		**不包括**：巩膜造口术后修复术(12.66)
12.83	Revision of operative wound of anterior segment，not elsewhere classified	12.83	眼前节手术伤口修复术 NEC
	Excludes：postoperative revision of scleral fistulization procedure（12.66）		**不包括**：巩膜造口术后修复术(12.66)
12.84	Excision or destruction of lesion of sclera	12.84	巩膜病损切除术或破坏术
12.85	Repair of scleral staphyloma with graft	12.85	用移植物的巩膜葡萄肿修补术
12.86	Other repair of scleral staphyloma	12.86	巩膜葡萄肿的其他修补术
12.87	Scleral reinforcement with graft	12.87	用移植物的巩膜加固术
12.88	Other scleral reinforcement	12.88	其他巩膜加固术
12.89	Other operations on sclera	12.89	巩膜其他手术

Exploratory sclerotomy | 巩膜切开探查术

12.9 Other operations on iris, ciliary body, and anterior chamber
12.9 虹膜、睫状体和前房的其他手术

12.91 Therapeutic evacuation of anterior chamber
Paracentesis of anterior chamber
Excludes：diagnostic aspiration（12.21）

12.91 前房治疗性排空术
前房穿刺放液术
不包括：诊断性抽吸术（12.21）

12.92 Injection into anterior chamber
Injection of：
air into anterior chamber
liquid into anterior chamber
medication into anterior chamber

12.92 前房注射
前房注入：
空气
液体
药物

12.93 Removal or destruction of epithelial downgrowth from anterior chamber
Excludes：that with iridectomy（12.41-12.42）

12.93 前房上皮延生物的去除或破坏术

不包括：同时伴虹膜切除术（12.41-12.42）

12.97 Other operations on iris

12.97 虹膜其他手术

12.98 Other operations on ciliary body

12.98 睫状体其他手术

12.99 Other operations on anterior chamber

12.99 前房其他手术

13 Operations on lens
13 晶状体手术

13.0 Removal of foreign body from lens
Excludes：removal of pseudophakos（13.8）
13.0 去除晶状体异物
不包括：去除人工晶状体（13.8）

13.00 Removal of foreign body from lens，not otherwise specified

13.00 去除晶状体异物 NOS

13.01 Removal of foreign body from lens with use of magnet

13.01 用磁吸法的去除晶状体异物

13.02 Removal of foreign body from lens without use of magnet

13.02 不使用磁吸法的去除晶状体异物

13.1 Intracapsular extraction of lens
Code also：any synchronous insertion of pseudophakos（13.71）
13.1 晶状体囊内摘出术
另编码：任何同时进行的人工晶状体置入（13.71）

13.11 Intracapsular extraction of lens by temporal inferior route

13.11 经颞下入路晶状体囊内摘出术

13.19 Other intracapsular extraction of lens
Cataract extraction NOS
Cryoextraction of lens
Erysiphake extraction of cataract
Extraction of lens NOS

13.19 晶状体的其他囊内摘出术
白内障摘出术 NOS
晶状体冷冻摘出术
晶状体白内障摘出术
晶状体摘出术 NOS

13.2 Extracapsular extraction of lens by linear extraction technique

Code also any synchronous insertion of pseudophakos (13. 71)

13.3 Extracapsular extraction of lens by simple aspiration（and irrigation）technique

Irrigation of traumatic cataract

Code also any synchronous insertion of pseudophakos (13. 71)

13.4 Extracapsular extraction of lens by fragmentation and aspiration technique

Code also：any synchronous insertion of pseudophakos (13. 71)

13. 41　Phacoemulsification and aspiration of cataract

13. 42　Mechanical phacofragmentation and aspiration of cataract by posterior route

Code also：any synchronous vitrectomy (14. 74)

13. 43　Mechanical phacofragmentation and other aspiration of cataract

13.5 Other extracapsular extraction of lens

Code also：any synchronous insertion of pseudophakos (13. 71)

13. 51 Extracapsular extraction of lens by temporal inferior route

13. 59　Other extracapsular extraction of lens

13.6 Other cataract extraction

Code also：any synchronous insertion of pseudophakos (13. 71)

13. 64　Discission of secondary membrane［after cataract］

13. 65　Excision of secondary membrane［after cataract］

Capsulectomy

13. 66　Mechanical fragmentation of secondary membrane［after cataract］

13. 69　Other cataract extraction

13.2 晶状体囊外摘出术,用线形摘出法

另编码:任何同时进行的人工晶状体置入（13.71）

13.3 晶状体囊外摘出术,用单纯抽吸（和冲洗术）法

创伤性白内障冲洗术

另编码:任何同时进行的人工晶状体置入（13.71）

13.4 晶状体囊外摘出术,用碎裂术和抽吸法

另编码:任何同时进行的人工晶状体置入（13.71）

13. 41　白内障晶状体乳化和抽吸

13. 42　白内障晶状体机械性碎裂术和抽吸,用后入路

另编码:任何同时进行的玻璃体切除术（14.74）

13. 43　白内障晶状体机械性碎裂术和其他抽吸

13.5 晶状体其他囊外摘出术

另编码:任何同时进行的人工晶状体置入（13.71）

13. 51　经颞下入路晶状体囊外摘出术

13. 59　晶状体其他囊外摘出术

13.6 其他白内障摘出术

另编码:任何同时进行的人工晶状体置入（13.71）

13. 64　后发膜刺开术［复发性白内障］

13. 65　后发膜切除术［复发性白内障］

晶状体囊切除术

13. 66　后发膜机械性碎裂术［复发性白内障］

13. 69　其他白内障摘出术

13.7	Insertion of prosthetic lens〔pseudophakos〕	**13.7**	人工晶状体置入术
	Excludes：implantation of intraocular telescope prosthesis（13.91）		**不包括**：置入眼内镜假体（13.91）
13.70	Insertion of pseudophakos，not otherwise specified	13.70	置入人工晶状体 NOS
13.71	Insertion of intraocular lens prosthesis at time of cataract extraction，one-stage	13.71	眼内人工晶状体置入伴白内障摘出术，一期
	Code also：synchronous extraction of cataract（13.11-13.69）		**另编码**：同时进行的白内障摘出术（13.11-13.69）
13.72	Secondary insertion of intraocular lens prosthesis	13.72	眼内人工晶状体二期置入

13.8	Removal of implanted lens	**13.8**	去除置入的晶状体
	Removal of pseudophakos		去除人工晶状体

13.9	Other operations on lens	**13.9**	晶状体其他手术
13.90	Operation on lens，not elsewhere classified	13.90	晶状体手术 NEC
13.91	Implantation of intraocular telescope prosthesis	13.91	眼内镜假体置入
	Implantable miniature telescope		可置入型微型望远镜
	Includes：removal of lens，any method		**包括**：去除晶体，任何方法
	Excludes：secondary insertion of ocular implant（16.61）		**不包括**：眼植入物的二期置入（16.61）

14	**Operations on retina, choroid, vitreous,and posterior chamber**	**14**	**视网膜、脉络膜、玻璃体和后房手术**

14.0	Removal of foreign body from posterior segment of eye	**14.0**	去除眼后节异物
	Excludes：removal of surgically implanted material（14.6）		**不包括**：去除手术植入物（14.6）
14.00	Removal of foreign body from posterior segment of eye，not otherwise specified	14.00	去除眼后节异物 NOS
14.01	Removal of foreign body from posterior segment of eye with use of magnet	14.01	用磁吸法去除眼后节异物
14.02	Removal of foreign body from posterior segment of eye without use of magnet	14.02	不用磁吸法去除眼后节异物

14.1	**Diagnostic procedures on retina, choroid, vitreous, and posterior chamber**	**14.1**	视网膜、脉络膜、玻璃体和后房诊断性操作

14. 11	Diagnostic aspiration of vitreous	14. 11	玻璃体诊断性抽吸
14. 19	Other diagnostic procedures on retina，choroid，vitreous，and posterior chamber	14. 19	视网膜、脉络膜、玻璃体和后房的其他诊断性操作

14.2　Destruction of lesion of retina and choroid

Includes：destruction of chorioretinopathy or isolated chorioretinal lesion

Excludes：that for repair of retina (14.31-14.59)

14.2　视网膜和脉络膜病损破坏术

包括：脉络膜视网膜病或孤立的脉络膜视网膜病损的破坏术

不包括：为了视网膜修补(14.31-14.59)

14. 21	Destruction of chorioretinal lesion by diathermy	14. 21	用透热法的脉络膜视网膜病损破坏术
14. 22	Destruction of chorioretinal lesion by cryotherapy	14. 22	用冷冻疗法的脉络膜视网膜病损破坏术
14. 23	Destruction of chorioretinal lesion by xenon arc photocoagulation	14. 23	用氙弧光凝固法的脉络膜视网膜病损破坏术
14. 24	Destruction of chorioretinal lesion by laser photocoagulation	14. 24	用激光光凝固法的脉络膜视网膜病损破坏术
14. 25	Destruction of chorioretinal lesion by photocoagulation of unspecified type	14. 25	用未特指类型光凝固法的脉络膜视网膜病损破坏术
14. 26	Destruction of chorioretinal lesion by radiation therapy	14. 26	用放射疗法的脉络膜视网膜病损破坏术
14. 27	Destruction of chorioretinal lesion by implantation of radiation source	14. 27	用放射源植入法的脉络膜视网膜病损破坏术
14. 29	Other destruction of chorioretinal lesion Destruction of lesion of retina and choroid NOS	14. 29	脉络膜视网膜病损的其他破坏术 视网膜和脉络膜病损破坏术 NOS

14.3　Repair of retinal tear

Includes：repair of retinal defect

Excludes：repair of retinal detachment (14.41-14.59)

14.3　视网膜裂伤修补术

包括：视网膜缺损修补术

不包括：视网膜脱离修补术(14.41-14.59)

14. 31	Repair of retinal tear by diathermy	14. 31	用透热疗法的视网膜裂伤修补术
14. 32	Repair of retinal tear by cryotherapy	14. 32	用冷冻疗法的视网膜裂伤修补术
14. 33	Repair of retinal tear by xenon arc photocoagulation	14. 33	用氙弧光凝固法的视网膜裂伤修补术
14. 34	Repair of retinal tear by laser photocoagulation	14. 34	用激光光凝固法的视网膜裂伤修补术
14. 35	Repair of retinal tear by photocoagulation of unspecified type	14. 35	用未特指类型光凝固法的视网膜裂伤修补术
14. 39	Other repair of retinal tear	14. 39	视网膜裂伤的其他修补术

14.4 **Repair of retinal detachment with scleral buckling and implant**

14.41 Scleral buckling with implant

14.49 Other scleral buckling

Scleral buckling with：

air tamponade

resection of sclera

vitrectomy

14.5 **Other repair of retinal detachment**

Includes： that with drainage

14.51 Repair of retinal detachment with diathermy

14.52 Repair of retinal detachment with cryotherapy

14.53 Repair of retinal detachment with xenon arc photocoagulation

14.54 Repair of retinal detachment with laser photocoagulation

14.55 Repair of retinal detachment with photocoagulation of unspecified type

14.59 Other

14.6 **Removal of surgically implanted material from posterior segment of eye**

14.7 **Operations on vitreous**

14.71 Removal of vitreous，anterior approach

Open sky technique

Removal of vitreous，anterior approach （with replacement）

14.72 Other removal of vitreous

Aspiration of vitreous by posterior sclerotomy

14.73 Mechanical vitrectomy by anterior approach

14.74 Other mechanical vitrectomy Posterior approach

14.75 Injection of vitreous substitute

Excludes： that associated with removal （14.71-14.72）

14.79 Other operations on vitreous

14.9 **Other operations on retina, choroid, and posterior chamber**

15 **Operations on extraocular muscles**

14.4 用巩膜环扎和植入的视网膜脱离修补术

14.41 巩膜环扎术伴有植入物

14.49 其他巩膜环扎术

巩膜环扎伴：

空气填塞法

巩膜部分切除术

玻璃体切除术

14.5 视网膜脱离其他修补术

包括：同时伴引流术

14.51 用透热疗法的视网膜脱离修补术

14.52 用冷冻疗法的视网膜脱离修补术

14.53 用氙弧光凝固法的视网膜脱离修补术

14.54 用激光光凝固法的视网膜脱离修补术

14.55 用未特指类型光凝固法的视网膜脱离修补术

14.59 其他

14.6 去除眼后节手术植入物

14.7 玻璃体手术

14.71 去除玻璃体,前入路

开窗式方法

去除玻璃体,前入路(伴置换)

14.72 玻璃体的其他去除法

经后入路巩膜切开术抽吸玻璃体

14.73 经前入路的机械性玻璃体切除术

14.74 其他机械性玻璃体切除术,后入路

14.75 注射玻璃体替代物

不包括：同时伴去除(14.71-14.72)

14.79 玻璃体其他手术

14.9 视网膜、脉络膜和后房其他手术

15 眼外肌手术

15.0	**Diagnostic procedures on extraocular muscles or tendons**	**15.0**	眼外肌或腱的诊断性操作

15.01　Biopsy of extraocular muscle or tendon

15.09　Other diagnostic procedures on extraocular muscles and tendons

15.01　眼外肌或腱的活组织检查

15.09　眼外肌和腱的其他诊断性操作

15.1	**Operations on one extraocular muscle involving temporary detachment from globe**	**15.1**	一条眼外肌从眼球暂时脱离术

15.11　Recession of one extraocular muscle

15.12　Advancement of one extraocular muscle

15.13　Resection of one extraocular muscle

15.19　Other operations on one extraocular muscle involving temporary detachment from globe

　　　Excludes：transposition of muscle (15.5)

15.11　一条眼外肌的后徙术

15.12　一条眼外肌的前徙术

15.13　一条眼外肌的部分切除术

15.19　一条眼外肌从眼球暂时脱离的其他手术

　　　不包括：眼肌移位术(15.5)

15.2	**Other operations on one extraocular muscle**	**15.2**	一条眼外肌的其他手术

15.21　Lengthening procedure on one extraocular muscle

15.22　Shortening procedure on one extraocular muscle

15.29　Other

15.21　一条眼外肌的延长术

15.22　一条眼外肌的缩短术

15.29　其他

15.3	**Operations on two or more extraocular muscles involving temporary detachment from globe, one or both eyes**	**15.3**	两条或两条以上眼外肌暂时从眼球脱离的手术,单眼或双眼
15.4	**Other operations on two or more extraocular muscles, one or both eyes**	**15.4**	两条或两条以上眼外肌的其他手术,单眼或双眼
15.5	**Transposition of extraocular muscles**	**15.5**	眼外肌移位术

　　　Excludes：that for correction of ptosis (08.31-08.36)

　　　不包括：为上睑下垂矫正术的眼外肌移位术(08.31-08.36)

15.6	**Revision of extraocular muscle surgery**	**15.6**	眼外肌手术后的修复术
15.7	**Repair of injury of extraocular muscle**	**15.7**	眼外肌损伤修补术

　　　Freeing of entrapped extraocular muscle

　　　Lysis of adhesions of extraocular muscle

　　　被夹住的眼外肌解脱术

　　　眼外肌粘连松解术

Repair of laceration of extraocular muscle, tendon, or Tenon's capsule	眼外肌、肌腱或眼球囊裂伤修补术

15.9 Other operations on extraocular muscles and tendons

15.9 眼外肌和肌腱的其他手术

16 Operations on orbit and eyeball

16 眼眶和眼球手术

Excludes: reduction of fracture of orbit (76.78-76.79)

不包括:眼眶骨折复位术(76.78-76.79)

16.0 Orbitotomy

16.0 眼眶切开术

16.01 Orbitotomy with bone flap
Orbitotomy with lateral approach

16.01 眼眶切开术伴有骨瓣
经侧入路的眼眶切开术

16.02 Orbitotomy with insertion of orbital implant
Excludes: that with bone flap (16.01)

16.02 眼眶切开术伴置入眼眶植入物
不包括:同时伴骨瓣(16.01)

16.09 Other orbitotomy

16.09 其他眼眶切开术

16.1 Removal of penetrating foreign body from eye, not otherwise specified
Excludes: removal of nonpenetrating foreign body (98.21)

16.1 去除眼穿透性异物 NOS
不包括:去除非穿透性异物(98.21)

16.2 Diagnostic procedures on orbit and eyeball

16.2 眼眶和眼球的诊断性操作

16.21 Ophthalmoscopy

16.21 检眼镜检查法

16.22 Diagnostic aspiration of orbit

16.22 眼眶诊断性抽吸

16.23 Biopsy of eyeball and orbit

16.23 眼球和眼眶的活组织检查

16.29 Other diagnostic procedures on orbit and eyeball

16.29 眼眶和眼球的其他诊断性操作

Excludes: examination of form and structure of eye (95.11-95.16)
general and subjective eye examination (95.01-95.09)
microscopic examination of specimen from eye(90.21-90.29)
objective functional tests of eye (95.21-95.26)
ocular thermography (88.82)
tonometry (89.11)
x-ray of orbit (87.14, 87.16)

不包括:眼形状和结构的检查(95.11-95.16)
普通和主观的眼检查(95.01-95.09)
眼标本显微镜检查(90.21-90.29)
眼客观功能性试验(95.21-95.26)
眼热影像图(88.82)
眼压测量法(89.11)
眼眶 X 线检查(87.14, 87.16)

16.3 Evisceration of eyeball

16.3 眼球内容物剜出术

16.31	Removal of ocular contents with synchronous implant into scleral shell	16.31	去除眼内容物同时将植入物植入巩膜壳
16.39	Other evisceration of eyeball	16.39	眼球其他内容物剜出术

16.4　Enucleation of eyeball

16.41　Enucleation of eyeball with synchronous implant into Tenon's capsule with attachment of muscles

Integrated implant of eyeball

16.42　Enucleation of eyeball with other synchronous implant

16.49　Other enucleation of eyeball

Removal of eyeball NOS

16.4　眼球摘除术

16.41　眼球摘除同时伴眼移植物的球囊植入并行肌肉附着术

完整的眼球植入物植入眼球

16.42　眼球摘除术伴其他植入物

16.49　眼球其他摘除术

眼球去除术 NOS

16.5　Exenteration of orbital contents

16.51　Exenteration of orbit with removal of adjacent structures

Radical orbitomaxillectomy

16.52　Exenteration of orbit with therapeutic removal of orbital bone

16.59　Other exenteration of orbit

Evisceration of orbit NOS

Exenteration of orbit with temporalis muscle transplant

16.5　眼眶内容物剜出术

16.51　去除眼眶内容物剜出术伴去除邻近结构

根治性眶内容上颌骨切除术

16.52　眼眶内容物剜出术伴治疗性去除眶骨

16.59　其他眼眶内容物剜出术

眼眶内容物剜出术 NOS

眼眶内容物剜出术伴颞肌移植

16.6　Secondary procedures after removal of eyeball

Excludes：that with synchronous：
enucleation of eyeball (16.41-16.42)
evisceration of eyeball (16.31)

16.61　Secondary insertion of ocular implant

16.62　Revision and reinsertion of ocular implant

16.63　Revision of enucleation socket with graft

16.64　Other revision of enucleation socket

16.65　Secondary graft to exenteration cavity

16.66　Other revision of exenteration cavity

16.69　Other secondary procedures after removal of eyeball

16.6　眼球去除术后二期操作

不包括：同时伴：
眼球摘除术(16.41-16.42)
眼球内容物剜出术(16.31)

16.61　二期眼植入物置入

16.62　眼植入物的修复术和再置入术

16.63　用移植物的眼摘除腔修复术

16.64　眼摘除腔的其他修复术

16.65　内容物剜出腔的二期移植物置入术

16.66　内容物剜出腔的其他修复术

16.69　眼球去除后的其他二期操作

16.7　Removal of ocular or orbital implant

16.71　Removal of ocular implant

16.7　去除眼或眼眶的植入物

16.71　去除眼植入物

16.72　Removal of orbital implant

16.8　**Repair of injury of eyeball and orbit**

16.81　Repair of wound of orbit

　　Excludes：reduction of orbital fracture
　　　　（76.78-76.79）

　　　　repair of extraocular muscles（15.7）

16.82　Repair of rupture of eyeball

　　Repair of multiple structures of eye

　　Excludes：repair of laceration of：

　　　　cornea（11.51-11.59）

　　　　sclera（12.81）

16.89　Other repair of injury of eyeball or orbit

16.9　**Other operations on orbit and eyeball**

　　Excludes：irrigation of eye（96.51）

　　　　prescription and fitting of low vision
　　　　　aids（95.31-95.33）

　　　　removal of：

　　　　　eye prosthesis NEC（97.31）

　　　　　nonpenetrating foreign body from eye
　　　　　without incision（98.21）

16.91　Retrobulbar injection of therapeutic agent

　　Excludes：injection of radiographic con-
　　　　trast material（87.14）

　　　　opticociliary injection（12.79）

16.92　Excision of lesion of orbit

　　Excludes：biopsy of orbit（16.23）

16.93　Excision of lesion of eye，unspecified
　　　　structure

　　Excludes：biopsy of eye NOS（16.23）

16.98　Other operations on orbit

16.99　Other operations on eyeball

16.72　去除眼眶植入物

16.8　**眼球和眼眶损伤修补术**

16.81　眼眶伤口修补术

　　不包括：眼眶骨折复位术（76.78-76.79）

　　　　眼外肌修补术（15.7）

16.82　眼球破裂修补术

　　多种眼结构修补术

　　不包括：裂伤修补术：

　　　　角膜（11.51-11.59）

　　　　巩膜（12.81）

16.89　眼球或眼眶损伤的其他修补术

16.9　**眼眶和眼球的其他手术**

　　不包括：眼冲洗术（96.51）

　　　　处方和安装低视力辅助装置（95.31-
　　　　95.33）

　　　　去除：

　　　　　假眼 NEC（97.31）

　　　　　不切开的眼非穿透性异物（98.21）

16.91　球后注射治疗性药物

　　不包括：放射照相的对比剂注射（87.14）

　　　　视睫状神经注射（12.79）

16.92　眼眶病损切除术

　　不包括：眼眶活组织检查（16.23）

16.93　眼病损切除术，未特指结构

　　不包括：眼活组织检查 NOS（16.23）

16.98　眼眶其他手术

16.99　眼球其他手术

Chapter 5
OTHER MISCELLANEOUS DIAGNOS-TIC AND THERAPEUTIC PROCE-DURES (17)

17 Other miscellaneous procedures

17.1 Laparoscopic unilateral repair of inguinal hernia

Excludes：other and open unilateral repair of hernia (53.00-53.05)

17.11 Laparoscopic repair of direct inguinal hernia with graft or prosthesis

Laparoscopic repair of direct and indirect inguinal hernia with graft or prosthesis

17.12 Laparoscopic repair of indirect inguinal hernia with graft or prosthesis

17.13 Laparoscopic repair of inguinal hernia with graft or prosthesis, not otherwise specified

17.2 Laparoscopic bilateral repair of inguinal hernia

Excludes：other and open bilateral repair of hernia (53.10-53.17)

17.21 Laparoscopic bilateral repair of direct inguinal hernia with graft or prosthesis

17.22 Laparoscopic bilateral repair of indirect inguinal hernia with graft or prosthesis

17.23 Laparoscopic bilateral repair of inguinal hernia, one direct and one indirect, with graft or prosthesis

17.24 Laparoscopic bilateral repair of inguinal hernia with graft or prosthesis, not otherwise specified

17.3 Laparoscopic partial excision of large intestine

Excludes：other and open partial excision of large intestine (45.71-45.79)

第5章
其他各类诊断性和治疗性操作(17)

◆ 配套电子书
◆ 操作指南
◆ 知识讲解
◆ 医学研习群

微信扫码

17 其他各类操作

17.1 腹腔镜单侧腹股沟疝修补术

不包括：其他和开放性单侧腹股沟疝修补术(53.00 - 53.05)

17.11 腹腔镜腹股沟直疝修补术,伴有移植物或假体

腹腔镜腹股沟直疝和斜疝修补术,伴有移植物或假体

17.12 腹腔镜腹股沟斜疝修补术,伴有移植物或假体

17.13 腹腔镜腹股沟疝修补术,伴有移植物或假体 NOS

17.2 腹腔镜双侧腹股沟疝修补术

不包括：其他和开放性双侧腹股沟疝修补术(53.10 - 53.17)

17.21 腹腔镜双侧腹股沟直疝修补术,伴有移植物或假体

17.22 腹腔镜双侧腹股沟斜疝修补术,伴有移植物或假体

17.23 腹腔镜双侧腹股沟疝修补术,一侧为直疝,另一侧为斜疝,伴有移植物或假体

17.24 腹腔镜双侧腹股沟疝修补术,伴有移植物或假体 NOS

17.3 腹腔镜大肠部分切除术

不包括：其他和开放性大肠部分切除术(45.71-45.79)

17.31　Laparoscopic multiple segmental resection of large intestine

17.32　Laparoscopic cecectomy

17.33　Laparoscopic right hemicolectomy

17.34　Laparoscopic resection of transverse colon

17.35　Laparoscopic left hemicolectomy

17.36　Laparoscopic sigmoidectomy

17.39　Other laparoscopic partial excision of large intestine

17.4　Robotic assisted procedures

Computer assisted robotic surgery

Computer-enhanced robotic surgery

Robotic procedure with computer assistance

Surgeon-controlled robotic surgery

Code first primary procedure

Excludes：computer assisted surgery (00.31-00.35，00.39)

Note：This category includes use of a computer console with （3-D）imaging，software，camera(s)，visualization and instrumentation combined with the use of robotic arms，device (s)，or system(s) at the time of the procedure.

17.41　Open robotic assisted procedure

Robotic assistance in open procedure

17.42　Laparoscopic robotic assisted procedure

Robotic assistance in laparoscopic procedure

17.43　Percutaneous robotic assisted procedure

Robotic assistance in percutaneous procedure

17.44　Endoscopic robotic assisted procedure

Robotic assistance in endoscopic procedure

17.45　Thoracoscopic robotic assisted procedure

Robotic assistance in thoracoscopic procedure

17.31　腹腔镜多段大肠切除术

17.32　腹腔镜盲肠切除术

17.33　腹腔镜右半结肠切除术

17.34　腹腔镜横结肠切除术

17.35　腹腔镜左半结肠切除术

17.36　腹腔镜乙状结肠切除术

17.39　其他腹腔镜大肠部分切除术

17.4　机器人援助操作

计算机援助机器人手术

计算机援助机器人手术

采用计算机援助的机器人操作

外科医师控制的机器人手术

编码第一主要操作

不包括：计算机辅助手术（00.31-00.35，00.39）

注：本类目包括在操作中使用（3-D）影像、软件、照像机、可视化装置和仪器的计算机平台，同时还使用机械手、机器人装置或系统。

17.41　开放性机器人援助操作

在开放性操作中使用机器人援助

17.42　腹腔镜机器人援助操作

在腹腔镜操作中使用机器人援助

17.43　经皮机器人援助操作

在经皮的操作中使用机器人援助

17.44　内镜机器人援助操作

在内镜操作中使用机器人援助

17.45　胸腔镜机器人援助操作

在胸腔镜操作中使用机器人援助

17.49　Other and unspecified robotic assisted procedure

　　　　Robotic assistance in other and unspecified procedure

　　　　Excludes：endoscopic robotic assisted procedure(17.44)

　　　　　laparoscopic robotic assisted procedure (17.42)

　　　　　open robotic assisted procedure (17.41)

　　　　　percutaneous robotic assisted procedure (17.43)

　　　　　thoracoscopic robotic assisted procedure (17.45)

17.5　**Additional cardiovascular procedures**

17.51　Implantation of rechargeable cardiac contractility modulation [CCM], total system

　　　　Note：Device testing during procedure - omit code

　　　　　Implantation of CCM system includes formation of pocket，transvenous leads，

　　　　including：placement of leads，placement of catheter into left ventricle，intraoperative

　　　　　procedures for evaluation of lead signals，obtaining sensing threshold measurements，obtaining defibrillator threshold measurements.

　　　　Includes：implantation of device with removal of existing device

　　　　Code also any concomitant：

　　　　　coronary bypass (36.10-36.19)

　　　　　extracorporeal circulation (39.61)

　　　　　insertion or replacement of automatic cardioverter/defibrillator，total system [AICD] (37.94)

　　　　Excludes：implantation of CCM pulse generator only (17.52)

17.49　其他和未特指的机器人援助操作

　　　　其他和未特指的操作中使用机器人援助

　　　　不包括：内镜机器人援助操作(17.44)

　　　　　腹腔镜机器人援助操作(17.42)

　　　　　开放性机器人援助操作(17.41)

　　　　　经皮机器人援助操作(17.43)

　　　　　胸腔镜机器人援助操作(17.45)

17.5　**附加的心血管操作**

17.51　置入可充电的心脏收缩力调节[CCM]装置，全系统

　　　　注：在操作中的装置测试 - 省略编码

　　　　　植入可充电的心脏收缩力调节[CCM]系统包括建造囊袋，经静脉导线

　　　　包括：手术中引入左心室的导线、导管置换

　　　　　对导线信号评估、获得感觉阈值测量和获得除颤器阈值测量的操作

　　　　包括：置入装置伴有去除已装入的装置

　　　　另编码：任何伴随：

　　　　　冠状动脉旁路(36.10-36.19)

　　　　　体外循环(39.61)

　　　　　置入或置换自动复律器/除颤器，全系统[AICD] (37.94)

　　　　不包括：仅置入心脏收缩力调节[CCM]脉冲发生器(17.52)

17.52 Implantation or replacement of cardiac contractility modulation ［CCM］ rechargeable pulse generator only

　　Note：Device testing during procedure - omit code

　　Implantation of CCM device with removal of any existing CCM device

　　Code also any concomitant：
　　revision of device pocket (37.79)
　　revision of lead ［electrode］ (37.75)

17.53 Percutaneous atherectomy of extracranial vessel(s)

　　Directional atherectomy
　　Excimer laser atherectomy
　　Rotational atherectomy
　　That by laser
　　That by transluminal extraction

　　Code also any：
　　injection or infusion of thrombolytic agent (99.10)

　　number of vascular stents inserted (00.45-00.48)

　　number of vessels treated (00.40-00.43)

　　percutaneous insertion of carotid artery stent(s) (00.63)

　　percutaneous insertion of other extracranial artery stent(s) (00.64)

　　procedure on vessel bifurcation (00.44)

　　Excludes：angioplasty of other non-coronary vessel(s) (39.50)

　　atherectomy of intracranial vessel(s) (17.54)

　　atherectomy of other non-coronary vessel(s) (17.56)

　　removal of cerebrovascular obstruction of vessel(s) by open approach (38.01-38.02, 38.11-38.12, 38.31-38.32, 38.41-38.42)

17.52 仅置入或置换心脏收缩力调节［CCM］可充电的脉冲发生器

　　注：在操作中的装置测试　－省略编码

　　置入心脏收缩力调节［CCM］装置伴去除任何已存在的心脏收缩力调节［CCM］装置

　　另编码任何伴随：
　　装置袋的修复术(37.79)
　　［导线电极］的修复术(37.75)

17.53 经皮颅外血管粥样硬化切除术

　　定向粥样硬化切除术
　　准分子激光粥样硬化切除术
　　旋磨粥样硬化切除术
　　激光切除术
　　经管腔取出术

　　另编码任何：
　　溶栓剂注射或输注(99.10)

　　置入血管支架的数量(00.45-00.48)

　　治疗血管的数量(00.40-00.43)

　　颈动脉支架经皮置入(00.63)

　　其他颅外动脉支架经皮置入(00.64)

　　分叉血管操作(00.44)

　　不包括：其他非冠状血管成形术(39.50)

　　颅内血管粥样硬化切除术(17.54)

　　其他非冠状血管粥样硬化切除术(17.56)

　　经切开入路的脑血管梗阻去除(38.01-38.02，38.11-38.12，38.31-38.32，38.41-38.42)

17.54 Percutaneous atherectomy of intracranial vessel(s)

Directional atherectomy

Excimer laser atherectomy

Rotational atherectomy

That by laser

That by transluminal extraction

Code also any：

　　injection or infusion of thrombolytic agent（99.10）

　　number of vascular stents inserted （00.45-00.48）

　　number of vessels treated （00.40-00.43）

　　percutaneous insertion of intracranial vascular stent(s)（00.65）

　　procedure on vessel bifurcation （00.44）

Excludes：angioplasty of other non-coronary vessel(s)（39.50）

　　atherectomy of extracranial vessel(s) （17.53）

　　atherectomy of non-coronary vessel (s)（17.56）

　　removal of cerebrovascular obstruction of vessel(s) by open approach （ 38.01-38.02， 38.11-38.12， 38.31-38.32，38.41-38.42）

17.55 Transluminal coronary atherectomy

Directional atherectomy

Excimer laser atherectomy

Rotational atherectomy

That by laser

That by percutaneous approach

That by transluminal extraction

Code also any：

　　injection or infusion of thrombolytic agent（99.10）

　　insertion of coronary artery stent （36.06-36.07）

　　intracoronary artery thrombolytic in-fusion（36.04）

17.54 颅内血管经皮粥样硬化切除术

定向粥样硬化切除术

准分子激光粥样硬化切除术

旋磨粥样硬化切除术

激光切除术

经管腔取出术

另编码任何：

　　溶栓剂注射或输注(99.10)

　　置入血管支架的数量(00.45-00.48)

　　治疗血管的数量(00.40-00.43)

　　颅内血管支架经皮置入(00.65)

　　分叉血管操作(00.44)

不包括：其他非冠状血管成形术(39.50)

　　颅外血管经皮粥样硬化切除术(17.53)

　　非冠状血管粥样硬化切除术(17.56)

　　经切开入路的脑血管梗阻去除(38.01-38.02，38.11-38.12，38.31-38.32，38.41-38.42)

17.55 经管腔冠状动脉粥样硬化切除术

定向粥样硬化切除术

准分子激光粥样硬化切除术

旋磨粥样硬化切除术

经激光切除术

经皮入路

经管腔取出术

另编码任何：

　　溶栓剂注射或输注(99.10)

　　冠状动脉支架置入术(36.06-36.07)

　　冠状动脉内血栓溶解剂灌注(36.04)

number of vascular stents inserted (00.45-00.48)

置入血管支架的数量(00.45-00.48)

number of vessels treated（00.40-00.43)

治疗血管的数量(00.40-00.43)

procedure on vessel bifurcation (00.44)

分叉血管操作(00.44)

SuperSaturated oxygen therapy (00.49)

过饱和氧化治疗(00.49)

transluminal coronary angioplasty (00.66)

经管腔冠状动脉血管成形术(00.66)

17.56　Atherectomy of other non-coronary vessel(s)

Percutaneous transluminal atherectomy of：

lower extremity vessels
mesenteric artery
renal artery
upper extremity vessels

17.56　其他非冠状血管粥样硬化切除术

经皮经管腔动脉粥样硬化切除术：

下肢血管
肠系膜动脉
肾动脉
上肢血管

Includes：

Directional atherectomy
Excimer laser atherectomy
Rotational atherectomy
That by laser
That by transluminal extraction

包括：

定向粥样硬化切除术
准分子激光粥样硬化切除术
旋磨粥样硬化切除术
经激光切除术
经管腔取出术

Code also any：

injection or infusion of thrombolytic agent (99.10)

insertion of drug-eluting peripheral vessel stent (00.55)

insertion of non-drug-eluting peripheral vessel stent(s) or stent graft (s) (39.90)

number of vascular stents inserted (00.45-00.48)

number of vessels treated（00.40-00.43)

procedure on vessel bifurcation (00.44)

另编码任何：

溶栓剂注射或输注(99.10)

周围血管药物洗脱支架置入(00.55)

周围血管支架或支架移植物的置入术 (39.90)

置入血管支架的数量(00.45-00.48)

治疗血管的数量(00.40-00.43)

分叉血管操作(00.44)

Excludes：percutaneous angioplasty of extracranial or intracranial vessel(s) (00.61-00.62)

不包括：颅外或颅内血管经皮血管成形术 (00.61-00.62)

percutaneous angioplasty of other non-coronary vessel(s) (39.50)

其他非冠状血管成形术(39.50)

percutaneous atherectomy of extracranial vessel(s) (17.53)

颅外血管经皮粥样硬化切除术(17.53)

percutaneous atherectomy of intracranial vessel(s) (17.54)

颅内血管经皮粥样硬化切除术(17.54)

17.6 **Laser interstitial thermal therapy [LITT] under guidance**

17.6 引导下激光间质热疗法[LITT]

Focused laser interstitial thermal therapy [f-LITT] under MRI guidance

磁共振引导下聚焦激光间质热疗法[f-LITT]

MRI-guided LITT

磁共振引导下激光间质热疗法[LITT]

17.61 Laser interstitial thermal therapy [LITT] of lesion or tissue of brain under guidance

17.61 引导下脑组织或脑损害的激光间质热疗法[LITT]

Focused laser interstitial thermal therapy [f-LITT] under MRI guidance

磁共振引导下聚焦激光间质热疗法[f-LITT]

MRI-guided LITT of lesion or tissue of brain

脑组织或脑损害的磁共振引导激光间质热疗法

Excludes: laser interstitial thermal therapy [LITT] of lesion or tissue of head under guidance (17.62)

不包括: 头部损害或组织在引导下的激光间质热疗法[LITT](17.62)

17.62 Laser interstitial thermal therapy [LITT] of lesion or tissue of head and neck under guidance

17.62 头和颈部损害或组织在引导下的激光间质热疗法[LITT]

Focused laser interstitial thermal therapy [f-LITT] under MRI guidance

磁共振引导下聚焦激光间质热疗法[f-LITT]

MRI-guided LITT of lesion or tissue of head and neck

头、颈部组织或脑损害的磁共振引导激光间质热疗法

Excludes: laser interstitial thermal therapy [LITT] of lesion or tissue of brain under guidance (17.61)

不包括: 引导下头部组织或头损害的激光间质热疗法[LITT](17.61)

17.63 Laser interstitial thermal therapy [LITT] of lesion or tissue of liver under guidance

17.63 引导下肝组织或肝损害的激光间质热疗法[LITT]

Focused laser interstitial thermal therapy [f-LITT] under MRI guidance

磁共振引导下聚焦激光间质热疗法[f-LITT]

MRI-guided LITT of lesion or tissue of liver

肝组织或肝害的磁共振引导激光间质热疗法

17.69 Laser interstitial thermal therapy (LITT) of lesion or tissue of other and unspecified site under guidance

17.69 引导下其他和未特指部位组织或部位损害的激光间质热疗法[LITT]

Focused laser interstitial thermal therapy [f-LITT] under MRI guidance

MRI-guided LITT of lesion or tissue of breast

MRI-guided LITT of lesion or tissue of lung

MRI-guided LITT of lesion or tissue of prostate

Excludes：laser interstitial thermal therapy [LITT] of lesion or tissue of brain under guidance (17.61)

laser interstitial thermal therapy [LITT] of lesion or tissue of head and neck under guidance (17.62)

laser interstitial thermal therapy [LITT] of lesion or tissue of liver under guidance (17.63)

磁共振引导下聚焦激光间质热疗法[f-LITT]

磁共振引导下乳腺组织或乳腺损害的激光间质热疗法[LITT]

磁共振引导下肺组织或肺损害的激光间质热疗法[LITT]

磁共振引导下前列腺组织或前列腺损害的激光间质热疗法[LITT]

不包括:引导下脑组织或脑损害的激光间质热疗法[LITT] (17.61)

引导下头、颈部组织或头、颈部损害的激光间质热疗法[LITT] (17.62)

引导下肝组织或肝损害的激光间质热疗法[LITT] (17.63)

17.7 **Other diagnostic and therapeutic procedures**

17.70　Intravenous infusion of clofarabine

Excludes：injection or infusion of cancer chemotherapeutic substance (99.25)

17.71　Non-coronary intra-operative fluorescence vascular angiography [IFVA]

Intraoperative laser arteriogram

SPY arteriogram

SPY arteriography

Excludes:intra-operative coronary fluorescence vascular angiography (88.59)

17.7 **其他诊断性和治疗性操作**

17.70　氯法拉滨静脉内灌注

不包括：癌化疗物质的注射或灌注 (99.25)

17.71　手术中非冠状动脉荧光血管造影术[IFVA]

手术中激光动脉造影

SPY 动脉造影

SPY 动脉造影术

不包括:手术中冠状动脉荧光血管造影术 (88.59)

17.8 **Other adjunct procedures**

Note:These codes are to be used in conjunction with other therapeutic procedure codes to provide additional information on devices used as part of a procedure.

17.81　Insertion of antimicrobial envelope

17.8 **其他附属性操作**

注:这些编码与其他治疗性操作相关的编码一起使用,以对作为操作一部分的装置提供附加信息。

17.81　抗菌外膜置入

Use of anti-microbial（mesh）（prophy-lactic antibiotics embedded）envelope with the insertion of cardiovascular implantable electronic device（s）［CIED］

Code first primary procedure：

Insertion of cardiovascular implantable electronic device(s)［CIED］（00.51，00.53，00.54，37.94，37.96，37.98）

使用抗微生物（网孔）（埋置预防性抗生素）外膜伴置入心血管可植入型电子装置

编码第一主要操作

心血管置入植入型电子装置　（00.51，00.53，00.54，37.94，37.96，37.98）

Chapter 6
OPERATIONS ON THE EAR (18-20)

第6章
耳部手术(18-20)

微信扫码
◈ 配套电子书
◈ 操作指南
◈ 知识讲解
◈ 医学研习群

18 **Operations on external ear**

18 **外耳手术**

Includes：operations on：
external auditory canal
skin and cartilage of：
auricle
meatus

包括：手术：
外耳道
皮肤和软骨：
耳郭
外耳道

18.0 **Incision of external ear**

Excludes：removal of intraluminal foreign body (98.11)

18.0 **外耳切开术**

不包括：去除耳腔内异物(98.11)

18.01 Piercing of ear lobe
Piercing of pinna

18.01 耳垂造孔(扎耳朵眼)
耳郭造孔

18.02 Incision of external auditory canal

18.02 外耳道切开术

18.09 Other incision of external ear

18.09 外耳其他切开术

18.1 **Diagnostic procedures on external ear**

18.1 **外耳诊断性操作**

18.11 Otoscopy

18.11 耳镜检查

18.12 Biopsy of external ear

18.12 外耳活组织检查

18.19 Other diagnostic procedures on external ear

Excludes：microscopic examination of specimen from ear (90.31-90.39)

18.19 外耳其他诊断性操作

不包括：耳标本显微镜检查(90.31-90.39)

18.2 **Excision or destruction of lesion of external ear**

18.2 **外耳病损切除术或破坏术**

18.21 Excision of preauricular sinus
Radical excision of preauricular sinus or cyst

Excludes：excision of preauricular remnant [appendage] (18.29)

18.21 耳前窦道切除术
耳前窦道或囊肿根治性切除术

不包括：副耳切除术[附加耳](18.29)

18.29 Excision or destruction of other lesion of external ear
Cauterization of external ear
Coagulation of external ear
Cryosurgery of external ear
Curettage of external ear
Electrocoagulation of external ear

18.29 外耳其他病损切除术或破坏术
外耳烧灼术
外耳凝固术
外耳冷冻手术
外耳刮除术
外耳电凝固术

Enucleation of external ear	外耳摘除术
Excision of：	切除术：
exostosis of external auditory canal	外耳道外生骨疣
preauricular remnant ［appendage］	副耳切除术［附加耳］
Partial excision of ear	耳部分切除术
Excludes：biopsy of external ear (18.12)	**不包括**：外耳活组织检查(18.12)
radical excision of lesion (18.31)	病损根治性切除术(18.31)
removal of cerumen (96.52)	去除耵聍(96.52)

18.3　**Other excision of external ear**　　**18.3**　**外耳其他切除术**

　　Excludes：biopsy of external ear (18.12)　　**不包括**：外耳活组织检查(18.12)

18.31　Radical excision of lesion of external ear　　18.31　外耳病损根治性切除术

　　Excludes：radical excision of preauricular sinus (18.21)　　**不包括**：耳前窦道根治性切除术(18.21)

18.39　Other　　18.39　其他

　　Amputation of external ear　　外耳切断术

　　Excludes：excision of lesion (18.21-18.29，18.31)　　**不包括**：病损切除术(18.21-18.29，18.31)

18.4　**Suture of laceration of external ear**　　**18.4**　**外耳裂伤缝合术**

18.5　**Surgical correction of prominent ear**　　**18.5**　**耳前突矫正术**

Ear：	耳：
pinning	后贴
setback	后缩

18.6　**Reconstruction of external auditory canal**　　**18.6**　**外耳道重建术**

Canaloplasty of external auditory meatus	外耳道管道成形术
Construction ［reconstruction］ of external meatus of ear：	外耳道建造术［重建术］：
osseous portion	骨质部分
skin-lined portion (with skin graft)	皮肤覆盖部分(伴皮肤移植片)

18.7　**Other plastic repair of external ear**　　**18.7**　**外耳其他整形术**

18.71　Construction of auricle of ear　　18.71　耳郭建造术

Prosthetic appliance for absent ear	耳缺如假体修复
Reconstruction：	重建术：
auricle	耳郭
ear	耳

18.72　Reattachment of amputated ear　　18.72　断耳再接术

18.79　Other plastic repair of external ear

Otoplasty NOS

Postauricular skin graft

Repair of lop ear

18.79　外耳其他整形术

耳成形术 NOS

耳后皮肤移植术

下垂耳修补术

18.9　Other operations on external ear

Excludes：irrigation of ear (96.52)

packing of external auditory canal (96.11)

removal of：

cerumen (96.52)

foreign body (without incision) (98.11)

18.9　外耳其他手术

不包括：耳冲洗术(96.52)

外耳道填塞(96.11)

去除：

耵聍(96.52)

异物(不伴切开术)(98.11)

19　Reconstructive operations on middle ear

19　中耳重建术

19.0　Stapes mobilization

Division, otosclerotic：

material

process

Remobilization of stapes

Stapediolysis

Transcrural stapes mobilization

Excludes：that with synchronous stapedectomy (19.11-19.19)

19.0　镫骨撼动术

分离,耳硬化：

物质

隆突

镫骨再撼动术

镫骨松动术

经镫骨脚的镫骨撼动术

不包括：同时伴镫骨切除术(19.11-19.19)

19.1　Stapedectomy

Excludes：revision of previous stapedectomy (19.21-19.29)

stapes mobilization only (19.0)

19.11　Stapedectomy with incus replacement

Stapedectomy with incus：

homograft

prosthesis

19.19　Other stapedectomy

19.1　镫骨切除术

不包括：前镫骨切除术的修复术(19.21-19.29)

单纯镫骨撼动术(19.0)

19.11　镫骨切除术伴砧骨置换

镫骨切除术的伴有砧骨：

同种移植物

假体

19.19　其他镫骨切除术

19.2　Revision of stapedectomy

19.21　Revision of stapedectomy with incus replacement

19.29　Other revision of stapedectomy

19.2　镫骨切除术的修复术

19.21　镫骨切除术伴砧骨置换的修复术

19.29　镫骨切除术的其他修复术

19.3　Other operations on ossicular chain

Incudectomy NOS

19.3　听骨链的其他手术

砧骨切除术 NOS

Ossiculectomy NOS	听骨切除术 NOS
Reconstruction of ossicles，second stage	听骨重建术，二期

19.4 **Myringoplasty**　　　　　　**19.4** 鼓膜成形术

Epitympanic，type Ⅰ	上鼓室的，Ⅰ 型
Myringoplasty by：	鼓膜成形术：
cauterization	烧灼术
graft	移植物
Tympanoplasty（type Ⅰ）	鼓室成形术（Ⅰ型）

19.5 **Other tympanoplasty**　　　　**19.5** 其他鼓室成形术

19.52	Type Ⅱ tympanoplasty	19.52	鼓室成形术，Ⅱ 型
	Closure of perforation with graft against incus or malleus		用移植物紧靠砧骨或锤骨封闭穿孔处
19.53	Type Ⅲ tympanoplasty	19.53	鼓室成形术，Ⅲ 型
	Graft placed in contact with mobile and intact stapes		放置移植物与活动和完整的镫骨相接触
19.54	Type Ⅳ tympanoplasty	19.54	鼓室成形术，Ⅳ 型
	Mobile footplate left exposed with air pocket between round window and graft		暴露活动的镫骨底板，在圆窗和移植物之间造含空气的小室
19.55	Type Ⅴ tympanoplasty	19.55	鼓室成形术，Ⅴ 型
	Fenestra in horizontal semicircular canal covered by graft		水平半规管开窗覆盖移植物

19.6 **Revision of tympanoplasty**　　**19.6** 鼓室成形术的修复术

19.9 **Other repair of middle ear**　　**19.9** 中耳其他修补术

Closure of mastoid fistula	乳突瘘闭合术
Mastoid myoplasty	乳突肌成形术
Obliteration of tympanomastoid cavity	中耳乳突腔封闭术

20　**Other operations on middle and inner ear**　　**20**　中耳和内耳其他手术

20.0 **Myringotomy**　　　　　　　**20.0** 鼓膜切开术

20.01	Myringotomy with insertion of tube	20.01	鼓膜切开术伴置管
	Myringostomy		鼓膜造口术
20.09	Other myringotomy	20.09	其他鼓膜切开术
	Aspiration of middle ear NOS		中耳抽吸术 NOS

20.1 **Removal of tympanostomy tube**　　**20.1** 去除鼓室造口术置管

20.2 **Incision of mastoid and middle ear**　　**20.2** 乳突和中耳切开术

20.21	Incision of mastoid		20.21	乳突切开术
20.22	Incision of petrous pyramid air cells		20.22	岩锥气房切开术
20.23	Incision of middle ear		20.23	中耳切开术

20.23 Incision of middle ear

Atticotomy

Division of tympanum

Lysis of adhesions of middle ear

Excludes：division of otosclerotic process（19.0）

stapediolysis（19.0）

that with stapedectomy（19.11-19.19）

20.23 中耳切开术

上鼓室切开术

鼓室分离术

中耳粘连松解术

不包括：耳硬化病变分离术（19.0）

镫骨撼动术（19.0）

同时伴镫骨切除术（19.11-19.19）

20.3 **Diagnostic procedures on middle and inner ear**

20.31 Electrocochleography

20.32 Biopsy of middle and inner ear

20.39 Other diagnostic procedures on middle and inner ear

Excludes：auditory and vestibular function tests（89.13，95.41-95.49）

microscopic examination of specimen from ear（90.31-90.39）

20.3 中耳和内耳诊断性操作

20.31 耳蜗电图

20.32 中耳和内耳活组织检查

20.39 中耳和内耳其他诊断性操作

不包括：听觉和前庭功能试验（89.13，95.41-95.49）

耳标本显微镜检查（90.31-90.39）

20.4 **Mastoidectomy**

Code also any：

skin graft（18.79）

tympanoplasty（19.4-19.55）

Excludes：that with implantation of cochlear prosthetic device（20.96-20.98）

20.41 Simple mastoidectomy

20.42 Radical mastoidectomy

20.49 Other mastoidectomy

Atticoantrostomy

Mastoidectomy：

NOS

modified radical

20.4 乳突切除术

另编码任何：

皮肤移植术（18.79）

鼓室成形术（19.4-19.55）

不包括：伴置入耳蜗假体装置（20.96-20.98）

20.41 单纯乳突切除术

20.42 根治性乳突切除术

20.49 其他乳突切除术

上鼓室鼓窦切开术

乳突切除术：

NOS

改良根治术

20.5 **Other excision of middle ear**

Excludes：that with synchronous mastoidectomy（20.41-20.49）

20.51 Excision of lesion of middle ear

Excludes：biopsy of middle ear（20.32）

20.5 中耳其他切除术

不包括：同时伴乳突切除术（20.41-20.49）

20.51 中耳病损切除术

不包括：中耳活组织检查（20.32）

20.59 Other	20.59 其他
Apicectomy of petrous pyramid	岩锥的岩尖切除术
Tympanectomy	鼓膜切除术

20.6 **Fenestration of inner ear**　　**20.6** **内耳开窗术**

20.61 Fenestration of inner ear (initial)

内耳开窗术（初次）

Fenestration of：

　　labyrinth with graft (skin) (vein)

　　semicircular canals with graft (skin)
　　　(vein)

　　vestibule with graft (skin) (vein)

Excludes：that with tympanoplasty,
type Ⅴ (19.55)

20.62 Revision of fenestration of inner ear

20.61 内耳开窗术（初次）

开窗术：

　　迷路伴移植物（皮肤）（静脉）

　　半规管伴移植物（皮肤）（静脉）

　　前庭伴移植物（皮肤）（静脉）

不包括：同时伴鼓室成形术，Ⅴ型
（19.55）

20.62 内耳开窗术的修复术

20.7 **Incision, excision, and destruction of
inner ear**

20.7 **内耳切开术、切除术和破坏术**

20.71 Endolymphatic shunt

20.72 Injection into inner ear

Destruction by injection (alcohol)：

　　inner ear

　　semicircular canals

　　vestibule

20.79 Other incision，excision，and destruc-
tion of inner ear

Decompression of labyrinth

Drainage of inner ear

Fistulization：

　　endolymphatic sac

　　labyrinth

Incision of endolymphatic sac

Labyrinthectomy (transtympanic)

Opening of bony labyrinth

Perilymphatic tap

Excludes：biopsy of inner ear (20.32)

20.71 内淋巴分流术

20.72 内耳注射

用注射（乙醇）的破坏术：

　　内耳

　　半规管

　　前庭

20.79 内耳其他切开术、切除术和破坏术

迷路减压术

内耳引流术

造口术：

　　内淋巴囊

　　迷路

内淋巴囊切开术

迷路切除术（经鼓室）

骨迷路开放术

外淋巴穿刺放液术

不包括：内耳活组织检查（20.32）

20.8 **Operations on Eustachian tube**　　**20.8** **咽鼓管手术**

Catheterization of Eustachian tube

Inflation of Eustachian tube

Injection (Teflon paste) of Eustachian
tube

咽鼓管导管置入术

咽鼓管吹张法

咽鼓管注射（硅胶糊）

Insufflation（boric acid-salicylic acid）　　咽鼓管吹气（硼酸-水杨酸）插管
Intubation of Eustachian tube

Politzerization of Eustachian tube　　咽鼓管吞咽吹气法

20.9　**Other operations on inner and middle ear**　|　**20.9**　内耳和中耳其他手术

20.91　Tympanosympathectomy　　　　　20.91　鼓室交感神经切除术

20.92　Revision of mastoidectomy　　　　20.92　乳突切除术的修复术

20.93　Repair of oval and round windows　　20.93　卵圆窗和圆窗修补术
Closure of fistula：　　　　　　　　　　瘘闭合术：
oval window　　　　　　　　　　　　卵圆窗
perilymph　　　　　　　　　　　　　外淋巴
round window　　　　　　　　　　　圆窗

20.94　Injection of tympanum　　　　　　20.94　鼓室注射

20.95　Implantation of electromagnetic hearing device　　20.95　电磁助听器置入

Bone conduction hearing device　　　　骨传导助听器

Excludes：cochlear prosthetic device（20.96-20.98）　　**不包括**：耳蜗假体装置（20.96-20.98）

20.96　Implantation or replacement of cochlear prosthetic device，not otherwise specified　　20.96　耳蜗假体装置置入或置换术 NOS

Implantation of receiver（within skull）and insertion of electrode（s）in the cochlea　　接收装置的置入（颅内）和耳蜗电极置入术

Includes：mastoidectomy　　　　　　**包括**：乳突切除术
Excludes：electromagnetic hearing device（20.95）　　**不包括**：电磁助听器（20.95）

20.97　Implantation or replacement of cochlear prosthetic device，single channel　　20.97　耳蜗假体装置置入或置换术，单道

Implantation of receiver（within skull）and insertion of electrode in the cochlea　　接收装置的置入（颅内）和耳蜗电极置入术

Includes：mastoidectomy　　　　　　**包括**：乳突切除术
Excludes：electromagnetic hearing device（20.95）　　**不包括**：电磁助听器（20.95）

20.98　Implantation or replacement of cochlear prosthetic device，multiple channel　　20.98　耳蜗假体装置置入或置换术，多道

Implantation of receiver（within skull）and insertion of electrodes in the cochlea　　接收装置的置入（颅内）和耳蜗电极置入术

Includes：mastoidectomy　　　　　　**包括**：乳突切除术

Excludes：electromagnetic hearing device（20.95）

20.99　Other operations on middle and inner ear
Attachment of percutaneous abutment （screw）for prosthetic device

Repair or removal of cochlear prosthetic device（receiver）（electrode）

Excludes：adjustment（external components）of cochlear prosthetic device （95.49）

fitting of hearing aid（95.48）

不包括：电磁助听器（20.95）

20.99　中耳和内耳其他手术
假体装置经皮固定（螺丝）

耳蜗假体装置切除或修补（接收器）（电极）术

不包括：耳蜗假体装置调节（耳外部分）（95.49）

助听器安装（95.48）

Chapter 7
OPERATIONS ON THE NOSE, MOUTH, AND PHARYNX (21-29)

第7章
鼻、口、咽手术(21-29)

微信扫码
● 配套电子书
● 操作指南
● 知识讲解
● 医学研习群

21 **Operations on nose**

21 **鼻手术**

Includes：operations on：
bone of nose
skin of nose

包括：手术：
鼻骨
鼻皮肤

21.0 **Control of epistaxis**

21.0 **控制鼻出血**

21.00 Control of epistaxis，not otherwise specified

21.00 控制鼻出血 NOS

21.01 Control of epistaxis by anterior nasal packing

21.01 控制鼻出血，用前鼻孔填塞

21.02 Control of epistaxis by posterior(and anterior)packing

21.02 控制鼻出血，用后鼻孔(和前鼻孔)填塞

21.03 Control of epistaxis by cauterization(and packing)

21.03 控制鼻出血，用烧灼术(和填塞术)

21.04 Control of epistaxis by ligation of ethmoidal arteries

21.04 控制鼻出血，用筛动脉结扎术

21.05 Control of epistaxis by (transantral) ligation of the maxillary artery

21.05 控制鼻出血，用(经上颌窦)颌动脉结扎术

21.06 Control of epistaxis by ligation of the external carotid artery

21.06 控制鼻出血，用颈外动脉结扎术

21.07 Control of epistaxis by excision of nasal mucosa and skin grafting of septum and lateral nasal wall

21.07 控制鼻出血，用切除鼻黏膜并在鼻中隔和鼻侧壁植皮

21.09 Control of epistaxis by other means

21.09 控制鼻出血，用其他方法

21.1 **Incision of nose**
Chondrotomy
Incision of skin of nose
Nasal septotomy

21.1 **鼻切开术**
软骨切开术
鼻皮肤切开术
鼻中隔切开术

21.2 **Diagnostic procedures on nose**

21.2 **鼻诊断性操作**

21.21 Rhinoscopy

21.21 鼻镜检查

21.22 Biopsy of nose

21.22 鼻活组织检查

21.29 Other diagnostic procedures on nose

21.29 鼻其他诊断性操作

Excludes：microscopic examination of specimen from nose（90.31-90.39）
nasal：

不包括：鼻标本显微镜检查(90.31-90.39)

鼻的：

function study(89.12)

x-ray(87.16)

rhinomanometry(89.12)

功能性检查(89.12)

X 线检查(87.16)

鼻测压法(89.12)

21.3 **Local excision or destruction of lesion of nose**

Excludes：biopsy of nose(21.22)

nasal fistulectomy(21.82)

21.30　Excision or destruction of lesion of nose, not otherwise specified

21.31　Local excision or destruction of intranasal lesion

Nasal polypectomy

21.32　Local excision or destruction of other lesion of nose

21.3 鼻病损局部切除术或破坏术

不包括：鼻活组织检查(21.22)

鼻瘘管切除术(21.82)

21.30　鼻病损切除术或破坏术 NOS

21.31　鼻内病损局部切除术或破坏术

鼻息肉切除术

21.32　鼻其他病损局部切除术或破坏术

21.4 **Resection of nose**

Amputation of nose

21.4 鼻部分切除术

鼻切断术

21.5 **Submucous resection of nasal septum**

21.5 鼻中隔黏膜下切除术

21.6 **Turbinectomy**

21.61　Turbinectomy by diathermy or cryosurgery

21.62　Fracture of the turbinates

21.69　Other turbinectomy

Excludes：turbinectomy associated with sinusectomy (22.31-22.39，22.42，22.60-22.64)

21.6 鼻甲切除术

21.61　用透热疗法或冷冻手术的鼻甲切除术

21.62　鼻甲骨折术

21.69　其他鼻甲切除术

不包括：鼻甲切除术伴鼻窦切除术(22.31-22.39，22.42，22.60-22.64)

21.7 **Reduction of nasal fracture**

21.71　Closed reduction of nasal fracture

21.72　Open reduction of nasal fracture

21.7 鼻骨折复位术

21.71　鼻骨折闭合性复位术

21.72　鼻骨折开放性复位术

21.8 **Repair and plastic operations on the nose**

21.81　Suture of laceration of nose

21.82　Closure of nasal fistula

Nasolabial fistulectomy

Nasopharyngeal fistulectomy

Oronasal fistulectomy

21.83　Total nasal reconstruction

21.8 鼻修补术和整形术

21.81　鼻裂伤缝合术

21.82　鼻瘘闭合术

鼻唇瘘管切除术

鼻咽瘘管切除术

口鼻瘘管切除术

21.83　全鼻重建术

	Reconstruction of nose with：		鼻重建术伴：
	arm flap		臂部皮瓣
	forehead flap		额部皮瓣
21.84	Revision rhinoplasty	21.84	修正性鼻成形术
	Rhinoseptoplasty		鼻中隔成形术
	Twisted nose rhinoplasty		弯鼻鼻成形术
21.85	Augmentation rhinoplasty	21.85	增补性鼻成形术
	Augmentation rhinoplasty with：		增补性鼻成形术伴：
	graft		移植术
	synthetic implant		人造植入物
21.86	Limited rhinoplasty	21.86	局限性鼻成形术
	Plastic repair of nasolabial flaps		鼻唇皮瓣整形修补术
	Tip rhinoplasty		鼻尖成形术
21.87	Other rhinoplasty	21.87	其他鼻成形术
	Rhinoplasty NOS		鼻成形术 NOS
21.88	Other septoplasty	21.88	其他中隔成形术
	Crushing of nasal septum		鼻中隔挤压术
	Repair of septal perforation		鼻中隔穿孔修补术
	Excludes：septoplasty associated with submucous resection of septum(21.5)		**不包括**:鼻中隔成形术同时伴鼻中隔黏膜下切除术(21.5)
21.89	Other repair and plastic operations on nose	21.89	鼻其他修补术和整形术
	Reattachment of amputated nose		切断鼻再接术

21.9 **Other operations on nose**　　　　**21.9** **鼻其他手术**

21.91	Lysis of adhesions of nose	21.91	鼻粘连松解术
	Posterior nasal scrub		后鼻清除术
21.99	Other	21.99	其他
	Excludes：dilation of frontonasal duct (96.21)		**不包括**:额鼻管扩张(96.21)
	irrigation of nasal passages(96.53)		鼻道冲洗术(96.53)
	removal of：		去除：
	intraluminal foreign body without incision(98.12)		鼻腔内异物,无切开(98.12)
	nasal packing(97.32)		鼻腔填塞物(97.32)
	replacement of nasal packing(97.21)		鼻腔填塞物置换(97.21)

22 **Operations on nasal sinuses**　　　**22** **鼻窦手术**

22.0 **Aspiration and lavage of nasal sinus**　　**22.0** **鼻窦抽吸和灌洗**

22.00	Aspiration and lavage of nasal sinus，not otherwise specified	22.00	鼻窦抽吸和灌洗 NOS

22.01 Puncture of nasal sinus for aspiration or lavage

22.01 鼻窦穿刺,为抽吸或灌洗

22.02 Aspiration or lavage of nasal sinus through natural ostium

22.02 经自然孔的鼻窦抽吸或灌洗

22.1 Diagnostic procedures on nasal sinus

22.1 鼻窦诊断性操作

22.11 Closed [endoscopic] [needle] biopsy of nasal sinus

22.11 鼻窦闭合性[内镜的][针吸]活组织检查

22.12 Open biopsy of nasal sinus

22.12 鼻窦开放性活组织检查

22.19 Other diagnostic procedures on nasal sinuses

Endoscopy without biopsy

Excludes: transillumination of sinus (89.35)

x-ray of sinus(87.15-87.16)

22.19 鼻窦其他诊断性操作

内镜检查不伴活组织检查

不包括:鼻窦透照法(89.35)

鼻窦 X 线检查(87.15-87.16)

22.2 Intranasal antrotomy

Excludes: antrotomy with external approach(22.31-22.39)

22.2 鼻内上颌窦切开术

不包括:外入路上颌窦切开术(22.31-22.39)

22.3 External maxillary antrotomy

22.3 经鼻外上颌窦切开术

22.31 Radical maxillary antrotomy

Removal of lining membrane of maxillary sinus using Caldwell-Luc approach

22.31 根治性上颌窦切开术

经考德威尔-卢克入路去除上颌窦黏膜

22.39 Other external maxillary antrotomy

Exploration of maxillary antrum with Caldwell-Luc approach

22.39 其他经鼻外上颌窦切开术

经考德威尔-卢克入路的上颌窦探查术

22.4 Frontal sinusotomy and sinusectomy

22.4 额窦切开术和切除术

22.41 Frontal sinusotomy

22.41 额窦切开术

22.42 Frontal sinusectomy

Excision of lesion of frontal sinus

Obliteration of frontal sinus(with fat)

Excludes: biopsy of nasal sinus(22.11-22.12)

22.42 额窦切除术

额窦病损切除术

额窦封闭术(用脂肪)

不包括:鼻窦活组织检查(22.11-22.12)

22.5 Other nasal sinusotomy

22.5 其他鼻窦切开术

22.50 Sinusotomy, not otherwise specified

22.50 鼻窦切开术 NOS

22.51 Ethmoidotomy

22.51 筛窦切开术

22.52 Sphenoidotomy

22.52 蝶窦切开术

22.53　Incision of multiple nasal sinuses	22.53　多个鼻窦切开术

22.6　**Other nasal sinusectomy**
Includes：that with incidental turbinectomy
Excludes：biopsy of nasal sinus（22.11-22.12）

22.60　Sinusectomy，not otherwise specified
22.61　Excision of lesion of maxillary sinus with Caldwell-Luc approach
22.62　Excision of lesion of maxillary sinus with other approach
22.63　Ethmoidectomy
22.64　Sphenoidectomy

22.7　**Repair of nasal sinus**
22.71　Closure of nasal sinus fistula
Repair of oro-antral fistula
22.79　Other repair of nasal sinus
Reconstruction of frontonasal duct
Repair of bone of accessory sinus

22.9　**Other operations on nasal sinuses**
Exteriorization of maxillary sinus
Fistulization of sinus
Excludes：dilation of frontonasal duct（96.21）

23　**Removal and restoration of teeth**

23.0　**Forceps extraction of tooth**
23.01　Extraction of deciduous tooth
23.09　Extraction of other tooth
Extraction of tooth NOS

23.1　**Surgical removal of tooth**
23.11　Removal of residual root
23.19　Other surgical extraction of tooth
Odontectomy NOS
Removal of impacted tooth
Tooth extraction with elevation of mucoperiosteal flap

22.6　**其他鼻窦切除术**
包括：同时伴附带鼻甲切除术

不包括：鼻窦活组织检查（22.11-22.12）

22.60　鼻窦切除术 NOS
22.61　经考德威尔-卢克入路上颌窦病损切除术
22.62　经其他入路上颌窦病损切除术
22.63　筛窦切除术
22.64　蝶窦切除术

22.7　**鼻窦修补术**
22.71　鼻窦瘘闭合术
口腔-鼻窦瘘修补术
22.79　鼻窦其他修补术
额鼻管重建术
鼻窦骨修补术

22.9　**鼻窦其他手术**
上颌窦外开放术
鼻窦造口术
不包括：额鼻管扩张（96.21）

23　**牙的拔除与修复**

23.0　**齿钳拔牙**
23.01　拔除乳牙
23.09　拔除其他牙
拔牙 NOS

23.1　**手术拔牙**
23.11　拔除残根
23.19　其他手术拔牙
齿切除术 NOS
拔除阻生智齿
掀起黏膜骨膜瓣的拔牙

23.2 **Restoration of tooth by filling**	**23.2** 牙齿填充修复
23.3 **Restoration of tooth by inlay**	**23.3** 牙齿镶嵌修复
23.4 **Other dental restoration**	**23.4** 其他牙修复
23.41 Application of crown	23.41 安装牙冠
23.42 Insertion of fixed bridge	23.42 置入固定桥
23.43 Insertion of removable bridge	23.43 置入活动桥
23.49 Other	23.49 其他

23.5 **Implantation of tooth**	**23.5** 种植牙
23.6 **Prosthetic dental implant**	**23.6** 假牙置入
Endosseous dental implant	骨内牙植入

23.7 **Apicoectomy and root canal therapy**	**23.7** 根尖切除术和根管治疗
23.70 Root canal, not otherwise specified	23.70 根管治疗 NOS
23.71 Root canal therapy with irrigation	23.71 根管治疗,冲洗术
23.72 Root canal therapy with apicoectomy	23.72 根管治疗伴根尖切除术
23.73 Apicoectomy	23.73 根尖切除术

24 **Other operations on teeth, gums, and alveoli**	**24** 其他牙、牙龈和牙槽的手术

24.0 **Incision of gum or alveolar bone**	**24.0** 牙龈或牙槽骨的切开术
Apical alveolotomy	根尖牙槽骨切开术

24.1 **Diagnostic procedures on teeth, gums, and alveoli**	**24.1** 牙,牙龈和牙槽的诊断性操作
24.11 Biopsy of gum	24.11 牙龈活组织检查
24.12 Biopsy of alveolus	24.12 牙槽活组织检查
24.19 Other diagnostic procedures on teeth, gums, and alveoli	24.19 牙、牙龈和牙槽的其他诊断性操作

Excludes：dental：

    examination(89.31)

    x-ray：

        full-mouth(87.11)

        other(87.12)

    microscopic examination of dental specimen(90.81-90.89)

不包括:牙：

    检查(89.31)

    X 线检查：

        全口(87.11)

        其他(87.12)

    牙标本显微镜检查(90.81-90.89)

24.2 **Gingivoplasty**	**24.2** 牙龈成形术
Gingivoplasty with bone or soft tissue graft	牙龈成形术,用骨或软组织移植物

24.3	**Other operations on gum**	

24.31　Excision of lesion or tissue of gum

Excludes：biopsy of gum(24.11)

excision of odontogenic lesion(24.4)

24.32　Suture of laceration of gum

24.39　Other

24.4　**Excision of dental lesion of jaw**

Excision of odontogenic lesion

24.5　**Alveoloplasty**

Alveolectomy(interradicular)(intraseptal)(radical)(simple)(with graft or implant)

Excludes：biopsy of alveolus(24.12)

en bloc resection of alveolar process and palate(27.32)

24.6　**Exposure of tooth**

24.7　**Application of orthodontic appliance**

Application，insertion，or fitting of：

arch bars

orthodontic obturator

orthodontic wiring

periodontal splint

Excludes：nonorthodontic dental wiring (93.55)

24.8　**Other orthodontic operation**

Closure of diastema(alveolar)(dental)

Occlusal adjustment

Removal of arch bars

Repair of dental arch

Excludes：removal of nonorthodontic wiring(97.33)

24.9　**Other dental operations**

24.91　Extension or deepening of buccolabial or lingual sulcus

24.99　Other

Excludes：dental：

debridement(96.54)

24.3　**牙龈其他手术**

24.31　牙龈病损或组织的切除术

不包括：牙龈活组织检查(24.11)

牙源性病损切除术(24.4)

24.32　牙龈裂伤缝合术

24.39　其他

24.4　**颌骨上牙病损切除术**

牙源性病损切除术

24.5　**牙槽成形术**

牙槽切除术(根间的)(牙槽间隔内的)(根治性)(单纯性)(伴移植或植入物)

不包括：牙槽活组织检查(24.12)

牙槽突和腭的整块切除术(27.32)

24.6　**牙暴露**

24.7　**牙矫正器的应用**

应用，置入或安装：

弓形杆

牙矫形堵塞器

牙矫形钢丝

牙周夹版

不包括：非牙矫形的牙钢丝栓(93.55)

24.8　**其他牙矫形手术**

闭合间隙(牙槽)(牙)

咬合调整

去除弓形杆

牙弓修补术

不包括：去除非牙矫形钢丝(97.33)

24.9　**其他牙手术**

24.91　唇颊沟或舌沟的延伸或加深术

24.99　其他

不包括：牙：

清创术(96.54)

examination(89.31)	检查(89.31)
prophylaxis(96.54)	预防(96.54)
scaling and polishing(96.54)	洁牙和磨光(96.54)
wiring(93.55)	栓结术(93.55)
fitting of dental appliance［denture］(99.97)	安装牙矫形器［牙托］(99.97)
microscopic examination of dental specimen(90.81-90.89)	牙标本显微镜检查(90.81-90.89)
removal of dental：	去除牙的：
packing(97.34)	填塞(97.34)
prosthesis(97.35)	假体(97.35)
wiring(97.33)	栓结(97.33)
replacement of dental packing(97.22)	置换牙填塞(97.22)

25　Operations on tongue

25　舌手术

25.0　Diagnostic procedures on tongue

25.0　舌诊断性操作

25.01	Closed［needle］biopsy of tongue	25.01	闭合性［针吸］舌活组织检查
25.02	Open biopsy of tongue	25.02	开放性舌活组织检查
	Wedge biopsy		楔形活组织检查
25.09	Other diagnostic procedures on tongue	25.09	舌其他诊断性操作

25.1　Excision or destruction of lesion or tissue of tongue

Excludes： biopsy of tongue (25.01-25.02)

frenumectomy：

labial(27.41)

lingual(25.92)

25.1　舌病损或组织切除术或破坏术

不包括：舌活组织检查(25.01-25.02)

系带切除术：

唇(27.41)

舌部(25.92)

25.2　Partial glossectomy
25.3　Complete glossectomy

Glossectomy NOS

Code also：any neck dissection (40.40-40.42)

25.2　舌部分切除术
25.3　舌全部切除术

舌切除术 NOS

另编码:任何淋巴结清扫(40.40-40.42)

25.4　Radical glossectomy

Code also any：

neck dissection(40.40-40.42)

tracheostomy(31.1-31.29)

25.4　根治性舌切除术

另编码任何：

淋巴结清扫术(40.40-40.42)

气管造口术(31.1-31.29)

25.5　Repair of tongue and glossoplasty

25.5　舌修补术和舌成形术

25.51　Suture of laceration of tongue

25.59　Other repair and plastic operations on tongue

　　　　Fascial sling of tongue

　　　　Fusion of tongue(to lip)

　　　　Graft of mucosa or skin to tongue

　　　　Excludes：lysis of adhesions of tongue (25.93)

25.9　**Other operations on tongue**

25.91　Lingual frenotomy

　　　　Excludes：labial frenotomy(27.91)

25.92　Lingual frenectomy

　　　　Excludes：labial frenectomy(27.41)

25.93　Lysis of adhesions of tongue

25.94　Other glossotomy

25.99　Other

26　**Operations on salivary glands and ducts**

　　　　Includes：operations on：

　　　　　　lesser salivary gland and duct

　　　　　　parotid gland and duct

　　　　　　sublingual gland and duct

　　　　　　submaxillary gland and duct

　　　　Code also：any neck dissection(40.40-40.42)

26.0　**Incision of salivary gland or duct**

26.1　**Diagnostic procedures on salivary glands and ducts**

26.11　Closed [needle] biopsy of salivary gland or duct

26.12　Open biopsy of salivary gland or duct

26.19　Other diagnostic procedures on salivary glands and ducts

　　　　Excludes：x-ray of salivary gland (87.09)

26.2　**Excision of lesion of salivary gland**

26.21　Marsupialization of salivary gland cyst

26.29　Other excision of salivary gland lesion

25.51　舌裂伤缝合术

25.59　舌其他修补术和整形术

　　　　舌筋膜吊带法

　　　　舌(与唇)吻合术

　　　　黏膜或皮肤移植至舌

　　　　不包括：舌粘连松解术(25.93)

25.9　**舌的其他手术**

25.91　舌系带切开术

　　　　不包括：唇系带切开术(27.91)

25.92　舌系带切除术

　　　　不包括：唇系带切除术(27.41)

25.93　舌粘连松解术

25.94　其他舌切开术

25.99　其他

26　**涎腺和管的手术**

　　　　包括：手术：

　　　　　　小涎腺和管

　　　　　　腮腺和管

　　　　　　舌下腺和管

　　　　　　颌下腺和管

　　　　另编码：任何淋巴结清扫术(40.40-40.42)

26.0　**涎腺或管的切开术**

26.1　**涎腺和管的诊断性操作**

26.11　闭合性[针吸]涎腺或管的活组织检查

26.12　开放性涎腺或管的活组织检查

26.19　涎腺和管的其他诊断性操作

　　　　不包括：涎腺X线检查(87.09)

26.2　**涎腺病损切除术**

26.21　涎腺囊肿袋形缝合术[造袋术]

26.29　涎腺病损的其他切除术

Excludes：biopsy of salivary gland (26.11-26.12)	**不包括**：涎腺活组织检查(26.11-26.12)
salivary fistulectomy(26.42)	涎腺瘘管切除术(26.42)

26.3	**Sialoadenectomy**	**26.3**	**涎腺切除术**
26.30	Sialoadenectomy, not otherwise specified	26.30	涎腺切除术 NOS
26.31	Partial sialoadenectomy	26.31	部分涎腺切除术
26.32	Complete sialoadenectomy	26.32	全部涎腺切除术
	En bloc excision of salivary gland lesion		涎腺病损整块切除术
	Radical sialoadenectomy		根治性涎腺切除术

26.4	**Repair of salivary gland or duct**	**26.4**	**涎腺或管修补术**
26.41	Suture of laceration of salivary gland	26.41	涎腺裂伤缝合术
26.42	Closure of salivary fistula	26.42	涎腺瘘闭合术
26.49	Other repair and plastic operations on salivary gland or duct	26.49	涎腺或管的其他修补术和整形术
	Fistulization of salivary gland		涎腺造口术
	Plastic repair of salivary gland or duct NOS		涎腺或管的整形修补术 NOS
	Transplantation of salivary duct opening		涎腺管口移植术

26.9	**Other operations on salivary gland or duct**	**26.9**	**涎腺或管的其他手术**
26.91	Probing of salivary duct	26.91	涎腺管探通术
26.99	Other	26.99	其他

27	**Other operations on mouth and face**	**27**	**口和面的其他手术**

Includes：operations on：	**包括**：手术：
lips	唇
palate	腭
soft tissue of face and mouth, except tongue and gingiva	面和口的软组织，除外舌和牙龈
Excludes：operations on：	**不包括**：手术：
gingiva(24.0-24.99)	牙龈(24.0-24.99)
tongue(25.01-25.99)	舌(25.01-25.99)

27.0	**Drainage of face and floor of mouth**	**27.0**	**面和口底引流术**
	Drainage of：		引流术：
	facial region(abscess)		面部(脓肿)

fascial compartment of face

Ludwig's angina

Excludes：drainage of thyroglossal tract (06.09)

面的筋膜间隙

路德维希咽峡炎

不包括:甲状舌管引流术(06.09)

27.1 **Incision of palate**

27.2 **Diagnostic procedures on oral cavity**

27.21 Biopsy of bony palate

27.22 Biopsy of uvula and soft palate

27.23 Biopsy of lip

27.24 Biopsy of mouth，unspecified structure

27.29 Other diagnostic procedures on oral cavity

Excludes：soft tissue x-ray(87.09)

27.1 腭切开术

27.2 口腔诊断性操作

27.21 硬腭活组织检查

27.22 悬雍垂和软腭的活组织检查

27.23 唇活组织检查

27.24 口活组织检查,未特指结构

27.29 口腔其他诊断性操作

不包括:软组织 X-线检查(87.09)

27.3 **Excision of lesion or tissue of bony palate**

27.31 Local excision or destruction of lesion or tissue of bony palate

Local excision or destruction of palate by：

cautery

chemotherapy

cryotherapy

Excludes： biopsy of bony palate (27.21)

27.32 Wide excision or destruction of lesion or tissue of bony palate

En bloc resection of alveolar process and palate

27.3 硬腭病损或组织切除术

27.31 硬腭病损或组织的局部切除术或破坏术

腭局部切除术或破坏术,用：

烧灼术

化学疗法

冷冻疗法

不包括:硬腭活组织检查(27.21)

27.32 硬腭病损或组织的广泛切除术或破坏术

牙槽突和腭的整块切除术

27.4 **Excision of other parts of mouth**

27.41 Labial frenectomy

Excludes： division of labial frenum (27.91)

27.42 Wide excision of lesion of lip

27.43 Other excision of lesion or tissue of lip

27.49 Other excision of mouth

Excludes： biopsy of mouth NOS (27.24)

excision of lesion of：

palate(27.31-27.32)

tongue(25.1)

uvula(27.72)

27.4 口其他部分的切除术

27.41 唇系带切除术

不包括:唇系带切断术(27.91)

27.42 唇病损广泛切除术

27.43 唇病损或组织的其他切除术

27.49 口的其他切除术

不包括:口活组织检查 NOS(27.24)

病损切除术：

腭(27.31-27.32)

舌(25.1)

悬雍垂(27.72)

fistulectomy of mouth(27.53)

frenectomy of：

　lip(27.41)

　tongue(25.92)

口瘘管切除术(27.53)

系带切除术：

　唇(27.41)

　舌(25.92)

27.5　**Plastic repair of lip and mouth**

Excludes：palatoplasty(27.61-27.69)

27.51　Suture of laceration of lip

27.52　Suture of laceration of other part of mouth

27.53　Closure of fistula of mouth

　Excludes：fistulectomy：

　　nasolabial(21.82)

　　oro-antral(22.71)

　　oronasal(21.82)

27.54　Repair of cleft lip

27.55　Full-thickness skin graft to lip and mouth

27.56　Other skin graft to lip and mouth

27.57　Attachment of pedicle or flap graft to lip and mouth

27.59　Other plastic repair of mouth

27.5　唇、口整形修补术

不包括：腭成形术(27.61-27.69)

27.51　唇裂伤缝合术

27.52　口的其他部分裂伤缝合术

27.53　口瘘管闭合术

　不包括：瘘管切除术：

　　鼻唇(21.82)

　　口腔-鼻窦(22.71)

　　口鼻(21.82)

27.54　裂唇修补术

27.55　唇和口的全层皮肤移植

27.56　唇和口的其他皮肤移植

27.57　唇和口的带蒂皮瓣或皮瓣移植

27.59　口的其他整形修补术

27.6　**Palatoplasty**

27.61　Suture of laceration of palate

27.62　Correction of cleft palate

　Correction of cleft palate by push-back operation

　Excludes：revision of cleft palate repair (27.63)

27.63　Revision of cleft palate repair

　Secondary：

　　attachment of pharyngeal flap

　　lengthening of palate

27.64　Insertion of palatal implant

27.69　Other plastic repair of palate

　Code also：any insertion of palatal implant (27.64)

　Excludes：fistulectomy of mouth(27.53)

27.6　腭成形术

27.61　腭裂伤缝合术

27.62　腭裂矫正术

　腭裂矫正术,用后推手术

　不包括：腭裂修补术后的修复术(27.63)

27.63　腭裂修补术后的修复术

　二期：

　　咽瓣附着术

　　腭延伸术

27.64　腭植入物置入术

27.69　腭的其他整形术

　另编码：其他腭植入物的置入术(27.64)

　不包括：口瘘管切除术(27.53)

27.7　**Operations on uvula**

27.71　Incision of uvula

27.72　Excision of uvula

　Excludes：biopsy of uvula(27.22)

27.7　腭垂手术

27.71　腭垂切开术

27.72　腭垂切除术

　不包括：腭垂活组织检查(27.22)

27.73 Repair of uvula

Excludes：that with synchronous cleft palate repair(27.62)

uranostaphylorrhaphy(27.62)

27.79 Other operations on uvula

27.9 **Other operations on mouth and face**

27.91 Labial frenotomy

Division of labial frenum

Excludes：lingual frenotomy(25.91)

27.92 Incision of mouth，unspecified structure

Excludes：incision of：

gum(24.0)

palate(27.1)

salivary gland or duct(26.0)

tongue(25.94)

uvula(27.71)

27.99 Other operations on oral cavity

Graft of buccal sulcus

Excludes：removal of：

intraluminal foreign body(98.01)

penetrating foreign body from mouth without incision(98.22)

28 **Operations on tonsils and adenoids**

28.0 **Incision and drainage of tonsil and peritonsillar structures**

Drainage(oral)(transcervical) of：

parapharyngeal abscess

peritonsillar abscess

retropharyngeal abscess

tonsillar abscess

28.1 **Diagnostic procedures on tonsils and adenoids**

28.11 **Biopsy of tonsils and adenoids**

28.19 **Other diagnostic procedures on tonsils and adenoids**

Excludes：soft tissue x-ray(87.09)

28.2 **Tonsillectomy without adenoidectomy**

27.73 腭垂修补术

不包括：同时伴有腭裂修补术(27.62)

软硬腭缝合术(27.62)

27.79 腭垂的其他手术

27.9 **口和面的其他手术**

27.91 唇系带切开术

唇系带切断

不包括：舌系带切开术(25.91)

27.92 口切开术，未特指结构

不包括：切开术：

牙龈(24.0)

腭(27.1)

唾液腺或管(26.0)

舌(25.94)

腭垂(27.71)

27.99 口腔其他手术

颊沟移植术

不包括：去除：

管腔内异物(98.01)

口穿透性异物，无切开(98.22)

28 **扁桃体和腺样增殖体的手术**

28.0 **扁桃体和扁桃体周围结构的切开引流术**

引流术(经口腔)(经颈部)：

咽旁脓肿

扁桃体周围脓肿

咽后脓肿

扁桃体脓肿

28.1 **扁桃体和腺样增殖体的诊断性操作**

28.11 **扁桃体和腺样增殖体的活组织检查**

28.19 **扁桃体和腺样增殖体的其他诊断性操作**

不包括：软组织 X 线检查(87.09)

28.2 **扁桃体切除术不伴腺样增殖体切除术**

28.3 **Tonsillectomy with adenoidectomy**	**28.3** 扁桃体切除术伴腺样增殖体切除术
28.4 **Excision of tonsil tag**	**28.4** 扁桃腺残体切除术
28.5 **Excision of lingual tonsil**	**28.5** 舌扁桃体切除术
28.6 **Adenoidectomy without tonsillectomy**	**28.6** 腺样增殖体切除术不伴扁桃体切除术
Excision of adenoid tag	腺样增殖体残体切除术
28.7 **Control of hemorrhage after tonsillectomy and adenoidectomy**	**28.7** 扁桃体切除术和腺样增殖体切除术后出血的控制
28.9 **Other operations on tonsils and adenoids**	**28.9** 扁桃体和腺样增殖体的其他手术
28.91 Removal of foreign body from tonsil and adenoid by incision	28.91 扁桃体和腺样增殖体切开去除异物
Excludes：that without incision(98.13)	**不包括**：不伴同时切开术(98.13)
28.92 Excision of lesion of tonsil and adenoid	28.92 扁桃体和腺样增殖体病损的切除术
Excludes：biopsy of tonsil and adenoid (28.11)	**不包括**：扁桃体和腺样增殖体的活组织检查(28.11)
28.99 Other	28.99 其他

29 **Operations on pharynx**	**29** 咽部手术
Includes：operations on：	包括：手术：
hypopharynx	下咽部
nasopharynx	鼻咽部
oropharynx	口咽部
pharyngeal pouch	咽囊
pyriform sinus	梨状隐窝
29.0 **Pharyngotomy**	**29.0** 咽切开术
Drainage of pharyngeal bursa	咽囊引流术
Excludes：incision and drainage of retropharyngeal abscess(28.0)	**不包括**：咽后脓肿切开引流术(28.0)
removal of foreign body(without incision)(98.13)	异物去除(不伴切开术)(98.13)
29.1 **Diagnostic procedures on pharynx**	**29.1** 咽诊断性操作
29.11 Pharyngoscopy	29.11 咽镜检查
29.12 Pharyngeal biopsy	29.12 咽活组织检查
Biopsy of supraglottic mass	声门上肿块活组织检查
29.19 Other diagnostic procedures on pharynx	29.19 咽的其他诊断性操作
Excludes：x-ray of nasopharynx：	**不包括**：鼻咽 X 线检查：
contrast(87.06)	对比剂(87.06)
other(87.09)	其他(87.09)

| **29.2** | Excision of branchial cleft cyst or vestige | **29.2** | 鳃裂囊肿或遗迹切除术 |

29.2 Excision of branchial cleft cyst or vestige

Excludes: branchial cleft fistulectomy (29.52)

29.2 鳃裂囊肿或遗迹切除术

不包括:鳃裂瘘管切除术(29.52)

29.3 Excision or destruction of lesion or tissue of pharynx

29.31 Cricopharyngeal myotomy

Excludes: that with pharyngeal diverticulectomy(29.32)

29.32 Pharyngeal diverticulectomy

29.33 Pharyngectomy(partial)

Excludes:laryngopharyngectomy(30.3)

29.39 Other excision or destruction of lesion or tissue of pharynx

29.3 咽病损或组织的切除术或破坏术

29.31 环咽肌切开术

不包括:同时伴咽憩室切除术(29.32)

29.32 咽憩室切除术

29.33 咽切除术(部分)

不包括:喉咽切除术(30.3)

29.39 咽病损或组织的其他切除术或破坏术

29.4 Plastic operation on pharynx

Correction of nasopharyngeal atresia

Excludes: pharyngoplasty associated with cleft palate repair(27.62-27.63)

29.4 咽整形术

鼻咽闭锁矫正术

不包括:咽成形术伴腭裂修补术(27.62-27.63)

29.5 Other repair of pharynx

29.51 Suture of laceration of pharynx

29.52 Closure of branchial cleft fistula

29.53 Closure of other fistula of pharynx

Pharyngoesophageal fistulectomy

29.54 Lysis of pharyngeal adhesions

29.59 Other

29.5 咽的其他修补术

29.51 咽裂伤缝合术

29.52 鳃裂瘘闭合术

29.53 咽其他瘘管的闭合术

咽食管瘘切除术

29.54 咽粘连松解术

29.59 其他

29.9 Other operations on pharynx

29.91 Dilation of pharynx

Dilation of nasopharynx

29.92 Division of glossopharyngeal nerve

29.99 Other

Excludes: insertion of radium into pharynx and nasopharynx(92.27)

removal of intraluminal foreign body (98.13)

29.9 咽的其他手术

29.91 咽扩张

鼻咽扩张

29.92 舌咽神经切断

29.99 其他

不包括:咽和鼻咽镭置入术(92.27)

去除管腔内异物(98.13)

Chapter 8
OPERATIONS ON THE RESPIRATORY SYSTEM(30-34)

微信扫码
● 配套电子书
● 操 作 指 南
● 知 识 讲 解
● 医学研习群

30 **Excision of larynx**

30.0 **Excision or destruction of lesion or tissue of larynx**

30.01　Marsupialization of laryngeal cyst
30.09　Other excision or destruction of lesion or tissue of larynx

Stripping of vocal cords

Excludes：biopsy of larynx(31.43)
laryngeal fistulectomy(31.62)
laryngotracheal fistulectomy(31.62)

30.1 **Hemilaryngectomy**
30.2 **Other partial laryngectomy**

30.21　Epiglottidectomy
30.22　Vocal cordectomy

Excision of vocal cords

30.29　Other partial laryngectomy

Excision of laryngeal cartilage

30.3 **Complete laryngectomy**

Block dissection of larynx(with thyroidectomy)(with synchronous tracheostomy)

Laryngopharyngectomy

Excludes：that with radical neck dissection(30.4)

30.4 **Radical laryngectomy**

Complete[total]laryngectomy with radical neck dissection(with thyroidectomy)(with synchronous tracheostomy)

31 **Other operations on larynx and trachea**

第8章
呼吸系统手术(30-34)

30 喉切除术

30.0 喉病损或组织的切除术或破坏术

30.01　喉囊肿的袋形缝合术[造袋术]
30.09　喉病损或组织的其他切除术或破坏术

声带剥脱术

不包括:喉活组织检查(31.43)
喉瘘管切除术(31.62)
喉气管瘘管切除术(31.62)

30.1 半喉切除术
30.2 其他部分喉切除术

30.21　会厌切除术
30.22　声带切除术

声带切除术

30.29　其他部分喉切除术

喉软骨切除术

30.3 全部喉切除术

喉大块清扫(伴甲状腺切除术)(同时伴气管造口术)

喉咽切除术

不包括:同时伴根治性淋巴结清扫术(30.4)

30.4 根治性喉切除术

完全[全部]喉切除术伴根治性淋巴结清扫术(伴甲状腺切除术)(同时伴气管造口术)

31 喉和气管的其他手术

31.0 Injection of larynx

Injection of inert material into larynx or vocal cords

31.1 Temporary tracheostomy

Temporary percutaneous dilatational tracheostomy〔PDT〕

Tracheotomy for assistance in breathing

Code also：any synchronous bronchoscopy，if performed（33.21-33.24，33.27)

31.2 Permanent tracheostomy

31.21　Mediastinal tracheostomy

31.29　Other permanent tracheostomy

Code also any synchronous bronchoscopy，if performed（33.21-33.24，33.27)

Excludes：that with laryngectomy（30.3-30.4）

Permanent percutaneous dilatational tracheostomy〔PDT〕

31.3 Other incision of larynx or trachea

Excludes：that for assistance in breathing（31.1-31.29）

31.4 Diagnostic procedures on larynx and trachea

31.41　Tracheoscopy through artificial stoma

Excludes：that with biopsy(31.43-31.44)

31.42　Laryngoscopy and other tracheoscopy

Excludes：that with biopsy(31.43-31.44)

31.43　Closed〔endoscopic〕biopsy of larynx

31.44　Closed〔endoscopic〕biopsy of trachea

31.45　Open biopsy of larynx or trachea

31.48　Other diagnostic procedures on larynx

Excludes：contrast laryngogram(87.07)

microscopic examination of specimen from larynx(90.31-90.39)

31.0 喉注射

喉或声带惰性物质的注射

31.1 暂时性气管造口术

暂时性经皮扩张性气管造口术〔PDT〕

为帮助呼吸的气管切开术

另编码：任何同时进行的气管镜检查，如果已施行（33.21-33.24，33.27)

31.2 永久性气管造口术

31.21　纵隔气管造口术

31.29　其他永久性气管造口术

另编码：任何同时进行的气管镜检查，如果已施行　（33.21-33.24，33.27)

不包括：同时伴喉切除术(30.3-30.4)

暂时性经皮扩张性气管造口术〔PDT〕

31.3 喉或气管的其他切开术

不包括：为帮助呼吸(31.1-31.29)

31.4 喉和气管的诊断性操作

31.41　气管镜检查，经人工造口

不包括：经人工造口的气管镜检查伴活组织检查(31.43-31.44)

31.42　喉镜检查和其他气管镜检查

不包括：喉镜检查和其他气管镜检查伴活组织检查(31.43-31.44)

31.43　闭合性〔内镜〕喉活组织检查

31.44　闭合性〔内镜〕气管活组织检查

31.45　开放性喉或气管活组织检查

31.48　喉的其他诊断性操作

不包括：对比剂喉造影图(87.07)

喉标本的显微镜检查(90.31-90.39)

soft tissue x-ray of larynx NEC (87.09)　　　　喉软组织 X 线检查 NEC(87.09)

31.49 Other diagnostic procedures on trachea

Excludes：microscopic examination of specimen from trachea(90.41-90.49)

x-ray of trachea(87.49)

31.49 气管的其他诊断性操作

不包括：气管标本的显微镜检查(90.41-90.49)

气管 X 线检查(87.49)

31.5 **Local excision or destruction of lesion or tissue of trachea**

Excludes：biopsy of trachea (31.44-31.45)

laryngotracheal fistulectomy(31.62)

tracheoesophageal fistulectomy(31.73)

31.5 **气管病损或组织的局部切除术或破坏术**

不包括：气管活组织检查(31.44-31.45)

喉气管瘘管切除术(31.62)

气管食管瘘管切除术(31.73)

31.6 **Repair of larynx**

31.61 Suture of laceration of larynx

31.62 Closure of fistula of larynx

Laryngotracheal fistulectomy

Take-down of laryngostomy

31.63 Revision of laryngostomy

31.64 Repair of laryngeal fracture

31.69 Other repair of larynx

Arytenoidopexy

Graft of larynx

Transposition of vocal cords

Excludes：construction of artificial larynx (31.75)

31.6 **喉修补术**

31.61 喉裂伤缝合术

31.62 喉瘘闭合术

喉气管瘘管切除术

喉造口拆除

31.63 喉造口修复术

31.64 喉骨骨折修补术

31.69 喉的其他修补术

构状软骨固定术

喉移植物

声带转位

不包括：人工喉建造术(31.75)

31.7 **Repair and plastic operations on trachea**

31.71 Suture of laceration of trachea

31.72 Closure of external fistula of trachea

Closure of tracheotomy

31.73 Closure of other fistula of trachea

Tracheoesophageal fistulectomy

Excludes：laryngotracheal fistulectomy (31.62)

31.74 Revision of tracheostomy

31.75 Reconstruction of trachea and construction of artificial larynx

Tracheoplasty with artificial larynx

31.7 **气管修补术和整形术**

31.71 气管裂伤缝合术

31.72 气管外瘘管闭合术

气管切开的闭合术

31.73 气管其他瘘管的闭合术

气管食管瘘管切除术

不包括：喉气管瘘管切除术(31.62)

31.74 气管造口修复术

31.75 气管重建术和人工喉建造术

气管成形术伴人工喉

31.79	Other repair and plastic operations on trachea	31.79	气管其他修补术和整形术	

31.9 Other operations on larynx and trachea

31.9 喉和气管的其他手术

31.91　Division of laryngeal nerve

31.91　喉神经切断术

31.92　Lysis of adhesions of trachea or larynx

31.92　气管或喉粘连的松解术

31.93　Replacement of laryngeal or tracheal stent

31.93　喉或气管支架置换术

31.94　Injection of locally-acting therapeutic substance into trachea

31.94　气管注入局部作用的治疗性物质

31.95　Tracheoesophageal fistulization

31.95　气管食管造口术

31.98　Other operations on larynx

Dilation of larynx

Division of congenital web of larynx

Removal of keel or stent of larynx

Excludes：removal of intraluminal foreign body from larynx without incision (98.14)

31.98　喉的其他手术

喉扩张

先天性喉蹼切断术

去除喉龙骨或支架

不包括：非切开的喉管内异物去除术（98.14）

31.99　Other operations on trachea

Excludes：removal of：

intraluminal foreign body from trachea without incision(98.15)

tracheostomy tube(97.37)

replacement of tracheostomy tube(97.23)

tracheostomy toilette(96.55)

31.99　气管的其他手术

不包括：去除：

气管管腔内异物，非切开(98.15)

气管造口管(97.37)

置换气管造口管(97.23)

气管造口清理(96.55)

32 Excision of lung and bronchus

32 肺和支气管切除术

Includes：rib resection as operative approach

sternotomy as operative approach

sternum-splitting incision as operative approach

thoracotomy as operative approach

Code also：any synchronous bronchoplasty(33.48)

包括：肋骨部分切除术，作为手术入路

胸骨切开术，作为手术入路

胸骨劈开术，作为手术入路

胸廓切开术，作为手术入路

另编码：任何同时进行的支气管成形术（33.48）

32.0 Local excision or destruction of lesion or tissue of bronchus

Excludes：biopsy of bronchus (33.24-33.25)

bronchial fistulectomy(33.42)

32.0 支气管病损或组织的局部切除术或破坏术

不包括：支气管活组织检查（33.24-33.25）

支气管瘘管切除术(33.42)

32.01　Endoscopic excision or destruction of lesion or tissue of bronchus

32.09　Other local excision or destruction of lesion or tissue of bronchus

Excludes：that by endoscopic approach (32.01)

32.1　**Other excision of bronchus**

Resection(wide sleeve) of bronchus

Excludes：radical dissection ［excision］ of bronchus(32.6)

32.2　**Local excision or destruction of lesion or tissue of lung**

32.20　Thoracoscopic excision of lesion or tissue of lung

Thoracoscopic wedge resection

32.21　Plication of emphysematous bleb

32.22　Lung volume reduction surgery

32.23　Open ablation of lung lesion or tissue

32.24　Percutaneous ablation of lung lesion or tissue

32.25　Thoracoscopic ablation of lung lesion or tissue

Excludes：thoracoscopic excision of lesion or tissue of lung (32.20)

32.26　Other and unspecified ablation of lung lesion or tissue

Excludes：bronchoscopic bronchial thermoplasty，ablation of smooth airway muscle (32.27)

32.27　Bronchoscopic bronchial thermoplasty, ablation of airway smooth muscle

32.28　Endoscopic excision or destruction of lesion or tissue of lung

Excludes：ablation of lung lesion or tissue：

open(32.23)

other(32.26)

percutaneous(32.24)

thoracoscopic(32.25)

biopsy of lung(33.26-33.27)

32.01　内镜下支气管病损或组织切除术或破坏术

32.09　支气管病损或支气管组织的其他局部切除术或破坏术

不包括:采用内镜入路(32.01)

32.1　**支气管的其他切除术**

支气管部分切除术(宽袖形)

不包括:支气管根治性清扫术［切除术］(32.6)

32.2　**肺病损或肺组织的局部切除术或破坏术**

32.20　胸腔镜下肺组织或病损的切除术

胸腔镜下楔形切除术

32.21　肺大疱折叠术

32.22　肺容量减少术

32.23　开放性消融肺的病损或肺组织

32.24　经皮消融肺的病损或肺组织

32.25　胸腔镜下消融肺的病损或肺组织

不包括:胸腔镜下肺组织或病损的切除术(32.20)

32.26　肺病损或肺组织的其他和未特指的消融

不包括:支气管镜支气管热成型术,气道平滑肌消融(32.27)

32.27　支气管镜支气管热成型术,气道平滑肌消融

32.28　内镜下肺病损或肺组织的切除术或破坏术

不包括:消融肺的病损或肺组织:

开放性(32.23)

其他(32.26)

经皮的(32.24)

胸腔镜的(32.25)

肺活组织检查(33.26-33.27)

32.29　Other local excision or destruction of lesion or tissue of lung

Resection of lung：

NOS

wedge

Excludes：ablation of lung lesion or tissue：

open(32.23)

other(32.26)

percutaneous(32.24)

thoracoscopic(32.25)

biopsy of lung(33.26-33.27)

that by endoscopic approach(32.28)

wide excision of lesion of lung(32.3)

32.3　**Segmental resection of lung**

Partial lobectomy

32.30　Thoracoscopic segmental resection of lung

32.39　Other and unspecified segmental resection of lung

Excludes：thoracoscopic segmental resection of lung (32.30)

32.4　**Lobectomy of lung**

Lobectomy with segmental resection of adjacent lobes of lung

Excludes：that with radical dissection [excision] of thoracic structures (32.6)

32.41　Thoracoscopic lobectomy of lung

32.49　Other lobectomy of lung

Excludes：thoracoscopic lobectomy of lung (32.41)

32.5　**Pneumonectomy**

Excision of lung NOS

Pneumonectomy(with mediastinal dissection)

32.50　Thoracoscopic pneumonectomy

32.59　Other and unspecified pneumonectomy

Excludes：thoracoscopic pneumonectomy (32.50)

32.29　肺病损或组织的其他局部切除术或破坏术

肺部分切除术：

NOS

楔形

不包括：消融肺的病损或肺组织：

开放性(32.23)

其他(32.26)

经皮的(32.24)

胸腔镜的(32.25)

肺活组织检查(33.26-33.27)

肺部分切除术,经内镜入路(32.28)

肺病损广泛切除术(32.3)

32.3　肺节段切除术

部分肺叶切除术

32.30　胸腔镜肺叶节段切除术

32.39　其他和未特指的肺叶节段切除术

不包括：胸腔镜肺叶节段切除术(32.30)

32.4　肺叶切除术

肺叶切除术伴邻近肺叶节段切除术

不包括：肺叶切除术伴胸腔结构的根治性清扫术[切除术](32.6)

32.41　胸腔镜下肺叶切除术

32.49　其他肺叶切除术

不包括：胸腔镜下肺叶切除术(32.41)

32.5　肺切除术

肺切除术 NOS

肺切除术(伴纵隔清扫术)

32.50　胸腔镜下肺切除术

32.59　其他和未特指的肺切除术

不包括：胸腔镜下肺切除术(32.50)

32.6 **Radical dissection of thoracic structures**	**32.6** 胸腔结构的根治性清扫术

Block [en bloc] dissection of bronchus, lobe of lung, brachial plexus, intercostal structure, ribs (transverse process), and sympathetic nerves

支气管、肺叶、臂丛、肋间结构、肋骨（横突）和交感神经的大块[整块]清扫术

32.9 **Other excision of lung**

32.9 其他的肺切除术

Excludes： biopsy of lung and bronchus (33.24-33.27)

不包括：肺和支气管的活组织检查(33.24-33.27)

pulmonary decortication(34.51)

肺皮质剥脱术(34.51)

33 **Other operations on lung and bronchus**

33 肺和支气管的其他手术

Includes： rib resection as operative approach
sternotomy as operative approach
sternum-splitting incision as operative approach
thoracotomy as operative approach

包括：肋骨部分切除术作为手术入路

胸骨切开术作为手术入路
胸骨劈开术作为手术入路

胸廓切开术作为手术入路

33.0 **Incision of bronchus**

33.0 支气管切开术

33.1 **Incision of lung**

33.1 肺切开术

Excludes： puncture of lung(33.93)

不包括：肺穿刺(33.93)

33.2 **Diagnostic procedures on lung and bronchus**

33.2 肺和支气管的诊断性操作

33.20 Thoracoscopic lung biopsy

33.20 胸腔镜肺活组织检查

Excludes： closed endoscopic biopsy of lung (33.27)
closed [percutaneous] [needle] biopsy of lung (33.26)
open biopsy of lung (33.28)

不包括：闭合性肺活组织检查(33.27)

闭合性[经皮][针刺]肺活组织检查(33.26)
开放性肺活组织检查(33.28)

33.21 Bronchoscopy through artificial stoma

33.21 经人工造口的支气管镜检查

Excludes： that with biopsy (33.24, 33.27)

不包括：伴活组织检查(33.24,33.27)

33.22 Fiber-optic bronchoscopy

33.22 光导纤维支气管镜检查

Excludes： that with biopsy (33.24, 33.27)

不包括：伴活组织检查(33.24,33.27)

33.23 Other bronchoscopy

33.23 其他支气管镜检查

Excludes：that for:

不包括：支气管镜检查,为了:

aspiration(96.05)

biopsy(33.24,33.27)

抽吸(96.05)

活组织检查(33.24,33.27)

33.24　Closed [endoscopic] biopsy of bronchus

Bronchoscopy(fiberoptic)(rigid) with：

brush biopsy of "lung"

brushing or washing for specimen collection

excision(bite) biopsy

Diagnostic bronchoalveolar lavage (BAL)

Mini-bronchoalveolar lavage [mini-BAL]

Transbronchoscopic needle aspiration [TBNA] of bronchus

Excludes：closed biopsy of lung, other than brush biopsy of "lung"(33.26, 33.27)

whole lung lavage(33.99)

33.24　闭合性[内镜的]支气管活组织检查

支气管镜检查(光导纤维的)(硬式的)伴：

肺刷洗活组织检查

为标本收集的刷洗或冲洗

切除术(咬切)的活组织检查

诊断性支气管肺泡灌洗(BAL)

微量支气管肺泡灌洗[mini-BAL]

经支气管镜支气管穿刺抽吸

不包括:闭合性肺活组织检查,除外肺刷洗性活组织检查(33.26,33.27)

全肺灌洗(33.99)

33.25　Open biopsy of bronchus

Excludes：open biopsy of lung(33.28)

33.25　开放性支气管活组织检查

不包括:开放性肺活组织检查(33.28)

33.26　Closed [percutaneous] [needle] biopsy of lung

Excludes：endoscopic biopsy of lung (33.27)

thoracoscopic lung biopsy (33.20)

33.26　闭合性[经皮][针吸]肺活组织检查

不包括:肺内镜活组织检查(33.27)

胸腔镜肺活组织检查(33.20)

33.27　Closed endoscopic biopsy of lung

Fiber-optic(flexible) bronchoscopy with fluoroscopic guidance with biopsy

Transbronchial lung biopsy

Transbronchoscopic needle aspiration [TBNA] of lung

Excludes：brush biopsy of "lung" (33.24)

percutaneous biopsy of lung(33.26)

thoracoscopic lung biopsy (33.20)

33.27　闭合性肺内镜活组织检查

荧光显影的光导纤维(可屈性)支气管镜检查伴活组织检查

经支气管肺的活组织检查

经支气管镜肺针刺抽吸[TBNA]

不包括:肺刷洗活组织检查(33.24)

经皮肺活组织检查(33.26)

胸腔镜肺活组织检查(33.20)

33.28　Open biopsy of lung

33.28　开放性肺活组织检查

33.29　Other diagnostic procedures on lung and bronchus

Excludes：bronchoalveolar lavage [BAL] (33.24)

contrast bronchogram：

endotracheal(87.31)

33.29　肺和支气管的其他诊断性操作

不包括:支气管肺泡灌洗[BAL](33.24)

不包括:对比剂支气管造影片：

气管内的(87.31)

other(87.32)

　　endoscopic pulmonary airway flow measurement(33.72)

lung scan(92.15)

magnetic resonance imaging(88.92)

　　microscopic examination of specimen from bronchus or lung (90.41-90.49)

routine chest x-ray(87.44)

ultrasonography of lung(88.73)

vital capacity determination(89.37)

　　x-ray of bronchus or lung NOS (87.49)

其他(87.32)

内镜肺气道流量测量(33.72)

肺扫描(92.15)

磁共振成像(88.92)

支气管或肺标本的显微镜检查(90.41-90.49)

常规胸部 X 线检查(87.44)

胸超声波检查(88.73)

肺活量测定(89.37)

支气管或肺 X 线检查 NOS(87.49)

33.3　Surgical collapse of lung

33.31　Destruction of phrenic nerve for collapse of lung

33.32　Artificial pneumothorax for collapse of lung

　　　Thoracotomy for collapse of lung

33.33　Pneumoperitoneum for collapse of lung

33.34　Thoracoplasty

33.39　Other surgical collapse of lung

　　　Collapse of lung NOS

33.3　肺手术性萎陷

33.31　膈神经破坏术用于肺萎陷

33.32　人工气胸用于肺萎陷

　　　胸廓切开术用于肺萎陷

33.33　气腹用于肺萎陷

33.34　胸廓成形术

33.39　肺的其他手术性萎陷

　　　肺萎陷 NOS

33.4　Repair and plastic operation on lung and bronchus

33.41　Suture of laceration of bronchus

33.42　Closure of bronchial fistula

　　　Closure of bronchostomy

　　　Fistulectomy:

　　　　bronchocutaneous

　　　　bronchoesophageal

　　　　bronchovisceral

　　　Excludes: closure of fistula:

　　　　bronchomediastinal(34.73)

　　　　bronchopleural(34.73)

　　　　bronchopleuromediastinal(34.73)

33.43　Closure of laceration of lung

33.48　Other repair and plastic operations on bronchus

33.49　Other repair and plastic operations on lung

33.4　肺和支气管的修补术和整形术

33.41　支气管裂伤缝合术

33.42　支气管瘘闭合术

　　　支气管造口闭合术

　　　瘘管切除术:

　　　　支气管皮肤

　　　　支气管食管

　　　　支气管内脏

　　　不包括:瘘管闭合术:

　　　　支气管纵隔(34.73)

　　　　支气管胸膜(34.73)

　　　　支气管胸膜纵隔(34.73)

33.43　肺裂伤闭合术

33.48　支气管的其他修补术和整形术

33.49　肺其他修补术和整形术

Excludes：closure of pleural fistula(34.73)

不包括：胸膜瘘闭合术(34.73)

33.5 **Lung transplant**

Note：To report donor source — see codes 00.91-00.93

Excludes：combined heart-lung transplantation(33.6)

Code also：cardiopulmonary bypass［extracorporeal circulation］［heart-lung machine］(39.61)

33.50 Lung transplantation，not otherwise specified

33.51 Unilateral lung transplantation

33.52 Bilateral lung transplantation

Double-lung transplantation

En bloc transplantation

Code also：cardiopulmonary bypass［extracorporeal circulation］［heart-lung machine］(39.61)

33.6 **Combined heart-lung transplantation**

Note：To report donor source — see codes 00.91-00.93

Code also：cardiopulmonary bypass［extracorporeal circulation］［heart-lung machine］(39.61)

33.7 **Other endoscopic procedures in bronchus or lung**

Excludes：insertion of tracheobronchial stent(96.05)

33.71 Endoscopic insertion or replacement of bronchial valve(s)，single lobe

Endobronchial airflow redirection valve

Intrabronchial airflow redirection valve

Excludes：endoscopic insertion or replacement of bronchial valve(s)，multiple lobes (33.73)

33.72 Endoscopic pulmonary airway flow measurement

Assessment of pulmonary airway flow

Code also any diagnostic or therapeutic procedure if performed

33.5 肺移植

注：要报告提供的材料来源一见编码00.91-00.93

不包括：心脏-肺联合移植术(33.6)

另编码：心肺搭桥［体外循环］［心肺机］(39.61)

33.50 肺移植术 NOS

33.51 单侧肺移植术

33.52 双侧肺移植术

双-肺移植术

整块移植术

另编码：心肺搭桥［体外循环］［心肺机］(39.61)

33.6 心脏-肺联合移植术

注：要报告提供的材料来源一见编码00.91-00.93

另编码：心肺搭桥［体外循环］［心肺机］(39.61)

33.7 支气管或肺的其他内镜操作

不包括：气管支气管的支架置入(96.05)

33.71 内镜支气管瓣膜置入或置换，单叶

支气管镜气流改道瓣膜

支气管内气流改道瓣膜

不包括：经内镜置入或置换支气管瓣膜，多叶(33.73)

33.72 内镜肺气道流量测量

肺气道流量评估

另编码：诊断性或治疗性操作，如果已施行

33.73　Endoscopic insertion or replacement of bronchial valve(s), multiple lobes

Endobronchial airflow redirection valve

Intrabronchial airflow redirection valve

Excludes: endoscopic insertion or replacement of bronchial valve(s), single lobe (33.71)

33.78　Endoscopic removal of bronchial device (s) or substances

33.79　Endoscopic insertion of other bronchial device or substances

Biologic Lung Volume Reduction NOS (BLVR)

33.9　**Other operations on lung and bronchus**

33.91　Bronchial dilation

33.92　Ligation of bronchus

33.93　Puncture of lung

Excludes: needle biopsy(33.26)

33.98　Other operations on bronchus

Excludes: bronchial lavage(96.56)

removal of intraluminal foreign body from bronchus without incision (98.15)

33.99　Other operations on lung

Whole lung lavage

Excludes: other continuous mechanical ventilation(96.70-96.72)

respiratory therapy(93.90-93.99)

34　**Operations on chest wall, pleura, mediastinum, and diaphragm**

Excludes: operations on breast (85.0-85.99)

34.0　**Incision of chest wall and pleura**

Excludes: that as operative approach - omit code

34.01　Incision of chest wall

Extrapleural drainage

Excludes: incision of pleura(34.09)

33.73　经内镜置入或置换支气管瓣膜,多叶

支气管镜气流改道瓣膜

支气管内气流改道瓣膜

不包括:内镜置入或置换支气管瓣膜,单叶(33.71)

33.78　内镜下去除支气管装置或物质

33.79　内镜下置入其他支气管装置或物质

生物学肺容积减少术 NOS(BLVR)

33.9　**肺和支气管的其他手术**

33.91　支气管扩张

33.92　支气管结扎术

33.93　肺穿刺

不包括:针吸活组织检查(33.26)

33.98　支气管的其他手术

不包括:支气管灌洗(96.56)

非切开的支气管腔内异物去除术(98.15)

33.99　肺的其他手术

全肺灌洗

不包括:其他持续性机械性通气(96.70-96.72)

呼吸治疗(93.90-93.99)

34　**胸壁、胸膜、纵隔和横膈手术**

不包括:乳房手术(85.0-85.99)

34.0　**胸壁和胸膜切开术**

不包括:作为手术入路—省略编码

34.01　胸壁切开术

胸膜外引流

不包括:胸膜切开术(34.09)

34.02	Exploratory thoracotomy		34.02	探查性胸廓切开术

34.03　Reopening of recent thoracotomy site

34.04　Insertion of intercostal catheter for drainage

Chest tube

Closed chest drainage

Revision of intercostal catheter (chest tube)(with lysis of adhesions)

Excludes：thoracoscopic drainage of pleural cavity (34.06)

34.05　Creation of pleuroperitoneal shunt

34.06　Thoracoscopic drainage of pleural cavity

Evacuation of empyema

34.09　Other incision of pleura

Creation of pleural window for drainage

Intercostal stab

Open chest drainage

Excludes：thoracoscopy(34.21)

thoracotomy for collapse of lung (33.32)

34.1　**Incision of mediastinum**

Code also：any biopsy, if performed

Excludes：mediastinoscopy(34.22)

mediastinotomy associated with pneumonectomy(32.5)

34.2　**Diagnostic procedures on chest wall, pleura, mediastinum, and diaphragm**

34.20　Thoracoscopic pleural biopsy

34.21　Transpleural thoracoscopy

34.22　Mediastinoscopy

Code also：any biopsy, if performed

34.23　Biopsy of chest wall

34.24　Other pleural biopsy

Excludes：thoracoscopic pleural biopsy (34.20)

34.25　Closed〔percutaneous〕〔needle〕biopsy of mediastinum

34.26　Open mediastinal biopsy

34.27　Biopsy of diaphragm

34.28　Other diagnostic procedures on chest wall，pleura, and diaphragm

---

34.03　近期胸廓切开部位的再切开

34.04　肋间导管置入用于引流

胸导管

闭合性胸部引流

肋间导管修复术（胸导管）（伴粘连松解术）

不包括：胸腔镜胸膜腔引流(34.06)

34.05　创建胸膜腹膜分流术

34.06　胸腔镜胸膜腔引流

排空积脓

34.09　胸膜其他切开术

建立胸膜开窗用于引流

肋间戳孔

开放性胸部引流

不包括：胸腔镜检查(34.21)

胸廓切开术用于肺萎陷(33.32)

34.1　**纵隔切开术**

另编码：任何已施行的活组织检查

不包括：纵隔镜检查(34.22)

纵隔切开术伴肺切除术(32.5)

34.2　**胸壁、胸膜、纵隔和横膈的诊断性操作**

34.20　胸腔镜胸膜活组织检查

34.21　经胸膜胸腔镜检查

34.22　纵隔镜检查

另编码：任何已施行的活组织检查

34.23　胸壁活组织检查

34.24　其他胸膜活组织检查

不包括：胸腔镜胸膜活组织检查(34.20)

34.25　闭合性纵隔〔经皮〕〔针吸〕活组织检查

34.26　开放性纵隔活组织检查

34.27　横膈活组织检查

34.28　胸壁，胸膜和横膈的其他诊断性操作

Excludes：angiocardiography（88.50-88.58）

　　aortography(88.42)

　　arteriography of：

　　　　intrathoracic vessels NEC(88.44)

　　　　pulmonary arteries(88.43)

　　microscopic examination of specimen from chest wall，pleura，and diaphragm (90.41-90.49)

　　phlebography of：

　　　　intrathoracic vessels NEC(88.63)

　　　　pulmonary veins(88.62)

　　radiological examinations of thorax：

　　　　C. A. T. scan(87.41)

　　　　diaphragmatic x-ray(87.49)

　　　　intrathoracic lymphangiogram(87.34)

　　　　routine chest x-ray(87.44)

　　　　sinogram of chest wall(87.38)

　　　　soft tissue x-ray of chest wall NEC (87.39)

　　　　tomogram of thorax NEC(87.42)

　　ultrasonography of thorax（88.73）

34.29　Other diagnostic procedures on mediastinum

Excludes：mediastinal：

　　pneumogram(87.33)

　　x-ray NEC(87.49)

`34.3`　**Excision or destruction of lesion or tissue of mediastinum**

Excludes：biopsy of mediastinum (34.25-34.26)

　　mediastinal fistulectomy(34.73)

`34.4`　**Excision or destruction of lesion of chest wall**

Excision of lesion of chest wall NOS (with excision of ribs)

Excludes：biopsy of chest wall(34.23)

　　costectomy not incidental to thoracic procedure(77.91)

　　excision of lesion of：

不包括：心血管造影术(88.50-88.58)

　　主动脉造影术(88.42)

　　动脉造影术：

　　　　胸内血管 NEC(88.44)

　　　　肺动脉(88.43)

　　胸壁、胸膜和横膈标本的显微镜检查 (90.41-90.49)

　　静脉造影[术]：

　　　　胸内血管 NEC(88.63)

　　　　肺静脉(88.62)

　　胸放射检查：

　　　　计算机轴向断层照相(87.41)

　　　　横膈 X 线检查(87.49)

　　　　胸内淋巴管造影片(87.34)

　　　　常规胸部 X 线检查(87.44)

　　　　胸壁窦腔 X 线照相(87.38)

　　　　胸壁软组织 X 线检查 NEC(87.39)

　　　　胸 X 线断层照相 NEC(87.42)

　　胸超声波检查(88.73)

34.29　纵隔其他诊断性操作

不包括：纵隔：

　　充气造影图(87.33)

　　X 线检查 NEC(87.49)

`34.3`　**纵隔病损或组织的切除术或破坏术**

不包括：纵隔的活组织检查（34.25-34.26）

　　纵隔瘘管切除术(34.73)

`34.4`　**胸壁病损的切除术或破坏术**

胸壁病损切除术 NOS(伴肋骨切除术)

不包括：胸壁活组织检查(34.23)

　　肋骨切除术不附带胸的其他操作(77.91)

　　病损切除术：

breast(85.20-85.25)　　　　　　乳房(85.20-85.25)

cartilage(80.89)　　　　　　　　软骨(80.89)

skin(86.2-86.3)　　　　　　　　皮肤(86.2-86.3)

fistulectomy(34.73)　　　　　　瘘管切除术(34.73)

34.5 **Pleurectomy**　　　　**34.5** 胸膜切除术

34.51 Decortication of lung　　　34.51 肺皮质剥除术

Excludes：thoracoscopic decortication of lung (34.52)　　　**不包括**：胸腔镜肺剥离(34.52)

34.52 Thoracoscopic decortication of lung　　34.52 胸腔镜肺剥离

34.59 Other excision of pleura　　34.59 胸膜其他切除术

Excision of pleural lesion　　　　　胸膜病损切除术

Excludes：biopsy of pleura(34.24)　　**不包括**：胸膜活组织检查(34.24)

pleural fistulectomy(34.73)　　　　胸膜瘘管切除术(34.73)

34.6 **Scarification of pleura**　　**34.6** 胸膜划痕术

Pleurosclerosis　　　　　　　　胸膜硬化术

Excludes：injection of sclerosing agent (34.92)　　**不包括**：硬化药注射(34.92)

34.7 **Repair of chest wall**　　**34.7** 胸壁修补术

34.71 Suture of laceration of chest wall　　34.71 胸壁裂伤缝合术

Excludes：suture of skin and subcutaneous tissue alone(86.59)　　**不包括**：单纯皮肤和皮下组织缝合术 (86.59)

34.72 Closure of thoracostomy　　34.72 胸廓造口闭合术

34.73 Closure of other fistula of thorax　　34.73 胸其他瘘管闭合术

Closure of：　　　　　　　　闭合术：

bronchopleural fistula　　　　　支气管胸膜瘘

bronchopleurocutaneous fistula　支气管胸膜皮肤瘘

bronchopleuromediastinal fistula　支气管胸膜纵隔瘘

34.74 Repair of pectus deformity　　34.74 胸变形修补术

Repair of：　　　　　　　　修补术：

pectus carinatum(with implant)　鸡胸(用植入物)

pectus excavatum(with implant)　漏斗胸(用植入物)

34.79 Other repair of chest wall　　34.79 胸壁其他修补术

Repair of chest wall NOS　　　　胸壁修补术 NOS

34.8 **Operations on diaphragm**　　**34.8** 横膈手术

34.81 Excision of lesion or tissue of diaphragm　　34.81 横膈病损或横膈组织切除术

Excludes：biopsy of diaphragm(34.27)　　**不包括**：横膈活组织检查(34.27)

34.82 Suture of laceration of diaphragm　　34.82 横膈裂伤缝合术

34.83 Closure of fistula of diaphragm　　34.83 横膈瘘闭合术

	Thoracicoabdominal fistulectomy		胸腹瘘管切除术
	Thoracicogastric fistulectomy		胸胃瘘管切除术
	Thoracicointestinal fistulectomy		胸肠瘘管切除术
34.84	Other repair of diaphragm	34.84	横膈其他修补术
	Excludes：repair of diaphragmatic hernia(53.7-53.82)		**不包括**：膈疝修补术(53.7-53.82)
34.85	Implantation of diaphragmatic pacemaker	34.85	横膈起搏器置入
34.89	Other operations on diaphragm	34.89	横膈其他手术

34.9 **Other operations on thorax** 　　**34.9** **胸其他手术**

34.91	Thoracentesis	34.91	胸腔穿刺术
34.92	Injection into thoracic cavity	34.92	胸腔内注射
	Chemical pleurodesis		化学胸膜固定术
	Injection of cytotoxic agent or tetracycline		细胞毒素或四环素注射
	Instillation into thoracic cavity		胸腔内滴注
	Requires additional code for any cancer chemotherapeutic substance(99.25)		要求对任何癌化学治疗药物附加编码(99.25)
	Excludes：that for collapse of lung(33.32)		**不包括**：胸腔内注射为肺萎陷(33.32)
34.93	Repair of pleura	34.93	胸膜修补术
34.99	Other	34.99	其他
	Excludes：removal of：		**不包括**：去除：
	mediastinal drain(97.42)		纵隔引流(97.42)
	sutures(97.43)		缝合术(97.43)
	thoracotomy tube(97.41)		胸廓切开术引流管(97.41)

Chapter 9
OPERATIONS ON THE CARDIO-VASCULAR SYSTEM(35-39)

35 Operations on valves and septa of heart

> **Includes**：sternotomy（median）（transverse）as operative approach
> thoracotomy as operative approach
> **Code also**：any cardiopulmonary bypass〔extracorporeal circulation〕〔heart-lung machine〕(39.61)

35.0 Closed heart valvotomy or transcatheter replacement of heart valve
> **Excludes**：percutaneous（balloon）valvuloplasty(35.96)

35.00   Closed heart valvotomy, unspecified valve

35.01   Closed heart valvotomy, aortic valve

35.02   Closed heart valvotomy, mitral valve

35.03   Closed heart valvotomy, pulmonary valve

35.04   Closed heart valvotomy, tricuspid valve

35.05   Endovascular replacement of aortic valve
> **Note**：Includes that with any balloon valvuloplasty; do not code separately
> Implantation of transcatheter aortic valve
> Replacement of aortic valve with tissue graft（autograft）（bioprosthetic）（heterograft）（homograft）：
> transarterial approach
> transfemoral approach
> TAVI（transcatheter aortic valve implantation）
> TAVR（transcatheter aortic valve replacement）
> **Excludes**：open and other replacement of heart valve (35.20-35.28)

第9章
心血管系统手术（35-39）

35 心脏瓣膜和间隔手术

> **包括**：胸骨切开术（正中）（横断的），作为手术入路
> 胸廓切开术，作为手术入路
> **另编码**：任何心肺搭桥［体外循环］［心肺机］(39.61)

35.0 闭合性心脏瓣膜切开术或心脏瓣膜经导管置换
> **不包括**：经皮（球囊）瓣膜成形术(35.96)

35.00   闭合性心脏瓣膜切开术，瓣膜未特指

35.01   闭合性心脏瓣膜切开术，主动脉瓣

35.02   闭合性心脏瓣膜切开术，二尖瓣

35.03   闭合性心脏瓣膜切开术，肺动脉瓣

35.04   闭合性心脏瓣膜切开术，三尖瓣

35.05   血管内主动脉瓣置换
> **注**：包括任何伴有球囊瓣膜成形术，不需要分别编码。
> 经导管主动脉瓣膜植入
> 主动脉瓣膜置换伴组织移植物（自体移植）（生物假体）（异体移植物）（同种移植物）：
> 经动脉入路
> 经股动脉入路
> TAVI（经导管主动脉瓣膜植入）
> TAVR（经导管主动脉瓣膜置换）
> **不包括**：心脏瓣膜开放性和其他置换(35.20-35.28)

35.06　Transapical replacement of aortic valve

Note：Includes that with any balloon valvuloplasty; do not code separately

Implantation of transcatheter aortic valve

Replacement of aortic valve with tissue graft (autograft) (bioprosthetic) (heterograft) (homograft)：

intercostal approach

transventricular approach

That via transthoracic exposure, i. e. thoracotomy, sternotomy, or subxiphoid approach

Excludes：open and other replacement of heart valve (35. 20-35. 28)

35.07　Endovascular replacement of pulmonary valve

Note：Includes that with any balloon valvuloplasty; do not code separately

Implantation of transcatheter pulmonary valve

PPVI (percutaneous pulmonary valve implantation)

Replacement of pulmonary valve：

transfemoral approach

transvenous approach

That within previously created right ventricle-to pulmonary artery conduit

TPVI (transcatheter pulmonary valve implantation)

Excludes：open and other replacement of heart valve (35. 20-35. 28)

35.08　Transapical replacement of pulmonary valve

Note：Includes that with any balloon valvuloplasty; do not code separately

Implantation of transcatheter pulmonary valve

Replacement of pulmonary valve：

intercostal approach

transventricular approach

35.06　经心尖主动脉瓣置换

注：包括任何伴有球囊瓣膜成形术，不需要分别编码。

经导管主动脉瓣膜植入

主动脉瓣膜置换伴组织移植物（自体移植）（生物假体）（异体移植物）（同种移植物）：

经肋间入路

经心室入路

经胸暴露口，如：胸廓切口、胸骨切口或剑突下入路

不包括：心脏瓣膜开放性和其他置换 (35. 20-35. 28)

35.07　血管内肺动脉瓣置换

注：包括任何伴有球囊瓣膜成形术，不需要分别编码。

经导管肺动脉瓣膜植入

PPVI（经皮肺动脉瓣膜植入）

肺动脉瓣膜植入

经股动脉入路

经静脉入路

在以前建立的右心室至肺动脉通道中

TPVI（经导管肺动脉瓣膜植入）

不包括：心脏瓣膜开放性和其他置换 (35. 20-35. 28)

35.08　经心尖肺动脉瓣置换

注：包括任何伴有球囊瓣膜成形术，不需要分别编码。

经导管肺动脉瓣膜置换

肺动脉瓣膜置换：

经肋间入路

经心室入路

That via transthoracic exposure，i. e. thoracotomy, sternotomy, or subxiphoid approach

　　Excludes：open and other replacement of heart valve（35. 20-35. 28）

35. 09　Endovascular replacement of unspecified heart valve

　　Note：Includes that with any balloon valvuloplasty; do not code separately

　　Replacement of valve via：

　　　intercostal approach

　　　transventricular approach

　　Excludes：open and other replacement of heart valve（35. 20-35. 28）

35. 1　**Open heart valvuloplasty without replacement**

　　Includes：open heart valvotomy

　　Excludes：that associated with repair of：

　　　endocardial cushion defect（35. 54, 35. 63, 35. 73）

　　　valvular defect associated with atrial and ventricular septal defects（35. 54, 35. 63, 35. 73）

　　　percutaneous（balloon）valvuloplasty（35. 96）

　　Code also：cardiopulmonary bypass if performed ［extracorporeal circulation］［heart-lung machine］（39. 61）

35. 10　Open heart valvuloplasty without replacement，unspecified valve

35. 11　Open heart valvuloplasty of aortic valve without replacement

35. 12　Open heart valvuloplasty of mitral valve without replacement

35. 13　Open heart valvuloplasty of pulmonary valve without replacement

35. 14　Open heart valvuloplasty of tricuspid valve without replacement

35. 2　**Open and other replacement of heart valve**

　　经胸暴露口,如:胸廓切口、胸骨切口或剑突下入路

　　不包括:心脏瓣膜开放性和其他置换（35. 20-35. 28）

35. 09　未特指心脏瓣膜的血管内置换

　　注:包括任何伴有球囊瓣膜成形术,不需要分别编码。

　　心脏瓣膜置换,经:

　　　肋间入路

　　　心室入路

　　不包括:心脏瓣膜开放性和其他置换（35. 20-35. 28）

35. 1　**无置换的开放性心脏瓣膜成形术**

　　包括:开放性心脏瓣膜切开术

　　不包括:同时伴修补术:

　　　心内膜垫缺损（35. 54，35. 63，35. 73）

　　　瓣膜缺损伴心房和心室间隔缺损（35. 54，35. 63，35. 73）

　　　经皮（球囊）瓣膜成形术（35. 96）

　　另编码:心肺搭桥［体外循环］［心肺机］（39. 61）

35. 10　无置换的开放性心脏瓣膜成形术,瓣膜未特指

35. 11　无置换的开放性主动脉瓣成形术

35. 12　无置换的开放性二尖瓣成形术

35. 13　无置换的开放性肺动脉瓣成形术

35. 14　无置换的开放性三尖瓣成形术

35. 2　**心脏瓣膜切开和其他置换术**

Includes：excision of heart valve with replacement

Code also：cardiopulmonary bypass ［extracorporeal circulation］［heart-lung machine］(39.61)

Excludes：that associated with repair of：

endocardial cushion defect（35.54，35.63，35.73）

transapical replacement of heart valve （35.06，35.08）

transcatheter replacement of heart valve（35.05，35.07）

valvular defect associated with atrial and ventricular septal defects （35.54，35.63，35.73）

35.20　Open and other replacement of unspecified heart valve

That with tissue graft or prosthetic implant

Excludes：endovascular replacement of unspecified heart valve（35.09）

35.21　Open and other replacement of aortic valve with tissue graft

Includes that by：

autograft

heterograft

homograft

Excludes：endovascular replacement of aortic valve（35.05）

transapical replacement of aortic valve （35.06）

35.22　Open and other replacement of aortic valve

Replacement of aortic valve，NOS

That with prosthetic（partial）（synthetic）（total）

Excludes：endovascular replacement of aortic valve（35.05）

transapical replacement of aortic valve （35.06）

35.23　Open and other replacement of mitral valve with tissue graft

包括：心脏瓣膜切除术伴置换

另编码：心肺搭桥［体外循环］［心肺机］（39.61）

不包括：同时伴修补术：

心内膜垫缺损（35.54，35.63，35.73）

经心尖心脏瓣膜置换（35.06，35.08）

经导管心脏瓣膜置换（35.05，35.07）

瓣膜缺损伴心房和心室间隔缺损（35.54，35.63，35.73）

35.20　心脏瓣膜切开和其他置换术

伴组织移植物或假体置入

不包括：未特指心脏瓣膜的血管内置换（35.09）

35.21　主动脉瓣切开和其他置换伴有组织移植物

包括通过：

自体移植物
异体移植物
同种移植物

不包括：血管内主动脉瓣置换（35.05）

经心尖主动脉瓣置换（35.06）

35.22　主动脉瓣切开和其他置换术

主动脉瓣修补术伴置换，NOS
伴有假体（部分的）（合成的）（全部的）

不包括：血管内主动脉瓣置换（35.05）

经心尖主动脉瓣置换（35.06）

35.23　二尖瓣切开和其他置换术伴有组织移植物

Includes that by：
　　autograft
　　heterograft
　　homograft

包括通过：
　　自体移植物
　　异体移植物
　　同种移植物

35.24　Open and other replacement of mitral valve

Replacement of mitral valve，NOS

That with prosthetic（partial）（synthetic）（total）

Excludes：percutaneous repair with implant or leaflet clip（35.97）

35.24　二尖瓣切开和其他置换术

二尖瓣置换，NOS

伴有假体（部分的）（合成的）（全部的）

不包括：经皮修补伴有植入或小叶钳（35.97）

35.25　Open and other replacement of pulmonary valve with tissue graft

Includes that by：
　　autograft
　　heterograft
　　homograft

Excludes：endovascular replacement of pulmonary valve（35.07）

　　transapical replacement of pulmonary valve（35.08）

35.25　肺动脉瓣切开和其他置换术伴有组织移植物

包括通过：
　　自体移植物
　　异体移植物
　　同种移植物

不包括：血管内肺动脉瓣置换（35.07）

　　经心尖肺瓣膜置换（35.08）

35.26　Open and other replacement of pulmonary valve

Replacement of pulmonary valve，NOS

That with prosthetic（partial）（synthetic）（total）

Excludes：endovascular replacement of pulmonary valve（35.07）

　　transapical replacement of pulmonary valve（35.08）

35.26　肺动脉瓣切开和其他置换术

肺动脉瓣置换，NOS

伴有假体（部分的）（合成的）（全部的）

不包括：血管内肺动脉瓣置换（35.07）

　　经心尖肺瓣膜置换（35.08）

35.27　Open and other replacement of tricuspid valve with tissue graft

Includes that by：
　　autograft
　　heterograft
　　homograft

35.27　三尖瓣切开和其他置换术伴有组织移植物

包括通过：
　　自体移植物
　　异体移植物
　　同种移植物

35.28　Open and other replacement of tricuspid valve

Replacement of tricuspid valve，NOS

That with prosthetic（partial）（synthetic）（total）

35.28　三尖瓣切开和其他置换术

三尖瓣置换，NOS

伴有假体（部分的）（合成的）（全部的）

35.3 **Operations on structures adjacent to heart valves**

　　Code also: cardiopulmonary bypass [extracorporeal circulation] [heart-lung machine](39.61)

35.31　Operations on papillary muscle

　　　Division of papillary muscle

　　　Reattachment of papillary muscle

　　　Repair of papillary muscle

35.32　Operations on chordae tendineae

　　　Division of chordae tendineae

　　　Repair of chordae tendineae

35.33　Annuloplasty

　　　Plication of annulus

35.34　Infundibulectomy

　　　Right ventricular infundibulectomy

35.35　Operations on trabeculae carneae cordis

　　　Division of trabeculae carneae cordis

　　　Excision of trabeculae carneae cordis

　　　Excision of aortic subvalvular ring

35.39　Operations on other structures adjacent to valves of heart

　　　Repair of sinus of Valsalva(aneurysm)

35.4 **Production of septal defect in heart**

35.41　Enlargement of existing atrial septal defect

　　　Rashkind procedure

　　　Septostomy(atrial)(balloon)

35.42　Creation of septal defect in heart

　　　Blalock-Hanlon operation

35.5 **Repair of atrial and ventricular septa with prosthesis**

　　Includes: repair of septa with synthetic implant or patch

　　Code also: cardiopulmonary bypass [extracorporeal circulation] [heart-lung machine](39.61)

35.50　Repair of unspecified septal defect of heart with prosthesis

35.3 **心脏瓣膜邻近结构的手术**

　　另编码:心肺搭桥[体外循环][心肺机](39.61)

35.31　乳头肌手术

　　　乳头肌切断

　　　乳头肌再附着

　　　乳头肌修补术

35.32　腱索手术

　　　腱索切断术

　　　腱索修补术

35.33　瓣环成形术

　　　瓣环折叠术

35.34　动脉圆锥切除术

　　　右心室动脉圆锥切除术

35.35　心肉柱手术

　　　心肉柱切断术

　　　心肉柱切除术

　　　主动脉瓣膜下环切除术

35.39　心脏瓣膜其他邻近结构的手术

　　　瓦耳萨尔瓦窦(动脉瘤)修补术

35.4 **创建心脏间隔缺损**

35.41　已存在的房间隔缺损扩大术

　　　拉什坎德操作

　　　间隔造口术(心房)(球囊)

35.42　建造心脏间隔缺损

　　　布莱洛克-汉隆手术

35.5 **心房和心室间隔假体修补术**

　　包括:间隔合成植入物或补片修补术

　　另编码:心肺搭桥[体外循环][心肺机](39.61)

35.50　未特指心脏间隔缺损的假体修补术

Excludes：that associated with repair of：

  endocardial cushion defect(35.54)

  septal defect associated with valvular defect(35.54)

35.51 Repair of atrial septal defect with prosthesis，open technique

Atrioseptoplasty with prosthesis

Correction of atrial septal defect with prosthesis

Repair：

  foramen ovale(patent)

  ostium secundum defect with prosthesis

Excludes：that associated with repair of：

  atrial septal defect associated with valvular and ventricular septal defects(35.54)

  endocardial cushion defect(35.54)

35.52 Repair of atrial septal defect with prosthesis，closed technique

Insertion of atrial septal umbrella〔King-Mills〕

35.53 Repair of ventricular septal defect with prosthesis，open technique

Correction of ventricular septal defect with prosthesis

Repair of supracristal defect with prosthesis

Excludes：that associated with repair of：

  endocardial cushion defect(35.54)

  ventricular defect associated with valvular and atrial septal defects(35.54)

35.54 Repair of endocardial cushion defect with prosthesis

Repair：

  atrioventricular canal with prosthesis (grafted to septa)

  ostium primum defect with prosthesis (grafted to septa)

不包括：同时伴修补术：

  心内膜垫缺损(35.54)

  间隔缺损合并瓣膜缺损(35.54)

35.51 心房间隔缺损的假体修补术，切开法

房间隔成形术，用假体

心房间隔缺损假体矫正术

修补术：

  卵圆孔（未闭）

  第二中隔孔缺损，用假体

不包括：修补术：

  心房间隔缺损同时伴瓣膜和心室间隔缺损(35.54)

  心内膜垫缺损(35.54)

35.52 心房间隔缺损假体修补术，闭合法

心房间隔伞〔金-米尔斯〕植入

35.53 心室间隔缺损假体修补术，切开法

心室间隔缺损假体矫正术

嵴上缺损假体修补术

不包括：同时伴修补术：

  心内膜垫缺损(35.54)

  心室间隔缺损合并瓣膜和心房间隔缺损(35.54)

35.54 心内膜垫缺损假体修补术

修补术：

  房室通道，用假体（移植至间隔）

  原中隔孔缺损用假体（移植至间隔）

valvular defect associated with atrial and ventricular septal defects with prosthesis(grafted to septa)

Excludes：repair of isolated：

atrial septal defect(35.51-35.52)

valvular defect(35.20，35.22，35.24，35.26，35.28)

ventricular septal defect(35.53)

35.55　Repair of ventricular septal defect with prosthesis，closed technique

35.6　**Repair of atrial and ventricular septa with tissue graft**

Code also：cardiopulmonary bypass［extracorporeal circulation］［heart-lung machine］(39.61)

35.60　Repair of unspecified septal defect of heart with tissue graft

Excludes：that associated with repair of：

endocardial cushion defect(35.63)

septal defect associated with valvular defect(35.63)

35.61　Repair of atrial septal defect with tissue graft

Atrioseptoplasty with tissue graft

Correction of atrial septal defect with tissue graft

Repair：

foramen ovale（patent）with tissue graft

ostium secundum defect with tissue graft

Excludes：that associated with repair of：

atrial septal defect associated with valvular and ventricular septal defects(35.63)

endocardial cushion defect(35.63)

35.62　Repair of ventricular septal defect with tissue graft

Correction of ventricular septal defect with tissue graft

瓣膜缺损合并心房间隔和心室间隔缺损，用假体（移植至间隔）

不包括：单纯修补术：

心房间隔缺损(35.51-35.52)

瓣膜缺损（35.20，35.22，35.24，35.26，35.28）

心室间隔缺损(35.53)

35.55　假体心室间隔修补术，闭合法

35.6　**心房和心室间隔修补术，用组织移植物**

另编码：心肺搭桥［体外循环］［心肺机］(39.61)

35.60　心脏未特指间隔缺损修补术，用组织移植物

不包括：同时伴修补术：

心内膜垫缺损(35.63)

间隔缺损合并瓣膜缺损(35.63)

35.61　用组织移植物的心房间隔缺损修补术

用组织移植物的房间隔成形术

用组织移植物的心房间隔缺损矫正术

修补术：

卵圆孔（未闭），用组织移植物

第二中隔孔缺损，用组织移植物

不包括：同时伴修补术：

心房间隔缺损伴瓣膜和心室间隔缺损(35.63)

心内膜垫缺损(35.63)

35.62　用组织移植物的心室间隔缺损修补术

用组织移植物的心室间隔缺损矫正术

Repair of supracristal defect with tissue graft

Excludes：that associated with repair of：

endocardial cushion defect(35.63)

ventricular defect associate with valvular and atrial septal defects(35.63)

35.63 Repair of endocardial cushion defect with tissue graft

Repair of：

atrioventricular canal with tissue graft

ostium primum defect with tissue graft

valvular defect associated with atrial and ventricular septal defects with tissue graft

Excludes：repair of isolated：

atrial septal defect(35.61)

valvular defect(35.20-35.21，35.23，35.25，35.27)

ventricular septal defect(35.62)

35.7 **Other and unspecified repair of atrial and ventricular septa**

Code also：cardiopulmonary bypass〔extracorporeal circulation〕〔heart-lung machine〕(39.61)

35.70 Other and unspecified repair of unspecified septal defect of heart

Repair of septal defect NOS

Excludes：that associated with repair of：

endocardial cushion defect(35.73)

septal defect associated with valvular defect(35.73)

35.71 Other and unspecified repair of atrial septal defect

Repair NOS：

atrial septum

foramen ovale(patent)

ostium secundum defect

Excludes：that associated with repair of：

用组织移植物的嵴上缺损修补术

不包括：同时伴修补术：

心内膜垫缺损(35.63)

心室缺损伴瓣膜和心房间隔缺损(35.63)

35.63 用组织移植物的心内膜垫缺损修补术

修补术：

房室通道，用组织移植物

第一(原)中隔孔缺损，用组织移植物

瓣膜缺损伴心房间隔和心室间隔缺损，用组织移植物

不包括：单纯修补术：

心房间隔缺损(35.61)

瓣膜缺损(35.20-35.21，35.23，35.25，35.27)

心室间隔缺损(35.62)

35.7 心房间隔和心室间隔的其他和未特指的修补术

另编码：心肺搭桥〔体外循环〕〔心肺机〕(39.61)

35.70 心脏未特指间隔缺损的其他和未特指的修补术

间隔缺损修补术 NOS

不包括：同时伴修补术：

心内膜垫缺损(35.73)

间隔缺损伴瓣膜缺损(35.73)

35.71 心房间隔缺损的其他和未特指的修补术

修补术 NOS：

房间隔

卵圆孔(未闭)

第二型中隔缺损

不包括：同时伴修补术：

atrial septal defect associated with valvular ventricular septal defects (35.73)

endocardial cushion defect(35.73)

35.72　Other and unspecified repair of ventricular septal defect

Repair NOS：

supracristal defect

ventricular septum

Excludes：that associated with repair of：

endocardial cushion defect(35.73)

ventricular septal defect associated with valvular and atrial septal defects (35.73)

35.73　Other and unspecified repair of endocardial cushion defect

Repair NOS：

atrioventricular canal

ostium primum defect

valvular defect associated with atrial and ventricular septal defects

Excludes：repair of isolated：

atrial septal defect(35.71)

valvular defect(35.20，35.22，35.24，35.26，35.28)

ventricular septal defect(35.72)

35.8　**Total repair of certain congenital cardiac anomalies**

Note：For partial repair of defect ［e. g. repair of atrial septal defect in tetralogy of Fallot］—code to specific procedure

35.81　Total repair of tetralogy of Fallot

One stage total correction of tetralogy of Fallot with or without：

commissurotomy of pulmonary valve

infundibulectomy

outflow tract prosthesis

patch graft of outflow tract

prosthetic tube for pulmonary artery

repair of ventricular septal defect (with prosthesis)

心房间隔缺损合并瓣膜心室间隔缺损 (35.73)

心内膜垫缺损(35.73)

35.72　心室间隔缺损的其他和未特指的修补术

修补术 NOS：

嵴上缺损

室间隔

不包括：同时伴修补术：

心内膜垫缺损(35.73)

室间隔缺损合并瓣膜和房间隔缺损 (35.73)

35.73　心内膜垫缺损的其他和未特指的修补术

修补术 NOS：

房室通道

原中隔孔缺损

瓣膜缺损合并心房和心室间隔缺损

不包括：单纯修补术：

房间隔缺损(35.71)

瓣膜缺损(35.20，35.22，35.24，35.26，35.28)

室间隔缺损(35.72)

35.8　**某些先天性心脏异常的全部修补术**

注：为缺损部分修补术［例，法洛四联症的心房间隔缺损修补术］—对具体操作进行编码

35.81　法洛四联症全部修补术

法洛四联症一期全部矫正术伴有或不伴有：

肺动脉瓣联合部切开术

动脉圆锥切除术

流出道修补术

流出道补片移植

肺动脉假体管修复

室间隔缺损修补术(用假体)

take down of previous systemic-pulmonary artery anastomosis	拆除以前的体-肺动脉吻合术

35.82　Total repair of total anomo-nary venous connection

35.82　全部异常肺静脉连接的修补术

One stage total correction of total anomalous pulmonary venous connection with or without:

肺静脉完全异常连接的一期矫正术伴有或不伴:

　　anastomosis between(horizontal) common pulmonary trunk and posterior wall of left atrium(side-to-side)

　　肺总干(水平)和左心房后壁(侧对侧)吻合术

　　enlargement of foramen ovale

　　卵圆孔扩大术

　　incision [excision] of common wall between posterior left atrium and coronary sinus and roofing of resultant defect with patch graft (synthetic)

　　左心房后和冠状动脉窦共同壁切开术[切除术]并用补片移植物(合成)遮蔽造成的缺损

　　ligation of venous connection(descending anomalous vein)(to left innominate vein)(to superior vena cava)

　　静脉连接的结扎术(异常降静脉)(至左无名静脉)(至上腔静脉)

　　repair of atrial septal defect (with prosthesis)

　　房间隔缺损修补术(用假体)

35.83　Total repair of truncus arteriosus

35.83　动脉干全部修补术

One stage total correction of truncus arteriosus with or without:

动脉干一期全部矫正术伴或不伴:

　　construction(with aortic homograft) (with prosthesis) of a pulmonary artery placed from right ventricle to arteries supplying the lung

　　右心室替代动脉肺动脉供应肺动脉血流建造术(用主动脉同种移植物)(用假体)

　　ligation of connections between aorta and pulmonary artery

　　主动脉和肺动脉间连接的结扎术

　　repair of ventricular septal defect (with prosthesis)

　　室间隔缺损的修补术(用假体)

35.84　Total correction of transposition of great vessels, not elsewhere classified

35.84　大血管移位的全部矫正术 NEC

Arterial switch operation [Jatene]

动脉转换手术[Jatene]

Total correction of transposition of great arteries at the arterial level by switching the great arteries, including the left or both coronary arteries, implanted in the wall of the pulmonary artery

动脉水平上的大血管移位的全部矫正术,用转流大动脉法,包括左或双冠状动脉植入肺动脉壁

Excludes:baffle operation [Mustard] [Senning](35.91)

不包括:折流手术[马斯塔德][森宁] (35.91)

creation of shunt between right ventricle and pulmonary artery [Rastelli] (35.92)

建立右心室和肺动脉［Rastelli］分流 (35.92)

35.9 **Other operations on valves and septa of heart**

Code also：cardiopulmonary bypass，if performed ［extracorporeal circulation］[heart-lung machine](39.61)

35.9 **心脏瓣膜和间隔的其他手术**

另编码：心肺搭桥［体外循环］［心肺机］(39.61)

35.91 Interatrial transposition of venous return
Baffle：
  atrial
  interatrial
  Mustard's operation
Resection of atrial septum and insertion of patch to direct systemic venous return to tricuspid valve and pulmonary venousreturn to mitral valve

35.91 心房内静脉回流转位术
折流：
  心房
  心房内
  马斯塔德手术
房间隔部分切除术和补片植入，使体静脉直接回流至三尖瓣和肺静脉回流至二尖瓣

35.92 Creation of conduit between right ventricle and pulmonary artery
Creation of shunt between right ventricle and(distal) pulmonary artery
Excludes：that associated with total repair of truncus arteriosus(35.83)

35.92 建立右心室和肺动脉通道
建立右心室和（末端）肺动脉间分流术
不包括：伴全部动脉干修补术(35.83)

35.93 Creation of conduit between left ventricle and aorta
Creation of apicoaortic shunt
Shunt between apex of left ventricle and aorta

35.93 建立左心室和主动脉间通道
建立主动脉根部分流
左心室尖和主动脉间分流

35.94 Creation of conduit between atrium and pulmonary artery
Fontan procedure

35.94 建立心房和肺动脉间通道
方坦操作（右心房-肺动脉带瓣管道转流术）

35.95 Revision of corrective procedure on heart
Replacement of prosthetic heart valve poppet
Resuture of prosthesis of：
  septum
  valve
Excludes：complete revision—code to specific procedure
replacement of prosthesis or graft of：

35.95 心脏矫正性操作的修复术
假体的心脏瓣膜阀置换
假体的再缝合术：
  间隔
  瓣膜
不包括：全部修复术—对具体操作进行编码
假体或移植物的置换：

septum(35.50-35.63)

valve(35.20-35.28)

间隔(35.50-35.63)

瓣膜(35.20-35.28)

35.96 Percutaneous balloon valvuloplasty

Balloon dilation of valve

Excludes：endovascular replacement of heart valve (35.05，35.07)

mitral valve repair with implant (35.97)

transapical replacement of heart valve (35.06，35.08)

35.96 经皮球囊瓣膜成形术

球囊瓣膜扩张

不包括：心脏瓣膜血管内置换(35.05，35.07)

二尖瓣修补伴植入(35.97)

经心尖心脏瓣膜置换(35.06，35.08)

35.97 Percutaneous mitral valve repair with implant

Endovascular mitral valve repair

Implantation of mitral valve leaflet clip

Transcatheter mitral valve repair

Code also：any transesophageal echo-cardiography [TEE] (88.72)

Excludes：percutaneous balloon valvulo-plasty (35.96)

35.97 经皮二尖瓣修补伴植入

血管内二尖瓣修补

二尖瓣小叶钳植入

经导管二尖瓣修补

另编码：任何经食管超声心动图[TEE](88.72)

不包括：经皮球囊瓣膜成形术 (35.96)

35.98 Other operations on septa of heart

35.98 心脏间隔的其他手术

35.99 Other operations on valves of heart

35.99 心脏瓣膜的其他手术

36 Operations on vessels of heart

36 心脏血管手术

Includes：sternotomy (median) (transverse) as operative approach

thoracotomy as operative approach

Code also any：

cardiopulmonary bypass，if performed [extracorporeal circulation] [heart-lung machine] (39.61)

injection or infusion of platelet inhibitor (99.20)

injection or infusion of thrombolytic agent(99.10)

code also cardiopulmonary bypass，if performed [extracorporeal circulation] [heart-lung machine](39.61)

包括：作为手术入路的胸骨切开术(正中)(横断的)

作为手术入路的胸廓切开术

另编码任何：

心肺搭桥，如已施行[体外循环][心肺机](39.61)

血小板抑制剂注射或输注(99.20)

溶栓药注射或灌注(99.10)

如果做了心肺搭桥[体外循环][心肺机]，应另编码(39.61)

36.0 Removal of coronary artery obstruction and insertion of stent(s)

36.0 去除冠状动脉梗阻并置入支架

36.03 Open chest coronary artery angioplasty

36.03 开胸冠状动脉血管成形术

Coronary(artery):

  endarterectomy(with patch graft)

  thromboendarterectomy (with patch graft)

Open surgery for direct relief of coronary artery obstruction

Excludes:that with coronary artery bypass graft(36.10-36.19)

Code also any:

  insertion of drug-eluting coronary stent(s)(36.07)

  insertion of non-drug-eluting coronary stent(s)(36.06)

  number of vascular stents inserted (00.45-00.48)

  number of vessels treated(00.40-00.43)

  procedure on vessel bifurcation(00.44)

36.04　Intracoronary artery thrombolytic infusion

That by direct coronary artery injection, infusion, or catheterization

Enzyme infusion

Platelet inhibitor

Excludes:infusion of platelet inhibitor (99.20)

  infusion of thrombolytic agent(99.10)

  that associated with any procedure in 36.03

36.06　Insertion of non-drug-eluting coronary artery stent(s)

Bare stent(s)

Bonded stent(s)

Drug-coated stent(s), i. e. heparin coated

Endograft(s)

Endovascular graft(s)

Stent grafts

Code also any:

  number of vascular stents inserted (00.45-00.48)

  number of vessels treated (00.40-00.43)

冠状动脉(动脉):

  动脉内膜切除术(伴补片移植术)

  血栓动脉内膜切除术(伴补片移植术)

切开手术用于直接去除冠状动脉梗阻

不包括:同时伴冠状动脉旁路移植 (36.10-36.19)

另编码任何:

  置入药物洗脱冠状动脉支架(36.07)

  置入非药物洗脱冠状动脉支架(36.06)

  置入血管支架的数量(00.45-00.48)

  治疗血管的数量(00.40-00.43)

  分叉血管操作(00.44)

36.04　冠状动脉内血栓溶解药输注

冠状动脉内血栓溶解药直接由冠状动脉 注射、输注或导管插入

酶输注

血小板抑制药

不包括:血小板抑制药输注(99.20)

  血栓溶解药输注(99.10)

  同时进行任何 36.03 的操作

36.06　非-药物洗脱冠状动脉支架置入

裸支架

Bonded 支架

药物涂层支架,如:肝磷脂涂抹

血管腔内移植物

血管内移植物

支架置入术

另编码任何:

  置入血管支架的数量(00.45-00.48)

  治疗血管的数量(00.40-00.43)

open chest coronary artery angioplasty (36.03)

percutaneous transluminal coronary angioplasty [PTCA](00.66)

procedure on vessel bifurcation (00.44)

transluminal coronary atherectomy (17.55)

Excludes：insertion of drug-eluting coronary artery stent(s)(36.07)

36.07 Insertion of drug-eluting coronary artery stent(s)

Endograft(s)

Endovascular graft(s)

Stent graft(s)

Code also any：

number of vascular stents inserted (00.45-00.48)

number of vessels treated (00.40-00.43)

open chest coronary artery angioplasty (36.03)

percutaneous transluminal coronary angioplasty [PTCA] (00.66)

procedure on vessel bifurcation (00.44)

transluminal coronary atherectomy (17.55)

Excludes：drug-coated stents，e.g.，heparin coated(36.06)

insertion of non-drug-eluting coronary artery stent(s)(36.06)

36.09 Other removal of coronary artery obstruction

Coronary angioplasty NOS

Code also any：

number of vascular stents inserted (00.45-00.48)

number of vessels treated (00.40-00.43)

procedure on vessel bifurcation (00.44)

开胸冠状动脉血管成形术(36.03)

经皮经管腔冠状动脉成形术[PTCA] (00.66)

分叉血管操作(00.44)

经管腔冠状动脉粥样硬化切除术 (17.55)

不包括：药物洗脱冠状动脉支架置入 (36.07)

36.07 药物洗脱冠状动脉支架置入

血管腔内移植物

血管内移植物

支架置入物

另编码任何：

置入血管支架的数量(00.45-00.48)

治疗血管的数量(00.40-00.43)

开胸冠状动脉血管成形术(36.03)

经皮经管腔冠状动脉成形术[PTCA] (00.66)

分叉血管操作(00.44)

经管腔冠状动脉粥样硬化切除术 (17.55)

不包括：药物涂层支架，例，肝磷脂涂抹 (36.06)

非药物洗脱冠状动脉支架置入(36.06)

36.09 冠状动脉梗阻的其他去除术

冠状动脉血管成形术 NOS

另编码任何：

置入血管支架的数量(00.45-00.48)

治疗血管的数量(00.40-00.43)

分叉血管操作(00.44)

Excludes：that by open angioplasty (36.03)

　　that by percutaneous transluminal coronary angioplasty [PTCA] (00.66)

　　transluminal coronary atherectomy (17.55)

36.1 **Bypass anastomosis for heart revascularization**

Note：Do not assign codes from series 00.40-00.43 with codes from series 36.10-36.19

Code also：cardiopulmonary bypass [extracorporeal circulation] [heart-lung machine](39.61)

　　pressurized treatment of venous bypass graft [conduit] with pharmaceutical substance, if performed(00.16)

36.10　Aortocoronary bypass for heart revascularization, not otherwise specified

　　Direct revascularization：

　　　cardiac with catheter stent, prosthesis, or vein graft

　　　coronary with catheter stent, prosthesis, or vein graft

　　　heart muscle with catheter stent, prosthesis, or vein graft

　　　myocardial with catheter stent, prosthesis, or vein graft

　　Heart revascularization NOS

36.11　(Aorto)coronary bypass of one coronary artery

36.12　(Aorto)coronary bypass of two coronary arteries

36.13　(Aorto)coronary bypass of three coronary arteries

36.14　(Aorto)coronary bypass of four or more coronary arteries

36.15　Single internal mammary-coronary artery bypass

　　Anastomosis(single)：

　　　mammary artery to coronary artery

不包括：采用开放性血管成形术(36.03)

　　同时伴经皮经管腔冠状动脉成形术[PTCA](00.66)

　　经管腔冠状动脉粥样硬化切除术(17.55)

36.1 **搭桥吻合术,为心脏血管再形成术**

注：对于 36.10-36.19 之间的编码,不要编码 00.40-00.43。

另编码：心肺搭桥[体外循环][心肺机](39.61)

　　如果已执行操作,编码静脉搭桥移植物的加压治疗[引导]伴药物(00.16)

36.10　主动脉冠状动脉旁路移植,为心脏血管再形成术 NOS

　　直接血管再形成术：

　　　心脏伴导管支架、假体或静脉移植

　　　冠状动脉伴导管支架、假体或静脉移植

　　　心肌伴导管支架、假体或静脉移植

　　　心肌伴导管支架、假体或静脉移植

　　心脏血管再形成术 NOS

36.11　一根冠状动脉的(主动脉)冠状动脉旁路移植

36.12　二根冠状动脉的(主动脉)冠状动脉旁路移植

36.13　三根冠状动脉的(主动脉)冠状动脉旁路移植

36.14　四根或以上冠状动脉的(主动脉)冠状动脉旁路移植

36.15　单乳房内动脉-冠状动脉旁路移植

　　吻合术(单一)：

　　　乳房动脉与冠状动脉

thoracic artery to coronary artery	胸动脉与冠状动脉
36.16 Double internal mammary-coronary artery bypass	36.16 双乳房内动脉-冠状动脉旁路移植
Anastomosis, double:	吻合术,双:
mammary artery to coronary artery	乳房动脉与冠状动脉
thoracic artery to coronary artery	胸动脉与冠状动脉
36.17 Abdominal-coronary artery bypass	36.17 腹动脉-冠状动脉旁路移植
Anastomosis:	吻合术:
gastroepiploic-coronary artery	胃网膜-冠状动脉
36.19 Other bypass anastomosis for heart revascularization	36.19 其他搭桥吻合术,为心脏血管再形成术

36.2 Heart revascularization by arterial implant　　　**36.2 动脉植入的心脏血管再形成术**

Implantation of:	植入术:
aortic branches [ascending aortic branches] into heart muscle	主动脉支[升主动脉分支]至心肌
blood vessels into myocardium	血管至心肌
internal mammary artery [internal thoracic artery] into:	乳房内动脉[胸内动脉]至:
heart muscle	心肌
myocardium	心肌
ventricle	心室
ventricular wall	心室壁
Indirect heart revascularization NOS	间接心脏血管再形成术 NOS

36.3 Other heart revascularization　　　**36.3 其他心脏血管再形成术**

36.31 Open chest transmyocardial revascularization	36.31 开胸经心肌的血管再形成术
36.32 Other transmyocardial revascularization	36.32 其他经心肌的血管再形成术
36.33 Endoscopic transmyocardial revascularization	36.33 内镜下经心肌血管再形成术
Robot-assisted transmyocardial revascularization	机器人辅助的经心肌血管再形成术
Thoracoscopic transmyocardial revascularization	经心肌胸腔镜下血管再形成术
36.34 Percutaneous transmyocardial revascularization	36.34 经皮经心肌血管再形成术
Endovascular transmyocardial revascularization	血管内经心肌血管再形成术
36.39 Other heart revascularization	36.39 其他心脏血管再形成术
Abrasion of epicardium	心外膜擦除术

Cardio-omentopexy	心脏-网膜固定术
Intrapericardial poudrage	心包内撒粉法
Myocardial graft：	心肌移植物：
mediastinal fat	纵隔脂肪
omentum	网膜
pectoral muscles	胸肌

36.9 **Other operations on vessels of heart**
 Code also：cardiopulmonary bypass ［extracorporeal circulation］ ［heart-lung machine］(39.61)

36.9 **心脏血管的其他手术**
 另编码：心肺搭桥［体外循环］［心肺机］（39.61）

36.91	Repair of aneurysm of coronary vessel	36.91	冠状血管动脉瘤修补术
36.99	Other operations on vessels of heart	36.99	心脏血管的其他手术
	Exploration of coronary artery		冠状动脉探查术
	Incision of coronary artery		冠状动脉切开术
	Ligation of coronary artery		冠状动脉结扎术
	Repair of arteriovenous fistula		动静脉瘘修补术

37 **Other operations on heart and pericardium**

37 **心脏和心包的其他手术**

 Code also：any injection or infusion of platelet inhibitor(99.20)

 另编码：任何血小板抑制药的注射或输注（99.20）

37.0 **Pericardiocentesis**
37.1 **Cardiotomy and pericardiotomy**
 Code also：cardiopulmonary bypass ［extracorporeal circulation］ ［heart-lung machine］(39.61)

37.0 **心包穿刺术**
37.1 **心脏切开术和心包切开术**
 另编码：心肺搭桥［体外循环］［心肺机］（39.61）

37.10	Incision of heart，not otherwise specified	37.10	心脏切开术 NOS
	Cardiolysis NOS		心脏松解术 NOS
37.11	Cardiotomy	37.11	心脏切开术
	Incision of：		切开术：
	atrium		心房
	endocardium		心内膜
	myocardium		心肌
	ventricle		心室
37.12	Pericardiotomy	37.12	心包切开术
	Pericardial window operation		心包开窗手术
	Pericardiolysis		心包松解术
	Pericardiotomy		心包切开术

37.2 **Diagnostic procedures on heart and pericardium**

37.20 Noninvasive programmed electrical stimulation(NIPS)

Excludes：that as part of intraoperative testing-omit code

catheter based invasive electrophysiologic testing(37.26)

device interrogation only without arrhythmia induction(bedside check)(89.45-89.49)

37.21 Right heart cardiac catheterization

Cardiac catheterization NOS

Excludes：that with catheterization of left heart(37.23)

37.22 Left heart cardiac catheterization

Excludes：that with catheterization of right heart(37.23)

37.23 Combined right and left heart cardiac catheterization

37.24 Biopsy of pericardium

37.25 Biopsy of heart

37.26 Catheter based invasive electrophysiologic testing

Electrophysiologic studies［EPS］

Code also：any concomitant procedure

Excludes：that as part of intraoperative testing-omit code

device interrogation only without arrhythmia induction(bedside check)(89.45-89.49)

His bundle recording(37.29)

Non-invasive programmed electrical stimulation(NIPS)(37.20)

37.27 Cardiac mapping

Code also：any concomitant procedure

Excludes：electrocardiogram(89.52)

His bundle recording(37.29)

37.28 Intracardiac echocardiography

Echocardiography of heart chambers

ICE

37.2 心脏和心包的诊断性操作

37.20 非侵入性程序化电刺激(NIPS)

不包括：作为手术期间监测的一部分—省略编码

侵入性电生理测定导管术(37.26)

仅装置感知而不诱发心律失常(床旁检查)(89.45-89.49)

37.21 右心导管置入

心导管置入 NOS

不包括：同时伴置入左心导管(37.23)

37.22 左心导管置入

不包括：同时伴置入右心导管(37.23)

37.23 联合的右心和左心导管置入

37.24 心包活组织检查

37.25 心脏活组织检查

37.26 侵入性电生理测定导管术

电生理测定［EPS］

另编码：任何伴随操作

不包括：作为手术期间监测的一部分—省略编码

仅装置感知而不诱发心律失常(89.45-89.49)

希氏束记录(37.29)

非侵入性程序化电刺激(NIPS)(37.20)

37.27 心脏标测图

另编码：任何伴随的操作

不包括：心电图(89.52)

希氏束记录(37.29)

37.28 心内超声心动图

心脏超声心动图

ICE

Code also：any synchronous Doppler flow mapping(88.72)

Excludes：intravascular imaging of coronary vessels(intravascular ultrasound)(IVUS)(00.24)

37.29　Other diagnostic procedures on heart and pericardium

　　Excludes：angiocardiography（88.50-88.58）

　　cardiac function tests(89.41-89.69)

　　cardiovascular radioisotopic scan and function study(92.05)

　　coronary arteriography(88.55-88.57)

　　diagnostic pericardiocentesis(37.0)

　　diagnostic ultrasound of heart(88.72)

　　x-ray of heart(87.49)

37.3　**Pericardiectomy and excision of lesion of heart**

　　Code also：cardiopulmonary bypass [extracorporeal circulation] [heart-lung machine](39.61)

37.31　Pericardiectomy

　　Excision of：

　　　adhesions of pericardium constricting scar of：

　　　epicardium

　　　pericardium

37.32　Excision of aneurysm of heart

　　Repair of aneurysm of heart

37.33　Excision or destruction of other lesion or tissue of heart,open approach

　　Ablation or incision of heart tissue (cryoablation)(electrocurrent)(laser)(microwave)(radiofrequency)(resection)(ultrasound), open chest approach

　　Cox-maze procedure

　　Maze procedure

　　That by median sternotomy

另编码：任何同时进行的彩色多普勒血流速标测图(88.72)

不包括：冠状血管（血管内超声）的血管内显像（IVUS）(00.24)

37.29　心脏和心包的其他诊断性操作

　　不包括：心血管造影术(88.50-88.58)

　　心脏心功能试验(89.41-89.69)

　　心血管放射性核素扫描和功能性检查(92.05)

　　冠状动脉造影术(88.55-88.57)

　　诊断性心包穿刺术(37.0)

　　心脏诊断性超声波检查(88.72)

　　心脏 X 线检查(87.49)

37.3　**心包切除术和心脏病损切除术**

　　另编码：心肺搭桥［体外循环］［心肺机］(39.61)

37.31　心包切除术

　　切除术：

　　　心包缩窄性瘢痕粘连：

　　　心外膜

　　　心包

37.32　心脏动脉瘤切除术

　　心脏动脉瘤修补术

37.33　心脏其他病损或组织的切除术或破坏术，开放性入路

　　心脏组织切除或消融(冷冻切除)(电流)(激光)(微波)(射频)(部分切除术)(超声)，开胸入路

　　Cox-maze 操作(一种治疗心房纤颤的手术方法)

　　Maze 操作

　　经正中胸骨切口

That by thoracotomy without use of thoracoscope	经胸廓切口不使用胸腔镜
Excludes：ablation，excision or destruction of lesion or tissue of heart：	**不包括**：心脏病损或组织的消融、切除术或破坏术：
endovascular approach（37.34）	血管内入路（37.34）
thoracoscopic approach（37.37）	胸腔镜入路（37.37）
excision or destruction of left atrial appendage（LAA）（37.36）	左心耳破坏或切除术（LAA）（37.36）

37.34　Excision or destruction of other lesion or tissue of heart，endovascular approach

37.34　心脏其他病损或组织的切除术或破坏术，血管内入路

Ablation of heart tissue（cryoablation）（electrocurrent）（laser）（microwave）（radiofrequency）（ultrasound），via peripherally inserted catheter

心脏组织消融（冷冻切除）（电流）（激光）（微波）（射频）（超声），经周围循环置入的导管

Modified maze procedure，percutaneous approach

改良 maze 操作，经皮入路

Excludes：ablation，excision or destruction of lesion or tissue of heart：

不包括：心脏病损或组织的消融、切除术或破坏术：

open approach（37.33）

开放性入路（37.33）

thoracoscopic approach（37.37）

胸腔镜入路（37.37）

37.35　Partial ventriculectomy

37.35　部分心室切除术

Ventricular reduction surgery

心室减缩术

Ventricular remodeling

心室重新塑造

Code also：any synchronous：mitral valve repair（35.02，35.12）

另编码：任何同时进行的：二尖瓣修补术（35.02，35.12）

mitral valve replacement（35.23-35.24）

二尖瓣置换（35.23-35.24）

37.36　Excision，destruction，or exclusion of left atrial appendage（LAA）

37.36　左心耳破坏或切除术（LAA）

Includes：Endovascular approach，minithoracotomy approach，percutaneous approach，subxiphoid approach，or thoracoscopic approach

包括：血管内入路，胸小切口入路，经皮入路，剑突下入路或胸腔镜入路

Clipping of left atrial appendage

左心耳切除术

Oversewing of left atrial appendage

左心耳缝合术

Stapling of left atrial appendage

左心耳钉合术

That by fastener or suture

用扣钉或缝合

Code also any：

另编码任何：

concomitant（open）procedure performed

已施行的伴随（开放性）操作

fluoroscopy（87.49）

荧光镜检查（87.49）

transesophageal echocardiography（TEE）（88.72）

经食管超声心动图（TEE）（88.72）

Excludes:ablation, excision or destruction of lesion or tissue of heart, endovascular approach（37.34）

　　excision or destruction of other lesion or tissue of heart, thoracoscopic approach（37.37）

　　insertion of left atrial appendage device（37.90）

37.37　Excision or destruction of other lesion or tissue of heart, thoracoscopic approach

　　Ablation or incision of heart tissue（cryoablation）（electrocautery）（laser）（microwave）（radiofrequency）（resection）（ultrasound）, via thoracoscope

　　Modified maze procedure, thoracoscopic approach

　　That via thoracoscopically-assisted approach（without thoracotomy）（with port access）（with sub-xiphoid incision）

　　Excludes:ablation, excision or destruction of lesion or tissue of heart:
　　　　endovascular approach（37.34）
　　　　open approach（37.33）
　　　　thoracoscopic excision or destruction of left atrial appendage［LAA］（37.36）

37.4　**Repair of heart and pericardium**

37.41　Implantation of prosthetic cardiac support device around the heart

　　Cardiac support device(CSD)

　　Epicardial support device

　　Fabric(textile)(mesh) device

　　Ventricular support device on surface of heart

　　Code also any:

　　　　cardiopulmonary bypass［extracorporeal circulation］［heart-lung machine］if performed(39.61)

　　　　mitral valve repair(35.02，35.12)

不包括:心脏组织或病损的消融、切除或破坏,血管内入路(37.34)

　　其他心脏组织或病损消融、切除或破坏,胸腔镜入路(37.37)

　　左心附加装置的置入(37.90)

37.37　其他心脏组织或病损消融、切除或破坏,胸腔镜入路

　　心脏组织切除或消融(冷冻切除)(电流)(激光)(微波)(射频)(部分切除术)(超声),经胸腔镜

　　改良 maze 操作,胸腔镜入路

　　经胸腔镜辅助入路(无胸廓切开)(伴口通道)(伴剑突下切口)

　　不包括:心脏病损或组织的消融、切除术或破坏术:
　　　　血管内入路(37.34)
　　　　开放性入路(37.33)
　　　　胸腔镜左心耳破坏或切除术(LAA)(37.36)

37.4　**心脏和心包修补术**

37.41　围绕心脏的心脏假体支持装置植入术

　　心脏支持装置(CSD)

　　心外膜支持装置

　　纤维(纺织品)(网孔)装置

　　心脏表面的心室支持装置

　　另编码任何:

　　　　心肺搭桥[体外循环][心肺机],如果已执行(39.61)

　　　　二尖瓣修补术(35.02，35.12)

mitral valve replacement(35.23-35.24)

transesophageal echocardiography(88.72)

Excludes:

circulatory assist systems（37.61-37.68）

37.49 Other repair of heart and pericardium

37.5 **Heart replacement procedures**

37.51 Heart transplantation

Excludes：combined heart-lung transplantation(33.6)

37.52 Implantation of total internal biventricular heart replacement system

Artificial heart

Note：This procedure includes substantial removal of part or all of the biological heart. Both ventricles are resected，and the native heart is no longer intact. Ventriculectomy is included in this procedure；do not code separately.

Excludes：implantation of heart assist system ［VAD］（37.62，37.65，37.66)

37.53 Replacement or repair of thoracic unit of total replacement heart system

Excludes：replacement and repair of heart assist system［VAD］(37.63)

37.54 Replacement or repair of other implantable component of total replacement heart system

Implantable battery

Implantable controller

Transcutaneous energy transfer［TET］device

Excludes：replacement and repair of heart assist system［VAD］(37.63)

replacement or repair of thoracic unit of total replacement heart system (37.53)

37.55 Removal of internal biventricular heart replacement system

二尖瓣置换(35.23-35.24)

经食管超声心动图(88.72)

不包括：

循环辅助系统(37.61-37.68)

37.49 心脏和心包的其他修补术

37.5 心脏置换操作

37.51 心脏移植术

不包括:联合的心脏-肺移植术(33.6)

37.52 全部内置式双心室心脏置换系统植入

人工心脏

注:此操作包括实质性去除部分或全部生物心脏。双心室切除,原心脏不再是完整无缺。心室切除术也包括在此操作中,无须分别编码。

不包括:心脏辅助系统的置入术［VAD］(37.62,37.65,37.66)

37.53 置换或修补全部置换心脏系统的胸腔装置

不包括:心脏辅助系统的置换和修补术［VAD］(37.63)

37.54 全部置换心脏系统的其他可置入成分置换或修补术

可置入的电池

可置入的控制器

经皮的能量转移［TET］装置

不包括:心脏辅助系统的置换和修补术［VAD］(37.63)

全部置换心脏系统胸内置换或修补术(37.53)

37.55 去除内置的双心室心脏置换系统

Explantation of artificial heart

Code also any concomitant procedure, such as：

　combined heart-lung transplantation (33. 6)

　heart transplantation (37. 51)

　implantation of internal biventricular heart replacement system (37. 52)

Excludes：explantation ［removal］ of external heart assist system (37. 64)

　explantation ［removal］ of percutaneous external heart assist device (97. 44)

　nonoperative removal of heart assist system (97. 44)

　that with replacement or repair of heart replacement system （37. 53, 37. 54)

37.6 **Implantation of heart and circulatory assist system(s)**

Excludes： implantation of prosthetic cardiac support system （37. 41)

37. 60　Implantation or insertion of biventricular external heart assist system

Temporary cardiac support for both left and right ventricles，inserted in the same operative episode

Includes：open chest (sternotomy) procedure for cannulae attachments

Note：Device (outside the body but connected to heart) with external circulation pump. Ventriculotomy is included; do not code separately.

Excludes： implantation of internal biventricular heart replacement system (artificial heart) (37. 52)

　implant of pulsation balloon (37. 61)

　insertion of percutaneous external heart assist device (37. 68)

　insertion of temporary non-implantable extracorporeal circulatory assist device (37. 62)

外植人工心脏

另编码任何伴随的操作,如：

　心肺联合移植术(33. 6)

　心脏移植术(37. 51)

　植入内置双心室心脏置换系统(37. 52)

不包括:外移［去除］心脏外置式辅助系统 (37. 64)

　外移［去除］经皮的心脏外置式辅助装置(97. 44)

　非手术去除心脏辅助系统(97. 44)

　同时伴有置换或修补心脏置换系统 (37. 53, 37. 54)

37.6 **心脏和循环辅助系统的置入**

不包括:心脏假体支持装置置入(37. 41)

37. 60　植入或置入双心室心脏外置式辅助系统

左、右心室的暂时性心脏支持,在同一手术中置入

包括:开胸(胸骨切开术)操作用于置入套管的附加装置

注:体外循环泵装置(放置体外但与心脏相联),包括心室切开术,不要分开编码。

不包括:植入内置双心室心脏置换系统 (人工心脏)(37. 52)

　置入搏动球囊(37. 61)

　置入经皮心脏外部辅助装置(37. 68)

　暂时性非植入型体外循环辅助系统的置入(37. 62)

37.61　Implant of pulsation balloon

37.62　Insertion of temporary non-implantable extracorporeal circulatory assist device

　　Insertion of heart assist system，NOS

　　NOSInsertion of heart pump

　　Excludes：implantation of total internal biventricular heart replacement system (artificial heart)(37.52)

　　　implant of external heart assist system (37.65)

　　　insertion of implantable extracorporeal heart assist system (37.66)

　　　insertion of percutaneous external heart assist device (37.68)

　　　removal of heart assist system (37.64)

　　Note：Includes：explantation of this device；do not code separately.

37.63　Repair of heart assist system

　　Replacement of parts of an existing ventricular assist device(VAD)

　　Excludes：replacement or repair of other implantable component of total replacement heart system [artificial heart](37.54)

　　　replacement or repair of thoracic unit of total replacement heart system [artificial heart](37.53)

37.64　Removal of external heart assist system (s) or device(s)

　　Explantation of external device(s) providing left and right ventricular support

　　Excludes：explantation [removal] of percutaneous external heart assist device (97.44)

　　　nonoperative removal of heart assist system (97.44)

　　　temporary non-implantable extracorporeal circulatory assist device (37.62)

37.61　搏动性球囊置入

37.62　暂时性非植入型体外循环辅助系统的置入

　　心脏辅助系统的置入

　　心脏泵置入

　　不包括：植入全部内置双心室心脏置换系统(人工心脏)(37.52)

　　　外置式心脏辅助系统植入(37.65)

　　　置入可植入型体外心脏的辅助系统 (37.66)

　　　经皮外部心脏辅助装置置入(37.68)

　　　心脏辅助系统去除(37.64)

　　注：包括该装置外移，不需要分开编码。

37.63　心脏辅助系统修补术

　　置换部分现有的心室辅助装置(VAD)

　　不包括：置换或修补全部置换心脏系统[人造心脏]的其他可置入成分(37.54)

　　　置换或修补全部置换心脏系统[人造心脏]的胸腔装置(37.53)

37.64　去除外置式心脏辅助系统或装置

　　外植外部装置提供左、右心室支持

　　不包括：外移[去除]经皮的心脏外置式辅助装置(97.44)

　　　非手术性去除心脏辅助系统(97.44)

　　　暂时性非植入型体外循环辅助系统的置入(37.62)

that with replacement of implant (37.63)

伴置入物置换(37.63)

37.65 Implant of single ventricular (extracorporeal) external heart assist system

Insertion of one device into one ventricle

Note:Device (outside the body but connected to heart) with external circulation and pump.

Note:Insertion or implantation of one external VAD for left or right heart support.

Includes:open chest (sternotomy) procedure for cannulae attachments

Excludes:implant of pulsation balloon (37.61)

implantation of total internal biventricular heart replacement system (37.52)

insertion of implantable heart assist system (37.66)

insertion of percutaneous external heart assist device (37.68)

insertion or implantation of two external VADs for simultaneous right and left heart support (37.60)

that without sternotomy (37.62)

37.65 单心室(体外)外置式心脏辅助系统置入

一个心室一个装置的置入

注:装置(放置体外但与心脏连接)伴外循环和泵

注:为支持左心或右心的一个外置式心室辅助装置置入

包括:开胸(胸骨切开术)操作用于置入套管的附加装置

不包括:搏动性球囊置入(37.61)

置入全部内置双心室心脏置换系统(37.52)

置入可植入型心脏的辅助系统(37.66)

经皮的外部心脏辅助装置置入(37.68)

同时支持左、右心室的双外置式心室辅助装置置入或植入

不伴胸骨切开(37.62)

37.66 Insertion of implantable heart assist system

Axial flow heart assist system

Diagonal pump heart assist system

Left ventricular assist device (LVAD)

Pulsatile heart assist system

Right ventricular assist device (RVAD)

Rotary pump heart assist system

Transportable, implantable heart assist system.

Ventricular assist device (VAD) not otherwise specified

Note:Device directly connected to the heart and implanted in the upper left quadrant of peritoneal cavity.

37.66 置入可植入型心脏的辅助系统

轴流心脏辅助系统

斜泵心脏辅助系统

左心室辅助装置(LAVD)

脉动心脏辅助系统

右心室辅助装置(RVAD)

旋转泵心脏辅助系统

便携式,可植入性心脏辅助系统

心室辅助装置(VAD) NOS

注:装置直接与心脏连接并植入于腹膜腔左上象限

Note：This device can be used for either destination therapy（DT）or bridge-to-transplant（BTT）

Excludes：implant of pulsation balloon（37.61）

implantation of total internal biventricular heart replacement system［artificial heart］（37.52）

insertion of percutaneous external heart assist device（37.68）

37.67　Implantation of cardiomyostimulation system

Note：Two-step open procedure consisting of transfer of one end of the latissimus dorsi muscle；wrapping it around the heart；rib resection；implantation of epicardial cardiac pacing leads into the right ventricle；tunneling and pocket creation for the cadiomyostimulator

37.68　Insertion of percutaneous external heart assist device

Includes：percutaneous［femoral］insertion of cannulae attachments

Circulatory assist device

Extrinsic heart assist device pVAD

Percutaneous heart assist device

37.7　**Insertion, revision, replacement, and removal of leads; insertion of temporary pacemaker system; or revision of cardiac device pocket**

Code also：any insertion and replacement of pacemaker device（37.80-37.87）

Excludes：implantation or replacement of transvenous lead［electrode］into left ventricular cardiac venous system（00.52）

37.70　Initial insertion of lead［electrode］, not otherwise specified

Excludes：insertion of temporary transvenous pacemaker system（37.78）

注：此装置既可用于目标治疗（DT），也可用于搭桥与植入（BTT）

不包括：搏动性球囊置入（37.61）

置入全部内置式双心室心脏系统［人造心脏］（37.52）

经皮外部心脏辅助装置置入（37.68）

37.67　置入心脏刺激系统

注：两步开放性操作，包括背阔肌一端的转位；用它包缠心脏；肋骨部分切除术；置入右心室的心外膜心脏起搏导线；创建心脏刺激器的通道和囊袋

37.68　经皮置入外部心脏辅助装置

包括：经皮［大腿］置入套管附加装置

循环辅助装置

外部心脏辅助装置 pVAD

经皮心脏辅助装置

37.7　导线的置入、修复术、置换和去除，临时起搏器系统置入，或心脏装置的囊袋修复术

另编码：任何起搏器装置的置入和置换（37.80-37.87）

不包括：置入或置换经静脉入左心室心脏静脉系统的导线［电极］（00.52）

37.70　首次置入导线［电极］NOS

不包括：暂时性经静脉置入起搏器系统（37.78）

replacement of atrial and/or ventricular lead(s)(37.76)

置换心房和(或)心室导线(37.76)

37.71　Initial insertion of transvenous lead [electrode] into ventricle

　　Excludes：insertion of temporary transvenous pacemaker system(37.78)

　　replacement of atrial and/or ventricular lead(s)(37.76)

37.71　首次经静脉入心室置入导线[电极]

　　不包括：暂时性经静脉置入起搏器系统(37.78)

　　置换心房和(或)心室导线(37.76)

37.72　Initial insertion of transvenous leads [electrodes] into atrium and ventricle

　　Excludes：insertion of temporary transvenous pacemaker system(37.78)

　　replacement of atrial and/or ventricular lead(s)(37.76)

37.72　首次经静脉入心房和心室置入导线[电极]

　　不包括：暂时性经静脉置入起搏器系统(37.78)

　　心房和(或)心室导线的置换(37.76)

37.73　Initial insertion of transvenous lead [electrode] into atrium

　　Excludes：insertion of temporary transvenous pacemaker system(37.78)

　　replacement of atrial and/or ventricular lead(s)(37.76)

37.73　首次经静脉入心房置入导线[电极]

　　不包括：暂时性经静脉置入起搏器系统(37.78)

　　置换心房和(或)心室导线(37.76)

37.74　Insertion or replacement of epicardial lead [electrode] into epicardium

　　Insertion or replacement of epicardial by：

　　sternotomy

　　thoracotomy

　　Excludes：replacement of atrial and/or ventricular lead(s)(37.76)

37.74　置入或置换心外膜导线[电极]

　　心外膜的置入或置换,经：

　　胸骨切开

　　胸廓切开

　　不包括：置换心房和(或)心室导线(37.76)

37.75　Revision of lead [electrode]

　　Repair of electrode [removal with reinsertion]

　　Repositioning of lead(s)(AICD)(cardiac device)(CRT-D)(CRT-P)(defibrillator)(pacemaker)(pacing)(sensing)[electrode]

　　Revision of lead NOS

　　Excludes：repositioning of temporary transvenous pacemaker system—omit code

37.75　导线[电极]修复术

　　电极[去除伴再置入]的修补术

　　导线复位(AICD)(心脏装置)(CRT-D)(CRT-P)(除颤器)(起搏器)(起搏)(感知)[电极]

　　导线修复术 NOS

　　不包括：暂时性经静脉起搏器系统的复位—省略编码

37.76　Replacement of transvenous atrial and/or ventricular lead(s) [electrode]

37.76　经静脉心房和(或)心室导线[电极]的置换

Removal or abandonment of existing transvenous or epicardial lead(s) with transvenous lead(s) replacement

Excludes：replacement of epicardial lead [electrode](37.74)

37.77　Removal of lead(s) [electrode] without replacement

Removal：

epicardial lead(transthoracic approach)

transvenous lead(s)

Excludes：removal of temporary transvenous pacemaker system — omit code

that with replacement of：

atrial and/or ventricular lead(s) [electrode](37.76)

epicardial lead [electrode](37.74)

37.78　Insertion of temporary transvenous pacemaker system

Excludes：intraoperative cardiac pacemaker(39.64)

37.79　Revision or relocation of cardiac device pocket

Debridement and reforming pocket(skin and subcutaneous tissue)

Insertion of loop recorder

Relocation of pocket [creation of new pocket] pacemaker or CRT-P

Removal of cardiac device/pulse generator without replacement

Removal of the implantable hemodynamic presssure sensor(lead) and monitor device

Removal without replacement of cardiac resynchronization defibrillator device

Repositioning of implantable hemodynamic pressure sensor(lead) and monitor device

Repositioning of pulse generator

Revision of cardioverter/defibrillator (automatic) pocket

去除或放弃现有的经静脉或心外膜导线伴经静脉导线置换

不包括：心外膜导线[电极]的置换(37.74)

37.77　去除导线[电极]，不伴置换

去除：

心外膜导线(经胸入路)

经静脉导线

不包括：去除经暂时性静脉起搏器系统—省略编码

同时伴置换：

心房和(或)心室导线[电极](37.76)

心外膜导线[电极](37.74)

37.78　暂时性经静脉起搏器系统的置入

不包括：手术中心脏起搏器(39.64)

37.79　心脏装置的囊袋修复术或再定位术

清理和重整囊袋(皮肤和皮下组织)

置入循环记录器

起搏器或 CRT-P[创建新囊袋]囊袋的再定位术

去除心脏装置或脉冲发生器，不伴置换

去除置入型血流动力学压力感受器(导线)和监控装置

心脏再同步化除颤器装置的去除，不伴置换

可置入型血流动力学压力感受器(导线)和监测装置的复位

脉冲发生器复位

复律器或除颤器(自动)囊袋修复术

Revision of pocket for intracardiac hemodynamic monitoring

心内血流动力学监测的囊袋修复术

Revision or relocation of CRT-D pocket

CRT-D 囊袋修复或再定位

Revision or relocation of pacemaker, defibrillator, or other implanted cardiac device pocket

起搏器、除颤器或其他置入型心脏装置囊袋的修复或再定位

Excludes：removal of loop recorder (86.05)

不包括：去除循环记录器(86.05)

37.8 **Insertion, replacement, removal, and revision of pacemaker device**

37.8 起搏器装置的置入、置换、去除和修复术

Note：Device testing during procedure-omit code

注：操作时的装置测试 — 省略编码

Code also：any lead insertion, lead replacement, lead removal and/or lead revision (37.70-37.77)

另编码：任何导线置入、导线置换、导线去除和(或)导线修复术(37.70-37.77)

Excludes：implantation of cardiac resynchronization pacemaker [CRT-P] (00.50)

不包括：心脏再同步起搏器的置入[CRT-P](00.50)

implantation or replacement of cardiac resynchronization pacemaker pulse generator only [CRT-P](00.53)

仅置入或置换心脏再同步起搏器脉冲发生器[CRT-P](00.53)

37.80　Insertion of permanent pacemaker, initial or replacement, type of device not specified

37.80　首次或置换永久起搏器置入,装置类型未特指

37.81　Initial insertion of single-chamber device, not specified as rate responsive

37.81　首次单腔装置置入,未特指节律反应

Excludes：replacement of existing pacemaker device(37.85- 37.87)

不包括：置换现用的起搏器装置(37.85-37.87)

37.82　Initial insertion of single-chamber device, rate responsive

37.82　首次单腔装置置入,节律反应

Rate responsive to physiologic stimuli other than atrial rate

对生理刺激节律反应,除心率外

Excludes： replacement of existing pacemaker device(37.85- 37.87)

不包括：置换现用的起搏器装置(37.85-37.87)

37.83　Initial insertion of dual-chamber device Atrial ventricular sequential device

37.83　首次置入双腔装置 心房心室顺序装置

Excludes： replacement of existing pacemaker device(37.85- 37.87)

不包括：置换现用的起搏器装置(37.85-37.87)

37.85　Replacement of any type pacemaker device with single-chamber device, not specified as rate responsive

37.85　置换任何类型的带有单腔装置的起搏装置,未特指节律反应

37.86　Replacement of any type of pacemaker device with single-chamber device, rate responsive

Rate responsive to physiologic stimuli other than atrial rate

37.87　Replacement of any type pacemaker device with dual-chamber device

Atrial ventricular sequential device

37.89　Revision or removal of pacemaker device

Removal without replacement of cardiac resynchronization pacemaker device [CRT-P]

Repair of pacemaker device

Excludes：removal of temporary transvenous pacemaker system — omit code

replacement of existing pacemaker device (37.85-37.87)

replacement of existing pacemaker device with CRT-P pacemaker device(00.53)

37.9　**Other operations on heart and pericardium**

37.90　Insertion of left atrial appendage device

Left atrial filter

Left atrial occluder

Transseptal catheter technique

37.91　Open chest cardiac massage

Excludes：closed chest cardiac massage (99.63)

37.92　Injection of therapeutic substance into heart

37.93　Injection of therapeutic substance into pericardium

37.94　Implantation or replacement of automatic cardioverter/defibrillator, total system [AICD]

Implantation of defibrillator with leads(epicardial patches), formation of pocket(abdominal fascia)(subcutaneous), any transvenous leads, intraoperative procedures for evaluation of lead signals, and obtaining defibrillator threshold measurements

37.86　置换任何类型带有单腔装置的起搏器装置，节律反应

对生理刺激节律反应，除心率外

37.87　置换任何类型带有双腔装置的起搏器装置

心房心室顺序装置

37.89　起搏器装置的校正或去除

心脏再同步起搏器装置去除不伴置换 [CRT-P]

起搏器装置修复术

不包括：去除暂时性经静脉起搏器系统—省略编码

置换现用的起搏器装置(37.85-37.87)

置换现用带有 CRT-P 起搏装置的起搏器装置(00.53)

37.9　**心脏和心包的其他手术**

37.90　左心附加装置的置入

左心过滤器

左心封堵

经间隔导管技术

37.91　开胸心脏按摩

不包括：闭合性胸部心脏按摩(99.63)

37.92　治疗性物质注入心脏

37.93　治疗性物质注入心包

37.94　自动心脏复律器或除颤器的置入或置换，全系统[AICD]

除颤器伴导线置入（心外膜补片），囊形成（腹筋膜）（皮下），任何经静脉导线，手术时用于导线信息评估和获得除颤器阈值测量（电生理检测[EPS]）

Techniques：

　　lateral thoracotomy

　　medial sternotomy

　　subxiphoid procedure

Note：Device testing during procedure-omit code

Code also：extracorporeal circulation，if performed(39.61)

Code also：any concomitant procedure [e.g.，coronary bypass (36.10-36.19) or CCM，total system (17.51)]

Excludes：implantation of cardiac resynchronization defibrillator，total system[CRT-D](00.51)

37.95　Implantation of automatic cardioverter/defibrillator lead(s) only

37.96　Implantation of automatic cardioverter/defibrillator pulse generator only

Note：Device testing during procedure-omit code

Excludes：implantation or replacement of cardiac resynchronization defibrillator，pulse generator device only [CRT-D](00.54)

37.97　Replacement of automatic cardioverter/defibrillator lead(s) only

Excludes：replacement of epicardial lead [electrode] into epicardium(37.74)

replacement of transvenous lead [electrode] into left ventricular coronary venous system(00.52)

37.98　Replacement of automatic cardioverter/defibrillator pulse generator only

Note：Device testing during procedure-omit code

Excludes：replacement of cardiac resynchronization defibrillator，pulse generator device only [CRT-D](00.54)

37.99　Other

Excludes：cardiac retraining(93.36)

conversion of cardiac rhythm (99.60-99.69)

方法：

　　外侧胸廓切开术

　　正中胸骨切开术

　　剑突下操作

注：操作时的装置测试 — 省略编码

另编码：体外循环(39.61)

另编码：任何伴随的操作[例，冠状动脉旁路移植](36.00-36.19)或置入可充电的全系统心脏收缩力调节装置(17.51)]

不包括：心脏再同步除颤器的置入，全系统[CRT-D](00.51)

37.95　仅自动心脏复律器或除颤器导线的置入术

37.96　仅自动心脏复律器或除颤器脉冲发生器的置入术

注：操作时的装置测试 — 省略编码

不包括：心脏再同步除颤器，脉冲发生器的置入或置换术

仅[CRT-D]装置(00.54)

37.97　仅自动心脏复律器或除颤器导线的置换术

不包括：置换心外膜的导线[电极](37.74)

经静脉入左心室置换冠状静脉系统的导线[电极](00.52)

37.98　仅自动心脏复律器或除颤器脉冲发生器的置换

注：操作时的装置测试 — 省略编码

不包括：仅心脏再同步除颤器，脉冲发生器装置的置换[CRT-D](00.54)

37.99　其他

不包括：心脏的再训练(93.36)

心律复转(99.60-99.69)

implantation of prosthetic cardiac support device(37.41)

insertion of left atrial appendage device (37.90)

maze procedure(Cox-maze)，open(37.33)

maze procedure，endovascular approach (37.34)

repositioning of pulse generator (37.79)

revision of lead(s)(37.75)

revision or relocation of pacemaker, defibrillator or other implanted cardiac device pocket(37.79)

假体的心脏支持装置置入(37.41)

左心附加装置的置入(37.90)

maze 操作(Cox-maze)，开放性(37.33)

maze 操作，血管内入路(37.34)

脉冲发生器的复位术(37.79)

修复导线(37.75)

起搏器、除颤器或其他置入型心脏装置囊袋的修复或再定位术(37.79)

38 Incision, excision, and occlusion of vessels

38 血管的切开、切除和闭合术

Code also：

any application or administration of an adhesion barrier substance(99.77)

cardiopulmonary bypass［extracorporeal circulation］［heart-lung machine］(39.61)

Excludes：that of coronary vessels(00.66, 36.03，36.04，36.09，36.10-36.99)

The following fourth-digit subclassification is for use with appropriate categories in section 38.0，38.1，38.3，38.5，38.6，38.8, and 38.9 according to site. Valid fourth-digits are in［brackets］at the end of each code/description.

0. unspecified site
1. intracranial vessels
   Cerebral(anterior)(middle)
   Circle of Willis
   Posterior communicating artery
2. other vessels of head and neck
   Carotid artery(common)(external)(internal)

   Jugular vein(external)(internal)
3. upper limb vessels
   Axillary

另编码：

任何粘连屏障物的使用或给予(99.77)

心肺搭桥［体外循环］［心肺机］(39.61)

不包括：冠状血管的切开、切除和闭合(00.66, 36.03，36.04，36.09，36.10-36.99)

下列四位数细目与 38.0，38.1，38.3, 38.5，38.6，38.8 和 38.9 亚目配合使用。在每一编码或描述后的方括号中标有可以使用的 4 位数细目数字。

0. 未特指的部位
1. 颅内的血管
   大脑(前的)(中的)
   韦利斯环
   后交通动脉
2. 头和颈部的其他血管
   颈动脉(总)(外)(内)

   颈静脉(外)(内)
3. 上肢血管
   腋

Brachial	肱
Radial	桡
Ulnar	尺

4. aorta   4. 主动脉

5. other thoracic vessels   5. 其他胸部血管

Innominate	无名
Pulmonary(artery)(vein)	肺(动脉)(静脉)
Subclavian	锁骨下
Vena cava,superior	上腔静脉

6. abdominal arteries   6. 腹动脉

Celiac	腹腔
Gastric	胃
Hepatic	肝
Iliac	髂
Mesenteric	肠系膜
Renal	肾
Splenic	脾
Umbilical	脐
Excludes：abdominal aorta(4)	不包括：腹主动脉(4)

7. abdominal veins   7. 腹静脉

Iliac	髂
Portal	门
Renal	肾
Splenic	脾
Vena cava(inferior)	下腔静脉

8. lower limb arteries   8. 下肢动脉

Femoral(common)(superficial)	股(总)(浅)
Popliteal	腘
Tibial	胫

9. lower limb veins   9. 下肢静脉

Femoral	股
Popliteal	腘
Saphenous	隐
Tibial	胫

38.0 Incision of vessel   **38.0 血管切开术**

[0-9] Embolectomy   [0-9] 栓子切除术

Embolectomy   栓子切除术

Thrombectomy   血栓切除术

Excludes: endovascular removal of obstruction from head and neck vessel(s)(39.74)   不包括：血管内去除头和颈部血管梗阻(39.74)

puncture or catheterization of any：

artery(38.91，38.98)

vein(38.92-38.95，38.99)

其他穿刺或导管插入术：

动脉(38.91，38.98)

静脉(38.92-38.95，38.99)

38.1　Endarterectomy

[0-6,8]

Endarterectomy with：

embolectomy

patch graft

temporary bypass during procedure

thrombectomy

Code also any：

number of vascular stents inserted (00.45-00.48)

number of vessels treated (00.40-00.43)

Procedure on vessel bifurcation(00.44)

38.1　动脉内膜切除术

[0-6,8]

动脉内膜切除术，伴：

栓子切除术

补片移植术

操作中暂时性搭桥

血栓切除术

另编码任何：

置入血管支架的数量(00.45-00.48)

治疗血管的数量(00.40-00.43)

分叉血管操作(00.44)

38.2　Diagnostic procedures on blood vessels

Excludes： adjunct vascular system procedures(00.40-00.43)

38.21　Biopsy of blood vessel

38.22　Percutaneous angioscopy

Excludes： angioscopy of eye(95.12)

38.23　Intravascular spectroscopy

Includes： spectroscopy of both coronary and peripheral vessels

Intravascular chemography

Near infrared (NIR) spectroscopy

Excludes： intravascular imaging of：

coronary vessels (00.24，38.24)

peripheral vessels (00.23，38.25)

38.24　Intravascular imaging of coronary vessel(s) by optical coherence tomography [OCT]

38.25　Intravascular imaging of non-coronary vessel(s) by optical coherence tomography [OCT]

Excludes： intravascular imaging of coronary vessel(s) by OCT (38.24)

38.2　血管诊断性操作

不包括： 附属血管系统操作(00.40-00.43)

38.21　血管活组织检查

38.22　经皮血管镜检查

不包括： 眼血管镜检查(95.12)

38.23　血管内光谱分析

包括： 冠状动脉和周围血管的光谱分析

血管内组织化学摄影术

近红外线光谱分析

不包括： 血管内影像：

冠状血管(00.24，38.24)

周围血管(00.23，38.25)

38.24　经光学相干断层扫描的冠状血管血管内影像[OCT]

38.25　经光学相干断层扫描的非冠状血管血管内影像[OCT]

不包括： 经光学相干断层扫描的冠状血管血管内影像[OCT](38.24)

38.26　Insertion of implantable pressure sensor without lead for intracardiac or great vessel hemodynamic monitoring

　　Note：The sensor is a standalone device and is not physically connected to a separately implanted monitor.

　　Leadless pressure sensor not physically connected to a separately implanted monitor

　　Single device combination leadless pressure sensor with integral monitor for intracardiac or great vessel (or branch thereof) hemodynamic monitoring

　　With or without internal batteries
　　Without leads

　　Excludes：circulatory monitoring (blood gas，arterial or venous pressure，cardiac output and coronary blood flow) (89.60-89.69)

　　hemodynamic monitoring system with sensor and separately implanted monitor (00.56-00.57)

　　insertion or replacement of implantable pressure sensor with lead for intracardiac or great vessel hemodynamic monitoring (00.56)

38.29　Other diagnostic procedures on blood vessels

　　Excludes：blood vessel thermography (88.86)

　　circulatory monitoring(89.61-89.69)
　　contrast：
　　　　angiocardiography(88.50-88.58)
　　　　arteriography(88.40-88.49)
　　　　phlebography(88.60-88.67)
　　　　impedance phlebography(88.68)
　　　　peripheral vascular ultrasonography (88.77)
　　plethysmogram(89.58)

38.3　Resection of vessel with anastomosis

38.26　置入或置换无导线的压力传感器，用于心内或大血管血流动力学监测

　　注：感受器是独立的装置，但不是物理上连接到一个独立的植入型显示器。

　　无导线压力感受器，非物理连接到一个单独的显示器

　　单个无导线压力感受器装置伴有整体监测，用于心内或大血管（或它的分支）血流动力学监测

　　有或无内部电池
　　无导线

　　不包括：循环系统监视器（血气、动脉或静脉、心排血量和冠脉血流）(89.60-89.69)

　　血流动力学监测系统伴有分开置入的显示器(00.56-00.57)

　　置入或置换植入型压力传感器与导线，用于心内血流动力学监测(00.56)

38.29　血管其他诊断性操作

　　不包括：血管热影像图(88.86)

　　循环监测(89.61-89.69)
　　对比剂：
　　　　心血管造影术(88.50-88.58)
　　　　动脉造影术(88.40-88.49)
　　　　静脉造影术(88.60-88.67)
　　　　阻抗性静脉造影术(88.68)
　　　　周围血管超声波检查(88.77)
　　体积描记图(89.58)

38.3　血管部分切除术伴吻合术

[0-9]

Angiectomy

Excision of：

aneurysm（arteriovenous）with anastomosis

blood vessel（lesion）with anastomosis

38.4　**Resection of vessel with replacement**

[0-9]

Angiectomy

Excision of：

aneurysm（arteriovenous）or blood vessel（lesion）with replacement

Partial resection with replacement

Excludes：endovascular repair of aneurysm（39.71-39.79）

Requires the use of one of the following fourth-digit subclassifications to identify site：

0. unspecified site

1. intracranial vessels

Cerebral（anterior）（middle）

Circle of Willis

Posterior communicating artery

2. other vessels of head and neck

Carotid artery（common）（external）（internal）

Jugular vein（external）（internal）

3. upper limb vessels

Axillary

Brachial

Radial

Ulnar

4. aorta，abdominal

Code also：any thoracic vessel involvement（thoracoabdominal procedure）（38.45）

5. thoracic vessels

Aorta（thoracic）

Innominate

Pulmonary（artery）（vein）

[0-9]

血管切除术

切除术：

动脉瘤(动静脉)伴吻合术

血管(病损)伴吻合术

38.4　血管部分切除术伴置换术

[0-9]

血管切除术

切除术：

动脉瘤(动静脉)或血管(病损)伴置换

部分切除伴置换

不包括：动脉瘤血管内修补术（39.71-39.79）

需要用下列4位数细目之一的编码标注部位：

0. 未特指的部位

1. 颅内的血管

脑的(前的)(中的)

韦利斯环

后交通动脉

2. 头和颈部的其他血管

颈动脉(总)(外)(内)

颈静脉(外)(内)

3. 上肢血管

腋

肱

桡

尺

4. 腹主动脉

另编码：任何累及胸部血管(胸腹部操作)（38.45）

5. 胸血管

主动脉(胸)

无名

肺(动脉)(静脉)

Subclavian	锁骨下
Vena cava, superior	上腔静脉
Code also：any abdominal aorta involvement (thoracoabdominal procedure) (38.44)	**另编码**：任何累及腹主动脉（胸腹部操作）（38.44）

6. abdominal arteries

Celiac	腹腔
Gastric	胃
Hepatic	肝
Iliac	髂
Mesenteric	肠系膜
Renal	肾
Splenic	脾
Umbilical	脐

6. 腹动脉

Excludes：abdominal aorta (4)　　　**不包括**：腹主动脉(4)

7. abdominal veins

Iliac	髂
Portal	门
Renal	肾
Splenic	脾
Vena cava (inferior)	下腔静脉

7. 腹静脉

8. lower limb arteries

Femoral (common) (superficial)	股（总）（浅）
Popliteal	腘
Tibial	胫

8. 下肢动脉

9. lower limb veins

Femoral	股
Popliteal	腘
Saphenous	隐
Tibial	胫

9. 下肢静脉

38.5　**Ligation and stripping of varicose veins**

[0-3,5,7,9]

Excludes：ligation of varices：
esophageal (42.91)
gastric (44.91)

38.5　**静脉曲张的结扎术和剥脱术**

[0-3、5、7、9]

不包括：静脉曲张结扎术：
食管(42.91)
胃(44.91)

38.6　**Other excision of vessel**

[0-9]

Excision of blood vessel (lesion) NOS

Excludes：excision of vessel for aorto-coronary bypass (36.10-36.14)
excision with：

38.6　**血管的其他切除术**

[0-9]

血管（病损）切除术 NOS

不包括：血管切除术为了主动脉冠状动脉旁路移植(36.10-36.14)
切除术伴：

anastomosis (38. 30-38. 39)

graft replacement (38. 40-38. 49)

implant (38. 40-38. 49)

吻合术(38.30-38.39)

移植物置换(38.40-38.49)

植入(38.40-38.49)

38. 7　Interruption of the vena cava

Insertion of implant or sieve in vena cava

Ligation of vena cava (inferior) (superior)

Plication of vena cava

38.7　腔静脉截断

腔静脉植入物或滤器的置入

腔静脉(下)(上)结扎术

腔静脉折叠术

38. 8　Other surgical occlusion of vessels

[0-9]

Clamping of blood vessel

Division of blood vessel

Ligation of blood vessel

Occlusion of blood vessel

Excludes：adrenal vessels (07. 43)

　esophageal varices (42. 91)

　 gastric or duodenal vessel for ulcer

　　(44. 40-44. 49)

　gastric varices (44. 91)

　meningeal vessel (02. 13)

　percutaneous transcatheter infusion

　　embolization(99. 29)

　spermatic vein for varicocele (63. 1)

　surgical occlusion of vena cava (38. 7)

　that for chemoembolization (99. 25)

　that for control of (postoperative)

　　hemorrhage：

　　anus (49. 95)

　　bladder (57. 93)

　　following vascular procedure (39. 41)

　　nose (21. 00-21. 09)

　　prostate (60. 94)

　　tonsil (28. 7)

　　thyroid vessel (06. 92)

　　transcatheter (infusion)99. 29

38. 8　血管的其他手术闭合

[0-9]

血管钳夹

血管切断

血管结扎术

血管闭合

不包括：肾上腺血管(07.43)

　食管静脉曲张(42.91)

　为治疗溃疡的胃或十二指肠血管

　　(44.40-44.49)

　胃静脉曲张(44.91)

　脑膜血管(02.13)

　经皮经导管输注栓塞(99.29)

　精索静脉为治疗精索静脉曲张(63.1)

　手术闭合腔静脉(38.7)

　化学栓塞的血管闭合手术(99.25)

　为控制(手术后)出血的血管闭合手术：

　　肛门(49.95)

　　膀胱(57.93)

　　血管操作后(39.41)

　　鼻(21.00-21.09)

　　前列腺(60.94)

　　扁桃体(28.7)

　　甲状腺血管(06.92)

　　经导管(输注)99.29

38. 9　Puncture of vessel

Excludes：that for circulatory monitoring (89. 60-89. 69)

38. 91　Arterial catheterization

38.9　血管穿刺

不包括：为循环监测的血管穿刺(89.60-89.69)

38.91　动脉导管插入术

38.92　Umbilical vein catheterization	38.92　脐静脉导管插入术
38.93　Venous catheterization, not elsewhere classified	38.93　静脉导管插入术 NEC
Excludes：that for cardiac catheterization (37.21-37.23)	**不包括**：为了心脏导管插入术（37.21-37.23）
that for renal dialysis (38.95)	为了肾透析（38.95）
that with guidance (electrocardiogram) (fluoroscopy) (ultrasound) (38.97)	伴有引导（心电图）（荧光镜检查）（超声）（38.97）
38.94　Venous cutdown	38.94　静脉缩短
38.95　Venous catheterization for renal dialysis	38.95　静脉导管插入术，为肾透析
Excludes：insertion of totally implantable vascular access device〔VAD〕(86.07)	**不包括**：全部可置入型血管通路装置〔VAD〕的置入（86.07）
38.97　Central venous catheter placement with guidance	38.97　引导下中心静脉放置术
Includes guidance by：	**包括引导，经**：
electrocardiogram	心电图
fluoroscopy	荧光镜检查
ultrasound	超声
38.98　Other puncture of artery	38.98　动脉其他穿刺
Excludes：that for：	**不包括**：动脉穿刺为了：
arteriography (88.40-88.49)	动脉造影术（88.40-88.49）
coronary arteriography (88.55-88.57)	冠状动脉造影（88.55-88.57）
38.99　Other puncture of vein	38.99　静脉其他穿刺
Phlebotomy	静脉切开
Excludes：that for：	**不包括**：静脉穿刺为了：
angiography of veins (88.60-88.68)	静脉血管造影（88.60-88.68）
extracorporeal circulation (39.61, 50.92)	体外循环（39.61，50.92）
injection or infusion of：	注射或输注：
sclerosing solution (39.92)	硬化药溶液（39.92）
therapeutic or prophylactic substance (99.11-99.29)	治疗性或预防性物质（99.11-99.29）
perfusion (39.96-39.97)	灌注（39.96-39.97）
phlebography (88.60-88.68)	静脉造影（88.60-88.68）
transfusion (99.01-99.09)	输血（99.01-99.09）

〔39〕 Other operations on vessels / 〔39〕 血管其他手术

Excludes：those on coronary vessels (36.03-36.99)	**不包括**：冠状血管手术（36.03-36.99）

Excludes: those on coronary vessels (36.00-36.99)	**不包括**:冠状血管手术(36.00-36.99)

39.0 Systemic to pulmonary artery shunt

Descending aorta-pulmonary artery anastomosis(graft)

Left to right anastomosis (graft)

Subclavian-pulmonary anastomosis (graft)

Code also: cardiopulmonary bypass [extracorporeal circulation] [heart-lung machine] (39.61)

39.0 体动脉至肺动脉的分流术

降主动脉-肺动脉吻合术(移植物)

左至右吻合术(移植物)

锁骨下-肺吻合术(移植术)

另编码:心肺搭桥术[体外循环][心肺机] (39.61)

39.1 Intra-abdominal venous shunt

Anastomosis:

    mesocaval

    portacaval

    portal vein to inferior vena cava

    splenic and renal veins

    transjugular intrahepatic portosystem-ic shunt (TIPS)

Excludes: peritoneovenous shunt (54.94)

39.1 腹内静脉分流术

吻合术:

    肠系膜腔静脉

    门静脉腔静脉

    门静脉至下腔静脉

    脾和肾静脉

    经颈静脉肝内门体静脉分流术(TIPS)

不包括:腹腔静脉分流术(54.94)

39.2 Other shunt or vascular bypass

Code also: pressurized treatment of venous bypass graft [conduit] with pharmaceutical substance, if performed (00.16)

39.2 其他分流术或血管搭桥

另编码:静脉旁路移植术[引导]的用药加压治疗(00.16)。

39.21 Caval-pulmonary artery anastomosis

Code also: cardiopulmonary bypass (39.61)

39.21 腔静脉-肺动脉吻合术

另编码:心肺搭桥(39.61)

39.22 Aorta-subclavian-carotid bypass

Bypass (arterial):

    aorta to carotid and brachial

    aorta to subclavian and carotid

    carotid to subclavian

39.22 主动脉-锁骨下-颈动脉搭桥

搭桥(动脉):

    主动脉至颈动脉和肱

    主动脉至锁骨下和颈动脉

    颈动脉至锁骨下动脉

39.23 Other intrathoracic vascular shunt or bypass

Intrathoracic (arterial) bypass graft NOS

Excludes: coronary artery bypass (36.10-36.19)

39.23 其他胸内血管分流术或搭桥

胸内(动脉)搭桥移植 NOS

不包括:冠状动脉旁路移植(36.10-36.19)

39.24	Aorta-renal bypass	39.24	主动脉-肾动脉搭桥
39.25	Aorta-iliac-femoral bypass	39.25	主动脉-髂动脉-股动脉搭桥

39.25 Aorta-iliac-femoral bypass

Bypass：

 aortofemoral

 aortoiliac

 aortoiliac to popliteal

 aortopopliteal

 iliofemoral [iliac-femoral]

39.26 Other intra-abdominal vascular shunt or bypass

Bypass：

 aortoceliac

 aortic-superior mesenteric

 common hepatic-common iliac-renal

Intra-abdominal arterial bypass graft NOS

Excludes: peritoneovenous shunt (54.94)

39.27 Arteriovenostomy for renal dialysis

Anastomosis for renal dialysis

Formation of (peripheral) arteriovenous fistula for renal [kidney] dialysis

Code also: any renal dialysis (39.95)

39.28 Extracranial-intracranial (EC-IC) vascular bypass

39.29 Other (peripheral) vascular shunt or bypass

Bypass (graft)：

 axillary-brachial

 axillary-femoral [axillofemoral] (superficial)

 brachial

 femoral-femoral

 femoroperoneal

 femoropopliteal (arteries)

 femorotibial (anterior) (posterior)

 popliteal

 vascular NOS

Excludes: peritoneovenous shunt (54.94)

39.3 **Suture of vessel**

Repair of laceration of blood vessel

39.25 主动脉-髂动脉-股动脉搭桥

搭桥：

 主股

 主髂

 主髂至腘

 主腘

 髂股[髂-股]

39.26 其他腹内血管分流术或搭桥

搭桥：

 主动脉腹动脉

 主动脉-肠系膜上动脉

 肝总动脉-髂-肾总动脉

 腹内动脉搭桥移植 NOS

不包括：腹腔静脉分流术(54.94)

39.27 为肾透析,动静脉吻合术

吻合术,为肾透析

建立(周围)动静脉瘘

为肾透析的造瘘

另编码：任何肾透析(39.95)

39.28 颅外-颅内(EC-IC)血管搭桥

39.29 其他(周围)血管分流术或搭桥

搭桥(旁路移植)：

 腋-肱

 腋-股(表浅)

 肱

 股-股

 股腓

 股腘(动脉)

 股胫(前)(后)

 腘

 血管 NOS

不包括：腹腔静脉分流术(54.94)

39.3 **血管缝合术**

血管裂伤修补术

Excludes：any other vascular puncture closure device-omit code suture of aneurysm (39.52) that for control of hemorrhage (post-operative)： 　anus (49.95) 　bladder (57.93) 　following vascular procedure (39.41) 　nose (21.00-21.09) 　prostate (60.94) 　tonsil (28.7)	**不包括**:任何其他血管穿刺为关闭装置—省略编码 动脉瘤缝合术(39.52) 血管缝合为了控制出血(手术后)： 　肛门(49.95) 　膀胱(57.93) 　血管手术后(39.41) 　鼻(21.00-21.09) 　前列腺(60.94) 　扁桃体(28.7)

39.30　Suture of unspecified blood vessel 　　　　39.30　未特指血管缝合术

39.31　Suture of artery 　　　　39.31　动脉缝合术

39.32　Suture of vein 　　　　39.32　静脉缝合术

39.4　**Revision of vascular procedure** 　　　　**39.4**　血管操作的修复术

39.41　Control of hemorrhage following vascular surgery 　　　　39.41　血管手术后的出血控制

Excludes：that for control of hemorrhage (post operative)：
anus (49.95)
bladder (57.93)
nose (21.00-21.09)
prostate (60.94)
tonsil (28.7)

不包括:为控制出血(手术后)：
肛门(49.95)
膀胱(57.93)
鼻(21.00-21.09)
前列腺(60.94)
扁桃体(28.7)

39.42　Revision of arteriovenous shunt for renal dialysis 　　　　39.42　动静脉分流术的修复术,为肾透析

Conversion of renal dialysis：
end to end anastomosis to end to side
end to side anastomosis to end to end
vessel to vessel cannula to arteriove-nous shunt

肾透析变换：
端对端吻合术改为端对侧
端对侧吻合术改为端对端
血管-血管的套管术改为动静脉分流术

Removal of old arteriovenous shunt and creation of new shunt

去除原先动静脉分流和创建新分流

Excludes：replacement of vessel-to-vessel cannula (39.94)

不包括:血管-血管套管的置换(39.94)

39.43　Removal of arteriovenous shunt for renal dialysis 　　　　39.43　去除动静脉分流,为肾透析

Excludes：that with replacement [revision] of shunt (39.42)

不包括:同时伴分流置换[修复术](39.42)

39.49　Other revision of vascular procedure
Declotting (graft)
　　　　39.49　血管操作的其他修复术
去除血凝块(移植物)

Revision of：

  anastomosis of blood vessel

  vascular procedure（previous）

修复术：

  血管吻合术

  血管操作（以前的）

39.5　Other repair of vessels

39.50　Angioplasty of other non-coronary vessel(s)

Percutaneous transluminal angioplasty (PTA) of non-coronary vessels：

  Lower extremity vessels

  Mesenteric artery

  Renal artery

  Upper extremity vessels

Code also any：

  atherectomy of other non-coronary vessels(s) (17.56)

  injection or infusion of thrombolytic agent (99.10)

  insertion of drug-eluting peripheral vessel stent (00.55)

  insertion of non-drug-eluting peripheral vessel stent(s) or stent grafts (s) (39.90)

  number of vascular stents inserted (00.45-00.48)

  number of vessels treated (00.40-00.43)

  procedure on vessel bifurcation (00.44)

Excludes：percutaneous angioplasty of extracranial or intracranial vessel(s) (00.61-00.62)

percutaneous atherectomy of extracranial or intracranial vessel (s) (17.53-17.54)

39.51　Clipping of aneurysm

Excludes：clipping of arteriovenous fistula (39.53)

39.52　Other repair of aneurysm

Repair of aneurysm by：

  coagulation

  electrocoagulation

39.5　血管其他修补术

39.50　其他非冠状血管成形术

经皮非冠状血管腔内血管成形术(PTA)：

  下肢血管

  肠系膜动脉

  肾动脉

  上肢血管

另编码任何：

  其他非冠状血管粥样硬化切除术(17.56)

  血栓溶解剂注射或输注(99.10)

  周围血管药物洗脱支架置入(00.55)

  周围血管支架或支架移植物的置入(39.90)

  置入血管支架的数量(00.45-00.48)

  治疗血管的数量(00.40-00.43)

  分叉血管操作(00.44)

不包括：颅外或颅内血管经皮血管成形术(00.61-00.62)

颅外或颅内血管经皮粥样硬化切除术(17.53-17.54)

39.51　钳夹动脉瘤

不包括：动静脉瘘钳夹(39.53)

39.52　动脉瘤其他修补术

动脉瘤修补术,采用：

  凝固术

  电凝固术

	filipuncture		穿丝法
	methyl methacrylate		甲基丙烯酸甲酯
	suture		缝合术
	wiring		栓结术
	wrapping		包裹术

Excludes：endovascular repair of aneurysm (39.71-39.79)

不包括：动脉瘤血管内修补术（39.71-39.79）

re-entry operation (aorta) (39.54)

再进入手术（主动脉）(39.54)

that with：

同时伴：

　graft replacement (38.40-38.49)

　置换移植物(38.40-38.49)

　resection （38.30-38.49，38.60-38.69)

　部分切除术（38.30-38.49，38.60-38.69）

39.53　Repair of arteriovenous fistula

39.53　动静脉瘘修补术

Embolization of carotid cavernous fistula

颈动静脉瘘栓塞

Repair of arteriovenous fistula by：

动静脉瘘修补术，采用：

　clipping

　钳夹

　coagulation

　凝固术

　ligation and division

　结扎术和切断术

Excludes：repair of ：

不包括：修补术：

　arteriovenous shunt for renal dialysis (39.42)

　为肾透析的动静脉分流术(39.42)

　head and neck vessels，endovascular approach (39.72)

　头和颈血管，血管内入路(39.72)

　that with：

　同时伴：

　　graft replacement (38.40-38.49)

　　置换移植物(38.40-38.49)

　　resection (38.30-38.49，38.60-38.69)

　　部分切除术（38.30-38.49，38.60-38.69）

39.54　Re-entry operation (aorta)

39.54　再进入手术（主动脉）

Fenestration of dissecting aneurysm of thoracic aorta

胸主动脉夹层动脉瘤开窗术

Code also：cardiopulmonary bypass ［extracorporeal circulation］［heart-lung machine］(39.61)

另编码：心肺搭桥［体外循环］［心肺机］(39.61)

39.55　Reimplantation of aberrant renal vessel

39.55　迷走肾血管的再植入

39.56　Repair of blood vessel with tissue patch graft

39.56　用组织补片移植物的血管修补术

Excludes：that with resection (38.40-38.49)

不包括：同时伴部分切除术(38.40-38.49)

39.57　Repair of blood vessel with synthetic patch graft

39.57　用合成补片移植物的血管修补术

Excludes：that with resection (38.40-38.49)

不包括：同时伴部分切除术（38.40-38.49)

39.58　Repair of blood vessel with unspecified type of patch graft

Excludes：that with resection（38.40-38.49）

39.59　Other repair of vessel

Aorticopulmonary window operation

Arterioplasty NOS

Construction of venous valves（peripheral）

Plication of vein（peripheral）

Reimplantation of artery

Code also：cardiopulmonary bypass［extracorporeal circulation］［heart-lung machine］（39.61）

Excludes：interruption of the vena cava（38.7）

reimplantation of renal artery（39.55）

that with：

graft（39.56-39.58）

resection（38.30-38.49，38.60-38.69）

39.6　**Extracorporeal circulation and procedures auxiliary to heart surgery**

39.61　Extracorporeal circulation auxiliary to open heart surgery

Artificial heart and lung

Cardiopulmonary bypass

Pump oxygenator

Excludes：extracorporeal hepatic assistance（50.92）

extracorporeal membrane oxygenation［ECMO］（39.65）

hemodialysis（39.95）

percutaneous cardiopulmonary bypass（39.66）

39.62　Hypothermia（systemic）incidental to open heart surgery

39.63　Cardioplegia

Arrest：

anoxic

circulatory

39.64　Intraoperative cardiac pacemaker

39.58　用未特指类型补片移植物的血管修补术

不包括：同时伴部分切除术(38.40-38.49)

39.59　血管其他修补术

主动脉肺动脉开窗手术

动脉成形术 NOS

静脉瓣膜建造术（周围）

静脉折叠术（周围）

动脉再植入术

另编码：心肺搭桥［体外循环］［心肺机］（39.61）

不包括：腔静脉折叠术(38.7)

肾动脉再植入(39.55)

同时伴：

移植术(39.56-39.58)

部分切除术(39.30-38.49，38.60-38.69)

39.6　**体外循环和操作辅助心脏手术**

39.61　体外循环辅助开放性心脏手术

人工心和肺

心肺搭桥

氧合泵

不包括：体外肝辅助(50.92)

体外膜氧合［ECMO］(39.65)

血液透析(39.95)

经皮心肺搭桥(39.66)

39.62　低温（全身性）下开放性心脏手术

39.63　心麻痹

停搏：

缺氧性

循环性

39.64　手术中心脏起搏器

Temporary pacemaker used during and immediately following cardiac surgery

手术中和术后立即使用临时心脏起搏器

39.65　Extracorporeal membrane oxygenation [ECMO]

39.65　体外膜氧合[ECMO]

Excludes：extracorporeal circulation auxiliary to open heart surgery (39.61)

不包括：体外循环辅助开放性心脏手术 (39.61)

percutaneous cardiopulmonary bypass (39.66)

经皮心肺搭桥(39.66)

39.66　Percutaneous cardiopulmonary bypass
Closed chest

39.66　经皮心肺搭桥
闭合性胸

Excludes：extracorporeal circulation auxiliary to open heart surgery (39.61)

不包括：体外循环辅助开放性心脏手术 (39.61)

extracorporeal hepatic assistance (50.92)

体外肝辅助(50.92)

extracorporeal membrane oxygenation [ECMO] (39.65)

体外膜氧合[ECMO](39.65)

hemodialysis (39.95)

血液透析(39.95)

39.7　**Endovascular procedures on vessel (s)**

39.7　**血管内操作**

Embolization

栓塞

Endoluminal repair

腔内修补术

Implantation

植入

Occlusion

闭合

Removal

去除

Repair

修补

Excludes：angioplasty of other non-coronary vessel(s) (39.50)

不包括：其他非冠状血管成形术(39.50)

atherectomy of other non-coronary vessel(s) (17.56)

其他非冠状血管粥样硬化切除术 (17.56)

insertion of non-drug-eluting peripheral vessel stent(s) (39.90)

周围血管非药物洗脱支架的置入(39.90)

other repair of aneurysm (39.52)

动脉瘤其他修补术(39.52)

percutaneous insertion of carotid artery stent(s) (00.63)

颈动脉支架经皮置入术(00.63)

percutaneous insertion of intracranial stent(s) (00.65)

颅内支架经皮置入术(00.65)

percutaneous insertion of other precerebral artery stent(s) (00.64)

经皮其他入脑前动脉支架置入术(00.64)

resection of abdominal aorta with replacement (38.44)

腹主动脉部分切除伴置换术(38.44)

resection of lower limb arteries with replacement (38.48)

下肢动脉部分切除伴置换术(38.48)

resection of thoracic aorta with replacement (38.45)

胸主动脉部分切除伴置换术(38.45)

resection of upper limb vessels with replacement (38.43)

上肢血管部分切除伴置换术(38.43)

temporary therapeutic partial occlusion of vessel (39.77)

暂时治疗性部分血管闭合(39.77)

39.71　Endovascular implantation of other graft in abdominal aorta

39.71　腹主动脉其他血管内移植物的植入

Endovascular repair of abdominal aortic aneurysm with graft

腹主动脉动脉瘤用移植物的血管内修补术

Stent graft(s)

支架置入

Code also：intra-aneurysm sac pressure monitoring (intraoperative) (00.58)

另编码：动脉瘤囊内压力监测装置(手术中)(00.58)

Excludes：endovascular implantation of branching or fenestrated graft in aorta (39.78)

不包括：主动脉分支的血管内植入或开窗式移植物(39.78)

39.72　Endovascular (total) embolization or occlusion of head and neck vessels

39.72　头和颈部血管内修补或闭合

Coil-retention stent

螺旋圈固定支架

Embolization stent

栓塞支架

Endograft(s)

血管腔内移植物

Endovascular graft(s)

血管内移植物

Liquid tissue adhesive (glue) embolization or occlusion

液体组织粘连(粘合)栓塞或闭合术

Other implant or substance for repair, embolization or occlusion

其他植入物或物质用于修补、栓塞或闭合术

That for repair of aneurysm, arteriovenous malformation[AVM] or fistula

为动脉瘤、动静脉畸形[AVM]或瘘的修补术

Excludes：embolization of head or neck vessels using bare coils (39.75)

不包括：头、颈部血管裸弹簧圈栓塞(39.75)

embolization of head or neck vessels using bioactive coils (39.76)

头、颈部血管生物活性弹簧圈栓塞(39.76)

mechanical thrombectomy of pre-cerebral and cerebral vessels (39.74)

不包括：入脑前和脑的血管梗阻的机械性血栓切除术(39.74)

39.73　Endovascular implantation of graft in thoracic aorta

39.73　胸主动脉移植物的血管内植入术

Endograft(s)

血管腔内移植物

Endovascular graft(s)

血管内移植物

Endovascular repair of defect of thoracic aorta with graft(s) or device(s)

用移植物或装置的胸主动脉缺损血管内修补术

Stent graft(s) or device(s)

置入支架或装置

That for repair of aneurysm, dissection, or injury

为修补(主动脉)动脉瘤,夹层动脉瘤或损伤

Code also: intra-aneurysm sac pressure monitoring (intraoperative) (00.58)

另编码:动脉瘤囊内压力监测装置(手术中)(00.58)

Excludes: fenestration of dissecting aneurysm of thoracic aorta (39.54)

不包括:胸主动脉夹层动脉瘤开窗术(39.54)

39.74 Endovascular removal of obstruction from head and neck vessel(s)

39.74 头和颈部血管梗阻的血管内去除术

Endovascular embolectomy

血管内栓子切除术

Endovascular thrombectomy of pre-cerebral and cerebral vessels

入脑前和脑血管的血管内血栓切除术

Mechanical embolectomy or thrombectomy

机械性栓子切除术或血栓切除术

Code also: any injection or infusion of thrombolytic agent (99.10)

另编码:任何血栓溶解药注射或灌注(99.10)

number of vessels treated (00.40-00.43)

治疗血管的数量(00.40-00.43)

Procedure on vessel bifurcation(00.44)

分叉血管操作(00.44)

Excludes: endarterectomy of intracranial vessels and other vessels of head and neck (38.11-38.12)

不包括:颅内血管和头、颈部的其他血管动脉内膜切除术(38.11-38.12)

occlusive endovascular embolization of head or neck vessel(s) using bare coils (39.75)

头、颈部血管闭合性血管内裸弹簧圈栓塞(39.75)

occlusive endovascular embolization of head or neck vessels(s) using bioactive coils (39.76)

头、颈部血管生物活性弹簧圈栓塞(39.76)

open embolectomy or thrombectomy (38.01-38.02)

开放性栓子切除术或血栓切除术(38.01-38.02)

39.75 Endovascular embolization or occlusion of vessel(s) of head or neck using bare coils

39.75 头、颈部血管内裸弹簧圈栓塞或闭合

Bare metal coils

裸金属弹簧圈

Bare platinum coils [BPC]

裸铂弹簧圈[BPC]

That for treatment of aneurysm, arteriovenous malformation [AVM] or fistula

裸弹簧圈用于治疗血管瘤,动静脉畸形[AVM]或瘘

39.76 Endovascular embolization or occlusion of vessel(s) of head or neck using bioactive coils

39.76 头、颈部血管生物活性弹簧圈血管内栓塞或闭合

Biodegradable inner luminal polymer coils

生物可吸收的鲁米那内心聚合物弹簧圈

Coil embolization or occlusion utilizing bioactive coils

使用生物活性弹簧圈的栓塞或闭塞

Coils containing polyglycolic acid [PGA]

聚乙醇酸的弹簧圈[PGA]

That for treatment of aneurysm, arteriovenous malformation [AVM] or fistula

生物活性弹簧圈用于治疗血管瘤,动静脉畸形[AVM]或瘘

39.77　Temporary (partial) therapeutic endovascular occlusion of vessel

39.77　血管暂时(部分的)治疗性血管内闭合

Includes：that of aorta

That by balloon catheter

包括：主动脉

用球囊导管

Code also any：diagnostic arteriogram (88.40-88.49)

另编码任何：诊断性动脉造影(88.40-88.49)

Excludes：any endovascular head or neck vessel procedure (39.72, 39.74-39.76)

不包括：任何头、颈部血管的血管内操作(39.72, 39.74-39.76)

diagnostic procedures on blood vessels (38.21-38.29)

血管诊断性操作(38.21-38.29)

permanent endovascular procedure (39.79)

永久性血管内操作(39.79)

39.78　Endovascular implantation of branching or fenestrated graft(s) in aorta

39.78　主动脉分支的血管内植入或开窗式移植物

39.79　Other endovascular procedures on other vessels

39.79　其他血管的其他血管内修补术

Endograft(s)

血管腔内移植物

Endovascular graft(s)

血管内移植物

Liquid tissue adhesive (glue) embolization or occlusion

液体组织粘连(粘合)栓塞或闭合

Other coil embolization or occlusion

其他弹簧圈栓塞或闭合

Other implant or substance for repair, embolization or occlusion

其他植入物或物质用于修补、栓塞或闭合

Repair of aneurysm

动脉瘤修补术

Excludes：abdominal aortic aneurysm resection [AAA] (38.44)

不包括：腹主动脉动脉瘤切除术[AAA](38.44)

endovascular implantation of graft in abdominal aorta (39.71)

腹主动脉血管内移植物的植入(39.71)

endovascular implantation of graft in thoracic aorta (39.73)

胸主动脉移植物的血管内植入(39.73)

endovascular embolization or occlusion of head and neck vessels, bare metal coils (39.75)

头、颈部血管内裸弹簧圈栓塞或闭合(39.75)

endovascular embolization or occlusion of head and neck vessels, bioactive coils (39.76)

头、颈部血管生物活性弹簧圈血管内栓塞或闭合　(39.76)

insertion of drug-eluting peripheral vessel stent(s) (00.55)

周围血管药物洗脱支架置入术(00.55)

insertion of non-drug-eluting peripheral vessel (s) (for other than aneurysm repair) (39.90)

周围血管非药物洗脱支架置入术(除外动脉瘤修补术) (39.90)

non-endovascular repair of arteriovenous fistula (39.53)

动静脉瘘非血管内修补术(39.53)

other surgical occlusion of vessels-see category(38.8)

血管的其他手术性闭合-见类目(38.8)

percutaneous transcatheter infusion (99.29)

经皮经导管输注(99.29)

thoracic aortic aneurysm resection (38.45)

胸主动脉动脉瘤切除术(38.45)

transcatheter embolization for gastric or duodenal bleeding(44.44)

经导管栓塞,用于胃或十二指肠出血 (44.44)

uterine artery embolization with coils (68.24)

子宫动脉弹簧圈栓塞(68.24)

39.8　**Operations on carotid body, carotid sinus and other vascular bodies**

Excludes: excision of glomus jugulare (20.51)

39.8　**颈动脉体,颈动脉窦和其他血管体的手术**

不包括:颈静脉球切除术(20.51)

39.81　Implantation or replacement of carotid sinus stimulation device, total system

Carotid sinus baroreflex activation device

Implantation of carotid sinus stimulator and lead(s)

Includes: carotid explorations

Excludes: implantation or replacement of carotid sinus stimulation lead(s) only (39.82)

implantation or replacement of carotid sinus stimulation pulse generator only (39.83)

39.81　颈动脉窦刺激装置的置入或置换,全系统

颈动脉窦压力反射激活装置

颈动脉窦刺激器和导线置入

包括:颈动脉探查

不包括:单纯颈动脉窦刺激导线的置入或置换(39.82)

仅为颈动脉窦刺激脉冲发生器的置入或置换(39.83)

39.82　Implantation or replacement of carotid sinus stimulation lead(s) only

Excludes: implantation or replacement of carotid sinus stimulation device, total system (39.81)

39.82　单纯颈动脉窦刺激导线的置入或置换

不包括:颈动脉窦刺激装置的置入或置换,全系统(39.81)

39.83	Implantation or replacement of carotid sinus stimulation pulse generator only	39.83	单纯颈动脉窦刺激脉冲发生器的置入或置换

39.83 Implantation or replacement of carotid sinus stimulation pulse generator only

Excludes：implantation or replacement of carotid sinus stimulation device, total system（39.81）

39.84 Revision of carotid sinus stimulation lead(s) only

Repair of electrode［removal with re-insertion］

Repositioning of lead(s)［electrode］

39.85 Revision of carotid sinus stimulation pulse generator

Debridement and reforming pocket (skin and subcutaneous tissue)

Relocation of pocket［creation of new pocket］

Repositioning of pulse generator

Revision of carotid sinus stimulation pulse generator pocket

39.86 Removal of carotid sinus stimulation device, total system

39.87 Removal of carotid sinus stimulation lead(s) only

39.88 Removal of carotid sinus stimulation pulse generator only

39.89 Other operations on carotid body, carotid sinus and other vascular bodies

Chemodectomy

Denervation of：

aortic body

carotid body

Glomectomy, carotid

Excludes：excision of glomus jugulare（20.51）

39.9 **Other operations on vessels**

39.90 Insertion of non-drug-eluting peripheral (non-coronary) vessel stent(s)

Bare stent(s)

Bonded stent(s)

Drug-coated stent（s）, i. e. , heparin coated

39.83 单纯颈动脉窦刺激脉冲发生器的置入或置换

不包括：颈动脉窦刺激装置的置入或置换,全系统（39.81）

39.84 单纯颈动脉窦刺激导线修复

电极修复［去除伴再置入］

导线复位［电极］

39.85 颈动脉窦刺激脉冲发生器修复

清理和重整囊袋（皮肤和皮下组织）

囊袋的再定位［创建新囊袋］

脉冲发生器复位

颈动脉窦刺激脉冲发生器囊代修复

39.86 颈动脉窦刺激装置去除术,全系统

39.87 单纯颈动脉窦刺激导线去除术,全系统

39.88 单纯颈动脉窦刺激脉冲发生器去除术,全系统

39.89 其他颈动脉体、颈动脉窦和其他血管体手术

化学感受组织切除术

去神经术：

主动脉体

颈动脉体

颈动脉球切除术

不包括：颈静脉球切除术（20.51）

39.9 **血管的其他手术**

39.90 周围（非冠状的）血管非药物洗脱支架置入

裸支架

Bonded 支架

药物涂层支架,如,肝磷脂涂抹

Endograft(s)		血管腔内移植物
Endovascular graft(s)		血管内移植物
Endovascular recanalization techniques		血管内再通法
Stent graft(s)		支架置入术

Code also any：　　　　　　　　　　　　另编码任何：

    non-coronary angioplasty or atherec-　　非冠状血管成形术或粥样斑块切除术
      tomy (39. 50)　　　　　　　　　　　　　　（39. 50)

    number of vascular stents inserted　　置入血管支架的数量(00. 45-00. 48)
      (00. 45-00. 48)

    number of vessels treated (00. 40-　　治疗血管的数量(00. 40-00. 43)
      00. 43)

    Procedure on vessel bifurcation　　　分叉血管操作(00. 44)
      (00. 44)

Excludes：insertion of drug-eluting　　**不包括**：周围血管药物洗脱支架置入术
    peripheral vessel stent(s) (00. 55)　　　（00. 55)

    percutaneous insertion of carotid　　颈动脉支架经皮置入术(00. 63)
      artery stent(s) (00. 63)

    percutaneous insertion of intracranial　　颅内支架经皮置入术(00. 65)
      stent(s) (00. 65)

    percutaneous insertion of other prece-　　其他入脑前动脉支架经皮置入术(00. 64)
      rebral artery stent(s) (00. 64)

    that for aneurysm repair (39. 71-　　用于动脉瘤修补术(39. 71-39. 79)
      39. 79)

39. 91　Freeing of vessel　　　　　　　　39. 91　血管松解
     Dissection and freeing of adherent tissue：　　清扫和松解粘连组织：
      artery-vein-nerve bundle　　　　　　动脉-静脉-神经束
      vascular bundle　　　　　　　　　　血管束

39. 92　Injection of sclerosing agent into vein　39. 92　静脉注射硬化药
     Excludes：injection：　　　　　　**不包括**：注射：
      esophageal varices (42. 33)　　　　食管静脉曲张(42. 33)
      hemorrhoids (49. 42)　　　　　　　痔(49. 42)

39. 93　Insertion of vessel-to-vessel cannula　39. 93　血管-血管的套管的置入术
     Formation of：　　　　　　　　　　形成：
      arteriovenous：　　　　　　　　　动静脉：
      fistula by external cannula　　　　瘘管，用外套管
      shunt by external cannula　　　　分流，用外套管
     Code also：any renal dialysis (39. 95)　**另编码**：任何肾透析(39. 95)

39. 94　Replacement of vessel to vessel cannula　39. 94　血管-血管套管的置换术
     Revision of vessel to vessel cannula　　血管-血管套管修复术

39. 95　Hemodialysis　　　　　　　　　　39. 95　血液透析
     Artificial kidney　　　　　　　　　人工肾
     Hemodiafiltration　　　　　　　　　血液透析

	Hemofiltration		血过滤
	Renal dialysis		肾透析
	Excludes：peritoneal dialysis（54.98）		**不包括**：腹膜透析（54.98）
39.96	Total body perfusion	39.96	全身灌注法
	Code also：substance perfused（99.21-99.29）		**另编码**：药物灌注（99.21-99.29）
39.97	Other perfusion	39.97	其他灌注术
	Perfusion NOS		灌注 NOS
	Perfusion，local［regional］of：		灌注，局部［区域性］：
	carotid artery		颈动脉
	coronary artery		冠状动脉
	head		头
	lower limb		下肢
	neck		颈
	upper limb		上肢
	Code also：substance perfused（99.21-99.29）		**另编码**：灌注药物（99.21-99.29）
	Excludes：perfusion of：		**不包括**：灌注：
	kidney（55.95）		肾（55.95）
	large intestine（46.96）		大肠（46.96）
	liver（50.93）		肝（50.93）
	small intestine（46.95）		小肠（46.95）
	SuperSaturated oxygen therapy（00.49）		过饱和氧化治疗（00.49）
39.98	Control of hemorrhage，not otherwise specified	39.98	出血控制 NOS
	Angiotripsy		血管压轧术
	Control of postoperative hemorrhage NOS		手术后出血的控制 NOS
	Venotripsy		静脉压轧术
	Excludes：control of hemorrhage（postoperative）：		**不包括**：出血控制（手术后）：
	anus（49.95）		肛门（49.95）
	bladder（57.93）		膀胱（57.93）
	following vascular procedure（39.41）		血管手术后（39.41）
	nose（21.00-21.09）		鼻（21.00-21.09）
	prostate（60.94）		前列腺（60.94）
	tonsil（28.7）		扁桃体（28.7）
	that by：		出血控制，用：
	ligation（38.80-38.89）		结扎术（38.80-38.89）
	suture（39.30-39.32）		缝合术（39.30-39.32）
39.99	Other operations on vessels	39.99	血管其他手术

Excludes: injection or infusion of thera-
　　peutic　or　prophylactic　substance
　　(99. 11-99. 29)

　　transfusion of blood and blood compo-
　　nents (99. 01-99. 09)

不包括: 治疗性或预防性药物的注射或输
　　注(99. 11-99. 29)

　　输血和输血成分(99. 01-99. 09)

Chapter 10
OPERATIONS ON THE HEMIC AND LYMPHATIC SYSTEM (40-41)

第10章
血液和淋巴系统手术(40-41)

40 Operations on lymphatic system

40 淋巴系统手术

40.0 Incision of lymphatic structures

40.1 Diagnostic procedures on lymphatic structures

40.11 Biopsy of lymphatic structure

Transbronchoscopic needle aspiration [TBNA] of lymph node

40.19 Other diagnostic procedures on lymphatic structures

Excludes：lymphangiogram：

abdominal（88.04）

cervical（87.08）

intrathoracic（87.34）

lower limb（88.36）

upper limb（88.34）

microscopic examination of specimen（90.71-90.79）

radioisotope scan（92.16）

thermography（88.89）

40.0 淋巴结构切开术

40.1 淋巴结构的诊断性操作

40.11 淋巴结构的活组织检查

经支气管镜淋巴穿刺抽吸

40.19 淋巴结构的其他诊断性操作

不包括：淋巴管造影图：

腹（88.04）

颈（87.08）

胸内（87.34）

下肢（88.36）

上肢（88.34）

标本的显微镜检查（90.71-90.79）

放射性核素扫描（92.16）

热影像图（88.89）

40.2 Simple excision of lymphatic structure

Excludes：biopsy of lymphatic structure（40.11）

40.21 Excision of deep cervical lymph node

40.22 Excision of internal mammary lymph node

40.23 Excision of axillary lymph node

40.24 Excision of inguinal lymph node

40.29 Simple excision of other lymphatic structure

Excision of：

cystic hygroma

lymphangioma

Simple lymphadenectomy

40.2 淋巴结构的单纯性切除术

不包括：淋巴结构的活组织检查（40.11）

40.21 深部颈淋巴结切除术

40.22 乳房内淋巴结切除术

40.23 腋淋巴结切除术

40.24 腹股沟淋巴结切除术

40.29 其他淋巴结构单纯性切除术

切除术：

水囊状淋巴管

淋巴管瘤

单纯淋巴结切除术

40.3 Regional lymph node excision

Extended regional lymph node excision

40.3 区域性淋巴结切除术

扩大区域性淋巴结切除术

Regional lymph node excision with excision of lymphatic drainage area including skin，subcutaneous tissue，and fat	区域性淋巴结切除术伴淋巴引流区切除，包括皮肤、皮下组织和脂肪切除

40.4　Radical excision of cervical lymph nodes | **40.4　颈淋巴结根治性切除术**

Resection of cervical lymph nodes down to muscle and deep fascia | 深达肌层和深部筋膜颈淋巴结切除术

Excludes：that associated with radical laryngectomy（30.4） | **不包括**：伴根治性喉切除术（30.4）

40.40　Radical neck dissection，not otherwise specified | 40.40　根治性颈淋巴结清扫 NOS

40.41　Radical neck dissection，unilateral | 40.41　根治性颈淋巴结清扫，单侧

40.42　Radical neck dissection，bilateral | 40.42　根治性颈淋巴结清扫，双侧

40.5　Radical excision of other lymph nodes | **40.5　其他淋巴结根治性切除术**

Excludes：that associated with radical mastectomy（85.45-85.48） | **不包括**：合并根治性乳房切除术（85.45-85.48）

40.50　Radical excision of lymph nodes，not otherwise specified
Radical（lymph）node dissection NOS | 40.50　淋巴结根治性切除术 NOS
根治性淋巴结清扫术 NOS

40.51　Radical excision of axillary lymph nodes | 40.51　腋下淋巴结根治性切除术

40.52　Radical excision of periaortic lymph nodes | 40.52　主动脉旁淋巴结根治性切除术

40.53　Radical excision of iliac lymph nodes | 40.53　髂淋巴结根治性切除术

40.54　Radical groin dissection | 40.54　根治性腹股沟清扫术

40.59　Radical excision of other lymph nodes
Excludes：radical neck dissection（40.40-40.42） | 40.59　其他淋巴结根治性切除术
不包括：根治性颈淋巴结清扫（40.40-40.42）

40.6　Operations on thoracic duct | **40.6　胸导管手术**

40.61　Cannulation of thoracic duct | 40.61　胸导管套管置入术

40.62　Fistulization of thoracic duct | 40.62　胸导管造瘘术

40.63　Closure of fistula of thoracic duct | 40.63　胸导管瘘口闭合术

40.64　Ligation of thoracic duct | 40.64　胸导管结扎术

40.69　Other operations on thoracic duct | 40.69　胸导管其他手术

40.9　Other operations on lymphatic structures | **40.9　淋巴结构其他手术**

Anastomosis of peripheral lymphatics
Dilation of peripheral lymphatics | 周围淋巴吻合术
周围淋巴扩张术

Ligation of peripheral lymphatics	周围淋巴结扎术
Obliteration of peripheral lymphatics	周围淋巴封闭术
Reconstruction of peripheral lymphatics	周围淋巴重建术
Repair of peripheral lymphatics	周围淋巴修补术
Transplantation of peripheral lymphatics	周围淋巴移植术
Correction of lymphedema of limb，NOS	肢体淋巴水肿矫正术 NOS

Excludes：reduction of elephantiasis of scrotum (61.3)　　　　不包括:阴囊象皮肿缩小术(61.3)

41　**Operations on bone marrow and spleen**　　　　**41**　骨髓和脾手术

41.0　**Bone marrow or hematopoietic stem cell transplant**　　　　**41.0**　骨髓或造血干细胞移植

Note：To report donor source-see codes 00.91-00.93　　　　注:要报告提供的材料来源-见编码 00.91-00.93

Excludes：aspiration of bone marrow from donor (41.91)　　　　不包括:来自供者骨髓的抽吸(41.91)

41.00　Bone marrow transplant，not otherwise specified　　　　41.00　骨髓移植 NOS

41.01　Autologous bone marrow transplant without purging　　　　41.01　自体骨髓移植不伴净化

Excludes：that with purging (41.09)　　　　不包括:同时伴净化(41.09)

41.02　Allogeneic bone marrow transplant with purging　　　　41.02　异体骨髓移植伴净化

Allograft of bone marrow with in vitro removal (purging) of T-cells　　　　异体骨髓移植术伴体外去除(净化)T-细胞

41.03　Allogeneic bone marrow transplant without purging　　　　41.03　异体骨髓移植不伴净化

Allograft of bone marrow NOS　　　　异体骨髓移植术 NOS

41.04　Autologous hematopoietic stem cell transplant without purging　　　　41.04　自体造血干细胞移植不伴净化

Excludes：that with purging (41.07)　　　　不包括:同时伴净化(41.07)

41.05　Allogeneic hematopoietic stem cell transplant without purging　　　　41.05　异体造血干细胞移植不伴净化

Excludes：that with purging (41.08)　　　　不包括:同时伴净化(41.08)

41.06　Cord blood stem cell transplant　　　　41.06　脐血干细胞移植

41.07　Autologous hematopoietic stem cell transplant with purging　　　　41.07　自体造血干细胞移植伴净化

Cell depletion　　　　细胞损耗

41.08　Allogeneic hematopoietic stem cell transplant　　　　41.08　移植异体造血干细胞

Cell depletion

细胞损耗

41.09　Autologous bone marrow transplant with purging

41.09　自体骨髓移植伴净化

With extracorporeal purging of malignant cells from marrow

伴体外净化骨髓恶性细胞

Cell depletion

细胞损耗

41.1　Puncture of spleen

41.1　脾穿刺

Excludes：aspiration biopsy of spleen (41.32)

不包括：脾抽吸活组织检查(41.32)

41.2　Splenotomy

41.2　脾切开术

41.3　Diagnostic procedures on bone marrow and spleen

41.3　骨髓和脾的诊断性操作

41.31　Biopsy of bone marrow

41.31　骨髓活组织检查

41.32　Closed [aspiration] [percutaneous] biopsy of spleen

41.32　闭合性[抽吸][经皮]脾活组织检查

41.33　Open biopsy of spleen

41.33　开放性脾活组织检查

41.38　Other diagnostic procedures on bone marrow

41.38　骨髓其他诊断性操作

Excludes：microscopic examination of specimen from bone marrow (90.61-90.69)

不包括：骨髓标本的显微镜检查(90.61-90.69)

radioisotope scan (92.05)

放射性核素扫描(92.05)

41.39　Other diagnostic procedures on spleen

41.39　脾其他诊断性操作

Excludes：microscopic examination of specimen from spleen (90.61-90.69)

不包括：脾标本的显微镜检查(90.61-90.69)

radioisotope scan (92.05)

放射性核素扫描(92.05)

41.4　Excision or destruction of lesion or tissue of spleen

41.4　脾病损或组织的切除术或破坏术

Code also：any application or administration of an adhesion barrier substance (99.77)

另编码：任何粘连屏障物质的使用或给予(99.77)

Excludes：excision of accessory spleen (41.93)

不包括：副脾切除术(41.93)

41.41　Marsupialization of splenic cyst

41.41　脾囊肿袋形缝术[造袋术]

41.42　Excision of lesion or tissue of spleen

41.42　脾病损或组织切除术

Excludes：biopsy of spleen (41.32-41.33)

不包括：脾活组织检查(41.32-41.33)

41.43　Partial splenectomy

41.43　部分脾切除术

41.5　Total splenectomy

41.5　全脾切除术

Splenectomy NOS

Code also: any application or adminis-
tration of an adhesion barrier sub-
stance (99.77)

脾切除术 NOS

另编码:任何粘连屏障物质的使用或给予
(99.77)

41.9　**Other operations on spleen and bone marrow**

Code also: any application or administration
of an adhesion barrier substance (99.77)

41.9　**脾和骨髓的其他手术**

另编码:任何粘连屏障物质的使用或给予
(99.77)

41.91　Aspiration of bone marrow from donor
for transplant

Excludes: biopsy of bone marrow
(41.31)

41.91　供者骨髓抽吸,为了移植

不包括:骨髓活组织检查(41.31)

41.92　Injection into bone marrow

Excludes: bone marrow transplant
(41.00-41.03)

41.92　骨髓注入
不包括:骨髓移植(41.00-41.03)

41.93　Excision of accessory spleen

41.93　副脾切除术

41.94　Transplantation of spleen

41.94　脾移植术

41.95　Repair and plastic operations on spleen

41.95　脾修补术和整形术

41.98　Other operations on bone marrow

41.98　骨髓其他手术

41.99　Other operations on spleen

41.99　脾其他手术

Chapter 11
OPERATIONS ON THE DIGESTIVE SYSTEM (42-54)

微信扫码
- 配套电子书
- 操作指南
- 知识讲解
- 医学研习群

42 Operations on esophagus

42.0 Esophagotomy
42.01 Incision of esophageal web
42.09 Other incision of esophagus
Esophagotomy NOS
Excludes：esophagomyotomy (42.7)
esophagostomy (42.10-42.19)

42.1 Esophagostomy
42.10 Esophagostomy, not otherwise specified
42.11 Cervical esophagostomy
42.12 Exteriorization of esophageal pouch
42.19 Other external fistulization of esophagus
Thoracic esophagostomy
Code also：any resection (42.40-42.42)

42.2 Diagnostic procedures on esophagus
42.21 Operative esophagoscopy by incision
42.22 Esophagoscopy through artificial stoma
Excludes：that with biopsy (42.24)
42.23 Other esophagoscopy
Excludes：that with biopsy (42.24)
42.24 Closed [endoscopic] biopsy of esophagus
Brushing or washing for specimen collection
Esophagoscopy with biopsy
Suction biopsy of the esophagus
Excludes：esophagogastroduodenoscopy [EGD] with closed biopsy (45.16)
42.25 Open biopsy of esophagus
42.29 Other diagnostic procedures on esophagus
Excludes：barium swallow (87.61)
esophageal manometry (89.32)
microscopic examination of specimen from esophagus (90.81-90.89)

第 11 章
消化系统手术(42-54)

42 食管手术

42.0 食管切开术
42.01 食管蹼切开术
42.09 食管其他切开术
食管切开术 NOS
不包括：食管肌层切开术(42.7)
食管造口术(42.10-42.19)

42.1 食管造口术
42.10 食管造口术 NOS
42.11 颈部食管造口术
42.12 食管憩室外置术
42.19 食管其他外造口术
胸部食管造口术
另编码：任何部分切除术(42.40-42.42)

42.2 食管的诊断性操作
42.21 经手术切开的食管镜检查
42.22 经人工造口的食管镜检查
不包括：伴活组织检查(42.24)
42.23 其他食管镜检查
不包括：伴活组织检查(42.24)
42.24 闭合性[内镜的]食管活组织检查

为标本收集的刷洗或冲洗

食管镜检查伴活组织检查
食管抽吸活组织检查
不包括：食管胃十二指肠镜检查[EGD]伴闭合性活组织检查(45.16)
42.25 开放性食管活组织检查
42.29 食管的其他诊断性操作
不包括：吞钡(87.61)
食管压力测定(89.32)
食管标本的显微镜检查(90.81-90.89)

42.3 **Local excision or destruction of lesion or tissue of esophagus**

42.31　Local excision of esophageal diverticulum

42.32　Local excision of other lesion or tissue of esophagus

　　　　Excludes：biopsy of esophagus（42.24-42.25）

　　　　esophageal fistulectomy（42.84）

42.33　Endoscopic excision or destruction of lesion or tissue of esophagus

　　　　Ablation of esophageal neoplasm by endoscopic approach

　　　　Control of esophageal bleeding by endoscopic approach

　　　　Esophageal polypectomy by endoscopic approach

　　　　Esophageal varices by endoscopic approach

　　　　Injection of esophageal varices by endoscopic approach

　　　　Excludes：biopsy of esophagus（42.24-42.25）

　　　　fistulectomy（42.84）

　　　　open ligation of esophageal varices（42.91）

42.39　Other destruction of lesion or tissue of esophagus

　　　　Excludes：that by endoscopic approach（42.33）

42.4 **Excision of esophagus**

　　　　Excludes：esophagogastrectomy NOS（43.99）

42.40　Esophagectomy，not otherwise specified

42.41　Partial esophagectomy

　　　　Code also：any synchronous：

　　　　anastomosis other than end to end（42.51-42.69）

　　　　esophagostomy（42.10-42.19）

　　　　gastrostomy（43.11-43.19）

42.42　Total esophagectomy

　　　　Code also：any synchronous：

42.3 食管病损或食管组织的局部切除术或破坏术

42.31　食管憩室局部切除术

42.32　食管的其他病损或食管组织的局部切除术

　　　　不包括：食管活组织检查（42.24-42.25）

　　　　食管瘘管切除术（42.84）

42.33　内镜食管病损或食管组织切除术或破坏术

　　　　食管肿物切除，经内镜入路

　　　　食管出血控制，经内镜入路

　　　　食管息肉切除术，经内镜入路

　　　　食管静脉曲张，经内镜入路

　　　　食管静脉曲张注射，经内镜入路

　　　　不包括：食管活组织检查（42.24-42.25）

　　　　瘘管切除术（42.84）
　　　　开放性食管静脉曲张结扎术（42.91）

42.39　食管病损或食管组织的其他破坏术

　　　　不包括：经内镜入路（42.33）

42.4 食管切除术

　　　　不包括：食管胃切除术 NOS（43.99）

42.40　食管切除术 NOS

42.41　部分食管切除术

　　　　另编码：任何同时进行的：

　　　　非端对端吻合术（42.51-42.69）

　　　　食管造口术（42.10-42.19）

　　　　胃造口术（43.11-43.19）

42.42　全食管切除术

　　　　另编码：任何同时进行的：

gastrostomy（43.11-43.19）

interposition or anastomosis other than end to end（42.51-42.69）

Excludes：esophagogastrectomy（43.99）

胃造口术（43.11-43.19）

非端对端的间置术或吻合术（42.51-42.69）

不包括：食管胃切除术（43.99）

42.5 **Intrathoracic anastomosis of esophagus**
Code also：any synchronous：
esophagectomy（42.40-42.42）
gastrostomy（43.1）

42.5 食管胸内吻合术
另编码：任何同时进行的：
食管切除术（42.40-42.42）
胃造口术（43.1）

42.51　Intrathoracic esophagoesophagostomy

42.52　Intrathoracic esophagogastrostomy

42.53　Intrathoracic esophageal anastomosis with interposition of small bowel

42.54　Other intrathoracic esophagoenterostomy

Anastomosis of esophagus to intestinal segment NOS

42.55　Intrathoracic esophageal anastomosis with interposition of colon

42.56　Other intrathoracic esophagocolostomy
Esophagocolostomy NOS

42.58　Intrathoracic esophageal anastomosis with other interposition

Construction of artificial esophagus

Retrosternal formation of reversed gastric tube

42.59　Other intrathoracic anastomosis of esophagus

42.51　胸内食管食管吻合术

42.52　胸内食管胃吻合术

42.53　胸内食管吻合术伴小肠间置术

42.54　其他胸内食管小肠吻合术

食管小肠段吻合术 NOS

42.55　胸内食管吻合术伴结肠间置术

42.56　其他胸内食管结肠吻合术
食管结肠吻合术 NOS

42.58　胸内食管吻合术伴其他间置术

人工食管建造术

胸骨后形成反向胃管

42.59　食管其他胸内吻合术

42.6 **Antesternal anastomosis of esophagus**
Code also：any synchronous：
esophagectomy（42.40-42.42）
gastrostomy（43.1）

42.6 胸骨前食管吻合术
另编码：任何同时进行的：
食管切除术（42.40-42.42）
胃造口术（43.1）

42.61　Antesternal esophagoesophagostomy

42.62　Antesternal esophagogastrostomy

42.63　Antesternal esophageal anastomosis with interposition of small bowel

42.64　Other antesternal esophagoenterostomy
Antethoracic：
esophagoenterostomy
esophagoileostomy
esophagojejunostomy

42.61　胸骨前食管食管造口术

42.62　胸骨前食管胃造口术

42.63　胸骨前食管吻合术伴小肠间置术

42.64　其他胸骨前食管小肠吻合术
胸前：
食管小肠吻合术
食管回肠吻合术
食管空肠吻合术

42.65	Antesternal esophageal anastomosis with interposition of colon	42.65	胸骨前食管吻合术伴结肠间置术

42.66　Other antesternal esophagocolostomy
　　　　Antethoracic esophagocolostomy

42.68　Other antesternal esophageal anastomosis with interposition

42.69　Other antesternal anastomosis of esop-hagus

42.7　Esophagomyotomy

42.8　Other repair of esophagus

42.81　Insertion of permanent tube into esop-hagus

42.82　Suture of laceration of esophagus

42.83　Closure of esophagostomy

42.84　Repair of esophageal fistula，not elsewhere classified

　　Excludes：repair of fistula：
　　　　bronchoesophageal（33.42）
　　　　esophagopleurocutaneous（34.73）
　　　　pharyngoesophageal（29.53）
　　　　tracheoesophageal（31.73）

42.85　Repair of esophageal stricture

42.86　Production of subcutaneous tunnel without esophageal anastomosis

42.87　Other graft of esophagus

　　Excludes：antesternal esophageal anastomosis with interposition of：
　　　　　colon（42.65）
　　　　　small bowel（42.63）
　　antesternal esophageal anastomosis with other interposition（42.68）
　　intrathoracic esophageal anastomosis with interposition of：
　　　　　colon（42.55）
　　　　　small bowel（42.53）
　　intrathoracic esophageal anastomosis with other interposition（42.58）

42.89　Other repair of esophagus

42.9　Other operations on esophagus

42.91　Ligation of esophageal varices

　　Excludes：that by endoscopic approach（42.33）

42.66　其他胸骨前食管结肠吻合术
　　　　胸骨前食管结肠吻合术

42.68　其他胸骨前食管吻合术伴间置术

42.69　其他胸骨前食管吻合术

42.7　食管肌层切开术

42.8　食管其他修补术

42.81　食管置入永久性管

42.82　食管裂伤缝合术

42.83　食管造口闭合术

42.84　食管瘘修补术 NEC

　　不包括：瘘修补术：
　　　　支气管食管（33.42）
　　　　食管胸膜皮肤（34.73）
　　　　咽食管（29.53）
　　　　气管食管（31.73）

42.85　食管狭窄修补术

42.86　皮下隧道制造不伴食管吻合术

42.87　食管其他移植术

　　不包括：胸骨前食管吻合术伴间置术：

　　　　　结肠（42.65）
　　　　　小肠（42.63）
　　胸骨前食管吻合术伴其他间置术（42.68）

　　胸内食管吻合术伴间置术：

　　　　　结肠（42.55）
　　　　　小肠（42.53）
　　胸内食管吻合术伴其他间置术（42.58）

42.89　食管其他修补术

42.9　食管其他手术

42.91　食管静脉曲张结扎术
　　不包括：经内镜食管静脉曲张结扎术（42.33）

42.92　Dilation of esophagus

Dilation of cardiac sphincter

Excludes：intubation of esophagus (96.03，96.06-96.08)

42.99　Other

Excludes：insertion of Sengstaken tube (96.06)

intubation of esophagus (96.03，96.06-96.08)

removal of intraluminal foreign body from esophagus without incision (98.02)

tamponade of esophagus (96.06)

43　Incision and excision of stomach

Code also：any application or administration of an adhesion barrier substance (99.77)

43.0　Gastrotomy

Excludes：gastrostomy (43.11-43.19)

that for control of hemorrhage (44.49)

43.1　Gastrostomy

43.11　Percutaneous [endoscopic] gastrostomy [PEG]

Percutaneous transabdominal gastrostomy

43.19　Other gastrostomy

Excludes：percutaneous [endoscopic] gastrostomy [PEG] (43.11)

43.3　Pyloromyotomy

43.4　Local excision or destruction of lesion or tissue of stomach

43.41　Endoscopic excision or destruction of lesion or tissue of stomach

Gastric polypectomy by endoscopic approach

Gastric varices by endoscopic approach

Excludes：biopsy of stomach (44.14-44.15)

42.92　食管扩张术

食管括约肌扩张术

不包括：食管插管术(96.03，96.06-96.08)

42.99　其他

不包括：置入森斯塔管(96.06)

食管插管术(96.03，96.06-96.08)

非切开的食管腔内异物去除(98.02)

食管填塞(96.06)

43　胃切开术和切除术

另编码：任何粘连屏障物质的使用或给予(99.77)

43.0　胃切开术

不包括：胃造口术(43.11-43.19)

为控制出血(44.49)

43.1　胃造口术

43.11　经皮[内镜的]胃造口术[PEG]

经皮经腹胃造口术

43.19　其他胃造口术

不包括：经皮[内镜的]胃造口术[PEG](43.11)

43.3　幽门肌层切开术

43.4　胃病损或胃组织的局部切除术或破坏术

43.41　内镜下胃病损或胃组织切除术或破坏术

胃息肉切除术,经内镜入路

胃静脉曲张切除术,经内镜入路

不包括：胃活组织检查(44.14-44.15)

control of hemorrhage（44.43）

open ligation of gastric varices（44.91）

43.42　Local excision of other lesion or tissue of stomach

　　　Excludes：biopsy of stomach（44.14-44.15）

　　　gastric fistulectomy（44.62-44.63）

　　　partial gastrectomy（43.5-43.89）

43.49　Other destruction of lesion or tissue of stomach

　　　Excludes：that by endoscopic approach （43.41）

43.5　**Partial gastrectomy with anastomosis to esophagus**

　　　Proximal gastrectomy

43.6　**Partial gastrectomy with anastomosis to duodenum**

　　　Billroth Ⅰ operation

　　　Distal gastrectomy

　　　Gastropylorectomy

43.7　**Partial gastrectomy with anastomosis to jejunum**

　　　Billroth Ⅱ operation

43.8　**Other partial gastrectomy**

43.81　Partial gastrectomy with jejunal transposition

　　　Henley jejunal transposition operation

　　　Code also：any synchronous intestinal resection（45.51）

43.82　Laparoscopic vertical（sleeve）gastrectomy

　　　Excludes：laparoscopic banding （44.95）

　　　laparoscopic gastric restrictive procedure（44.95）

43.89　Open and other partial gastrectomy

　　　Partial gastrectomy with bypass gastrogastrostomy

控制出血（44.43）

开放性胃静脉曲张结扎术（44.91）

43.42　胃其他病损或胃组织的局部切除术

　　　不包括：胃活组织检查（44.14-44.15）

　　　胃瘘管切除术（44.62-44.63）

　　　胃部分切除术（43.5-43.89）

43.49　胃病损或胃组织的其他破坏术

　　　不包括：经内镜入路（43.41）

43.5　**胃部分切除术伴食管胃吻合术**

　　　近端胃切除术

43.6　**胃部分切除术伴胃十二指肠吻合术**

　　　毕罗特Ⅰ式手术

　　　远端胃切除术

　　　胃幽门切除术

43.7　**胃部分切除术伴胃空肠吻合术**

　　　毕罗特Ⅱ式手术

43.8　**其他胃部分切除术**

43.81　胃部分切除术伴空肠移位术

　　　亨利空肠移位术

　　　另编码：任何同时进行的肠切除术 （45.51）

43.82　腹腔镜垂直（袖状）胃切除术

　　　不包括：腹腔镜胃束带术（44.95）

　　　腹腔镜胃限制性操作（44.95）

43.89　开放性和其他部分胃切除术

　　　胃部分切除术伴搭桥性的胃胃吻合术

Sleeve resection of stomach

胃袖状切除术

Excludes：laparoscopic sleeve gastrectomy（43.82）

不包括：腹腔镜袖状胃切除术（43.82）

43.9 **Total gastrectomy**

43.9 胃全部切除术

43.91　Total gastrectomy with intestinal interposition

43.91　胃全部切除术伴肠间置术

43.99　Other total gastrectomy

Complete gastroduodenectomy

Esophagoduodenostomy with complete gastrectomy

Esophagogastrectomy NOS

Esophagojejunostomy with complete gastrectomy

Radical gastrectomy

43.99　其他胃全部切除术

全部胃十二指肠切除术

胃全部切除术伴食管十二指肠吻合术

食管胃切除术 NOS

胃全部切除术伴食管空肠吻合术

根治性胃切除术

44 **Other operations on stomach**

44 胃的其他手术

Code also：any application or administration of an adhesion barrier substance（99.77）

另编码：任何粘连屏障物质的使用或给予（99.77）

44.0 **Vagotomy**

44.0 迷走神经切断术

44.00　Vagotomy，not otherwise specified

Division of vagus nerve NOS

44.00　迷走神经切断术 NOS

迷走神经切断 NOS

44.01　Truncal vagotomy

44.01　迷走神经干切断术

44.02　Highly selective vagotomy

Parietal cell vagotomy

Selective proximal vagotomy

44.02　高选择性迷走神经切断术

壁细胞迷走神经切断术

选择性近端迷走神经切断术

44.03　Other selective vagotomy

44.03　其他选择性迷走神经切断术

44.1 **Diagnostic procedures on stomach**

44.1 胃的诊断性操作

44.11　Transabdominal gastroscopy

Intraoperative gastroscopy

Excludes：that with biopsy（44.14）

44.11　经腹胃镜检查

手术中胃镜检查

不包括：同时伴活组织检查（44.14）

44.12　Gastroscopy through artificial stoma

Excludes：that with biopsy（44.14）

44.12　经人工造口胃镜检查

不包括：同时伴活组织检查（44.14）

44.13　Other gastroscopy

Excludes：that with biopsy（44.14）

44.13　其他胃镜检查

不包括：同时伴活组织检查（44.14）

44.14　Closed［endoscopic］biopsy of stomach

Brushing or washing for specimen collection

44.14　闭合性［内镜的］胃活组织检查

为标本收集的刷洗或冲洗

Excludes：esophagogastroduodenosco-
py [EGD] with closed biopsy (45.16)

44.15　Open biopsy of stomach

44.19　Other diagnostic procedures on stomach

　　Excludes：gastric lavage (96.33)

　　　　microscopic examination of specimen
from stomach (90.81-90.89)

　　　　upper GI series (87.62)

44.2　Pyloroplasty

44.21　Dilation of pylorus by incision

44.22　Endoscopic dilation of pylorus

　　Dilation with balloon endoscope

　　Endoscopic dilation of gastrojejunostomy
site

44.29　Other pyloroplasty

　　Pyloroplasty NOS

　　Revision of pylorus

44.3　Gastroenterostomy without gastrectomy

44.31　High gastric bypass

　　Printen and Mason gastric bypass

44.32　Percutaneous [endoscopic] gastrojejunostomy
PEGJJ

　　Excludes：percutaneous（endoscopic）
feeding jejunostomy (46.32)

44.38　Laparoscopic gastroenterostomy

　　Bypass：gastroduodenostomy

　　gastroenterostomy

　　gastrogastrostomy

　　Laparoscopic gastrojejunostomy without
gastrectomy NEC

　　Excludes：gastroenterostomy，open ap-
proach (44.39)

44.39　Other gastroenterostomy

　　Bypass：

　　　　gastroduodenostomy

　　　　gastroenterostomy

　　　　gastrogastrostomy

　　Gastrojejunostomy without gastrectomy
NOS

不包括：食管胃十二指肠镜检查[EGD]
伴闭合性活组织检查(45.16)

44.15　开放性胃活组织检查

44.19　胃其他诊断性操作

　　不包括：胃灌洗(96.33)

　　　　胃标本的显微镜检查(90.81-90.89)

　　　　上胃肠道系列造影(87.62)

44.2　幽门成形术

44.21　经切开术的幽门扩张术

44.22　内镜下幽门扩张

　　用球囊内镜扩张

　　内镜下胃空肠吻合术部位的扩张

44.29　其他幽门成形术

　　幽门成形术 NOS

　　幽门修复术

44.3　胃肠吻合术不伴胃切除术

44.31　高位胃搭桥术

　　普林特和梅森胃搭桥术

44.32　经皮[内镜的]胃空肠吻合

　　经皮[内镜]胃空肠吻合术[PEGJJ]

　　不包括：经皮(内镜的)给食的空肠造口术
[PEJ](46.32)

44.38　腹腔镜下胃肠吻合术

　　旁路：胃十二指肠吻合术

　　胃肠吻合术

　　胃胃吻合术

　　腹腔镜下胃空肠吻合术不伴胃切除术
NEC

　　不包括：胃肠吻合术，开放入路(44.39)

44.39　其他胃肠吻合术

　　旁路：

　　　　胃十二指肠吻合术

　　　　胃肠吻合术

　　　　胃胃吻合术

　　胃空肠吻合术不伴胃切除术 NOS

44.4 **Control of hemorrhage and suture of ulcer of stomach or duodenum**

44.40 Suture of peptic ulcer, not otherwise specified

44.41 Suture of gastric ulcer site

Excludes: ligation of gastric varices (44.91)

44.42 Suture of duodenal ulcer site

44.43 Endoscopic control of gastric or duodenal bleeding

44.44 Transcatheter embolization for gastric or duodenal bleeding

Excludes: surgical occlusion of abdominal vessels (38.86-38.87)

44.49 Other control of hemorrhage of stomach or duodenum

That with gastrotomy

44.5 **Revision of gastric anastomosis**

Closure of:

gastric anastomosis

gastroduodenostomy

gastrojejunostomy

Pantaloon operation

44.6 **Other repair of stomach**

44.61 Suture of laceration of stomach

Excludes: that of ulcer site (44.41)

44.62 Closure of gastrostomy

44.63 Closure of other gastric fistula

Closure of:

gastrocolic fistula

gastrojejunocolic fistula

44.64 Gastropexy

44.65 Esophagogastroplasty

Belsey operation

Esophagus and stomach cardioplasty

44.66 Other procedures for creation of esophagogastric sphincteric competence

Fundoplication

Gastric cardioplasty

Nissen's fundoplication

44.4 胃或十二指肠溃疡的出血控制和缝合术

44.40 消化性溃疡缝合术 NOS

44.41 胃溃疡部位的缝合术

不包括:胃静脉曲张结扎术(44.91)

44.42 十二指肠溃疡部位的缝合术

44.43 内镜下胃或十二指肠出血控制

44.44 经导管栓塞,用于胃或十二指肠出血

不包括:腹部血管的手术闭合(38.86-38.87)

44.49 其他胃或十二指肠出血的控制

伴胃切开术

44.5 胃吻合术的修复术

闭合术:

胃吻合术

胃十二指肠吻合术

胃空肠吻合术

马裤式手术

44.6 胃的其他修补术

44.61 胃裂伤缝合术

不包括:胃溃疡部位缝合术(44.41)

44.62 胃造口闭合术

44.63 其他胃瘘闭合术

闭合术:

胃结肠瘘

胃空肠瘘

44.64 胃固定术

44.65 胃十二指肠成形术

贝尔西手术

食管和胃贲门成形术

44.66 其他操作,用于创建食管胃括约肌功能

胃底折叠术

胃贲门成形术

尼森胃底折叠术

Restoration of cardio-esophageal angle

贲门食管角修复术

Excludes：that by laparoscopy（44.67）

不包括：采用腹腔镜（44.67）

44.67　Laparoscopic procedures for creation of esophagogastric sphincteric competence

44.67　腹腔镜操作用于创建食管胃括约肌功能

Fundoplication

胃底折叠术

Gastric cardioplasty

胃贲门成形术

Nissen's fundoplication

尼森胃底折叠术

Restoration of cardio-esophageal angle

贲门食管角修复术

44.68　Laparoscopic gastroplasty

44.68　腹腔镜下胃成形术

Banding

（胃）束带

Silastic vertical banding

矽胶垂直（胃）束带

Vertical banded gastroplasty（VBG）

垂直束带胃成形术（VBG）

Code also：any synchronous laparoscopic gastroenterostomy（44.38）

另编码：任何同时进行的腹腔镜胃肠吻合术（44.38）

Excludes：insertion，laparoscopic adjustable gastric band（restrictive procedure）（44.95）

不包括：置入，腹腔镜下可调节的胃束带（限制性操作）（44.95）

other repair of stomach，open approach（44.61-44.65，44.69）

其他胃修补术，开放入路（44.61－44.65，44.69）

44.69　Other

44.69　其他

Inversion of gastric diverticulum

胃憩室折入术

Repair of stomach NOS

胃修补术 NOS

44.9　Other operations on stomach

44.9　胃的其他手术

44.91　Ligation of gastric varices

44.91　胃静脉曲张结扎术

Excludes：that by endoscopic approach（43.41）

不包括：经内镜的胃静脉曲张结扎术（43.41）

44.92　Intraoperative manipulation of stomach

44.92　胃的手术中操作

Reduction of gastric volvulus

胃扭转复位术

44.93　Insertion of gastric bubble（balloon）

44.93　胃泡（球囊）置入

44.94　Removal of gastric bubble（balloon）

44.94　胃泡（球囊）去除

44.95　Laparoscopic gastric restrictive procedure

44.95　腹腔镜下胃限制性操作

Adjustable gastric band and port insertion

可调节的胃束带和端口置入

Excludes：laparoscopic gastroplasty（44.68）

不包括：腹腔镜下胃成形术（44.68）

other repair of stomach（44.69）

其他胃修补术（44.69）

44.96　Laparoscopic revision of gastric restrictive procedure

44.96　腹腔镜下胃限制性操作的修复术

Revision or replacement of：

修复术或置换术：

adjustable gastric band

可调节的胃束带

	subcutaneous gastric port device		皮下胃端口装置
44.97	Laparoscopic removal of gastric restrictive device(s)	44.97	腹腔镜下去除胃限制性装置

Removal of either or both:

去除其中一个或去除两个：

　　adjustable gastric band

　　可调节的胃束带

　　subcutaneous port device

　　皮下端口装置

Excludes：nonoperative removal of gastric restrictive device(s) (97.86)

不包括：非手术性去除胃限制性装置（97.86）

　　open removal of gastric restrictive device(s) (44.99)

　　开放去除胃限制性装置(44.99)

44.98　（Laparoscopic）adjustment of size of adjustable gastric restrictive device

44.98　（腹腔镜）调节可调节的胃限制性装置的体积

Infusion of saline for device tightening

盐水灌注用于装置加紧

Withdrawal of saline for device loosening

盐水撤收用于装置放松

Code also any：

另编码任何：

　　abdominal ultrasound (88.76)

　　腹部超声(88.76)

　　abdominal wall fluoroscopy (88.09)

　　腹壁荧光镜检(88.09)

　　barium swallow (87.61)

　　吞钡(87.61)

44.99　Other

44.99　其他

Excludes：change of gastrostomy tube (97.02)

不包括：胃造口管更换(97.02)

　　dilation of cardiac sphincter(42.92)

　　食管括约肌扩张(42.92)

　　gastric：

　　胃：

　　　　cooling (96.31)

　　　　冷却(96.31)

　　　　freezing (96.32)

　　　　冰冻(96.32)

　　　　gavage (96.35)

　　　　强饲法胃管(96.35)

　　　　hypothermia (96.31)

　　　　低温(96.31)

　　　　lavage (96.33)

　　　　灌洗(96.33)

　　　　insertion of nasogastric tube(96.07)

　　　　鼻胃管插入(96.07)

　　　　irrigation of gastrostomy(96.36)

　　　　胃造口冲洗术(96.36)

　　　　irrigation of nasogastric tube(96.34)

　　　　鼻胃管冲洗术(96.34)

　　removal of：

　　去除：

　　　　gastrostomy tube (97.51)

　　　　胃造口管(97.51)

　　　　intraluminal foreign body from stomach without incision (98.03)

　　　　无切开的胃管腔内异物(98.03)

　　replacement of：

　　置换：

　　　　gastrostomy tube (97.02)

　　　　胃造口管(97.02)

　　　　(naso-)gastric tube (97.01)

　　　　（鼻）胃管(97.01)

45　Incision, excision, and anastomosis of intestine

Code also：any application or administration of an adhesion barrier substance (99.77)

45.0　Enterotomy

Excludes：duodenocholedochotomy (51.41-51.42, 51.51)

　　that for destruction of lesion (45.30-45.34)

　　that of exteriorized intestine (46.14, 46.24, 46.31)

45.00　Incision of intestine, not otherwise specified

45.01　Incision of duodenum

45.02　Other incision of small intestine

45.03　Incision of large intestine

Excludes：proctotomy (48.0)

45.1　Diagnostic procedures on small intestine

Code also：any laparotomy (54.11-54.19)

45.11　Transabdominal endoscopy of small intestine

Intraoperative endoscopy of small intestine

Excludes：that with biopsy (45.14)

45.12　Endoscopy of small intestine through artificial stoma

Excludes：that with biopsy (45.14)

45.13　Other endoscopy of small intestine

Esophagogastroduodenoscopy [EGD]

Excludes：that with biopsy (45.14, 45.16)

45.14　Closed [endoscopic] biopsy of small intestine

Brushing or washing for specimen collection

Excludes：esophagogastroduodenoscopy [EGD] with closed biopsy (45.16)

45　肠切开术、切除术和吻合术

另编码：任何粘连屏障物质的使用或给予 (99.77)

45.0　肠切开术

不包括：十二指肠胆总管切开术 (51.41-51.42, 51.51)

　　肠切开术，为了病损破坏 (45.30-45.34)

　　外置肠的肠切开术 (46.14, 46.24, 46.31)

45.00　肠切开术 NOS

45.01　十二指肠切开术

45.02　小肠的其他切开术

45.03　大肠切开术

不包括：直肠切开术 (48.0)

45.1　小肠诊断性操作

另编码：任何开腹手术 (54.11-54.19)

45.11　经腹的小肠内镜检查

术中小肠内镜检查

不包括：同时伴活组织检查 (45.14)

45.12　小肠内镜检查，经人工造口

不包括：同时伴活组织检查 (45.14)

45.13　小肠其他内镜检查

食管胃十二指肠镜检查 [EGD]

不包括：同时伴活组织检查 (45.14, 45.16)

45.14　闭合性 [内镜] 小肠活组织检查

为标本收集的刷洗或冲洗

不包括：食管胃十二指肠镜检查 [EGD] 伴闭合性活组织检查 (45.16)

45.15　Open biopsy of small intestine	45.15　开放性小肠活组织检查
45.16　Esophagogastroduodenoscopy［EGD］with closed biopsy	45.16　食管胃十二指肠镜检查[EGD]伴活组织检查
Biopsy of one or more sites involving esophagus, stomach, and/or duodenum	一个或多个部位的活组织检查,涉及食管、胃和(或)十二指肠
45.19　Other diagnostic procedures on small intestine	45.19　小肠其他诊断性操作
Excludes：microscopic examination of specimen from small intestine (90.91-90.99)	不包括:小肠标本的显微镜检查(90.91-90.99)
radioisotope scan (92.04)	放射性核素扫描(92.04)
ultrasonography (88.74)	超声波检查(88.74)
x-ray (87.61-87.69)	X线(87.61-87.69)

45.2　**Diagnostic procedures on large intestine**
　　Code：any laparotomy (54.11-54.19)

45.2　**肠的诊断性操作**
　　另编码:任何开腹手术(54.11-54.19)

45.21　Transabdominal endoscopy of large intestine	45.21　经腹大肠内镜检查
Intraoperative endoscopy of large intestine	手术中大肠内镜检查
Excludes：that with biopsy (45.25)	不包括:同时伴活组织检查(45.25)
45.22　Endoscopy of large intestine through artificial stoma	45.22　大肠内镜检查,经人工造口
Excludes：that with biopsy (45.25)	不包括:同时伴活组织检查(45.25)
45.23　Colonoscopy	45.23　结肠镜检查
Flexible fiberoptic colonoscopy	可曲性光学纤维性结肠镜检查
Excludes：endoscopy of large intestine through artificial stoma (45.22)	不包括:大肠内镜检查,经人工造口(45.22)
flexible sigmoidoscopy (45.24)	可曲性乙状结肠镜检查(45.24)
rigid proctosigmoidoscopy (48.23)	硬式直肠乙状结肠镜检查(48.23)
transabdominal endoscopy of large intestine (45.21)	经腹大肠内镜检查(45.21)
45.24　Flexible sigmoidoscopy	45.24　可曲性乙状结肠镜检查
Endoscopy of descending colon	降结肠内镜检查
Excludes：rigid proctosigmoidoscopy (48.23)	不包括:硬式直肠乙状结肠镜检查(48.23)
45.25　Closed［endoscopic］biopsy of large intestine	45.25　闭合性[内镜的]大肠活组织检查
Biopsy, closed, of unspecified intestinal site	闭合性活组织检查,未特指肠部位
Brushing or washing for specimen collection	为标本收集的刷洗或冲洗
Colonoscopy with biopsy	结肠镜检查伴活组织检查
Excludes：proctosigmoidoscopy with biopsy(48.24)	不包括:直肠乙状结肠镜检查伴活组织检查(48.24)
45.26　Open biopsy of large intestine	45.26　开放性大肠活组织检查

45.27	Intestinal biopsy，site unspecified	45.27	肠活组织检查 NOS
45.28	Other diagnostic procedures on large intestine	45.28	大肠其他诊断性操作
45.29	Other diagnostic procedures on intestine，site unspecified	45.29	肠的其他诊断性操作，部位未特指

45.29 　Other diagnostic procedures on intestine，site unspecified

　　Excludes：microscopic examination of specimen（90.91-90.99）

　　　scan and radioisotope function study（92.04）

　　　ultrasonography（88.74）

　　　x-ray（87.61-87.69）

45.29 　肠的其他诊断性操作，部位未特指

　　不包括：标本的显微镜检查（90.91-90.99）

　　　扫描和放射性核素功能性检查（92.04）

　　　超声波检查（88.74）

　　　X 线（87.61-87.69）

45.3　**Local excision or destruction of lesion or tissue of small intestine**

45.3　**小肠病损或小肠组织的局部切除术或破坏术**

45.30 　Endoscopic excision or destruction of lesion of duodenum

　　Excludes：biopsy of duodenum（45.14-45.15）

　　　control of hemorrhage（44.43）

　　　fistulectomy（46.72）

45.30 　内镜下十二指肠病损切除术或破坏术

　　不包括：十二指肠活组织检查（45.14-45.15）

　　　出血控制（44.43）

　　　瘘管切除术（46.72）

45.31 　Other local excision of lesion of duodenum

　　Excludes：biopsy of duodenum（45.14-45.15）

　　　fistulectomy（46.72）

　　　multiple segmental resection（45.61）

　　　that by endoscopic approach（45.30）

45.31 　十二指肠病损的其他局部切除术

　　不包括：十二指肠活组织检查（45.14-45.15）

　　　瘘管切除术（46.72）

　　　小肠多节段部分切除术（45.61）

　　　经内镜入路的十二指肠病损的其他局部切除术（45.30）

45.32 　Other destruction of lesion of duodenum

　　Excludes：that by endoscopic approach（45.30）

45.32 　十二指肠病损的其他破坏术

　　不包括：经内镜入路的十二指肠病损的其他破坏术（45.30）

45.33 　Local excision of lesion or tissue of small intestine，except duodenum

　　Excision of redundant mucosa of ileostomy

　　Excludes：biopsy of small intestine（45.14-45.15）

　　　fistulectomy（46.74）

　　　multiple segmental resection（45.61）

45.33 　小肠病损或小肠组织的局部切除术，除外十二指肠

　　回肠造口多余黏膜切除术

　　不包括：小肠活组织检查（45.14-45.15）

　　　瘘管切除术（46.74）

　　　小肠多节段部分切除术（45.61）

45.34 　Other destruction of lesion of small intestine，except duodenum

45.34 　小肠病损的其他破坏术，除外十二指肠

45.4 Local excision or destruction of lesion or tissue of large intestine

45.41 Excision of lesion or tissue of large intestine

Excision of redundant mucosa of colostomy

Excludes：biopsy of large intestine (45.25-45.27)

endoscopic polypectomy of large intestine (45.42)

fistulectomy (46.76)

multiple segmental resection (17.31, 45.71)

that by endoscopic approach (45.42-45.43)

45.42 Endoscopic polypectomy of large intestine

Excludes：that by open approach (45.41)

45.43 Endoscopic destruction of other lesion or tissue of large intestine

Endoscopic ablation of tumor of large intestine

Endoscopic control of colonic bleeding

Excludes：endoscopic polypectomy of large intestine (45.42)

45.49 Other destruction of lesion of large intestine

Excludes：that by endoscopic approach (45.43)

45.5 Isolation of intestinal segment

Code also：any synchronous：

anastomosis other than end-to-end (45.90-45.94)

enterostomy (46.10-46.39)

45.50 Isolation of intestinal segment, not otherwise specified

Isolation of intestinal pedicle flap

Reversal of intestinal segment

45.51 Isolation of segment of small intestine

Isolation of ileal loop

Resection of small intestine for interposition

45.4 大肠病损或大肠组织的局部切除术或破坏术

45.41 大肠病损或大肠组织的切除术

结肠造口多余黏膜切除术

不包括：大肠活组织检查(45.25-45.27)

内镜下大肠息肉切除术(45.42)

瘘管切除术(46.76)

多节段部分切除术(17.31，45.71)

经内镜的大肠病损或大肠组织的切除术(45.42-45.43)

45.42 内镜下大肠息肉切除术

不包括：经开放性入路(45.41)

45.43 经内镜下大肠其他病损或大肠组织的破坏术

内镜下大肠肿瘤切除

内镜下结肠出血控制

不包括：内镜下大肠息肉切除术(45.42)

45.49 大肠病损的其他破坏术

不包括：经内镜入路的大肠病损的其他破坏术(45.43)

45.5 肠段分离术

另编码：任何同时进行的：

非端对端的吻合术(45.90-45.94)

肠造口术(46.10-46.39)

45.50 肠段分离术 NOS

肠带蒂瓣的分离术

肠段反转

45.51 小肠段分离术

回肠襻分离术

小肠部分切除术用于间置术

45.52	Isolation of segment of large intestine Resection of colon for interposition	45.52	大肠段分离术 结肠部分切除术用于间置术	

45.6 **Other excision of small intestine**
Code also：any synchronous：
　　anastomosis other than end-to-end
　　　(45.90-45.93, 45.95)
　　colostomy (46.10-46.13)
　　enterostomy (46.10-46.39)
Excludes：cecectomy (17.32, 45.72)
　　enterocolectomy (17.39, 45.79)
　　gastroduodenectomy (43.6-43.99)
　　ileocolectomy (17.33, 45.73)
　　pancreatoduodenectomy (52.51-52.7)

45.6 小肠的其他切除术
另编码:任何同时进行的：
　　非端对端的吻合术（45.90-45.93,
　　　45.95）
　　结肠造口术(46.10-46.13)
　　肠造口术(46.10-46.39)
不包括:盲肠切除术(17.32,45.72)
　　小肠结肠切除术(17.39,45.79)
　　胃十二指肠切除术(43.6-43.99)
　　回肠切除术(17.33,45.73)
　　胰十二指肠切除术(52.51-52.7)

45.61　Multiple segmental resection of small intestine

　　Segmental resection for multiple traumatic lesions of small intestine

45.61　小肠多节段部分切除术

　　节段切除术用于小肠多处创伤性病损

45.62　Other partial resection of small intestine
　　Duodenectomy
　　Ileectomy
　　Jejunectomy
Excludes：duodenectomy with synchronous pancreatectomy (52.51-52.7)
　　resection of cecum and terminal ileum (17.32, 45.72)

45.62　小肠其他部分切除术
　　十二指肠切除术
　　回肠切除术
　　空肠切除术
不包括:十二指肠切除术同时伴胰切除术（52.51-52.7）
　　盲肠和末端回肠切除术（17.32, 45.72）

45.63　Total removal of small intestine

45.63　小肠全部切除术

45.7 **Open and other partial excision of large intestine**
Code also：any synchronous：
　　anastomosis other than end to end (45.92-45.94)
　　enterostomy (46.10-46.39)

45.7 开放性和其他部分大肠切除术

另编码:任何同时进行的：
　　非端对端的吻合术(45.92-45.94)

　　肠造口术(46.10-46.39)

45.71　Open and other multiple segmental resection of large intestine

　　Segmental resection for multiple traumatic lesions of large intestine

45.71　开放性和其他大肠多节段切除术

　　节段切除术用于大肠多处创伤病损

45.72　Open and other cecectomy
　　Resection of cecum and terminal ileum

45.72　开放性和其他盲肠切除术
　　盲肠和末端回肠切除术

45.73　Open and other right hemicolectomy
　　Ileocolectomy

45.73　开放性和其他右半结肠切除术
　　回肠结肠切除术

Right radical colectomy

45.74　Open and other resection of transverse colon

45.75　Open and other left hemicolectomy

Excludes：proctosigmoidectomy （48.41-48.69）

second stage Mikulicz operation （46.04）

45.76　Open and other sigmoidectomy

45.79　Other and unspecified partial excision of large intestine

Enterocolectomy NEC

45.8　**Total intra-abdominal colectomy**

Excision of cecum, colon, and sigmoid

Excludes：coloproctectomy （48.41-48.69）

45.81　Laparoscopic total intra-abdominal colectomy

45.82　Open total intra-abdominal colectomy

45.83　Other and unspecified total intra-abdominal colectomy

45.9　**Intestinal anastomosis**

Code also：any synchronous resection （45.31-45.8, 48.41-48.69）

Excludes：end to end anastomosis — omit code

45.90　Intestinal anastomosis, not otherwise specified

45.91　Small to small intestinal anastomosis

45.92　Anastomosis of small intestine to rectal stump

Hampton procedure

45.93　Other small to large intestinal anastomosis

45.94　Large-to-large intestinal anastomosis

Excludes：rectorectostomy（48.74）

45.95　Anastomosis to anus

Formation of endorectal ileal pouch （H-pouch）（J-pouch）（S-pouch） with anastomosis of small intestine to anus

右半结肠根治性切除术

45.74　开放性和其他横结肠切除术

45.75　左半结肠切除术

不包括：直肠乙状结肠切除术（48.41-48.69）

二期米库利奇手术（46.04）

45.76　开放性和其他乙状结肠切除术

45.79　其他和未特指大肠部分切除术

小肠结肠切除术 NEC

45.8　**腹内全结肠切除术**

盲肠，结肠和乙状结肠切除术

不包括：结肠直肠切除术（48.41-48.69）

45.81　腹腔镜腹内全结肠切除术

45.82　开放性腹内全结肠切除术

45.83　其他和未特指的腹内全结肠切除术

45.9　**肠吻合术**

另编码：任何同时进行的切除术（45.31-45.8，48.41-48.69）

不包括：端对端吻合术—省略编码

45.90　肠吻合术 NOS

45.91　小肠-小肠吻合术

45.92　小肠-直肠残端吻合术

汉普顿操作

45.93　其他小肠-大肠吻合术

45.94　大肠-大肠吻合术

不包括：直肠-直肠吻合术（48.74）

45.95　肛门吻合术

直肠内回肠凹的形成（H 形凹）（J 形凹）（S 形凹）伴小肠-肛门吻合术

46	**Other operations on intestine**	**46**	**肠其他手术**

Code also: any application or adminis-
tration of an adhesion barrier sub-
stance（99.77）

另编码: 任何粘连屏障物质的使用或给予
（99.77）

46.0 **Exteriorization of intestine**
　　Includes: loop enterostomy
　　　multiple stage resection of intestine

46.0 **肠外置术**
　　包括: 襻式肠造口术
　　　肠多期切除术

46.01　Exteriorization of small intestine
　　　Loop ileostomy

46.01　小肠外置术
　　　襻式回肠造口术

46.02　Resection of exteriorized segment of small
　　　intestine

46.02　小肠外置段切除术

46.03　Exteriorization of large intestine
　　　Exteriorization of intestine NOS
　　　First stage Mikulicz exteriorization of
　　　intestine
　　　Loop colostomy

46.03　大肠外置术
　　　肠外置术 NOS
　　　肠一期米库利奇外置术

　　　襻式结肠造口术

46.04　Resection of exteriorized segment of large
　　　intestine
　　　Resection of exteriorized segment of
　　　intestine NOS
　　　Second stage Mikulicz operation

46.04　大肠外置段的切除术

　　　肠外置段的切除术 NOS

　　　二期米库利奇手术

46.1 **Colostomy**
　　Code also: any synchronous resection
　　（45.49，45.71-45.79，45.8）
　　Excludes: loop colostomy（46.03）
　　　that with abdominoperineal resection
　　　of rectum（48.5）
　　　that with synchronous anterior rectal
　　　resection（48.62）

46.1 **结肠造口术**
　　另编码: 任何同时进行的结肠部分切除术
　　（45.49，45.71-45.79，45.8）
　　不包括: 襻式结肠造口术（46.03）
　　　同时伴腹会阴直肠切除术（48.5）

　　　同时伴直肠前切除术（48.62）

46.10　Colostomy，not otherwise specified
46.11　Temporary colostomy
46.13　Permanent colostomy
46.14　Delayed opening of colostomy

46.10　结肠造口术 NOS
46.11　暂时性结肠造口术
46.13　永久性结肠造口术
46.14　结肠造口的延迟性切开

46.2 **Ileostomy**
　　Code also: any synchronous resection
　　（45.34，45.61-45.63）
　　Excludes: loop ileostomy（46.01）
46.20　Ileostomy，not otherwise specified

46.2 **回肠造口术**
　　另编码: 任何同时进行的回肠部分切除术
　　（45.34，45.61-45.63）
　　不包括: 襻式回肠造口术（46.01）
46.20　回肠造口术 NOS

46.21　Temporary ileostomy

46.22　Continent ileostomy

46.23　Other permanent ileostomy

46.24　Delayed opening of ileostomy

46.3　**Other enterostomy**

　　Code also：any synchronous resection（45.61-
　　　　45.8）

46.31　Delayed opening of other enterostomy

46.32　Percutaneous（endoscopic）jejunostomy
　　　　［PEJ］

　　　Endoscopic conversion of gastrostomy to
　　　jejunostomy

　　　Percutaneous（endoscopic）feeding en-
　　　terostomy

　　Excludes：percutaneous［endoscopic］
　　　gastrojejunostomy（bypass）（44.32）

46.39　Other

　　　Duodenostomy

　　　Feeding enterostomy

46.4　**Revision of intestinal stoma**

46.40　Revision of intestinal stoma，not other-
　　　　wise specified

　　　Plastic enlargement of intestinal stoma

　　　Reconstruction of stoma of intestine

　　　Release of scar tissue of intestinal stoma

　　Excludes：excision of redundant muco-
　　　sa（45.41）

46.41　Revision of stoma of small intestine

　　Excludes：excision of redundant muco-
　　　sa（45.33）

46.42　Repair of pericolostomy hernia

46.43　Other revision of stoma of large intestine

　　Excludes：excision of redundant muco-
　　　sa（45.41）

46.5　**Closure of intestinal stoma**

　　Code also：any synchronous resection
　　　　（45.34，45.49，45.61-45.8）

46.50　Closure of intestinal stoma，not other-
　　　　wise specified

46.21　暂时性回肠造口术

46.22　节制性回肠造口术

46.23　其他永久性回肠造口术

46.24　回肠造口的延迟性切开

46.3　**其他肠造口术**

　　另编码：任何同时进行的肠切除术（45.61-
　　　　45.8）

46.31　其他肠造口的延迟性切开

46.32　经皮（内镜的）空肠造口术［PEJ］

　　　内镜胃造口术与空肠造口术转位

　　　经皮（内镜的）给食的肠造口术

　　不包括：经皮［内镜的］胃空肠吻合术（旁
　　　路）（44.32）

46.39　其他

　　　十二指肠造口术

　　　喂养性肠造口术

46.4　**肠造口修复术**

46.40　肠造口修复术 NOS

　　　肠造口整形扩大术

　　　肠造口重建术

　　　肠造口瘢痕组织松解术

　　不包括：多余黏膜切除术（45.41）

46.41　小肠造口修复术

　　不包括：多余黏膜切除术（45.33）

46.42　结肠造口周围疝修补术

46.43　大肠造口的其他修复术

　　不包括：多余黏膜切除术（45.41）

46.5　**肠造口闭合术**

　　另编码：任何同时进行的肠切除术
　　　　（45.34，45.49，45.61-45.8）

46.50　肠造口闭合术 NOS

46.51	Closure of stoma of small intestine	46.51	小肠造口闭合术
46.52	Closure of stoma of large intestine	46.52	大肠造口闭合术

46.52 Closure of stoma of large intestine

Closure or take-down of:

 cecostomy

 colostomy

 sigmoidostomy

46.52 大肠造口闭合术

闭合或拆除：

 盲肠造口术

 结肠造口术

 乙状结肠造口术

46.6 **Fixation of intestine**

46.60　Fixation of intestine, not otherwise
   specified

  Fixation of intestine to abdominal wall

46.61　Fixation of small intestine to abdominal
   wall

  Ileopexy

46.62　Other fixation of small intestine

  Noble plication of small intestine

  Plication of jejunum

46.63　Fixation of large intestine to abdominal
   wall

  Cecocoloplicopexy

  Sigmoidopexy (Moschowitz)

46.64　Other fixation of large intestine

  Cecofixation

  Colofixation

46.6 **肠固定术**

46.60　肠固定术 NOS

  肠固定至腹壁

46.61　小肠固定至腹壁

  回肠固定术

46.62　小肠其他固定术

  小肠诺布尔折叠术

  空肠折叠术

46.63　大肠固定至腹壁

  盲肠升结肠固定术

  乙状结肠固定术（莫斯科维茨）

46.64　大肠其他固定术

  盲肠固定术

  结肠固定术

46.7 **Other repair of intestine**

 Excludes：closure of：

  ulcer of duodenum (44.42)

  vesicoenteric fistula (57.83)

46.71　Suture of laceration of duodenum

46.72　Closure of fistula of duodenum

46.73　Suture of laceration of small intestine,
   except duodenum

46.74　Closure of fistula of small intestine, ex-
   cept duodenum

 Excludes：closure of：

  artificial stoma (46.51)

  vaginal fistula (70.74)

  repair of gastrojejunocolic fistula (44.63)

46.75　Suture of laceration of large intestine

46.76　Closure of fistula of large intestine

 Excludes：closure of：

46.7 **肠的其他修补术**

 不包括：闭合术：

  十二指肠溃疡（44.42）

  膀胱肠瘘（57.83）

46.71　十二指肠裂伤缝合术

46.72　十二指肠瘘的闭合术

46.73　小肠裂伤缝合术，除外十二指肠

46.74　小肠瘘闭合术，除外十二指肠

 不包括：闭合术：

  人工造口（46.51）

  阴道瘘（70.74）

  胃空肠瘘修补术（44.63）

46.75　大肠裂伤缝合术

46.76　大肠瘘闭合术

 不包括：闭合术：

gastrocolic fistula（44.63）	胃结肠瘘（44.63）
rectal fistula（48.73）	直肠瘘（48.73）
sigmoidovesical fistula（57.83）	膀胱乙状结肠瘘（57.83）
stoma（46.52）	造口（46.52）
vaginal fistula（70.72-70.73）	阴道瘘（70.72-70.73）
vesicocolic fistula（57.83）	膀胱结肠瘘（57.83）
vesicosigmoidovaginal fistula（57.83）	膀胱乙状结肠阴道瘘（57.83）

46.79　Other repair of intestine
　　　　Duodenoplasty

46.79　肠的其他修补术
　　　　十二指肠成形术

46.8　Dilation and manipulation of intestine

46.8　肠的扩张和操作

46.80　Intra-abdominal manipulation of intestine, not otherwise specified

46.80　腹内肠操作 NOS

　　　　Correction of intestinal malrotation
　　　　Reduction of：
　　　　　　intestinal torsion
　　　　　　intestinal volvulus
　　　　　　intussusception

　　　　肠旋转不良矫正术
　　　　复位术：
　　　　　　肠扭转
　　　　　　肠扭结
　　　　　　肠套叠

　　Excludes：reduction of intussusception with：
　　　　　fluoroscopy（96.29）
　　　　　ionizing radiation enema（96.29）
　　　　　ultrasonography guidance（96.29）

　　不包括：肠套叠复位术伴：

　　　　　荧光镜透视法（96.29）
　　　　　电离辐射的灌肠药（96.29）
　　　　　超声波检查引导（96.29）

46.81　Intra-abdominal manipulation of small intestine

46.81　小肠腹内操作

46.82　Intra-abdominal manipulation of large intestine

46.82　大肠腹内操作

46.85　Dilation of intestine
　　　　Dilation（balloon）of duodenum
　　　　Dilation（balloon）of jejunum
　　　　Endoscopic dilation（balloon）of large intestine
　　　　That through rectum or colostomy

46.85　肠扩张
　　　　十二指肠扩张（球囊）
　　　　空肠扩张（球囊）
　　　　大肠内镜扩张（球囊）

　　　　经直肠或结肠造口的肠扩张

　　Excludes：with insertion of colonic stent（46.86-46.87）

　　不包括：伴有结肠支架的置入（46.86-46.87）

46.86　Endoscopic insertion of colonic stent（s）
　　　　Colonoscopy（flexible）（through stoma）with transendoscopic stent placement
　　　　Combined with fluoroscopic-guided insertion
　　　　Stent endoprosthesis of colon

46.86　内镜结肠支架置入
　　　　结肠镜检查（可曲的）（经造口）伴经内镜支架置换术
　　　　合并荧光镜引导的置入

　　　　结肠支架置入术

	Through the scope [TTS] technique		经内镜钳道[TTS]法
	Excludes：other non-endoscopic insertion of colonic stent（46.87）		**不包括**：其他非内镜的结肠支架置入（46.87）
46.87	Other insertion of colonic stent(s)	46.87	结肠支架的其他非内镜置入术
	Includes：that by：		**包括**：结肠支架置入：
	fluoroscopic guidance only		仅荧光镜引导的
	rectal guiding tube		直肠导管
	Non-endoscopic insertion		非内镜下置入
	Code also any synchronous diagnostic procedure(s)		编码任何同时进行的诊断性操作
	Excludes：endoscopic insertion of colonic stent（46.86）		**不包括**：内镜下结肠支架置入（46.86）
46.9	**Other operations on intestines**	**46.9**	**肠的其他手术**
46.91	Myotomy of sigmoid colon	46.91	乙状结肠肌切开术
46.92	Myotomy of other parts of colon	46.92	结肠其他部分肌切开术
46.93	Revision of anastomosis of small intestine	46.93	小肠吻合修复术
46.94	Revision of anastomosis of large intestine	46.94	大肠吻合修复术
46.95	Local perfusion of small intestine	46.95	小肠局部灌注
	Code also：substance perfused（99.21-99.29）		**另编码**：灌注物质（99.21-99.29）
46.96	Local perfusion of large intestine	46.96	大肠局部灌注
	Code also：substance perfused（99.21-99.29）		**另编码**：灌注物质（99.21-99.29）
46.97	Transplant of intestine	46.97	肠移植
	Note：To report donor source-see codes 00.91-00.93		**注**：要报告提供的材料来源——见编码 00.91-00.93
46.99	Other	46.99	其他
	Ileoentectropy		回肠外翻
	Excludes：diagnostic procedures on intestine（45.11-45.29）		**不包括**：肠的诊断性操作（45.11-45.29）
	dilation of enterostomy stoma（96.24）		肠造口扩张（96.24）
	intestinal intubation（96.08）		肠插管术（96.08）
	removal of：		去除：
	intraluminal foreign body from large intestine without incision（98.04）		大肠管腔内异物不伴切开术（98.04）
	intraluminal foreign body from small intestine without incision（98.03）		小肠管腔内异物不伴切开术（98.03）
	tube from large intestine（97.53）		大肠导管（97.53）
	tube from small intestine（97.52）		小肠导管（97.52）
	replacement of：		置换：

large intestine tube or enterostomy
device (97.04)

small intestine tube or enterostomy
device (97.03)

大肠导管或肠造口装置(97.04)

小肠导管或肠造口装置(97.03)

47 Operations on appendix

Includes：appendiceal stump
Code also：any application or administration of an adhesion barrier substance (99.77)

47 阑尾手术

包括：阑尾残端
另编码：任何粘连屏障物质的使用或给予
(99.77)

47.0 Appendectomy
Excludes：incidental appendectomy, so
described
laparoscopic (47.11)
other (47.19)
47.01 Laparoscopic appendectomy
47.09 Other appendectomy

47.0 阑尾切除术
不包括：描述为附带阑尾切除术：

腹腔镜下(47.11)
其他(47.19)
47.01 腹腔镜下阑尾切除术
47.09 其他阑尾切除术

47.1 Incidental appendectomy
47.11 Laparoscopic incidental appendectomy
47.19 Other incidental appendectomy

47.1 附带阑尾切除术
47.11 腹腔镜下附带阑尾切除术
47.19 其他的附带阑尾切除术

47.2 Drainage of appendiceal abscess
Excludes：that with appendectomy (47.0)

47.2 阑尾脓肿引流术
不包括：同时伴阑尾切除术(47.0)

47.9 Other operations on appendix
47.91 Appendicostomy
47.92 Closure of appendiceal fistula
47.99 Other
Anastomosis of appendix
Excludes：diagnostic procedures on appendix (45.21-45.29)

47.9 阑尾其他手术
47.91 阑尾造口术
47.92 阑尾瘘管闭合术
47.99 其他
阑尾吻合术
不包括：阑尾的诊断性操作（45.21-
45.29）

48 Operations on rectum, rectosigmoid and perirectal tissue

Code also：any application or administration of an adhesion barrier substance (99.77)

48 直肠,直肠乙状结肠和直肠周围组织的手术

另编码：任何粘连屏障物质的使用或给予
(99.77)

48.0 **Proctotomy**

Decompression of imperforate anus

Panas´ operation [linear proctotomy]

Excludes：incision of perirectal tissue
(48.81)

48.1 **Proctostomy**

48.2 **Diagnostic procedures on rectum, rectosigmoid and perirectal tissue**

48.21　Transabdominal proctosigmoidoscopy

Intraoperative proctosigmoidoscopy

Excludes：that with biopsy (48.24)

48.22　Proctosigmoidoscopy through artificial stoma

Excludes：that with biopsy (48.24)

48.23　Rigid proctosigmoidoscopy

Excludes：flexible sigmoidoscopy (45.24)

48.24　Closed [endoscopic] biopsy of rectum

Brushing or washing for specimen collection

Proctosigmoidoscopy with biopsy

48.25　Open biopsy of rectum

48.26　Biopsy of perirectal tissue

48.29　Other diagnostic procedures on rectum, rectosigmoid and perirectal tissue

Excludes：digital examination of rectum
(89.34)

lower GI series (87.64)

microscopic examination of specimen from rectum (90.91-90.99)

48.3 **Local excision or destruction of lesion or tissue of rectum**

48.31　Radical electrocoagulation of rectal lesion or tissue

48.32　Other electrocoagulation of rectal lesion or tissue

48.33　Destruction of rectal lesion or tissue by laser

48.34　Destruction of rectal lesion or tissue by cryosurgery

48.35　Local excision of rectal lesion or tissue

48.0 **直肠切开术**

肛门闭锁减压术

帕纳手术[直肠直线切开术]

不包括：直肠周围组织切开术(48.81)

48.1 **直肠造口**

48.2 **直肠、直肠乙状结肠和直肠周围组织的诊断性操作**

48.21　经腹直肠乙状结肠镜检查

手术中直肠乙状结肠镜检查

不包括：同时伴活组织检查(48.24)

48.22　直肠乙状结肠镜检查经人工造口

不包括：同时伴活组织检查(48.24)

48.23　硬式直肠乙状结肠镜检查

不包括：可曲性乙状结肠镜检查(45.24)

48.24　闭合性[内镜的]直肠活组织检查

为标本收集的刷洗或冲洗

直肠乙状结肠镜检查伴活组织检查

48.25　开放性直肠活组织检查

48.26　直肠周围组织活组织检查

48.29　直肠、直肠乙状结肠和直肠周围组织的其他诊断性操作

不包括：直肠指检(89.34)

下胃肠道系列造影(87.64)

直肠标本的显微镜检查(90.91-90.99)

48.3 **直肠病损或直肠组织的局部切除术或破坏术**

48.31　直肠病损或直肠组织的根治性电凝固术

48.32　直肠病损或直肠组织的其他电凝固术

48.33　直肠病损或直肠组织的激光破坏术

48.34　直肠病损或直肠组织的冷冻破坏术

48.35　直肠病损或直肠组织的局部切除术

Excludes：biopsy of rectum（48.24-48.25）

　　excision of perirectal tissue（48.82）

　　hemorrhoidectomy（49.46）

　　［endoscopic］polypectomy of rectum（48.36）

　　rectal fistulectomy（48.73）

48.36　［Endoscopic］polypectomy of rectum

48.4　**Pull through resection of rectum**

Code also：any synchronous anastomosis other than end to end（45.90，45.92-45.95）

48.40　Pull-through resection of rectum，not otherwise specified

　　NOSPull-through resection NOS

Excludes：abdominoperineal pull-through NOS（48.50）

48.41　Soave submucosal resection of rectum

　　Endorectal pull through operation

48.42　Laparoscopic pull-through resection of rectum

48.43　Open pull-through resection of rectum

48.49　Other pull through resection of rectum

　　Abdominoperineal pull through

　　Altemeier operation

　　Swenson proctectomy

Excludes：Duhamel abdominoperineal pull through（48.65）

　　laparoscopic pull-through resection of rectum（48.42）

　　open pull-through resection of rectum（48.43）

　　pull-through resection of rectum，not otherwise specified（48.40）

48.5　**Abdominoperineal resection of rectum**

Includes：with synchronous colostomy

Combined abdominoendorectal resection

Complete proctectomy

不包括：直肠活组织检查（48.24-48.25）

　　直肠周围组织切除术（48.82）

　　痔切除术（49.46）

　　直肠［内镜的］息肉切除术（48.36）

　　直肠瘘管切除术（48.73）

48.36　直肠［内镜的］息肉切除术

48.4　**直肠拖出切除术**

另编码：任何同时进行的非端对端吻合术（45.90，45.92-45.95）

48.40　直肠拖出切除术

　　直肠拖出切除术 NOS

　　腹会阴直肠拖出切除术 NOS（48.50）

48.41　索夫直肠黏膜下切除术

　　直肠内拖出手术

48.42　腹腔镜直肠拖出切除术

48.43　开放性直肠拖出切除术

48.49　直肠其他拖出切除术

　　直肠腹会阴拖出

　　阿尔特迈耶手术

　　斯温林直肠切除术

不包括：杜哈梅尔腹会阴拖出（48.65）

　　腹腔镜直肠拖出切除术（48.42）

　　开放性直肠拖出切除术（48.43）

　　直肠拖出切除术 NOS（48.40）

48.5　**腹会阴直肠切除术**

包括：同时伴结肠造口术

腹内直肠联合切除术

直肠全部切除术

Code also：any synchronous anastomosis other than end to end（45.90，45.92-45.95）

Excludes：Duhamel abdominoperineal pull through（48.65）

that as part of pelvic exenteration（68.8）

另编码：任何同时进行的非端对端吻合术（45.90，45.92-45.95）

不包括：杜哈梅尔腹会阴拖出（48.65）

作为盆腔内容物剜出的一部分（68.8）

48.50　Abdominoperineal resection of the rectum，not otherwise specified

48.51　Laparoscopic abdominoperineal resection of the rectum

48.52　Open abdominoperineal resection of the rectum

48.59　Other abdominoperineal resection of the rectum

Excludes：abdominoperineal resection of the rectum，NOS（48.50）

laparoscopic abdominoperineal resection of the rectum（48.51）

open abdominoperineal resection of the rectum（48.52）

48.50　腹会阴直肠切除术 NOS

48.51　腹腔镜下腹会阴直肠切除术

48.52　开放性腹会阴直肠切除术

48.59　其他腹会阴直肠切除术

不包括：腹会阴直肠切除术，NOS（48.50）

腹腔镜下腹会阴直肠切除术（48.51）

开放性腹会阴直肠切除术（48.52）

48.6　Other resection of rectum

Code also：any synchronous anastomosis other than end-to-end（45.90，45.92-45.95）

48.61　Transsacral rectosigmoidectomy

48.62　Anterior resection of rectum with synchronous colostomy

48.63　Other anterior resection of rectum

Excludes：that with synchronous colostomy（48.62）

48.64　Posterior resection of rectum

48.65　Duhamel resection of rectum

Duhamel abdominoperineal pull-through

48.69　Other

Partial proctectomy

Rectal resection NOS

48.6　直肠其他切除术

另编码：任何同时进行的非端对端吻合术（45.90，45.92-45.95）

48.61　经骶直肠乙状结肠切除术

48.62　直肠前切除术同时伴结肠造口术

48.63　其他直肠前切除术

不包括：同时伴结肠造口术（48.62）

48.64　直肠后切除术

48.65　杜哈梅尔直肠切除术

杜哈梅尔腹会阴拖出

48.69　其他

部分直肠切除术

直肠切除术 NOS

48.7　Repair of rectum

Excludes：repair of：

current obstetric laceration（75.62）

48.7　直肠修补术

不包括：修补术：

近期产科裂伤（75.62）

	vaginal rectocele（70.50，70.52，70.53，70.55）		阴道直肠膨出（70.50，70.52，70.53，70.55）

48.71　Suture of laceration of rectum

48.72　Closure of proctostomy

48.73　Closure of other rectal fistula

Excludes：fistulectomy：

perirectal（48.93）

rectourethral（58.43）

rectovaginal（70.73）

rectovesical（57.83）

rectovesicovaginal（57.83）

48.74　Rectorectostomy

Rectal anastomosis NOS

tapled transanal rectal resection（STARR）

48.75　Abdominal proctopexy

Frickman procedure

Ripstein repair of rectal prolapse

48.76　Other proctopexy

Delorme repair of prolapsed rectum

Proctosigmoidopexy

Puborectalis sling operation

Excludes：manual reduction of rectal prolapse（96.26）

48.79　Other repair of rectum

Repair of old obstetric laceration of rectum

Excludes：anastomosis to：

large intestine（45.94）

small intestine（45.92-45.93）

repair of：

current obstetric laceration（75.62）

vaginal rectocele（70.50，70.52）

48.8　**Incision or excision of perirectal tissue or lesion**

Includes：pelvirectal tissue

rectovaginal septum

48.81　Incision of perirectal tissue

Incision of rectovaginal septum

48.82　Excision of perirectal tissue

Excludes：perirectal biopsy（48.26）

48.71　直肠裂伤缝合术

48.72　直肠造口闭合术

48.73　其他直肠瘘闭合术

不包括：瘘管切除术：

直肠周围（48.93）

直肠尿道（58.43）

直肠阴道（70.73）

直肠膀胱（57.83）

直肠膀胱阴道（57.83）

48.74　直肠直肠吻合术

直肠吻合术 NOS

经肛吻合器直肠切除术（STARR）

48.75　腹直肠固定术

弗里克曼操作

直肠脱垂里普斯坦修补术

48.76　其他直肠固定术

直肠脱垂德洛姆修补术

直肠乙状结肠固定术

耻骨直肠悬吊术

不包括：直肠脱垂手法复位术（96.26）

48.79　直肠其他修补术

陈旧性产科直肠裂伤修补术

不包括：吻合术：

大肠（45.94）

小肠（45.92-45.93）

修补术：

近期产科裂伤（75.62）

阴道直肠膨出（70.50，70.52）

48.8　**直肠周围组织或直肠病损的切开术或切除术**

包括：盆腔直肠组织

直肠阴道中隔

48.81　直肠周围组织切开术

直肠阴道隔膜切开术

48.82　直肠周围组织切除术

不包括：直肠周围活组织检查（48.26）

perirectofistulectomy (48.93)

rectal fistulectomy (48.73)

直肠周围瘘管切除术(48.93)

直肠瘘管切除术(48.73)

48.9　Other operations on rectum and perirectal tissue

48.9　直肠和直肠周围组织的其他手术

48.91　Incision of rectal stricture

48.91　直肠狭窄切开术

48.92　Anorectal myectomy

48.92　肛门直肠肌切开术

48.93　Repair of perirectal fistula

Excludes：that opening into rectum (48.73)

48.93　直肠周围瘘的修补术

不包括：切开进入直肠的直肠周围瘘修补术(48.73)

48.99　Other

Excludes：digital examination of rectum (89.34)

dilation of rectum (96.22)

insertion of rectal tube (96.09)

irrigation of rectum (96.38-96.39)

manual reduction of rectal prolapse (96.26)

proctoclysis (96.37)

rectal massage (99.93)

rectal packing (96.19)

removal of：

impacted feces (96.38)

intraluminal foreign body from rectum without incision (98.05)

rectal packing (97.59)

transanal enema (96.39)

48.99　其他

不包括：直肠指检(89.34)

直肠扩张(96.22)

直肠导管置入(96.09)

直肠冲洗术(96.38-96.39)

直肠脱垂手法复位术(96.26)

直肠滴注法(96.37)

直肠按摩(99.93)

直肠填塞(96.19)

去除：

嵌塞的粪便(96.38)

直肠管腔内异物,无切开(98.05)

直肠填塞(97.59)

经肛门灌肠(96.39)

49　Operations on anus

49　肛门手术

Code also：any application or administration of an adhesion barrier substance (99.77)

另编码：任何粘连屏障物质的使用或给予(99.77)

49.0　Incision or excision of perianal tissue

49.0　肛周组织的切开术或切除术

49.01　Incision of perianal abscess

49.01　肛周脓肿切开术

49.02　Other incision of perianal tissue

Undercutting of perianal tissue

Excludes：anal fistulotomy (49.11)

49.02　肛周组织的其他切开术

肛周组织下部切开

不包括：肛门瘘管切开术(49.11)

49.03　Excision of perianal skin tags

49.03　肛周皮赘切除术

49.04　Other excision of perianal tissue

Excludes：anal fistulectomy (49.12)

49.04　肛周组织的其他切除术

不包括：肛门瘘管切除术(49.12)

biopsy of perianal tissu (49.22)	肛周组织的活组织检查(49.22)

49.1 Incision or excision of anal fistula
Excludes：closure of anal fistula (49.73)

49.11　Anal fistulotomy

49.12　Anal fistulectomy

49.2 Diagnostic procedures on anus and perianal tissue

49.21　Anoscopy

49.22　Biopsy of perianal tissue

49.23　Biopsy of anus

49.29　Other diagnostic procedures on anus and perianal tissue
Excludes：microscopic examination of specimen from anus (90.91-90.99)

49.3 Local excision or destruction of other lesion or tissue of anus
Anal cryptotomy
Cauterization of lesion of anus
Excludes：biopsy of anus (49.23)
control of (postoperative) hemorrhage of anus (49.95)
hemorrhoidectomy (49.46)

49.31　Endoscopic excision or destruction of lesion or tissue of anus

49.39　Other local excision or destruction of lesion or tissue of anus
Excludes：that by endoscopic approach (49.31)

49.4 Procedures on hemorrhoids

49.41　Reduction of hemorrhoids

49.42　Injection of hemorrhoids

49.43　Cauterization of hemorrhoids
Clamp and cautery of hemorrhoids

49.44　Destruction of hemorrhoids by cryotherapy

49.45　Ligation of hemorrhoids

49.46　Excision of hemorrhoids
Hemorrhoidectomy NOS

49.47　Evacuation of thrombosed hemorrhoids

49.1 肛门瘘管的切开术或切除术
不包括：肛门瘘管闭合术(49.73)

49.11　肛门瘘管切开术

49.12　肛门瘘管切除术

49.2 肛门和肛周组织的诊断性操作

49.21　肛门镜检查

49.22　肛周组织的活组织检查

49.23　肛门活组织检查

49.29　肛门和肛周组织的其他诊断性操作

不包括：肛门标本的显微镜检查(90.91-90.99)

49.3 肛门其他病损或肛门组织的局部切除术或破坏术
肛门隐窝切开术
肛门病损烧灼术
不包括：肛门活组织检查(49.23)
肛门(手术后)出血控制(49.95)

痔切除术(49.46)

49.31　内镜下肛门病损或肛门组织切除术或破坏术

49.39　肛门病损或肛门组织的其他局部切除术或破坏术
不包括：经内镜入路(49.31)

49.4 痔操作

49.41　痔复位术

49.42　痔注射

49.43　痔烧灼术
痔钳夹和烧灼术

49.44　痔冷冻破坏术

49.45　痔结扎术

49.46　痔切除术
痔切除术 NOS

49.47　血栓性痔清除术

49.49	Other procedures on hemorrhoids		49.49	痔的其他操作
	Lord procedure			洛德操作

49.5 **Division of anal sphincter**

49.51 Left lateral anal sphincterotomy

49.52 Posterior anal sphincterotomy

49.59 Other anal sphincterotomy

Division of sphincter NOS

49.6 **Excision of anus**

49.7 **Repair of anus**

Excludes：repair of current obstetric laceration（75.62）

49.71 Suture of laceration of anus

49.72 Anal cerclage

49.73 Closure of anal fistula

Excludes：excision of anal fistula（49.12）

49.74 Gracilis muscle transplant for anal incontinence

49.75 Implantation or revision of artificial anal sphincter

Removal with subsequent replacement

Replacement during same or subsequent operative episode

49.76 Removal of artificial anal sphincter

Explantation or removal without replacement

Excludes：revision with implantation during same operative episode（49.75）

49.79 Other repair of anal sphincter

Repair of old obstetric laceration of anus

Excludes：anoplasty with synchronous hemorrhoidectomy（49.46）

repair of current obstetric laceration（75.62）

49.9 **Other operations on anus**

Excludes：dilation of anus（sphincter）（96.23）

49.91 Incision of anal septum

49.92 Insertion of subcutaneous electrical anal stimulator

49.93 Other incision of anus

Removal of：

49.5 **肛门括约肌切断**

49.51 左侧肛门括约肌切开术

49.52 后肛门括约肌切开术

49.59 其他肛门括约肌切开术

括约肌切断术 NOS

49.6 **肛门切除术**

49.7 **肛门修补术**

不包括：近期产科裂伤修补术（75.62）

49.71 肛门裂伤缝合术

49.72 肛门环扎术

49.73 肛门瘘管闭合术

不包括：肛门瘘管切除术（49.12）

49.74 股薄肌移植用于肛门失禁

49.75 人工肛门括约肌的植入术或修复术

去除伴随后的置换

同期手术中或随后的置换

49.76 人工肛门括约肌去除

移出或去除不伴置换

不包括：修复术伴植入,同期术中（49.75）

49.79 肛门括约肌的其他修补术

肛门陈旧性产科裂伤的修补术

不包括：肛门成形术同时伴痔切除术（49.46）

近期产科裂伤的修补术（75.62）

49.9 **肛门的其他手术**

不包括：肛门（括约肌）扩张（96.23）

49.91 肛门隔膜切开术

49.92 皮下电子肛门刺激器的置入

49.93 肛门的其他切开术

去除：

foreign body from anus with incision
seton from anus

Excludes：anal fistulotomy（49.11）
removal of intraluminal foreign body
without incision（98.05）

肛门异物伴切开术
去除肛门挂线

不包括：肛门瘘管切开术（49.11）
去除管腔内异物不伴切开术（98.05）

49.94　Reduction of anal prolapse

Excludes：manual reduction of rectal
prolapse（96.26）

49.94　肛门脱垂复位术

不包括：直肠脱垂手法复位术（96.26）

49.95　Control of（postoperative）hemorrhage
of anus

49.95　肛门（手术后）出血控制

49.99　Other

49.99　其他

50　Operations on liver

50　肝脏手术

Code also：any application or adminis-
tration of an adhesion barrier sub-
stance（99.77）

另编码：任何粘连屏障物质的使用或给予
（99.77）

50.0　Hepatotomy

Incision of abscess of liver
Removal of gallstones from liver
Stromeyer-Little operation

50.0　肝切开术

肝脓肿切开术
肝结石去除
Stromeyer-Little 手术

50.1　Diagnostic procedures on liver

50.11　Closed（percutaneous）［needle］biopsy
of liver

Diagnostic aspiration of liver

50.1　肝的诊断性操作

50.11　闭合性（经皮）［针吸］肝活组织检查

肝诊断性抽吸

50.12　Open biopsy of liver
Wedge biopsy

50.12　开放性肝活组织检查
楔形活组织检查

50.13　Transjugular liver biopsy
Transvenous liver biopsy

Excludes：closed（percutaneous）［nee-
dle］biopsy of liver（50.11）
laparoscopic liver biopsy（50.14）

50.13　经颈静脉肝活组织检查
经静脉肝活组织检查

不包括：闭合性（经皮的）（针刺）肝活组织
检查（50.11）
腹腔镜下肝活组织检查（50.14）

50.14　Laparoscopic liver biopsy

Excludes：closed（percutaneous）［nee-
dle］biopsy of liver（50.11）
open biopsy of liver（50.12）
transjugular liver biopsy（50.13）

50.14　腹腔镜下肝活组织检查

不包括：闭合性（经皮的）（针刺）肝活组织
检查（50.11）
开放性肝活组织检查（50.12）
经颈静脉肝活组织检查（50.13）

50.19　Other diagnostic procedures on liver

Excludes：laparoscopic liver biopsy
（50.14）

50.19　肝的其他诊断性操作

不包括：腹腔镜下肝活组织检查（50.14）

liver scan and radioisotope function study (92.02)

肝扫描和放射性同位素功能性检查 (92.02)

microscopic examination of specimen from liver (91.01-91.09)

肝标本的显微镜检查(91.01-91.09)

transjugular liver biopsy (50.13)

经颈静脉肝活组织检查(50.13)

50.2 **Local excision or destruction of liver tissue or lesion**

50.2 **肝组织或肝病损的局部切除术或破坏术**

50.21　Marsupialization of lesion of liver

50.21　肝病损的袋形缝合术[造袋术]

50.22　Partial hepatectomy

Wedge resection of liver

Excludes： biopsy of liver (50.11-50.12)

hepatic lobectomy (50.3)

50.22　部分肝切除术

肝楔形切除术

不包括：肝活组织检查(50.11-50.12)

肝叶切除术(50.3)

50.23　Open ablation of liver lesion or tissue

50.23　肝病损或肝组织的直视消融术

50.24　Percutaneous ablation of liver lesion or tissue

50.24　肝病损或肝组织的经皮消融术

50.25　Laparoscopic ablation of liver lesion or tissue

50.25　肝病损或肝组织的腹腔镜下消融术

50.26　Other and unspecified ablation of liver lesion or tissue

50.26　肝病损或肝组织的其他和未特指消融术

50.29　Other destruction of lesion of liver

Cauterization of hepatic lesion

Enucleation of hepatic lesion

Evacuation of hepatic lesion

Excludes：ablation of liver lesion or tissue

laparoscopic (50.25)

open (50.23)

other (50.26)

percutaneous (50.24)

percutaneous aspiration of lesion (50.91)

laser interstitial thermal therapy [LITT] of lesion or tissue of liver under guidance (17.63)

50.29　肝病损的其他破坏术

肝病损烧灼术

肝病损摘除术

肝病损排空术

不包括：肝病损或肝组织消融

腹腔镜的(50.25)

开放性(50.23)

其他(50.26)

经皮的(50.24)

经皮病损抽吸(50.91)

引导下肝组织或肝损害的激光间质热疗法[LITT] (17.63)

50.3 **Lobectomy of liver**

Total hepatic lobectomy with partial excision of other lobe

50.3 **肝叶切除术**

全肝叶切除术伴其他肝叶部分切除术

50.4 **Total hepatectomy**

50.4 **全肝切除术**

50.5 **Liver transplant**

50.5 **肝移植**

Note： To report donor source-see codes 00.91-00.93

注： 要报告提供的材料来源——见编码 00.91-00.93

50.51　Auxiliary liver transplant
Auxiliary hepatic transplantation leaving patient's own liver in situ

50.51　辅助肝移植
辅助肝移植，病人肝仍遗留在原位

50.59　Other transplant of liver

50.59　肝的其他移植术

50.6　Repair of liver

50.61　Closure of laceration of liver

50.69　Other repair of liver
Hepatopexy

50.6　肝修补术

50.61　肝裂伤闭合术

50.69　肝其他修补术
肝固定术

50.9　Other operations on liver

Excludes： lysis of adhesions（54.5）

50.91　Percutaneous aspiration of liver
Excludes： percutaneous biopsy（50.11）

50.92　Extracorporeal hepatic assistance
Liver dialysis

50.93　Localized perfusion of liver

50.94　Other injection of therapeutic substance into liver

50.99　Other

50.9　肝的其他手术

不包括： 粘连松解术（54.5）

50.91　经皮肝抽吸术
不包括： 经皮活组织检查（50.11）

50.92　体外肝辅助
肝透析

50.93　肝局部灌注

50.94　肝注射其他治疗性物质

50.99　其他

51　Operations on gallbladder and biliary tract

Includes： operations on：
ampulla of Vater
common bile duct
cystic duct
hepatic duct
intrahepatic bile duct
sphincter of Oddi

Code also： any application or administration of an adhesion barrier substance（99.77）

51　胆囊和胆管手术

包括： 手术：
法特壶腹
胆总管
胆囊管
肝管
肝内胆管
奥狄括约肌

另编码： 任何粘连屏障物质的使用或给予（99.77）

51.0　Cholecystotomy and cholecystostomy

51.01　Percutaneous aspiration of gallbladder
Percutaneous cholecystotomy for drainage
That by：needle or catheter

51.0　胆囊切开术和胆囊造口术

51.01　经皮胆囊抽吸
经皮胆囊切开术用于引流

经皮胆囊抽吸：针吸或导管

Excludes：needle biopsy（51.12）

51.02　Trocar cholecystostomy

51.03　Other cholecystostomy

51.04　Other cholecystotomy

　　　　Cholelithotomy NOS

51.1　**Diagnostic procedures on biliary tract**

　　　　Excludes：that for endoscopic procedures classifiable to 51.64，51.84-51.88，52.14，52.21，52.93-52.94，52.97-52.98

51.10　Endoscopic retrograde cholangiopancreatography［ERCP］

　　　　Excludes：endoscopic retrograde：

　　　　cholangiography［ERC］（51.11）

　　　　pancreatography［ERP］（52.13）

51.11　Endoscopic retrograde cholangiography［ERC］

　　　　Laparoscopic exploration of common bile duct

　　　　Excludes：endoscopic retrograde：

　　　　　cholangiopancreatography［ERCP］（51.10）

　　　　pancreatography［ERP］（52.13）

51.12　Percutaneous biopsy of gallbladder or bile ducts

　　　　Needle biopsy of gallbladder

51.13　Open biopsy of gallbladder or bile ducts

51.14　Other closed［endoscopic］biopsy of biliary duct or sphincter of Oddi

　　　　Brushing or washing for specimen collection

　　　　Closed biopsy of biliary duct or sphincter of Oddi by procedures classifiable to 51.10-51.11，52.13

51.15　Pressure measurement of sphincter of Oddi

　　　　Pressure measurement of sphincter by procedures classifiable to 51.10-51.11，52.13

51.19　Other diagnostic procedures on biliary tract

不包括：针吸活组织检查（51.12）

51.02　套管胆囊造口术

51.03　其他胆囊造口术

51.04　其他胆囊切开术

　　　　胆石切除术 NOS

51.1　胆管诊断性操作

　　　　不包括：分类于 51.64，51.84-51.88，52.14，52.21，52.93-52.94，52.97-52.98 的胆管内镜操作

51.10　内镜逆行胰胆管造影术［ERCP］

　　　　不包括：内镜逆行：

　　　　胆管造影术［ERC］（51.11）

　　　　胰管造影术［ERP］（52.13）

51.11　内镜逆行胆管造影术［ERC］

　　　　腹腔镜胆总管探查术

　　　　不包括：内镜逆行：

　　　　胰胆管造影术［ERCP］（51.10）

　　　　胰管造影术［ERP］（52.13）

51.12　经皮胆囊或胆管活组织检查

　　　　针吸胆囊活组织检查

51.13　开放性胆囊或胆管活组织检查

51.14　其他闭合性［内镜的］胆管或奥狄括约肌活组织检查

　　　　为标本收集的刷洗或冲洗

　　　　闭合性胆管或奥狄括约肌活组织检查，经分类于 51.10-51.11，52.13 的操作

51.15　奥狄括约肌的压力测量

　　　　分类于 51.10-51.11，52.13 的括约肌压力测量

51.19　胆管的其他诊断性操作

Excludes: biliary tract x-ray（87.51-87.59）

microscopic examination of specimen from biliary tract（91.01-91.09）

不包括:胆管 X 线检查(87.51-87.59)

胆管标本的显微镜检查(91.01-91.09)

51.2 **Cholecystectomy**

51.21 Other partial cholecystectomy

Revision of prior cholecystectomy

Excludes: that by laparoscope（51.24）

51.22 Cholecystectomy

Excludes: laparoscopic cholecystectomy（51.23）

51.23 Laparoscopic cholecystectomy

That by laser

51.24 Laparoscopic partial cholecystectomy

51.3 **Anastomosis of gallbladder or bile duct**

Excludes: resection with end to end anastomosis(51.61-51.69)

51.31 Anastomosis of gallbladder to hepatic ducts

51.32 Anastomosis of gallbladder to intestine

51.33 Anastomosis of gallbladder to pancreas

51.34 Anastomosis of gallbladder to stomach

51.35 Other gallbladder anastomosis

Gallbladder anastomosis NOS

51.36 Choledochoenterostomy

51.37 Anastomosis of hepatic duct to gastrointestinal tract

Kasai portoenterostomy

51.39 Other bile duct anastomosis

Anastomosis of bile duct NOS

Anastomosis of unspecified bile duct to:

intestine

liver

pancreas

stomach

51.4 **Incision of bile duct for relief of obstruction**

51.2 胆囊切除术

51.21 其他部分胆囊切除术

以前胆囊切除术的修复术

不包括:腹腔镜下胆囊部分切除术(51.24)

51.22 胆囊切除术

不包括:腹腔镜下胆囊切除术(51.23)

51.23 腹腔镜下胆囊切除术

激光胆囊切除术

51.24 腹腔镜下部分胆囊切除术

51.3 胆囊或胆管的吻合术

不包括:切除术伴端对端吻合术(51.61-51.69)

51.31 胆囊肝管吻合术

51.32 胆囊肠吻合术

51.33 胆囊胰腺吻合术

51.34 胆囊胃吻合术

51.35 其他胆囊吻合术

胆囊吻合术 NOS

51.36 胆总管肠吻合术

51.37 肝管胃肠道吻合术

卡塞肝门肠道吻合术

51.39 其他胆管吻合术

胆管吻合术 NOS

未特指胆管吻合术,至:

肠

肝

胰腺

胃

51.4 胆管切开术,用于解除梗阻

51.41　Common duct exploration for removal of calculus

Excludes：percutaneous extraction (51.96)

51.42　Common duct exploration for relief of other obstruction

51.43　Insertion of choledochohepatic tube for decompression

Hepatocholedochostomy

51.49　Incision of other bile ducts for relief of obstruction

51.5　Other incision of bile duct

Excludes：that for relief of obstruction (51.41-51.49)

51.51　Exploration of common duct

Incision of common bile duct

51.59　Incision of other bile duct

51.6　Local excision or destruction of lesion or tissue of biliary ducts and sphincter of Oddi

Code also：anastomosis other than end to end (51.31,51.36-51.39)

Excludes：biopsy of bile duct (51.12-51.13)

51.61　Excision of cystic duct remnant

51.62　Excision of ampulla of Vater (with reimplantation of common duct)

51.63　Other excision of common duct

Choledochectomy

Excludes：fistulectomy (51.72)

51.64　Endoscopic excision or destruction of lesion of biliary ducts or sphincter of Oddi

Excision or destruction of lesion of biliary duct by procedures classifiable to 51.10-51.11, 52.13

51.69　Excision of other bile duct

Excision of lesion of bile duct NOS

Excludes：fistulectomy (51.79)

51.7　Repair of bile ducts

51.41　胆总管探查术,用于去除结石

不包括:经皮抽吸(51.96)

51.42　胆总管探查术,用于解除其他梗阻

51.43　胆总管肝管的导管置入,用于减压术

肝胆总管吻合术

51.49　其他胆管切开术,用于解除梗阻

51.5　胆管的其他切开术

不包括:为解除胆管梗阻的其他切除术 (51.41-51.49)

51.51　胆总管探查术

胆总管切开术

51.59　其他胆管的切开术

51.6　胆管和奥狄括约肌的病损或组织的局部切除术或破坏术

另编码:非端对端的吻合术(51.31, 51.36-51.39)

不包括:胆管活组织检查(51.12-51.13)

51.61　胆囊管残端切除术

51.62　法特壶腹切除术(伴胆总管再植入)

51.63　胆总管的其他切除术

胆总管切除术

不包括:瘘管切除术(51.72)

51.64　内镜下胆管或奥狄括约肌病损的切除术或破坏术

分类于 51.10-51.11, 52.13 的胆管病损切除术或破坏术

51.69　其他胆管切除术

胆管病损切除术 NOS

不包括:瘘管切除术(51.79)

51.7　胆管修补术

51.71	Simple suture of common bile duct		51.71	胆总管单纯缝合术

51.71　Simple suture of common bile duct

51.72　Choledochoplasty

　　　Repair of fistula of common bile duct

51.79　Repair of other bile ducts

　　　Closure of artificial opening of bile duct NOS

　　　Suture of bile duct NOS

　　　Excludes：operative removal of prosthetic device (51.95)

51.8　**Other operations on biliary ducts and sphincter of Oddi**

51.81　Dilation of sphincter of Oddi

　　　Dilation of ampulla of Vater

　　　Excludes：that by endoscopic approach (51.84)

51.82　Pancreatic sphincterotomy

　　　Incision of pancreatic sphincter

　　　Transduodenal ampullary sphincterotomy

　　　Excludes：that by endoscopic approach (51.85)

51.83　Pancreatic sphincteroplasty

51.84　Endoscopic dilation of ampulla and biliary duct

　　　Dilation of ampulla and biliary duct by procedures classifiable to 51.10-51.11，52.13

51.85　Endoscopic sphincterotomy and papillotomy

　　　Sphincterotomy and papillotomy by procedures classifiable to 51.10-51.11，52.13

51.86　Endoscopic insertion of nasobiliary drainage tube

　　　Insertion of nasobiliary tube by procedures classifiable to 51.10-51.11，52.13

51.87　Endoscopic insertion of stent (tube) into bile duct

　　　Endoprosthesis of bile duct

　　　Insertion of stent into bile duct by procedures classifiable to 51.10-51.11，52.13

51.71　胆总管单纯缝合术

51.72　胆总管成形术

　　　胆总管瘘的修补术

51.79　其他胆管的修补术

　　　胆管人工切口的闭合术 NOS

　　　胆管缝合术 NOS

　　　不包括:手术去除假体装置(51.95)

51.8　**胆管和奥狄括约肌的其他手术**

51.81　奥狄括约肌扩张

　　　法特壶腹扩张

　　　不包括:经内镜入路的奥狄括约肌扩张 (51.84)

51.82　胰括约肌切开术

　　　胰括约肌切开术

　　　经十二指肠壶腹括约肌切开术

　　　不包括:经内镜入路胰括约肌切开术 (51.85)

51.83　胰括约肌成形术

51.84　内镜下壶腹和胆管扩张术

　　　壶腹和胆管扩张术,经分类于 51.10-51.11，52.13 的操作

51.85　内镜括约肌切开术和十二指肠乳头切开术

　　　括约肌切开术和十二指肠乳头切开术,经分类于 51.10-51.11，52.13 的操作

51.86　内镜下鼻胆引流管置入

　　　鼻胆管置入,经分类于 51.10-51.11，52.13 的操作

51.87　内镜下支架(管)置入至胆管

　　　胆管内用假体

　　　胆管支架置入,经分类于 51.10-51.11，52.13 的操作

Excludes：nasobiliary drainage tube (51. 86)

replacement of stent (tube) (97. 05)

51. 88　Endoscopic removal of stone(s) from biliary tract

Laparoscopic removal of stone(s) from biliary tract

Removal of biliary tract stone(s) by procedures classifiable to 51. 10-51. 11, 52. 13

Excludes：percutaneous extraction of common duct stones (51. 96)

51. 89　Other operations on sphincter of Oddi

51. 9　Other operations on biliary tract

51. 91　Repair of laceration of gallbladder

51. 92　Closure of cholecystostomy

51. 93　Closure of other biliary fistula

Cholecystogastroenteric fistulectomy

51. 94　Revision of anastomosis of biliary tract

51. 95　Removal of prosthetic device from bile duct

Excludes：nonoperative removal (97. 55)

51. 96　Percutaneous extraction of common duct stones

51. 98　Other percutaneous procedures on biliary tract

Percutaneous biliary endoscopy via existing T-tube or other tract for：

dilation of biliary duct stricture

removal of stone(s) except common duct stone

exploration (postoperative)

Percutaneous transhepatic biliary drainage

Excludes：percutaneous aspiration of gallbladder (51. 01)

percutaneous biopsy and (or) collection of specimen by brushing or washing (51. 12)

percutaneous removal of common duct stone(s) (51. 96)

51. 99　Other

不包括：鼻胆引流管(51. 86)

支架(管)置换(97. 05)

51. 88　内镜去除胆管结石

腹腔镜的去除胆管结石

胆管结石去除术,经分类于 51. 10-51. 11, 52. 13 的操作

不包括：经皮抽吸胆总管结石(51. 96)

51. 89　奥狄括约肌的其他手术

51. 9　胆管的其他手术

51. 91　胆囊裂伤的修补术

51. 92　胆囊造口闭合术

51. 93　其他胆瘘的闭合术

胆囊胃肠瘘管切除术

51. 94　胆管吻合的修复术

51. 95　胆管假体装置去除

不包括：非手术性去除(97. 55)

51. 96　经皮抽吸胆总管结石

51. 98　其他经皮胆管操作

通过原有的"T"形管或其他管经皮胆管内镜检查用于：

胆管狭窄扩张

去除结石,除外胆总管结石

探查术(手术后)

经皮经肝胆管引流

不包括：经皮胆囊抽吸(51. 01)

经皮活组织检查和(或)标本收集,采用刷洗或冲洗法(51. 12)

经皮去除胆总管结石(51. 96)

51. 99　其他

Insertion or replacement of biliary tract prosthesis

Excludes：biopsy of gallbladder (51.12-51.13)

irrigation of cholecystostomy and other biliary tube (96.41)

lysis of peritoneal adhesions (54.5)

nonoperative removal of：

cholecystostomy tube (97.54)

tube from biliary tract or liver (97.55)

置入或置换胆管假体

不包括：胆囊活组织检查(51.12-51.13)

胆囊造口和其他胆管的冲洗术(96.41)

腹膜粘连松解术(54.5)

非手术性去除：

胆囊造口导管(97.54)

胆管或肝导管(97.55)

▍52▍ Operations on pancreas

Includes：operations on pancreatic duct

Code also：any application or administration of an adhesion barrier substance (99.77)

▍52▍ 胰腺手术

包括：胰管手术

另编码：其他粘连屏障物的使用或给予(99.77)

▍52.0▍ Pancreatotomy

52.01　Drainage of pancreatic cyst by catheter

52.09　Other pancreatotomy

Pancreatolithotomy

Excludes：drainage by anastomosis (52.4, 52.96)

incision of pancreatic sphincte (51.82)

marsupialization of cyst (52.3)

▍52.0▍ 胰腺切开术

52.01　胰囊肿导管引流术

52.09　其他胰腺切开术

胰腺切开取石术

不包括：吻合引流术(52.4,52.96)

胰括约肌切开术(51.82)

囊肿袋形缝合术[造袋术](52.3)

▍52.1▍ Diagnostic procedures on pancreas

52.11　Closed [aspiration] [needle] [percutaneous] biopsy of pancreas

52.12　Open biopsy of pancreas

52.13　Endoscopic retrograde pancreatography [ERP]

Excludes：endoscopic retrograde：

cholangiography [ERC] (51.11)

cholangiopancreatography [ERCP] (51.10)

that for procedures classifiabl to 51.14-51.15, 51.64, 51.84-51.88, 52.14, 52.21, 52.92-52.94, 52.97-52.98

▍52.1▍ 胰腺的诊断性操作

52.11　闭合性[抽吸][针吸][经皮]胰腺活组织检查

52.12　开放性胰腺活组织检查

52.13　内镜逆行胰管造影[ERP]

不包括：内镜逆行

胆管造影术[ERC](51.11)

胰胆管造影术[ERCP](51.10)

为分类于51.14-51.15, 51.64, 51.84-51.88, 52.14, 52.21, 52.92-52.94, 52.97-52.98的操作所做的内镜逆行胰管造影术[ERP]

52. 14　Closed [endoscopic] biopsy of pancreatic duct

Closed biopsy of pancreatic duct by procedures classifiable to 51. 10-51. 11, 52. 13

52. 19　Other diagnostic procedures on pancreas

Excludes：contrast pancreatogram（87. 66）

endoscopic retrograde pancreatography [ERP]（52. 13）

microscopic examination of specimen from pancreas（91. 01-91. 09）

52. 2　**Local excision or destruction of pancreas and pancreatic duct**

Excludes：biopsy of pancreas（52. 11-52. 12, 52. 14）

pancreatic fistulectomy（52. 95）

52. 21　Endoscopic excision or destruction of lesion or tissue of pancreatic duct

Excision or destruction of lesion or tissue of pancreatic duct by procedures classifiable to 51. 10-51. 11, 52. 13

52. 22　Other excision or destruction of lesion or tissue of pancreas or pancreatic duct

52. 3　**Marsupialization of pancreatic cyst**

Excludes：drainage of cyst by catheter（52. 01）

52. 4　**Internal drainage of pancreatic cyst**

Pancreaticocystoduodenostomy

Pancreaticocystogastrostomy

Pancreaticocystojejunostomy

52. 5　**Partial pancreatectomy**

Excludes：pancreatic fistulectomy（52. 95）

52. 51　Proximal pancreatectomy

Excision of head of pancreas（with part of body）

Proximal pancreatectomy with synchronous duodenectomy

52. 52　Distal pancreatectomy

52. 14　闭合性[内镜的]胰管活组织检查

闭合性胰管活组织检查,经分类于 51. 10-51. 11, 52. 13 的操作

52. 19　胰腺的其他诊断性操作

不包括：对比剂胰腺造影图（87. 66）

内镜逆行胰管造影术[ERP]（52. 13）

胰腺标本的显微镜检查（91. 01-91. 09）

52. 2　**胰腺和胰管的局部切除术或破坏术**

不包括：胰腺活组织检查（52. 11-52. 12, 52. 14）

胰瘘管切除术（52. 95）

52. 21　内镜下胰管病损或胰管组织的切除术或破坏术

胰管病损或胰管组织的切除术或破坏术,经分类于 51. 10-51. 11, 52. 13 操作

52. 22　胰腺或胰管病损或组织的其他切除术或破坏术

52. 3　**胰囊肿袋形缝合术[造袋术]**

不包括：囊肿（胰）导管引流术（52. 01）

52. 4　**胰囊肿内引流术**

胰腺囊肿十二指肠吻合术

胰腺囊肿胃吻合术

胰腺囊肿空肠吻合术

52. 5　**部分胰腺切除术**

不包括：胰瘘管切除术（52. 95）

52. 51　近端胰腺切除术

胰头切除术（伴部分胰体）

近端胰腺切除术同时伴十二指肠切除术

52. 52　远端胰腺切除术

	Excision of tail of pancreas (with part of body)		胰腺尾部切除术(伴部分胰体)
52.53	Radical subtotal pancreatectomy	52.53	根治性胰腺次全切除术
52.59	Other partial pancreatectomy	52.59	其他部分胰腺切除术

52.6　Total pancreatectomy

Pancreatectomy with synchronous duodenectomy

52.6　全胰切除术

胰腺切除术同时伴十二指肠切除术

52.7　Radical pancreaticoduodenectomy

One stage pancreaticoduodenal resection with choledochojejunal anastomosis, pancreaticojejunal anastomosis, and gastrojejunostomy

Two stage pancreaticoduodenal resection (first stage) (second stage)

Radical resection of the pancreas

Whipple procedure

Excludes：radical subtotal pancreatectomy (52.53)

52.7　根治性胰十二指肠切除术

一期胰十二指肠部分切除术伴胆总管空肠吻合术、胰空肠吻合术和胃空肠吻合术

二期胰十二指肠部分切除术(一期)(二期)

根治性胰腺切除术

惠普尔操作

不包括：根治性胰腺次全切除术(52.53)

52.8　Transplant of pancreas

Note：To report donor source-see codes 00.91-00.93

52.8　胰腺移植

注：要报告提供的材料来源——见编码00.91-00.93

52.80	Pancreatic transplant, not otherwise specified	52.80	胰腺移植 NOS
52.81	Reimplantation of pancreatic tissue	52.81	胰腺组织再植入
52.82	Homotransplant of pancreas	52.82	胰腺同种移植
52.83	Heterotransplant of pancreas	52.83	胰腺异种移植
52.84	Autotransplantation of cells of Islets of Langerhans	52.84	朗格汉斯胰岛细胞自体移植
	Homotransplantation of islet cells of pancreas		胰岛细胞同种移植
52.85	Allotransplantation of cells of Islets of Langerhans	52.85	朗格汉斯胰岛细胞异体移植
	Heterotransplantation of islet cells of pancreas		胰腺胰岛细胞异体移植
52.86	Transplantation of cells of Islets of Langerhans, not otherwise specified	52.86	朗格汉斯胰岛细胞移植术 NOS

52.9　Other operations on pancreas

52.92	Cannulation of pancreatic duct	52.92	胰管套管置入术

52.9　胰腺其他手术

Excludes：that by endoscopic approach (52.93)

52.93　Endoscopic insertion of stent (tube) into pancreatic duct

Insertion of cannula or stent into pancreatic duct by procedures classifiable to 51.10-51.11，52.13

Excludes：endoscopic insertion of nasopancreatic drainage tube (52.97)

replacement of stent (tube) (97.05)

52.94　Endoscopic removal of stone (s) from pancreatic duct

Removal of stone (s) from pancreatic duct by procedures classifiable to 51.10-51.11，52.13

52.95　Other repair of pancreas

Fistulectomy of pancreas

Simple suture of pancreas

52.96　Anastomosis of pancreas

Anastomosis of pancreas (duct) to：

intestine

jejunum

stomach

Excludes：anastomosis to：

bile duct (51.39)

gallbladder (51.33)

52.97　Endoscopic insertion of nasopancreatic drainage tube

Insertion of nasopancreatic drainage tube by procedures classifiable to 51.10-51.11，52.13

Excludes：drainage of pancreatic cyst by catheter (52.01)

replacement of stent (tube) (97.05)

52.98　Endoscopic dilation of pancreatic duct

Dilation of Wirsung's duct by procedures classifiable to 51.10-51.11，52.13

52.99　Other

Dilation of pancreatic [Wirsung's] duct by open approach

Repair of pancreatic [Wirsung's] duct by open approach

不包括：经内镜入路的胰管套管置入术 (52.93)

52.93　内镜下胰管支架(管)置入

胰管套管或支架置入,经分类于 51.10-51.11，52.13 操作

不包括：内镜下鼻胰引流管置入(52.97)

支架(管)置换(97.05)

52.94　内镜下胰管结石去除术

胰管结石去除,经分类于 51.10-51.11，52.13 操作

52.95　胰腺的其他修补术

胰腺瘘管切除术

胰腺单纯缝合术

52.96　胰腺吻合术

胰腺(管)吻合至：

肠

空肠

胃

不包括：吻合至：

胆管(51.39)

胆囊(51.33)

52.97　内镜下鼻胰引流管置入

鼻胰引流管置入,经分类于 51.10-51.11，52.13 操作

不包括：胰囊肿导管引流术(52.01)

支架(管)置换(97.05)

52.98　内镜下胰管扩张

维尔松管扩张,经分类于 51.10-51.11，52.13 操作

52.99　其他

胰[维尔松]管扩张,经开放性入路

胰[维尔松]管修补术,经开放性入路

Excludes: irrigation of pancreatic tube (96.42)	不包括:胰管冲洗术(96.42)
removal of pancreatic tube (97.56)	胰管去除术(97.56)

53　Repair of hernia

Includes: hernioplasty
herniorrhaphy
Code also: any application or administration of an adhesion barrier substance (99.77)

Excludes: manual reduction of hernia (96.27)

53　疝修补术

包括:疝修复术
疝缝合术
另编码:任何粘连屏障物质的使用或给予(99.77)

不包括:疝手法复位术(96.27)

53.0　Other unilateral repair of inguinal hernia

Excludes: laparoscopic unilateral repair of inguinal hernia (17.11-17.13)

53.00　Unilateral repair of inguinal hernia, not otherwise specified
Inguinal herniorrhaphy NOS

53.01　Other and open repair of direct inguinal hernia
Direct and indirect inguinal hernia

53.02　Other and open repair of indirect inguinal hernia

53.03　Other and open repair of direct inguinal hernia with graft or prosthesis

53.04　Other and open repair of indirect inguinal hernia with graft or prosthesis

53.05　Repair of inguinal hernia with graft or prosthesis, not otherwise specified

53.0　其他腹股沟疝单侧修补术

不包括:腹腔镜单侧腹股沟疝修补术(17.11-17.13)

53.00　腹股沟疝单侧修补术 NOS

腹股沟疝缝合术 NOS

53.01　其他和开放性腹股沟直疝修补术

腹股沟直疝与斜疝

53.02　其他和开放性腹股沟斜疝修补术

53.03　用移植物或假体的其他和开放性腹股沟直疝修补术

53.04　用移植物或假体的其他和开放性腹股沟斜疝修补术

53.05　用移植物或假体的腹股沟疝修补术 NOS

53.1　Other bilateral repair of inguinal hernia

Excludes: laparoscopic bilateral repair of inguinal hernia (17.21-17.24)

53.10　Bilateral repair of inguinal hernia, not otherwise specified

53.11　Other and open bilateral repair of direct inguinal hernia

53.1　其他双侧腹股沟疝修补术

不包括:腹腔镜腹股沟斜疝修补术(17.21-17.24)

53.10　双侧腹股沟疝修补术 NOS

53.11　其他和开放性双侧腹股沟直疝修补术

53.12	Other and open bilateral repair of indirect inguinal hernia	53.12	其他和开放性双侧腹股沟斜疝修补术
53.13	Other and open bilateral repair of inguinal hernia, one direct and one indirect	53.13	其他和开放性双侧腹股沟疝修补术，一侧直疝和一侧斜疝
53.14	Other and open bilateral repair of direct inguinal hernia with graft or prosthesis	53.14	用移植物或假体的其他和开放性双侧腹股沟直疝修补术
53.15	Other and open bilateral repair of indirect inguinal hernia with graft or prosthesis	53.15	用移植物或假体的其他和开放性双侧腹股沟斜疝修补术
53.16	Other and open bilateral repair of inguinal hernia, one direct and one indirect, with graft or prosthesis	53.16	用移植物或假体的其他和开放性双侧腹股沟疝修补术，一侧直疝和一侧斜疝
53.17	Bilateral inguinal hernia repair with graft or prosthesis, not otherwise specified	53.17	用移植物或假体的双侧腹股沟疝修补术 NOS

53.2　Unilateral repair of femoral hernia　**53.2　单侧股疝修补术**

53.21	Unilateral repair of femoral hernia with graft or prosthesis	53.21	用移植物或假体的单侧股疝修补术
53.29	Other unilateral femoral herniorrhaphy	53.29	其他单侧股疝缝合术

53.3　Bilateral repair of femoral hernia　**53.3　双侧股疝修补术**

53.31	Bilateral repair of femoral hernia with graft or prosthesis	53.31	用移植物或假体的双侧股疝修补术
53.39	Other bilateral femoral herniorrhaphy	53.39	其他双侧股疝缝合术

53.4　Repair of umbilical hernia　**53.4　脐疝修补术**

Excludes: repair of gastroschisis (54.71)　**不包括**: 腹裂修补术(54.71)

53.41	Other and open repair of umbilical hernia with graft or prosthesis	53.41	其他和开放性脐疝修补术伴假体
53.42	Laparoscopic repair of umbilical hernia with graft or prosthesis	53.42	腹腔镜脐疝移植物或假体修补术
53.43	Other laparoscopic umbilical herniorrhaphy	53.43	其他腹腔镜脐疝修补术
53.49	Other open umbilical herniorrhaphy	53.49	其他开放性脐疝缝合术

Excludes: other laparoscopic umbilical herniorrhaphy (53.43)

repair of umbilical hernia with graft or prosthesis (53.41, 53.42)

不包括: 其他腹腔镜脐疝修补术(53.43)

伴有移植物或假体的脐疝修补术 (53.41, 53.42)

53.5　Repair of other hernia of anterior abdominal wall (without graft or prosthesis)　**53.5　其他前腹壁疝修补术(不伴移植物或假体)**

53.51　Incisional hernia repair

53.59　Repair of other hernia of anterior abdominal wall

Repair of hernia：

epigastric

hypogastric

spigelian

ventral

That by laparoscopic approach

53.6　Repair of other hernia of anterior abdominal wall with graft or prosthesis

53.61　Other open incisional hernia repair with graft or prosthesis

Excludes：laparoscopic incisional hernia repair with graft or prosthesis (53.62)

53.62　Laparoscopic incisional hernia repair with graft or prosthesis

53.63　Other laparoscopic repair of other hernia of anterior abdominal wall with graft or prosthesis

53.69　Other and open repair of other hernia of anterior abdominal wall with graft or prosthesis

Excludes：other laparoscopic repair of other hernia of anterior abdominal wall with graft or prosthesis (53.63)

53.7　Repair of diaphragmatic hernia, abdominal approach

53.71　Laparoscopic repair of diaphragmatic hernia, abdominal approach

53.72　Other and open repair of diaphragmatic hernia, abdominal approach

53.75　Repair of diaphragmatic hernia, abdominal approach, not otherwise specified

Excludes：laparoscopic repair of diaphragmatic hernia (53.71)

other and open repair of diaphragmatic hernia (53.72)

53.51　切口疝修补术

53.59　其他前腹壁疝的修补术

疝修补术：

上腹

下腹

斯皮格耳（半月线疝）

腹壁

经腹腔镜入路

53.6　其他用移植物或假体的前腹壁疝的修补术

53.61　其他开放性切口疝伴假体修补术

不包括：腹腔镜下伴有移植物或假体的脐切口疝修补术(53.62)

53.62　腹腔镜下移植物或假体的脐切口疝修补术

53.63　其他前腹壁疝伴有移植物或假体的其他腹腔镜下修补术

53.69　其他和开放性前腹壁疝伴假体修补术

不包括：用移植物或假体的其他前腹壁疝的其他腹腔镜下修补术(53.63)

53.7　横膈疝修补术,腹入路

53.71　腹腔镜腹入路横膈疝修补术

53.72　其他和开放性腹入路横膈疝修补术

53.75　腹入路横膈疝修补术 NOS

不包括：腹腔镜腹入路的横膈疝修补术(53.71)

其他和开放性横膈疝修补术(53.72)

53.8 **Repair of diaphragmatic hernia, thoracic approach**

53.8 横膈疝修补术,胸入路

53.80 Repair of diaphragmatic hernia with thoracic approach, not otherwise specified

Thoracoabdominal repair of diaphragmatic hernia

53.80 横膈疝修补术,经胸入路 NOS

横膈疝的胸腹修补术

53.81 Plication of the diaphragm

53.81 横膈折叠术

53.82 Repair of parasternal hernia

53.82 胸骨旁疝修补术

53.83 Laparoscopic repair of diaphragmatic hernia, with thoracic approach

53.83 腹腔镜横膈疝修补术,胸入路

53.84 Other and open repair of diaphragmatic hernia, with thoracic approach

Excludes:repair of diaphragmatic hernia with thoracic approach, NOS (53.80)

53.84 其他和开放性横膈疝修补术,胸入路

不包括:胸入路横膈疝修补术,NOS (53.80)

53.9 **Other hernia repair**

Repair of hernia:

ischiatic

ischiorectal

lumbar

obturator

omental

retroperitoneal

sciatic

Excludes: relief of strangulated hernia with exteriorization of intestine (46.01, 46.03)

repair of pericolostomy hernia (46.42)

repair of vaginal enterocele (70.92)

53.9 **其他疝修补术**

疝修补术:

坐骨孔疝

坐骨直肠窝

腰

闭孔

网膜

腹膜后

坐骨大孔

不包括:肠外置的绞窄性疝松解术 (46.01,46.03)

结肠造口周围疝修补术(46.42)

阴道后疝修补术(70.92)

54 **Other operations on abdominal region**

54 **腹部其他手术**

Includes: operations on:

epigastric region

flank

groin region

hypochondrium

inguinal region

loin region

包括:手术:

上腹部

胁腹

腹股沟区

季胁部

腹股沟区

腰部

male pelvic cavity	男性盆腔
mesentery	肠系膜
omentum	网膜
peritoneum	腹膜
retroperitoneal tissue space	腹膜后组织腔

Code also：any application or administration of an adhesion barrier substance (99.77)

另编码：任何粘连屏障物质的使用或给予 (99.77)

Excludes：hernia repair (53.00-53.9)

obliteration of cul-de-sac (70.92)

retroperitoneal tissue dissection (59.00-59.09)

skin and subcutaneous tissue of abdominal wall (86.01-86.99)

不包括：疝修补术(53.00-53.9)

直肠子宫陷凹封闭术(70.92)

腹膜后组织清扫术(59.00-59.09)

腹壁皮肤和皮下组织(86.01-86.99)

54.0　Incision of abdominal wall

Drainage of：

abdominal wall

extraperitoneal abscess

retroperitoneal abscess

Excludes： incision of peritoneum (54.95)

laparotomy (54.11-54.19)

54.0　腹壁切开术

引流术：

腹壁

腹膜外脓肿

腹膜后脓肿

不包括：腹膜切开术(54.95)

开腹手术(54.11-54.19)

54.1　Laparotomy

54.11　Exploratory laparotomy

Excludes：exploration incidental to intra-abdominal surgery — omit code

54.12　Reopening of recent laparotomy site

Reopening of recent laparotomy site for：

control of hemorrhage

exploration

incision of hematoma

54.19　Other laparotomy

Drainage of intraperitoneal abscess or hematoma

Excludes：culdocentesis (70.0)

drainage of appendiceal abscess (47.2)

exploration incidental to intra-abdominal surgery — omit code

Ladd operation (54.95)

percutaneous drainage of abdomen (54.91)

54.1　开腹手术

54.11　开腹探查术

不包括：附属于腹内手术的探查术—省略编码

54.12　近期开腹手术部位的再切开

近期开腹手术部位的再切开：

出血控制

探查术

血肿切开术

54.19　其他开腹手术

腹膜内脓肿或血肿引流术

不包括：后穹隆穿刺术(70.0)

阑尾脓肿引流术(47.2)

附属于腹内手术的探查术—省略编码

拉德手术(54.95)

经皮腹部引流术(54.91)

removal of foreign body (54. 92)　　　　　异物去除术(54. 92)

54. 2　**Diagnostic procedures of abdominal region**

54. 2　腹部诊断性操作

54. 21　Laparoscopy

Peritoneoscopy

Excludes：laparoscopic cholecystectomy (51. 23)

that incidental to destruction of Fallo-pian tubes (66. 21-66. 29)

54. 21　腹腔镜检查

腹膜镜检查

不包括:腹腔镜下胆囊切除术(51. 23)

腹腔镜检查附带输卵管破坏术(66. 21-66. 29)

54. 22　Biopsy of abdominal wall or umbilicus

54. 22　腹壁或脐的活组织检查

54. 23　Biopsy of peritoneum

Biopsy of：

mesentery

omentum

peritoneal implant

Excludes：closed biopsy of：

omentum(54. 24)

peritoneum(54. 24)

54. 23　腹膜活组织检查

活组织检查：

肠系膜

网膜

腹膜移植物

不包括:闭合性活组织检查：

网膜(54. 24)

腹膜(54. 24)

54. 24　Closed ［percutaneous］［needle］biopsy of intra-abdominal mass

Closed biopsy of：

omentum

peritoneal implant

peritoneum

Excludes：that of：

fallopian tube (66. 11)

ovary (65. 11)

uterine ligaments (68. 15)

uterus (68. 16)

54. 24　闭合性[经皮][针吸]腹内肿块活组织检查

闭合性活组织检查：

网膜

腹膜植入

腹膜

不包括:闭合性活组织检查：

输卵管(66. 11)

卵巢(65. 11)

子宫韧带(68. 15)

子宫(68. 16)

54. 25　Peritoneal lavage

Diagnostic peritoneal lavage

Excludes：peritoneal dialysis (54. 98)

54. 25　腹膜灌洗

诊断性腹膜灌洗

不包括:腹膜透析(54. 98)

54. 29　Other diagnostic procedures on abdominal region

Excludes：abdominal lymphangiogram (88. 04)

abdominal x-ray NEC (88. 19)

angiocardiography of venae cava (88. 51)

C. A. T. scan of abdomen (88. 01)

contrast x-ray of abdominal cavity (88. 11-88. 15)

54. 29　腹部其他诊断性操作

不包括:腹淋巴管造影图(88. 04)

腹 X 线 NEC (88. 19)

腔静脉心血管造影术(88. 51)

腹部计算机轴向断层照相(88. 01)

腹腔对比剂 X 线造影(88. 11-88. 15)

intra-abdominal arteriography NEC (88.47)

microscopic examination of peritoneal and retroperitoneal specimen (91.11-91.19)

phlebography of：

intra-abdominal vessels NEC (88.65)

portal venous system (88.64)

sinogram of abdominal wall (88.03)

soft tissue x-ray of abdominal wall NEC (88.09)

tomography of abdomen NEC(88.02)

ultrasonography of abdomen and retroperitoneum (88.76)

腹内动脉造影术 NEC (88.47)

腹膜和腹膜后标本的显微镜检查(91.11-91.19)

静脉造影术：

腹内血管 NEC(88.65)

门静脉系统(88.64)

腹壁窦腔 X 线照相(88.03)

腹壁软组织 X 线检查 NEC(88.09)

腹部断层照相术 NEC(88.02)

腹部和腹膜后超声波检查(88.76)

54.3 **Excision or destruction of lesion or tissue of abdominal wall or umbilicus**

Debridement of abdominal wall

Omphalectomy

Excludes：biopsy of abdominal wall or umbilicus(54.22)

size reduction operation (86.83)

that of skin of abdominal wall (86.22, 86.26，86.3)

54.3 腹壁或脐病损或组织的切除术或破坏术

腹壁清创术

脐切除术

不包括：腹壁或脐的活组织检查(54.22)

缩小手术(86.83)

腹壁皮肤的切除术或破坏术(86.22, 86.26，86.3)

54.4 **Excision or destruction of peritoneal tissue**

Excision of：

appendices epiploicae

falciform ligament

gastrocolic ligament

lesion of：

mesentery

omentum

peritoneum

presacral lesion NOS

retroperitoneal lesion NOS

Excludes：biopsy of peritoneum (54.23)

endometrectomy of cul-de-sac (70.32)

54.4 腹膜组织的切除术或破坏术

切除术：

肠脂垂

镰状韧带

胃结肠韧带

病损：

肠系膜

网膜

腹膜

骶前病损 NOS

腹膜后病损 NOS

不包括：腹膜活组织检查(54.23)

直肠子宫陷凹的子宫内膜切除术(70.32)

54.5 **Lysis of peritoneal adhesions**

Freeing of adhesions of：

biliary tract

54.5 腹膜粘连松解术

粘连松解术：

胆管

intestines	肠
liver	肝
pelvic peritoneum	盆腔腹膜
peritoneum	腹膜
spleen	脾
uterus	子宫

    Excludes：lysis of adhesions of：　　　**不包括**：粘连松解术：

bladder (59.11)	膀胱(59.11)
fallopian tube and ovary	输卵管和卵巢
laparoscopic (65.81)	腹腔镜的(65.81)
other (65.89)	其他(65.89)
kidney (59.02)	肾(59.02)
ureter (59.02)	输尿管(59.02)

54.51	Laparoscopic lysis of peritoneal adhesions	54.51	腹腔镜下腹膜粘连松解术
54.59	Other lysis of peritoneal adhesions	54.59	腹膜粘连的其他松解术

54.6　**Suture of abdominal wall and peritoneum**　　**54.6**　腹壁和腹膜缝合术

54.61	Reclosure of postoperative disruption of abdominal wall	54.61	腹壁手术后裂开再闭合术
54.62	Delayed closure of granulating abdominal wound	54.62	肉芽性腹部伤口的延迟性闭合术
	Tertiary subcutaneous wound closure		三期皮下伤口闭合
54.63	Other suture of abdominal wall	54.63	其他腹壁缝合术
	Suture of laceration of abdominal wall		腹壁裂伤缝合术

    Excludes：closure of operative wound — omit code　　**不包括**：手术伤口闭合术—省略编码

54.64	Suture of peritoneum	54.64	腹膜缝合术
	Secondary suture of peritoneum		腹膜二期缝合术

    Excludes：closure of operative wound — omit code　　**不包括**：手术伤口闭合术—省略编码

54.7　**Other repair of abdominal wall and peritoneum**　　**54.7**　腹壁和腹膜的其他修补术

54.71	Repair of gastroschisis	54.71	腹裂(畸形)修补术
54.72	Other repair of abdominal wall	54.72	腹壁其他修补术
54.73	Other repair of peritoneum	54.73	腹膜其他修补术
	Suture of gastrocolic ligament		胃结肠韧带缝合术
54.74	Other repair of omentum	54.74	网膜其他修补术
	Epiplorrhaphy		网膜缝合术
	Graft of omentum		网膜移植术
	Omentopexy		网膜固定术
	Reduction of torsion of omentum		网膜扭转复位术

	Excludes：cardio-omentopexy (36. 39)			**不包括**：心脏-网膜固定术(36. 39)

54. 75　Other repair of mesentery

　　　　Mesenteric plication

　　　　Mesenteropexy

54. 75　肠系膜其他修补术

　　　　肠系膜折叠术

　　　　肠系膜固定术

54. 9　**Other operations of abdominal region**

　　　　Excludes：removal of ectopic pregnancy
　　　　　　　(74. 3)

54. 9　**腹部的其他手术**

　　　　不包括：异位妊娠去除术(74. 3)

54. 91　Percutaneous abdominal drainage

　　　　Paracentesis

　　　　Excludes：creation of cutaneoperitoneal
　　　　　　　fistula (54. 93)

54. 91　经皮腹部引流术

　　　　穿刺术

　　　　不包括：皮肤腹膜造口术(54. 93)

54. 92　Removal of foreign body from peritoneal
　　　　cavity

54. 92　腹腔异物去除

54. 93　Creation of cutaneoperitoneal fistula

54. 93　皮肤腹膜造口术

54. 94　Creation of peritoneovascular shunt

　　　　Peritoneovenous shunt

54. 94　腹腔血管分流术

　　　　腹腔静脉分流术

54. 95　Incision of peritoneum

　　　　Exploration of ventriculoperitoneal
　　　　　shunt at peritoneal site

　　　　Ladd operation

　　　　Revision of distal catheter of ventricular
　　　　　shunt

　　　　Revision of ventriculoperitoneal shunt at
　　　　　peritoneal site

　　　　Excludes：that incidental to laparotomy
　　　　　　　(54. 11-54. 19)

54. 95　腹膜切开术

　　　　在腹膜部位的脑室腹膜分流探查术

　　　　拉德手术

　　　　心室分流的末端导管修复术

　　　　在腹膜部位的脑室腹膜分流修复术

　　　　不包括：开腹手术的附带腹膜切开术
　　　　　　　(54. 11-54. 19)

54. 96　Injection of air into peritoneal cavity

　　　　Pneumoperitoneum

　　　　Excludes：that for：

　　　　　　collapse of lung (33. 33)

　　　　　　radiography (88. 12-88. 13, 88. 15)

54. 96　空气注入腹膜腔

　　　　气腹

　　　　不包括：空气注入腹膜腔，用于：

　　　　　　肺萎陷(33. 33)

　　　　　　放射照相术(88. 12-88. 13, 88. 15)

54. 97　Injection of locally-acting therapeutic
　　　　substance into peritoneal cavity

　　　　Excludes：peritoneal dialysis (54. 98)

54. 97　腹膜腔注入局部作用的治疗性物质

　　　　不包括：腹膜透析(54. 98)

54. 98　Peritoneal dialysis

　　　　Excludes：peritoneal lavage（diagnos-
　　　　　　　tic) (54. 25)

54. 98　腹膜透析

　　　　不包括：腹膜灌洗(诊断性) (54. 25)

54. 99　Other

　　　　Excludes：removal of：

　　　　　　abdominal wall suture (97. 83)

　　　　　　peritoneal drainage device (97. 82)

54. 99　其他

　　　　不包括：去除：

　　　　　　腹壁缝线(97. 83)

　　　　　　腹膜引流装置(97. 82)

retroperitoneal　drainage　device
(97.81)

腹膜后引流装置(97.81)

Chapter 12
OPERATIONS ON THE URINARY SYSTEM (55-59)

55 Operations on kidney

Includes：operations on renal pelvis
Code also：any application or administration of an adhesion barrier substance (99.77)
Excludes：perirenal tissue (59.00-59.09, 59.21-59.29, 59.91-59.92)

55.0 Nephrotomy and nephrostomy

Excludes：drainage by：
  anastomosis (55.86)
  aspiration (55.92)
  incision of kidney pelvis (55.11-55.12)

55.01 Nephrotomy
Evacuation of renal cyst
Exploration of kidney
Nephrolithotomy

55.02 Nephrostomy

55.03 Percutaneous nephrostomy without fragmentation
Nephrostolithotomy, percutaneous (nephroscopic)
Percutaneous removal of kidney stone(s) by：
  basket extraction
  forceps extraction (nephroscopic)
Pyelostolithotomy, percutaneous (nephroscopic)
With placement of catheter down ureter
Excludes：percutaneous removal by fragmentation (55.04)
  repeat nephroscopic removal during current episode (55.92)

55.04 Percutaneous nephrostomy with fragmentation

---

55 肾手术

包括：肾盂手术
另编码：任何粘连屏障物的使用或给予 (99.77)

不包括：肾周组织(59.00-59.09, 59.21-59.29, 59.91-59.92)

55.0 肾切开术和肾造口术
不包括：引流术：
  吻合术(55.86)
  抽吸(55.92)
  肾盂切开术(55.11-55.12)

55.01 肾切开术
肾囊肿排空术
肾探查术
肾石切除术

55.02 肾造口术

55.03 经皮肾造口术不伴碎裂术

肾造口结石切除术，经皮(肾内镜的)

经皮肾结石去除通过：
  网取出
  钳取出(肾内镜的)
肾盂造口结石切除术，经皮(肾内镜的)

伴导管沿输尿管往下的放置
不包括：经皮去除，用碎裂术(55.04)

重复性肾内镜的去除，在本次发作期内 (55.92)

55.04 经皮肾造口术伴碎裂术

Percutaneous nephrostomy with disruption of kidney stone by ultrasonic energy and extraction (suction) through endoscope

用超声能经皮肾造口破碎肾结石,并经内镜取出(抽吸)

With placement of catheter down ureter

伴导管沿输尿管往下的放置

With fluoroscopic guidance

伴荧光显影

Excludes: repeat fragmentation during current episode (59.95)

不包括:重复性碎裂术,本次发作期间(59.95)

55.1 **Pyelotomy and pyelostomy**

Excludes: drainage by anastomosis (55.86)

percutaneous pyelostolithotomy (55.03)

removal of calculus without incision (56.0)

55.1 肾盂切开术和肾盂造口术

不包括:吻合引流术(55.86)

经皮肾盂造口结石切除术(55.03)

结石去除不伴切开术(56.0)

55.11 Pyelotomy

Exploration of renal pelvis

Pyelolithotomy

55.11 肾盂切开术

肾盂探查术

肾盂造口结石切除术

55.12 Pyelostomy

Insertion of drainage tube into renal pelvis

55.12 肾盂造口术

肾盂置入引流管

55.2 **Diagnostic procedures on kidney**

55.2 肾诊断性操作

55.21 Nephroscopy

55.21 肾内镜检查

55.22 Pyeloscopy

55.22 肾盂对比 X 线透视检查

55.23 Closed [percutaneous] [needle] biopsy of kidney

Endoscopic biopsy via existing nephrostomy, nephrotomy, pyelostomy, or pyelotomy

55.23 闭合性[经皮][针吸]肾活组织检查

内镜活组织检查,经已存在的肾造口、肾切开口,肾盂造口或肾盂切开口

55.24 Open biopsy of kidney

55.24 开放性肾活组织检查

55.29 Other diagnostic procedures on kidney

Excludes: microscopic examination of specimen from kidney (91.21-91.29)

pyelogram:

intravenous (87.73)

percutaneous (87.75)

retrograde (87.74)

radioisotope scan (92.03)

renal arteriography (88.45)

tomography:

C. A. T. scan (87.71)

55.29 肾其他诊断性操作

不包括:肾标本的显微镜检查(91.21-91.29)

肾盂造影图:

静脉内(87.73)

经皮(87.75)

逆行(87.74)

放射性核素扫描(92.03)

肾动脉造影术(88.45)

断层照相:

计算机轴向断层照相(87.71)

other (87.72)	其他(87.72)

55.3 **Local excision or destruction of lesion or tissue of kidney**

55.31　Marsupialization of kidney lesion

55.32　Open ablation of renal lesion or tissue

55.33　Percutaneous ablation of renal lesion or tissue

55.34　Laparoscopic ablation of renal lesion or tissue

55.35　Other and unspecified ablation of renal lesion or tissue

55.39　Other local destruction or excision of renal lesion or tissue

Obliteration of calyceal diverticulum

Excludes：ablation of renal lesion or tissue：

　　laparoscopic (55.34)

　　open (55.32)

　　other (55.35)

　　percutaneous (55.33)

biopsy of kidney (55.23-55.24)

partial nephrectomy (55.4)

percutaneous aspiration of kidney (55.92)

wedge resection of kidney (55.4)

55.4 **Partial nephrectomy**

Calycetomy

Wedge resection of kidney

Code also：any synchronous resection of ureter (56.40-56.42)

55.5 **Complete nephrectomy**

Code also：any synchronous excision of：

　　adrenal gland (07.21-07.3)

　　bladder segment (57.6)

　　lymph nodes (40.3，40.52-40.59)

55.51　Nephroureterectomy

Nephroureterectomy with bladder cuff

Total nephrectomy (unilateral)

Excludes：removal of transplanted kidney (55.53)

55.3 **肾病损或肾组织的切除术或破坏术**

55.31　肾病损袋形缝合术[造袋术]

55.32　肾病损或组织的开放性切除

55.33　肾病损或组织的经皮切除

55.34　肾病损或组织的腹腔镜下切除

55.35　肾病损或组织的其他和未特指切除

55.39　肾病损或组织的其他局部破坏术或切除术

肾盏憩室封闭术

不包括：肾病损或组织切除：

　　腹腔镜的(55.34)

　　开放性(55.32)

　　其他(55.35)

　　经皮的(55.33)

肾活组织检查(55.23-55.24)

部分肾切除术(55.4)

经皮肾抽吸(55.92)

肾楔形切除术(55.4)

55.4 **部分肾切除术**

肾盏切除术

肾楔形切除术

另编码：任何同时进行的输尿管切除术(56.40-56.42)

55.5 **全部肾切除术**

另编码：任何同时进行的切除术：

　　肾上腺(07.21-07.3)

　　部分膀胱(57.6)

　　淋巴结(40.3，40.52-40.59)

55.51　肾输尿管切除术

肾输尿管切除术伴膀胱反折

全部肾切除术(单侧)

不包括：去除移植肾(55.53)

55.52	Nephrectomy of remaining kidney	55.52	残留肾切除术
	Removal of solitary kidney		切除孤立肾
	Excludes：removal of transplanted kidney(55.53)		**不包括**：切除移植肾(55.53)
55.53	Removal of transplanted or rejected kidney	55.53	移植或排斥肾的切除
55.54	Bilateral nephrectomy	55.54	双侧肾切除术
	Excludes：complete nephrectomy NOS (55.51)		**不包括**：全部肾切除术 NOS (55.51)

55.6　**Transplant of kidney**　　　**55.6**　肾移植

Note：To report donor source-see codes 00.91-00.93

注：要报告提供的材料来源——见编码 00.91-00.93

55.61	Renal autotransplantation	55.61	肾自体移植术
55.69	Other kidney transplantation	55.69	其他肾移植术

55.7　**Nephropexy**　　　**55.7**　肾固定术

Fixation or suspension of movable [floating] kidney

游动[浮游]肾的固定术或悬吊术

55.8　**Other repair of kidney**　　　**55.8**　肾的其他修补术

55.81	Suture of laceration of kidney	55.81	肾裂伤缝合术
55.82	Closure of nephrostomy and pyelostomy	55.82	肾造口术和肾盂造口闭合术
55.83	Closure of other fistula of kidney	55.83	其他肾瘘管闭合术
55.84	Reduction of torsion of renal pedicle	55.84	肾带蒂扭转的复位术
55.85	Symphysiotomy for horseshoe kidney	55.85	马蹄形肾联合部切开术
55.86	Anastomosis of kidney	55.86	肾吻合术
	Nephropyeloureterostomy		肾盂输尿管吻合术
	Pyeloureterovesical anastomosis		肾盂输尿管膀胱吻合术
	Ureterocalyceal anastomosis		输尿管肾盏吻合术
	Excludes：nephrocystanastomosis NOS (56.73)		**不包括**：肾膀胱吻合术 NOS(56.73)
55.87	Correction of ureteropelvic junction	55.87	输尿管肾盂接合处矫正术
55.89	Other	55.89	其他

55.9　**Other operations on kidney**　　　**55.9**　肾的其他手术

Excludes：lysis of perirenal adhesions (59.02)

不包括：肾周粘连松解术(59.02)

55.91	Decapsulation of kidney	55.91	肾包膜剥脱术
	Capsulectomy of kidney		肾囊切除术
	Decortication of kidney		肾剥皮术
55.92	Percutaneous aspiration of kidney (pelvis)	55.92	经皮肾(肾盂)抽吸术
	Aspiration of renal cyst		肾囊肿抽吸术

Renipuncture

Excludes：percutaneous biopsy of kidney (55.23)

55.93　Replacement of nephrostomy tube

55.94　Replacement of pyelostomy tube

55.95　Local perfusion of kidney

55.96　Other injection of therapeutic substance into kidney

Injection into renal cyst

55.97　Implantation or replacement of mechanical kidney

55.98　Removal of mechanical kidney

55.99　Other

Excludes：removal of pyelostomy or nephrostomy tube (97.61)

56　**Operations on ureter**

Code also：any application or administration of an adhesion barrier substance (99.77)

56.0　**Transurethral removal of obstruction from ureter and renal pelvis**

Removal of：

blood clot from ureter or renal pelvis without incision

calculus from ureter or renal pelvis without incision

foreign body from ureter or renal pelvis without incision

Excludes：manipulation without removal of obstruction(59.8)

that by incision (55.11, 56.2)

transurethral insertion of ureteral stent for passage of calculus (59.8)

56.1　**Ureteral meatotomy**

56.2　**Ureterotomy**

Incision of ureter for：

肾穿刺

不包括：经皮肾活组织检查(55.23)

55.93　肾造口导管置换

55.94　肾盂造口导管置换

55.95　肾局部灌注

55.96　其他治疗性物质注入肾

肾囊肿注入

55.97　机械肾植入或置换

55.98　机械肾去除

55.99　其他

不包括：肾盂造口导管或肾造口导管的去除(97.61)

56　**输尿管手术**

另编码：任何粘连屏障物质的使用或给予(99.77)

56.0　**经尿道输尿管和肾盂梗阻去除**

去除：

输尿管或肾盂血块不伴切开术

输尿管或肾盂结石不伴切开术

输尿管或肾盂异物不伴切开术

不包括：无梗阻去除的处置(59.8)

经切开术的输尿管和肾盂梗阻去除(55.11, 56.2)

经尿道输尿管支架置入用于结石排出(59.8)

56.1　**输尿管尿道口切开术**

56.2　**输尿管切开术**

输尿管切开术,为了：

drainage

exploration

removal of calculus

Excludes：cutting of ureterovesical ori-
fice（56.1）

removal of calculus without incision
（56.0）

transurethral insertion of ureteral stent
for passage of calculus（59.8）

urinary diversion（56.51-56.79）

引流

探查术

去除结石

不包括：输尿管膀胱口切开（56.1）

非切开术去除结石（56.0）

经尿道输尿管支架置入用于结石排出
（59.8）

尿路转流术（56.51-56.79）

56.3　**Diagnostic procedures on ureter**	**56.3**　**诊断性操作**

56.31　Ureteroscopy

56.32　Closed percutaneous biopsy of ureter

Excludes：endoscopic biopsy of ureter
（56.33）

56.33　Closed endoscopic biopsy of ureter

Cystourethroscopy with ureteral biopsy

Transurethral biopsy of ureter

Ureteral endoscopy with biopsy through
ureterotomy

Ureteroscopy with biopsy

Excludes：percutaneous biopsy of ure-
ter（56.32）

56.34　Open biopsy of ureter

56.35　Endoscopy（cystoscopy）（looposcopy）of
ileal conduit

56.39　Other diagnostic procedures on ureter

Excludes：microscopic examination of
specimen from ureter（91.21-91.29）

56.31　输尿管镜检查

56.32　闭合性经皮输尿管活组织检查

不包括：内镜下输尿管活组织检查
（56.33）

56.33　闭合性内镜下输尿管活组织检查

膀胱输尿管镜检查伴输尿管活组织检查

经尿道输尿管活组织检查

经输尿管切开的输尿管内镜检查伴活组
织检查

输尿管镜检查伴活组织检查

不包括：经皮输尿管活组织检查（56.32）

56.34　开放性输尿管活组织检查

56.35　回肠通道内镜检查（膀胱镜检查）（襻镜检
查）

56.39　输尿管其他诊断性操作

不包括：输尿管标本的显微镜检查（91.21-
91.29）

56.4　**Ureterectomy**	**56.4**　**输尿管切除术**

Code also：anastomosis other than end-
to-end（56.51-56.79）

Excludes：fistulectomy（56.84）

nephroureterectomy（55.51-55.54）

56.40　Ureterectomy，not otherwise specified

56.41　Partial ureterectomy

Excision of lesion of ureter

Shortening of ureter with reimplantation

Excludes：biopsy of ureter（56.32-
56.34）

另编码：非端对端吻合术（56.51-56.79）

不包括：瘘管切除术（56.84）

肾输尿管切除术（55.51-55.54）

56.40　输尿管切除术 NOS

56.41　部分输尿管切除术

输尿管病损切除术

输尿管缩短术伴再植入

不包括：输尿管活组织检查（56.32-
56.34）

56.42 Total ureterectomy

56.42 输尿管全部切除术

56.5 Cutaneous uretero-ileostomy

56.51 Formation of cutaneous uretero-ileostomy

Construction of ileal conduit

External ureteral ileostomy

Formation of open ileal bladder

Ileal loop operation

Ileoureterostomy (Bricker's) (ileal bladder)

Transplantation of ureter into ileum with external diversion

Excludes: closed ileal bladder (57.87)

replacement of ureteral defect by ileal segment (56.89)

56.52 Revision of cutaneous uretero-ileostomy

56.5 皮肤的输尿管-回肠吻合术

56.51 建造皮肤的输尿管-回肠造口术

回肠通道建造术

外置输尿管回肠吻合术

开放性回肠膀胱建造术

回肠襻手术

回肠输尿管造口术(布里克)(回肠膀胱)

输尿管移植至回肠伴外转流

不包括:闭合性回肠膀胱(57.87)

输尿管缺损置换,用回肠段(56.89)

56.52 皮肤的输尿管-回肠吻合的修复术

56.6 Other external urinary diversion

56.61 Formation of other cutaneous ureterostomy

Anastomosis of ureter to skin

Ureterostomy NOS

56.62 Revision of other cutaneous ureterostomy

Revision of ureterostomy stoma

Excludes: nonoperative removal of ureterostomy tube (97.62)

56.6 其他外部尿路转流术

56.61 其他皮肤输尿管吻合口的建造

输尿管皮肤吻合术

输尿管造口术 NOS

56.62 其他皮肤输尿管吻合的修复术

输尿管造口的修复术

不包括:非手术去除输尿管导管(97.62)

56.7 Other anastomosis or bypass of ureter

Excludes: ureteropyelostomy (55.86)

56.71 Urinary diversion to intestine

Anastomosis of ureter to intestine

Internal urinary diversion NOS

Code also: any synchronous colostomy (46.10-46.13)

Excludes: external ureteral ileostomy (56.51)

56.72 Revision of ureterointestinal anastomosis

56.7 输尿管其他吻合术或搭桥

不包括:输尿管肾盂造口术(55.86)

56.71 尿路转流术至肠

输尿管肠吻合术

尿路内转流术 NOS

另编码:任何同时进行的结肠造口术(46.10-46.13)

不包括:外引流输尿管回肠吻合术(56.51)

56.72 输尿管肠吻合术的修复术

Excludes: revision of external ureteral ileostomy (56.52)

56.73　Nephrocystanastomosis, not otherwise specified

56.74　Ureteroneocystostomy

Replacement of ureter with bladder flap

Ureterovesical anastomosis

56.75　Transureteroureterostomy

Excludes: ureteroureterostomy associated with partial resection (56.41)

56.79　Other

56.8　Repair of ureter

56.81　Lysis of intraluminal adhesions of ureter

Excludes: lysis of periureteral adhesions (59.02-59.03)

ureterolysis (59.02-59.03)

56.82　Suture of laceration of ureter

56.83　Closure of ureterostomy

56.84　Closure of other fistula of ureter

56.85　Ureteropexy

56.86　Removal of ligature from ureter

56.89　Other repair of ureter

Graft of ureter

Replacement of ureter with ileal segment implanted into bladder

Ureteroplication

56.9　Other operations on ureter

56.91　Dilation of ureteral meatus

56.92　Implantation of electronic ureteral stimulator

56.93　Replacement of electronic ureteral stimulator

56.94　Removal of electronic ureteral stimulator

Excludes: that with synchronou replacement (56.93)

56.95　Ligation of ureter

56.99　Other

Excludes: removal of ureterostomy tube and ureteral catheter (97.62)

ureteral catheterization (59.8)

不包括:外引流输尿管回肠造口术的修复术(56.52)

56.73　肾膀胱吻合术 NOS

56.74　输尿管膀胱吻合术

用膀胱补片的输尿管置换

输尿管膀胱吻合术

56.75　经输尿管输尿管吻合术

不包括:输尿管输尿管吻合术伴部分切除术(56.41)

56.79　其他

56.8　输尿管修补术

56.81　输尿管管腔内粘连松解术

不包括:输尿管周围粘连松解术(59.02-59.03)

输尿管松解术(59.02-59.03)

56.82　输尿管裂伤缝合术

56.83　输尿管造口闭合术

56.84　输尿管其他瘘管闭合术

56.85　输尿管固定术

56.86　输尿管结扎去除术

56.89　输尿管其他修补术

输尿管移植术

回肠段植入膀胱的输尿管置换

输尿管折叠术

56.9　输尿管其他手术

56.91　输尿管口扩张

56.92　电子输尿管刺激器置入

56.93　电子输尿管刺激器置换

56.94　电子输尿管刺激器去除

不包括:同时伴置换(56.93)

56.95　输尿管结扎术

56.99　其他

不包括:输尿管造口导管和输尿管导管去除(97.62)

输尿管导管插入术(59.8)

57 Operations on urinary bladder	**57** 膀胱手术

Code also：any application or administration of an adhesion barrier substance (99.77)

Excludes：perivesical tissue（59.11-59.29，59.91-59.92）
　　ureterovesical orifice (56.0-56.99)

另编码：任何粘连屏障物质的使用或给予（99.77）

不包括：膀胱周围组织（59.11-59.29，59.91-59.92）
　　输尿管膀胱口（56.0-56.99）

57.0 **Transurethral clearance of bladder**
Drainage of bladder without incision
Removal of：
　　blood clots from bladder without incision
　　calculus from bladder without incision
　　foreign body from bladder without incision

Excludes：that by incision (57.19)

57.0 经尿道膀胱清除术
膀胱引流术不伴切开术
去除：
　　膀胱血块不伴切开术

　　膀胱结石不伴切开术
　　膀胱异物不伴切开术

不包括：膀胱切开清除术（57.19）

57.1 **Cystotomy and cystostomy**
Excludes：cystotomy and cystostomy as operative approach — omit code

57.11　Percutaneous aspiration of bladder
57.12　Lysis of intraluminal adhesions with incision into bladder

Excludes：transurethral lysis of intraluminal adhesions (57.41)

57.17　Percutaneous cystostomy
Closed cystostomy
Percutaneous suprapubic cystostomy
Excludes：removal of cystostomy tube (97.63)

replacement of cystostomy tube (59.94)
57.18　Other suprapubic cystostomy
Excludes：percutaneous cystostomy (57.17)

removal of cystostomy tube(97.63)
replacement of cystostomy tube (59.94)

57.19　Other cystotomy
Cystolithotomy

57.1 膀胱切开术和膀胱造口术
不包括：作为手术入路的膀胱切开术和膀胱造口术—省略编码

57.11　经皮膀胱抽吸术
57.12　膀胱切开的膀胱腔内粘连松解术

不包括：经尿道管腔内粘连松解术（57.41）

57.17　经皮膀胱造口术
闭合性膀胱造口术
经皮耻骨上膀胱造口术
不包括：去除膀胱造口管（97.63）

膀胱造口导管置换（59.94）
57.18　其他耻骨上膀胱造口术
不包括：经皮膀胱造口术（57.17）

去除膀胱造口管（97.63）
膀胱造口导管置换（59.94）

57.19　其他膀胱切开术
膀胱结石切除术

Excludes: percutaneous cystostomy (57.17)

suprapubic cystostomy (57.18)

不包括:经皮膀胱造口术(57.17)

耻骨上膀胱造口术(57.18)

57.2　**Vesicostomy**

Excludes: percutaneous cystostomy (57.17)

suprapubic cystostomy (57.18)

57.21　Vesicostomy

Creation of permanent opening from bladder to skin using a bladder flap

57.22　Revision of vesicostomy

Excludes: closure of cystostomy (57.82)

57.2　**膀胱造口术**

不包括:经皮膀胱造口术(57.17)

耻骨上膀胱造口术(57.18)

57.21　膀胱造口术

建造膀胱至皮肤永久性开口,用膀胱补片

57.22　膀胱造口修复术

不包括:膀胱造口闭合术(57.82)

57.3　**Diagnostic procedures on bladder**

57.31　Cystoscopy through artificial stoma

57.32　Other cystoscopy

Transurethral cystoscopy

Excludes: cystourethroscopy with ureteral biopsy (56.33)

retrograde pyelogram (87.74)

that for control of hemorrhage (postoperative):

bladder (57.93)

prostate (60.94)

57.33　Closed [transurethral] biopsy of bladder

57.34　Open biopsy of bladder

57.39　Other diagnostic procedures on bladder

Excludes: cystogram NEC (87.77)

microscopic examination of specimen from bladder (91.31-91.39)

retrograde cystourethrogram (87.76)

therapeutic distention of bladder (96.25)

57.3　**膀胱的诊断性操作**

57.31　膀胱镜检查经人工造口

57.32　其他膀胱镜检查

经尿道膀胱镜检查

不包括:膀胱输尿管镜检查伴输尿管活组织检查(56.33)

逆行肾盂造影图(87.74)

膀胱镜检查为了出血(手术后)控制:

膀胱(57.93)

前列腺(60.94)

57.33　闭合性[经尿道]膀胱活组织检查

57.34　开放性膀胱活组织检查

57.39　膀胱其他诊断性操作

不包括:膀胱造影图 NEC (87.77)

膀胱标本的显微镜检查(91.31-91.39)

逆行膀胱尿道造影图(87.76)

膀胱治疗性扩张(96.25)

57.4　**Transurethral excision or destruction of bladder tissue**

57.41　Transurethral lysis of intraluminal adhesions

57.49　Other transurethral excision or destruction of lesion or tissue of bladder

Endoscopic resection of bladder lesion

Excludes: transurethral biopsy of bladder (57.33)

57.4　**经尿道膀胱组织切除术或破坏术**

57.41　经尿道管腔内粘连松解术

57.49　其他经尿道的膀胱病损或组织切除术或破坏术

内镜下膀胱病损切除术

不包括:经尿道膀胱活组织检查(57.33)

transurethral fistulectomy（57.83-57.84）

经尿道瘘管切除术(57.83-57.84)

57.5 **Other excision or destruction of bladder tissue**

Excludes：that with transurethral approach(57.41-57.49)

57.51　Excision of urachus

Excision of urachal sinus of bladder

Excludes：excision of urachal cyst of abdominal wall (54.3)

57.59　Open excision or destruction of other lesion or tissue of bladder

Endometrectomy of bladder

Suprapubic excision of bladder lesion

Excludes：biopsy of bladder（57.33-57.34）

fistulectomy of bladder (57.83-57.84)

57.5 **膀胱组织其他切除术或破坏术**

不包括：经尿道入路的膀胱组织切除术或破坏术(57.41-57.49)

57.51　脐尿管切除术

膀胱脐尿管窦切除术

不包括：腹壁脐尿管囊肿切除术(54.3)

57.59　膀胱的其他病损或膀胱组织的开放性切除术或破坏术

膀胱内膜切除术

膀胱病损耻骨上切除术

不包括：膀胱活组织检查(57.33-57.34)

膀胱瘘管切除术(57.83-57.84)

57.6 **Partial cystectomy**

Excision of bladder dome

Trigonectomy

Wedge resection of bladder

57.6 **部分膀胱切除术**

膀胱穹隆切除术

膀胱三角区切除术

膀胱楔形切除术

57.7 **Total cystectomy**

Includes：total cystectomy with urethrectomy

57.71　Radical cystectomy

Pelvic exenteration in male

Removal of bladder，prostate，seminal vesicles，and fat

Removal of bladder，urethra，and fat in a female

Code also any：

lymph node dissection（40.3，40.5）

urinary diversion（56.51-56.79）

Excludes：that as part of pelvic exenteration in female (68.8)

57.79　Other total cystectomy

57.7 **全部膀胱切除术**

包括：膀胱全部切除术伴尿道切除术

57.71　根治性膀胱切除术

男性盆腔内容物剜出术

膀胱、前列腺、精囊和脂肪去除术

女性膀胱、尿道和脂肪去除术

另编码任何：

淋巴结清扫术(40.3，40.5)

尿路转流术(56.51-56.79)

不包括：作为女性盆腔内容物剜出术的一部分(68.8)

57.79　其他全部膀胱切除术

57.8 **Other repair of urinary bladder**

Excludes：repair of：

57.8 **膀胱其他修补术**

不包括：修补术：

current obstetric laceration (75.61)

cystocele (70.50-70.51)

that for stress incontinence (59.3-59.79)

57.81　Suture of laceration of bladder

57.82　Closure of cystostomy

57.83　Repair of fistula involving bladder and intestine

Rectovesicovaginal fistulectomy

Vesicosigmoidovaginal fistulectomy

57.84　Repair of other fistula of bladder

Cervicovesical fistulectomy

Urethroperineovesical fistulectomy

Uterovesical fistulectomy

Vaginovesical fistulectomy

Excludes：vesicoureterovagina fistulectomy (56.84)

57.85　Cystourethroplasty and plastic repair of bladder neck

Plication of sphincter of urinary bladder

V-Y plasty of bladder neck

57.86　Repair of bladder exstrophy

57.87　Reconstruction of urinary bladder

Anastomosis of bladder with isolated segment of ileum

Augmentation of bladder

Replacement of bladder with ileum or sigmoid [closed ileal bladder]

Code also：resection of intestine (45.50-45.52)

57.88　Other anastomosis of bladder

Anastomosis of bladder to intestine NOS

Cystocolic anastomosis

Excludes：formation of closed ilea bladder(57.87)

57.89　Other repair of bladder

Bladder suspension, not elsewhere classified

Cystopexy NOS

Repair of old obstetric laceration of bladder

Excludes：repair of current obstetric laceration (75.61)

近期产科裂伤(75.61)

膀胱突出(70.50-70.51)

用于压迫性尿失禁(59.3-59.79)

57.81　膀胱裂伤缝合术

57.82　膀胱造口闭合术

57.83　膀胱肠瘘修补术

直肠膀胱阴道瘘管切除术

膀胱乙状结肠阴道瘘管切除术

57.84　膀胱其他瘘管修补术

膀胱颈瘘管切除术

尿道会阴膀胱瘘管切除术

尿道膀胱瘘管切除术

阴道膀胱瘘管切除术

不包括：膀胱输尿管阴道瘘管切除术(56.84)

57.85　膀胱颈的膀胱尿道成形术和整形修补术

尿道膀胱括约肌折叠术

膀胱颈 V-Y 成形术

57.86　膀胱外翻修补术

57.87　膀胱重建术

膀胱与分离回肠段吻合术

膀胱扩大术

回肠或乙状结肠[闭合性回肠膀胱]代膀胱术

另编码：肠部分切除术(45.50-45.52)

57.88　膀胱其他吻合术

膀胱至肠的吻合术 NOS

膀胱结肠吻合术

不包括：闭合性回肠膀胱形成(57.87)

57.89　膀胱其他修补术

膀胱悬吊术 NEC

膀胱固定术 NOS

膀胱陈旧性产科裂伤修补术

不包括：近期产科裂伤修补术(75.61)

| 57.9 | **Other operations on bladder** | 57.9 | **膀胱其他手术** |

57.91　Sphincterotomy of bladder
　　　　Division of bladder neck

57.92　Dilation of bladder neck

57.93　Control of (postoperative) hemorrhage of bladder

57.94　Insertion of indwelling urinary catheter

57.95　Replacement of indwelling urinary catheter

57.96　Implantation of electronic bladder stimulator

57.97　Replacement of electronic bladder stimulator

57.98　Removal of electronic bladder stimulator
　　　　Excludes: that with synchronous replacement (57.97)

57.99　Other
　　　　Excludes: irrigation of:
　　　　　　cystostomy (96.47)
　　　　　　other indwelling urinary catheter (96.48)
　　　　lysis of external adhesions (59.11)
　　　　removal of:
　　　　　　cystostomy tube (97.63)
　　　　　　other urinary drainage devic (97.64)
　　　　　　therapeutic distention of bladder (96.25)

57.91　膀胱括约肌切开术
　　　　膀胱颈切断

57.92　膀胱颈扩张

57.93　膀胱(手术后)出血控制

57.94　留置导尿管的置入术

57.95　留置导尿管的置换术

57.96　电子膀胱刺激器置入术

57.97　电子膀胱刺激器置换术

57.98　电子膀胱刺激器去除术
　　　　不包括:同时伴置换术(57.97)

57.99　其他
　　　　不包括:冲洗术:
　　　　　　膀胱造口术(96.47)
　　　　　　其他的留置导尿管(96.48)
　　　　外部粘连松解术(59.11)
　　　　去除:
　　　　　　膀胱造口导管(97.63)
　　　　　　其他泌尿系引流装置(97.64)
　　　　　　治疗性膀胱扩张(96.25)

| 58 | **Operations on urethra** | 58 | **尿道手术** |

Includes: operations on:
　　bulbourethral gland [Cowper's gland]
　　periurethral tissue
Code also: any application or administration of an adhesion barrier substance (99.77)

包括:手术:
　　尿道球腺[库珀腺]
　　尿道周围组织
另编码:任何粘连屏障物质的使用或给予(99.77)

| 58.0 | **Urethrotomy** | 58.0 | **尿道切开术** |

Excision of urethral septum
Formation of urethrovaginal fistula
Perineal urethrostomy
Removal of calculus from urethra by incision
Excludes: drainage of bulbourethral gland or periurethral tissue (58.91)

尿道隔膜切除术
尿道阴道瘘形成
会阴尿道造口术
尿道结石切开去除术
不包括:尿道球腺或尿道周围组织引流术(58.91)

internal urethral meatotomy (58.5)	尿道内口切开术(58.5)
removal of urethral calculus without incision (58.6)	去除尿道结石不伴切开术(58.6)

58.1 **Urethral meatotomy**

Excludes：internal urethral meatotomy (58.5)

58.1 尿道口切开术

不包括：尿道内口切开术(58.5)

58.2 **Diagnostic procedures on urethra**

58.21　Perineal urethroscopy

58.22　Other urethroscopy

58.23　Biopsy of urethra

58.24　Biopsy of periurethral tissue

58.29　Other diagnostic procedures on urethra and periurethral tissue

Excludes：microscopic examination of specimen from urethra (91.31-91.39)

retrograde cystourethrogram (87.76)

urethral pressure profil (89.25)

urethral sphincter electromyogram (89.23)

58.2 尿道诊断性操作

58.21　会阴尿道镜检查

58.22　其他尿道镜检查

58.23　尿道活组织检查

58.24　尿道周围组织活组织检查

58.29　尿道和尿道周围组织的其他诊断性操作

不包括：尿道标本的显微镜检查(91.31-91.39)

逆行膀胱尿道造影图(87.76)

尿道压力分布图(89.25)

尿道括约肌肌电图(89.23)

58.3 **Excision or destruction of lesion or tissue of urethra**

Excludes：biopsy of urethra (58.23)

excision of bulbourethral gland (58.92)

fistulectomy (58.43)

urethrectomy as part of：

complete cystectomy (57.79)

pelvic evisceration (68.8)

radical cystectomy (57.71)

58.31　Endoscopic excision or destruction of lesion or tissue of urethra

Fulguration of urethral lesion

58.39　Other local excision or destruction of lesion or tissue of urethra

Excision of：

congenital valve of urethra

lesion of urethra

stricture of urethra

Urethrectomy

58.3 尿道病损或尿道组织的切除术或破坏术

不包括：尿道活组织检查(58.23)

尿道球腺切除术(58.92)

瘘管切除术(58.43)

尿道切除术,作为……的一部分：

膀胱全部切除术(57.79)

盆腔内容物摘除术(68.8)

根治性膀胱切除术(57.71)

58.31　内镜下尿道病损或组织切除术或破坏术

尿道病损的电灼疗法

58.39　尿道病损或组织的其他局部切除术或破坏术

切除术：

尿道先天性瓣膜

尿道病损

尿道狭窄

尿道切除术

Excludes：that by endoscopic approach (58.31)

不包括：经内镜入路(58.31)

58.4 **Repair of urethra**

Excludes：repair of current obstetric laceration (75.61)

58.41 Suture of laceration of urethra

58.42 Closure of urethrostomy

58.43 Closure of other fistula of urethra

Excludes：repair of urethroperineovesical fistula (57.84)

58.44 Reanastomosis of urethra

Anastomosis of urethra

58.45 Repair of hypospadias or epispadias

58.46 Other reconstruction of urethra

Urethral construction

58.47 Urethral meatoplasty

58.49 Other repair of urethra

Benenenti rotation of bulbous urethra

Repair of old obstetric laceration of urethra

Urethral plication

Excludes：repair of：

current obstetric laceration (75.61)

urethrocele (70.50-70.51)

58.5 **Release of urethral stricture**

Cutting of urethral sphincter

Internal urethral meatotomy

Urethrolysis

58.6 **Dilation of urethra**

Dilation of urethrovesical junction

Passage of sounds through urethra

Removal of calculus from urethra without incision

Excludes：urethral calibration (89.29)

58.9 **Other operations on urethra and periurethral tissue**

58.91 Incision of periurethral tissue

Drainage of bulbourethral gland

58.4 尿道修补术

不包括：近期产科裂伤修补术(75.61)

58.41 尿道裂伤缝合术

58.42 尿道造口闭合术

58.43 尿道其他瘘管闭合术

不包括：尿道会阴膀胱瘘修补术(57.84)

58.44 尿道再吻合术

尿道吻合术

58.45 尿道下裂或尿道上裂修补术

58.46 尿道其他重建术

尿道建造术

58.47 尿道口成形术

58.49 尿道其他修补术

球部尿道本恩恩替旋转术

尿道陈旧性产科裂伤修补术

尿道折叠术

不包括：修补术：

近期产科裂伤(75.61)

尿道憩室(70.50-70.51)

58.5 尿道狭窄松解术

尿道括约肌切开

尿道内口切开术

尿道松解术

58.6 尿道扩张

扩张尿道膀胱连接处

经尿道探子探通术

非切开性去除尿道结石

不包括：尿道校准(89.29)

58.9 尿道和尿道周围组织的其他手术

58.91 尿道周围组织切开术

尿道球腺引流术

58.92　Excision of periurethral tissue

  Excludes：biopsy of periurethral tissue (58.24)

  lysis of periurethral adhesions：

   laparoscopic（59.12）

   other（59.11）

58.93　Implantation of artificial urinary sphincter［AUS］

  Placement of inflatable：

   bladder sphincter

   urethral sphincter

  Removal with replacement of sphincter device［AUS］

  With pump and/or reservoir

58.99　Other

  Removal of inflatable urinary sphincter without replacement

  Repair of inflatable sphincter pump and/or reservoir

  Surgical correction of hydraulic pressure of inflatable sphincter device

  Excludes：removal of：

   intraluminal foreign body from urethra without incision（98.19）

   urethral stent（97.65）

59 **Other operations on urinary tract**

  Code also：any application or administration of an adhesion barrier substance（99.77）

59.0 **Dissection of retroperitoneal tissue**

59.00　Retroperitoneal dissection，not otherwise specified

59.02　Other lysis of perirenal or periureteral adhesions

  Excludes：that by laparoscope（59.03）

59.03　Laparoscopic lysis of perirenal or periureteral adhesions

---

58.92　尿道周围组织切除术

  不包括：尿道周围组织活组织检查（58.24）

  尿道周围粘连松解术：

   腹腔镜的（59.12）

   其他（59.11）

58.93　人工尿道括约肌［AUS］置入

  放置可膨胀的：

   膀胱括约肌

   尿道括约肌

  括约肌装置［AUS］的去除伴置换

  伴泵和（或）储器

58.99　其他

  去除可膨胀的尿道括约肌不伴置换

  可膨胀的括约肌泵和（或）储器修补术

  手术矫正可膨胀括约肌装置的水压

  不包括：去除：

   尿道管腔内异物不伴切开术（98.19）

   尿道支架（97.65）

59 **泌尿道其他手术**

  另编码：任何粘连屏障物质的使用或给予（99.77）

59.0 **腹膜后组织清扫术**

59.00　腹膜后清扫术 NOS

59.02　肾周或输尿管周围粘连的其他松解术

  不包括：腹腔镜下肾周或输尿管周围粘连的松解术（59.03）

59.03　腹腔镜下肾周或输尿管周围粘连的松解术

59.09	Other incision of perirenal or periureteral tissue	59.09	肾周或输尿管周围组织的其他切开术
	Exploration of perinephric area		肾周区域探查术
	Incision of perirenal abscess		肾周脓肿切开术

59.1 **Incision of perivesical tissue**　　　**59.1** 膀胱周围组织切开术

59.11	Other lysis of perivesical adhesions	59.11	膀胱周围粘连的其他松解术
59.12	Laparoscopic lysis of perivesical adhesions	59.12	腹腔镜下膀胱周围粘连松解术
59.19	Other incision of perivesical tissue	59.19	膀胱周围组织其他切开术
	Exploration of perivesical tissue		膀胱周围组织探查术
	Incision of hematoma of space of Retzius		雷济厄斯间隙血肿的切开术
	Retropubic exploration		耻骨后探查术

59.2 **Diagnostic procedures on perirenal and perivesical tissue**　　　**59.2** 肾周和膀胱周围组织的诊断性操作

59.21	Biopsy of perirenal or perivesical tissue	59.21	肾周或膀胱周围组织的活组织检查
59.29	Other diagnostic procedures on perirenal tissue，perivesical tissue，and retroperitoneum	59.29	肾周组织、膀胱周围组织和腹膜后的其他诊断性操作
	Excludes：microscopic examination of specimen from：		**不包括**：显微镜检查，标本来自：
	perirenal tissue (91.21-91.29)		肾周组织(91.21-91.29)
	perivesical tissue (91.31-91.39)		膀胱周围组织(91.31-91.39)
	retroperitoneum NEC (91.11-91.19)		腹膜后 NEC (91.11-91.19)
	retroperitoneal x-ray (88.14-88.16)		腹膜后 X 线检查(88.14-88.16)

59.3 **Plication of urethrovesical junction**　　　**59.3** 尿道膀胱连接处的折叠术

Kelly-Kennedy operation on urethra		尿道凯利-肯尼迪手术
Kelly-Stoeckel urethral plication		凯利-斯托克尔尿道折叠术

59.4 **Suprapubic sling operation**　　　**59.4** 耻骨上悬吊手术

Goebel-Frangenheim-Stoeckel urethrovesical suspension		戈贝尔-弗兰金姆-斯托克尿道膀胱悬吊术
Millin-Read urethrovesical suspension		米林-里德尿道膀胱悬吊术
Oxford operation for urinary incontinence		奥克斯福手术，用于尿失禁
Urethrocystopexy by suprapubic suspension		尿道膀胱固定术，用耻骨上悬吊术

59.5 **Retropubic urethral suspension**　　　**59.5** 耻骨后尿道悬吊术

Burch procedure		Burch 操作[耻骨后尿道悬吊术]

Marshall-Marchetti-Krantz operation　　马歇尔-马凯蒂-克兰茨手术(尿道、膀胱颈和膀胱缝合于耻骨后)

Suture of periurethral tissue to symphysis pubis　　尿道周围组织与耻骨联合的缝合术

Urethral suspension NOS　　尿道悬吊术 NOS

59.6　Paraurethral suspension　　**59.6　尿道旁悬吊术**

Pereyra paraurethral suspension　　佩雷拉尿道旁悬吊术

Periurethral suspension　　尿道周围悬吊术

59.7　Other repair of urinary stress incontinence　　**59.7　压迫性尿失禁的其他修补术**

59.71　Levator muscle operation for urethrovesical suspension　　59.71　提肌手术,用于尿道膀胱悬吊术

Cystourethropexy with levator muscle sling　　膀胱尿道用提肌悬吊固定

Gracilis muscle transplant for urethrovesical suspension　　股薄肌移植用于尿道膀胱悬吊术

Pubococcygeal sling　　耻骨尾骨悬带

59.72　Injection of implant into urethra and/or bladder neck　　59.72　置入物注入尿道和(或)膀胱颈

Collagen implant　　胶原质置入

Endoscopic injection of implant　　内镜下置入物注入

Fat implant　　脂肪置入

Polytef implant　　聚四氟乙烯置入

59.79　Other　　59.79　其他

Anterior urethropexy　　前尿道固定术

Repair of stress incontinence NOS　　压迫性尿失禁修补术 NOS

Tudor "rabbit ear" urethropexy　　图德"兔耳"尿道固定术

59.8　Ureteral catheterization　　**59.8　输尿管导管插入术**

Drainage of kidney by catheter　　肾导管引流术

Insertion of ureteral stent　　输尿管支架置入

Ureterovesical orifice dilation　　输尿管膀胱口扩张

Code also:any ureterotomy (56.2)　　**另编码**:任何输尿管切开术(56.2)

Excludes: that for:　　**不包括**:用于:

retrograde pyelogram (87.74)　　逆行肾盂造影图(87.74)

transurethral removal of calculus or clot from ureter and renal pelvis (56.0)　　经尿道去除输尿管和肾盂的结石或血块(56.0)

59.9　Other operations on urinary system　　**59.9　泌尿系统其他手术**

Excludes： nonoperative removal of therapeutic device (97.61-97.69)

59.91 Excision of perirenal or perivesical tissue

Excludes： biopsy of perirenal or perivesical tissue (59.21)

59.92 Other operations on perirenal or perivesical tissue

59.93 Replacement of ureterostomy tube

Change of ureterostomy tube

Reinsertion of ureterostomy tube

Excludes： nonoperative removal of ureterostomy tube (97.62)

59.94 Replacement of cystostomy tube

Excludes： nonoperative removal of cystostomy tube (97.63)

59.95 Ultrasonic fragmentation of urinary stones

Shattered urinary stones

Excludes： percutaneous nephrostomy with fragmentation (55.04)

shock-wave disintegration (98.51)

59.99 Other

Excludes： instillation of medication into urinary tract (96.49)

irrigation of urinary tract (96.45-96.48)

不包括： 非手术性去除治疗性装置 (97.61-97.69)

59.91 肾周或膀胱周围组织切除术

不包括： 肾周或膀胱周围组织的活组织检查(59.21)

59.92 肾周或膀胱周围组织的其他手术

59.93 输尿管造口导管置换术

输尿管造口导管更换

输尿管造口导管再置入

不包括： 非手术去除输尿管造口导管 (97.62)

59.94 膀胱造口导管置换

不包括： 非手术性膀胱造口导管去除 (97.63)

59.95 超声泌尿系结石碎裂术

打碎泌尿系结石

不包括： 经皮肾造口术伴碎裂术(55.04)

休克波裂石术(98.51)

59.99 其他

不包括： 泌尿道药物滴注(96.49)

泌尿道冲洗术(96.45-96.48)

Chapter 13
OPERATIONS ON THE MALE GENITAL ORGANS (60-64)

60 Operations on prostate and seminal vesicles

Includes: operations on periprostatic tissue

Code also: any application or administration of an adhesion barrier substance (99.77)

Excludes: that associated with radical cystectomy (57.71)

60.0 Incision of prostate

Drainage of prostatic abscess

Prostatolithotomy

Excludes: drainage of periprostatic tissue only (60.81)

60.1 Diagnostic procedures on prostate and seminal vesicles

60.11 Closed [percutaneous] [needle] biopsy of prostate

Approach:

transrectal

transurethral

Punch biopsy

60.12 Open biopsy of prostate

60.13 Closed [percutaneous] biopsy of seminal vesicles

Needle biopsy of seminal vesicles

60.14 Open biopsy of seminal vesicles

60.15 Biopsy of periprostatic tissue

60.18 Other diagnostic procedures on prostate and periprostatic tissue

Excludes: microscopic examination of specimen from prostate (91.31-91.39)

X-ray of prostate (87.92)

第 13 章
男性生殖器官手术（60-64）

60 前列腺和精囊手术

包括：前列腺周围组织手术

另编码：任何粘连屏障物质的使用或给予（99.77）

不包括：前列腺和精囊手术同时伴根治性膀胱切除术（57.71）

60.0 前列腺切开术

前列腺脓肿引流术

前列腺结石切开术

不包括：单纯前列腺周围组织引流术（60.81）

60.1 前列腺和精囊的诊断性操作

60.11 闭合性［经皮］［针吸］前列腺活组织检查

入路：

经直肠

经尿道

活检凿

60.12 开放性前列腺活组织检查

60.13 闭合性［经皮］精囊活组织检查

针吸精囊活组织检查

60.14 开放性精囊活组织检查

60.15 前列腺周围组织的活组织检查

60.18 前列腺和前列腺周围组织的其他诊断性操作

不包括：前列腺标本的显微镜检查（91.31-91.39）

前列腺 X 线检查（87.92）

60.19　Other diagnostic procedures on seminal vesicles

Excludes：microscopic examination of specimen from seminal vesicles (91.31-91.39)

X-ray：

contrast seminal vesiculogram (87.91)

other (87.92)

60.2　**Transurethral prostatectomy**

Excludes：local excision of lesion of prostate (60.61)

60.21　Transurethral (ultrasound) guided laser induced prostatectomy (TULIP)

Ablation (contact) (noncontact) by laser

60.29　Other transurethral prostatectomy

Excision of median bar by transurethral approach

Transurethral electrovaporization of prostate (TEVAP)

Transurethral enucleative procedure

Transurethral prostatectomy NOS

Transurethral resection of prostate (TURP)

60.3　**Suprapubic prostatectomy**

Transvesical prostatectomy

Excludes：local excision of lesion of prostate (60.61)

radical prostatectomy (60.5)

60.4　**Retropubic prostatectomy**

Excludes：local excision of lesion of prostate (60.61)

radical prostatectomy (60.5)

60.5　**Radical prostatectomy**

Prostatovesiculectomy

Radical prostatectomy by any approach

Excludes：cystoprostatectomy (57.71)

60.6　**Other prostatectomy**

60.19　精囊的其他诊断性操作

不包括：精囊标本的显微镜检查（91.31-91.39）

X线检查：

对比剂精囊造影图（87.91）

其他（87.92）

60.2　经尿道前列腺切除术

不包括：前列腺病损局部切除术（60.61）

60.21　经尿道（超声）激光引导前列腺切除术（TULIP）

激光切除（接触）（非接触）

60.29　其他经尿道前列腺切除术

经尿道入路的正中嵴切除术

经尿道前列腺电汽化术（TEVAP）

经尿道剜出术

经尿道前列腺切除术 NOS

经尿道前列腺切除术（TURP）

60.3　耻骨上前列腺切除术

经膀胱前列腺切除术

不包括：前列腺病损局部切除术（60.61）

根治性前列腺切除术（60.5）

60.4　耻骨后前列腺切除术

不包括：前列腺病损局部切除术（60.61）

根治性前列腺切除术（60.5）

60.5　根治性前列腺切除术

前列腺精囊切除术

任何入路的根治性前列腺切除术

不包括：膀胱前列腺切除术（57.71）

60.6　其他前列腺切除术

60.61 Local excision of lesion of prostate

    Excludes：biopsy of prostate（60.11-60.12）

        laser interstitial thermal therapy［LITT］of lesion or tissue of prostate under guidance（17.69）

60.62 Perineal prostatectomy

    Cryoablation of prostate

    Cryoprostatectomy

    Cryosurgery of prostate

    Radical cryosurgical ablation of prostate（RCSA）

    Excludes：local excision of lesion of prostate（60.61）

60.69 Other

60.7 **Operations on seminal vesicles**

60.71 Percutaneous aspiration of seminal vesicle

    Excludes：needle biopsy of seminal vesicl（60.13）

60.72 Incision of seminal vesicle

60.73 Excision of seminal vesicle

    Excision of Müllerian duct cyst

    Spermatocystectomy

    Excludes：biopsy of seminal vesicle（60.13-60.14）

        prostatovesiculectomy（60.5）

60.79 Other operations on seminal vesicles

60.8 **Incision or excision of periprostatic tissue**

60.81 Incision of periprostatic tissue

    Drainage of periprostatic abscess

60.82 Excision of periprostatic tissue

    Excision of lesion of periprostatic tissue

    Excludes：biopsy of periprostatic tissue（60.15）

60.9 **Other operations on prostate**

60.91 Percutaneous aspiration of prostate

    Excludes：needle biopsy of prostat（60.11）

60.92 Injection into prostate test link

60.61 前列腺病损局部切除术

    不包括：前列腺活组织检查（60.11-60.12）

        引导下前列腺组织或部位损害的激光间质热疗法［LITT］（17.69）

60.62 经会阴前列腺切除术

    前列腺冷冻切除

    冷冻前列腺切除术

    前列腺冷冻手术

    前列腺根治性冷冻手术切除（RCSA）

    不包括：前列腺病损局部切除术（60.61）

60.69 其他

60.7 **精囊手术**

60.71 经皮精囊抽吸术

    不包括：针吸精囊活组织检查（60.13）

60.72 精囊切开术

60.73 精囊切除术

    苗勒管（副中肾管）囊肿切除术

    精囊切除术

    不包括：精囊活组织检查（60.13-60.14）

        前列腺精囊切除术（60.5）

60.79 精囊其他手术

60.8 **前列腺周围组织切开术或切除术**

60.81 前列腺周围组织切开术

    前列腺周围脓肿引流术

60.82 前列腺周围组织切除术

    前列腺周围组织病损切除术

    不包括：前列腺周围组织活组织检查（60.15）

60.9 **前列腺的其他手术**

60.91 经皮前列腺抽吸术

    不包括：针吸前列腺活组织检查（60.11）

60.92 前列腺注射测试连接处

60.93　Repair of prostate

60.93　前列腺修补术

60.94　Control of（postoperative）hemorrhage of prostate

60.94　控制前列腺（手术后）出血

Coagulation of prostatic bed

前列腺窝凝固术

Cystoscopy for control of prostatic hemorrhage

膀胱镜检查用于控制前列腺出血

60.95　Transurethral balloon dilation of the prostatic urethra

60.95　经尿道球囊前列腺尿道扩张

60.96　Transurethral destruction of prostate tissue by microwave thermotherapy

60.96　经尿道前列腺组织破坏术，用微波热疗

Transurethral microwave thermotherapy（TUMT）of prostate

经尿道前列腺微波热疗（TUMT）

Excludes：Prostatectomy：

不包括：前列腺切除术：

other（60.61-60.69）

其他（60.61-60.69）

radical（60.5）

根治性（60.5）

retropubic（60.4）

耻骨后（60.4）

suprapubic（60.3）

耻骨上（60.3）

transurethral（60.21-60.29）

经尿道（60.21-60.29）

60.97　Other transurethral destruction of prostate tissue by other thermotherapy

60.97　其他经尿道的前列腺组织破坏术，用其他热疗法

Radiofrequency thermotherapy

射频热疗

Transurethral needle ablation（TUNA）of prostate

经尿道针吸前列腺切除（TUNA）

Excludes：Prostatectomy：

不包括：前列腺切除术：

other（60.61-60.69）

其他（60.61-60.69）

radical（60.5）

根治性（60.5）

retropubic（60.4）

耻骨后（60.4）

suprapubic（60.3）

耻骨上（60.3）

transurethral（60.21-60.29）

经尿道（60.21-60.29）

60.99　Other

60.99　其他

Excludes：prostatic massage（99.94）

不包括：前列腺按摩（99.94）

61　Operations on scrotum and tunica vaginalis

61　阴囊和睾丸鞘膜手术

61.0　Incision and drainage of scrotum and tunica vaginalis

61.0　阴囊和睾丸鞘膜切开引流术

Excludes：percutaneous aspiration of hydrocele（61.91）

不包括：经皮水囊肿抽吸（61.91）

61.1　Diagnostic procedures on scrotum and tunica vaginalis

61.1　阴囊和睾丸鞘膜的诊断性操作

61.11　Biopsy of scrotum or tunica vaginalis	61.11　阴囊或睾丸鞘膜的活组织检查
61.19　Other diagnostic procedures on scrotum and tunica vaginalis	61.19　阴囊和睾丸鞘膜的其他诊断性操作

61.2　Excision of hydrocele (of tunica vaginalis)

Bottle repair of hydrocele of tunica vaginalis

Excludes：percutaneous aspiration of hydrocele (61.91)

61.2　睾丸鞘膜积液切除术

睾丸鞘膜积液瓶状修补术

不包括：经皮水囊肿抽吸(61.91)

61.3　Excision or destruction of lesion or tissue of scrotum

Fulguration of lesion of scrotum

Reduction of elephantiasis of scrotum

Partial scrotectomy of scrotum

Excludes：biopsy of scrotum (61.11)

scrotal fistulectomy (61.42)

61.3　阴囊病损或阴囊组织切除术或破坏术

阴囊病损电灼术

阴囊象皮病复位术

部分阴囊切除术

不包括：阴囊活组织检查(61.11)

阴囊瘘管切除术(61.42)

61.4　Repair of scrotum and tunica vaginalis

61.41　Suture of laceration of scrotum and tunica vaginalis

61.42　Repair of scrotal fistula

61.49　Other repair of scrotum and tunica vaginalis

Reconstruction with rotational or pedicle flaps

61.4　阴囊和睾丸鞘膜修补术

61.41　阴囊和睾丸鞘膜裂伤缝合术

61.42　阴囊瘘管修补术

61.49　阴囊和睾丸鞘膜的其他修补术

旋转或带蒂皮片重建术

61.9　Other operations on scrotum and tunica vaginalis

61.91　Percutaneous aspiration of tunica vaginalis

Aspiration of hydrocele of tunica vaginalis

61.92　Excision of lesion of tunica vaginalis other than hydrocele

Excision of hematocele of tunica vaginalis

61.99　Other

Excludes：removal of foreign body from scrotum without incision (98.24)

61.9　阴囊和睾丸鞘膜的其他手术

61.91　经皮睾丸鞘膜抽吸术

睾丸鞘膜积液抽吸术

61.92　睾丸鞘膜病损切除术,除外水囊肿

睾丸鞘膜积血切除术

61.99　其他

不包括：阴囊异物去除不伴切开术(98.24)

62　Operations on testis

62　睾丸手术

| **62.0** | Incision of testis | **62.0** | 睾丸切开术 |
| **62.1** | Diagnostic procedures on testis | **62.1** | 睾丸的诊断性操作 |

62.11　Closed［percutaneous］［needle］biopsy of testis

62.11　闭合性［经皮］［针吸］睾丸活组织检查

62.12　Open biopsy of testis

62.12　开放性睾丸活组织检查

62.19　Other diagnostic procedures on testes

62.19　睾丸其他诊断性操作

62.2 Excision or destruction of testicular lesion

　　　　Excision of appendix testis

　　　　Excision of cyst of Morgagni in the male

　　　　Excludes：biopsy of testis（62.11-62.12）

62.2 睾丸病损切除术或破坏术

　　　　睾丸附件切除术

　　　　男性莫尔加尼囊肿切除术

　　　　不包括：睾丸活组织检查（62.11-62.12）

62.3 Unilateral orchiectomy

　　　　Orchidectomy（with epididymectomy）NOS

62.3 单侧睾丸切除术

　　　　睾丸切除术（伴附睾丸切除术）NOS

62.4 Bilateral orchiectomy

　　　　Male castration

　　　　Radical bilateral orchiectomy（with epididymectomy）

　　　　Code also：any synchronous lymph node dissection（40.3，40.5）

62.41　Removal of both testes at same operative episode

　　　　Bilateral orchidectomy NOS

62.42　Removal of remaining testis

　　　　Removal of solitary testis

62.4 双侧睾丸切除术

　　　　男性去势术

　　　　根治性双侧睾丸切除术（伴附睾丸切除术）

　　　　另编码：任何同时进行的淋巴结清扫术（40.3，40.5）

62.41　同一次手术中去除双侧睾丸

　　　　双侧睾丸切除术 NOS

62.42　残留睾丸去除

　　　　孤立睾丸去除

62.5 Orchiopexy

　　　　Mobilization and replacement of testis in scrotum

　　　　Orchiopexy with detorsion of testis

　　　　Torek（-Bevan）operation（orchidopexy）（first stage）（second stage）

　　　　Transplantation to and fixation of testis in scrotum

62.5 睾丸固定术

　　　　阴囊中睾丸的松动和复位术

　　　　睾丸固定术伴睾丸扭转矫正

　　　　托雷克（-毕范）手术（睾丸固定术）（一期）（二期）

　　　　睾丸移植和固定术于阴囊中

62.6 Repair of testes

　　　　Excludes：reduction of torsion（63.52）

62.6 睾丸修补术

　　　　不包括：扭转复位术（63.52）

62.61	Suture of laceration of testis	62.61　睾丸裂伤缝合术
62.69	Other repair of testis	62.69　睾丸其他修补术
	Testicular graft	睾丸移植术

62.7 Insertion of testicular prosthesis

62.9 Other operations on testes

62.91　Aspiration of testis

　　　Excludes：percutaneous biopsy of testis
　　　　（62.11）

62.92　Injection of therapeutic substance into testis

62.99　Other

62.7 睾丸假体置入

62.9 睾丸其他手术

62.91　睾丸抽吸术

　　　不包括：经皮睾丸活组织检查（62.11）

62.92　治疗性物质注入睾丸

62.99　其他

63 Operations on spermatic cord, epididymis, and vas deferens

63 精索、附睾和输精管的手术

63.0 Diagnostic procedures on spermatic cord, epididymis, and vas deferens

63.01　Biopsy of spermatic cord, epididymis, or vas deferens

63.09　Other diagnostic procedures on spermatic cord, epididymis, and vas deferens

　　　Excludes：contrast epididymogram
　　　　（87.93）

　　　　contrast vasogram（87.94）

　　　　other x-ray of epididymis and vas deferens（87.95）

63.0 精索、附睾和输精管的诊断性操作

63.01　精索、附睾和输精管的活组织检查

63.09　精索、附睾和输精管的其他诊断性操作

　　　不包括：对比剂附睾造影图（87.93）

　　　　对比剂输精管造影图（87.94）

　　　　附睾和输精管的其他 X 线检查（87.95）

63.1 Excision of varicocele and hydrocele of spermatic cord

High ligation of spermatic vein

Hydrocelectomy of canal of Nuck

63.1 精索静脉曲张和精索积液切除术

高位精索静脉结扎术

努克管积水鞘膜切除术

63.2 Excision of cyst of epididymis

Spermatocelectomy

63.2 附睾囊肿切除术

精液囊肿切除术

63.3 Excision of other lesion or tissue of spermatic cord and epididymis

Excision of appendix epididymis

　　　Excludes：biopsy of spermatic cord or epididymis（63.01）

63.3 精索和附睾的其他病损或组织切除术

附睾附件切除术

　　　不包括：精索或附睾的活组织检查（63.01）

63.4　**Epididymectomy**

Excludes：that synchronous with orchi-ectomy（62.3-62.42）

63.5　**Repair of spermatic cord and epididymis**

63.51　Suture of laceration of spermatic cord and epididymis

63.52　Reduction of torsion of testis or spermatic cord

Excludes：that associated with orchiopexy（62.5）

63.53　Transplantation of spermatic cord

63.59　Other repair of spermatic cord and epididymis

63.6　**Vasotomy**

Vasostomy

63.7　**Vasectomy and ligation of vas deferens**

63.70　Male sterilization procedure, not otherwise specified

63.71　Ligation of vas deferens

Crushing of vas deferens

Division of vas deferens

63.72　Ligation of spermatic cord

63.73　Vasectomy

63.8　**Repair of vas deferens and epididymis**

63.81　Suture of laceration of vas deferens and epididymis

63.82　Reconstruction of surgically divided vas deferens

63.83　Epididymovasostomy

63.84　Removal of ligature from vas deferens

63.85　Removal of valve from vas deferens

63.89　Other repair of vas deferens and epididymis

63.9　**Other operations on spermatic cord, epididymis, and vas deferens**

63.4　**附睾切除术**

不包括：同时伴睾丸切除术（62.3-62.42）

63.5　**精索和附睾修补术**

63.51　精索和附睾裂伤缝合术

63.52　睾丸或精索扭转的复位术

不包括：同时伴睾丸固定术（62.5）

63.53　精索移植术

63.59　精索和附睾的其他修补术

63.6　**输精管切断术**

输精管造口术

63.7　**输精管切除术和输精管结扎术**

63.70　男性绝育术 NOS

63.71　输精管结扎术

输精管挤压

输精管切断

63.72　精索结扎术

63.73　输精管切除术

63.8　**输精管和附睾修补术**

63.81　输精管和附睾裂伤的缝合术

63.82　手术切断的输精管重建术

63.83　附睾输精管吻合术

63.84　输精管结扎去除

63.85　输精管瓣膜去除

63.89　输精管和附睾的其他修补术

63.9　**精索、附睾和输精管的其他手术**

63.91	Aspiration of spermatocele		63.91	精液囊肿抽吸术
63.92	Epididymotomy		63.92	附睾切开术
63.93	Incision of spermatic cord		63.93	精索切开术
63.94	Lysis of adhesions of spermatic cord		63.94	精索粘连松解术
63.95	Insertion of valve in vas deferens		63.95	输精管瓣膜置入
63.99	Other		63.99	其他

64　Operations on penis

Includes: operations on:
 corpora cavernosa
 glans penis
 prepuce

64　阴茎手术

包括:手术:
 海绵体
 龟头
 阴茎包皮

64.0　Circumcision

64.1　Diagnostic procedures on the penis

64.11	Biopsy of penis		64.11	阴茎活组织检查
64.19	Other diagnostic procedures on penis		64.19	阴茎的其他诊断性操作

64.2　Local excision or destruction of lesion of penis

Excludes: biopsy of penis (64.11)

64.0　包皮环切术

64.1　阴茎的诊断性操作

64.2　阴茎病损的局部切除术或破坏术

不包括:阴茎活组织检查(64.11)

64.3　Amputation of penis

64.4　Repair and plastic operation on penis

64.41	Suture of laceration of penis		64.41	阴茎裂伤缝合术
64.42	Release of chordee		64.42	阴茎痛性勃起松解术
64.43	Construction of penis		64.43	阴茎建造术
64.44	Reconstruction of penis		64.44	阴茎重建术
64.45	Replantation of penis		64.45	阴茎再植术
	Reattachment of amputated penis			截断的阴茎再附着
64.49	Other repair of penis		64.49	阴茎的其他修补术

64.3　阴茎截断术

64.4　阴茎修补术和整形术

Excludes: repair of epispadias and hypospadias (58.45)

不包括:尿道上裂和尿道下裂修补术(58.45)

64.5　Operations for sex transformation, not elsewhere classified

64.9　Other operations on male genital organs

64.91	Dorsal or lateral slit of prepuce		64.91	阴茎背侧或外侧包皮切开
64.92	Incision of penis		64.92	阴茎切开术

64.5　性转变手术 NEC

64.9　男性生殖器官的其他手术

64.93　Division of penile adhesions

64.94　Fitting of external prosthesis of penis

　　　　Penile prosthesis NOS

64.95　Insertion or replacement of non-inflatable penile prosthesis

　　　　Insertion of semi-rigid rod prosthesis into shaft of penis

　　　　Excludes：external penile prosthesis (64.94)

　　　　　inflatable penile prosthesis (64.97)

　　　　　plastic repair，penis (64.43-64.49)

　　　　　that associated with：

　　　　　　construction (64.43)

　　　　　　reconstruction (64.44)

64.96　Removal of internal prosthesis of penis

　　　　Removal without replacement of non-inflatable or inflatable penile prosthesis

64.97　Insertion or replacement of inflatable penile prosthesis

　　　　Insertion of cylinders into shaft of penis and placement of pump and reservoir

　　　　Excludes：external penile prosthesis (64.94)

　　　　　non-inflatable penile prosthesis (64.95)

　　　　　plastic repair，penis (64.43-64.49)

64.98　Other operations on penis

　　　　Corpora cavernosa corpus spongiosum shunt

　　　　Corpora saphenous shunt

　　　　Irrigation of corpus cavernosum

　　　　Excludes：removal of foreign body：

　　　　　intraluminal (98.19)

　　　　　without incision (98.24)

　　　　　stretching of foreskin (99.95)

64.99　Other

　　　　Excludes：collection of sperm for artificial insemination (99.96)

64.93　阴茎粘连切断

64.94　阴茎外部假体装配

　　　　阴茎假体 NOS

64.95　非可膨胀性阴茎假体的置入或置换

　　　　半坚硬棒置入阴茎干

　　　　不包括：阴茎外部假体(64.94)

　　　　　可膨胀阴茎假体(64.97)

　　　　　阴茎整形修补术(64.43-64.49)

　　　　　伴：

　　　　　　建造术(64.43)

　　　　　　重建术(64.44)

64.96　去除阴茎内部假体

　　　　非可膨胀性或膨胀性阴茎假体的去除不伴置换

64.97　膨胀性阴茎假体置入或置换

　　　　圆柱体置入阴茎干及液泵阀和储液囊

　　　　不包括：阴茎外部假体(64.94)

　　　　　非可膨胀性阴茎假体(64.95)

　　　　　阴茎整形修补术(64.43-64.49)

64.98　阴茎的其他手术

　　　　海绵体-尿道海绵体分流术

　　　　海绵体-隐静脉分流术

　　　　海绵体冲洗术

　　　　不包括：异物去除：

　　　　　管腔内(98.19)

　　　　　不切开术(98.24)

　　　　　包皮伸展术(99.95)

64.99　其他

　　　　不包括：收集精液用于人工授精(99.96)

Chapter 14
OPERATIONS ON THE FEMALE GENITAL ORGANS (65-71)

65 Operations on ovary

Code also: any application or administration of an adhesion barrier substance (99.77)

65.0 Oophorotomy
Salpingo-oophorotomy
65.01 Laparoscopic oophorotomy
65.09 Other oophorotomy

65.1 Diagnostic procedures on ovaries
65.11 Aspiration biopsy of ovary
65.12 Other biopsy of ovary
65.13 Laparoscopic biopsy of ovary
65.14 Other laparoscopic diagnostic procedures on ovaries
65.19 Other diagnostic procedures on ovaries
Excludes: microscopic examination of specimen from ovary (91.41-91.49)

65.2 Local excision or destruction of ovarian lesion or tissue
65.21 Marsupialization of ovarian cyst
Excludes: that by laparoscope (65.23)

65.22 Wedge resection of ovary
Excludes: that by laparoscope (65.24)

65.23 Laparoscopic marsupialization of ovarian cyst
65.24 Laparoscopic wedge resection of ovary
65.25 Other laparoscopic local excision or destruction of ovary

65.29 Other local excision or destruction of ovary
Bisection of ovary

第14章
女性生殖器官手术(65-71)

65 卵巢手术

另编码:任何粘连屏障物质的使用或给予 (99.77)

65.0 卵巢切开术
输卵管-卵巢切开术
65.01 腹腔镜下卵巢切开术
65.09 其他卵巢切开术

65.1 卵巢的诊断性操作
65.11 卵巢抽吸活组织检查
65.12 卵巢其他活组织检查
65.13 腹腔镜下卵巢活组织检查
65.14 其他腹腔镜下卵巢的诊断性操作

65.19 卵巢的其他诊断性操作
不包括:卵巢标本的显微镜检查(91.41-91.49)

65.2 卵巢病损或卵巢组织的局部切除术或破坏术
65.21 卵巢囊肿袋形缝合术[造袋术]
不包括:腹腔镜下的卵巢囊肿袋形缝合术 (65.23)

65.22 卵巢楔形切除术
不包括:腹腔镜下卵巢楔形切除术 (65.24)

65.23 腹腔镜下卵巢囊肿袋形缝合术[造袋术]
65.24 腹腔镜下卵巢楔形部分切除术
65.25 其他腹腔镜下卵巢局部切除术或破坏术

65.29 其他卵巢局部切除术或破坏术

卵巢对切术

Cauterization of ovary	卵巢烧灼术
Partial excision of ovary	卵巢部分切除术
Excludes：biopsy of ovary（65.11-65.13)	不包括:卵巢活组织检查(65.11-65.13)
that by laparoscope (65.25)	腹腔镜下卵巢局部切除术或破坏术(65.25)

65.3 Unilateral oophorectomy

65.31 Laparoscopic unilateral oophorectomy

65.39 Other unilateral oophorectomy

Excludes：that by laparoscope (65.31)

65.3 单侧卵巢切除术

65.31 腹腔镜下单侧卵巢切除术

65.39 其他单侧卵巢切除术

不包括:腹腔镜下单侧卵巢切除术(65.31)

65.4 Unilateral salpingo-oophorectomy

65.41 Laparoscopic unilateral salpingo-oophorectomy

65.49 Other unilateral salpingo-oophorectomy

65.4 单侧输卵管-卵巢切除术

65.41 腹腔镜下单侧输卵管-卵巢切除术

65.49 其他单侧输卵管-卵巢切除术

65.5 Bilateral oophorectomy

65.51 Other removal of both ovaries at same operative episode

Female castration

Excludes：that by laparoscope (65.53)

65.52 Other removal of remaining ovary

Removal of solitary ovary

Excludes：that by laparoscope (65.54)

65.53 Laparoscopic removal of both ovaries at same operative episode

65.54 Laparoscopic removal of remaining ovary

65.5 双侧卵巢切除术

65.51 其他一次手术切除双侧卵巢

女性去势术

不包括:腹腔镜下一次手术切除双侧卵巢(65.53)

65.52 残留卵巢其他切除

孤立卵巢切除

不包括:腹腔镜下残留卵巢切除术(65.54)

65.53 腹腔镜下一次手术切除双侧卵巢

65.54 腹腔镜下残留卵巢切除术

65.6 Bilateral salpingo-oophorectomy

65.61 Other removal of both ovaries and tubes at same operative episode

Excludes：that by laparoscope (65.63)

65.62 Other removal of remaining ovary and tube

Removal of solitary ovary and tube

Excludes：that by laparoscope (65.64)

65.6 双侧输卵管-卵巢切除术

65.61 其他一次手术切除双侧卵巢和输卵管

不包括:腹腔镜下一次手术切除双侧卵巢和输卵管(65.63)

65.62 其他残留卵巢和输卵管切除术

孤立卵巢和输卵管切除

不包括:腹腔镜下残留卵巢和输卵管切除(65.64)

65.63	Laparoscopic removal of both ovaries and tubes at same operative episode
65.64	Laparoscopic removal of remaining ovary and tube

65.7　Repair of ovary

　　Excludes：salpingo-oophorostomy (66.72)

65.71　Other simple suture of ovary

　　Excludes：that by laparoscope (65.74)

65.72　Other reimplantation of ovary

　　Excludes：that by laparoscope (65.75)

65.73　Other salpingo-oophoroplasty

　　Excludes：that by laparoscope (65.76)

65.74　Laparoscopic simple suture of ovary

65.75　Laparoscopic reimplantation of ovary

65.76　Laparoscopic salpingo-oophoroplasty

65.79　Other repair of ovary

　　Oophoropexy

65.8　Lysis of adhesions of ovary and fallopian tube

65.81　Laparoscopic lysis of adhesions of ovary and fallopian tube

65.89　Other lysis of adhesions of ovary and fallopian tube

　　Excludes：that by laparoscope (65.81)

65.9　Other operations on ovary

65.91　Aspiration of ovary

　　Excludes：aspiration biopsy of ovary (65.11)

65.92　Transplantation of ovary

　　Excludes：reimplantation of ovary

　　　laparoscopic (65.75)

　　　other (65.72)

65.93　Manual rupture of ovarian cyst

65.94　Ovarian denervation

65.95　Release of torsion of ovary

65.99　Other

65.63　腹腔镜下一次手术切除双侧卵巢和输卵管

65.64　腹腔镜下残留卵巢和输卵管切除术

65.7　卵巢修补术

　　不包括：输卵管-卵巢吻合术(66.72)

65.71　其他单纯卵巢缝合术

　　不包括：腹腔镜下单纯卵巢缝合术(65.74)

65.72　其他卵巢再植入

　　不包括：腹腔镜下卵巢再植入术(65.75)

65.73　其他输卵管-卵巢成形术

　　不包括：腹腔镜下输卵管-卵巢成形术(65.76)

65.74　腹腔镜下卵巢单纯缝合术

65.75　腹腔镜下卵巢再植入

65.76　腹腔镜下输卵管-卵巢成形术

65.79　卵巢其他修补术

　　卵巢固定术

65.8　卵巢和输卵管粘连松解术

65.81　腹腔镜下卵巢和输卵管粘连松解术

65.89　其他卵巢和输卵管粘连松解术

　　不包括：腹腔镜卵巢和输卵管粘连松解术(65.81)

65.9　卵巢其他手术

65.91　卵巢抽吸术

　　不包括：卵巢抽吸活组织检查(65.11)

65.92　卵巢移植术

　　不包括：卵巢再植入

　　　腹腔镜的(65.75)

　　　其他(65.72)

65.93　卵巢囊肿手法破裂术

65.94　卵巢去神经术

65.95　卵巢扭转松解术

65.99　其他

Ovarian drilling

卵巢钻孔

66 Operations on fallopian tubes

Code also：any application or administration of an adhesion barrier substance（99.77）

66 输卵管手术

另编码：任何粘连屏障物质的使用或给予（99.77）

66.0 Salpingotomy and salpingostomy
66.01　Salpingotomy
66.02　Salpingostomy

66.0 输卵管切开术和输卵管造口术
66.01　输卵管切开术
66.02　输卵管造口术

66.1 Diagnostic procedures on fallopian tubes
66.11　Biopsy of fallopian tube
66.19　Other diagnostic procedures on fallopian tubes

Excludes：microscopic examination of specimen from fallopian tubes（91.41-91.49）

radiography of fallopian tubes（87.82-87.83，87.85）

Rubin's test（66.8）

66.1 输卵管的诊断性操作
66.11　输卵管的活组织检查
66.19　输卵管的其他诊断性操作

不包括：输卵管标本的显微镜检查（91.41-91.49）

输卵管放射照相术（87.82-87.83，87.85）

鲁宾试验（66.8）

66.2 Bilateral endoscopic destruction or occlusion of fallopian tubes
Includes：bilateral endoscopic destruction or occlusion of fallopian tubes by：

culdoscopy

endoscopy

hysteroscopy

laparoscopy

peritoneoscopy

endoscopic destruction of solitary fallopian tube

66.21　Bilateral endoscopic ligation and crushing of fallopian tubes
66.22　Bilateral endoscopic ligation and division of fallopian tubes
66.29　Other bilateral endoscopic destruction or occlusion of fallopian tubes

66.2 双侧输卵管内镜下破坏术或闭合
包括：输卵管双侧内镜破坏术或闭合：

陷凹镜检查

内镜检查

子宫镜检查

腹腔镜检查

腹膜镜检查

内镜下孤立输卵管破坏术

66.21　双侧输卵管内镜下结扎术和挤压术
66.22　双侧输卵管内镜下结扎术和切断术
66.29　其他输卵管双侧内镜下破坏术或闭合术

66.3 **Other bilateral destruction or occlusion of fallopian tubes**

Includes：destruction of solitary fallopian tube

Excludes：endoscopic destruction or occlusion of fallopian tubes（66.21-66.29）

66.31　Other bilateral ligation and crushing of fallopian tubes

66.32　Other bilateral ligation and division of fallopian tubes

Pomeroy operation

66.39　Other bilateral destruction or occlusion of fallopian tubes

Female sterilization operation NOS

66.4 **Total unilateral salpingectomy**
66.5 **Total bilateral salpingectomy**

Excludes：bilateral partial salpingectomy for sterilization（66.39）

that with oophorectomy（65.61-65.64）

66.51　Removal of both fallopian tubes at same operative episode

66.52　Removal of remaining fallopian tube

Removal of solitary fallopian tube

66.6 **Other salpingectomy**

Includes：salpingectomy by：

cauterization

coagulation

electrocoagulation

excision

Excludes：fistulectomy（66.73）

66.61　Excision or destruction of lesion of fallopian tube

Excludes：biopsy of fallopian tube（66.11）

66.62　Salpingectomy with removal of tubal pregnancy

66.3 **其他双侧输卵管破坏术或闭合术**

包括：孤立输卵管破坏术

不包括：输卵管内镜下破坏术或闭合（66.21-66.29）

66.31　其他双侧输卵管结扎术和挤压术

66.32　其他双侧输卵管结扎术和切断术

波罗伊手术（女性避孕的一种方法）

66.39　其他双侧输卵管破坏术或闭合

女性绝育术 NOS

66.4 **单侧输卵管全部切除术**
66.5 **双侧输卵管全部切除术**

不包括：双侧部分输卵管切除术，用于绝育（66.39）
双侧输卵管全部切除术伴卵巢切除术（65.61-65.64）

66.51　一次手术切除双侧输卵管

66.52　残留输卵管切除

孤立输卵管切除

66.6 **其他输卵管切除术**

包括：输卵管切除术，通过：

烧灼术

凝固术

电凝固术

切除术

不包括：瘘管切除术（66.73）

66.61　输卵管病损切除术或破坏术

不包括：输卵管活组织检查（66.11）

66.62　输卵管切除术伴去除输卵管妊娠

Code also：any synchronous oophorec-
tomy（65.31，65.39）

另编码：任何同时进行的卵巢切除术
（65.31，65.39）

| 66.63 | Bilateral partial salpingectomy，not oth-erwise specified | 66.63 | 双侧部分输卵管切除术 NOS |
| 66.69 | Other partial salpingectomy | 66.69 | 其他部分输卵管切除术 |

66.7 Repair of fallopian tube

66.7 输卵管修补术

66.71	Simple suture of fallopian tube	66.71	单纯输卵管缝合术
66.72	Salpingo-oophorostomy	66.72	输卵管-卵巢吻合术
66.73	Salpingo-salpingostomy	66.73	输卵管-输卵管吻合术
66.74	Salpingo-uterostomy	66.74	输卵管-子宫吻合术
66.79	Other repair of fallopian tube	66.79	输卵管其他修补术
	Graft of fallopian tube		输卵管移植术
	Reopening of divided fallopian tube		切断的输卵管再通术
	Salpingoplasty		输卵管成形术

66.8 Insufflation of fallopian tube

66.8 输卵管鼓气法

Insufflation of fallopian tube with：

　air

　dye

　gas

　saline

　Rubin's test

输卵管注气,用：

　空气

　染色剂

　气体

　盐水

　鲁宾试验

Excludes：insufflation of therapeutic（66.95）

　that for hysterosalpingography（87.82-87.83）

不包括:治疗性物质吹入法(66.95)

　输卵管注气用于子宫输卵管造影术（87.82-87.83）

66.9 Other operations on fallopian tubes

66.9 输卵管的其他手术

| 66.91 | Aspiration of fallopian tube | 66.91 | 输卵管抽吸术 |
| 66.92 | Unilateral destruction or occlusion of fallopian tube | 66.92 | 单侧输卵管破坏或闭合 |

Excludes：that of solitary tube（66.21-66.39）

不包括:孤立输卵管破坏或闭合(66.21-66.39)

66.93	Implantation or replacement of prosthe-sis of fallopian tube	66.93	输卵管假体置入或置换
66.94	Removal of prosthesis of fallopian tube	66.94	输卵管假体去除
66.95	Insufflation of therapeutic agent into fal-lopian tubes	66.95	治疗性物质吹入输卵管
66.96	Dilation of fallopian tube	66.96	输卵管扩张术
66.97	Burying of fimbriae in uterine wall	66.97	输卵管伞埋入子宫壁
66.99	Other	66.99	其他

Excludes：lysis of adhesions of ovary and tube	**不包括**：卵巢和输卵管粘连松解术
laparoscopic（65.81）	腹腔镜下（65.81）
other（65.89）	其他（65.89）

67　Operations on cervix

67　子宫颈手术

Code also：any application or administration of an adhesion barrier substance（99.77）

另编码：其他粘连屏障物的使用或给予（99.77）

67.0　Dilation of cervical canal
Excludes：dilation and curettage（69.01-69.09）
that for induction of labor（73.1）

67.0　子宫颈管扩张
不包括：扩张和刮宫（69.01-69.09）
子宫颈管扩张用于引产（73.1）

67.1　Diagnostic procedures on cervix
67.11　Endocervical biopsy
　　Excludes：conization of cervix（67.2）
67.12　Other cervical biopsy
　　Punch biopsy of cervix NOS
　　Excludes：conization of cervix（67.2）
67.19　Other diagnostic procedures on cervix
　　Excludes：microscopic examination of specimen from cervix（91.41-91.49）

67.1　子宫颈的诊断性操作
67.11　子宫颈内活组织检查
　　不包括：子宫颈锥形切除术（67.2）
67.12　其他子宫颈活组织检查
　　子宫颈活组织检查 NOS
　　不包括：子宫颈锥形切除术（67.2）
67.19　子宫颈的其他诊断性操作
　　不包括：子宫颈标本的显微镜检查（91.41-91.49）

67.2　Conization of cervix
　　Excludes：that by：
　　cryosurgery（67.33）
　　electrosurgery（67.32）

67.2　子宫颈锥形切除术
　　不包括：子宫颈锥形切除术：
　　冷冻手术（67.33）
　　电切手术（67.32）

67.3　Other excision or destruction of lesion or tissue of cervix
67.31　Marsupialization of cervical cyst
67.32　Destruction of lesion of cervix by cauterization
　　Electroconization of cervix
　　LEEP（loop electrosurgical excision procedure）
　　LLETZ（large loop excision of the transformation zone）
67.33　Destruction of lesion of cervix by cryosurgery

67.3　子宫颈病损或子宫颈组织的其他切除术或破坏术
67.31　子宫颈囊肿袋形缝合术［造袋术］
67.32　子宫颈病损烧灼破坏术

　　子宫颈锥形电切除术
　　LEEP（环形电切术）

　　LLETZ（转化区大环形切除术）

67.33　子宫颈病损冷冻破坏术

Cryoconization of cervix

子宫颈冷冻锥形切除术

67.39 Other excision or destruction of lesion or tissue of cervix

Excludes：biopsy of cervix（67.11-67.12）

cervical fistulectomy（67.62）

conization of cervix（67.2）

67.39 子宫颈病损或组织的其他切除术或破坏术

不包括：子宫颈活组织检查（67.11-67.12）

子宫颈瘘管切除术（67.62）

子宫颈锥形切除术（67.2）

67.4 **Amputation of cervix**

Cervicectomy with synchronous colporrhaphy

67.4 子宫颈截断术

子宫颈切除术同时伴阴道缝合术

67.5 **Repair of internal cervical os**

67.51 Transabdominal cerclage of cervix

67.59 Other repair of internal cervical os

Cerclage of isthmus uteri

McDonald operation

Shirodkar operation

Transvaginal cerclage

Excludes：laparoscopically assisted supracervical hysterectomy [LASH]（68.31）

transabdominal cerclage of cervix（67.51）

67.5 子宫颈内口修补术

67.51 经腹子宫颈环扎术

67.59 子宫颈内口的其他修补术

子宫峡部环扎术

麦克唐纳手术

希罗德卡手术（子宫经典环绕缝合术）

经阴道环扎术

不包括：腹腔镜辅助子宫颈上子宫切除术 [LASH]（68.31）

经腹子宫颈环扎术（67.51）

67.6 **Other repair of cervix**

Excludes：repair of current obstetric laceration（75.51）

67.61 Suture of laceration of cervix

67.62 Repair of fistula of cervix

Cervicosigmoidal fistulectomy

Excludes：fistulectomy：

cervicovesical（57.84）

ureterocervical（56.84）

vesicocervicovaginal（57.84）

67.69 Other repair of cervix

Repair of old obstetric laceration of cervix

67.6 子宫颈的其他修补术

不包括：近期产科裂伤的修补术（75.51）

67.61 子宫颈裂伤缝合术

67.62 子宫颈瘘管修补术

子宫颈乙状结肠瘘管切除术

不包括：瘘管切除术：

膀胱子宫颈（57.84）

输尿管子宫颈（56.84）

膀胱子宫颈阴道（57.84）

67.69 子宫颈的其他修补术

子宫颈陈旧性产科裂伤修补术

68 **Other incision and excision of uterus**

Code also：any application or administration of an adhesion barrier substance（99.77）

68 子宫的其他切开术和切除术

另编码：任何粘连屏障物质的使用或给予（99.77）

68.0　**Hysterotomy**

Hysterotomy with removal of hydatidi-form mole

Excludes：hysterotomy for termination of pregnancy(74.91)

68.1　**Diagnostic procedures on uterus and supporting structures**

68.11　Digital examination of uterus

Excludes：pelvic examination, so describe (89.26)

postpartal manual exploration of uterine cavity (75.7)

68.12　Hysteroscopy

Excludes：that with biopsy (68.16)

68.13　Open biopsy of uterus

Excludes：closed biopsy of uterus (68.16)

68.14　Open biopsy of uterine ligaments

Excludes：closed biopsy of uterin ligaments (68.15)

68.15　Closed biopsy of uterine ligaments

Endoscopic (laparoscopy) biopsy of uterine adnexa, except ovary and Fallopian tube

68.16　Closed biopsy of uterus

Endoscopic (laparoscopy) (hysteroscopy) biopsy of uterus

Excludes：open biopsy of uterus (68.13)

68.19　Other diagnostic procedures on uterus and supporting structures

Excludes：diagnostic：

aspiration curettage (69.59)

dilation and curettage (69.09)

microscopic examination of specimen from uterus (91.41-91.49)

pelvic examination (89.26)

radioisotope scan of：

placenta (92.17)

uterus (92.19)

ultrasonography of uterus (88.78-88.79)

68.0　子宫切开术

子宫切开术同时伴去除葡萄胎

不包括：子宫切开术用于终止妊娠(74.91)

68.1　子宫和支持结构的诊断性操作

68.11　子宫指检

不包括：描述为盆腔检查(89.26)

产后子宫腔手法探查术(75.7)

68.12　子宫镜检查

不包括：子宫镜检查伴活组织检查(68.16)

68.13　开放性子宫活组织检查

不包括：闭合性子宫活组织检查(68.16)

68.14　开放性子宫韧带活组织检查

不包括：闭合性子宫韧带活组织检查(68.15)

68.15　闭合性子宫韧带活组织检查

内镜(腹腔镜检查)子宫附件活组织检查，除外卵巢和输卵管

68.16　闭合性子宫活组织检查

内镜(腹腔镜检查)(子宫镜检查)子宫活组织检查

不包括：开放性子宫活组织检查(68.13)

68.19　子宫和支持结构的其他诊断性操作

不包括：诊断性：

抽吸刮宫术(69.59)

扩张和刮宫术(69.09)

子宫标本的显微镜检查(91.41-91.49)

盆腔检查(89.26)

放射性核素扫描：

胎盘(92.17)

子宫(92.19)

子宫超声波检查(88.78-88.79)

X-ray of uterus (87. 81-87. 89) | 子宫 X 线检查(87. 81-87. 89)

68.2 Excision or destruction of lesion or tissue of uterus

68.2 子宫病损或组织的切除术或破坏术

68. 21　Division of endometrial synechiae

　　　　Lysis of intraluminal uterine adhesions

68. 21　子宫内膜粘连切断术

　　　　子宫腔内粘连松解术

68. 22　Incision or excision of congenital septum of uterus

68. 22　子宫先天性隔膜切开术或切除术

68. 23　Endometrial ablation

　　　　Dilation and curettage

　　　　Hysteroscopic endometrial ablation

68. 23　子宫内膜切除术

　　　　扩张和刮宫术

　　　　子宫镜下子宫内膜切除术

68. 24　Uterine artery embolization [UAE] with coils

　　　　Excludes：that without coils (68. 25)

68. 24　子宫动脉弹簧圈栓塞[UAE]

　　　　不包括：未使用弹簧圈(68. 25)

68. 25　Uterine artery embolization [UAE] without coils

　　　　Includes that by：

　　　　　　gelatin sponge

　　　　　　gelfoam

　　　　　　microspheres

　　　　　　particulate agent NOS

　　　　　　polyvinyl alcohol [PVA]

　　　　　　spherical embolics

　　　　Excludes：that with coils (68. 24)

68. 25　子宫动脉栓塞[UAE]不伴弹簧圈

　　　　包括用：

　　　　　　明胶海绵

　　　　　　明胶海绵

　　　　　　微球体

　　　　　　颗粒剂

　　　　　　聚乙烯醇[PVA]

　　　　　　球形栓子

　　　　不包括：使用弹簧圈(68. 24)

68. 29　Other excision or destruction of lesion of uterus

　　　　Uterine myomectomy

　　　　Excludes：biopsy of uterus (68. 13, 68. 16)

　　　　　　uterine fistulectomy (69. 42)

68. 29　子宫病损的其他切除术或破坏术

　　　　子宫肌瘤切除术

　　　　不包括：子宫活组织检查(68. 13, 68. 16)

　　　　　　子宫瘘管切除术(69. 42)

68.3 Subtotal abdominal hysterectomy

68.3 经腹子宫次全切除术

68. 31　Laparoscopic supracervical hysterectomy [LSH]

　　　　Classic infrafascial SEMM hysterectomy [CISH]

　　　　Laparoscopically assisted supracervical hysterectomy [LASH]

68. 31　腹腔镜下子宫颈上子宫切除术[LSH]

　　　　标准子宫颈筋膜内子宫切除术[CISH]

　　　　腹腔镜辅助子宫颈上子宫切除术[LASH]

68. 39　Other and unspecified subtotal abdominal hysterectomy

　　　　Supracervical hysterectomy

68. 39　其他和未特指的腹部次全子宫切除术

　　　　子宫颈上子宫切除术

Excludes：classic infrafascial SEMM hysterectomy［CISH］(68.31)

laparoscopic supracervical hysterectomy［LSH］(68.31)

不包括：标准子宫颈筋膜内子宫切除术［CISH］(68.31)

腹腔镜下子宫颈上子宫切除术［LSH］(68.31)

68.4　**Total abdominal hysterectomy**

Hysterectomy：

extended

Code also：any synchronous removal of tubes and ovaries (65.31-65.64)

Excludes：radical abdominal hysterectomy，any approach (68.61-68.69)

68.41　Laparoscopic total abdominal hysterectomy

Total laparoscopic hysterectomy［TLH］

68.49　Other and unspecified total abdominal hysterectomy

Hysterectomy：

extended

Excludes：laparoscopic total abdominal hysterectomy (68.41)

68.4　**经腹子宫全部切除术**

子宫切除术：

扩大

另编码：任何同时进行的输卵管和卵巢去除(65.31-65.64)

不包括：根治性腹式子宫切除术，任何入路(68.61-68.69)

68.41　腹腔镜下经腹全子宫切除术

腹腔镜下全子宫切除术［TLH］

68.49　其他和未特指的腹式全子宫切除术

子宫切除术：

扩大性

不包括：腹腔镜下经腹全子宫切除术(68.41)

68.5　**Vaginal hysterectomy**

Code also：any synchronous：

removal of tubes and ovaries (65.31-65.64)

repair of cystocele or rectocele (70.50-70.52)

repair of pelvic floor (70.79)

68.51　Laparoscopically assisted vaginal hysterectomy (LAVH)

68.59　Other and unspecified vaginal hysterectomy

Excludes：laparoscopically assisted vaginal hysterectomy (LAVH) (68.51)

radical vaginal hysterectomy (68.7)

68.5　**阴道子宫切除术**

另编码：任何同时进行的：

输卵管和卵巢去除(65.31-65.64)

膀胱膨出或直肠膨出的修补术(70.50-70.52)

盆底修补术(70.79)

68.51　腹腔镜辅助阴道子宫切除术(LAVH)

68.59　其他和未特指的阴道子宫切除术

不包括：腹腔镜辅助阴道子宫切除术(LAVH)(68.51)

根治性阴道子宫切除术(68.7)

68.6　**Radical abdominal hysterectomy**

Code also：any synchronous：

lymph gland dissection (40.3，40.5)

removal of tubes and ovaries (65.31-65.64)

68.6　**经腹根治性子宫切除术**

另编码：任何同时进行的：

淋巴结清扫术(40.3，40.5)

输卵管和卵巢去除(65.31-65.64)

Excludes：pelvic evisceration（68.8）

68.61　Laparoscopic radical abdominal hysterectomy

Laparoscopic modified radical hysterectomy

Total laparoscopic radical hysterectomy [TLRH]

68.69　Other and unspecified radical abdominal hysterectomy

Modified radical hysterectomy

Wertheim's operation

Excludes：laparoscopic total abdominal hysterectomy（68.41）

laparoscopic radical abdominal hysterectomy（68.61）

68.7　Radical vaginal hysterectomy

Code also：any synchronous：

lymph gland dissection（40.3，40.5）

removal of tubes and ovaries（65.31-65.64）

Excludes：abdominal hysterectomy, any approach （68.31-68.39，68.41-68.49，68.61-68.69，68.9）

68.71　Laparoscopic radical vaginal hysterectomy [LRVH]

68.79　Other and unspecified radical vaginal hysterectomy

Hysterocolpectomy

Schauta operation

68.8　Pelvic evisceration

Removal of ovaries, tubes, uterus, vagina, bladder, and urethra （with removal of sigmoid colon and rectum）

Code also：any synchronous：

colostomy（46.12-46.13）

lymph gland dissection（40.3，40.5）

urinary diversion（56.51-56.79）

68.9　Other and unspecified hysterectomy

Hysterectomy NOS

不包括：盆腔内容物摘出术（68.8）

68.61　腹腔镜下根治性腹的子宫切除术

腹腔镜下改良根治性子宫切除术

腹腔镜根治性全子宫切除［TLRH］

68.69　其他和未特指的腹式根治性子宫切除术

改良根治性子宫切除术

Wertheim 手术

不包括：腹腔镜下经腹全子宫切除术（68.41）

腹腔镜下根治性腹的子宫切除术（68.61）

68.7　根治性阴道的子宫切除术

另编码：任何同时进行的：

淋巴结清扫术（40.3，40.5）

输卵管和卵巢去除（65.31-65.64）

不包括：腹式子宫切除术，任何入路（68.31-68.39，68.41-68.49，68.61-68.69，68.9）

68.71　腹腔镜下根治性阴道的子宫切除术［LRVH］

68.79　其他和未特指的根治性阴道子宫切除术

子宫阴道式切除术

Schauta 手术

68.8　盆腔脏器去除术

卵巢、输卵管、子宫、阴道、膀胱和尿道去除（伴乙状结肠和直肠去除）

另编码：任何同时进行的：

结肠造口术（46.12-46.13）

淋巴结清扫术（40.3，40.5）

尿路转流术（56.51-56.79）

68.9　其他和未特指子宫切除术

子宫切除术 NOS

Excludes：abdominal hysterectomy, any approach（68.31-68.39, 68.41-68.49, 68.61-68.69）

　vaginal hysterectomy, any approach（68.51- 68.59, 68.71- 68.79）

不包括：腹式子宫切除术，任何入路（68.31-68.39, 68.41-68.49, 68.61-68.69）

　阴道子宫切除术，任何入路（68.51-68.59, 68.71- 68.79）

69　**Other operations on uterus and supporting structures**

Code also：any application or administration of an adhesion barrier substance（99.77）

69　**子宫和支持结构的其他手术**

另编码：任何粘连屏障物质的使用或给予（99.77）

69.0　**Dilation and curettage of uterus**
Excludes：aspiration curettage of uterus（69.51-69.59）

69.01　Dilation and curettage for termination of pregnancy

69.02　Dilation and curettage following delivery or abortion

69.09　Other dilation and curettage
Diagnostic D and C

69.0　**子宫扩张和刮宫术**
不包括：抽吸刮宫术（69.51-69.59）

69.01　扩张和刮宫术，用于终止妊娠

69.02　分娩或流产后的扩张和刮宫术

69.09　其他扩张和刮宫术
诊断性扩宫和刮宫术

69.1　**Excision or destruction of lesion or tissue of uterus and supporting structures**

69.19　Other excision or destruction of uterus and supporting structures
Excludes：biopsy of uterine ligamen（68.14）

69.1　**子宫和支持结构病损或组织的切除术或破坏术**

69.19　子宫和支持结构的其他切除术或破坏术

不包括：子宫韧带活组织检查（68.14）

69.2　**Repair of uterine supporting structures**

69.21　Interposition operation
Watkins procedure

69.22　Other uterine suspension
Hysteropexy
Manchester operation
Plication of uterine ligament

69.23　Vaginal repair of chronic inversion of uterus

69.2　**子宫支持结构修补术**

69.21　间置手术
沃特全斯手术

69.22　其他子宫悬吊术
子宫固定术
曼彻斯特手术
子宫韧带折叠术

69.23　经阴道慢性子宫内翻修补术

69.29　Other repair of uterus and supporting structures	69.29　子宫和支持结构的其他修补术

69.3 Paracervical uterine denervation

69.4 Uterine repair

69.3 子宫颈周围子宫去神经术

69.4 子宫修补术

　　Excludes：repair of current obstetric laceration (75.50-75.52)

　　不包括：近期产科裂伤修补术（75.50-75.52）

69.41　Suture of laceration of uterus

69.41　子宫裂伤缝合术

69.42　Closure of fistula of uterus

　　Excludes：uterovesical fistulectom (57.84)

69.42　子宫瘘管闭合术

　　不包括：子宫膀胱瘘管切除术（57.84）

69.49　Other repair of uterus

　　　　Repair of old obstetric laceration of uterus

69.49　子宫的其他修补术

　　　　子宫陈旧性产科裂伤修补术

69.5 Aspiration curettage of uterus

　　Excludes：menstrual extraction (69.6)

69.5 抽吸刮宫术

　　不包括：月经抽吸（69.6）

69.51　Aspiration curettage of uterus for termination of pregnancy

　　　　Therapeutic abortion NOS

69.51　抽吸刮宫术,用于终止妊娠

　　　　治疗性流产 NOS

69.52　Aspiration curettage following delivery or abortion

69.52　分娩或流产后抽吸刮宫术

69.59　Other aspiration curettage of uterus

69.59　其他抽吸刮宫术

69.6 Menstrual extraction or regulation

69.7 Insertion of intrauterine contraceptive device

69.6 月经抽吸或调节

69.7 子宫内避孕装置置入

69.9 Other operations on uterus, cervix, and supporting structures

69.9 子宫、子宫颈和支持结构的其他手术

　　Excludes：obstetric dilation or incision of cervix (73.1, 73.93)

　　不包括：产科子宫颈扩张或切开术（73.1, 73.93）

69.91　Insertion of therapeutic device into uterus

　　Excludes：insertion of：

　　intrauterine contraceptive device (69.7)

　　laminaria (69.93)

　　obstetric insertion of bag, bougie, or pack (73.1)

69.91　子宫治疗性装置置入

　　不包括：置入：

　　子宫内避孕装置（69.7）

　　昆布属植物（69.93）

　　产科囊袋、探条或填塞物置入（73.1）

69.92　Artificial insemination

69.92　人工授精

69.93　Insertion of laminaria

69.93　昆布属植物置入

69.94　Manual replacement of inverted uterus

69.94　内翻子宫手法复位

	Excludes：that in immediate postpartal period（75.94）		**不包括**：发生于产后即刻（75.94）
69.95	Incision of cervix	69.95	子宫颈切开术
	Excludes：that to assist delivery（73.93）		**不包括**：子宫颈切开助产（73.93）
69.96	Removal of cerclage material from cervix	69.96	去除子宫颈环扎材料
69.97	Removal of other penetrating foreign body from cervix	69.97	去除子宫颈其他穿透性异物
	Excludes：removal of intraluminal foreign body from cervix（98.16）		**不包括**：去除子宫颈管腔内异物（98.16）
69.98	Other operations on supporting structures of uterus	69.98	子宫支持结构的其他手术
	Excludes：biopsy of uterine ligamen（68.14）		**不包括**：子宫韧带的活组织检查（68.14）
69.99	Other operations on cervix and uterus	69.99	子宫颈和子宫的其他手术
	Excludes：removal of：		**不包括**：去除：
	foreign body（98.16）		异物（98.16）
	intrauterine contraceptive device（97.71）		子宫内避孕装置（97.71）
	obstetric bag，bougie，or pack（97.72）		产科囊袋、探条或填塞物（97.72）
	packing（97.72）		填塞（97.72）

■70■ Operations on vagina and cul-de-sac　■70■ 阴道和直肠子宫陷凹手术

Code also：any application or administration of an adhesion barrier substance（99.77）

另编码：任何粘连屏障物的使用或给予（99.77）

■70.0■ Culdocentesis　　**■70.0■ 后穹隆穿刺术**

■70.1■ Incision of vagina and cul-de-sac　　**■70.1■ 阴道和直肠子宫陷凹切开术**

70.11	Hymenotomy	70.11	处女膜切开术
70.12	Culdotomy	70.12	直肠子宫陷凹切开术
70.13	Lysis of intraluminal adhesions of vagina	70.13	阴道管腔内粘连松解术
70.14	Other vaginotomy	70.14	其他阴道切开术
	Division of vaginal septum		阴道隔切断术
	Drainage of hematoma of vaginal cuff		阴道环带血肿引流术

■70.2■ Diagnostic procedures on vagina and cul-de-sac　　**■70.2■ 阴道和直肠子宫陷凹的诊断性操作**

70.21	Vaginoscopy	70.21	阴道镜检查
70.22	Culdoscopy	70.22	陷凹镜检查（后穹隆镜检查）
70.23	Biopsy of cul-de-sac	70.23	直肠子宫陷凹的活组织检查

70.24　Vaginal biopsy

70.29　Other diagnostic procedures on vagina and cul-de-sac

70.3　**Local excision or destruction of vagina and cul-de-sac**

70.31　Hymenectomy

70.32　Excision or destruction of lesion of cul-de-sac

Endometrectomy of cul-de-sac

Excludes：biopsy of cul-de-sac（70.23）

70.33　Excision or destruction of lesion of vagina

Excludes：biopsy of vagina（70.24）

vaginal fistulectomy（70.72-70.75）

70.4　**Obliteration and total excision of vagina**

Vaginectomy

Excludes：obliteration of vaginal vault（70.8）

70.5　**Repair of cystocele and rectocele**

70.50　Repair of cystocele and rectocele

Excludes：repair of cystocele and rectocele with graft or prosthesis（70.53）

70.51　Repair of cystocele

Anterior colporrhaphy（with urethrocele repair）

Excludes：repair of cystocele and rectocele with graft or prosthesis（70.53）

repair of cystocele with graft or prosthesis（70.54）

70.52　Repair of rectocele

Posterior colporrhaphy

Excludes：repair of cystocele and rectocele with graft or prosthesis（70.53）

repair of rectocele wtih graft or prosthesis（70.55）

STARR procedure（48.74）

70.53　Repair of cystocele and rectocele with graft or prosthesis

70.24　阴道活组织检查

70.29　阴道和直肠子宫陷凹的其他诊断性操作

70.3　阴道和直肠子宫陷凹的局部切除术或破坏术

70.31　处女膜切除术

70.32　直肠子宫陷凹病损切除术或破坏术

直肠子宫陷凹的子宫内膜切除术

不包括：直肠子宫陷凹活组织检查（70.23）

70.33　阴道病损切除术或破坏术

不包括：阴道活组织检查（70.24）

阴道瘘管切除术（70.72-70.75）

70.4　阴道封闭术和全部切除术

阴道切除术

不包括：阴道穹隆封闭术（70.8）

70.5　膀胱膨出和直肠膨出修补术

70.50　膀胱膨出和直肠膨出修补术

不包括：用移植物或假体的膀胱膨出和直肠膨出修补术（70.53）

70.51　膀胱膨出修补术

前阴道缝合术（伴尿道憩室修补术）

不包括：用移植物或假体的膀胱膨出和直肠膨出修补术（70.53）

用移植物或假体的膀胱膨出修补术（70.54）

70.52　直肠膨出修补术

后阴道缝合术

不包括：用移植物或假体的膀胱膨出和直肠膨出修补术（70.53）

用移植物或假体的膀胱膨出修补术（70.55）

经肛吻合器直肠切除（48.74）

70.53　用移植物或假体的膀胱膨出和直肠膨出修补术

Use additional code：for biological substance（70.94）or synthetic substance（70.95），if known

70.54　Repair of cystocele with graft or prosthesis

Anterior colporrhaphy（with urethrocele repair）

Use additional code：for biological substance（70.94）or synthetic substance（70.95），if known

70.55　Repair of rectocele with graft or prosthesis

Posterior colporrhaphy

Use additional code：for biological substance（70.94）or synthetic substance（70.95），if known

70.6　**Vaginal construction and reconstruction**

70.61　Vaginal construction

70.62　Vaginal reconstruction

70.63　Vaginal construction with graft or prosthesis

Use additional code：for biological substance（70.94）or synthetic substance（70.95），if known

Excludes：vaginal construction（70.61）

70.64　Vaginal reconstruction with graft or prosthesis

Use additional code：for biological substance（70.94）or synthetic substance（70.95），if known

Excludes： vaginal reconstruction（70.62）

70.7　**Other repair of vagina**

Excludes： lysis of intraluminal adhesions（70.13）

repair of current obstetric laceration（75.69）

that associated with cervical amputation（67.4）

70.71　Suture of laceration of vagina

使用附加编码：如果使用生物学物质（70.94）或人造物质（70.95）

70.54　用移植物或假体的膀胱膨出修补术

阴道前壁缝合术（伴尿道膨出修补术）

使用附加编码：如果使用生物学物质（70.94）或人造物质（70.95）

70.55　用移植物或假体的直肠膨出修补术

阴道后壁缝合术
使用附加编码：如果使用生物学物质（70.94）或人造物质（70.95）

70.6　阴道建造术和重建术

70.61　阴道建造术

70.62　阴道重建术

70.63　用移植物或假体的阴道建造术

使用附加编码：如果使用生物学物质（70.94）或人造物质（70.95）

不包括：阴道建造术（70.61）

70.64　用移植物或假体的阴道重建术

使用附加编码：如果使用生物学物质（70.94）或人造物质（70.95）

不包括：阴道重建术（70.62）

70.7　阴道其他修补术
不包括：管腔内粘连松解术（70.13）

近期产科裂伤修补术（75.69）

阴道修补术伴子宫颈截断术（67.4）

70.71　阴道裂伤缝合术

70.72	Repair of colovaginal fistula	70.72	结肠阴道瘘修补术
70.73	Repair of rectovaginal fistula	70.73	直肠阴道瘘修补术
70.74	Repair of other vaginoenteric fistula	70.74	其他阴道肠瘘的修补术
70.75	Repair of other fistula of vagina	70.75	阴道其他瘘管的修补术

70.75 Repair of other fistula of vagina

Excludes：repair of fistula：

rectovesicovaginal（57.83）

ureterovaginal（56.84）

urethrovaginal（58.43）

uterovaginal（69.42）

vesicocervicovaginal（57.84）

vesicosigmoidovaginal（57.83）

vesicoureterovaginal（56.84）

vesicovaginal（57.84）

不包括：瘘修补术：

直肠膀胱阴道（57.83）

输尿管阴道（56.84）

尿道阴道（58.43）

子宫阴道（69.42）

膀胱子宫颈阴道（57.84）

膀胱乙状结肠阴道（57.83）

膀胱输尿管阴道（56.84）

膀胱阴道（57.84）

70.76　Hymenorrhaphy
70.76　处女膜缝合术

70.77　Vaginal suspension and fixation
70.77　阴道悬吊术和固定术

70.78　Vaginal suspension and fixation with graft or prosthesis
70.78　用移植物或假体的阴道悬吊和固定术

Use additional code：for biological substance（70.94）or synthetic substance（70.95），if known

使用附加编码：如果使用生物学物质（70.94）或人造物质（70.95）

70.79　Other repair of vagina
Colpoperineoplasty
Repair of old obstetric laceration of vagina

70.79　阴道的其他修补术
阴道会阴成形术
阴道陈旧性产科裂伤修补术

70.8　**Obliteration of vaginal vault**
LeFort operation

70.8　**阴道穹隆封闭术**
雷弗特（LeFort）手术

70.9　**Other operations on vagina and cul-de-sac**

70.9　**阴道和直肠子宫陷凹的其他手术**

70.91　Other operations on vagina
70.91　阴道的其他手术

Excludes：insertion of：
diaphragm（96.17）
mold（96.15）
pack（96.14）
pessary（96.18）
suppository（96.49）
removal of：
diaphragm（97.73）
foreign body（98.17）
pack（97.75）
pessary（97.74）
replacement of：

不包括：置入：
隔膜（96.17）
塑模（96.15）
填塞物（96.14）
子宫托（96.18）
栓剂（96.49）
去除：
隔膜（97.73）
异物（98.17）
填塞物（97.75）
子宫托（97.74）
置换：

diaphragm（97.24）	隔膜（97.24）
pack（97.26）	填塞物（97.26）
pessary（97.25）	子宫托（97.25）
vaginal dilation（96.16）	阴道扩张（96.16）
vaginal douche（96.44）	阴道冲洗（96.44）

70.92　Other operations on cul-de-sac　　　　70.92　直肠子宫陷凹的其他手术

Obliteration of cul-de-sac　　　　直肠子宫陷凹封闭术

Repair of vaginal enterocele　　　　阴道后疝修补术

70.93　Other operations on cul-de-sac with　　70.93　其他直肠子宫陷凹手术伴移植物或假体
　　　　graft or prosthesis

Repair of vaginal enterocele with graft　　　　用移植物或假体的阴道小肠膨出修补术
or prosthesis

Use additional code：for biological sub-　　　**使用附加编码**：如果使用生物学物质
stance（70.94）or synthetic substance　　　　（70.94）或人造物质（70.95）
（70.95），if known

70.94　Insertion of biological graft　　　　　　70.94　生物移植物的置入术

Allogenic material or substance　　　　同种异体材料或物质

Allograft　　　　同种异体移植物

Autograft　　　　自体移植物

Autologous material or substance　　　　自体材料或物质

Heterograft　　　　异种移植物

Xenogenic material or substance　　　　异种材料或物质

Code first these procedures when done　　　　当用移植物或假体做这些操作时,应作为
with graft or prosthesis：　　　　第一编码：

Other operations on cul-de-sac（70.93）　　　　直肠子宫陷凹的其他手术（70.93）

Repair of cystocele（70.54）　　　　膀胱膨出修补术（70.54）

Repair of cystocele and rectocele　　　　膀胱膨出和直肠膨出修补术（70.53）
（70.53）

Repair of rectocele（70.55）　　　　直肠膨出修补术（70.55）

Vaginal construction（70.63）　　　　阴道建造术（70.63）

Vaginal reconstruction（70.64）　　　　阴道重建术（70.64）

Vaginal suspension and fixation（70.78）　　　　阴道悬吊和固定术（70.78）

70.95　Insertion of synthetic graft or prosthesis　70.95　人造移植物或假体的置入术

Artificial tissue　　　　人造组织

Code first these procedures when done　　　　当用移植物或假体做这些操作时,应作为
with graft or prosthesis：　　　　第一编码：

Other operations on cul-de-sac（70.93）　　　　直肠子宫陷凹的其他手术（70.93）

Repair of cystocele（70.54）　　　　膀胱膨出修补术（70.54）

Repair of cystocele and rectocele　　　　膀胱膨出和直肠膨出修补术（70.53）
（70.53）

Repair of rectocele（70.55）　　　　直肠膨出修补术（70.55）

Vaginal construction（70.63）　　　　阴道建造术（70.63）

Vaginal reconstruction (70.64)

Vaginal suspension and fixation (70.78)

阴道重建术(70.64)

阴道悬吊和固定术(70.78)

71 Operations on vulva and perineum

Code also: any application or administration of an adhesion barrier substance (99.77)

71 外阴和会阴的手术

另编码:任何粘连屏障物质的使用或给予 (99.77)

71.0 Incision of vulva and perineum

71.01　Lysis of vulva adhesions

71.09　Other incision of vulva and perineum

　　　　Enlargement of introitus NOS

　　　　Excludes: removal of foreign body without incision (98.23)

71.0 外阴和会阴切开术

71.01　外阴粘连松解术

71.09　外阴和会阴的其他切开术

　　　　阴道入口扩大术 NOS

　　　　不包括:异物去除不伴切开术(98.23)

71.1 Diagnostic procedures on vulva

71.11　Biopsy of vulva

71.19　Other diagnostic procedures on vulva

71.1 外阴的诊断性操作

71.11　外阴活组织检查

71.19　外阴的其他诊断性操作

71.2 Operations on Bartholin's gland

71.21　Percutaneous aspiration of Bartholin's gland (cyst)

71.22　Incision of Bartholin's gland (cyst)

71.23　Marsupialization of Bartholin's gland (cyst)

71.24　Excision or other destruction of Bartholin's gland (cyst)

71.29　Other operations on Bartholin's gland

71.2 巴多林腺手术

71.21　经皮巴多林腺(囊肿)抽吸术

71.22　巴多林腺(囊肿)切开术

71.23　巴多林腺(囊肿)袋形缝合术[造袋术]

71.24　巴多林腺(囊肿)切除术或其他破坏术

71.29　巴多林腺的其他手术

71.3 Other local excision or destruction of vulva and perineum

Division of Skene's gland

Excludes: biopsy of vulva (71.11)

　　　　vulvar fistulectomy (71.72)

71.3 外阴和会阴的其他局部切除术或破坏术

斯基恩腺切断

不包括:外阴活组织检查(71.11)

　　　　外阴瘘管切除术(71.72)

71.4 Operations on clitoris

Amputation of clitoris

Clitoridotomy

Female circumcision

71.4 阴蒂手术

阴蒂截断术

阴蒂切开术

女性环切术

71.5 Radical vulvectomy

71.5 根治性外阴切除术

Code also：any synchronous lymph gland dissection（40.3，40.5）	**另编码**：任何同时进行的淋巴结清扫术（40.3，40.5）

71.6	**Other vulvectomy**		**71.6**	**其他外阴切除术**
71.61	Unilateral vulvectomy		71.61	单侧外阴切除术
71.62	Bilateral vulvectomy		71.62	双侧外阴切除术
	Vulvectomy NOS			外阴切除术 NOS

71.7 **Repair of vulva and perineum**

  Excludes：repair of current obstetric laceration（75.69）

71.71 Suture of laceration of vulva or perineum

71.72 Repair of fistula of vulva or perineum

  Excludes：repair of fistula：

   urethroperineal（58.43）

   urethroperineovesical（57.84）

   vaginoperineal（70.75）

71.79 Other repair of vulva and perineum

  Repair of old obstetric laceration of vulva or perineum

71.7 **外阴和会阴修补术**

  不包括：近期产科裂伤修补术（75.69）

71.71 外阴或会阴裂伤缝合术

71.72 外阴或会阴瘘修补术

  不包括：瘘修补术：

   尿道会阴（58.43）

   尿道会阴膀胱（57.84）

   阴道会阴（70.75）

71.79 外阴和会阴的其他修补术

  外阴或会阴陈旧性产科裂伤修补术

71.8 **Other operations on vulva**

  Excludes：removal of：

   foreign body without incision（98.23）

   packing（97.75）

   replacement of packing（97.26）

71.8 **外阴的其他手术**

  不包括：去除：

   异物不伴切开术（98.23）

   填塞（97.75）

   填塞物置换（97.26）

71.9 **Other operations on female genital organs**

71.9 **女性生殖器官的其他手术**

Chapter 15
OBSTETRICAL PROCEDURES (72-75)

72 Forceps, vacuum, and breech delivery

72.0 Low forceps operation

Outlet forceps operation

72.1 Low forceps operation with episiotomy

Outlet forceps operation with episiotomy

72.2 Mid forceps operation

72.21 Mid forceps operation with episiotomy

72.29 Other mid forceps operation

72.3 High forceps operation

72.31 High forceps operation with episiotomy

72.39 Other high forceps operation

72.4 Forceps rotation of fetal head

DeLee maneuver

Key-in-lock rotation

Kielland rotation

Scanzoni's maneuver

Code also: any associated forceps extraction (72.0-72.39)

72.5 Breech extraction

72.51 Partial breech extraction with forceps to aftercoming head

72.52 Other partial breech extraction

72.53 Total breech extraction with forceps to aftercoming head

72.54 Other total breech extraction

72.6 Forceps application to aftercoming head

Piper forceps operation

第 15 章
产科操作 (72-75)

72 产钳、真空吸引和臀位分娩

72.0 低位产钳手术

出口产钳手术

72.1 低位产钳手术伴外阴切开术

出口产钳手术伴外阴切开术

72.2 中位产钳手术

72.21 中位产钳手术伴外阴切开术

72.29 其他中位产钳手术

72.3 高位产钳手术

72.31 高位产钳手术伴外阴切开术

72.39 其他高位产钳手术

72.4 产钳胎头旋转

德利手法

钥匙锁式旋转

基耶兰德旋转

斯坎佐尼手法

另编码:任何关于产钳牵引(72.0-72.39)

72.5 臀位牵引

72.51 头娩出后用产钳的部分臀位牵引

72.52 其他部分臀位牵引

72.53 头娩出后用产钳的全部臀位牵引

72.54 其他全部臀位牵引

72.6 产钳用于头后出

派珀尔产钳手术

Excludes： partial breech extraction with forceps to aftercoming head （72.51）

total breech extraction with forceps to aftercoming head （72.53）

不包括:头娩出后用产钳的部分臀位牵引 （72.51）

头后出全部臀位牵引伴产钳(72.53)

72.7 **Vacuum extraction**
　　Includes：Malström's extraction
72.71　Vacuum extraction with episiotomy
72.79　Other vacuum extraction

72.7 真空吸引术
　　包括:马洛斯特罗姆吸引术
72.71　真空吸引术伴外阴切开术
72.79　其他真空吸引术

72.8 **Other specified instrumental delivery**
72.9 **Unspecified instrumental delivery**

72.8 其他特定器械的分娩
72.9 未特指器械的分娩

73 **Other procedures inducing or assisting delivery**

73 其他引产或助产操作

73.0 **Artificial rupture of membranes**
73.01　Induction of labor by artificial rupture of membranes
　　Surgical induction NOS
　　Excludes：artificial rupture of membranes after onset of labor （73.09）
73.09　Other artificial rupture of membranes
　　Artificial rupture of membranes at time of delivery

73.0 人工破膜
73.01　人工破膜引产

　　手术引产 NOS
　　不包括:分娩开始后人工破膜(73.09)

73.09　其他人工破膜
　　分娩时人工破膜

73.1 **Other surgical induction of labor**
　　Induction by cervical dilation
　　Excludes：injection for abortion （75.0）
　　insertion of suppository for abortion （96.49）

73.1 其他手术引产
　　子宫颈扩张引产
　　不包括:为流产的注射(75.0)
　　为流产的栓剂置入(96.49)

73.2 **Internal and combined version and extraction**
73.21　Internal and combined version without extraction
　　Version NOS
73.22　Internal and combined version with extraction

73.2 内倒转术与联合倒转术和牵引术
73.21　内倒转术与联合倒转术不伴牵引术

　　倒转术 NOS
73.22　内倒转术与联合倒转术伴牵引术

73.3 **Failed forceps**

73.3 产钳助产失败

Application of forceps without delivery 应用产钳未分娩

Trial forceps 试用产钳

73.4 Medical induction of labor

Excludes: medication to augment active labor —omit code

73.4 药物引产

不包括：药物增强主动分娩 —省略编码

73.5 Manually assisted delivery

73.51 Manual rotation of fetal head

73.59 Other manually assisted delivery

Assisted spontaneous delivery

Crede maneuver

73.5 手法助产

73.51 手法旋转胎头

73.59 其他手法助产

帮助自然分娩

克勒德手法（腹外用手压出胎盘法）

73.6 Episiotomy

Episioproctotomy

Episiotomy with subsequent episiorrhaphy

Excludes: that with:

high forceps (72.31)

low forceps (72.1)

mid forceps (72.21)

outlet forceps (72.1)

vacuum extraction (72.71)

73.6 外阴切开术

外阴直肠切开术

外阴切开术伴随后的外阴缝合

不包括：外阴切开伴：

高位产钳(72.31)

低位产钳(72.1)

中位产钳(72.21)

出口产钳(72.1)

真空吸引术(72.71)

73.8 Operations on fetus to facilitate delivery

Clavicotomy on fetus

Destruction of fetus

Needling of hydrocephalic head

73.8 对胎儿手术帮助分娩

胎儿锁骨切开术

胎儿破坏术

脑积水针刺

73.9 Other operations assisting delivery

73.91 External version

73.92 Replacement of prolapsed umbilical cord

73.93 Incision of cervix to assist delivery

Dührssen's incisions

73.94 Pubiotomy to assist delivery

Obstetrical symphysiotomy

73.99 Other

Excludes: dilation of cervix, obstetrical to induce labor (73.1)

insertion of bag or bougie to induce labor (73.1)

73.9 其他助产手术

73.91 外倒转术

73.92 脐带脱垂复位

73.93 子宫颈切开助产

迪尔森切开术(子宫颈)

73.94 耻骨切开助产

产科耻骨联合切开术

73.99 其他

不包括：子宫颈扩张用于产科引产(73.1)

囊袋或探条置入用于引产(73.1)

removal of cerclage material（69.96）	去除子宫颈的环扎物（69.96）

74 Cesarean section and removal of fetus

74 剖宫产术和胎儿取出

Code also：any synchronous：
    hysterectomy（68.3-68.4，68.6，68.8）
    myomectomy（68.29）
    sterilization（66.31-66.39，66.63）

另编码:任何同时进行的：
    子宫切除术（68.3-68.4，68.6，68.8）
    子宫肌瘤切除术（68.29）
    绝育（66.31-66.39，66.63）

74.0 Classical cesarean section
Transperitoneal classical cesarean section

74.0 古典式剖宫产
经腹膜古典帝王式剖宫产

74.1 Low cervical cesarean section
Lower uterine segment cesarean section

74.1 低位子宫下段剖宫产
子宫低位剖宫产

74.2 Extraperitoneal cesarean section
Supravesical cesarean section

74.2 腹膜外剖宫产
膀胱上剖宫产

74.3 Removal of extratubal ectopic pregnancy
Removal of：
    ectopic abdominal pregnancy
    fetus from peritoneal or extraperitoneal cavity following uterine or tubal rupture
Excludes：that by salpingostomy（66.02）
    that by salpingotomy（66.01）
    that with synchronous salpingectomy（66.62）

74.3 输卵管外异位妊娠
去除：
    异位腹腔妊娠
    子宫或输卵管破裂后腹膜或腹膜外胎儿

不包括:用输卵管造口术（66.02）
    用输卵管切开术（66.01）
    同时伴输卵管切除术（66.62）

74.4 Cesarean section of other specified type
Peritoneal exclusion cesarean section
Transperitoneal cesarean section NOS
Vaginal cesarean section

74.4 其他特指类型的剖宫产
腹膜排除剖宫产
经腹膜剖宫产 NOS
经阴道剖宫产

74.9 Cesarean section of unspecified type
74.91 Hysterotomy to terminate pregnancy
    Therapeutic abortion by hysterotomy
74.99 Other cesarean section of unspecified type

74.9 未特指类型的剖宫产
74.91 子宫切开终止妊娠
    子宫切开的治疗性流产
74.99 未特指类型的其他剖宫产

Cesarean section NOS

Obstetrical abdominouterotomy

Obstetrical hysterotomy

剖宫产 NOS

产科开腹子宫切开术

产科子宫切开术

75 Other obstetric operations

75 其他产科手术

75.0 Intra-amniotic injection for abortion

Injection of：

prostaglandin for induction of abortion

saline for induction of abortion

Termination of pregnancy by intrauterine injection

Excludes：insertion of prostaglandin suppository for abortion（96.49）

75.0 羊膜腔内注射用于流产

注射：

前列腺素用于诱发流产

盐水用于诱发流产

子宫内注射终止妊娠

不包括：前列腺素栓剂置入用于流产（96.49）

75.1 Diagnostic amniocentesis
75.2 Intrauterine transfusion

Exchange transfusion in utero

Insertion of catheter into abdomen of fetus for transfusion

Code also：any hysterotomy approach（68.0）

75.1 诊断性羊膜穿刺
75.2 子宫内输血

子宫内交换输血

胎儿腹内导管置入用于输血

另编码：任何子宫切开入路（68.0）

75.3 Other intrauterine operations on fetus and amnion

Code also：any hysterotomy approach（68.0）

75.31 Amnioscopy

Fetoscopy

Laparoamnioscopy

75.32 Fetal EKG（scalp）

75.33 Fetal blood sampling and biopsy

75.34 Other fetal monitoring

Antepartum fetal nonstress test

Fetal monitoring，not otherwise specified

Excludes：fetal pulse oximetry（75.38）

75.35 Other diagnostic procedures on fetus and amnion

Intrauterine pressure determination

Excludes：amniocentesis（75.1）

75.3 胎儿和羊膜的其他子宫内手术

另编码：任何子宫切开入路（68.0）

75.31 羊膜镜检查

胎儿镜检查

腹腔羊膜镜检查

75.32 胎儿心电图（头皮）

75.33 胎儿血样和活组织检查

75.34 其他胎儿监测

产前胎儿无窘迫试验

胎儿监测 NOS

不包括：胎儿脉搏血氧计（75.38）

75.35 胎儿和羊膜的其他诊断性操作

子宫内压力测定

不包括：羊膜穿刺（75.1）

diagnostic procedures on gravid uterus and placenta (87. 81, 88. 46, 88. 78, 92. 17)

妊娠子宫和胎盘的诊断性操作(87. 81, 88. 46, 88. 78, 92. 17)

75. 36　Correction of fetal defect

75. 36　胎儿缺损矫正术

75. 37　Amnioinfusion

Code also: injection of antibiotic (99. 21)

75. 37　羊膜腔内灌注

另编码:抗生素注射(99. 21)

75. 38　Fetal pulse oximetry

Transcervical fetal oxygen saturation monitoring

Transcervical fetal SpO$_2$ monitoring

75. 38　胎儿脉搏血氧计

经子宫颈胎儿氧饱和度监测

经子宫颈胎儿 SpO$_2$ 监测

75. 4 **Manual removal of retained placenta**

Excludes: aspiration curettage (69. 52)

dilation and curettage (69. 02)

75. 4 **手法取出滞留的胎盘**

不包括:抽吸刮宫术(69. 52)

扩张和刮宫术(69. 02)

75. 5 **Repair of current obstetric laceration of uterus**

75. 5 **子宫近期产科裂伤修补术**

75. 50　Repair of current obstetric laceration of uterus, not otherwise specified

75. 50　子宫近期产科裂伤修补术 NOS

75. 51　Repair of current obstetric laceration of cervix

75. 51　子宫颈近期产科裂伤修补术

75. 52　Repair of current obstetric laceration of corpus uteri

75. 52　子宫体近期产科裂伤修补术

75. 6 **Repair of other current obstetric laceration**

75. 6 **其他近期产科裂伤修补术**

75. 61　Repair of current obstetric laceration of bladder and urethra

75. 61　膀胱和尿道近期产科裂伤修补术

75. 62　Repair of current obstetric laceration of rectum and sphincter ani

75. 62　直肠和肛门括约肌近期产科裂伤修补术

75. 69　Repair of other current obstetric laceration

Episioperineorrhaphy

Repair of:

pelvic floor

perineum

vagina

vulva

Secondary repair of episiotomy

Excludes: repair of routine episiotomy (73. 6)

75. 69　其他近期产科裂伤修补术

外阴会阴缝合术

修补术:

盆底

会阴

阴道

外阴

外阴切开术二期修补术

不包括:常规外阴切开术的修补术(73. 6)

75.7 Manual exploration of uterine cavity, postpartum

75.8 Obstetric tamponade of uterus or vagina

Excludes: antepartum tamponade (73.1)

75.9 **Other obstetric operations**

75.91 Evacuation of obstetrical incisional hematoma of perineum

Evacuation of hematoma of:
episiotomy
perineorrhaphy

75.92 Evacuation of other hematoma of vulva or vagina

75.93 Surgical correction of inverted uterus
Spintelli operation

Excludes: vaginal repair of chronic inversion of uterus (69.23)

75.94 Manual replacement of inverted uterus

75.99 Other

75.7 产后子宫腔手法探查

75.8 子宫或阴道产科填塞

不包括:产前填塞(73.1)

75.9 其他产科手术

75.91 会阴产科切口血肿排除术

血肿排除术:
外阴切开术
会阴缝合术

75.92 外阴或阴道的其他血肿排除术

75.93 内翻子宫的手术矫正术
斯平内利手术

不包括:经阴道子宫慢性内翻修补术(69.23)

75.94 内翻子宫手法复位

75.99 其他

Chapter 16
OPERATIONS ON THE MUSCULO-SKELETAL SYSTEM (76-84)

76 **Operations on facial bones and joints**

Excludes: accessory sinuses (22.00-22.9)

nasal bones (21.00-21.99)

skull (01.01-02.99)

76.0 **Incision of facial bone without division**

76.01　Sequestrectomy of facial bone

Removal of necrotic bone chip from facial bone

76.09　Other incision of facial bone

Reopening of osteotomy site of facial bone

Excludes: osteotomy associated with orthognathic surgery (76.61-76.69)

removal of internal fixation device (76.97)

76.1 **Diagnostic procedures on facial bones and joints**

76.11　Biopsy of facial bone

76.19　Other diagnostic procedures on facial bones and joints

Excludes: contrast arthrogram of temporomandibular joint (87.13)

other x-ray (87.11-87.12, 87.14-87.16)

76.2 **Local excision or destruction of lesion of facial bone**

Excludes: biopsy of facial bone (76.11)

excision of odontogenic lesion (24.4)

76.3 **Partial ostectomy of facial bone**

第16章
肌肉骨骼系统手术(76-84)

76 **面骨和关节手术**

不包括: 副鼻窦(22.00-22.9)

鼻骨(21.00-21.99)

颅骨(01.01-02.99)

76.0 **面骨切开术不伴切断术**

76.01　面骨死骨切除术

去除面骨死骨碎片

76.09　面骨的其他切开术

面骨骨切开术部位的再切开

不包括: 骨切开术同时伴颌骨矫形手术(76.61-76.69)

去除内固定装置(76.97)

76.1 **面骨和关节的诊断性操作**

76.11　面骨活组织检查

76.19　面骨和关节的其他诊断性操作

不包括: 颞下颌关节对比剂关节造影图(87.13)

其他 X 线检查(87.11-87.12，87.14-87.16)

76.2 **面骨病损的局部切除术或破坏术**

不包括: 面骨活组织检查(76.11)

牙源性病损切除术(24.4)

76.3 **面骨部分骨切除术**

76.31 Partial mandibulectomy
Hemimandibulectomy
Excludes: that associated with temporomandibular arthroplasty (76.5)

76.39 Partial ostectomy of other facial bone
Hemimaxillectomy (with bone graft or prosthesis)

76.4 **Excision and reconstruction of facial bones**

76.41 Total mandibulectomy with synchronous reconstruction

76.42 Other total mandibulectomy

76.43 Other reconstruction of mandible
Excludes: genioplasty (76.67-76.68)
that with synchronous total mandibulectomy (76.41)

76.44 Total ostectomy of other facial bone with synchronous reconstruction

76.45 Other total ostectomy of other facial bone

76.46 Other reconstruction of other facial bone
Excludes: that with synchronous total ostectomy (76.44)

76.5 **Temporomandibular arthroplasty**
76.6 **Other facial bone repair and orthognathic surgery**

Code also: any synchronous:
bone graft (76.91)
synthetic implant (76.92)
Excludes: reconstruction of facial bones (76.41-76.46)

76.61 Closed osteoplasty [osteotomy] of mandibular ramus
Gigli saw osteotomy

76.62 Open osteoplasty [osteotomy] of mandibular ramus

76.63 Osteoplasty [osteotomy] of body of mandible

76.64 Other orthognathic surgery on mandible

76.31 部分下颌骨切除术
半下颌骨切除术
不包括:同时伴颞下颌关节成形术(76.5)

76.39 其他面骨部分骨切除术
半上颌骨切除术(伴骨移植物或假体)

76.4 **面骨切除术和重建术**

76.41 下颌骨全部切除同时伴重建术

76.42 其他下颌骨全部切除术

76.43 下颌骨其他重建术
不包括:颏成形术(76.67-76.68)
同时伴下颌全部骨切除术(76.41)

76.44 其他面骨的骨全部切除术伴重建术

76.45 其他面骨的其他骨全部切除术

76.46 其他面骨的其他重建术
不包括:同时伴骨全部切除术(76.44)

76.5 **颞下颌关节成形术**
76.6 **其他面骨修补术和颌骨矫形手术**

另编码:任何同时进行的:
骨移植(76.91)
合成物置入(76.92)
不包括:面骨重建术(76.41-76.46)

76.61 下颌支闭合性骨成形术[骨切开术]

季格利骨锯开术

76.62 开放性下颌支骨成形术[骨切开术]

76.63 下颌骨体骨成形术[骨切开术]

76.64 下颌骨的其他颌骨矫形手术

	Mandibular osteoplasty NOS			下颌骨骨成形术 NOS
	Segmental or subapical osteotomy			节段或根尖下骨切开术
76.65	Segmental osteoplasty 〔osteotomy〕 of maxilla		76.65	上颌骨节段骨成形术〔骨切开术〕
	Maxillary osteoplasty NOS			上颌骨骨成形术 NOS
76.66	Total osteoplasty 〔osteotomy〕 of maxilla		76.66	上颌骨全骨成形术〔骨切开术〕
76.67	Reduction genioplasty		76.67	颏缩小成形术
	Reduction mentoplasty			颏缩小成形术
76.68	Augmentation genioplasty		76.68	增大性颏成形术
	Mentoplasty:			颏成形术:
	NOS			NOS
	with graft or implant			用移植物或植入物
76.69	Other facial bone repair		76.69	其他面骨修补术
	Osteoplasty of facial bone NOS			面骨骨成形术 NOS

76.7 **Reduction of facial fracture**　　　　**76.7**　面骨骨折复位术

Includes: internal fixation　　　　　　　　　　**包括**:内固定术

Code also: any synchronous:　　　　　　　　**另编码**:任何同时进行的:

　　bone graft (76.91)　　　　　　　　　　　　　　骨移植(76.91)

　　synthetic implant (76.92)　　　　　　　　　合成物置入(76.92)

Excludes: that of nasal bones (21.71-　　**不包括**:鼻骨骨折复位术(21.71-21.72)
21.72)

76.70	Reduction of facial fracture, not otherwise specified		76.70	面骨骨折复位术 NOS
76.71	Closed reduction of malar and zygomatic fracture		76.71	颧骨骨折闭合性复位术
76.72	Open reduction of malar and zygomatic fracture		76.72	颧骨骨折开放性复位术
76.73	Closed reduction of maxillary fracture		76.73	上颌骨骨折闭合性复位术
76.74	Open reduction of maxillary fracture		76.74	上颌骨骨折开放性复位术
76.75	Closed reduction of mandibular fracture		76.75	下颌骨骨折闭合性复位术
76.76	Open reduction of mandibular fracture		76.76	下颌骨骨折开放性复位术
76.77	Open reduction of alveolar fracture		76.77	牙槽骨折开放性复位术
	Reduction of alveolar fracture with stabilization of teeth			牙槽骨折复位术伴牙齿固定
76.78	Other closed reduction of facial fracture		76.78	面骨骨折的其他闭合性复位术
	Closed reduction of orbital fracture			眼眶骨折的闭合性复位术
	Excludes: nasal bone (21.71)			**不包括**:鼻骨(21.71)
76.79	Other open reduction of facial fracture		76.79	面骨骨折的其他开放性复位术
	Open reduction of orbit rim or wall			眶缘或眶壁的开放性复位术
	Excludes: nasal bone (21.72)			**不包括**:鼻骨(21.72)

76.9 Other operations on facial bones and joints

76.9 面骨和关节的其他手术

76.91 Bone graft to facial bone
Autogenous graft to facial bone
Bone bank graft to facial bone
Heterogenous graft to facial bone

76.91 面骨骨移植
面骨自体移植
面骨骨库移植术
面骨异种移植术

76.92 Insertion of synthetic implant in facial bone
Alloplastic implant to facial bone

76.92 合成物面骨植入
异质成形物植入面骨

76.93 Closed reduction of temporomandibular dislocation

76.93 颞下颌脱位闭合性复位术

76.94 Open reduction of temporomandibular dislocation

76.94 颞下颌脱位开放性复位术

76.95 Other manipulation of temporomandibular joint

76.95 颞下颌关节的其他操作

76.96 Injection of therapeutic substance into temporomandibular joint

76.96 颞下颌关节治疗性物质注入

76.97 Removal of internal fixation device from facial bone

76.97 去除面骨内固定装置

Excludes:removal of:
dental wiring (97.33)
external mandibular fixation device NEC (97.36)

不包括:去除:
牙栓结(97.33)
下颌骨外固定装置 NEC (97.36)

76.99 Other

76.99 其他

77 Incision, excision, and division of other bones

77 其他骨的切开术、切除术和切断术

Excludes:laminectomy for decompression (03.09)
operations on:
accessory sinuses (22.00-22.9)
ear ossicles (19.0-19.55)
facial bones (76.01-76.99)
joint structures (80.00-81.99)
mastoid (19.9-20.99)
nasal bones (21.00-21.99)
skull (01.01-02.99)
The following fourth-digit subclassification is for use with appropriate categories in section 77 to identify the site. Valid fourth-digit categories are in brackets under each code.

不包括:椎板切除术用于减压术(03.09)

手术:
副鼻窦(22.00-22.9)
听小骨(19.0-19.55)
面骨(76.01-76.99)
关节结构(80.00-81.99)
乳突(19.9-20.99)
鼻骨(21.00-21.99)
颅骨(01.01-02.99)
下列 4 位数细目用于 77 节中的适当亚目以标明部位,有效的 4 位数细目在每个编码的括号中列出。

0	unspecified site	0	未特指的部位
1	scapula，clavicle，and thorax [ribs and sternum]	1	肩胛骨,锁骨和胸廓[肋骨和胸骨]
2	humerus	2	肱骨
3	radius and ulna	3	桡骨和尺骨
4	carpals and metacarpals	4	腕骨和掌骨
5	femur	5	股骨
6	patella	6	髌骨
7	tibia and fibula	7	胫骨和腓骨
8	tarsals and metatarsals	8	跗骨和跖骨
9	other	9	其他

Pelvic bones

Phalanges (of foot) (of hand)

Vertebrae

盆骨

手指骨,足趾骨

椎骨

77.0 **Sequestrectomy**

[0-9]

77.0 死骨切除术

[0-9]

77.1 **Other incision of bone without division**

[0-9]

Reopening of osteotomy site

Excludes：aspiration of bone marrow (41.31，41.91)

removal of internal fixation device (78.60-78.69)

77.1 骨其他切开术不伴切断术

[0-9]

骨切开术部位的再切开

不包括:骨髓抽吸(41.31，41.91)

去除内固定装置(78.60-78.69)

77.2 **Wedge osteotomy**

[0-9]

Excludes：that for hallux valgus (77.51)

77.2 楔形骨切开术

[0-9]

不包括:为跚外翻的楔形骨切开术 (77.51)

77.3 **Other division of bone**

[0-9]

Osteoarthrotomy

Excludes：clavicotomy of fetus (73.8)

laminotomy or incision of vertebra (03.01-03.09)

pubiotomy to assist delivery (73.94)

sternotomy incidental to thoracic operation— omit code

77.3 其他骨切断术

[0-9]

骨关节切开术

不包括:胎儿锁骨切断术(73.8)

椎板切开术或椎骨切开术(03.01-03.09)

耻骨切开助产(73.94)

胸部手术的附带胸骨切开术—省略编码

77.4 **Biopsy of bone**

[0-9]

77.4 骨活组织检查

[0-9]

77.5 **Excision and repair of bunion and other toe deformities**

77.51　Bunionectomy with soft tissue correction and osteotomy of the first metatarsal

77.52　Bunionectomy with soft tissue correction and arthrodesis

77.53　Other bunionectomy with soft tissue correction

77.54　Excision or correction of bunionette

　　　That with osteotomy

77.56　Repair of hammer toe

　　　Fusion of hammer toe

　　　Phalangectomy (partial) of hammer toe

　　　Filleting of hammer toe

77.57　Repair of claw toe

　　　Fusion of claw toe

　　　Phalangectomy (partial) of claw toe

　　　Capsulotomy of claw toe

　　　Tendon lengthening of claw toe

77.58　Other excision，fusion and repair of toes

　　　Cockup toe repair

　　　Overlapping toe repair

　　　That with use of prosthetic materials

77.59　Other bunionectomy

　　　Resection of hallux valgus joint with insertion of prosthesis

77.6 **Local excision of lesion or tissue of bone**

　[0-9]

Excludes：biopsy of bone (77.40-77.49)

　　　debridement of compound fracture (79.60-79.69)

77.7 **Excision of bone for graft**

　[0-9]

77.8 **Other partial ostectomy**

　[0-9]

　Condylectomy

Excludes：amputation（84.00-84.19, 84.91)

77.5 **跚和其他趾畸形的切除术和修补术**

77.51　跚囊肿切除术伴软组织矫正术和第一跖骨切开术

77.52　跚囊肿切除术伴软组织矫正术和关节固定术

77.53　其他跚囊肿切除术伴软组织矫正术

77.54　小趾囊肿切除术或矫正术

　　　伴骨切开术

77.56　锤状趾修补术

　　　锤状趾融合

　　　锤状趾趾切开术(部分)

　　　锤状趾嵌缝法

77.57　爪形趾修补术

　　　爪形趾融合术

　　　爪形趾趾切开术(部分)

　　　爪形趾囊切开术

　　　爪形趾肌腱延伸术

77.58　趾的其他切除术、融合和修补术

　　　翘趾修补术

　　　叠交趾修补术

　　　伴使用假体

77.59　其他跚囊肿切除术

　　　跚外翻关节部分切除术伴假体置入

77.6 **骨病损或骨组织的局部切除术**

　[0-9]

不包括：骨活组织检查(77.40-77.49)

　　　开放性骨折清创术(79.60-79.69)

77.7 **骨切除术用作移植物**

　[0-9]

77.8 **其他部分骨切除术**

　[0-9]

　髁切除术

不包括：截断术(84.00-84.19，84.91)

arthrectomy (80. 90-80. 99)

excision of bone ends associated with:

　 arthrodesis （81. 00-81. 39，81. 62-81. 66)

　 arthroplasty （81. 40-81. 59，81. 71-81. 85)

　 excision of cartilage （80. 5-80. 6，80. 80-80. 99)

excision of head of femur with synchronous replacement （00. 70-00. 73，81. 51-81. 53)

hemilaminectomy (03. 01-03. 09)

laminectomy (03. 01-03. 09)

ostectomy for hallux valgus (77. 51-77. 59)

partial amputation:

　 finger （84. 01)

　 thumb （84. 02)

　 toe （84. 11)

resection of ribs incidental to thoracic operation — omit code

that incidental to other operation — omit code

77.9　Total ostectomy

[0-9]

Excludes: amputation of limb （84. 00-84. 19，84. 91)

that incidental to other operation - - omit code

78　Other operations on bones, except facial bones

Excludes: operations on:

　 accessory sinuses (22. 00-22. 9)

　 facial bones (76. 01-76. 99)

　 joint structures (80. 00-81. 99)

　 nasal bones (21. 00-21. 99)

　 skull (01. 01-02. 99)

关节切除术(80. 90-80. 99)

骨端切除术同时伴：

　 关节固定术（81. 00-81. 39，81. 62-81. 66)

　 关节成形术（81. 40-81. 59，81. 71-81. 85)

软骨切除术(80. 5-80. 6，80. 80-80. 99)

股骨头切除术同时伴置换（00. 70-00. 73，81. 51-81. 53)

半椎板切除术(03. 01-03. 09)

椎板切除术(03. 01-03. 09)

骨切除术用于踇外翻(77. 51-77. 59)

部分截断术：

　 指(84. 01)

　 拇指(84. 02)

　 趾(84. 11)

胸部手术的附带肋骨切除术—省略编码

其他手术附带的部分骨切除术—省略编码

77.9　骨全部切除术

[0-9]

不包括：肢体截断术（84. 00-84. 19，84. 91)

其他手术附带的骨全部切除术—省略编码

78　骨的其他手术，除外面骨

不包括：手术：

　 副鼻窦(22. 00-22. 9)

　 面骨(76. 01-76. 99)

　 关节结构(80. 00-81. 99)

　 鼻骨(21. 00-21. 99)

　 颅骨(01. 01-02. 99)

The following fourth-digit subclassification is for use with categories in section 78 to identify the site. Valid fourth- digit categories are in [brackets] under each code.

0　unspecified site

1　scapula，clavicle，and thorax [ribs and sternum]

2　humerus

3　radius and ulna

4　carpals and metacarpals

5　femur

6　patella

7　tibia and fibula

8　tarsals and metatarsals

9　other

      Pelvic bones

      Phalanges (of foot) (of hand)

      Vertebrae

下列 4 位数细目用于 78 节中适当亚目以标明部位。在第一个编码下的括号中列出有效的 4 位数细目。

0　未特指的部位

1　肩胛骨,锁骨和胸廓[肋骨和胸骨]

2　肱骨

3　桡骨和尺骨

4　腕骨和掌骨

5　股骨

6　髌骨

7　胫骨和腓骨

8　跗骨和跖骨

9　其他

      盆骨

      手指骨,足趾骨

      椎骨

78.0　**Bone graft**

[0-9]

Bone：

    bank graft

    graft (autogenous) (heterogenous)

That with debridement of bone graft site (removal of sclerosed, fibrous or necrotic bone or tissue)

Transplantation of bone

Code also：any excision of bone for graft (77.70-77.79)

Excludes：that for bone lengthening (78.30-78.39)

78.0　骨移植术

[0-9]

骨：

    库移植术

    移植术(自体的)(异种的)

骨移植术伴骨移植术部位清创术(去除硬结的,纤维化的或坏死的骨或组织)

骨移植术

另编码：任何为了移植术的骨切除 (77.70-77.79)

不包括：用于骨延伸术(78.30-78.39)

78.1　**Application of external fixator device**

[0-9]

Fixator with insertion of pins/wires/screws into bone

Code also：any type of fixator device, if known (84.71-84.73)

Excludes：other immobilization, pressure, and attention to wound (93.51-93.59)

78.1　使用外固定器装置

[0-9]

固定支架伴骨内轴钉、钢丝和螺钉的置入

另编码：任何类型的固定装置 (84.71-84.73)

不包括：其他对伤口的固定,加压和照料 (93.51-93.59)

78.2 **Limb shortening procedures**

[0,2-5,7-9]

Epiphyseal stapling

Open epiphysiodesis

Percutaneous epiphysiodesis

Resection/osteotomy

78.3 **Limb lengthening procedures**

[0,2-5,7-9]

Bone graft with or without internal fixation devices or osteotomy

Distraction technique with or without corticotomy/osteotomy

Code also：any application of an external fixation device (78. 10-78. 19)

78.4 **Other repair or plastic operations on bone**

[0-9]

Other operation on bone NEC

Repair of malunion or nonunion fracture NEC

Excludes：application of external fixation device (78. 10-78. 19)

limb lengthening procedures (78. 30-78. 39)

limb shortening procedures (78. 20-78. 29)

osteotomy (77. 3)

reconstruction of thumb (82. 61-82. 69)

repair of pectus deformity (34. 74)

repair with bone graft (78. 00-78. 09)

78.5 **Internal fixation of bone without fracture reduction**

[0-9]

Internal fixation of bone (prophylactic)

Reinsertion of internal fixation device

Revision of displaced or broken fixation device

Excludes：arthroplasty and arthrodesis (81. 00-81. 85)

78.2 肢体缩短手术

[0,2-5,7-9]

骨骺钉合术

开放性骺骨干固定术

经皮骺骨干固定术

部分切除术或骨切开术

78.3 肢体延伸术

[0,2-5,7-9]

骨移植术伴或不伴内固定装置或骨切开术

骨分开术伴或不伴皮质骨切开术

另编码：任何使用外固定装置（78.10-78.19）

78.4 骨的其他修补术或整形术

[0-9]

骨的其他手术 NEC

骨连接不正或骨折不愈合的修补术 NEC

不包括：使用外固定装置（78.10-78.19）

肢体延长术（78.30-78.39）

肢体缩短术（78.20-78.29）

骨切开术（77.3）

拇指重建术（82.61-82.69）

胸变形修补术（34.74）

修补术伴骨移植（78.00-78.09）

78.5 骨内固定不伴骨折复位术

[0-9]

骨内固定（预防性）

内固定装置再置入

固定装置移位或折断的修复术

不包括：关节成形术和关节固定术（81.00-81.85）

bone graft (78.00-78.09)

insertion of sternal fixation device with rigid plates (84.94)

limb shortening procedures (78.20-78.29)

that for fracture reduction (79.10-79.19,79.30-79.59)

| 骨移植(78.00-78.09) |
| 胸骨插入刚性板固定装置(84.94) |
| 肢体缩短手术(78.20-78.29) |
| 用于骨折复位术(79.10-79.19,79.30-79.59) |

骨移植(78.00-78.09)

胸骨插入刚性板固定装置(84.94)

肢体缩短手术(78.20-78.29)

用于骨折复位术(79.10-79.19,79.30-79.59)

78.6 **Removal of implanted devices from bone**

[0-9]

External fixator device (invasive)

Internal fixation device

Removal of bone growth stimulator (invasive)

Removal of internal limb lengthening device

Removal of pedicle screw(s) used in spinal fusion

Excludes：removal of cast, splint, and traction device (Kirschner wire) (Steinmann pin) (97.88)

removal of posterior spinal motion preservation (facet replacement, pedicle-based dynamic stabilization, interspinous process) device (s) (80.09)

removal of skull tongs or halo traction device (02.95)

78.6 **骨置入装置去除**

[0-9]

外固定器装置(侵入性)

内固定装置

去除骨生长刺激器(侵入性)

去除肢体内部延长装置

去除脊柱融合术中使用的椎弓根螺钉

不包括：去除石膏管型、夹板和牵引装置（基尔希讷钢丝）(斯坦曼导钉)(97.88)

去除后路脊柱运动保护(椎骨关节面置换,椎弓根动力稳定,棘突)装置(80.09)

去除颅钳或环状钳牵引装置(02.95)

78.7 **Osteoclasis**

[0-9]

78.7 **折骨术**

[0-9]

78.8 **Diagnostic procedures on bone, not elsewhere classified**

[0-9]

Excludes：biopsy of bone (77.40-77.49)

magnetic resonance imaging (88.94)

microscopic examination of specimen from bone (91.51-91.59)

radioisotope scan (92.14)

skeletal x-ray (87.21-87.29, 87.43, 88.21-88.33)

78.8 **骨诊断性操作 NEC**

[0-9]

不包括：骨活组织检查(77.40-77.49)

磁共振成像(88.94)

骨标本的显微镜检查(91.51-91.59)

放射性核素扫描(92.14)

骨骼 X 线 (87.21-87.29, 87.43, 88.21-88.33)

thermography (88.83)

热影像图(88.83)

78.9 Insertion of bone growth stimulator

[0-9]

Insertion of:

bone stimulator（electrical）to aid bone healing

osteogenic electrodes for bone growth stimulation

totally implanted device (invasive)

Excludes：non-invasive（transcutaneous）(surface) stimulator (99.86)

78.9 骨生长刺激器的置入

[0-9]

置入：

骨刺激器(电子的)帮助骨愈合

骨源性电极用于骨生长刺激

全部置入装置(侵入性)

不包括：非侵入性(经皮的)(表面)刺激器(99.86)

79 Reduction of fracture and dislocation

Includes：application of cast or splint reduction with insertion of traction device（Kirschner wire）（Steinmann pin）

Code also any：

application of external fixator device (78.10-78.19)

type of fixator device，if known (84.71-84.73)

Excludes：external fixation alone for immobilization of fracture（93.51-93.56，93.59）

internal fixation without reduction of fracture (78.50-78.59)

operations on：

facial bones (76.70-76.79)

nasal bones (21.71-21.72)

orbit (76.78-76.79)

skull (02.02)

vertebrae (03.53)

removal of cast or splint (97.88)

replacement of cast or splint (97.11-97.14)

traction alone for reduction of fracture (93.41-93.46)

79 骨折和脱位复位术

包括：使用石膏管型、夹板复位术伴牵引装置的置入(基尔希讷钢丝)(斯坦曼导钉)

另编码任何：

使用外固定器装置(78.10-78.19)

固定装置的类型(84.71-84.73)

不包括：单纯外固定用于骨折固定(93.51-93.56，93.59)

内固定不伴骨折复位术(78.50-78.59)

手术：

面骨(76.70-76.79)

鼻骨(21.71-21.72)

眼眶(76.78-76.79)

颅骨(02.02)

椎骨(03.53)

去除石膏管型、夹板(97.88)

置换石膏管型、夹板(97.11-97.14)

单纯牵引用于骨折复位术(93.41-93.46)

The following fourth-digit subclassification is for use with appropriate categories in section 79 to identify the site. Valid fourth-digit categories are in [brackets] under each code.

0　unspecified site
1　humerus
2　radius and ulna
　　Arm NOS
3　carpals and metacarpals
　　Hand NOS
4　phalanges of hand
5　femur
6　tibia and fibula
　　Leg NOS
7　tarsals and metatarsals
　　Foot NOS
8　phalanges of foot
9　other specified bone

下列4位数细目用于79节中适当亚目以标明部位。在第一个编码下的括号中列出有效的4位数细目。

0　未特指的部位
1　肱骨
2　桡骨和尺骨
　　臂 NOS
3　腕骨和掌骨
　　手 NOS
4　手指
5　股骨
6　胫骨和腓骨
　　腿 NOS
7　跗骨和跖骨
　　足 NOS
8　趾
9　其他特指骨

79.0 **Closed reduction of fracture without internal fixation**

[0-9]

Excludes: that for separation of epiphysis (79.40-79.49)

79.0 骨折闭合性复位术不伴内固定

[0-9]

不包括:用于骨骺分离(79.40-79.49)

79.1 **Closed reduction of fracture with internal fixation**

[0-9]

Excludes: that for separation of epiphysis (79.40-79.49)

79.1 骨折闭合性复位术伴内固定

[0-9]

不包括:用于骨骺分离(79.40-79.49)

79.2 **Open reduction of fracture without internal fixation**

[0-9]

Excludes: that for separation of epiphysis (79.50-79.59)

79.2 骨折开放性复位术不伴内固定

[0-9]

不包括:用于骨骺分离(79.50-79.59)

79.3 **Open reduction of fracture with internal fixation**

[0-9]

79.3 骨折开放性复位术伴内固定

[0-9]

Excludes: that for separation of epiphysis (79.50-79.59)	**不包括**:用于骨骺分离(79.50-79.59)

79.4 **Closed reduction of separated epiphysis**

[0-2,5,6,9]

Reduction with or without internal fixation

79.4 骨骺分离的闭合性复位术

[0-2,5,6,9]

复位术伴或不伴内固定

79.5 **Open reduction of separated epiphysis**

[0-2,5,6,9]

Reduction with or without internal fixation

79.5 骨骺分离的开放性复位术

[0-2,5,6,9]

复位术伴或不伴内固定

79.6 **Debridement of open fracture site**

[0-9]

Debridement of compound fracture

79.6 开放性骨折部位的清创术

[0-9]

开放性骨折的清创术

79.7 **Closed reduction of dislocation**

Includes: closed reduction (with external traction device)

Excludes: closed reduction of dislocation of temporomandibular joint (76.93)

79.7 闭合性脱位复位术

包括:闭合性复位术(伴外牵引装置)

不包括:颞下颌关节脱位的闭合性复位术 (76.93)

79.70　Closed reduction of dislocation of unspecified site

79.71　Closed reduction of dislocation of shoulder

79.72　Closed reduction of dislocation of elbow

79.73　Closed reduction of dislocation of wrist

79.74　Closed reduction of dislocation of hand and finger

79.75　Closed reduction of dislocation of hip

79.76　Closed reduction of dislocation of knee

79.77　Closed reduction of dislocation of ankle

79.78　Closed reduction of dislocation of foot and toe

79.79　Closed reduction of dislocation of other specified sites

79.70　未特指的部位脱位的闭合性复位术

79.71　肩脱位闭合性复位术

79.72　肘脱位闭合性复位术

79.73　腕脱位闭合性复位术

79.74　手和指脱位的闭合性复位术

79.75　髋脱位闭合性复位术

79.76　膝脱位闭合性复位术

79.77　踝脱位闭合性复位术

79.78　足和趾脱位的闭合性复位术

79.79　其他特指部位脱位的闭合性复位术

79.8 **Open reduction of dislocation**

Includes: open reduction (with internal and external fixation devices)

79.8 脱位开放性复位术

包括:开放性复位术(伴内固定装置和外固定装置)

Excludes：open reduction of dislocation of temporomandibular joint (76.94)

不包括：颞下颌关节脱位的开放性复位术 (76.94)

79.80　Open reduction of dislocation of unspecified site

79.80　未特指的部位脱位的开放性复位术

79.81　Open reduction of dislocation of shoulder

79.81　肩脱位开放性复位术

79.82　Open reduction of dislocation of elbow

79.82　肘脱位开放性复位术

79.83　Open reduction of dislocation of wrist

79.83　腕脱位开放性复位术

79.84　Open reduction of dislocation of hand and finger

79.84　手和指脱位开放性复位术

79.85　Open reduction of dislocation of hip

79.85　髋脱位开放性复位术

79.86　Open reduction of dislocation of knee

79.86　膝脱位开放性复位术

79.87　Open reduction of dislocation of ankle

79.87　踝脱位开放性复位术

79.88　Open reduction of dislocation of foot and toe

79.88　足和趾脱位的开放性复位术

79.89　Open reduction of dislocation of other specified sites

79.89　其他特指部位脱位的开放性复位术

79.9 **Unspecified operation on bone injury**
[0-9]

79.9 **骨损伤的未特指手术**
[0-9]

80 **Incision and excision of joint structures**

80 **关节结构的切开术和切除术**

Includes：operations on：
　capsule of joint
　cartilage
　condyle
　ligament
　meniscus
　synovial membrane
Excludes：cartilage of：
　ear (18.01-18.9)
　nose (21.00-21.99)
　temporomandibular joint (76.01-76.99)

包括：手术：
　关节囊
　软骨
　髁
　韧带
　半月板
　滑膜
不包括：软骨：
　耳(18.01-18.9)
　鼻(21.00-21.99)
　颞下颌关节(76.01-76.99)

The following fourth-digit subclassification is for use with appropriate categories in section 80 to identify the site：

下列4位数细目用于第80节中适当亚目以标明部位：

0　unspecified site
1　shoulder
2　elbow
3　wrist

0　未特指的部位
1　肩
2　肘
3　腕

4	hand and finger	4	手和指
5	hip	5	髋
6	knee	6	膝
7	ankle	7	踝
8	foot and toe	8	足和趾
9	other specified sites	9	其他特指部位
	Spine		脊柱

80.0 **Arthrotomy for removal of prosthesis without replacement**

[0-9]

Includes removal of posterior spinal motion preservation (dynamic stabilization, facet replacement, interspinous process) device(s)

Code also any:

insertion of (cement)(joint)(methylmethacrylate) spacer (84.56)

removal of (cement)(joint)(methylmethacrylate) spacer (84.57)

Excludes: removal of pedicle screws used in spinal fusion (78.69)

80.0 关节切开术用于去除假体不伴置换

[0-9]

包括: 去除后路脊柱运动保护(动力稳定,椎骨关节面置换,棘突)装置

另编码任何:

置入填充物(水泥)(关节)(多甲基甲基丙烯酸酯)(84.56)

去除填充物(水泥)(关节)(多甲基甲基丙烯酸酯)(84.57)

不包括: 去除脊柱融合术中使用的椎弓根螺钉(78.69)

80.1 **Other arthrotomy**

[0-9]

Arthrostomy

Excludes: that for:

arthrography (88.32)

arthroscopy (80.20-80.29)

injection of drug (81.92)

operative approach — omit code

80.1 其他关节切开术

[0-9]

关节造口术

不包括: 用于:

关节造影术(88.32)

关节镜检查(80.20-80.29)

注射药物(81.92)

手术入路—省略编码

80.2 **Arthroscopy**

[0-9]

80.2 关节镜检查

[0-9]

80.3 **Biopsy of joint structure**

[0-9]

Aspiration biopsy

80.3 关节结构的活组织检查

[0-9]

抽吸活组织检查

80.4 **Division of joint capsule, ligament, or cartilage**

[0-9]

80.4 切断关节囊、韧带或软骨

[0-9]

Goldner clubfoot release	戈德纳畸形足松解术
Heyman-Herndon（-Strong） correction of metatarsus varus	海曼-赫恩登(-斯特朗）内翻跖矫正术
Release of：	松解术：
adherent or constrictive joint capsule	粘连或缩窄性关节囊
joint	关节
ligament	韧带
Excludes：symphysiotomy to assist de-livery（73.94)	**不包括**：耻骨联合切开助产(73.94)
that for：	用于：
carpal tunnel syndrome（04.43)	腕管综合征(04.43)
tarsal tunnel syndrome（04.44)	跗管综合征(04.44)

80.5 **Excision, destruction and other repair of intervertebral disc**　　**80.5** 椎间盘切除术、破坏术和其他修补术

80.50 Excision or destruction of intervertebral disc，unspecified	80.50 椎间盘切除术或破坏术，未特指的
Unspecified as to excision or destruction	未特指切除术或破坏术
80.51 Excision of intervertebral disc	80.51 椎间盘切除术
Diskectomy	椎间盘切除术
Removal of herniated nucleus pulposus	去除疝出的髓核
Level：	水平：
cervical	颈的
thoracic	胸的
lumbar（lumbosacral)	腰(腰骶部)的
That by laminotomy or hemilaminecto-my	椎板切开或半椎板切除的椎间盘切除术
That with decompression of spinal nerve root at same level	椎间盘切除术伴同一水平的脊髓神经根减压术
Requires additional code for any concom-itant decompression of spinal nerve root at different level from excision site	对任何切除部位的不同水平伴随有脊髓神经根减压术,需要编附加编码
Code also any：concurrent spinal fusion（81.00-81.09)	**另编码**：同时进行的脊柱融合（81.00 - 81.09)
repair of the anulus fibrousus（80.53-80.54)	纤维环修补术(80.53-80.54)
Excludes：that for insertion of（non-fu-sion） spinal disc replacement device（84.60-84.69)	**不包括**：用于(非融合)椎间盘置换装置的置入（84.60-84.69)
that with corpectomy，（vertebral）（80.99)	伴椎体切除术(脊椎的)(80.99)

intervertebral chemonucleolysis
(80.52)

椎间盘化学溶解术(80.52)

laminectomy for exploration of intraspinal
canal (03.09)

椎板切除术用于椎管内探查术(03.09)

laminotomy for decompression of spinal
nerve root only (03.09)

椎板切开术仅用于脊髓神经根减压术
(03.09)

80.52　Intervertebral chemonucleolysis

With aspiration of disc fragments

With diskography

Injection of proteolytic enzyme into
intervertebral space (chymopapain)

Excludes：injection of anesthetic
substance(03.91)

injection of other substances (03.92)

80.52　椎间盘化学溶解术

伴椎间盘碎片抽吸

伴椎间盘造影术

椎间盘间隙注射蛋白分解酶(木瓜凝乳蛋
白酶)

不包括：注射麻醉药(03.91)

注射其他药物(03.92)

80.53　Repair of the anulus fibrosus with graft
or prosthesis

Anular disc repair

Closure (sealing) of the anulus fibrosus
defect

Includes：microsurgical suture repair
with fascial autograft

soft tissue re-approximation repair
with tension bands

surgical mesh repair

Code also any：

application or administration of adhe-
sion barrier substance，if performed
(99.77)

intervertebral discectomy，if per-
formed (80.51)

locally harvested fascia for graft
(83.43)

80.53　纤维环修补术伴移植物或假体

椎间盘环修补术

纤维环缺陷闭合术(密封)

包括：显微外科缝合修补术伴筋膜自体移
植

用张力带的软组织再对合修补术

手术网状织物修补术

另编码任何：

如应用或使用粘连屏障物质(99.77)

椎间盘切除术，如实施(80.51)

局部取筋膜用作移植物(83.43)

80.54　Other and unspecified repair of the anu-
lus fibrosus

Anular disc repair

Closure (sealing) of the anulus fibrosus
defect

Microsurgical suture repair without fas-
cial autograft

Percutaneous repair of the anulus fibro-
sus

Code also any：

80.54　其他和未特指的椎间盘纤维环修补术

椎间盘环修补术

纤维环缺陷闭合术(密封)

显微外科缝合修补术，无筋膜自体移植

经皮纤维环修补术

另编码任何：

application or administration of adhe-
sion barrier substance, if performed
(99.77)

intervertebral discectomy, if per-
formed (80.51)

80.59　Other destruction of intervertebral disc
Destruction NEC
That by laser

80.6　**Excision of semilunar cartilage of knee**
Excision of meniscus of knee

80.7　**Synovectomy**
[0-9]
Complete or partial resection of synovial
membrane
Excludes：excision of Baker's cyst
(83.39)

80.8　**Other local excision or destruction of
lesion of joint**
[0-9]

80.9　**Other excision of joint**
[0-9]
Excludes：cheilectomy of joint (77.80-
77.89)
excision of bone ends (77.80-77.89)

81　**Repair and plastic operations on
joint structures**

81.0　**Spinal fusion**
Note：Spinal fusion is classified by the
anatomic portion (column) fused and
the technique (approach) used to per-
form the fusion.
For the anterior column, the body
(corpus) of adjacent vertebrae are
fused (interbody fusion). The ante-
rior column can be fused using an
anterior, lateral, or posterior tech-
nique.

粘连屏障物质的应用或使用,如实施
(99.77)

椎间盘切除术,如实施(80.51)

80.59　椎间盘的其他破坏术
破坏术 NEC
激光椎间盘破坏术

80.6　**膝半月软骨切除术**
膝半月板切除术

80.7　**滑膜切除术**
[0-9]
滑膜全部或部分切除术

不包括：贝克囊肿切除术(83.39)

80.8　**关节病损的其他局部切除术或破坏术**

[0-9]

80.9　**关节的其他切除术**
[0-9]
不包括：关节凿骨术(77.80-77.89)

骨端切除术(77.80-77.89)

81　**关节结构的修补术和整形术**

81.0　**脊柱融合术**
注:脊椎融合术是按融合与方法(入路)的
解剖位置(脊柱)分类。

对于前柱,融合的是相邻椎体(椎间融
合)。前柱可以使用前路、侧路或后
路方法。

For the posterior column, posterior structures of adjacent vertebrae are fused (pedicle, lamina, facet, transverse process, or "gutter" fusion). A posterior column fusion can be performed using a posterior, posterolateral, or lateral transverse technique.

Includes: arthrodesis of spine with:
　bone graft
　internal fixation
Code also any insertion of interbody spinal fusion device (84.51)
　any insertion of recombinant bone morphogenetic protein (84.52)
　any synchronous excision of (locally) harvested bone for graft (77.70-77.79)
　the total number of vertebrae fused (81.62-81.64)

Excludes: correction of pseudarthrosis of spine (81.30- 81.39)
　refusion of spine (81.30-81.39)

81.00　Spinal fusion, not otherwise specified

81.01　Atlas-axis spinal fusion
　Craniocervical fusion by anterior, transoral, or posterior technique
　$C_1 \sim C_2$ fusion by anterior, transoral, or posterior technique
　Occiput C_2 fusion by anterior, transoral, or posterior technique

81.02　Other cervical fusion of the anterior column, anterior technique
　Arthrodesis of C_2 level or below:
　　anterior interbody fusion
　　anterolateral technique

81.03　Other cervical fusion of the posterior column, posterior technique
　Arthrodesis of C_2 level or below, posterolateral technique

81.04　Dorsal and dorsolumbar fusion of the anterior column, anterior technique

对于后柱,融合的是后部结构(椎弓根、椎板、关节突、横突、或"沟"的融合)。后柱可以使用后路、后侧路或侧横路方法。

包括:脊柱关节固定术用:
　骨移植术
　内固定
另编码:任何椎体脊椎融合装置置入(84.51)
　任何重组骨形态形成蛋白的置入(84.52)
　任何(局部)采集骨的切除用于移植(77.70-77.79)

　融合椎骨的总数(81.62-81.64)

不包括:脊柱假关节矫正术(81.30-81.39)
　脊柱再融合(81.30-81.39)

81.00　脊柱融合 NOS

81.01　寰-枢脊柱融合
　前路、经口或后路的颅颈融合

　前路、经口或后路的 $C_1 \sim C_2$ 融合

　前路、经口或后路的枕骨 C_2 融合

81.02　前柱其他颈(椎)融合,前路法

　C_2 水平或低于 C_2 水平的关节固定术:
　　前路椎体融合
　　前外侧路法

81.03　后柱其他颈融合,后路法

　C_2 水平或低于 C_2 水平的后外侧路关节固定术

81.04　前柱背和背腰融合,前路法

Arthrodesis of thoracic or thoracolumbar region：

　anterior interbody fusion

　anterolateral technique

　Extracavitary technique

81.05　Dorsal and dorsolumbar fusion, posterior technique

Arthrodesis of thoracic or thoracolumbar region, posterolateral technique

81.06　Lumbar and lumbosacral fusion of the anterior column, anterior technique

Anterior lumbar interbody fusion (ALIF)

Arthrodesis of lumbar or lumbosacral region：

　anterior (interbody) technique

　anterolateral technique

　retroperitoneal

　transperitoneal

Direct lateral interbody fusion［DLIF］

Extreme lateral interbody fusion ［XLIF］

81.07　Lumbar and lumbosacral fusion of the posterior column, posterior technique

Facet fusion

Posterolateral technique

Transverse process technique

81.08　Lumbar and lumbosacral fusion of the anterior column, posterior technique

Arthrodesis of lumbar or lumbosacral region, posterior interbody fusion

81.1　Arthrodesis and arthroereisis of foot and ankle

Includes：arthrodesis of foot and ankle with：

　bone graft

　external fixation device

81.11　Ankle fusion

Tibiotalar fusion

81.12　Triple arthrodesis

Talus to calcaneus and calcaneus to cuboid and navicular

胸或胸腰区的关节固定术：

　前路椎间融合术

　前外侧路法

　外腔法

81.05　背和背腰(脊柱)融合,后路法

胸或胸腰区的关节固定术,后路法

81.06　前柱腰和腰骶部融合,前路法

前路腰椎体融合(ALIF)

腰或腰骶部区的关节固定术：

　前路(椎体)法

　前外侧路法

　腹膜后的

　经腹膜的

直接外侧椎间融合术

极外侧椎间融合

81.07　后柱腰和腰骶部融合, 后路法

小关节融合

后外侧路法

横突法

81.08　前柱腰和腰骶部融合,后路法

腰或腰骶部区的关节固定术,后路椎间融合

81.1　足和踝关节固定术和关节制动术

包括：足和踝关节固定术用：

　骨移植物

　外固定装置

81.11　踝融合术

胫距骨融合术

81.12　三关节固定术

距骨至跟骨和跟骨至骰骨和舟状骨

81.13	Subtalar fusion		81.13	距骨下融合术
	Excludes：arthroereisis (81.18)			**不包括**：关节制动术(81.18)
81.14	Midtarsal fusion		81.14	跗骨间融合术
81.15	Tarsometatarsal fusion		81.15	跗跖融合术
81.16	Metatarsophalangeal fusion		81.16	跖趾融合术
81.17	Other fusion of foot		81.17	足的其他融合术
81.18	Subtalar joint arthroereisis		81.18	距下关节关节制动术

81.2　**Arthrodesis of other joint**

Includes：arthrodesis with：

　　bone graft

　　external fixation device

　　excision of bone ends and compression

81.20	Arthrodesis of unspecified joint
81.21	Arthrodesis of hip
81.22	Arthrodesis of knee
81.23	Arthrodesis of shoulder
81.24	Arthrodesis of elbow
81.25	Carporadial fusion
81.26	Metacarpocarpal fusion
81.27	Metacarpophalangeal fusion
81.28	Interphalangeal fusion
81.29	Arthrodesis of other specified joints

81.2　**其他关节的关节固定术**

包括：关节固定术用：

　　骨移植物

　　外固定装置

　　骨端切除和加压

81.20	未特指关节的关节固定术
81.21	髋关节固定术
81.22	膝关节固定术
81.23	肩关节固定术
81.24	肘关节固定术
81.25	腕桡融合术
81.26	掌腕融合术
81.27	掌指融合术
81.28	指间融合术
81.29	其他特指关节的关节固定术

81.3　**Refusion of spine**

Note：Spine fusion is classified by the anatomic portion（column）fused and the technique（approach）used to perform the fusion.

For the anterior column，the body（corpus）of adjacent vertebrae are fused（interbody fusion）. The anterior column can be fused using an anterior，lateral，or posterior technique.

For the posterior column，posterior structures of adjacent vertebrae are fused（pedicle，lamina，facet，transverse process，or "gutter" fusion）. A posterior column fusion can be performed using a posterior，posterolateral，or lateral transverse technique.

81.3　**脊柱再融合**

注：脊椎融合术是按融合与方法（入路）的解剖位置（脊柱）分类。

对于前柱，融合的是相邻椎体（椎间融合）。前柱可以使用前路、侧路或后路方法。

对于后柱，融合的是后部结构（椎弓根、椎板、关节突、横突、或"沟"的融合）。后柱可以使用后路、后外侧路或侧横路方法。

Includes: arthrodesis of spine with:

bone graft

internal fixation

correction of pseudarthrosis of spine

Code also: any insertion of interbody spinal fusion device (84.51)

any insertion of recombinant bone morphogenetic protein (84.52)

any synchronous excision of (locally) harvested bone for graft (77.70-77.79)

the total number of vertebrae fused (81.62-81.64)

81.30　Refusion of spine, not otherwise specified

81.31　Refusion of atlas-axis spine

Craniocervical fusion by anterior, transoral, or posterior technique

$C_1 \sim C_2$ fusion by anterior, transoral, or posterior technique

Occiput C_2 fusion by anterior, transoral, or posterior technique

81.32　Refusion of other cervical spine, anterior column, anterior technique

Arthrodesis of C_2 level or below:

anterior interbody fusion

anterolateral technique

81.33　Refusion of other cervical spine, posterior column, posterior technique

Arthrodesis of C2 level or below, posterolateral technique

81.34　Refusion of dorsal and dorsolumbar spine, anterior column, anterior technique

Arthrodesis of thoracic or thoracolumbar region:

anterior (interbody) technique

anterolateral technique

81.35　Refusion of dorsal and dorsolumbar spine, posterior technique

Arthrodesis of thoracic or thoracolumbar region, posterolateral technique

---

包括: 脊柱关节固定术用

骨移植物

内固定

脊柱假关节矫正术

另编码: 任何椎体脊椎融合装置置入 (84.51)

任何重组骨形态形成蛋白的置入 (84.52)

任何(局部)采集骨的切除用于移植 (77.70-77.79)

融合椎骨的总数(81.62-81.64)

81.30　脊柱再融合术 NOS

81.31　寰-枢脊柱再融合术

前路、经口或后路的颅颈融合

前路、经口或后路的 $C_1 \sim C_2$ 融合

前路、经口或后路的枕骨 C_2 融合

81.32　其他颈椎再融合,前柱,前路法

C_2 水平或低于 C_2 水平的关节固定术:

前路椎体融合

前外侧路法

81.33　其他颈椎再融合,后柱,后路法

C2 水平或低于 C2 水平的关节固定,后外侧法

81.34　背和背腰椎再融合,前柱,前路法

胸或胸腰区关节固定术:

前路(椎体)法

前外侧路法

81.35　背和背腰椎再融合术,后路法

胸或胸腰区关节固定术,后外侧法

81.36　Refusion of lumbar and lumbosacral spine, anterior column, anterior technique

81.36　腰和腰骶部脊椎再融合，前柱，前路法

Anterior lumbar interbody fusion (ALIF)

前路腰椎体融合（ALIF）

anterior interbody fusion:
anterolateral technique
retroperitoneal
transperitoneal
Direct lateral interbody fusion [DLIF]
Extreme lateral interbody fusion [XLIF]

前路椎间融合：
前外侧路法
腹膜后
经腹膜的
直接外侧椎间融合术
极外侧椎间融合

81.37　Refusion of lumbar and lumbosacral spine, posterior column, posterior technique

81.37　腰和腰骶部脊椎再融合，后柱，后路法

Facet fusion:
Posterolateral technique
Transverse process technique

小关节融合：
后外侧法
横突法

81.38　Refusion of lumbar and lumbosacral spine, anterior column, posterior technique

81.38　腰和腰骶部脊椎再融合，前柱，后路法

Arthrodesis of lumbar or lumbosacral region, posterior interbody fusion

腰或腰骶部区关节固定术，后路椎间融合

Axial lumbar interbody fusion [AxiaLIF]

轴向腰椎间融合[AxiaLIF]

Posterior lumbar interbody fusion (PLIF)

后路腰椎体融合（PLIF）

Transforaminal lumbar interbody fusion (TLIF)

经椎间孔入路腰椎体融合（TLIF）

81.39　Refusion of spine, not elsewhere classified

81.39　脊椎再融合术 NEC

81.4　**Other repair of joint of lower extremity**
Includes: arthroplasty of lower extremity with:
external traction or fixation
graft of bone (chips) or cartilage
internal fixation device

81.4　**下肢关节的其他修补术**
包括：下肢关节成形术用：
外牵引或固定
骨（瓣）或软骨移植物
内固定装置

81.40　Repair of hip, not elsewhere classified

81.40　髋修补术 NEC

81.42　Five-in-one repair of knee

81.42　膝五合一修补术

Medial meniscectomy, medial collateral ligament repair, vastus medialis advancement, semitendinosus advancement, and pes anserinus transfer

内侧半月板切除术、内侧副韧带修补术、股内侧肌徙前术、半腱肌徙前术和鹅足转移

81.43　Triad knee repair

Medial meniscectomy with repair of the anterior cruciate ligament and the medial collateral ligament

O'Donoghue procedure

81.43　膝关节三联修补术

内侧半月板切除术伴前交叉韧带和内侧副韧带修补术

奥多诺手术

81.44　Patellar stabilization

Roux-Goldthwait operation for recurrent dislocation of patella

81.44　髌骨稳定术

鲁-戈德思韦特手术用于髌骨复发性脱位

81.45　Other repair of the cruciate ligaments

81.45　交叉韧带的其他修补术

81.46　Other repair of the collateral ligaments

81.46　副韧带的其他修补术

81.47　Other repair of knee

81.47　膝关节的其他修补术

81.49　Other repair of ankle

81.49　踝关节的其他修补术

81.5　**Joint replacement of lower extremity**

Includes: arthroplasty of lower extremity with:

external traction or fixation

graft of bone (chips) or cartilage

internal fixation device or prosthesis

Note: removal of prior prosthesis - omit code

81.5　**下肢关节置换术**

包括: 下肢关节成形术用:

外牵引或固定

骨(瓣)或软骨移植术

内固定装置或假体

注: 去除以前假体－省略编码

81.51　Total hip replacement

Replacement of both femoral head and acetabulum by prosthesis

Total reconstruction of hip

Code also any type of bearing surface, if known (00.74-00.78)

81.51　全部髋关节置换

双股骨头和髋臼用假体置换

髋关节全部重建术

另编码: 任何明确类型轴面(00.74-00.78)

81.52　Partial hip replacement

Bipolar endoprosthesis

Code also any type of bearing surface, if known (00.74-00.78)

81.52　髋关节部分置换

双极内用假体

另编码: 任何明确类型轴面(00.74-00.78)

81.53　Revision of hip replacement, not otherwise specified

Revision of hip replacement, not specified as to components(s) replaced, (acetabular, femoral or both)

Code also any:

81.53　髋关节置换修正术 NOS

髋置换修正术,未指出替换的成分,(髋臼的,股骨的或两者)

另编码任何:

removal of（cement）（joint）spacer（84.57）

type of bearing surface，if known（00.74-00.78）

　　Excludes：revision of hip replacement，components specified（00.70-00.73）

去除填充物（水泥）（关节）（84.57）

任何明确类型轴面（00.74-00.78）

　　不包括：髋置换修正术，特指成分（00.70-00.73）

81.54　Total knee replacement

Bicompartmental

Partial knee replacement

Tricompartmental

Unicompartmental（hemijoint）

81.54　全部膝关节置换

双间隔的

部分膝置换

三间隔的

单间隔的（半关节）

81.55　Revision of knee replacement，not otherwise specified

　　Code also：any removal of（cement）spacer（84.57）

　　Excludes：arthrodesis of knee（81.22）

revision of knee replacement，components specified（00.80-00.84）

81.55　膝关节置换修正术 NOS

　　另编码：去除任何填充物（水泥）（关节）（84.57）

　　不包括：膝关节固定术（81.22）

膝置换修正术，特指成分（00.80-00.84）

81.56　Total ankle replacement

81.57　Replacement of joint of foot and toe

81.59　Revision of joint replacement of lower extremity，not elsewhere classified

81.56　踝关节全部置换

81.57　足和趾关节置换

81.59　下肢关节置换修复术 NEC

81.6 **Other procedures on spine**

　　Note：Number of vertebrae

The vertebral spine consists of 25 vertebrae in the following order and number：

Cervical：C_1（atlas），C_2（axis），C_3，C_4，C_5，C_6，C_7

Thoracic or Dorsal：T_1，T_2，T_3，T_4，T_5，T_6，T_7，T_8，T_9，T_{10}，T_{11}，T_{12}

Lumbar and Sacral：L_1，L_2，L_3，L_4，L_5，S_1

Coders should report only one code from the series 81.62 or 81.63 or 81.64 to show the total number of vertebrae fused on the patient.

　　Code also：the level and approach of the fusion or refusion（81.00-81.08，81.30-81.39）

81.6 **脊柱的其他操作**

　　注：椎骨数

脊椎 25 块椎骨按顺序和编号：

颈：C_1（寰椎），C_2（枢椎），C_3，C_4，C_5，C_6，C_7

胸或背：T_1，T_2，T_3，T_4，T_5，T_6，T_7，T_8，T_9，T_{10}，T_{11}，T_{12}

腰和骶：L_1，L_2，L_3，L_4，L_5，S_1

编码员应报告 81.62 或 81.63 或 81.64 之一的编码指明患者融合椎骨的总数。

　　另编码：融合或再融合的脊椎水平和入路（81.00-81.08，81.30-81.39）

81.62　Fusion or refusion of 2～3 vertebrae

81.62　2～3 个椎骨融合或再融合

81.63 Fusion or refusion of 4~8 vertebrae

81.64 Fusion or refusion of 9 or more verte-brae

81.65 Percutaneous vertebroplasty

Injection of bone void filler（cement）（polymethylmethacrylate）（PMMA）into the diseased or fractured verte-bral body

Excludes：percutaneous vertebral aug-mentation（81.66）

81.66 Percutaneous vertebral augmentation

Insertion of inflatable balloon，bone tamp，or other device displacing（re-moving）（compacting）bone to create a space（cavity）（void）prior to the in-jection of bone void filler（cement）（polymethylmethacrylate）（PMMA）or other substance

Arcuplasty

Kyphoplasty

SKyphoplasty

Spineoplasty

Excludes：percutaneous vertebroplasty（81.65）

81.7 **Arthroplasty and repair of hand, fingers and wrist**

Includes：arthroplasty of hand and fin-ger with：

external traction or fixation

graft of bone（chips）or cartilage

internal fixation device or prosthesis

Excludes：operations on muscle，ten-don and fascia of hand（82.01-82.99）

81.71 Arthroplasty of metacarpophalangeal and interphalangeal joint with implant

81.72 Arthroplasty of metacarpophalangeal and interphalangeal joint without implant

81.73 Total wrist replacement

81.74 Arthroplasty of carpocarpal or carpometa-carpal joint with implant

81.63 4~8 个椎骨融合或再融合

81.64 9 个或更多椎骨的融合或再融合

81.65 经皮椎骨成形术

骨空隙填补物注入有病或骨折的椎体（水泥）（多甲基甲基丙烯酸酯）（聚甲基丙烯甲酯）

不包括：经皮椎体增强（81.66）

81.66 经皮椎体增强

在向骨空隙注射填补物（水泥）（多甲基甲基丙烯酸酯）（PMMA）或其他物质之前，先对需要创建空腔（空隙）置入膨胀球囊、骨填塞或其他装置以置换（去除）（夯实）骨

脊柱成形术

脊柱后凸成形术

脊柱后凸成形术

脊柱成形术

不包括：经皮椎体成形术（81.65）

81.7 **手、指和腕关节成形术和修补术**

包括：手和指关节成形术用：

外牵引或固定

骨（瓣）或软骨移植物

内固定装置或假体

不包括：手部肌、腱和筋膜手术（82.01-82.99）

81.71 掌指关节和指间关节成形术伴植入

81.72 掌指关节和指间关节成形术不伴植入

81.73 腕关节全部置换

81.74 腕腕关节或腕掌关节成形术伴植入

81.75　Arthroplasty of carpocarpal or carpometa-
　　　carpal joint without implant

81.79　Other repair of hand, fingers and wrist

81.8　Arthroplasty and repair of shoulder and elbow

　　　Includes: arthroplasty of upper limb NEC with:
　　　external traction or fixation
　　　graft of bone (chips) or cartilage
　　　internal fixation device or prosthesis

81.80　Total shoulder replacement
　　　Excludes: reverse total shoulder replacement (81.88)

81.81　Partial shoulder replacement

81.82　Repair of recurrent dislocation of shoulder

81.83　Other repair of shoulder
　　　Revision of arthroplasty of shoulder

81.84　Total elbow replacement
　　　Partial elbow replacement

81.85　Other repair of elbow

81.88　Reverse total shoulder replacement
　　　Reverse ball-and-socket of the shoulder
　　　Excludes: conversion of prior (failed) total shoulder replacement (arthroplasty) to reverse total shoulder replacement (81.97)

81.9　Other operations on joint structures

81.91　Arthrocentesis
　　　Joint aspiration
　　　Excludes: that for:
　　　arthrography (88.32)
　　　biopsy of joint structure (80.30-80.39)
　　　injection of drug (81.92)

81.92　Injection of therapeutic substance into joint or ligament

81.93　Suture of capsule or ligament of upper extremity
　　　Excludes: that associated wit arthroplasty (81.71-81.75, 81.80-81.81, 81.84)

81.94　Suture of capsule or ligament of ankle and foot

81.75　腕腕关节或腕掌关节成形术不伴植入

81.79　手、指和腕关节的其他修补术

81.8　肩和肘关节成形术和修补术

　　　包括: 上肢关节成形术 NEC 用:
　　　外牵引或固定
　　　骨(瓣)或软骨移植物
　　　内固定装置或假体

81.80　肩关节全部置换
　　　不包括: 反向全肩关节置换术(81.88)

81.81　肩关节部分置换

81.82　复发性肩脱位的修补术

81.83　肩关节的其他修补术
　　　肩关节成形的翻修术

81.84　肘关节全部置换
　　　肘关节部分置换

81.85　肘关节的其他修补术

81.88　反向全肩关节置换术
　　　反向球窝肩关节
　　　不包括: 改变以前(失败)的全肩关节置换(关节成形术),以扭转全肩关节置换(81.97)

81.9　关节结构的其他手术

81.91　关节穿刺术
　　　关节抽吸
　　　不包括: 为了:
　　　关节造影术(88.32)
　　　关节结构的活组织检查(80.30-80.39)
　　　药物注射(81.92)

81.92　关节或韧带治疗性药物注射

81.93　上肢关节囊或韧带缝合术
　　　不包括: 同时伴有关节成形术(81.71-81.75, 81.80-81.81, 81.84)

81.94　踝关节和足关节囊或韧带缝合术

Excludes：that associated wit arthroplasty (81.56-81.59)

81.95　Suture of capsule or ligament of other lower extremity

Excludes：that associated wit arthroplasty (81.51-81.55，81.59)

81.96　Other repair of joint

81.97　Revision of joint replacement of upper extremity

Partial

Removal of cement spacer

Revision of arthroplasty of shoulder

Total

81.98　Other diagnostic procedures on joint structures

Excludes：arthroscopy (80.20-80.29)

biopsy of joint structure (80.30-80.39)

microscopic examination of specimen from joint (91.51-91.59)

thermography (88.83)

x-ray (87.21-87.29，88.21-88.33)

81.99　Other

82　Operations on muscle, tendon, and fascia of hand

Includes：operations on：

aponeurosis

synovial membrane (tendon sheath)

tendon sheath

82.0　Incision of muscle, tendon, fascia, and bursa of hand

82.01　Exploration of tendon sheath of hand

Incision of tendon sheath of hand

Removal of rice bodies in tendon sheath of hand

Excludes：division of tendon (82.11)

82.02　Myotomy of hand

Excludes：myotomy for division (82.19)

不包括：同时伴关节成形术（81.56-81.59）

81.95　其他下肢关节囊或韧带缝合术

不包括：同时伴关节成形术（81.51-81.55，81.59）

81.96　关节其他修补术

81.97　上肢关节置换修正术

部分

去除水泥隔片

肩关节成形修复术

全部

81.98　关节结构的其他诊断性操作

不包括：关节镜检查（80.20-80.29）

关节结构的活组织检查（80.30-80.39）

关节标本的显微镜检查（91.51-91.59）

热影像图（88.83）

X线检查（87.21-87.29，88.21-88.33）

81.99　其他

82　手部肌、腱和筋膜手术

包括：手术：

腱膜

滑膜（腱鞘）

腱鞘

82.0　手部肌、腱、筋膜和黏液囊切开术

82.01　手腱鞘探查术

手腱鞘切开术

手腱鞘米粒样小体去除

不包括：肌腱切断（82.11）

82.02　手肌切开术

不包括：肌切开术用于切断术（82.19）

82.03　Bursotomy of hand	82.03　手黏液囊切开术
82.04　Incision and drainage of palmar or thenar space	82.04　掌间隙或鱼际间隙切开引流术
82.09　Other incision of soft tissue of hand	82.09　手软组织的其他切开术
Excludes：incision of skin an subcutaneous tissue alone (86.01-86.09)	不包括：单纯皮肤和皮下组织切开术 (86.01-86.09)

82.1 **Division of muscle, tendon, and fascia of hand**

82.1 手部肌、腱和筋膜的切断术

82.11　Tenotomy of hand	82.11　手肌腱切开术
Division of tendon of hand	手肌腱切断
82.12　Fasciotomy of hand	82.12　手筋膜切开术
Division of fascia of hand	手筋膜切断
82.19　Other division of soft tissue of hand	82.19　手软组织的其他切断
Division of muscle of hand	手肌肉切断

82.2 **Excision of lesion of muscle, tendon, and fascia of hand**

82.2 手部肌、腱和筋膜病损切除术

82.21　Excision of lesion of tendon sheath of hand	82.21　手腱鞘病损切除术
Ganglionectomy of tendon sheath (wrist)	腱鞘(腕)神经节切除术
82.22　Excision of lesion of muscle of hand	82.22　手肌肉病损切除术
82.29　Excision of other lesion of soft tissue of hand	82.29　手软组织的其他病损切除术
Excludes：excision of lesion of skin and subcutaneous tissue (86.21-86.3)	不包括：皮肤和皮下组织病损切除术 (86.21-86.3)

82.3 **Other excision of soft tissue of hand**
Code also：any skin graft (86.61-86.62，86.73)
Excludes：excision of skin and subcutaneous tissue(86.21-86.3)

82.3 手软组织的其他切除术
另编码：任何皮肤移植术(86.61-86.62，86.73)
不包括：皮肤和皮下组织切除术(86.21-86.3)

82.31　Bursectomy of hand	82.31　手黏液囊切除术
82.32　Excision of tendon of hand for graft	82.32　手肌腱切除术用做移植物
82.33　Other tenonectomy of hand	82.33　手的其他腱切开术
Tenosynovectomy of hand	手腱鞘切除术
Excludes：excision of lesion of：	不包括：病损切除术：
tendon (82.29)	腱(82.29)
sheath (82.21)	腱鞘(82.21)
82.34　Excision of muscle or fascia of hand for graft	82.34　手肌或筋膜切除术用作移植物

82.35　Other fasciectomy of hand

　　　　Release of Dupuytren's contracture

　　　　Excludes：excision of lesion of fascia (82.29)

82.36　Other myectomy of hand

　　　　Excludes：excision of lesion of muscle (82.22)

82.39　Other excision of soft tissue of hand

　　　　Excludes：excision of skin（86.21-86.3）

　　　　excision of soft tissue lesion（82.29）

82.4　Suture of muscle, tendon, and fascia of hand

82.41　Suture of tendon sheath of hand

82.42　Delayed suture of flexor tendon of hand

82.43　Delayed suture of other tendon of hand

82.44　Other suture of flexor tendon of hand

　　　　Excludes：delayed suture of flexor tendon of hand（82.42）

82.45　Other suture of other tendon of hand

　　　　Excludes：delayed suture of other tendon of hand（82.43）

82.46　Suture of muscle or fascia of hand

82.5　Transplantation of muscle and tendon of hand

82.51　Advancement of tendon of hand

82.52　Recession of tendon of hand

82.53　Reattachment of tendon of hand

82.54　Reattachment of muscle of hand

82.55　Other change in hand muscle or tendon length

82.56　Other hand tendon transfer or transplantation

　　　　Excludes：pollicization of thumb（82.61）

　　　　transfer of finger，except thumb（82.81）

82.57　Other hand tendon transposition

82.58　Other hand muscle transfer or transplantation

82.35　手的其他筋膜切除术

　　　　杜普伊特伦挛缩（掌挛缩病）松解术

　　　　不包括：筋膜病损切除术（82.29）

82.36　手的其他肌肉切除术

　　　　不包括：肌病损切除术（82.22）

82.39　手软组织的其他切除术

　　　　不包括：皮肤切除术（86.21-86.3）

　　　　软组织病损切除术（82.29）

82.4　手肌、腱和筋膜缝合术

82.41　手腱鞘缝合术

82.42　手屈肌腱延迟性缝合术

82.43　手的其他肌腱延迟性缝合术

82.44　手屈肌腱的其他缝合术

　　　　不包括：手屈肌腱延迟性缝合术（82.42）

82.45　手的其他肌腱其他缝合术

　　　　不包括：手的其他肌腱延迟性缝合术（82.43）

82.46　手肌肉或筋膜缝合术

82.5　手肌肉和肌腱移植术

82.51　手肌腱前徙术

82.52　手肌腱后徙术

82.53　手肌腱再附着

82.54　手肌肉再附着

82.55　手肌或腱长度的其他改变

82.56　其他手肌腱转移或移植术

　　　　不包括：拇指整复术（82.61）

　　　　手指转移，除外拇指（82.81）

82.57　其他手肌腱移位术

82.58　其他手肌转移或移植术

82.59　Other hand muscle transposition	82.59　其他手肌移位术

82.6　**Reconstruction of thumb**

　　Includes：digital transfer to act as
　　　　thumb

　　Code also：any amputation for digital
　　　　transfer（84.01，84.11）

82.61　Pollicization operation carrying over nerves
　　　　and blood supply

82.69　Other reconstruction of thumb
　　　　"Cocked-hat" procedure〔skin flap and
　　　　bone〕
　　　　Grafts：
　　　　　bone to thumb
　　　　　skin（pedicle）to thumb

82.6　**拇指重建术**

　　包括：指（趾）移植做拇指

　　另编码：任何截断术用于指（趾）移植
　　　　（84.01，84.11）

82.61　保留神经和血供应的整复术

82.69　拇指的其他重建术
　　　　"歪戴帽"手术〔皮瓣和骨〕

　　　　移植物：
　　　　　骨至拇指
　　　　　皮肤（带蒂）至拇指

82.7　**Plastic operation on hand with graft
　　　or implant**

82.71　Tendon pulley reconstruction
　　　　Reconstruction for opponensplasty

82.72　Plastic operation on hand with graft of
　　　　muscle or fascia

82.79　Plastic operation on hand with other
　　　　graft or implant
　　　　Tendon graft to hand

82.7　**手整形术伴移植物或置入物**

82.71　肌腱滑车重建术
　　　　对掌肌成形重建术

82.72　手肌肉或筋膜移植物的整形术

82.79　手的其他移植物或置入物的整形术

　　　　肌腱移植至手

82.8　**Other plastic operations on hand**

82.81　Transfer of finger，except thumb
　　　　Excludes：pollicization of thumb
　　　　　（82.61）

82.82　Repair of cleft hand

82.83　Repair of macrodactyly

82.84　Repair of mallet finger

82.85　Other tenodesis of hand
　　　　Tendon fixation of hand NOS

82.86　Other tenoplasty of hand
　　　　Myotenoplasty of hand

82.89　Other plastic operations on hand
　　　　Plication of fascia
　　　　Repair of fascial hernia
　　　　Excludes：that with graft or implant
　　　　　（82.71-82.79）

82.8　**手其他整形术**

82.81　手指转移术，除外拇指
　　　　不包括：拇指整复术（82.61）

82.82　裂指畸形修补术

82.83　巨指畸形修补术

82.84　槌状指修补术

82.85　手其他肌腱固定术
　　　　手肌腱固定 NOS

82.86　手其他肌腱成形术
　　　　手肌腱成形术

82.89　手其他整形术
　　　　筋膜折叠术
　　　　筋膜疝修补术
　　　　不包括：同时伴移植物或置入物（82.71-
　　　　　82.79）

82.9 **Other operations on muscle, tendon, and fascia of hand**

Excludes：diagnostic procedures on soft tissue of hand (83.21-83.29)

82.91 Lysis of adhesions of hand

Freeing of adhesions of fascia，muscle，and tendon of hand

Excludes：decompression of carpal tunnel (04.43)

that by stretching or manipulation only (93.26)

82.92 Aspiration of bursa of hand

82.93 Aspiration of other soft tissue of hand

Excludes：skin and subcutaneous tissue (86.01)

82.94 Injection of therapeutic substance into bursa of hand

82.95 Injection of therapeutic substance into tendon of hand

82.96 Other injection of locally-acting therapeutic substance into soft tissue of hand

Excludes：subcutaneous or intramuscular injection (99.11-99.29)

82.99 Other operations on muscle, tendon，and fascia of hand

83 **Operations on muscle, tendon, fascia, and bursa, except hand**

Includes：operations on：
aponeurosis
synovial membrane of bursa and tendon sheaths
tendon sheaths

Excludes：diaphragm (34.81-34.89)
hand (82.01-82.99)
muscles of eye (15.01-15.9)

83.0 **Incision of muscle, tendon, fascia, and bursa**

82.9 手部肌、腱和筋膜的其他手术

不包括：手软组织的诊断性操作（83.21-83.29）

82.91 手粘连松解
手筋膜、肌和肌腱粘连松解

不包括：腕管减压术（04.43）

单纯做拉伸或手法操作（93.26）

82.92 手黏液囊抽吸术

82.93 手其他软组织抽吸术
不包括：皮肤和皮下组织（86.01）

82.94 手黏液囊治疗性药物注入

82.95 手肌腱治疗性药物注入

82.96 手软组织局部作用治疗性物质的其他注入
不包括：皮下或肌内注射（99.11-99.29）

82.99 手肌、腱和筋膜的其他手术

83 肌、腱、筋膜和黏液囊手术，除外手

包括：手术：
腱膜
黏液囊和腱鞘的滑膜

腱鞘
不包括：横膈（34.81-34.89）
手（82.01-82.99）
眼肌（15.01-15.9）

83.0 肌、腱、筋膜和黏液囊切开术

83.01	Exploration of tendon sheath	83.01	腱鞘探查术
	Incision of tendon sheath		腱鞘切开术
	Removal of rice bodies from tendon sheath		腱鞘米粒样小体去除术
83.02	Myotomy	83.02	肌切开术
	Excludes：cricopharyngeal myotomy (29.31)		**不包括**:环咽肌切开术(29.31)
83.03	Bursotomy	83.03	黏液囊切开术
	Removal of calcareous deposit of bursa		去除黏液囊钙质沉积物
	Excludes：aspiration of burs (percutaneous) (83.94)		**不包括**:黏液囊抽吸(经皮)(83.94)
83.09	Other incision of soft tissue	83.09	软组织的其他切开术
	Incision of fascia		筋膜切开术
	Excludes：incision of skin and subcutaneous tissue alone (86.01-86.09)		**不包括**:单纯皮肤和皮下组织切开术(86.01-86.09)

83.1	**Division of muscle, tendon, and fascia**	**83.1**	**肌、腱和筋膜切断术**
83.11	Achillotenotomy	83.11	跟腱切断术
83.12	Adductor tenotomy of hip	83.12	髋部内收肌腱切断术
83.13	Other tenotomy	83.13	其他腱切断术
	Aponeurotomy		腱膜切断术
	Division of tendon		腱切断术
	Tendon release		肌腱松解术
	Tendon transection		肌腱横断术
	Tenotomy for thoracic outlet decompression		腱切断用于胸出口减压术
83.14	Fasciotomy	83.14	筋膜切断术
	Division of fascia		筋膜切断术
	Division of iliotibial band		髂胫束切断术
	Fascia stripping		筋膜剥脱术
	Release of Volkmann's contracture by fasciotomy		福耳克曼挛缩松解术,用筋膜切断术
83.19	Other division of soft tissue	83.19	软组织的其他切断术
	Division of muscle		肌切断术
	Muscle release		肌松解术
	Myotomy for thoracic outlet decompression		肌切开术用于胸出口减压术
	Myotomy with division		肌切开伴切断术
	Scalenotomy		斜角肌切断术
	Transection of muscle		肌横断术

83.2 **Diagnostic procedures on muscle, tendon, fascia, and bursa, including that of hand**

83.21 Biopsy of soft tissue

Excludes：biopsy of chest wall (34.23)

biopsy of skin and subcutaneous tissue (86.11)

83.29 Other diagnostic procedures on muscle, tendon, fascia, and bursa, including that of hand

Excludes：microscopic examination of specimen (91.51-91.59)

soft tissue x-ray (87.09, 87.38-87.39, 88.09, 88.35, 88.37)

thermography of muscle (88.84)

83.3 **Excision of lesion of muscle, tendon, fascia, and bursa**

Excludes：biopsy of soft tissue (83.21)

83.31 Excision of lesion of tendon sheath

Excision of ganglion of tendon sheath, except of hand

83.32 Excision of lesion of muscle

Excision of：

heterotopic bone

muscle scar for release of Volkmann's contracture

myositis ossificans

83.39 Excision of lesion of other soft tissue

Excision of Baker's cyst

Excludes：bursectomy (83.5)

excision of lesion of skin and subcutaneous tissue (86.3)

synovectomy (80.70-80.79)

83.4 **Other excision of muscle, tendon, and fascia**

83.41 Excision of tendon for graft

83.42 Other tenonectomy

Excision of：

aponeurosis

tendon sheath

83.2 肌、腱、筋膜和黏液囊的诊断性操作,包括手

83.21 软组织活组织检查

不包括:胸壁活组织检查(34.23)

皮肤和皮下组织的活组织检查(86.11)

83.29 肌、腱、筋膜和黏液囊的其他诊断性操作,包括手的

不包括:标本的显微镜检查(91.51-91.59)

软组织 X 线检查 (87.09, 87.38-87.39, 88.09, 88.35, 88.37)

肌热影像图(88.84)

83.3 肌、腱、筋膜和黏液囊病损的切除术

不包括:软组织活组织检查(83.21)

83.31 腱鞘病损切除术

腱鞘神经节切除术,除外手

83.32 肌病损切除术

切除术:

异位骨

福耳克曼挛缩的肌瘢痕松解术

骨化性肌炎

83.39 其他软组织病损的切除术

贝克囊肿切除术

不包括:黏液囊切除术(83.5)

皮肤和皮下组织病损的切除术(86.3)

滑膜切除术(80.70-80.79)

83.4 肌、腱和筋膜的其他切除术

83.41 肌腱切除术用作移植物

83.42 其他腱切除术

切除术:

腱膜

腱鞘

	Tenosynovectomy			腱鞘切除术
83.43	Excision of muscle or fascia for graft		83.43	肌或筋膜切除术用做移植物
83.44	Other fasciectomy		83.44	其他筋膜切除术
83.45	Other myectomy		83.45	其他肌肉切除术
	Debridement of muscle NOS			肌清创术 NOS
	Scalenectomy			斜角肌切除术
83.49	Other excision of soft tissue		83.49	软组织的其他切除术

83.5 **Bursectomy** | **83.5** 黏液囊切除术

83.6 **Suture of muscle, tendon, and fascia** | **83.6** 肌、腱和筋膜的缝合术

83.61　Suture of tendon sheath | 83.61　腱鞘缝合术

83.62　Delayed suture of tendon | 83.62　腱延迟性缝合术

83.63　Rotator cuff repair | 83.63　回旋肌环带修补术

83.64　Other suture of tendon | 83.64　腱的其他缝合术

　　　　Achillorrhaphy | 　　　　跟腱缝合术

　　　　Aponeurorrhaphy | 　　　　腱膜缝合术

　　　　Excludes：delayed suture of tendon (83.62) | 　　　　不包括：肌腱延迟性缝合术(83.62)

83.65　Other suture of muscle or fascia | 83.65　肌或筋膜的其他缝合术

　　　　Repair of diastasis recti | 　　　　腹直肌分离修补术

83.7 **Reconstruction of muscle and tendon** | **83.7** 肌和腱重建术

　　　　Excludes：reconstruction of muscle and tendon associated with arthroplasty | 　　　　不包括：肌和腱重建术同时行关节成形术

83.71　Advancement of tendon | 83.71　腱前徙术

83.72　Recession of tendon | 83.72　腱后徙术

83.73　Reattachment of tendon | 83.73　腱再附着

83.74　Reattachment of muscle | 83.74　肌再附着

83.75　Tendon transfer or transplantation | 83.75　腱转移或移植术

83.76　Other tendon transposition | 83.76　其他肌腱移位术

83.77　Muscle transfer or transplantation | 83.77　肌转移或移植术

　　　　Release of Volkmann's contracture by muscle transplantation | 　　　　肌移植的福耳克曼挛缩松解术

83.79　Other muscle transposition | 83.79　其他肌移位术

83.8 **Other plastic operations on muscle, tendon, and fascia** | **83.8** 肌、腱和筋膜其他整形术

　　　　Excludes：plastic operations on muscle, tendon, and fascia associated with arthroplasty | 　　　　不包括：肌、腱和筋膜整形术同时伴关节成形术

83.81　Tendon graft | 83.81　肌腱移植

83.82　Graft of muscle or fascia | 83.82　肌或筋膜移植

83.83	Tendon pulley reconstruction	83.83	肌腱滑轮重建术
83.84	Release of clubfoot, not elsewhere classified	83.84	畸形足松解术,NEC
	Evans operation on clubfoot		畸形足埃文斯手术
83.85	Other change in muscle or tendon length	83.85	其他肌或腱长度的改变
	Hamstring lengthening		腘绳肌腱延伸术
	Heel cord shortening		跟腱缩短术
	Plastic achillotenotomy		整形性跟腱切开术
	Tendon plication		肌腱折叠术
83.86	Quadricepsplasty	83.86	股四头肌成形术
83.87	Other plastic operations on muscle	83.87	肌其他整形术
	Musculoplasty		肌肉成形术
	Myoplasty		肌肉成形术
83.88	Other plastic operations on tendon	83.88	腱的其他整形术
	Myotenoplasty		肌腱成形术
	Tendon fixation		腱固定术
	Tenodesis		腱固定术
	Tenoplasty		腱成形术
83.89	Other plastic operations on fascia	83.89	筋膜的其他整形术
	Fascia lengthening		筋膜延伸术
	Fascioplasty		筋膜成形术
	Plication of fascia		筋膜折叠术

83.9 Other operations on muscle, tendon, fascia, and bursa

Excludes: nonoperative:

manipulation (93.25-93.29)

stretching (93.27-93.29)

83.9 肌、腱、筋膜和黏液囊的其他手术

不包括:非手术性:

操作(93.25-93.29)

伸展(拉长)(93.27-93.29)

83.91	Lysis of adhesions of muscle, tendon, fascia, and bursa	83.91	肌、腱、筋膜和黏液囊粘连的松解术

Excludes: that for tarsal tunnel syndrome (04.44)

不包括:用于跗管综合征(04.44)

83.92	Insertion or replacement of skeletal muscle stimulator	83.92	骨骼肌刺激器的置入或置换
	Implantation, insertion, placement, or replacement of skeletal muscle:		骨骼肌植入、置入、放置或置换:
	electrodes		电极
	stimulator		刺激器
83.93	Removal of skeletal muscle stimulator	83.93	去除骨骼肌刺激器
83.94	Aspiration of bursa	83.94	黏液囊抽吸术
83.95	Aspiration of other soft tissue	83.95	其他软组织抽吸

Excludes：that of skin and subcutaneous tissue (86.01)

不包括：皮肤和皮下组织软组织抽吸（86.01）

83.96 Injection of therapeutic substance into bursa

83.96 黏液囊治疗性药物注入

83.97 Injection of therapeutic substance into tendon

83.97 腱治疗性药物注入

83.98 Injection of locally-acting therapeutic substance into other soft tissue

83.98 其他软组织局部作用治疗性药物注入

Excludes：subcutaneous or intramuscular injection (99.11-99.29)

不包括：皮下或肌内注射(99.11-99.29)

83.99 Other operations on muscle，tendon，fascia，and bursa

Suture of bursa

83.99 肌、腱、筋膜和黏液囊的其他手术

黏液囊缝合术

84　Other procedures on musculoskeletal system

84　肌肉骨骼系统的其他操作

84.0　Amputation of upper limb

Excludes：revision of amputation stump (84.3)

84.0　上肢截断术

不包括：截断残端的修复术(84.3)

84.00 Upper limb amputation，not otherwise specified

Closed flap amputation of upper limb NOS

Kineplastic amputation of upper limb NOS

Open or guillotine amputation of upper limb NOS

Revision of current traumatic amputation of upper limb NOS

84.00 上肢截断术 NOS

上肢闭合性皮瓣截断术 NOS

上肢运动成形截断术 NOS

上肢开放性或铡切性截断术 NOS

上肢近期创伤性截断的修复术 NOS

84.01 Amputation and disarticulation of finger

Excludes：ligation of supernumerary finge (86.26)

84.01 手指截断术和手指关节离断术

不包括：多余指结扎术(86.26)

84.02 Amputation and disarticulation of thumb

84.02 拇指截断术和拇指关节离断术

84.03 Amputation through hand

Amputation through carpals

84.03 经手截断术

经腕骨截断术

84.04 Disarticulation of wrist

84.04 腕关节离断术

84.05 Amputation through forearm

Forearm amputation

84.05 经前臂截断术

前臂截断术

84.06 Disarticulation of elbow

84.06 肘关节离断术

84.07 Amputation through humerus

Upper arm amputation

84.07 经肱骨截断术

上臂截断术

84.08 Disarticulation of shoulder

84.08 肩关节离断术

84.09　Interthoracoscapular amputation

Forequarter amputation

84.1　**Amputation of lower limb**

Excludes：revision of amputation stump（84.3）

84.10　Lower limb amputation，not otherwise specified

Closed flap amputation of lower limb NOS

Kineplastic amputation of lower limb NOS

Open or guillotine amputation of lower limb NOS

Revision of current traumatic amputation of lower limb NOS

84.11　Amputation of toe

Amputation through metatarsophalangeal joint

Disarticulation of toe

Metatarsal head amputation

Ray amputation of foot（disarticulation of the metatarsal head of the toe extending across the forefoot just proximal to the metatarsophalangeal crease）

Excludes：ligation of supernumerary toe（86.26）

84.12　Amputation through foot

Amputation of forefoot

Amputation through middle of foot

Chopart's amputation

Midtarsal amputation

Transmetatarsal amputation（amputation of the forefoot，including all the toes）

Excludes：Ray amputation of foot（84.11）

84.13　Disarticulation of ankle

84.14　Amputation of ankle through malleoli of tibia and fibula

84.15　Other amputation below knee

84.09　胸肩胛骨截断术

前肢截断术

84.1　下肢截断术

不包括：截断残端的修复术（84.3）

84.10　下肢截断术 NOS

下肢闭合性皮瓣截断术 NOS

下肢运动成形截断术 NOS

下肢开放性或侧切性截断术 NOS

下肢近期创伤性截断的修复术 NOS

84.11　趾截断术

经跖趾关节的截断术

趾关节离断术

跖骨头截断术

足雷氏截断术（跖骨关节离断术延伸至跨足近端至跖趾折缝）

不包括：多余趾结扎术（86.26）

84.12　经足截断术

前足截断术

经足中部截断术

肖帕尔截断术

跗骨间截断术

经跖骨截断术（前足截断术，包括所有脚趾）

不包括：足雷氏截断术（84.11）

84.13　踝关节离断术

84.14　经胫骨和腓骨踝部的踝截断术

84.15　膝关节下的其他截断术

Amputation of leg through tibia and fibula NOS

经胫骨和腓骨的小腿截断术 NOS

84.16　Disarticulation of knee

Batch，Spitler，and McFaddin amputation

Mazet amputation

S. P. Roger's amputation

84.16　膝关节离断术

巴奇、斯皮特勒和麦克截断术

马泽特截断术

S. P. 罗杰截断术

84.17　Amputation above knee

Amputation of leg through femur

Amputation of thigh

Conversion of below-knee amputation into above-knee amputation

Supracondylar above-knee amputation

84.17　膝上截断术

经股骨的小腿截断术

大腿截断术

膝下截断术转为膝上截断术

膝髁上截断术

84.18　Disarticulation of hip

84.18　髋关节离断术

84.19　Abdominopelvic amputation

Hemipelvectomy

Hindquarter amputation

84.19　腹骨盆截断术

偏侧骨盆切除术

后肢截断术

84.2　Reattachment of extremity

84.2　肢体再附着（复置术）

84.21　Thumb reattachment

84.21　拇指再附着

84.22　Finger reattachment

84.22　手指再附着

84.23　Forearm，wrist，or hand reattachment

84.23　前臂、腕或手的再附着

84.24　Upper arm reattachment

Reattachment of arm NOS

84.24　上臂再附着

臂再附着 NOS

84.25　Toe reattachment

84.25　趾再附着

84.26　Foot reattachment

84.26　足再附着

84.27　Lower leg or ankle reattachment

Reattachment of leg NOS

84.27　小腿或踝的再附着

小腿再附着 NOS

84.28　Thigh reattachment

84.28　大腿再附着

84.29　Other reattachment

84.29　其他再附着

84.3　Revision of amputation stump

Reamputation of stump

Secondary closure of stump

Trimming of stump

Excludes：revision of current traumatic amputation ［revision by further amputation of current injury］（84.00-84.19，84.91）

84.3　截断残端的修复术

残端再截断术

残端二期闭合术

残端修整

不包括：近期创伤性截断的修复术［近期损伤的进一步修正截断］（84.00-84.19，84.91）

84.4　Implantation or fitting of prosthetic limb device

84.4　假肢装置的置入或安装

84.40　Implantation or fitting of prosthetic limb device，not otherwise specified

84.41　Fitting of prosthesis of upper arm and shoulder

84.42　Fitting of prosthesis of lower arm and hand

84.43　Fitting of prosthesis of arm，not otherwise specified

84.44　Implantation of prosthetic device of arm

84.45　Fitting of prosthesis above knee

84.46　Fitting of prosthesis below knee

84.47　Fitting of prosthesis of leg，not otherwise specified

84.48　Implantation of prosthetic device of leg

84.5　**Implantation of other musculoskeletal devices and substances**

Excludes：insertion of（non-fusion）spinal disc replacement device（84.60-84.69）

84.51　Insertion of interbody spinal fusion device

Insertion of：cages（carbon，ceramic，metal，plastic or titanium）
interbody fusion cage
synthetic cages or spacers
threaded bone dowels

Code also：refusion of spine（81.30-81.39）

Code also：spinal fusion（81.00-81.08）

84.52　Insertion of recombinant bone morphogenetic protein

rhBMP
That via collagen sponge，coral，ceramic and other carriers

Code also：primary procedure performed：
fracture repair（79.00-79.99）
spinal fusion（81.00-81.08）
spinal refusion（81.30-81.39）

84.53　Implantation of internal limb lengthening device with kinetic distraction

84.40　假肢装置的置入或安装 NOS

84.41　上臂和肩假体安装

84.42　前臂和手假体安装

84.43　臂假体安装 NOS

84.44　臂假体装置置入

84.45　膝上假体安装

84.46　膝下假体安装

84.47　小腿假体安装 NOS

84.48　小腿假体装置置入

84.5　**其他肌肉骨骼装置和物质的置入**

不包括：（非融合）椎间盘置换装置置入（84.60-84.69）

84.51　椎体脊椎融合装置的置入

置入：护架（碳纤维聚合物制成品，陶瓷，金属，塑胶或钛合金）
椎体融合护架
合成护架或隔片
螺纹骨钉

另编码：脊柱再融合（81.30-81.39）

另编码：脊柱融合（81.00-81.08）

84.52　重组骨形态形成蛋白的置入

重组人骨形态发生蛋白
经胶原蛋白海绵，珊瑚，陶瓷和其他载体的重组骨形态形成蛋白的置入

另编码：所执行的主要操作：
骨折修补术（79.00-79.99）
脊柱融合（81.00-81.08）
脊柱再融合（81.30-81.39）

84.53　肢体内部延长装置置入伴动力分离术

Code also：limb lengthening procedure (78.30-78.39)

　　　　　　　　　　　　　　　　另编码：肢体延长操作(78.30-78.39)

84.54　Implantation of other internal limb lengthe-ning device

Implantation of internal limb lengthe-ning device，Not Otherwise Specified (NOS)

Code also：limb lengthening procedure (78.30-78.39)

84.54　其他肢体内部延长装置的置入

肢体内部延长装置置入 NOS

另编码：肢体延长操作(78.30-78.39)

84.55　Insertion of bone void filler

Insertion of：

acrylic cement（PMMA）

bone void cement

calcium based bone void filler

polymethylmethacrylate（PMMA）

Excludes：that with percutaneous verte-bral augmentation (81.66)

that with percutaneous vertebroplasty (81.65)

84.55　骨空隙填补物置入

置入：

丙烯酸水泥(PMMA)

骨空间水泥

钙质骨空隙填补物

聚甲基丙烯酸甲酯(PMMA)

不包括：伴有经皮椎体增强(81.66)

伴有经皮椎体成形术(81.65)

84.56　Insertion or replacement of（cement） spacer

Insertion or replacement of joint（meth-ylmethacrylate）spacer

84.56　填充物(水泥)置入或置换

关节腔隙填充物置入或置换(多甲基甲基丙烯酸酯)

84.57　Removal of（cement）spacer

Removal of joint（methylmethacrylate） spacer

84.57　去除填充物(水泥)

关节腔隙填充物(多甲基甲基丙烯酸酯)去除

84.59　Insertion of other spinal devices

Excludes：initial insertion of pedicle screws with spinal fusion-omit code

insertion of facet replacement device (s) (84.84)

insertion of interspinous process de-vice(s) (84.80)

insertion of pedicle-based dynamic sta-bilization device(s) (84.82)

84.59　其他脊椎装置的置入

不包括：初次置入椎弓根螺钉伴脊柱融合—省略编码

椎骨关节面置换装置的置入(84.84)

棘突装置的置入(84.80)

椎弓根动力稳定装置的置入(84.82)

84.6　**Replacement of spinal disc**

Includes：non-fusion arthroplasty of the spine with insertion of artificial disc prosthesis

84.6　**椎间盘置换**

包括：脊柱非融合关节成形术伴有人工椎间盘假体置入

84.60　Insertion of spinal disc prosthesis，not otherwise specified

84.60　椎间盘假体置入 NOS

Replacement of spinal disc, NOS

椎间盘置换 NOS

Includes：diskectomy (discectomy)

包括：椎间盘切除术

84.61 Insertion of partial spinal disc prosthesis, cervical

84.61 颈部分椎间盘假体置入

Nuclear replacement device, cervical

颈椎髓核置换装置

Partial artificial disc prosthesis (flexible), cervical

部分人工椎间盘假体（易曲的），颈

Replacement of nuclear disc (nucleus pulposus), cervical

颈核盘（髓核）置换

Includes：diskectomy (discectomy)

包括：椎间盘切除术

84.62 Insertion of total spinal disc prosthesis, cervical

84.62 颈全椎间盘假体置入

Replacement of cervical spinal disc, NOS

颈椎间盘置换 NOS

Replacement of total spinal disc, cervical

颈全椎间盘置换

Total artificial disc prosthesis (flexible), cervical

全人工椎间盘假体（易曲的），颈

Includes：diskectomy (discectomy)

包括：椎间盘切除术

84.63 Insertion of spinal disc prosthesis, thoracic

84.63 胸椎间盘假体置入

Artificial disc prosthesis (flexible), thoracic

胸人工椎间盘假体（易曲的）

Replacement of thoracic spinal disc, partial or total

胸椎间盘置换，部分或全部

Includes：diskectomy (discectomy)

包括：椎间盘切除术

84.64 Insertion of partial spinal disc prosthesis, lumbosacral

84.64 腰骶部分椎间盘假体置入

Nuclear replacement device, lumbar

腰髓核置换装置

Partial artificial disc prosthesis (flexible), lumbar

腰部分人工椎间盘假体（易曲的）

Replacement of nuclear disc (nucleus pulposus), lumbar

腰核盘（髓核）置换

Includes：diskectomy (discectomy)

包括：椎间盘切除术

84.65 Insertion of total spinal disc prosthesis, lumbosacral

84.65 腰骶全椎间盘假体置入

Replacement of lumbar spinal disc, NOS

腰椎间盘置换 NOS

Replacement of total spinal disc, lumbar

腰全椎间盘置换

Total artificial disc prosthesis (flexible), lumbar

腰全人工椎间盘假体（易曲的）

Includes：diskectomy (discectomy)

包括：椎间盘切除术

84.66 Revision or replacement of artificial spinal disc prosthesis, cervical

84.66 颈人工椎间盘修复术或假体置换

Removal of（partial）（total）spinal disc prosthesis with synchronous insertion of new（partial）（total）spinal disc prosthesis，cervical

去除椎间盘（部分）（全部）假体同时伴颈部新（部分）（全部）同时椎间盘假体置入

Repair of previously inserted spinal disc prosthesis，cervical

颈部以前置入的椎间盘假体修补术

84.67　Revision or replacement of artificial spinal disc prosthesis，thoracic

84.67　胸人工椎间盘脊椎修复术或置换假体

Removal of（partial）（total）spinal disc prosthesis with synchronous insertion of new（partial）（total）spinaldisc prosthesis，thoracic

去除胸椎间盘假体（部分）（全部）伴（部分）（全部）同时新椎间盘假体置入

Repair of previously inserted spinal disc prosthesis，thoracic

胸部以前置入的椎间盘假体修补术

84.68　Revision or replacement of artificial spinal disc prosthesis，lumbosacral

84.68　腰骶部人工椎间盘假体修复术或置换

Removal of（partial）（total）spinal discprosthesis with synchronous insertion of new（partial）（total）spinal disc prosthesis lumbosacral

去除腰骶椎间盘假体（部分）（全部）同时伴新椎间盘假体置入（部分）（全部）

Repair of previously inserted spinal disc prosthesis，lumbosacral

腰骶部以前置入的椎间盘假体修补术

84.69　Revision or replacement of artificial spinal disc prosthesis，not otherwise specified

84.69　人工椎间盘假体的修复术或置换 NOS

Removal of（partial）（total）spinal disc prosthesis with synchronous insertion of new（partial）（total）spinal disc prosthesis

去除椎间盘（部分）（全部）同时伴新椎间盘假体置入（部分）（全部）

Repair of previously inserted spinal disc prosthesis

以前置入的椎间盘假体修补术

84.7　Adjunct codes for external fixator devices
Code also：any primary procedure performed：
application of external fixator device（78.10，78.12-78.13，78.15，78.17- 78.19）
reduction of fracture and dislocation（79.00-79.89）

84.7　外部固定装置的附加编码
另编码：其他主要执行的操作：
外部固定装置应用（78.10，78.12-78.13，78.15，78.17- 78.19）
骨折和脱位的复位（79.00-79.89）

84.71　Application of external fixator device，monoplanar system

84.71　外部固定装置应用，单相系统

Excludes：other hybrid device or system（84.73）

ring device or system（84.72）

84.72　Application of external fixator device，ring system

Ilizarov type

Sheffield type

Excludes：monoplanar device or system（84.71）

other hybrid device or system（84.73）

84.73　Application of hybrid external fixator device

Computer（assisted）（dependent）external fixator device

Hybrid system using both ring and monoplanar devices

Excludes：monoplanar device or system，when used alone（84.71）

ring device or system，when used alone（84.72）

84.8　**Insertion, replacement and revision of posterior spinal motion preservation device(s)**

Dynamic spinal stabilization device(s)

Includes any synchronous facetectomy（partial，total）performed at the same level

Code also any synchronous surgical decompression（foraminotomy，laminectomy，laminotomy），if performed（03.09）

Excludes：fusion of spine（81.00-81.08，81.30-81.39）

insertion of artificial disc prosthesis（84.60-84.69）

insertion of interbody spinal fusion device（84.51）

84.80　Insertion or replacement of interspinous process device(s)

Interspinous process decompression device(s)

Interspinous process distraction device(s)

不包括：其他混合装置或系统（84.73）

环型装置或系统（84.72）

84.72　外部固定装置的应用，环型系统

Ilizarov 型

Sheffield 型

不包括：单相装置或系统（84.71）

其他混合装置或系统（84.73）

84.73　混合外部固定装置的应用

计算机（辅助的）（依赖的）外部固定装置

使用环型和单相装置两者的混合系统

不包括：单相装置或系统，单独使用时（84.71）

环型装置或系统，单独使用时（84.72）

84.8　**脊柱后路运动保护装置的置入、置换和修复术**

动力性脊柱稳定装置

包括：任何在同一水平的椎骨关节面切除术（部分的，全部的）

另编码：任何同时进行的外科减压术（椎间孔切开术，椎板切除术，椎板切开术），如已实施（03.09）

不包括：脊柱融合术（81.00-81.08，81.30-81.39）

人工椎间盘假体置入术（84.60-84.69）

椎间脊柱融合装置置入术（84.51）

84.80　棘突装置的置入或置换

棘突减压装置

棘突牵张装置

Excludes: insertion or replacement of facet replacement device（84. 84）

insertion or replacement of pedicle-based dynamic stabilization device（84. 82）

84. 81　Revision of interspinous process device（s）

Repair of previously inserted interspinous process device(s)

Excludes: revision of facet replacement device(s)（84. 85）

revision of pedicle-based dynamic stabilization device（84. 83）

84. 82　Insertion or replacement of pedicle-based dynamic stabilization device(s)

Excludes: initial insertion of pedicle screws with spinal fusion - omit code

insertion or replacement of facet replacement device(s)（84. 84）

insertion or replacement of interspinous process device(s)（84. 80）

replacement of pedicle screws used in spinal fusion（78. 59）

84. 83　Revision of pedicle-based dynamic stabilization device(s)

Repair of previously inserted pedicle-based dynamic stabilization device(s)

Excludes: removal of pedicle screws used in spinal fusion（78. 69）

replacement of pedicle screws used in spinal fusion（78. 59）

revision of facet replacement device(s)（84. 85）

revision of interspinous process device(s)（84. 81）

84. 84　Insertion or replacement of facet replacement device(s)

Facet arthroplasty

Excludes: initial insertion of pedicle screws with spinal fusion- omit code

insertion or replacement of interspinous process device(s)（84. 80）

不包括：椎骨关节面置换装置的置入或置换术（84. 84）

椎弓根动力稳定装置的置入或置换术（84. 82）

84. 81　棘突装置的修复术

以前置入的棘突装置修补术

不包括：椎骨关节面置换装置的修复（84. 85）

椎弓根动力稳定装置的修复（84. 83）

84. 82　椎弓根动力稳定装置的置入或置换术

不包括：初次置入椎弓根螺钉伴脊柱融合—省略编码

椎骨关节面置换装置的置入或置换术（84. 84）

棘突装置的置入或置换术（84. 80）

置换脊柱融合术中使用的椎弓根螺钉（78. 59）

84. 83　椎弓根动力稳定装置的修复术

以前置入的椎弓根动力稳定装置的修补术

不包括：去除脊柱融合术中使用的椎弓根螺钉（78. 69）

置换脊柱融合术中使用的椎弓根螺钉（78. 59）

椎骨关节面置换装置的修复术（84. 85）

棘突装置的修复术（84. 81）

84. 84　椎骨关节面置换装置的置入或置换术

椎骨关节面的关节成形术

不包括：初次置入椎弓根螺钉伴脊柱融合—省略编码

棘突装置的置入或置换术（84. 80）

insertion or replacement of pedicle-based dynamic stabilization device(s) (84.82)

replacement of pedicle screws used in spinal fusion (78.59)

椎弓根动力稳定装置的置入或置换术（84.82）

置换脊柱融合术中使用的椎弓根螺钉（78.59）

84.85 Revision of facet replacement device(s)

Repair of previously inserted facet replacement device(s)

Excludes: removal of pedicle screws used in spinal fusion (78.69)

replacement of pedicle screws used in spinal fusion (78.59)

revision of interspinous process device(s) (84.81)

revision of pedicle-based dynamic stabilization device(s) (84.83)

84.85 椎骨关节面置换装置的修复术

以前置入的椎骨关节面置换装置的修补术

不包括：去除脊柱融合术中使用的椎弓根螺钉（78.69）

置换脊柱融合术中使用的椎弓根螺钉（78.59）

棘突装置的修复术（84.81）

椎弓根动力稳定装置的修复术（84.83）

84.9 Other operations on musculoskeletal system

Excludes: nonoperative manipulation (93.25-93.29)

84.9 肌肉骨骼系统的其他手术

不包括：非手术性操作（93.25-93.29）

84.91 Amputation, not otherwise specified

84.92 Separation of equal conjoined twins

84.93 Separation of unequal conjoined twins

Separation of conjoined twins NOS

84.94 Insertion of sternal fixation device with rigid plates

Excludes: insertion of sternal fixation device for internal fixation of fracture (79.39)

internal fixation of bone without fracture reduction (78.59)

84.99 Other

84.91 截断术 NOS

84.92 等份联体双胎分离术

84.93 联体双胎不等份分离术

联体双胎分离术 NOS

84.94 胸骨插入刚性板固定装置

不包括：胸骨固定装置插入为了骨折内固定（79.39）

骨内固定不伴骨折复位术（78.59）

84.99 其他

Chapter 17
OPERATIONS ON THE INTEGU-MENTARY SYSTEM (85-86)

85 **Operations on the breast**

Includes: operations on the skin and subcutaneous tissue of:
breast female or male
previous mastectomy site female or male
revision of previous mastectomy site

85.0 **Mastotomy**
Incision of breast (skin)
Mammotomy
Excludes: aspiration of breast (85.91)
removal of implant (85.94)

85.1 **Diagnostic procedures on breast**
85.11 Closed [percutaneous] [needle] biopsy of breast
85.12 Open biopsy of breast
85.19 Other diagnostic procedures on breast
Excludes: mammary ductogram (87.35)
mammography NEC (87.37)
manual examination (89.36)
microscopic examination of specimen (91.61-91.69)
thermography (88.85)
ultrasonography (88.73)
xerography (87.36)

85.2 **Excision or destruction of breast tissue**
Excludes: mastectomy (85.41-85.48)
reduction mammoplasty (85.31-85.32)
85.20 Excision or destruction of breast tissue, not otherwise specified
Excludes: laser interstitial thermal therapy [LITT] of lesion or tissue of breast under guidance (17.69)
85.21 Local excision of lesion of breast

微信扫码
● 配套电子书
● 操作指南
● 知识讲解
● 医学研习群

第17章
体被系统手术(85-86)

85 **乳房手术**

包括:皮肤和皮下组织手术:

女性或男性乳房
女性或男性以前的乳房切除部位
以前的乳房切除部位的修复术

85.0 **乳房切开术**
乳房(皮肤)切开术
乳房切开术
不包括:乳房抽吸术(85.91)
去除植入物(85.94)

85.1 **乳房诊断性操作**
85.11 闭合性[经皮][针吸]乳房活组织检查

85.12 开放性乳房活组织检查
85.19 乳房其他诊断性操作
不包括:乳腺管造影图(87.35)
乳腺造影术 NEC(87.37)
手法检查(89.36)
标本显微镜检查(91.61-91.69)

热影像图(88.85)
超声波检查(88.73)
干版 X 线照相术(87.36)

85.2 **乳房组织切除术或破坏术**
不包括:乳房切除术(85.41-85.48)
缩小性乳房成形术(85.31-85.32)
85.20 乳房组织切除术或破坏术 NOS

不包括:引导下乳房组织或部位损害的激光间质热疗法[LITT] (17.69)
85.21 乳房病损局部切除术

Lumpectomy

Removal of area of fibrosis from breast

Excludes：biopsy of breast（85.11-85.12）

乳房肿块切除术

乳房纤维化部分切除术

不包括:乳房活组织检查(85.11-85.12)

85.22　Resection of quadrant of breast

85.23　Subtotal mastectomy

Excludes：quadrant resection（85.22）

85.24　Excision of ectopic breast tissue

Excision of accessory nipple

85.25　Excision of nipple

Excludes：excision of accessory nipple（85.24）

85.22　乳房象限切除术

85.23　乳房次全切除术

不包括:象限切除术(85.22)

85.24　异位乳房组织切除术

副乳头切除术

85.25　乳头切除术

不包括:副乳头切除术(85.24)

85.3　**Reduction mammoplasty and subcutaneous mammectomy**

85.31　Unilateral reduction mammoplasty

Unilateral：

amputative mammoplasty

size reduction mammoplasty

85.32　Bilateral reduction mammoplasty

Amputative mammoplasty

Reduction mammoplasty（for gynecomastia）

85.33　Unilateral subcutaneous mammectomy with synchronous implant

Excludes：that without synchronous implant（85.34）

85.34　Other unilateral subcutaneous mammectomy

Removal of breast tissue with preservation of skin and nipple

Subcutaneous mammectomy NOS

85.35　Bilateral subcutaneous mammectomy with synchronous implant

Excludes：that without synchronous implant（85.36）

85.36　Other bilateral subcutaneous mammectomy

85.3　**缩小性乳房成形术和皮下乳房切除术**

85.31　单侧缩小性乳房成形术

单侧：

截除性乳房成形术

体积缩小性乳房成形术

85.32　双侧缩小性乳房成形术

截除性乳房成形术

缩小性乳房成形术(用于男子女性型乳房)

85.33　单侧皮下乳房切除术伴同时植入术

不包括:无同时植入术(85.34)

85.34　其他单侧皮下乳房切除术

保留皮肤和乳头的乳房组织去除

皮下乳房切除术 NOS

85.35　双侧皮下乳房切除术伴同时植入术

不包括:无同时植入术(85.36)

85.36　其他双侧皮下乳房切除术

85.4　**Mastectomy**

85.41　Unilateral simple mastectomy

Mastectomy：

85.4　**乳房切除术**

85.41　单侧单纯乳房切除术

乳房切除术：

NOS

complete

85.42　Bilateral simple mastectomy

　　　Bilateral complete mastectomy

85.43　Unilateral extended simple mastectomy

　　　Extended simple mastectomy NOS

　　　Modified radical mastectomy

　　　Simple mastectomy with excision of regional lymph nodes

85.44　Bilateral extended simple mastectomy

85.45　Unilateral radical mastectomy

　　　Excision of breast, pectoral muscles, and regional lymph nodes [axillary, clavicular, supraclavicular]

　　　Radical mastectomy NOS

85.46　Bilateral radical mastectomy

85.47　Unilateral extended radical mastectomy

　　　Excision of breast, muscles, and lymph nodes [axillary, clavicular, supraclavicular, internal mammary, and mediastinal]

　　　Extended radical mastectomy NOS

85.48　Bilateral extended radical mastectomy

85.5　Augmentation mammoplasty

　　　Excludes: that associated with subcutaneous mammectomy (85.33, 85.35)

85.50　Augmentation mammoplasty, not otherwise specified

85.51　Unilateral injection into breast for augmentation

　　　Excludes: injection of fat graft of breast (85.55)

85.52　Bilateral injection into breast for augmentation

　　　Injection into breast for augmentation NOS

　　　Excludes: injection of fat graft of breast (85.55)

85.53　Unilateral breast implant

85.54　Bilateral breast implant

　　　Breast implant NOS

NOS

全部

85.42　双侧单纯乳房切除术

　　　双侧全部乳房切除术

85.43　单侧扩大的单纯乳房切除术

　　　扩大的单纯乳房切除术 NOS

　　　改良根治性乳房切除术

　　　单纯乳房切除术伴区域性淋巴结切除术

85.44　双侧扩大的单纯乳房切除术

85.45　单侧根治性乳房切除术

　　　乳房,胸大肌和区域性淋巴结［腋、锁骨、锁骨上］切除术

　　　根治性乳房切除术 NOS

85.46　双侧根治性乳房切除术

85.47　单侧扩大根治性乳房切除术

　　　乳房,肌和淋巴结(腋窝、锁骨、锁骨上、乳房内和纵隔的)切除术

　　　扩大根治性乳房切除术 NOS

85.48　双侧扩大根治性乳房切除术

85.5　增大性乳房成形术

　　　不包括:伴皮下乳房切除术(85.33,85.35)

85.50　增大性乳房成形术 NOS

85.51　单侧乳房注入,为了增大

　　　不包括:注入乳房脂肪移植物(85.55)

85.52　双侧乳房注入,为了增大

　　　乳房注入,为了增大 NOS

　　　不包括:注入乳房脂肪移植物(85.55)

85.53　单侧乳房植入术

85.54　双侧乳房植入术

　　　乳房植入术 NOS

85.55 Fat graft to breast

    Includes: extraction of fat for autologous graft

      Autologous fat transplantation or transfer

      Fat graft to breast NOS

      Fat graft to breast with or without use of enriched graft

      Micro-fat grafting

    Excludes: that with reconstruction of breast (85.70-85.79)

85.6 Mastopexy

85.7 Total reconstruction of breast

85.70 Total reconstruction of breast, not otherwise specified

    Perforator flap, free

85.71 Latissimus dorsi myocutaneous flap

85.72 Transverse rectus abdominis myocutaneous (TRAM) flap, pedicled

    Excludes: transverse rectus abdominis myocutaneous (TRAM) flap, free (85.73)

85.73 Transverse rectus abdominis myocutaneous (TRAM) flap, free

    Excludes: transverse rectus abdominis myocutaneous (TRAM) flap, pedicled (85.72)

85.74 Deep inferior epigastric artery perforator (DIEP) flap, free

85.75 Superficial inferior epigastric artery (SIEA) flap, free

85.76 Gluteal artery perforator (GAP) flap, free

85.79 Other total reconstruction of breast

    Excludes: deep inferior epigastric artery perforator (DIEP) flap, free (85.74)

      gluteal artery perforator flap, free (85.76)

      lastissimus dorsi myocutaneous flap (85.71)

      perforator flap, free (85.70)

85.55 乳房脂肪移植

    包括：为自体移植的脂肪抽吸

      自体脂肪移植或转移

      脂肪移植至乳房 NOS

      脂肪移植至乳房伴有或不伴有使用增大性移植物

      微小脂肪移植

    不包括：伴有乳房重建(85.70-85.79)

85.6 乳房固定术

85.7 乳房全部重建术

85.70 乳房全部再造术，NOS

    穿支皮瓣，游离

85.71 背阔肌肌皮瓣

85.72 横行腹直肌肌皮(TRAM)瓣，带蒂的

    不包括：横行腹直肌肌皮(TRAM)瓣，游离的(85.73)

85.73 横行腹直肌肌皮(TRAM)瓣，游离的

    不包括：横行腹直肌肌皮(TRAM)瓣，带蒂的(85.72)

85.74 腹壁下动脉穿支(DIEP)皮瓣，游离的

85.75 下腹壁浅动脉(SIEA)皮瓣，游离的

85.76 臀动脉穿支(GAP)皮瓣，游离的

85.79 其他全乳房再造术

    不包括：腹壁下动脉穿支(DIEP)皮瓣(85.74)

      臀动脉穿支(GAP)皮瓣，游离的(85.76)

      背阔肌肌皮瓣(85.71)

      穿支皮瓣，游离的(85.70)

superficial inferior epigastric artery (SIEA) flap，free (85.75)

下腹壁浅动脉（SIEA）皮瓣，游离的（85.75）

total reconstruction of breast，not otherwise specified (85.70)

乳房全部再造术，其他未特指(85.70)

transverse rectus abdominis myocutaneous (TRAM) flap，free (85.73)

横行腹直肌肌皮（TRAM）瓣，游离的（85.73）

transverse rectus abdominis myocutaneous (TRAM) flap，pedicled (85.72)

横行腹直肌肌皮（TRAM）瓣，带蒂的（85.72）

85.8　Other repair and plastic operations on breast

85.8　乳房其他修补术和整形术

Excludes：that for：

augmentation (85.50-85.54)

reconstruction (85.70-85.76，85.79)

reduction (85.31-85.32)

不包括：为了：

增大(85.50-85.54)

重建(85.70-85.76，85.79)

缩小(85.31-85.32)

85.81　Suture of laceration of breast

85.81　乳房裂伤缝合术

85.82　Split-thickness graft to breast

85.82　中厚皮片移植至乳房

85.83　Full-thickness graft to breast

85.83　全层皮片移植至乳房

85.84　Pedicle graft to breast

85.84　带蒂皮瓣移植至乳房

85.85　Muscle flap graft to breast

85.85　肌瓣移植至乳房

85.86　Transposition of nipple

85.86　乳头移位术

85.87　Other repair or reconstruction of nipple

85.87　乳头其他修补术或重建术

85.89　Other mammoplasty

85.89　其他乳房成形术

85.9　Other operations on the breast

85.9　乳房其他手术

85.91　Aspiration of breast

85.91　乳房抽吸术

Excludes：percutaneous biopsy of breast (85.11)

不包括：经皮乳房活组织检查(85.11)

85.92　Injection of therapeutic agent into breast

85.92　乳房治疗性药物注入

Excludes：that for augmentation of breast (85.51-85.52，85.55)

不包括：为了乳房增大(85.51-85.52，85.55)

85.93　Revision of implant of breast

85.93　乳房植入物修复术

85.94　Removal of implant of breast

85.94　去除乳房植入物

85.95　Insertion of breast tissue expander

85.95　乳房组织扩张器置入

Insertion (soft tissue) of tissue expander (one or more) under muscle or platysma to develop skin flaps for donor use

肌或颈阔肌下组织扩张器置入（软组织）（一个或多个），制做皮肤瓣为供者使用

85.96　Removal of breast tissue expander

85.96　乳房组织扩张器去除

85.99　Other

85.99　其他

| 86 | Operations on skin and subcutaneous tissue | 86 | 皮肤和皮下组织手术 |

Includes：operations on：
hair follicles
male perineum
nails
sebaceous glands
subcutaneous fat pads
sudoriferous glands
superficial fossae

Excludes：those on skin of：
anus（49.01-49.99）
breast（mastectomy site）（85.0-85.99）
ear（18.01-18.9）
eyebrow（08.01-08.99）
eyelid（08.01-08.99）
female perineum（71.01-71.9）
lips（27.0-27.99）
nose（21.00-21.99）
penis（64.0-64.99）
scrotum（61.0-61.99）
vulva（71.01-71.9）

包括：手术：
毛囊
男性会阴
指（趾）甲
皮脂腺
皮下脂肪垫
汗腺
表浅凹窝

不包括：下列部位的皮肤：
肛门（49.01-49.99）
乳房（乳房切除术部位）（85.0-85.99）
耳（18.01-18.9）
眉（08.01-08.99）
眼睑（08.01-08.99）
女性会阴（71.01-71.9）
唇（27.0-27.99）
鼻（21.00-21.99）
阴茎（64.0-64.99）
阴囊（61.0-61.99）
外阴（71.01-71.9）

86.0　Incision of skin and subcutaneous tissue

86.0　皮肤和皮下组织切开术

86.01　Aspiration of skin and subcutaneous tissue
Aspiration of：
abscess of nail，skin，or subcutaneous tissue
hematoma of nail，skin，or subcutaneous tissue
seroma of nail，skin，or subcutaneous tissue

86.01　皮肤和皮下组织抽吸术
抽吸：
指（趾）甲、皮肤或皮下组织脓肿
指（趾）甲、皮肤或皮下组织血肿
指（趾）甲、皮肤或皮下组织血清肿

86.02　Injection or tattooing of skin lesion or defect
Injection of filling material
Insertion of filling material
Pigmenting of skin of filling material

86.02　皮肤病损或缺损的注射或文身
充填物质注入
充填物质置入
充填物质皮肤着色

86.03　Incision of pilonidal sinus or cyst
Excludes：marsupialization（86.21）

86.03　藏毛窦或囊肿切开术
不包括：袋形缝合术［造袋术］（86.21）

86.04　Other incision with drainage of skin and subcutaneous tissue

86.04　皮肤和皮下组织的其他切开术伴引流术

Excludes：drainage of：

  fascial compartments of face and mouth (27.0)

  palmar or thenar space (82.04)

  pilonidal sinus or cyst (86.03)

86.05 Incision with removal of foreign body or device from skin and subcutaneous tissue

  Removal of carotid sinus baroreflex activation device

  Removal of loop recorder

  Removal of neurostimulator pulse generator (single array，dual array)

  Removal of tissue expander(s) from skin or soft tissue other than breast tissue

  Excludes：removal of foreign body without incision (98.20-98.29)

86.06 Insertion of totally implantable infusion pump

  Code also：any associated catheterization

  Excludes：insertion of totally implantable vascular access device (86.07)

86.07 Insertion of totally implantable vascular access device〔VAD〕

  Totally implanted port

  Excludes：insertion of totally implantable infusion pump (86.06)

86.09 Other incision of skin and subcutaneous tissue

  Creation of thalamic stimulator pulse generator pocket，new site

  Escharotomy

  Exploration：

   sinus tract，skin

   superficial fossa

  Relocation of subcutaneous device pocket NEC

  Reopening subcutaneous pocket for device revision without replacement

  Undercutting of hair follicle

  Excludes：creation of loop recorder pocket，new site and insertion/relocation of device (37.79)

不包括：引流术：

  面和口筋膜间隙(27.0)

  掌或鱼际间隙(82.04)

  藏毛窦或囊肿(86.03)

86.05 皮肤和皮下组织切开术伴异物或装置去除

  去除颈动脉窦压力反射激活装置

  去除循环记录器

  去除神经刺激脉冲发生器(单列，双列)

  皮肤或软组织的组织扩张器去除，除外乳房组织

  不包括：不切开的异物去除术(98.20-98.29)

86.06 完全可植入型的输注泵置入

  另编码：任何有关的导管置入

  不包括：完全可植入型血管通路装置的置入(86.07)

86.07 完全可植入型血管通路装置的置入〔VAD〕

  完全植入口

  不包括：完全可植入型输注泵置入(86.06)

86.09 皮肤和皮下组织的其他切开术

  创建丘脑刺激脉冲发生器囊袋，新部位

  焦痂切除术

  探查术：

   皮肤窦道

   表浅凹窝

  皮下装置袋的重新布置 NEC

  再切开皮下囊袋用于非复位装置的修复术

  毛囊下部切开

  不包括：创建循环记录器囊袋的新位置及装置的置入和再定位

creation of pocket for implantable, pa-tient-activated cardiac event recorder and insertion/relocation of device （37.79）

创建可植入型囊袋,病人动态心脏情况记录器和装置的置入或再定位（37.79）

removal of catheter from cranial cavity （01.27）

颅腔导管去除术（01.27）

that for drainage （86.04）

为了引流（86.04）

that of：

属于：

    cardiac pacemaker pocket，new site （37.79）

    心脏起搏器囊袋，新部位（37.79）

    fascial compartments of face and mouth（27.0）

    面和口筋膜间隙（27.0）

86.1 **Diagnostic procedures on skin and subcutaneous tissue**

86.1 皮肤和皮下组织的诊断性操作

86.11　Biopsy of skin and subcutaneous tissue

86.11　皮肤和皮下组织的活组织检查

86.19　Other diagnostic procedures on skin and subcutaneous tissue

86.19　皮肤和皮下组织的其他诊断性操作

Excludes：microscopic examination of specimen from skin and subcutaneous tissue （91.61-91.79）

不包括：皮肤和皮下组织标本的显微镜检查（91.61-91.79）

86.2 **Excision or destruction of lesion or tissue of skin and subcutaneous tissue**

86.2 皮肤和皮下组织病损或组织的切除术或破坏术

86.21　Excision of pilonidal cyst or sinus

Marsupialization of cyst

Excludes：incision of pilonidal cyst or sinus （86.03）

86.21　藏毛囊肿或窦的切除术

囊肿袋形缝合术［造袋术］

不包括：藏毛囊肿或窦的切开术（86.03）

86.22　Excisional debridement of wound, infection, or burn

Removal by excision of：

    devitalized tissue

    necrosis

    slough

Excludes：debridement of：

    abdominal wall （wound）（54.3）

    bone （77.60-77.69）

    muscle （83.45）

    of hand （82.36）

    nail （bed）（fold）（86.27）

86.22　伤口、感染或烧伤的切除性清创术

切除性去除：

    坏死组织

    坏死物

    腐肉

不包括：清创术：

    腹壁（伤口）（54.3）

    骨（77.60-77.69）

    肌（83.45）

    手（82.36）

    指（趾）甲（床）（褶）（86.27）

nonexcisional debridement of wound, infection, or burn (86.28)

伤口、感染或烧伤的非切除性清创术 (86.28)

open fracture site (79.60-79.69)

开放性骨折部位(79.60-79.69)

pedicle or flap graft (86.75)

带蒂皮瓣或皮瓣移植术(86.75)

86.23　Removal of nail, nail bed, or nail fold

86.23　指(趾)甲、甲床或甲褶去除

86.24　Chemosurgery of skin

Chemical peel of skin

86.24　皮肤化学外科

皮肤化学剥除

86.25　Dermabrasion

That with laser

Excludes：dermabrasion of wound to remove embedded debris (86.28)

86.25　磨皮术

激光磨皮术

不包括：去除嵌入碎片的伤口磨皮术 (86.28)

86.26　Ligation of dermal appendage

Excludes：excision of preauricular appendage (18.29)

86.26　皮肤附件结扎术

不包括：耳前副耳切除术(18.29)

86.27　Debridement of nail, nail bed, or nail fold

Removal of:

necrosis

slough

Excludes：removal of nail, nail bed, or nail fold (86.23)

86.27　指(趾)甲、指(趾)甲床或指(趾)甲褶清创术

去除：

坏死物

腐肉

不包括：指(趾)甲、甲床或甲褶去除 (86.23)

86.28　Nonexcisional debridement of wound, infection or burn

Debridement NOS

Maggot therapy

Removal of devitalized tissue, necrosis and slough by such methods as:

brushing

irrigation (under pressure)

scrubbing

washing

Water scalpel (jet)

86.28　伤口、感染或烧伤的非切除性清创术

清创术 NOS

蛆清创疗法

坏死组织、坏死物和腐肉去除,用下列方法：

刷洗

冲洗术(高压下)

擦洗

洗涤

水刀(喷射)

86.3　**Other local excision or destruction of lesion or tissue of skin and subcutaneous tissue**

Destruction of skin by:

cauterization

cryosurgery

fulguration

laser beam

That with Z-plasty

86.3　**皮肤和皮下组织的病损或组织其他局部切除术或破坏术**

皮肤破坏术：

烧灼术

冷冻手术

电灼术

激光束

用 Z 形整形

Excludes：adipectomy（86.83）

biopsy of skin（86.11）

wide or radical excision of skin（86.4）

Z-plasty without excision（86.84）

不包括:脂肪[块]切除术（86.83）

皮肤的活组织检查（86.11）

皮肤广泛或根治性切除术（86.4）

Z形整形不伴切除术（86.84）

86.4 **Radical excision of skin lesion**

Wide excision of skin lesion involving underlying or adjacent structure

Code also：any lymph node dissection （40.3-40.5）

86.4 皮肤病损根治性切除术

皮肤病损的广泛切除术,包括皮下或邻近结构

另编码:任何淋巴结清扫术（40.3-40.5）

86.5 **Suture or other closure of skin and subcutaneous tissue**

86.51 Replantation of scalp

86.59 Closure of skin and subcutaneous tissue of other sites

Adhesives（surgical）（tissue）

Staples

Sutures

Excludes：application of adhesive strips （butterfly）-omit code

86.5 皮肤和皮下组织的缝合术或其他闭合术

86.51 头皮再植术

86.59 其他部位的皮肤和皮下组织闭合术

粘连（手术）（组织）

订合术

缝合术

不包括:（蝶式）粘连条带的应用—省略编码

86.6 **Free skin graft**

Includes：excision of skin for autogenous graft

Excludes：construction or reconstruction of：

penis（64.43-64.44）

trachea（31.75）

vagina（70.61-70.64）

86.6 游离皮肤移植

包括:皮肤切除术用于自体移植

不包括:建造术或重建术：

阴茎（64.43-64.44）

气管（31.75）

阴道（70.61-70.64）

86.60 Free skin graft，not otherwise specified

86.61 Full-thickness skin graft to hand

Excludes：heterograft（86.65）

homograft（86.66）

86.62 Other skin graft to hand

Excludes：heterograft（86.65）

homograft（86.66）

86.63 Full-thickness skin graft to other sites

Excludes：heterograft（86.65）

homograft（86.66）

86.64 Hair transplant

86.60 游离皮肤移植 NOS

86.61 手的全层皮肤移植

不包括:异种移植物（86.65）

同种移植物（86.66）

86.62 手的其他皮肤移植

不包括:异种移植物（86.65）

同种移植物（86.66）

86.63 其他部位全层皮肤移植术

不包括:异种移植物（86.65）

同种移植物（86.66）

86.64 毛发移植

Excludes：hair follicle transplant to eyebrow or eyelash (08. 63)

不包括：毛囊移植至眉或睫(08. 63)

86. 65　Heterograft to skin

Pigskin graft

Porcine graft

Excludes：application of dressing only (93. 57)

86. 65　异种移植物至皮肤

猪皮肤移植

猪皮移植

不包括：仅使用敷料(93. 57)

86. 66　Homograft to skin

Graft to skin of：

amnionic membrane from donor

skin from donor

86. 66　同种移植物至皮肤

移植物至皮肤：

供体羊膜

供体皮肤

86. 67　Dermal regenerative graft

Artificial skin，NOS

Creation of "neodermis"

Decellularized allodermis

Integumentary matrix implants

Prosthetic implant of dermal layer of skin

Regenerate dermal layer of skin

Excludes：heterograft to skin (86. 65)

homograft to skin(86. 66)

86. 67　皮肤再生移植物

人工皮肤 NOS

创建"真皮"

脱细胞处理的异体真皮

体被矩形植入

皮肤皮层的假体植入

皮肤的再生皮肤层

不包括：皮肤异种移植物(86. 65)

皮肤同种移植物(86. 66)

86. 69　Other skin graft to other sites

Excludes：heterograft (86. 65)

homograft(86. 66)

86. 69　其他皮肤移植物至其他部位

不包括：异种移植物(86. 65)

同种移植物(86. 66)

86.7　**Pedicle grafts or flaps**

Excludes：construction or reconstruction of：

penis (64. 43-64. 44)

trachea (31. 75)

vagina (70. 61-70. 64)

86.7　带蒂皮瓣或皮瓣移植

不包括：建造术或重建术

阴茎(64. 43-64. 44)

气管(31. 75)

阴道(70. 61-70. 64)

86. 70　Pedicle or flap graft，not otherwise specified

86. 70　带蒂皮瓣或皮瓣移植 NOS

86. 71　Cutting and preparation of pedicle grafts or flaps

Elevation of pedicle from its bed

Flap design and raising

Partial cutting of pedicle or tube

Pedicle delay

Excludes：pollicization or digital transfer (82. 61，82. 81)

revision of pedicle (86. 75)

86. 71　带蒂皮瓣或皮瓣移植物的切割术和修补术

带蒂皮瓣从皮瓣床掀起

皮瓣设计和掀起

带蒂皮瓣或皮管的部分切割

带蒂皮瓣延迟术

不包括：指整复术或指转移术(82. 61，82. 81)

带蒂皮瓣修复术(86. 75)

86.72	Advancement of pedicle graft		86.72	带蒂皮瓣移植物前徙术

86.73　Attachment of pedicle or flap graft to hand

　　　Excludes：pollicization or digital transfer (82.61，82.81)

86.73　手的带蒂皮瓣或皮瓣移植物附着术

　　　不包括：指整复术或指转移术（82.61，82.81）

86.74　Attachment of pedicle or flap graft to other sites

　　　Attachment by：

　　　　advanced flap

　　　　double pedicled flap

　　　　pedicle graft

　　　　rotating flap

　　　　sliding flap

　　　　tube graft

86.74　其他部位的带蒂皮瓣或皮瓣移植物附着术

　　　附着术：

　　　　前徙皮瓣

　　　　双带蒂皮瓣

　　　　带蒂皮瓣

　　　　旋转皮瓣

　　　　滑动皮瓣

　　　　管状皮瓣

86.75　Revision of pedicle or flap graft

　　　Debridement of pedicle or flap graft

　　　Defatting of pedicle or flap graft

86.75　带蒂皮瓣或皮瓣移植的修复术

　　　带蒂皮瓣或皮瓣移植的清创术

　　　带蒂皮瓣或皮瓣移植的去脂术

86.8　**Other repair and reconstruction of skin and subcutaneous tissue**

86.8　**皮肤和皮下组织的其他修补术和重建术**

86.81　Repair for facial weakness

86.81　面部松弛修补术

86.82　Facial rhytidectomy

　　　Face lift

　　　Excludes：rhytidectomy of eyelid (08.86-08.87)

86.82　面部的皱纹切除术

　　　面提升术

　　　不包括：眼睑皱纹切除术（08.86-08.87）

86.83　Size reduction plastic operation

　　　Liposuction

　　　Reduction of adipose tissue of：

　　　　abdominal wall (pendulous)

　　　　arms (batwing)

　　　　buttock

　　　　thighs (trochanteric lipomatosis)

　　　Excludes：breast (85.31-85.32)

　　　　liposuction to harvest fat graft (86.90)

86.83　体积缩小性整形术

　　　吸脂术

　　　脂肪组织减少术：

　　　　腹壁（下垂）

　　　　臂（蝙蝠翼状）

　　　　臀

　　　　大腿（转子脂肪过多症）

　　　不包括：乳房（85.31-85.32）

　　　　吸脂采获移植的脂肪（86.90）

86.84　Relaxation of scar or web contracture of skin

　　　Z-plasty of skin

　　　Excludes：Z-plasty with excision of lesion (86.3)

86.84　皮肤瘢痕或蹼状挛缩松弛术

　　　皮肤"Z"形整形术

　　　不包括："Z"形整形术伴病损切除术（86.3）

86.85　Correction of syndactyly

86.85　并指（趾）矫正术

86.87　Fat graft of skin and subcutaneous tissue

86.87　皮肤与皮下组织的脂肪移植

Includes：extraction of fat for autologous graft	**包括**：为自体移植的脂肪抽吸
Autologous fat transplantation or transfer	自体脂肪移植或转移
Fat graft to breast NOS	脂肪移植至乳房 NOS
Fat graft to breast with or without use of enriched graft	脂肪移植至乳房伴有或不伴有使用增大性移植物
Micro-fat grafting	微小脂肪移植
Excludes：fat graft to breast（85.55）	**不包括**：脂肪移植至乳房（85.55）

86.89　Other repair and reconstruction of skin and subcutaneous tissue

Excludes：mentoplasty（76.67-76.68）

86.89　皮肤和皮下组织的其他修补术和重建术

不包括：颏成形术（76.67-76.68）

86.9　**Other operations on skin and subcutaneous tissue**

86.9　**皮肤和皮下组织的其他手术**

86.90　Extraction of fat for graft or banking

Harvest of fat for extraction of cells for future use

Liposuction to harvest fat graft

Excludes：that with graft at same operative episode（85.55，86.87）

86.90　为移植或库存的脂肪抽吸

收获的脂肪细胞供将来使用提取

吸脂采获移植的脂肪

不包括：手术同时伴有移植（85.55，86.87）

86.91　Excision of skin for graft

Excision of skin with closure of donor site

Excludes：that with graft at same operative episode（86.60- 86.69）

86.91　皮肤切除用作移植物

供体部位的皮肤切除术伴闭合术

不包括：同一手术中伴移植（86.60-86.69）

86.92　Electrolysis and other epilation of skin

Excludes：epilation of eyelid（08.91-08.93）

86.92　皮肤的电解和其他除毛术

不包括：眼睑除毛术（08.91-08.93）

86.93　Insertion of tissue expander

Insertion（subcutaneous）（soft tissue）of expander（one or more）in scalp（subgaleal space），face，neck，trunk except breast，and upper and lower extremities for development of skin flaps for donor use

Excludes：flap graft preparation（86.71）
tissue expander，breast（85.95）

86.93　组织扩张器置入

为制作皮瓣,在供者的(皮下)(软组织)头皮(帽状腱膜下间隙)、面、颈、躯干及上、下肢插入(一个或多个)扩张器,除外乳房

不包括：皮瓣移植物制备（86.71）
乳房组织扩张器（85.95）

86.94　Insertion or replacement of single array neurostimulator pulse generator，not specified as rechargeable

86.94　单列神经刺激脉冲发生器置入或置换,未指出可再充电的

Pulse generator (single array, single channel) for intracranial, spinal, and peripheral neurostimulator

Code also: any associated lead implantation (02.93, 03.93, 04.92)

Excludes: cranial implantation or replacement of neurostimulator pulse generator (01.20)

insertion or replacement of single array rechargeable neurostimulator pulse generator (86.97)

86.95 Insertion or replacement of dual array neurostimulator pulse generator, not specified as rechargeable

Pulse generator (multiple array, multiple channel, multiple port)) for intracranial, spinal, and peripheral neurostimulator

Code also: any associated lead implantation (02.93, 03.93, 04.92)

Excludes: cranial implantation or replacement of neurostimulator pulse generator (01.20)

insertion or replacement of multiple array rechargeable neurostimulator pulse generator (86.98)

86.96 Insertion or replacement of other neurostimulator pulse generator

Code also: any associated lead implantation (02.93, 03.93, 04.92)

Excludes: cranial implantation or replacement of neurostimulator pulse generator (01.20)

insertion of multiple array neurostimulator pulse generator (86.95, 86.98)

insertion of single array neurostimulator pulse generator (86.94, 86.97)

86.97 Insertion or replacement of single array rechargeable neurostimulator pulse generator

脉冲发生器(单列,单道)用于颅内、脊柱和周围神经刺激器

另编码:任何相关的导线置入(02.93, 03.93,04.92)

不包括:颅神经刺激脉冲发生器的植入或置换(01.20)

单列可充电型神经刺激器脉冲发生器的置换或置入(86.97)

86.95 双列神经刺激脉冲发生器的置入或置换,未指明为可充电型

脉冲发生器(双列,双道)用于颅内、脊柱和周围神经刺激器

另编码:任何相关的导线置入(02.93, 03.93,04.92)

不包括:颅神经刺激脉冲发生器的置入或置换(01.20)

多列可充电型神经刺激器脉冲发生器的置换或置入(86.98)

86.96 其他神经刺激器的置入或置换

另编码:任何相关的导线置入(02.93, 03.93,04.92)

不包括:颅神经刺激脉冲发生器的置入或置换(01.20)

多列神经刺激器脉冲发生器置入(86.95,86.98)

单列神经刺激器脉冲发生器的置入(86.94,86.97)

86.97 单列可充电型神经刺激器脉冲发生器的置换或置入

Rechargeable pulse generator (single array, single channel, single port) for intracranial, spinal, and peripheral neurostimulator

Code also:any associated lead implantation (02.93,03.93,04.92)

Excludes: cranial implantation or replacement of neurostimulator pulse generator (01.20)

86.98　Insertion or replacement of multiple array (two or more) rechargeable neurostimulator pulse generator

Rechargeable pulse generator (multiple array, multiple channel, multiple port) for intracranial, spinal, and peripheral neurostimulator

Code also:any associated lead implantation (02.93,03.93,04.92)

Excludes: cranial implantation or replacement of neurostimulator pulse generator (01.20)

86.99　Other

Excludes: removal of sutures from:

abdomen (97.83)

head and neck (97.38)

thorax (97.43)

trunk NEC (97.84)

wound catheter:

irrigation (96.58)

replacement (97.15)

颅内、脊髓和周围神经神经刺激器的可充电型脉冲发生器(单列,单道,单口)

另编码:任何与导线有关的置入(02.93, 03.93,04.92)

不包括:颅神经刺激脉冲发生器的置入或置换(01.20)

86.98　多列(两列或更多列)可充电型神经刺激器脉冲发生器的置换或置入

颅内、脊髓和周围神经神经刺激器的可充电型脉冲发生器(双列,双道)

另编码:任何相关的导线置入(02.93, 03.93,04.92)

不包括:颅神经刺激脉冲发生器的置入或置换(01.20)

86.99　其他

不包括:缝合线的去除(拆线):

腹部(97.83)

头和颈(97.38)

胸(97.43)

躯干 NEC(97.84)

伤口导管:

冲洗术(96.58)

置换(97.15)

Chapter 18
MISCELLANEOUS DIAGNOSTIC AND THERAPEUTIC PROCEDURES (87-99)

第 18 章
各种诊断性和治疗性操作(87-99)

`87` Diagnostic Radiology

`87` 诊断性放射学

`87.0` Soft tissue x-ray of face, head, and neck

Excludes: angiography (88. 40-88. 68)

87. 01 Pneumoencephalogram

87. 02 Other contrast radiogram of brain and skull
Pneumocisternogram
Pneumoventriculogram
Posterior fossa myelogram

87. 03 Computerized axial tomography of head
C. A. T. scan of head

87. 04 Other tomography of head

87. 05 Contrast dacryocystogram

87. 06 Contrast radiogram of nasopharynx

87. 07 Contrast laryngogram

87. 08 Cervical lymphangiogram

87. 09 Other soft tissue x-ray of face, head, and neck

Noncontrast x-ray of:
adenoid
larynx
nasolacrimal duct
nasopharynx
salivary gland
thyroid region
uvula

Excludes: x-ray study of eye (95. 14)

`87.1` Other x-ray of face, head, and neck
Excludes: angiography (88. 40-88. 68)

87. 11 Full-mouth x-ray of teeth

87. 12 Other dental x-ray
Orthodontic cephalogram or cephalometrics

`87.0` 面、头和颈的软组织 X 线检查

不包括:血管造影术(88. 40-88. 68)

87. 01 气脑造影图

87. 02 大脑和颅骨的其他对比剂造影图
脑池气造影图
脑室气造影
后颅窝脊髓造影

87. 03 头部计算机轴向断层照相术
头部计算机轴向断层照相术

87. 04 头部其他断层照相术

87. 05 对比剂泪囊造影图

87. 06 对比剂鼻咽造影图

87. 07 对比剂喉造影图

87. 08 颈淋巴管造影图

87. 09 面、头和颈的其他软组织 X 线检查

非对比剂 X 线:
腺样增殖体
喉
鼻泪管
鼻咽
涎腺
甲状腺区
悬雍垂

不包括:眼 X 线检查(95. 14)

`87.1` 面、头和颈的其他 X 线检查
不包括:血管造影术(88. 40-88. 68)

87. 11 全口牙 X 线检查

87. 12 其他牙 X 线检查
矫形牙科的头部造影或头测量学

	Panorex examination of mandible		下颌骨抗 17-1A 单克隆抗体(panorex)检查
	Root canal x-ray		根管 X 线检查
87.13	Temporomandibular contrast arthrogram	87.13	对比剂颞下颌关节造影图
87.14	Contrast radiogram of orbit	87.14	对比剂眼眶造影图
87.15	Contrast radiogram of sinus	87.15	对比剂鼻窦造影图
87.16	Other x-ray of facial bones	87.16	面骨其他 X 线检查
	X-ray of：		X 线检查：
	frontal area		额区
	mandible		下颌骨
	maxilla		上颌骨
	nasal sinuses		鼻窦
	nose		鼻
	orbit		眼眶
	supraorbital area		眼眶上区
	symphysis menti		下颌联合
	zygomaticomaxillary complex		颧上颌复体
87.17	Other x-ray of skull	87.17	颅骨其他 X 线检查
	Lateral projection of skull		颅骨侧位投影
	Sagittal projection		矢状位投影
	Tangential projection		切线投影

87.2　X-ray of spine　　　　　**87.2　脊柱 X 线检查**

87.21	Contrast myelogram	87.21	对比剂脊髓造影图
87.22	Other x-ray of cervical spine	87.22	颈椎其他 X 线检查
87.23	Other x-ray of thoracic spine	87.23	胸椎其他 X 线检查
87.24	Other x-ray of lumbosacral spine	87.24	腰骶椎其他 X 线检查
	Sacrococcygeal x-ray		骶尾 X 线检查
87.29	Other x-ray of spine	87.29	脊柱其他 X 线检查
	Spinal x-ray NOS		脊柱 X 线检查 NOS

87.3　Soft tissue x-ray of thorax　　　　**87.3　胸软组织 X 线检查**

Excludes：angiocardiography（88.50-88.58）　　　**不包括**:心血管造影术(88.50-88.58)

angiography（88.40-88.68）　　　　血管造影术(88.40-88.68)

87.31	Endotracheal bronchogram	87.31	气管内支气管造影术
87.32	Other contrast bronchogram	87.32	其他对比剂支气管造影图
	Transcricoid bronchogram		经环状软骨支气管造影图
87.33	Mediastinal pneumogram	87.33	纵隔充气造影图
87.34	Intrathoracic lymphangiogram	87.34	胸内淋巴管造影图
87.35	Contrast radiogram of mammary ducts	87.35	对比剂乳腺管造影图
87.36	Xerography of breast	87.36	乳房干版 X 线照相术

87.37	Other mammography	87.37	其他乳腺造影术
87.38	Sinogram of chest wall	87.38	胸壁窦道 X 线照相
	Fistulogram of chest wall		胸壁瘘管造影图
87.39	Other soft tissue x-ray of chest wall	87.39	胸壁其他软组织 X 线

87.4 **Other x-ray of thorax**

Excludes：angiocardiography （88.50-88.58）

angiography (88.40-88.68)

87.4 **胸其他 X 线**

不包括：心血管造影术(88.50-88.58)

血管造影术(88.40-88.68)

87.41 Computerized axial tomography of thorax

C. A. T. scan of：

heart

thorax

Crystal linea scan of x-ray beam of thorax

Electronic substraction of thorax

Photoelectric response of thorax

Tomography with use of computer, x-rays，and camera of thorax

87.41 胸计算机轴向断层照相术

计算机轴向断层照相：

心

胸

胸 X 线束的晶体线性扫描

胸电子减影

胸光电响应

胸计算机，X 线检查和照相机断层照相术

87.42 Other tomography of thorax

Cardiac tomogram

Excludes：C. A. T. scan of heart (87.41)

87.42 胸其他断层照相术

心脏 X 线断层照相图

不包括：心脏计算机轴向断层照相（87.41）

87.43 X-ray of ribs, sternum，and clavicle

Examination for：

cervical rib

fracture

87.43 肋骨、胸骨和锁骨 X 线检查

检查：

颈肋

骨折

87.44 Routine chest x-ray, so described

X-ray of chest NOS

87.44 常规胸部 X 线

胸部 X 线检查 NOS

87.49 Other chest x-ray

X-ray of：

bronchus NOS

diaphragm NOS

heart NOS

lung NOS

mediastinum NOS

trachea NOS

87.49 其他胸部 X 线检查

X 线检查：

支气管 NOS

横膈 NOS

心脏 NOS

肺 NOS

纵隔 NOS

气管 NOS

87.5 **Biliary tract x-ray**

87.5 **胆管 X 线检查**

87.51	Percutaneous hepatic cholangiogram	87.51	经皮肝胆管造影图
87.52	Intravenous cholangiogram	87.52	静脉胆管造影图
87.53	Intraoperative cholangiogram	87.53	手术中胆管造影图
87.54	Other cholangiogram	87.54	其他胆管造影图

87.59	Other biliary tract x-ray	87.59	其他胆管 X 线检查
	Cholecystogram		胆囊造影图

87.6　Other x-ray of digestive system　　**87.6　消化系统其他 X 线检查**

87.61	Barium swallow	87.61	吞钡
87.62	Upper GI series	87.62	上消化道系列造影检查
87.63	Small bowel series	87.63	小肠造影
87.64	Lower GI series	87.64	下消化道系列造影检查
87.65	Other x-ray of intestine	87.65	肠的其他 X 线检查
87.66	Contrast pancreatogram	87.66	对比剂胰腺造影图
87.69	Other digestive tract x-ray	87.69	其他消化道 X 线检查

87.7　X-ray of urinary system　　**87.7　泌尿系统 X 线检查**

Excludes：angiography of renal vessels (88.45, 88.65)　　不包括：肾血管血管造影术（88.45, 88.65）

87.71	Computerized axial tomography of kidney	87.71	肾计算机轴向断层照相术
	C. A. T. scan of kidney		肾计算机轴向断层照相术 C. A. T.
87.72	Other nephrotomogram	87.72	其他肾断层照相图
87.73	Intravenous pyelogram	87.73	静脉内肾盂造影图
	Diuretic infusion pyelogram		利尿药输注肾盂造影
87.74	Retrograde pyelogram	87.74	逆行肾盂造影图
87.75	Percutaneous pyelogram	87.75	经皮肾盂造影图
87.76	Retrograde cystourethrogram	87.76	逆行膀胱尿道造影图
87.77	Other cystogram	87.77	其他膀胱造影图
87.78	Ileal conduitogram	87.78	回肠代膀胱造影图
87.79	Other x-ray of the urinary system	87.79	泌尿系统的其他 X 线检查
	KUB x-ray		尿路平片 X 线检查

87.8　X-ray of female genital organs　　**87.8　女性生殖器官 X 线检查**

87.81	X-ray of gravid uterus	87.81	妊娠子宫 X 线检查
	Intrauterine cephalometry by x-ray		子宫内 X 线胎儿头颅测量
87.82	Gas contrast hysterosalpingogram	87.82	气体对比剂子宫输卵管造影图
87.83	Opaque dye contrast hysterosalpingogram	87.83	不透光染色对比剂子宫输卵管造影图
87.84	Percutaneous hysterogram	87.84	经皮子宫造影图
87.85	Other x-ray of fallopian tubes and uterus	87.85	输卵管和子宫的其他 X 线检查
87.89	Other x-ray of female genital organs	87.89	女性生殖器官的其他 X 线检查

87.9　X-ray of male genital organs　　**87.9　男性生殖器官 X 线检查**

87.91	Contrast seminal vesiculogram	87.91	对比剂精囊造影图
87.92	Other x-ray of prostate and seminal vesicles	87.92	前列腺和精囊的其他 X 线检查
87.93	Contrast epididymogram	87.93	对比剂附睾造影图
87.94	Contrast vasogram	87.94	对比剂输精管造影图

87.95	Other x-ray of epididymis and vas deferens	87.95	附睾和输精管的其他 X 线检查
87.99	Other x-ray of male genital organs	87.99	男性生殖器官的其他 X 线检查

88　Other diagnostic radiology and related techniques

88　其他诊断性放射学和相关技术

88.0 **Soft tissue x-ray of abdomen**
　　Excludes：angiography（88.40-88.68）

88.0 腹部软组织 X 线检查
　　不包括：血管造影术（88.40-88.68）

88.01　Computerized axial tomography of abdomen
　　　　C. A. T. scan of abdomen
　　　　Excludes：C. A. T. scan of kidney（87.71）

88.01　腹部计算机轴向断层照相术
　　　　腹部计算机轴向断层照相术
　　　　不包括：肾计算机轴向断层照相图（87.71）

88.02　Other abdomen tomography
　　　　Excludes：nephrotomogram（87.72）

88.02　其他腹部断层照相图
　　　　不包括：肾断层照相图（87.72）

88.03　Sinogram of abdominal wall
　　　　Fistulogram of abdominal wall

88.03　腹壁窦道造影图
　　　　腹壁瘘管造影图

88.04　Abdominal lymphangiogram

88.04　腹淋巴管造影图

88.09　Other soft tissue x-ray of abdominal wall

88.09　腹壁的其他软组织 X 线检查

88.1 **Other x-ray of abdomen**

88.1 腹部的其他 X 线检查

88.11　Pelvic opaque dye contrast radiography

88.11　盆腔不透光染色对比放射照相术

88.12　Pelvic gas contrast radiography
　　　　Pelvic pneumoperitoneum

88.12　盆腔气体对比放射照相术
　　　　盆腔气腹

88.13　Other peritoneal pneumogram

88.13　其他腹腔充气造影图

88.14　Retroperitoneal fistulogram

88.14　腹膜后瘘管造影图

88.15　Retroperitoneal pneumogram

88.15　腹膜后充气造影图

88.16　Other retroperitoneal x-ray

88.16　其他腹膜后 X 线检查

88.19　Other x-ray of abdomen
　　　　Flat plate of abdomen

88.19　腹部其他 X 线检查
　　　　腹部平片

88.2 **Skeletal x-ray of extremities and pelvis**
　　Excludes：contrast radiogram of joint（88.32）

88.2 四肢和骨盆的骨骼 X 线检查
　　不包括：对比关节造影图（88.32）

88.21　Skeletal x-ray of shoulder and upper arm

88.21　肩和上臂的骨骼 X 线检查

88.22　Skeletal x-ray of elbow and forearm

88.22　肘和前臂的骨骼 X 线检查

88.23　Skeletal x-ray of wrist and hand

88.23　腕和手的骨骼 X 线检查

88.24　Skeletal x-ray of upper limb, not otherwise specified

88.24　上肢骨骼 X 线检查 NOS

88.25　Pelvimetry

88.25　骨盆测量

88.26　Other skeletal x-ray of pelvis and hip

88.26　骨盆和髋的其他骨骼 X 线检查

88.27　Skeletal x-ray of thigh, knee, and lower leg

88.27　大腿、膝和小腿的骨骼 X 线检查

88.28	Skeletal x-ray of ankle and foot	88.28	踝和足的骨骼 X 线检查
88.29	Skeletal x-ray of lower limb, not other- wise specified	88.29	下肢骨骼 X 线检查 NOS

88.3 **Other X-ray**　　　　　　　　　　**88.3** **其他 X 线检查**

88.31　Skeletal series
　　　　X-ray of whole skeleton

88.31　骨骼摄片
　　　　全身骨骼 X 线检查

88.32　Contrast arthrogram
　　　　Excludes: that of temporomandibular
　　　　　joint (87.13)

88.32　对比剂关节造影图
　　　　不包括:颞下颌关节对比造影(87.13)

88.33　Other skeletal x-ray
　　　　Excludes: skeletal x-ray of:
　　　　　extremities and pelvic (88.21-88.29)
　　　　　face, head, and neck (87.11-87.17)
　　　　　spine (87.21-87.29)
　　　　　thorax (87.43)

88.33　其他骨骼 X 线检查
　　　　不包括:骨骼 X 线检查:
　　　　　四肢和骨盆(88.21-88.29)
　　　　　面、头和颈(87.11-87.17)
　　　　　脊柱(87.21-87.29)
　　　　　胸(87.43)

88.34　Lymphangiogram of upper limb
88.35　Other soft tissue x-ray of upper limb
88.36　Lymphangiogram of lower limb
88.37　Other soft tissue x-ray of lower limb
　　　　Excludes: femoral angiography (88.48,
　　　　　88.66)

88.34　上肢淋巴管造影图
88.35　上肢的其他软组织 X 线检查
88.36　下肢的淋巴管造影图
88.37　下肢的其他软组织 X 线检查
　　　　不包括:股血管造影术(88.48,88.66)

88.38　Other computerized axial tomography
　　　　C. A. T. scan NOS
　　　　Excludes: C. A. T. scan of:
　　　　　abdomen (88.01)
　　　　　head (87.03)
　　　　　heart (87.41)
　　　　　kidney (87.71)
　　　　　thorax (87.41)

88.38　其他计算机轴向断层照相术
　　　　计算机轴向断层照相术 NOS
　　　　不包括:计算机轴向断层照相术:
　　　　　腹部(88.01)
　　　　　头(87.03)
　　　　　心(87.41)
　　　　　肾(87.71)
　　　　　胸(87.41)

88.39　X-ray, other and unspecified　　　88.39　X 线检查 NOS

88.4 **Arteriography using contrast material**　　**88.4** **对比剂动脉造影术**

　　　　Includes: angiography of arteries
　　　　　arterial puncture for injection of contrast
　　　　　　material

　　　　　radiography of arteries (by fluoroscopy)
　　　　　retrograde arteriography
　　　　The fourth-digit subclassification identi-
　　　　　fies the site to be viewed, not the site
　　　　　of injection

　　　　Excludes: arteriography using:

　　　　包括:动脉血管造影术
　　　　　动脉穿刺为对比剂注射

　　　　　动脉放射照相术(用荧光透视法)
　　　　　逆行动脉造影术
　　　　4 位数亚目标明检查的部位,不是注射的
　　　　　部位

　　　　不包括:动脉造影术,用:

	radioisotopes or radionuclides（92.01-92.19）		放射性核素或放射性核素（92.01-92.19）
	ultrasound（88.71-88.79）		超声（88.71-88.79）
	fluorescein angiography of eye（95.12）		眼荧光素血管造影术（95.12）

88.40　Arteriography using contrast material, unspecified site

88.40　对比剂动脉造影术，未特指的部位

88.41　Arteriography of cerebral arteries

Angiography of：
　basilar artery
　carotid（internal）
　posterior cerebral circulation
　vertebral artery

88.41　脑动脉造影术

血管造影术：
　基底动脉
　颈动脉（内的）
　大脑后动脉循环
　椎动脉

88.42　Aortography

Arteriography of aorta and aortic arch

88.42　主动脉造影术

主动脉和主动脉弓动脉造影术

88.43　Arteriography of pulmonary arteries

88.43　肺动脉造影术

88.44　Arteriography of other intrathoracic vessels

Excludes：angiocardiography（88.50-88.58）

　arteriography of coronary arteries（88.55-88.57）

88.44　其他胸内动脉造影术

不包括：心血管造影术（88.50-88.58）

　冠状动脉造影术（88.55-88.57）

88.45　Arteriography of renal arteries

88.45　肾动脉造影术

88.46　Arteriography of placenta

Placentogram using contrast material

88.46　胎盘动脉造影术

用对比剂胎盘造影图

88.47　Arteriography of other intra-abdominal arteries

88.47　其他腹内动脉造影术

88.48　Arteriography of femoral and other lower extremity arteries

88.48　股和其他下肢动脉造影术

88.49　Arteriography of other specified sites

88.49　其他特指部位的动脉造影

88.5　Angiocardiography using contrast material

Includes：arterial puncture and insertion of arterial catheter for injection of contrast material
cineangiocardiography
selective angiocardiography

Code also：synchronous cardiac catheterization（37.21-37.23）

Excludes：angiography of pulmonary vessels（88.43，88.62）

88.5　对比剂心血管造影术

包括：动脉穿刺和动脉导管的置入，为了对比剂注射

心血管荧光造影术
选择性心血管造影术

另编码：同时的心脏导管置入（37.21-37.23）

不包括：肺血管血管造影术（88.43，88.62）

88.50　Angiocardiography, not otherwise specified

88.50　心血管造影术 NOS

88.51　Angiocardiography of venae cavae

88.51　腔静脉心血管造影术

Inferior vena cavography

下腔静脉造影术

Phlebography of vena cava (inferior) (superior)

腔静脉造影术(上)(下)

88.52 Angiocardiography of right heart structures

Angiocardiography of：

pulmonary valve

right atrium

right ventricle (outflow tract)

Excludes：intra-operative fluorescence vascular angiography (88.59)

that combined with left heart angiocardiography (88.54)

88.52 右心脏结构的心血管造影术

心血管造影术：

肺动脉瓣

右心房

右心室(流出道)

不包括：手术中冠状动脉荧光血管造影术 (88.59)

同时伴左心脏心血管造影(88.54)

88.53 Angiocardiography of left heart structures

Angiocardiography of：

aortic valve

left atrium

left ventricle (outflow tract)

Excludes：intra-operative fluorescence vascular angiography (88.59)

that combined with right heart angiocardiography (88.54)

88.53 左心结构的心血管造影术

心血管造影术：

主动脉瓣

左心房

左心室(流出道)

不包括：手术中动脉荧光血管造影术 (88.59)

同时伴左心脏心血管造影(88.54)

88.54 Combined right and left heart angiocardiography

Excludes：intra-operative fluorescence vascular angiography (88.59)

88.54 联合的右和左心脏心血管造影术

不包括：手术中动脉荧光血管造影术 (88.59)

88.55 Coronary arteriography using a single catheter

Coronary arteriography by Sones technique

Direct selective coronary arteriography using a single catheter

Excludes：intra-operative fluorescence vascular angiography (88.59)

88.55 单根导管的冠状动脉造影术

用索恩法的冠状动脉造影术

直接选择性冠状动脉造影术用单根导管

不包括：手术中动脉荧光血管造影术 (88.59)

88.56 Coronary arteriography using two catheters

Coronary arteriography by：

Judkins technique

Ricketts and Abrams technique

Direct selective coronary arteriography using two catheters

Excludes：intra-operative fluorescence vascular angiography (88.59)

88.56 用两根导管的冠状动脉造影术

冠状动脉造影术：

贾金斯法

里基茨和艾布拉姆斯法

用两根导管的直接选择性冠状动脉造影术

不包括：手术中动脉荧光血管造影术 (88.59)

88.57　Other and unspecified coronary arteriography

Coronary arteriography NOS

Excludes: intra-operative fluorescence vascular angiography (88.59)

88.58　Negative-contrast cardiac roentgenography

Cardiac roentgenography with injection of carbon dioxide

88.59　Intra-operative coronary fluorescence vascular angiography

Intraoperative laser arteriogram (SPY)

SPY arteriogram

SPY arteriography

88.6　**Phlebography**

Includes: angiography of veins

radiography of veins (by fluoroscopy)

retrograde phlebography

venipuncture for injection of contrast material

venography using contrast material

Note: The fourth-digit subclassification (88.60-88.67) identifies the site to be viewed, not the site of injection.

Excludes: angiography using:

radioisotopes or radionuclides (92.01-92.19)

ultrasound (88.71-88.79)

fluorescein angiography of eye (95.12)

88.60　Phlebography using contrast material, unspecified site

88.61　Phlebography of veins of head and neck using contrast material

88.62　Phlebography of pulmonary veins using contrast material

88.63　Phlebography of other intrathoracic veins using contrast material

88.64　Phlebography of the portal venous system using contrast material

Splenoportogram (by splenic arteriography)

88.57　其他和未特指的冠状动脉造影术

冠状动脉造影术 NOS

不包括: 手术中动脉荧光血管造影术 (88.59)

88.58　负对比剂心脏 X 线照相术

心脏 X 线照相术伴二氧化碳注射

88.59　手术中冠状动脉荧光血管造影术

手术中激光动脉造影(SPY)

SPY 动脉造影

SPY 动脉造影术

88.6　**静脉造影术**

包括: 静脉血管造影术

静脉放射照相术(用荧光透视法)

逆行静脉造影术

静脉穿刺,为了注射对比剂

用对比剂静脉造影术

注: 4 位数亚目(88.60-88.67)标明检查的部位,不是注射的部位。

不包括: 血管造影术,用:

放射性同位素或放射性核素(92.01-92.19)

超声(88.71-88.79)

眼荧光素血管造影术(95.12)

88.60　用对比剂静脉造影术,未特指的部位

88.61　用对比剂头和颈部静脉造影术

88.62　用对比剂肺静脉造影术

88.63　用对比剂其他胸内静脉造影术

88.64　用对比剂门静脉系统静脉造影术

脾门静脉造影图(通过脾动脉造影术)

| 88.65 | Phlebography of other intra-abdominal veins using contrast material | 88.65 | 用对比剂其他腹内静脉静脉造影术 |

| 88.66 | Phlebography of femoral and other lower extremity veins using contrast material | 88.66 | 用对比剂股和其他下肢静脉的静脉造影术 |

| 88.67 | Phlebography of other specified sites using contrast material | 88.67 | 用对比剂其他特指部位的静脉造影术 |

| 88.68 | Impedance phlebography | 88.68 | 阻抗静脉造影术 |

88.7　Diagnostic ultrasound

Includes：Echography

Non-invasive ultrasound

Ultrasonic angiography

Ultrasonography

Excludes：intravascular imaging (adjunctive)(IVUS)(00.21-00.29)

therapeutic ultrasound (00.01 -00.09)

that for intraoperative monitoring (00.94)

88.71　Diagnostic ultrasound of head and neck

Determination of midline shift of brain

Echoencephalography

Excludes：eye (95.13)

88.72　Diagnostic ultrasound of heart

Echocardiography

Transesophageal echocardiography

Excludes：echocardiography of heart chambers (37.28)

intracardiac echocardiography (ICE)(37.28)

intravascular (IVUS) imaging of coronary vessels (00.24)

88.73　Diagnostic ultrasound of other sites of thorax

Aortic arch ultrasonography

Breast ultrasonography

Lung ultrasonography

88.74　Diagnostic ultrasound of digestive system

88.75　Diagnostic ultrasound of urinary system

88.76　Diagnostic ultrasound of abdomen and retroperitoneum

88.7　诊断性超声

包括：回波描记术

非侵入性超声

超声波血管描记术

超声波检查

不包括：血管内显像（辅助的）(IVUS)(00.21-00.29)

治疗性超声(00.01 -00.09)

为手术中监测(00.94)

88.71　头和颈部的诊断性超声

大脑中线偏移测定

脑回波检查法

不包括：眼(95.13)

88.72　心脏诊断性超声

超声心动描记

经食管超声心动描记

不包括：心脏超声心动描记(37.28)

心内超声心动描记(ICE)(37.28)

冠状血管血管内(IVUS)显像(00.24)

88.73　胸的其他部位的诊断性超声

主动脉弓超声波检查

乳房超声波检查

肺超声波检查

88.74　消化系统的诊断性超声

88.75　泌尿系统的诊断性超声

88.76　腹部和腹膜后的诊断性超声

88.77	Diagnostic ultrasound of peripheral vascular system	88.77	周围血管的诊断性超声

88.77 Diagnostic ultrasound of peripheral vascular system

Deep vein thrombosis ultrasonic scanning

Excludes：adjunct vascular system procedures (00.40-00.43)

88.78 Diagnostic ultrasound of gravid uterus
Intrauterine cephalometry：
echo
ultrasonic
Placental localization by ultrasound

88.79 Other diagnostic ultrasound
Ultrasonography of：
multiple sites
nongravid uterus
total body

88.8 Thermography

88.81 Cerebral thermography

88.82 Ocular thermography

88.83 Bone thermography
Osteoarticular thermography

88.84 Muscle thermography

88.85 Breast thermography

88.86 Blood vessel thermography
Deep vein thermography

88.89 Thermography of other sites
Lymph gland thermography
Thermography NOS

88.9 Other diagnostic imaging

88.90 Diagnostic imaging, not elsewhere classified

88.91 Magnetic resonance imaging of brain and brain stem

Excludes：intraoperative magnetic resonance imaging (88.96)

laser interstitial thermal therapy [LITT] of lesion or tissue of brain under guidance (17.61)

real-time magnetic resonance imaging (88.96)

88.77 周围血管的诊断性超声

深部静脉血栓形成超声扫描

不包括：附属血管系统操作（00.40-00.43）

88.78 妊娠子宫的诊断性超声
子宫内胎头测量：
回声
超声的
超声胎盘定位

88.79 其他诊断性超声
超声波检查：
多部位
非妊娠的子宫
全身

88.8 热影像图

88.81 脑热影像图

88.82 眼热影像图

88.83 骨热影像图
骨关节热影像图

88.84 肌热影像图

88.85 乳房热影像图

88.86 血管热影像图
深部静脉热影像图

88.89 其他部位热影像图
淋巴腺热影像图
热影像图 NOS

88.9 其他诊断性影像

88.90 诊断性影像 NEC

88.91 大脑和脑干的磁共振成像

不包括：手术中磁共振成像（88.96）

引导下脑组织或部位损害的激光间质热疗法［LITT］（17.61）

实时磁共振成像（88.96）

88.92　Magnetic resonance imaging of chest and myocardium

For evaluation of hilar and mediastinal lymphadenopathy

Excludes：laser interstitial thermal therapy ［LITT］ of lesion or tissue of breast under guidance (17.69)

laser interstitial thermal therapy ［LITT］ of lesion or tissue of lung under guidance (17.69)

88.93　Magnetic resonance imaging of spinal canal

Spinal cord levels：
cervical
thoracic
lumbar (lumbosacral)
Spinal cord
Spine

88.94　Magnetic resonance imaging of musculo-skeletal

Bone marrow blood supply
Extremities (upper) (lower)

88.95　Magnetic resonance imaging of pelvis, prostate, and bladder

Excludes：laser interstitial thermal therapy ［LITT］ of lesion or tissue of prostate under guidance (17.69)

88.96　Other intraoperative magnetic resonance imaging

iMRI
Real-time magnetic resonance imaging

88.97　Magnetic resonance imaging of other and unspecified sites

Abdomen
Eye orbit
Face
Neck

Excludes：laser interstitial thermal therapy ［LITT］ of lesion or tissue of other and unspecified site under guidance (17.69)

88.98　Bone mineral density studies

88.92　胸和心肌的磁共振成像

用于评估肺门和纵隔淋巴结病

不包括：引导下乳房组织或部位损害的激光间质热疗法［LITT］(17.69)

引导下肺组织或部位损害的激光间质热疗法［LITT］(17.69)

88.93　椎管磁共振成像

脊髓水平：
颈的
胸的
腰(腰骶部)
脊髓
脊柱

88.94　肌肉骨骼的磁共振成像

骨髓血液供应
四肢(上)(下)

88.95　骨盆、前列腺和膀胱的磁共振成像

不包括：引导下前列腺组织或部位损害的激光间质热疗法［LITT］(17.69)

88.96　其他手术中磁共振影像

介入性磁共振
实时磁共振影像

88.97　其他和未特指部位的磁共振成像

腹部
眼眶
面
颈

不包括：引导下其他和未特指部位的病损和组织激光间质热疗法［LITT］(17.69)

88.98　骨矿物质密度检查

Dual photon absorptiometry	双光子吸光测定法
Quantitative computed tomography (CT) studies	定量计算机断层照相(CT)检查
Radiographic densitometry	放射照相的密度计量
Single photon absorptiometry	单光子吸光测定法

89 Interview, evaluation, consultation, and examination

89 会谈、评估、会诊和检查

89.0 Diagnostic interview, consultation, and evaluation

89.0 诊断性会谈、会诊和评估

Excludes: psychiatric diagnostic interview (94.11-94.19)

不包括：精神病学的诊断性会谈(94.11-94.19)

89.01 Interview and evaluation, described as brief

Abbreviated history and evaluation

89.01 简单会谈和评估

简略病史和评估

89.02 Interview and evaluation, described as limited

Interval history and evaluation

89.02 局限性会谈和评估

间隔病史和评估

89.03 Interview and evaluation, described as comprehensive

History and evaluation of new problem

89.03 全面会谈和评估

新问题的病史和评估

89.04 Other interview and evaluation

89.04 其他会谈和评估

89.05 Diagnostic interview and evaluation, not otherwise specified

89.05 诊断性会谈和评估 NOS

89.06 Consultation, described as limited

Consultation on a single organ system

89.06 局限性会诊

单个器官系统的会诊

89.07 Consultation, described as comprehensive

89.07 全面会诊

89.08 Other consultation

89.08 其他会诊

89.09 Consultation, not otherwise specified

89.09 会诊 NOS

89.1 Anatomic and physiologic measurements and manual examinations — nervous system and sense organs

89.1 解剖和生理测量与手法检查—神经系统和感觉器官

Excludes: ear examination (95.41-95.49)

eye examination (95.01-95.26)

the listed procedures when done as part of a general physical examination (89.7)

不包括：耳检查(95.41-95.49)

眼检查(95.01-95.26)

所列操作为全身性体检的一部分(89.7)

89.10 Intracarotid amobarbital test

89.10 颈内动脉异戊巴比妥试验

	Wada test		瓦达(Wada)试验
89.11	Tonometry	89.11	眼压测量法
89.12	Nasal function study	89.12	鼻功能性检查
	Rhinomanometry		鼻测压法
89.13	Neurologic examination	89.13	神经系统检查
89.14	Electroencephalogram	89.14	脑电图

89.14 **Excludes**：that with polysomnogram (89.17)

89.14 **不包括**：同时伴睡眠脑电图(多导睡眠图) (89.17)

89.15　Other nonoperative neurologic function tests

89.15　其他非手术性神经功能试验

89.16　Transillumination of newborn skull

89.16　新生儿颅骨透照法

89.17　Polysomnogram

Sleep recording

89.17　睡眠脑电图

睡眠脑电图记录

89.18　Other sleep disorder function tests

Multiple sleep latency test [MSLT]

89.18　其他睡眠疾患功能试验

多睡眠潜在试验[MSLT]

89.19　Video and radio-telemetered electroencephalographic monitoring

Radiographic EEG monitoring

Video EEG monitoring

89.19　视频和无线电遥控脑电图监测

放射照相的 EEG 监测

视频 EEG 监测

Excludes：intraoperative monitoring (00.94)

不包括：手术中监测(00.94)

89.2 **Anatomic and physiologic measurements and manual examinations — genitourinary system**

89.2 **解剖和生理测量及手法检查—泌尿生殖系统**

Excludes：the listed procedures when done as part of a general physical examination (89.7)

不包括：所列操作作为全身体检的一部分 (89.7)

89.21　Urinary manometry

Manometry through：

indwelling ureteral catheter

nephrostomy

pyelostomy

ureterostomy

89.21　尿路压力测定

压力测定,通过：

置留的输尿管导管

肾造口术

肾盂造口术

输尿管造口术

89.22　Cystometrogram

89.22　膀胱内压图

89.23　Urethral sphincter electromyogram

89.23　尿道括约肌肌电图

89.24　Uroflowmetry [UFR]

89.24　尿流量测定[UFR]

89.25　Urethral pressure profile [UPP]

89.25　尿道压力分布图[UPP]

89.26　Gynecological examination

Pelvic examination

89.26　妇科检查

盆腔检查

89.29　Other nonoperative genitourinary system measurements

Bioassay of urine

89.29　其他非手术性泌尿生殖系统测量

尿生物测定

Renal clearance	肾廓清率
Urine chemistry	尿化学检查

89.3 **Other anatomic and physiologic measurements and manual examinations**

89.3 **其他解剖和生理测量及手法检查**

Excludes：the listed procedures when done as part of a general physical examination(89.7)

不包括：所列操作作为全身体检的一部分（89.7）

89.31　Dental examination

Oral mucosal survey

Periodontal survey

89.31　牙科检查

口腔黏膜检查

牙周检查

89.32　Esophageal manometry

89.32　食管压力测定

89.33　Digital examination of enterostomy stoma

Digital examination of colostomy stoma

89.33　肠造口指检

结肠造口指检

89.34　Digital examination of rectum

89.34　直肠指检

89.35　Transillumination of nasal sinuses

89.35　鼻窦透照法

89.36　Manual examination of breast

89.36　乳房手法检查

89.37　Vital capacity determination

89.37　肺活量测定

Excludes：endoscopic pulmonary airway flow measurement (33.72)

不包括：内镜肺气道流量测量(33.72)

89.38　Other nonoperative respiratory measurements

Plethysmography for measurement of respiratory function

Thoracic impedance plethysmography

89.38　其他非手术性呼吸测量

体积描记术,为了呼吸功能测量

胸阻抗体积描记术

Excludes：endoscopic pulmonary airway flow measurement (33.72)

不包括：内镜肺气道流量测量(33.72)

89.39　Other nonoperative measurements and examinations

14 C-Urea breath test

Basal metabolic rate [BMR]

Gastric：

 analysis

 function NEC

89.39　其他非手术性测量和检查

14 碳尿素呼吸试验

基础代谢率[BMR]

胃(液)：

 分析

 功能 NEC

Excludes：body measurement (93.07)

cardiac tests (89.41-89.69)

fundus photography (95.11)

limb length measurement (93.06)

不包括：身体测量(93.07)

心功能试验(89.41-89.69)

眼底照相术(95.11)

肢体长度测量(93.06)

89.4 **Cardiac stress tests, pacemaker and defibrillator checks**

89.4 **心脏应激试验,起搏器和除颤器检查**

89.41　Cardiovascular stress test using treadmill

89.41　踏旋器运动测验测定心血管应激功能

89.42 Masters' two-step stress test	89.42 马斯特斯二阶应激试验
89.43 Cardiovascular stress test using bicycle ergometer	89.43 自行车测力计测定心血管应激功能
89.44 Other cardiovascular stress test	89.44 其他心血管应激试验
Thallium stress test with or without transesophageal pacing	铊应激试验伴或不伴经食管心室起搏
89.45 Artificial pacemaker rate check	89.45 人工起搏器速率检查
Artificial pacemaker function check NOS	人工起搏器功能检查 NOS
Bedside device check of pacemaker or cardiac resynchronization pacemaker [CRT-P]	床旁装置检查心脏起搏器或心脏再同步化起搏器(CRT-P)
Interrogation only without arrhythmia induction	仅感应而不诱发心律失常
Excludes：catheter based invasive electrophysiologic testing (37.26)	不包括：侵入性导管电生理测定（EPS）（37.26)
noninvasive programmed electrical stimulation [NIPS] (arrhythmia induction) (37.20)	非侵入性程序化电刺激（NIPS）（诱发心律失常）（37.20)
89.46 Artificial pacemaker artifact wave form check	89.46 人工起搏器伪差波形检查
89.47 Artificial pacemaker electrode impedance check	89.47 人工起搏器电极阻抗检查
89.48 Artificial pacemaker voltage or amperage threshold check	89.48 人工起搏器电压或电流阈值检查
89.49 Automatic implantable cardioverter/defibrillator(AICD) check	89.49 自动化可置入的复率器（或）除颤器（AICD)检查
Bedside check of an AICD or cardiac resynchronization defibrillator [CRT-D]	床旁 AICD 或心脏再同步化除颤器（CRT-D)检查
Checking pacing threshold of device	检查设备的起搏阈值
Interrogation only without arrhythmia induction	仅检查无诱发心律失常
Excludes：catheter based invasive electrophysiologic testing (37.26)	不包括：有创的导管电生理测定[EPS]（37.26)
noninvasive programmed electrical stimulation [NIPS] (arrhythmia induction) (37.20)	非侵入性程序化电刺激[NIPS]（诱发心律失常）（37.20)
89.5 **Other nonoperative cardiac and vascular diagnostic procedures**	**89.5** 其他非手术性心脏和血管诊断性操作
Excludes：fetal EKG (75.32)	不包括：胎儿 EKG(75.32)
89.50 Ambulatory cardiac monitoring	89.50 流动心脏监测

	Analog devices [Holter-type]		同类装置[霍尔特型]	

89.51　Rhythm electrocardiogram

　　　Rhythm EKG (with one to three leads)

89.52　Electrocardiogram

　　　ECG NOS

　　　EKG (with 12 or more leads)

89.53　Vectorcardiogram (with ECG)

89.54　Electrographic monitoring

　　　Telemetry

　　　Excludes：ambulatory cardiac monitoring (89.50)

　　　　electrographic monitoring during surgery-omit code

89.55　Phonocardiogram with ECG lead

89.56　Carotid pulse tracing with ECG lead

　　　Excludes：oculoplethysmography (89.58)

89.57　Apexcardiogram (with ECG lead)

89.58　Plethysmogram

　　　Penile plethysmography with nerve stimulation

　　　Excludes：plethysmography (for)：

　　　　measurement of respiratory function (89.38)

　　　　thoracic impedance (89.38)

89.59　Other nonoperative cardiac and vascular measurements

89.6　**Circulatory monitoring**

　　　Excludes：electrocardiographic monitoring during surgery - omit code

　　　　implantation or replacement of subcutaneous device for intracardiac hemodynamic monitoring (00.57)

　　　　insertion or replacement of implantable pressure sensor (lead) for intracardiac hemodynamic monitoring (00.56)

89.60　Continuous intra-arterial blood gas monitoring

　　　Insertion of blood gas monitoring system and continuous monitoring of blood gases through an intra-arterial sensor

89.61　Systemic arterial pressure monitoring

89.51　节律心电图

　　　节律 EKG（用一至三导联）

89.52　心电图

　　　ECG NOS

　　　EKG（用 12 或更多导联）

89.53　心电向量图（用 ECG）

89.54　心电监测

　　　自动测量记录传导

　　　不包括：流动心脏监测(89.50)

　　　　手术中的心电监测—省略编码

89.55　用 ECG 导联的心音图

89.56　用 ECG 导联的颈动脉搏动

　　　不包括：眼球体积描记术(89.58)

89.57　心尖心动图（用 ECG 导联）

89.58　体积描记图

　　　阴茎体积描记术伴神经刺激

　　　不包括：体积描记术（用于）：

　　　　呼吸功能测量(89.38)

　　　　胸电阻抗(89.38)

89.59　其他非手术性心脏和血管测量

89.6　**循环监测**

　　　不包括：手术中心电图监测—省略编码

　　　　皮下心内血流动力学监测装置的置换和置入(00.57)

　　　　置入或置换植入型压力传感器（导线），用于心内血流动力学监测(00.56)

89.60　持续性动脉内血气监测

　　　血气监测系统置入和经动脉内传感器的血气持续监测

89.61　全身动脉压监测

Excludes: intra-aneurysm sac pressure monitoring (intraoperative) (00.58)

intravascular pressure measurement of intrathoracic arteries (00.67)

intravascular pressure measurement of peripheral arteries (00.68)

89.62 Central venous pressure monitoring

Excludes: intravascular pressure measurement,

89.63 Pulmonary artery pressure monitoring

Excludes: pulmonary artery wedge monitoring(89.64)

89.64 Pulmonary artery wedge monitoring

Pulmonary capillary wedge〔PCW〕 monitoring

Swan-Ganz catheterization

89.65 Measurement of systemic arterial blood gases

Excludes: continuous intra-arterial blood gas monitoring (89.60)

89.66 Measurement of mixed venous blood gases

89.67 Monitoring of cardiac output by oxygen consumption technique

Fick method

89.68 Monitoring of cardiac output by other technique

Cardiac output monitoring by thermodilution indicator

89.69 Monitoring of coronary blood flow

Coronary blood flow monitoring by coincidence counting technique

Excludes: intravascular pressure measurement of coronary arteries (00.59)

89.7 General physical examination

89.8 Autopsy

90 Microscopic examination-Ⅰ

The following fourth-digit subclassification is for use with categories in section 90 to identify type of examination:

不包括:动脉瘤囊内压力监测装置(手术中)(00.58)

胸内动脉的血管内压力测量(00.67)

周围动脉血管内压力测量(00.68)

89.62 中心静脉压监测
不包括:血管内压力测试,其他或未特指血管(00.69)

89.63 肺动脉压监测
不包括:肺动脉楔形监测(89.64)

89.64 肺动脉楔形监测
肺毛细血管楔形[PCW]监测

斯旺-甘兹导管插入术

89.65 全身动脉血气测量

不包括:持续动脉内血气监测(89.60)

89.66 混合静脉血气测量

89.67 心脏排血量监测,用氧耗技术

非克法

89.68 心脏排血量监测,用其他技术

心脏排出量监测,用热稀释指示剂

89.69 冠状动脉血流监测
冠状动脉血流监测,用符合计数技术

不包括:冠状动脉血管内压力测量(00.59)

89.7 全身体格检查

89.8 尸检

90 显微镜检查-Ⅰ

下列 4 位数细目与 90 节的类目一同使用,以标明检查类型:

1 bacterial smear	1 细菌涂片
2 culture	2 培养
3 culture and sensitivity	3 培养和敏感试验
4 parasitology	4 寄生虫学检查
5 toxicology	5 毒理学检查
6 cell block and Papanicolaou smear	6 细胞块和帕帕尼科拉乌涂片
9 other microscopic examination	9 其他显微镜检查

90.0 Microscopic examination of specimen from nervous system and of spinal fluid

90.0 神经系统标本和脊髓液的显微镜检查

90.1 Microscopic examination of specimen from endocrine gland, not elsewhere classified

90.1 内分泌腺标本的显微镜检查 NEC

90.2 Microscopic examination of specimen from eye

90.2 眼标本的显微镜检查

90.3 Microscopic examination of specimen from ear, nose, throat, and larynx

90.3 耳、鼻、咽和喉标本的显微镜检查

90.4 Microscopic examination of specimen from trachea, bronchus, pleura, lung, and other thoracic specimen, and of sputum

90.4 气管、支气管、胸膜、肺标本和其他胸部标本和痰的显微镜检查

90.5 Microscopic examination of blood

90.5 血显微镜检查

90.6 Microscopic examination of specimen from spleen and of bone marrow

90.6 脾和骨髓的标本显微镜检查

90.7 Microscopic examination of specimen from lymph node and of lymph

90.7 淋巴结和淋巴标本的显微镜检查

90.8 Microscopic examination of specimen from upper gastrointestinal tract and of vomitus

90.8 上消化道标本和呕吐物的显微镜检查

90.9 Microscopic examination of specimen from lower gastrointestinal tract and of stool

90.9 下消化道标本和大便的显微镜检查

| 91 Microscopic examination-Ⅱ | 91 显微镜检查-Ⅱ |

The following fourth-digit subclassification is for use with categories in section 91 to identify type of examination

下列 4 位数细目与 91 节的类目一起使用,以标明检查类型

1　bacterial smear
2　culture
3　culture and sensitivity
4　parasitology
5　toxicology
6　cell block and Papanicolaou smear
9　other microscopic examination

1　细菌涂片
2　培养
3　培养和敏感试验
4　寄生虫学检查
5　毒理学检查
6　细胞块和帕帕尼科拉乌涂片
9　其他显微镜检查

91.0 Microscopic examination of specimen from liver, biliary tract, and pancreas

91.0 肝、胆管和胰腺标本的显微镜检查

91.1 Microscopic examination of peritoneal and retroperitoneal specimen

91.1 腹膜和腹膜后标本的显微镜检查

91.2 Microscopic examination of specimen from kidney, ureter, perirenal and periureteral tissue

91.2 肾、子宫、肾周和输尿管周围组织标本的显微镜检查

91.3 Microscopic examination of specimen from bladder, urethra, prostate, seminal vesicle, perivesical tissue, and of urine and semen

91.3 膀胱、尿道、前列腺、精囊、膀胱周围组织标本和尿及精液的显微镜检查

91.4 Microscopic examination of specimen from female genital tract

91.4 女性生殖道标本的显微镜检查

Amnionic sac
Fetus

羊膜囊
胎儿

91.5 Microscopic examination of specimen from musculoskeletal system and of joint fluid

Microscopic examination of:
　bone
　bursa
　cartilage
　fascia

91.5 肌肉骨骼系统标本和关节积液的显微镜检查

显微镜检查:
　骨
　黏液囊
　软骨
　筋膜

ligament	韧带
muscle	肌
synovial membrane	滑膜
tendon	腱

91.6 Microscopic examination of specimen from skin and other integument

Microscopic examination of：
　hair
　nails
　skin

Excludes：mucous membrane — code to organ site that of operative wound (91.71-91.79)

91.7 Microscopic examination of specimen from operative wound

91.8 Microscopic examination of specimen from other site

91.9 Microscopic examination of specimen from unspecified site

92 Nuclear medicine

92.0 Radioisotope scan and function study

92.01　Thyroid scan and radioisotope function studies

　Iodine^{131} uptake
　Protein-bound iodine
　Radio-iodine uptake

92.02　Liver scan and radioisotope function study

92.03　Renal scan and radioisotope function study

　Renal clearance study

92.04　Gastrointestinal scan and radioisotope function study

　Radio-cobalt B$_{12}$ Schilling test
　Radio-iodinated triolein study

92.05　Cardiovascular and hematopoietic scan and radioisotope function study

　Bone marrow scan or function study

91.6 皮肤和其他体被标本的显微镜检查

显微镜检查：
　毛发
　指（趾）甲
　皮肤

不包括：黏膜—编码到器官部位的手术伤口的显微镜检查（91.71-91.79）

91.7 手术伤口标本的显微镜检查

91.8 其他部位标本的显微镜检查

91.9 未特指的部位标本显微镜检查

92 核医学

92.0 放射性核素扫描和功能性检查

92.01　甲状腺扫描和放射性核素功能检查

　碘^{131}摄取
　蛋白结合碘
　放射性碘摄取

92.02　肝扫描和放射性核素功能检查

92.03　肾扫描和放射性核素功能检查

　肾廓清检查

92.04　胃肠扫描和放射性核素功能检查

　放射性钴 B$_{12}$ 希林试验
　放射性碘化三油脂检查

92.05　心血管和造血系统扫描和放射性核素功能检查

　骨髓扫描或功能检查

	Cardiac output scan or function study		心脏排血量扫描或功能检查
	Circulation time scan or function study		血循环时间扫描或功能检查
	Radionuclide cardiac ventriculogram scan or function study		放射性核素心室造影扫描或功能检查
	Spleen scan or function study		脾扫描或功能性检查
92.09	Other radioisotope function studies	92.09	其他放射性核素功能检查

92.1 Other radioisotope scan　　　　**92.1** 其他放射性核素扫描

92.11	Cerebral scan	92.11	脑扫描
	Pituitary		垂体
92.12	Scan of other sites of head	92.12	头其他部位的扫描
	Excludes: eye (95.16)		**不包括**:眼(95.16)
92.13	Parathyroid scan	92.13	甲状旁腺扫描
92.14	Bone scan	92.14	骨扫描
92.15	Pulmonary scan	92.15	肺扫描
92.16	Scan of lymphatic system	92.16	淋巴系统扫描
92.17	Placental scan	92.17	胎盘扫描
92.18	Total body scan	92.18	全身扫描
92.19	Scan of other sites	92.19	其他部位扫描

92.2 Therapeutic radiology and nuclear medicine　　**92.2** 治疗性放射学和核医学

	Excludes: that for:		**不包括**:用于:
	ablation of pituitary gland (07.64-07.69)		垂体腺切除(07.64-07.69)
	destruction of chorioretinal lesion (14.26-14.27)		脉络膜视网膜病损破坏术(14.26-14.27)
92.20	Infusion of liquid brachytherapy radioisotope	92.20	短程放射性核素治疗的液体输注
	Ⅰ-125 radioisotope		Ⅰ-125 放射性核素
	Intracavitary brachytherapy		腔内短程治疗
	Includes: removal of radioisotope		**包括**:放射性核素的去除
92.21	Superficial radiation	92.21	表浅放射治疗
	Contact radiation [up to 150 KVP]		接触放射治疗[达到 150 KVP]
92.22	Orthovoltage radiation	92.22	正电压放射治疗
	Deep radiation [200-300 KVP]		深部放射治疗[200-300 KVP]
92.23	Radioisotopic teleradiotherapy	92.23	放射性核素远距离放射疗法
	Teleradiotherapy using:		远距离放射疗法:
	cobalt[60]		钴[60]
	iodine[125]		碘[125]
	radioactive cesium		放射性铯
92.24	Teleradiotherapy using photons	92.24	光子远距离放射疗法
	Megavoltage NOS		兆伏级 NOS

	Supervoltage NOS		超高压 NOS
	Use of：		用：
	Betatron		电子感应加速器
	linear accelerator		线性加速器
92.25	Teleradiotherapy using electrons	92.25	电子远距离放射疗法
	Beta particles		β 粒子
92.26	Teleradiotherapy of other particulate radiation	92.26	其他粒子辐射的远距离放射疗法
	Neutrons		中子
	Protons NOS		质子 NOS
92.27	Implantation or insertion of radioactive elements	92.27	放射性元素的植入或置入
	Intravascular brachytherapy		血管内近距离放射疗法
	Code also：incision of site		**另编码**：切开部位
	Excludes：infusion of liquid brachytherapy radioisotope（92.20）		**不包括**：短程放射性元素治疗的液体输注（92.20）
92.28	Injection or instillation of radioisotopes	92.28	放射性核素注射或滴入
	Injection or infusion of radioimmunoconjugate		放射免疫耦联物注射或输注
	Intracavitary injection or instillation		腔内注射或滴入
	Intravenous injection or instillation		静脉内注射或滴入
	Iodine-131 ［Ⅰ-131］tositumomab		碘^{131}［Ⅰ^{131}］托西莫单克隆单抗体
	Radioimmunotherapy		放射免疫疗法
	Ytrium-90 ［Y-90］ibritumomab tiuxetan		钇^{90}标记的放射性鼠源抗 CD20 单克隆抗体—替坦异贝莫单抗
	Excludes：infusion of liquid brachytherapy radioisotope（92.20）		**不包括**：短程放射性核素治疗的液体输注（92.20）
92.29	Other radiotherapeutic procedure	92.29	其他放射疗法操作

92.3　Stereotactic radiosurgery　　**92.3　立体定向放射外科**

	Code also：stereotactic head frame application(93.59)		**另编码**：应用立体定向头部框架(93.59)
	Excludes：stereotactic biopsy		**不包括**：立体定向活组织检查
92.30	Stereotactic radiosurgery，not otherwise specified	92.30	立体定向放射外科 NOS
92.31	Single source photon radiosurgery	92.31	单源光子放射外科
	High energy x-rays		高能量 X 线检查
	Linear accelerator （LINAC）		线性加速器（LINAC）
92.32	Multi-source photon radiosurgery	92.32	多源光子放射外科
	Cobalt-60 radiation		钴^{60}放射治疗
	Gamma irradiation		γ 放射治疗
92.33	Particulate radiosurgery	92.33	粒子放射外科
	Particle beam radiation （cyclotron）		粒子束放射治疗（回旋加速器）

	Proton accerlerator		光子加速器
92.39	Stereotactic radiosurgery，not elsewhere classified	92.39	立体定向放射外科 NEC

92.4　Intra-operative radiation procedures　　**92.4　手术中放射操作**

92.41	Intra-operative electron radiation therapy	92.41	手术中电子放射治疗
	IOERT		电子束放疗 IOERT
	That using a mobile linear accelerator		使用移动直线加速器

93　Physical therapy, respiratory therapy, rehabilitation, and related procedures

93　物理治疗、呼吸治疗、康复和相关操作

93.0　Diagnostic physical therapy　　**93.0　诊断性物理治疗**

93.01	Functional evaluation	93.01	功能性评估
93.02	Orthotic evaluation	93.02	矫正评估
93.03	Prosthetic evaluation	93.03	假体评估
93.04	Manual testing of muscle function	93.04	肌功能手法测试
93.05	Range of motion testing	93.05	运动范围试验
93.06	Measurement of limb length	93.06	肢体长度测量
93.07	Body measurement	93.07	体测量
	Girth measurement		腰围测量
	Measurement of skull circumference		头围测量
93.08	Electromyography	93.08	肌电描记法

Excludes：eye EMG（95.25）

　that for intraoperative monitoring （00.94）

　　that with polysomnogram（89.17）

　　urethral sphincter EMG（89.23）

不包括：眼肌电图 EMG（95.25）

　　为手术中监测（00.94）

　　同时伴多种睡眠波描记术（89.17）

　　尿道括约肌肌电图 EMG（89.23）

93.09	Other diagnostic physical therapy procedure	93.09	其他诊断性物理治疗操作

93.1　Physical therapy exercises　　**93.1　物理治疗运动训练**

93.11	Assisting exercise	93.11	辅助运动训练

Excludes：assisted exercise in pool （93.31）

不包括：水池内辅助运动训练（93.31）

93.12	Other active musculoskeletal exercise	93.12	其他活动肌肉骨骼的运动训练
93.13	Resistive exercise	93.13	对抗阻力的辅助运动训练
93.14	Training in joint movements	93.14	关节运动训练
93.15	Mobilization of spine	93.15	脊柱松动法
93.16	Mobilization of other joints	93.16	其他关节松动法

Excludes： manipulation of temporomandibular joint (76.95)

不包括：颞下颌关节操作(76.95)

93.17	Other passive musculoskeletal exercise	93.17	其他被动性肌肉骨骼的运动训练
93.18	Breathing exercise	93.18	呼吸训练
93.19	Exercise，not elsewhere classified	93.19	训练 NEC

93.2 Other physical therapy musculoskeletal manipulation

93.2 其他物理治疗的肌肉骨骼手法操作

93.21 Manual and mechanical traction

93.21 手法和机械性牵引

Excludes： skeletal traction （93.43-93.44）

　　　 skin traction （93.45-93.46）

　　　 spinal traction （93.41-93.42）

不包括：骨骼牵引(93.43-93.44)

　　　 皮肤牵引(93.45-93.46)

　　　 脊髓牵引(93.41-93.42)

93.22 Ambulation and gait training

93.22 行走和步态训练

93.23 Fitting of orthotic device

93.23 矫形装置安装

93.24 Training in use of prosthetic or orthotic device

　　　 Training in crutch walking

93.24 使用假体或矫形装置的训练

　　　 用拐行走训练

93.25 Forced extension of limb

93.25 肢体强迫伸展

93.26 Manual rupture of joint adhesions

93.26 关节粘连的手法破裂

93.27 Stretching of muscle or tendon

93.27 肌或腱伸展

93.28 Stretching of fascia

93.28 筋膜伸展

93.29 Other forcible correction of deformity

93.29 畸形的其他强制性矫正

93.3 Other physical therapy therapeutic procedures

93.3 其他物理治疗的治疗性操作

93.31 Assisted exercise in pool

93.31 水池中辅助训练

93.32 Whirlpool treatment

93.32 漩涡内运动治疗

93.33 Other hydrotherapy

93.33 其他水疗

93.34 Diathermy

93.34 透热疗法

93.35 Other heat therapy

　　　 Acupuncture with smouldering moxa

　　　 Hot packs

　　　 Hyperthermia NEC

　　　 Infrared irradiation

　　　 Moxibustion

　　　 Paraffin bath

93.35 其他热疗法

　　　 针刺伴艾灸

　　　 热敷

　　　 热疗 NEC

　　　 红外线放射治疗

　　　 灸术

　　　 石蜡浴

Excludes： hyperthermia for treatment of cancer (99.85)

不包括：热疗法用于癌瘤的治疗(99.85)

93.36 Cardiac retraining

93.36 心脏再训练

93.37 Prenatal training

　　　 Training for natural childbirth

93.37 产前训练

　　　 自然分娩训练

93.38	Combined physical therapy without mention of the components	93.38	联合的物理治疗,未提及组成方法
93.39	Other physical therapy	93.39	其他物理治疗

93.4　**Skeletal traction and other traction**

93.4　骨骼牵引和其他牵引

93.41　Spinal traction using skull device

Traction using:

　　caliper tongs

　　Crutchfield tongs

　　halo device

　　Vinke tongs

Excludes: insertion of tongs or halo traction device (02.94)

93.41　用颅骨装置的脊柱牵引

牵引:

　　卡钳

　　克拉奇菲尔德钳

　　环状钳装置

　　文凯钳

不包括:各类钳或环状钳牵引装置置入(02.94)

93.42　Other spinal traction

Cotrel's traction

Excludes: cervical collar (93.52)

93.42　其他脊柱牵引

科特雷牵引

不包括:颈圈(93.52)

93.43　Intermittent skeletal traction

93.43　间歇性骨骼牵引

93.44　Other skeletal traction

Bryant's traction

Dunlop's traction

Lyman Smith traction

Russell's traction

93.44　其他骨骼牵引

布赖恩牵引

邓洛普牵引

莱曼史密斯牵引

鲁塞尔牵引

93.45　Thomas' splint traction

93.45　托马斯夹板牵引

93.46　Other skin traction of limbs

Adhesive tape traction

Boot traction

Buck's traction

Gallows traction

93.46　肢体的其他皮肤牵引

胶布条牵引

靴状牵引

巴克牵引

支架牵引

93.5　**Other immobilization, pressure, and attention to wound**

Excludes: external fixator device (84.71-84.73)

wound cleansing (96.58-96.59)

93.5　其他制动术,压迫和伤口维护

不包括:外固定装置(84.71-84.73)

伤口清洗(96.58-96.59)

93.51　Application of plaster jacket

Excludes: Minerva jacket (93.52)

93.51　石膏背心应用

不包括:米讷瓦背心(93.52)

93.52　Application of neck support

Application of:

　　cervical collar

　　Minerva jacket

　　molded neck support

93.52　颈支持物应用

使用:

　　颈圈

　　米讷瓦背心

　　塑型颈支持物

93.53　Application of other cast

93.53　其他石膏管型的应用

93.54　Application of splint

Plaster splint

Tray splint

Excludes：periodontal splint（24.7）

93.55　Dental wiring

Excludes：that for orthodontia（24.7）

93.56　Application of pressure dressing

Application of：

Gibney bandage

Robert Jones' bandage

Shanz dressing

93.57　Application of other wound dressing

Porcine wound dressing

93.58　Application of pressure trousers

Application of：

anti-shock trousers

MAST trousers

vasopneumatic device

93.59　Other immobilization, pressure, and attention to wound

Elastic stockings

Electronic gaiter

Intermittent pressure device

Oxygenation of wound（hyperbaric）

Stereotactic head frame application

Strapping（non-traction）

Velpeau dressing

93.6 **Osteopathic manipulative treatment**

93.61　Osteopathic manipulative treatment for general mobilization

General articulatory treatment

93.62　Osteopathic manipulative treatment using high-velocity, low-amplitude forces

Thrusting forces

93.63　Osteopathic manipulative treatment using low-velocity, high-amplitude forces

Springing forces

93.64　Osteopathic manipulative treatment using isotonic, isometric forces

93.65　Osteopathic manipulative treatment using indirect forces

---

93.54　夹板应用

石膏夹板

盘状夹板

不包括：牙周夹板（24.7）

93.55　牙栓结术

不包括：用于牙齿矫形（24.7）

93.56　压力敷料应用

使用：

吉布尼绷带

罗伯特琼斯绷带

尚兹敷料

93.57　其他伤口敷料的应用

猪皮替代物的伤口敷料

93.58　压力裤的应用

使用：

抗休克裤

军用抗休克裤（MAST）

血管气囊装置

93.59　其他制动术、压迫和伤口维护

弹力袜

电子绑腿

间歇性压力装置

伤口充氧（高压的）

应用立体定向头部框架

绑扎（非牵引）

维尔波敷料

93.6 **整骨推拿疗法**

93.61　全身松动的整骨推拿疗法

全身关节治疗

93.62　用高速、低幅力的整骨推拿疗法

猛力推

93.63　用低速、高幅力的整骨推拿疗法

弹力

93.64　用等张、同样大小力的整骨推拿疗法

93.65　用间接力的整骨推拿疗法

93.66	Osteopathic manipulative treatment to move tissue fluids	93.66　移动组织液的整骨推拿疗法
	Lymphatic pump	淋巴泵
93.67	Other specified osteopathic manipulative treatment	93.67　其他特指的整骨推拿疗法

93.7 **Speech and reading rehabilitation and rehabilitation of the blind**

93.7 语言和阅读康复和盲人康复

93.71	Dyslexia training	93.71　诵读训练
93.72	Dysphasia training	93.72　语言障碍训练
93.73	Esophageal speech training	93.73　食管说话训练
93.74	Speech defect training	93.74　语言缺损训练
93.75	Other speech training and therapy	93.75　其他语言训练和治疗
93.76	Training in use of lead dog for the blind	93.76　训练盲人使用导盲犬
93.77	Training in braille or Moon	93.77　盲文或穆恩盲读训练
93.78	Other rehabilitation for the blind	93.78　盲人的其他康复疗法

93.8 **Other rehabilitation therapy**

93.8 其他康复治疗

93.81	Recreation therapy	93.81　娱乐治疗
	Diversional therapy	转移注意力治疗
	Play therapy	游戏治疗
	Excludes：play psychotherapy (94.36)	**不包括**:游戏精神疗法(94.36)
93.82	Educational therapy	93.82　教育治疗
	Education of bed-bound children	卧床儿童教育
	Special schooling for the handicapped	残疾人的特殊学校教育
93.83	Occupational therapy	93.83　职业治疗
	Daily living activities therapy	日常活动治疗
	Excludes：training in activities of daily living for the blind (93.78)	**不包括**:盲人的日常生活训练(93.78)
93.84	Music therapy	93.84　音乐治疗
93.85	Vocational rehabilitation	93.85　职业康复
	Sheltered employment	保护性就业
	Vocational：	职业:
	assessment	评估
	retraining	再训练
	training	训练
93.89	Rehabilitation，not elsewhere classified	93.89　康复 NEC

93.9 **Respiratory therapy**

93.9 呼吸治疗

Excludes：insertion of airway (96.01-96.05)	**不包括**:气道导管插入(96.01-96.05)

other continuous invasive（through endotracheal tube or tracheostomy）mechanical ventilation（96.70-96.72）	其他持续侵入（经气管插管或气管造口）性机械性通气（96.70-96.72）

93.90　Non-invasive mechanical ventilation

Bi-level airway pressure

BiPAP without（delivery through）endo-tracheal tube or tracheostomyBiPAP

CPAP without（delivery through）endo-tracheal tube or tracheostomy

Mechanical ventilation NOS

Non-invasive positive pressure（NIPPV）

Non-invasive PPV

NPPV

That delivered by non-invasive inter-face：

　　face mask

　　nasal mask

　　nasal pillow

　　oral mouthpiece

　　oronasal mask

Excludes：invasive（through endotra-cheal tube or tracheostomy）continu-ous mechanical ventilation（96.70-96.72）

Note：Patients admitted on non-invasive mechanical ventilation that subse-quently require invasive mechanical ventilation；code both types of me-chanical ventilation.

93.91　Intermittent positive pressure breathing ［IPPB］

93.93　Nonmechanical methods of resuscitation

Artificial respiration

Manual resuscitation

Mouth-to-mouth resuscitation

93.94　Respiratory medication administered by nebulizer

Mist therapy

93.95　Hyperbaric oxygenation

Excludes：oxygenation of wound（93.59）

93.96　Other oxygen enrichment

93.90　无创机械性通气

双水平气道压力

BiPAP 无创通气不伴有（经）气管插管或气管造口

持续正压通气 CPAP 不伴有（经）气管插管或气管造口

机械性通气 NOS

无创正压通气（NIPPV）

无创性正压通气

无创性正压通气

经无创性接入：

　　面罩

　　鼻罩

　　鼻枕

　　口罩

　　鼻口罩

不包括：侵入性（经气管内管或气管造口）持续性机械通气（96.70-96.72）

注：患者入院时处于非侵入性机械通气，后来需行侵入性机械通气；编码两种机械通气类型

93.91　间歇性正压通气［IPPB］

93.93　非机械性方法复苏

人工呼吸

手法复苏

口对口复苏

93.94　喷雾法给予呼吸药物

喷雾治疗

93.95　高压给氧

不包括：伤口充氧（93.59）

93.96　其他富氧疗法

Catalytic oxygen therapy	催化氧治疗
Cytoreductive effect	细胞还原效应
Oxygenators	氧合器
Oxygen therapy	氧气治疗

Excludes：oxygenation of wound (93.59)
　　　Super Saturated oxygen therapy (00.49)

不包括：伤口充氧(93.59)
　　　过饱和氧化治疗(00.49)

93.97　Decompression chamber

93.97　减压仓疗法

93.98　Other control of atmospheric pressure and composition

93.98　其他控制气压和空气成分的疗法

　　　Antigen-free air conditioning
　　　Helium therapy

　　　无抗原空调疗法
　　　氦治疗

Excludes：inhaled nitric oxide therapy (INO) (00.12)

不包括：吸入一氧化氮治疗（INO）(00.12)

93.99　Other respiratory procedures

93.99　其他呼吸操作

　　　Continuous negative pressure ventilation [CNP]

　　　持续负压通气[CNP]

　　　Postural drainage

　　　体位引流

94　Procedures related to the psyche

94　与精神有关的操作

94.0　Psychologic evaluation and testing

94.0　心理学评估和测验

94.01　Administration of intelligence test
　　　Administration of：
　　　　Stanford-Binet
　　　　Wechsler Adult Intelligence Scale
　　　　Wechsler Intelligence Scale for Children

94.01　施行智力测验
　　　施行：
　　　　斯坦福-比内特智能测验
　　　　韦克斯勒成人智力测验
　　　　韦克斯勒儿童智力测验

94.02　Administration of psychologic test
　　　Administration of：
　　　　Bender visual-motor gestalt test
　　　　Benton visual retention test
　　　　Minnesota multiphasic personality inventory
　　　　Wechsler memory scale

94.02　施行心理测验
　　　施行：
　　　　班达视(觉)动(作)完形测验
　　　　本顿视觉保持测验
　　　　尼苏达多项人格调查表
　　　　韦克斯勒记忆测量

94.03　Character analysis

94.03　性格分析

94.08　Other psychologic evaluation and testing

94.08　其他心理学的评估和测验

94.09　Psychologic mental status determination, not otherwise specified

94.09　心理学的精神状态测定 NEC

94.1　Psychiatric interviews, consultations, and evaluations

94.1　精神病学会谈、会诊和评估

94.11	Psychiatric mental status determination	94.11	精神病学的精神状态测定
	Clinical psychiatric mental status determination		临床精神病学的精神状态测定
	Evaluation for criminal responsibility		犯罪责任评估
	Evaluation for testementary capacity		作证能力评估
	Medicolegal mental status determination		法医学精神状态测定
	Mental status determination NOS		精神状态测定 NOS
94.12	Routine psychiatric visit，not otherwise specified	94.12	精神科常规访视 NEC
94.13	Psychiatric commitment evaluation	94.13	精神科托管评估
	Pre-commitment interview		托管前会谈
94.19	Other psychiatric interview and evaluation	94.19	其他精神科会谈和评估
	Follow-up psychiatric interview NOS		随访性精神科会谈 NOS

94.2　Psychiatric somatotherapy　　**94.2　精神病躯体疗法**

94.21	Narcoanalysis	94.21	麻醉分析法
	Narcosynthesis		麻醉综合法
94.22	Lithium therapy	94.22	锂治疗
94.23	Neuroleptic therapy	94.23	精神抵制药治疗
94.24	Chemical shock therapy	94.24	化学休克治疗
94.25	Other psychiatric drug therapy	94.25	其他精神病学药物治疗
94.26	Subconvulsive electroshock therapy	94.26	亚抽搐电休克治疗
94.27	Other electroshock therapy	94.27	其他电休克治疗
	Electroconvulsive therapy（ECT）		电抽搐治疗（ECT）
	EST		电休克疗法（EST）
94.29	Other psychiatric somatotherapy	94.29	其他精神病学躯体疗法

94.3　Individual psychotherapy　　**94.3　个人单独精神（心理）疗法**

94.31	Psychoanalysis	94.31	精神分析
94.32	Hypnotherapy	94.32	催眠疗法
	Hypnodrome		催眠状态
	Hypnosis		催眠
94.33	Behavior therapy	94.33	行为治疗
	Aversion therapy		憎恶治疗
	Behavior modification		行为改正
	Desensitization therapy		脱敏治疗
	Extinction therapy		消退治疗
	Relaxation training		放松训练
	Token economy		象征性经济疗法
94.34	Individual therapy for psychosexual dysfunction	94.34	精神性性功能不良的个人单独治疗

Excludes：that performed in group setting(94.41)	**不包括**：在团体环境下发生的(94.41)
94.35　Crisis intervention	94.35　危象处置
94.36　Play psychotherapy	94.36　游戏精神(心理)疗法
94.37　Exploratory verbal psychotherapy	94.37　探索性语言精神(心理)疗法
94.38　Supportive verbal psychotherapy	94.38　支持性语言精神(心理)疗法
94.39　Other individual psychotherapy　Biofeedback	94.39　其他个人单独精神(心理)疗法　生物反馈

94.4　**Other psychotherapy and counselling**	**94.4**　**其他精神(心理)疗法和咨询**
94.41　Group therapy for psychosexual dysfunction	94.41　精神性性功能不良团体治疗
94.42　Family therapy	94.42　家庭治疗
94.43　Psychodrama	94.43　心理剧疗法
94.44　Other group therapy	94.44　其他团体治疗
94.45　Drug addiction counselling	94.45　药物瘾咨询
94.46　Alcoholism counselling	94.46　酒精中毒咨询
94.49　Other counselling	94.49　其他咨询

94.5　**Referral for psychologic rehabilitation**	**94.5**　精神(心理)康复转诊
94.51　Referral for psychotherapy	94.51　精神(心理)疗法转诊
94.52　Referral for psychiatric aftercare　That in：　　halfway house　　outpatient (clinic) facility	94.52　精神疗法后转诊　安排在：　　重返社会康复中心　　门诊机构
94.53　Referral for alcoholism rehabilitation	94.53　酒精中毒康复转诊
94.54　Referral for drug addiction rehabilitation	94.54　药物瘾康复转诊
94.55　Referral for vocational rehabilitation	94.55　职业康复转诊
94.59　Referral for other psychologic rehabilitation	94.59　其他心理康复转诊

94.6　**Alcohol and drug rehabilitation and detoxification**	**94.6**　乙醇和药物康复和脱瘾疗法
94.61　Alcohol rehabilitation	94.61　乙醇康复
94.62　Alcohol detoxification	94.62　乙醇脱瘾疗法
94.63　Alcohol rehabilitation and detoxification	94.63　乙醇康复和脱瘾疗法
94.64　Drug rehabilitation	94.64　药物康复
94.65　Drug detoxification	94.65　药物脱瘾疗法
94.66　Drug rehabilitation and detoxification	94.66　药物康复和脱瘾疗法
94.67　Combined alcohol and drug rehabilitation	94.67　乙醇和药物联合的康复
94.68　Combined alcohol and drug detoxification	94.68　乙醇和药物联合的脱瘾疗法

94.69	Combined alcohol and drug rehabilitation and detoxification		94.69	乙醇和药物联合的康复及脱瘾疗法

95　Ophthalmologic and otologic diagnosis and treatment

95　眼和耳的诊断与治疗

95.0　General and subjective eye examination

95.0　一般和主观的眼检查

95.01	Limited eye examination	95.01 局限性眼检查
	Eye examination with prescription of spectacles	眼检查伴眼镜处方
95.02	Comprehensive eye examination	95.02 综合性眼检查
	Eye examination covering all aspects of the visual system	涉及视觉系统各方面的眼检查
95.03	Extended ophthalmologic work-up	95.03 扩大眼科病情检查
	Examination (for)：	检查(为了)：
	glaucoma	青光眼
	neuro-ophthalmology	眼神经(疾病)
	retinal disease	视网膜疾病
95.04	Eye examination under anesthesia	95.04 麻醉下眼检查
	Code also：type of examination	**另编码**：检查类型
95.05	Visual field study	95.05 视野检查
95.06	Color vision study	95.06 色觉检查
95.07	Dark adaptation study	95.07 黑暗适应检查
95.09	Eye examination，not otherwise specified	95.09 眼检查 NOS
	Vision check NOS	视觉检查 NOS

95.1　Examinations of form and structure of eye

95.1　眼外形和结构的检查

95.11	Fundus photography	95.11 眼底照相术
95.12	Fluorescein angiography or angioscopy of eye	95.12 眼荧光素血管造影或毛细血管显微镜检查
95.13	Ultrasound study of eye	95.13 眼超声检查
95.14	X-ray study of eye	95.14 眼 X 线检查
95.15	Ocular motility study	95.15 眼运动检查
95.16	P^{32} and other tracer studies of eye	95.16 眼 P^{32} 和其他示踪剂检查

95.2　Objective functional tests of eye

95.2　眼客观功能性测验

	Excludes：that with polysomnogram (89.17)	**不包括**：伴睡眠脑电图(89.17)
95.21	Electroretinogram [ERG]	95.21 视网膜电图[ERG]
95.22	Electro-oculogram [EOG]	95.22 眼动图[EOG]
95.23	Visual evoked potential [VEP]	95.23 视觉诱发电位[VEP]

95.24	Electronystagmogram [ENG]	95.24	眼震电流描记图[ENG]
95.25	Electromyogram of eye [EMG]	95.25	眼肌电图[EMG]
95.26	Tonography，provocative tests，and other glaucoma testing	95.26	张力描记法、激发测验和其他青光眼测验

95.3　Special vision services　　　　**95.3　特殊视觉服务**

95.31	Fitting and dispensing of spectacles	95.31	眼镜安装和配备
95.32	Prescription，fitting，and dispensing of contact lens	95.32	接触(隐形)镜片的处方、安装和配备
95.33	Dispensing of other low vision aids	95.33	其他视力低下辅助器的配备
95.34	Ocular prosthetics	95.34	眼假体
95.35	Orthoptic training	95.35	视轴矫正训练
95.36	Ophthalmologic counselling and instruction	95.36	眼科咨询和指导
	Counselling in：		咨询：
	adaptation to visual loss		适应视觉丧失
	use of low vision aids		使用视力低下辅助装置

95.4　Nonoperative procedures related to hearing　　　　**95.4　与听力有关的非手术性操作**

95.41	Audiometry	95.41	听力测定
	Békésy 5-tone audiometry		贝克西 5-音调听力测定
	Impedance audiometry		阻抗听力测定
	Stapedial reflex response		镫骨反射反应
	Subjective audiometry		主观性听力测定
	Tympanogram		鼓室压图
95.42	Clinical test of hearing	95.42	临床听力试验
	Tuning fork test		音叉试验
	Whispered speech test		耳语试验
95.43	Audiological evaluation	95.43	听力评估
	Audiological evaluation by：		听力评估：
	Bárány noise machine		巴腊尼噪声机
	blindfold test		蒙眼试验
	delayed feedback		延迟性反馈
	masking		戴面罩
	Weber lateralization		韦伯试验
95.44	Clinical vestibular function tests	95.44	临床前庭功能试验
	Thermal test of vestibular function		前庭功能热试验
95.45	Rotation tests	95.45	旋转测验
	Bárány chair		巴腊尼椅
95.46	Other auditory and vestibular function tests	95.46	其他听力和前庭功能试验

| 95.47 | Hearing examination, not otherwise specified | 95.47 | 听力检查 NOS |

95.47 Hearing examination, not otherwise specified

95.47 听力检查 NOS

95.48 Fitting of hearing aid
Excludes: implantation of electromagnetic hearing device (20.95)

95.48 助听器安装
不包括:电磁助听器置入(20.95)

95.49 Other nonoperative procedures related to hearing
Adjustment (external components) of cochlear prosthetic device

95.49 其他与听力相关的非手术性操作

耳蜗假体装置调试(外部部件)

96 Nonoperative intubation and irrigation

96 非手术性插管术和冲洗术

96.0 Nonoperative intubation of gastrointestinal and respiratory tracts

96.0 胃肠道和呼吸道的非手术性插管术

96.01 Insertion of nasopharyngeal airway

96.01 鼻咽导气管的置入

96.02 Insertion of oropharyngeal airway

96.02 口咽导气管置入

96.03 Insertion of esophageal obturator airway

96.03 食管阻塞导气管置入

96.04 Insertion of endotracheal tube

96.04 气管内插管

96.05 Other intubation of respiratory tract
Excludes: endoscopic insertion or replacement of bronchial device or substance (33.71, 33.79)

96.05 呼吸道的其他插管术
不包括:支气管装置或物质的内镜下置入或置换(33.71, 33.79)

96.06 Insertion of Sengstaken tube
Esophageal tamponade

96.06 森斯塔管置入
食管填塞

96.07 Insertion of other (naso-)gastric tube
Intubation for decompression
Excludes: that for enteral infusion of nutritional substance (96.6)

96.07 其他(鼻-)胃管置入
插管术,为了减压术
不包括:为了营养物质的肠内输注(96.6)

96.08 Insertion of (naso-)intestinal tube
Miller-Abbott tube (for decompression)

96.08 (鼻-)肠管置入
米勒-阿博特管(为了减压术)

96.09 Insertion of rectal tube
Replacement of rectal tube

96.09 直肠导管置入
直肠导管置换

96.1 Other nonoperative insertion
Excludes: nasolacrimal intubation (09.44)

96.1 其他非手术性置入
不包括:鼻泪管插管术(09.44)

96.11 Packing of external auditory canal

96.11 外耳道填塞

96.14 Vaginal packing

96.14 阴道填塞

96.15 Insertion of vaginal mold

96.15 阴道塑模置入

96.16 Other vaginal dilation

96.16 其他阴道扩张

96.17 Insertion of vaginal diaphragm

96.17 阴道隔膜置入

96.18 Insertion of other vaginal pessary

96.18 其他阴道子宫托置入

96.19	Rectal packing		96.19	直肠填塞

96.2 **Nonoperative dilation and manipulation**　　　**96.2** 非手术性扩张和手法操作

96.21	Dilation of frontonasal duct		96.21	额鼻管扩张
96.22	Dilation of rectum		96.22	直肠扩张
96.23	Dilation of anal sphincter		96.23	肛门括约肌扩张
96.24	Dilation and manipulation of enterostomy stoma		96.24	肠造口扩张和手法操作
96.25	Therapeutic distention of bladder		96.25	膀胱治疗性扩张
	Intermittent distention of bladder			膀胱间歇性扩张
96.26	Manual reduction of rectal prolapse		96.26	直肠脱垂手法复位术
96.27	Manual reduction of hernia		96.27	疝手法复位术
96.28	Manual reduction of enterostomy prolapse		96.28	肠造口脱垂手法复位术
96.29	Reduction of intussusception of alimentary tract		96.29	消化道肠套叠复位术

　　　　With：　　　　　　　　　　　　　　　伴：

　　　　　　fluoroscopy　　　　　　　　　　　荧光透视法

　　　　　　ionizing radiation enema　　　　　电离辐射的灌肠药

　　　　　　ultrasonography guidance　　　　　超声波引导

　　　　Hydrostatic reduction　　　　　　　水压复位术

　　　　Pneumatic reduction　　　　　　　充气复位术

　　Excludes：intra-abdominal manipulation of intestine，not otherwise specified (46.80)　　　　**不包括**：腹内的肠管操作 NOS (46.80)

96.3 **Nonoperative alimentary tract irrigation, cleaning, and local instillation**　　　**96.3** 非手术性消化道冲洗、清洁和局部滴注

96.31	Gastric cooling		96.31	胃冷却
	Gastric hypothermia			胃低温
96.32	Gastric freezing		96.32	胃冷冻
96.33	Gastric lavage		96.33	胃灌洗
96.34	Other irrigation of (naso-)gastric tube		96.34	(鼻-)胃管的其他冲洗
96.35	Gastric gavage		96.35	胃强饲法(胃管)
96.36	Irrigation of gastrostomy or enterostomy		96.36	胃造口或肠造口的冲洗
96.37	Proctoclysis		96.37	直肠滴注法
96.38	Removal of impacted feces		96.38	嵌塞粪便去除
	Removal of impaction：			嵌塞去除：
	by flushing			通过冲洗
	manually			手法
96.39	Other transanal enema		96.39	其他经肛门灌肠
	Rectal irrigation			直肠冲洗术

Excludes: reduction of intussusception of alimentary tract by ionizing radiation enema (96.29)	**不包括**:消化道肠套叠复位术,用电离辐射的灌肠药(96.29)

96.4 **Nonoperative irrigation, cleaning, and local instillation of other digestive and genitourinary organs**

96.4 **其他消化和泌尿生殖器官的非手术性冲洗、清洁和局部滴注**

96.41 Irrigation of cholecystostomy and other biliary tube

96.41 胆囊造口和其他胆管冲洗术

96.42 Irrigation of pancreatic tube

96.42 胰管冲洗术

96.43 Digestive tract instillation, except gastric gavage

96.43 消化道滴注,除外胃饲法(胃管)

96.44 Vaginal douche

96.44 阴道冲洗

96.45 Irrigation of nephrostomy and pyelostomy

96.45 肾造口和肾盂造口冲洗术

96.46 Irrigation of ureterostomy and ureteral catheter

96.46 输尿管造口和输尿管导管的冲洗术

96.47 Irrigation of cystostomy

96.47 膀胱造口冲洗术

96.48 Irrigation of other indwelling urinary catheter

96.48 其他留置的泌尿系导管冲洗术

96.49 Other genitourinary instillation
Insertion of prostaglandin suppository

96.49 其他泌尿生殖道滴注
前列腺素栓剂置入

96.5 **Other nonoperative irrigation and cleaning**

96.5 **其他非手术性冲洗术和清洁**

96.51 Irrigation of eye
Irrigation of cornea
Excludes: irrigation with removal of foreign body (98.21)

96.51 眼冲洗术
角膜冲洗术
不包括:冲洗术伴异物去除(98.21)

96.52 Irrigation of ear
Irrigation with removal of cerumen

96.52 耳冲洗术
冲洗术伴耵聍去除

96.53 Irrigation of nasal passages

96.53 鼻道冲洗术

96.54 Dental scaling, polishing, and debridement
Dental prophylaxis
Plaque removal

96.54 洁牙、牙磨光和除垢
牙病预防
牙斑去除

96.55 Tracheostomy toilette

96.55 气管造口洗涤

96.56 Other lavage of bronchus and trachea
Excludes: diagnostic bronchoalveolar lavage (BAL)(33.24)
whole lung lavage (33.99)

96.56 支气管和气管的其他灌洗
不包括:诊断性支气管肺泡灌洗(BAL)(33.24)
全肺灌洗(33.99)

96.57 Irrigation of vascular catheter

96.57 血管导管冲洗术

96.58 Irrigation of wound catheter

96.58 伤口导管冲洗术

96.59 Other irrigation of wound

96.59 伤口的其他冲洗术

Wound cleaning NOS

Excludes：debridement（86.22，86.27-86.28）

伤口清洁 NOS

不包括：清创术（86.22，86.27-86.28）

96.6　**Enteral infusion of concentrated nutritional substances**

96.6　浓缩营养物的肠内输注

96.7　**Other continuous invasive mechanical ventilation**

96.7　其他持续侵入性机械性通气

Includes：BiPAP delivered through endotracheal tube or tracheostomy（invasive interface）

CPAP delivered through endotracheal tube or tracheostomy（invasive interface）

Endotracheal respiratory assistance

Invasive positive pressure ventilation［IPPV］

Mechanical ventilation through invasive interface

That by tracheostomy

Weaning of an intubated（endotracheal tube）patient

Excludes：non-invasive bi-level positive airway pressure［BiPAP］（93.90）

continuous negative pressure ventilation［CNP］（iron lung）（cuirass）（93.99）

non-invasive continuous positive airway pressure［CPAP］（93.90）

intermittent positive pressure breathing［IPPB］（93.91）

non-invasive positive pressure（NIPPV）（93.90）

that by face mask（93.90-93.99）

that by nasal cannula（93.90-93.99）

that by nasal catheter（93.90-93.99）

Code also：any associated：

endotracheal tube insertion（96.04）

tracheostomy（31.1-31.29）

Note：Endotracheal intubation

包括：BiPAP 呼吸机经气管插管或气管造口（侵入性）

持续正压通气经气管插管或气管造口（侵入性接口）

气管呼吸辅助

侵入性正压通气［IPPV］

机械性通气经侵入性接口

经气管造口的机械性通气

病人置入管的（气管内导管）停用

不包括：无创双水平正气压［BiPAP］（93.90）

持续负压通气［CNP］（铁肺）（胸甲）（93.99）

无创持续性正气压［CPAP］（93.90）

间歇性负压通气［IPPB］（93.91）

无创正压通气（NIPPV）（93.90）

经面罩的机械性通气（93.90-93.99）

经鼻套管的机械性通气（93.90-93.99）

经鼻导管的机械性通气（93.90-93.99）

另编码：任何相关的：

气管内导管置入（96.04）

气管造口术（31.1-31.29）

注：气管内插管

To calculate the number of hours (duration) of continuous mechanical ventilation during a hospitalization, begin the count from the start of the (endotracheal) intubation. The duration ends with (endotracheal) extubation.

要计算住院期间的持续性机械性通气时间（小时），从气管内插管开始时计算，终止时间以置入管拔除为止。

If a patient is intubated prior to admission, begin counting the duration from the time of the admission. If a patient is transferred (discharged) while intubated, the duration would end at the time of transfer (discharge)

如果病人的插管在住院前就存在，时间计算应从住院开始。如果病人转院（出院）时还有插管，结束时间以转院（出院）为准。

For patients who begin on (endotracheal) intubation and subsequently have a tracheostomy performed for mechanical ventilation, the duration begins with the (endotracheal) intubation and ends when the mechanical ventilation is turned off (after the weaning period).

病人开始时做了气管内插管，随后为了机械性通气做了气管造口术，持续时间的计算应从气管内插管算起，以机械性通气设备关闭为止（停用期后）。

Tracheostomy

气管造口术

To calculate the number of hours of continuous mechanical ventilation during a hospitalization, begin counting the duration when mechanical ventilation is started. The duration ends when the mechanical ventilator is turned off (after the weaning period)

要计算住院期间的持续性机械性通气时间（小时），应从机械性通气开始时计算。以机械性通气设备关闭为止（停用期后）。

If a patient has received a tracheostomy prior to admission and is on mechanical ventilation at the time of admission, begin counting the duration from the time of admission. If a patient is transferred (discharged) while still on mechanical ventilation via tracheostomy, the duration would end at the time of the transfer (discharge).

如果病人在住院前已接受气管造口术并且住院时已有机械性通气，持续时间的计算从住院开始。如果病人转院（出院）仍然采用经气管造口的机械性通气，持续时间的计算应以到病人转院（出院）为止。

96.70　Continuous invasive mechanical ventilation of unspecified duration

96.70　未特指时间的持续性侵入性机械性通气

Invasive mechanical ventilation NOS

侵入性机械性通气 NOS

96.71　Continuous invasive mechanical ventilation for less than 96 consecutive hours

96.71　少于 96 小时连续的持续性侵入性机械性通气

96.72 Continuous invasive mechanical ventilation for 96 consecutive hours or more	96.72 等于或大于 96 小时连续的持续性侵入性机械性通气

97 **Replacement and removal of therapeutic appliances**

97 治疗性装置的置换和去除

97.0 **Nonoperative replacement of gastrointestinal appliance**

97.0 胃肠装置的非手术性置换

97.01 Replacement of (naso-)gastric or esophagostomy tube	97.01 (鼻-)胃或食管造口术导管置换
97.02 Replacement of gastrostomy tube	97.02 胃造口导管置换
97.03 Replacement of tube or enterostomy device of small intestine	97.03 小肠导管或肠造口术装置置换
97.04 Replacement of tube or enterostomy device of large intestine	97.04 大肠导管或肠造口术装置置换
97.05 Replacement of stent (tube) in biliary or pancreatic duct	97.05 胆管或胰管内支架(管)的置换

97.1 **Nonoperative replacement of musculoskeletal and integumentary system appliance**

97.1 肌肉骨骼和体被系统装置的非手术性置换

97.11 Replacement of cast on upper limb	97.11 置换上肢石膏管型
97.12 Replacement of cast on lower limb	97.12 置换下肢石膏管型
97.13 Replacement of other cast	97.13 置换其他石膏管型
97.14 Replacement of other device for musculoskeletal immobilization	97.14 置换肌肉骨骼固定的其他装置
Splinting	小夹板固定
Strapping	捆扎固定
97.15 Replacement of wound catheter	97.15 置换伤口引流管
97.16 Replacement of wound packing or drain	97.16 置换伤口填塞或引流物
Excludes:repacking of:	**不包括**:重新填塞:
dental wound (97.22)	牙齿伤口(97.22)
vulvar wound (97.26)	外阴伤口(97.26)

97.2 **Other nonoperative replacement**

97.2 其他非手术性置换

97.21 Replacement of nasal packing	97.21 鼻填塞物的置换
97.22 Replacement of dental packing	97.22 牙填塞物的置换
97.23 Replacement of tracheostomy tube	97.23 气管造口导管的置换
97.24 Replacement and refitting of vaginal diaphragm	97.24 阴道隔膜置换和再装
97.25 Replacement of other vaginal pessary	97.25 其他阴道子宫托的置换
97.26 Replacement of vaginal or vulvar packing or drain	97.26 阴道或外阴填塞或引流物的置换

97.29	Other nonoperative replacements	97.29	其他非手术性置换

97.3	**Nonoperative removal of therapeutic device from head and neck**	**97.3**	**非手术性去除头和颈部治疗性装置**

97.31 Removal of eye prosthesis

Excludes: removal of ocular implant (16.71)

removal of orbital implant (16.72)

97.31 去除眼假体

不包括:去除眼植入物(16.71)

去除眼眶植入物(16.72)

97.32 Removal of nasal packing

97.32 去除鼻填塞物

97.33 Removal of dental wiring

97.33 去除牙钢丝栓结术

97.34 Removal of dental packing

97.34 去除牙填塞物

97.35 Removal of dental prosthesis

97.35 去除牙假体

97.36 Removal of other external mandibular fixation device

97.36 去除其他下颌骨外部固定装置

97.37 Removal of tracheostomy tube

97.37 去除气管造口导管

97.38 Removal of sutures from head and neck

97.38 去除头和颈部缝线

97.39 Removal of other therapeutic device from head and neck

Excludes: removal of skull tongs (02.94)

97.39 去除头和颈部其他治疗性装置

不包括:去除颅钳(02.94)

97.4	**Nonoperative removal of therapeutic device from thorax**	**97.4**	**非手术性去除胸的治疗性装置**

97.41 Removal of thoracotomy tube or pleural cavity drain

97.41 去除胸廓切开导管或胸膜腔引流物

97.42 Removal of mediastinal drain

97.42 去除纵隔引流物

97.43 Removal of sutures from thorax

97.43 去除胸缝线

97.44 Nonoperative removal of heart assist system

Explantation [removal] of circulatory assist device

Explantation [removal] of percutaneous external heart assist device

Intra-aortic balloon pump [IABP]

Removal of extrinsic heart assist device

Removal of Pvad

Removal of percutaneous heart assist device

97.44 非手术性去除心脏辅助系统

取出[去除]循环辅助装置

取出[去除]经皮心脏外部辅助装置

主动脉内球囊泵[IABP]

去除体外心脏辅助装置

去除经皮心室辅助装置(Pvad)

去除经皮心脏辅助装置

97.49 Removal of other device from thorax

Excludes: Endoscopic removal of bronchial device(s) or substances (33.78)

97.49 去除胸的其他装置

不包括:内镜下去除支气管装置或物质(33.78)

97.5 **Nonoperative removal of therapeutic device from digestive system**　　**97.5** 非手术性去除消化系统治疗性装置

97.51　Removal of gastrostomy tube　　97.51　去除胃造口导管

97.52　Removal of tube from small intestine　　97.52　去除小肠导管

97.53　Removal of tube from large intestine or appendix　　97.53　去除大肠或阑尾导管

97.54　Removal of cholecystostomy tube　　97.54　去除胆囊造口导管

97.55　Removal of T-tube，other bile duct tube，or liver tube　　97.55　去除"T"形管、其他胆管导管或肝导管

　　　Removal of bile duct stent　　　　去除胆管支架

97.56　Removal of pancreatic tube or drain　　97.56　去除胰腺导管或引流管

97.59　Removal of other device from digestive system　　97.59　去除消化系统其他装置

　　　Removal of rectal packing　　　　去除直肠填塞物

97.6 **Nonoperative removal of therapeutic device from urinary system**　　**97.6** 非手术性去除泌尿系统治疗性装置

97.61　Removal of pyelostomy and nephrostomy tube　　97.61　去除肾盂造口和肾造口导管

97.62　Removal of ureterostomy tube and ureteral catheter　　97.62　去除输尿管造口导管和输尿管导管

97.63　Removal of cystostomy tube　　97.63　去除膀胱造口导管

97.64　Removal of other urinary drainage device　　97.64　去除其他泌尿系统引流装置

　　　Removal of indwelling urinary catheter　　　　去除留置的泌尿系统导管

97.65　Removal of urethral stent　　97.65　去除尿道支架

97.69　Removal of other device from urinary system　　97.69　去除泌尿系统其他装置

97.7 **Nonoperative removal of therapeutic device from genital system**　　**97.7** 非手术性取出生殖系统治疗性装置

97.71　Removal of intrauterine contraceptive device　　97.71　取出子宫内避孕装置

97.72　Removal of intrauterine pack　　97.72　取出子宫内填塞物

97.73　Removal of vaginal diaphragm　　97.73　取出阴道隔膜

97.74　Removal of other vaginal pessary　　97.74　取出其他阴道子宫托

97.75　Removal of vaginal or vulvar packing　　97.75　取出阴道或外阴填塞物

97.79　Removal of other device from genital tract　　97.79　取出生殖道其他装置

　　　Removal of sutures　　　　去除缝线

97.8 **Other nonoperative removal of therapeutic device**　　**97.8** 非手术性去除其他治疗性装置

97.81　Removal of retroperitoneal drainage device	97.81　去除腹膜后引流装置
97.82　Removal of peritoneal drainage device	97.82　去除腹膜引流装置
97.83　Removal of abdominal wall sutures	97.83　去除腹壁缝线
97.84　Removal of sutures from trunk, not elsewhere classified	97.84　去除躯干缝线 NEC
97.85　Removal of packing from trunk, not elsewhere classified	97.85　去除躯干填塞物 NEC
97.86　Removal of other device from abdomen	97.86　去除腹部其他装置
97.87　Removal of other device from trunk	97.87　去除躯干其他装置
97.88　Removal of external immobilization device 　　　Removal of: 　　　　brace 　　　　cast 　　　　splint	97.88　去除外部制动装置 　　　去除: 　　　　支架 　　　　石膏管型 　　　　板
97.89　Removal of other therapeutic device	97.89　去除其他治疗性装置

98　Nonoperative removal of foreign body or calculus

98　非手术性去除异物或结石

98.0　Removal of intraluminal foreign body from digestive system without incision

Excludes: removal of therapeutic device (97.51-97.59)

98.0　消化系统管腔内异物的不切开去除

不包括:去除治疗性装置(97.51-97.59)

98.01　Removal of intraluminal foreign body from mouth without incision	98.01　口腔内异物的不切开去除
98.02　Removal of intraluminal foreign body from esophagus without incision	98.02　食管管腔内异物的不切开去除
98.03　Removal of intraluminal foreign body from stomach and small intestine without incision	98.03　胃和小肠管腔内异物的不切开去除
98.04　Removal of intraluminal foreign body from large intestine without incision	98.04　大肠管腔内异物的不切开去除
98.05　Removal of intraluminal foreign body from rectum and anus without incision	98.05　直肠和肛门管腔内异物的不切开去除

98.1　Removal of intraluminal foreign body from other sites without incision

Excludes: removal of therapeutic device (97.31-97.49, 97.61-97.89)

98.1　其他部位管腔内异物的不切开去除

不包括:去除治疗性装置(97.31-97.49, 97.61-97.89)

98.11　Removal of intraluminal foreign body from ear without incision	98.11　耳腔内异物的不切开去除

98.12	Removal of intraluminal foreign body from nose without incision	98.12　鼻腔内异物的不切开去除
98.13	Removal of intraluminal foreign body from pharynx without incision	98.13　咽管腔内异物的不切开去除
98.14	Removal of intraluminal foreign body from larynx without incision	98.14　喉管腔内异物的不切开去除
98.15	Removal of intraluminal foreign body from trachea and bronchus without incision	98.15　气管和支气管管腔内异物的不切开去除

Excludes：Endoscopic removal of bronchial device(s) or substances (33.78)

不包括：内镜下去除支气管装置或物质（33.78）

98.16　Removal of intraluminal foreign body from uterus without incision

98.16　子宫腔内异物的不切开去除

Excludes： removal of intrauterine contraceptive device (97.71)

不包括：取出子宫内避孕装置（97.71）

98.17　Removal of intraluminal foreign body from vagina without incision

98.17　阴道内异物的不切开去除

98.18　Removal of intraluminal foreign body from artificial stoma without incision

98.18　人工造口管腔内异物的不切开去除

98.19　Removal of intraluminal foreign body from urethra without incision

98.19　尿道管内异物的不切开去除

98.2　**Removal of other foreign body without incision**

98.2　非切开性去除其他异物

Excludes：removal of intraluminal foreign body (98.01-98.19)

不包括：去除管腔内的异物（98.01-98.19）

98.20　Removal of foreign body, not otherwise specified

98.20　去除异物 NOS

98.21　Removal of superficial foreign body from eye without incision

98.21　眼表浅异物的不切开去除

98.22　Removal of other foreign body without incision from head and neck

98.22　头和颈部其他异物的不切开去除

Removal of embedded foreign body from eyelid or conjunctiva without incision

眼睑或结膜嵌入异物的不切开去除

98.23　Removal of foreign body from vulva without incision

98.23　外阴异物的不切开去除

98.24　Removal of foreign body from scrotum or penis without incision

98.24　阴囊或阴茎异物的不切开去除

98.25　Removal of other foreign body without incision from trunk except scrotum, penis，or vulva

98.25　躯干其他异物不切开去除,除外阴囊,阴茎或外阴

| 98.26 | Removal of foreign body from hand without incision | 98.26 | 手异物的不切开去除 |

| 98.27 | Removal of foreign body without incision from upper limb, except hand | 98.27 | 上肢异物的不切开去除,除外手 |

| 98.28 | Removal of foreign body from foot without incision | 98.28 | 足异物的不切开去除 |

| 98.29 | Removal of foreign body without incision from lower limb, except foot | 98.29 | 下肢异物的不切开去除,除外足 |

98.5 **Extracorporeal shockwave lithotripsy [ESWL]**　　**98.5** **体外休克波碎石[ESWL]**

Lithotriptor tank procedure

Disintegration of stones by extracorporeal induced shockwaves

That with insertion of stent

碎石机罐操作

石分解,用体外感应休克波

同时伴支架置入

| 98.51 | Extracorporeal shockwave lithotripsy [ESWL] of the kidney, ureter and/or bladder | 98.51 | 肾、输尿管和(或)膀胱体外休克波碎石[ESWL] |

| 98.52 | Extracorporeal shockwave lithotripsy [ESWL] of the gallbladder and/or bile duct | 98.52 | 胆囊和(或)胆管体外休克波碎石[ESWL] |

| 98.59 | Extracorporeal shockwave lithotripsy of other sites | 98.59 | 其他部位体外休克波碎石 |

99 **Other nonoperative procedures**　　**99** **其他非手术性操作**

99.0 **Transfusion of blood and blood components**　　**99.0** **输血和血液成分**

Code also: for that done via catheter or cutdown (38.92-38.94)

另编码:经导管或切开操作(38.92-38.94)

| 99.00 | Perioperative autologous transfusion of whole blood or blood components | 99.00 | 围术期自体输全血或血成分 |

Intraoperative blood collection

Postoperative blood collection

Salvage

手术中血收集

手术后血收集

血液回收

99.01　Exchange transfusion　　99.01　交换输血

Transfusion:

　exsanguination

　replacement

输血:

　换血

　置换

| 99.02 | Transfusion of previously collected autologous blood | 99.02 | 输以前收集的自体血 |

Blood component

血成分

99.03　Other transfusion of whole blood　　99.03　全血的其他输入

Transfusion:

　blood NOS

输血:

　血 NOS

hemodilution	血液稀释
NOS	NOS

99.04　Transfusion of packed cells

99.05　Transfusion of platelets

　　　　Transfusion of thrombocytes

99.06　Transfusion of coagulation factors

　　　　Transfusion of antihemophilic factor

99.07　Transfusion of other serum

　　　　Transfusion of plasma

　　　　Excludes：injection［transfusion］of：

　　　　　antivenin（99.16）

　　　　　gamma globulin（99.14）

99.08　Transfusion of blood expander

　　　　Transfusion of dextran

99.09　Transfusion of other substance

　　　　Transfusion of：

　　　　　blood surrogate

　　　　　granulocytes

　　　　Excludes：transplantation［transfusion］

　　　　of bone marrow（41.00-41.09）

99.1　**Injection or infusion of therapeutic or prophylactic substance**

　　　　Includes：injection or infusion given：

　　　　hypodermically acting locally or systemically

　　　　intramuscularly acting locally or systemically

　　　　intravenously acting locally or systemically

99.10　Injection or infusion of thrombolytic agent

　　　　Alteplase

　　　　Anistreplase

　　　　Reteplase

　　　　Streptokinase

　　　　Tenecteplase

　　　　Tissue plasminogen activator（TPA）

　　　　Urokinase

　　　　Excludes：aspirin-omit code

　　　　GP ⅡB 或Ⅲa plalet inhibitor（99.20）

99.04　血细胞压积输入

99.05　输入血小板

　　　　输入血小板

99.06　输入凝血因子

　　　　输入抗血友病因子

99.07　输入其他血清

　　　　输入血浆

　　　　不包括：注射（输入）

　　　　　抗蛇毒素（99.16）

　　　　　丙种球蛋白（99.14）

99.08　血容量扩充药的输入

　　　　输入右旋糖酐

99.09　输入其他物质

　　　　输入：

　　　　　血液代用品

　　　　　粒细胞

　　　　不包括：骨髓移植［输入］（41.00-41.09）

99.1　**治疗性或预防性物质的注射或输注**

　　　　包括：注射或输注：

　　　　皮下，作用于局部或全身性

　　　　肌内，作用于局部或全身性

　　　　静脉内，作用于局部或全身性

99.10　血栓溶解药的注射或输注

　　　　阿替普酶（组织纤溶酶原激活药，生物属的）（新型的第 3 代溶栓药）

　　　　阿尼普酶（组织纤溶酶原激活药，生物属的）

　　　　瑞替普酶（组织纤溶酶原激活药，生物属的）

　　　　链激酶

　　　　替奈普酶（组织纤溶酶原激活药，生物属的）

　　　　组织血浆酶催化药（TPA）

　　　　尿激酶

　　　　不包括：阿司匹林—省略编码

　　　　GPⅡβ 或Ⅲα 血小板抑制药（99.20）

	heparin（99.19）	肝磷脂（99.19）
	SuperSaturated oxygen therapy（00.49）	过饱和氧化治疗（00.49）
	warfarin-omit code	华法林—省略编码

99.11　Injection of Rh immune globulin

　　　　Injection of：

　　　　　Anti-D（Rhesus）globulin

　　　　　RhoGAM

99.12　Immunization for allergy

　　　　Desensitization

99.13　Immunization for autoimmune disease

99.14　Injection or infusion of immunoglobulin

　　　　Injection of immune sera

　　　　Injection or infusion of gamma globulin

99.15　Parenteral infusion of concentrated nutritional
　　　　　substances

　　　　Hyperalimentation

　　　　Total parenteral nutrition［TPN］

　　　　Peripheral parenteral nutrition［PPN］

99.16　Injection of antidote

　　　　Injection of：

　　　　　antivenin

　　　　　heavy metal antagonist

99.17　Injection of insulin

99.18　Injection or infusion of electrolytes

99.19　Injection of anticoagulant

　　　　Excludes：infusion of drotrecogin alfa
　　　　（activated）（00.11）

99.2　**Injection or infusion of other therapeutic
　　　　or prophylactic substance**

　　　　Includes：injection or infusion given：

　　　　hypodermically acting locally or systemically

　　　　intramuscularly acting locally or systemically

　　　　intravenously acting locally or system-
　　　　　ically

　　　　Code also for：

　　　　injection（into）：

　　　　breast（85.92）

　　　　bursa（82.94，83.96）

　　　　intraperitoneal（cavity）（54.97）

　　　　intrathecal（03.92）

　　　　joint（76.96，81.92）

99.11　注射 Rh 免疫球蛋白

　　　　注射：

　　　　　抗-D（恒河猴）球蛋白

　　　　　罗加姆（一种抗 Rh-γ 免疫球蛋白）

99.12　变态反应免疫接种

　　　　脱敏疗法

99.13　自体免疫病的免疫接种

99.14　丙球蛋白注射或输注

　　　　注射免疫血清

　　　　注射或输注丙种球蛋白

99.15　胃肠外输注浓缩营养物质

　　　　胃肠外营养

　　　　全部胃肠外营养［TPN］

　　　　周围胃肠外营养［PPN］

99.16　解毒药注射

　　　　注射：

　　　　　抗蛇毒素

　　　　　重金属拮抗药

99.17　注射胰岛素

99.18　注射或输注电解质

99.19　注射抗凝药

　　　　不包括：输注重组人类活化 C 蛋白
　　　　（00.11）

99.2　**注射或输注其他治疗性或预防性物质**

　　　　包括：注射或输注：

　　　　皮下，作用于局部或全身

　　　　肌内，作用于局部或全身

　　　　静脉内，作用于局部或全身

　　　　另编码：

　　　　注射（入）：

　　　　乳房（85.92）

　　　　黏液囊（82.94，83.96）

　　　　腹膜内（腔）（54.97）

　　　　鞘内（03.92）

　　　　关节（76.96，81.92）

kidney (55.96)	肾(55.96)
liver (50.94)	肝(50.94)
orbit (16.91)	眼眶(16.91)
other sites – see Alphabetic Index	其他部位-见字母索引
perfusion:	灌注:
NOS (39.97)	NOS (39.97)
intestine (46.95, 46.96)	肠(46.95, 46.96)
kidney (55.95)	肾(55.95)
liver (50.93)	肝(50.93)
total body (39.96)	全身(39.96)

99.20　Injection or infusion of platelet inhibitor
　　　　Glycoprotein Ⅱβ/Ⅲα inhibitor
　　　　GP Ⅱβ/Ⅲα inhibitor
　　　　GP Ⅱβ-Ⅲα inhibitor
　　　　Excludes:infusion of heparin(99.19)
　　　　　　injection or infusion of thrombolytic
　　　　　　agent(99.10)

99.21　Injection of antibiotic
　　　　Excludes: injection or infusion of oxazo-
　　　　　　lidinone class of antibiotics (00.14)

99.22　Injection of other anti-infective
　　　　Excludes: injection or infusion of oxazolidi-
　　　　　　none class of antibiotics (00.14)

99.23　Injection of steroid
　　　　Injection of cortisone
　　　　Subdermal implantation of progesterone

99.24　Injection of other hormone

99.25　Injection or infusion of cancer chemo-
　　　　therapeutic substance
　　　　Chemoembolization
　　　　Injection or infusion of antineoplastic agent
　　　　Use additional code: for disruption of
　　　　blood brain barrier, if performed
　　　　[BBBD] (00.19)

　　　　Excludes:immunotherapy, antineoplas-
　　　　tic (00.15, 99.28)

　　　　　implantation of chemotherapeutic a-
　　　　　gent (00.10)

　　　　injection of radioisotope (92.28)

　　　　injection or infusion of biological response
　　　　　modifier [BRM] as an antineoplastic a-
　　　　　gent (99.28)

99.20　血小板抑制药的注射或输注
　　　　糖蛋白Ⅱβ或Ⅲα抑制药
　　　　GPⅡβ或Ⅲα抑制药
　　　　GPⅡβ-Ⅲα抑制药
　　　　不包括:肝磷脂输注(99.19)
　　　　　　注射或输注血栓溶解药(99.10)

99.21　注射抗生素
　　　　不包括:注射或输注噁唑烷酮类抗生素
　　　　　　(00.14)

99.22　注射其他抗感染药物
　　　　不包括:注射或输注噁唑烷酮类抗生素
　　　　　　(00.14)

99.23　类固醇注射
　　　　可的松注射
　　　　黄体酮皮肤植入

99.24　其他激素注射

99.25　注射或输注癌瘤化学治疗药物

　　　　化学栓塞
　　　　注射或输注抗肿瘤药
　　　　使用附加编码:如果采用血脑屏障破坏术
　　　　　[BBBD] (00.19)

　　　　不包括:抗肿瘤免疫治疗(00.15, 99.28)

　　　　植入化学治疗药物(00.10)

　　　　放射性核素注射(92.28)

　　　　注射或输注生物反应调节药[BRM]
　　　　　(99.28)

	intravenous infusion of clofarabine (17.70)		氯法拉滨静脉动内灌注(17.70)
99.26	Injection of tranquilizer	99.26	注射镇静药
99.27	Iontophoresis	99.27	电离子透入疗法
99.28	Injection or infusion of biological response modifier [BRM] as an antineoplastic agent	99.28	注射或输注作为一种抗肿瘤药的生物治疗调节[BRM]
	Immunotherapy，antineoplastic		免疫疗法，抗肿瘤的
	Infusion of cintredekin besudotox cintredekin besudotox		输注(抗肿瘤药)
	Interleukin therapy		白细胞介素疗法
	Low-dose interleukin-2 (IL-2) therapy		小剂量白细胞介素-2 (IL-2)治疗
	Tumor vaccine		肿瘤疫苗
	Excludes：high-dose infusion interleukin-2 [IL-2] (00.15)		**不包括**：大剂量输注白细胞介素-2 [IL-2] (00.15)
99.29	Injection or infusion of other therapeutic or prophylactic substance	99.29	注射或输注其他治疗性或预防性药物
	Excludes：administration of neuroprotective agent (99.75)		**不包括**：神经保护性物质应用(99.75)
	immunization (99.31-99.59)		免疫(99.31-99.59)
	infusion of blood brain barrier disruption substance (00.19)		输注血脑屏障破坏物质(00.19)
	injection of sclerosing agent into：		注射硬化药：
	esophageal varices (42.33)		食管静脉曲张(42.33)
	hemorrhoids (49.42)		痔(49.42)
	veins (39.92)		静脉(39.92)
	injection or infusion of human B-type natriuretic peptide (hBNP) (00.13)		注射或输注人类 B 型利钠尿肽(hBNP)(00.13)
	injection or infusion of nesiritide (00.13)		注射或输注奈西立肽[重组 B 型尿钠增多肽](00.13)
	injection or infusion of platelet inhibitor(99.20)		注射或输注血小板抑制药(99.20)
	injection or infusion of thrombolytic agent(99.10)		注射或输注血栓溶解药(99.10)
	uterine artery embolization without coils (68.25)		子宫动脉栓塞不使用弹簧圈(68.25)
99.3	**Prophylactic vaccination and inoculation against certain bacterial diseases**	**99.3**	**某种细菌性疾病的预防性种痘和接种**
99.31	Vaccination against cholera	99.31	抗霍乱接种
99.32	Vaccination against typhoid and paratyphoid fever	99.32	抗伤寒和副伤寒接种
	Administration of TAB vaccine		使用 TAB 疫苗

99.33 Vaccination against tuberculosis
Administration of BCG vaccine

99.34 Vaccination against plague

99.35 Vaccination against tularemia

99.36 Administration of diphtheria toxoid
Excludes：administration of：
diphtheria antitoxin (99.58)
diphtheria-tetanus-pertussis，combined
(99.39)

99.37 Vaccination against pertussis
Excludes：administration of diphtheria
tetanus-pertussis，combined (99.39)

99.38 Administration of tetanus toxoid
Excludes：administration of：
diphtheria-tetanus-pertussis， combined
(99.39)
tetanus antitoxin (99.56)

99.39 Administration of diphtheria-tetanus-
pertussis，combined

99.4 **Prophylactic vaccination and inoculation
against certain viral diseases**

99.41 Administration of poliomyelitis vaccine

99.42 Vaccination against smallpox

99.43 Vaccination against yellow fever

99.44 Vaccination against rabies

99.45 Vaccination against measles
Excludes：administration of measles-
mumps rubella vaccine (99.48)

99.46 Vaccination against mumps
Excludes：administration of measles-
mumps rubella vaccine (99.48)

99.47 Vaccination against rubella
Excludes：administration of measles-
mumps rubella vaccine (99.48)

99.48 Administration of measles-mumps-rubella
vaccine

99.5 **Other vaccination and inoculation**

99.51 Prophylactic vaccination against the
common cold

99.33 抗结核接种
使用 BCG(卡介苗)疫苗

99.34 抗鼠疫接种

99.35 抗兔热病接种

99.36 应用白喉类毒素
不包括：应用：
白喉抗毒素(99.58)
白喉-百日咳-破伤风的三联混合菌
(99.39)

99.37 接种抗百日咳
不包括：应用白喉-百日咳-破伤风的三联
混合菌(99.39)

99.38 破伤风类毒素应用
不包括：应用：
白喉-百日咳-破伤风的三联混合菌
(99.39)
破伤风抗毒素(99.56)

99.39 白喉-百日咳-破伤风的三联混合菌应用

99.4 **对某种病毒性疾病的预防性种痘和接种**

99.41 脊髓灰质炎疫苗应用

99.42 抗天花接种

99.43 抗黄热病接种

99.44 抗狂犬病接种

99.45 抗麻疹接种
不包括：使用麻疹-流行性腮腺炎-风疹疫
苗(99.48)

99.46 抗流行性腮腺炎接种
不包括：使用麻疹-流行性腮腺炎-风疹疫
苗(99.48)

99.47 抗风疹接种
不包括：使用麻疹-流行性腮腺炎-风疹疫
苗(99.48)

99.48 使用麻疹-流行性腮腺炎-风疹疫苗

99.5 **其他种痘和接种**

99.51 抗感冒的预防性接种

99.52	Prophylactic vaccination against influenza		99.52	抗流行性感冒的预防性接种

99.53　Prophylactic vaccination against arthropod- borne viral encephalitis

99.53　抗节肢动物传播的病毒性脑炎的预防性接种

99.54　Prophylactic vaccination against other arthropod-borne viral diseases

99.54　抗节肢动物传播的病毒性疾病的预防性接种

99.55　Prophylactic administration of vaccine against other diseases

Vaccination against:

　anthrax

　brucellosis

　Rocky Mountain spotted fever

　Staphylococcus

　Streptococcus

　typhus

99.55　抗其他疾病的预防性疫苗应用

接种预防：

　炭疽病

　布鲁菌病

　洛矶山斑疹热

　葡萄球菌感染

　链球菌感染

　斑疹伤寒

99.56　Administration of tetanus antitoxin

99.56　应用破伤风抗毒素

99.57　Administration of botulism antitoxin

99.57　应用肉毒中毒抗毒素

99.58　Administration of other antitoxins

Administration of:

　diphtheria antitoxin

　gas gangrene antitoxin

　scarlet fever antitoxin

99.58　应用其他抗毒素

应用：

　白喉抗毒素

　气性坏疽抗毒素

　猩红热抗毒素

99.59　Other vaccination and inoculation

Vaccination NOS

Excludes：injection of：

　gamma globulin (99.14)

　Rh immune globulin (99.11)

　immunization for：

　allergy (99.12)

　autoimmune disease (99.13)

99.59　其他种痘和接种

接种 NOS

不包括：注射：

　丙种球蛋白(99.14)

　Rh 免疫球蛋白(99.11)

　免疫接种：

　变态反应(99.12)

　自体免疫疾病(99.13)

99.6　**Conversion of cardiac rhythm**

Excludes：open chest cardiac：

　electric stimulation (37.91)

　massage (37.91)

99.6　**心律复律术**

不包括：开胸心脏：

　电刺激(37.91)

　按摩(37.91)

99.60　Cardiopulmonary resuscitation，not otherwise specified

99.60　心肺复苏 NOS

99.61　Atrial cardioversion

99.61　心房复律术

99.62　Other electric countershock of heart

Cardioversion：

　NOS

　external

99.62　心脏其他电抗休克

心律复律术：

　NOS

　外部

	Conversion to sinus rhythm		转向窦性心律
	Defibrillation		去除心脏颤动
	External electrode stimulation		外部电极刺激
99.63	Closed chest cardiac massage	99.63	闭合性胸部心脏按摩
	Cardiac massage NOS		心脏按摩 NOS
	Manual external cardiac massage		手法外部心脏按摩
99.64	Carotid sinus stimulation	99.64	颈动脉窦刺激
99.69	Other conversion of cardiac rhythm	99.69	其他心律复转

99.7 Therapeutic apheresis or other injection, administration, or infusion of other therapeutic or prophylactic substance

99.7 治疗性血浆分离置换法或其他治疗性或预防性药物的注射、使用或输注

99.71	Therapeutic plasmapheresis	99.71	治疗性血浆去除术
	Excludes：extracorporeal immunoadsorption〔ECI〕(99.76)		**不包括**:体外免疫吸附〔ECI〕(99.76)
99.72	Therapeutic leukopheresis	99.72	治疗性白细胞去除术
	Therapeutic leukocytapheresis		治疗性白细胞去除术
99.73	Therapeutic erythrocytapheresis	99.73	治疗性红细胞去除术
	Therapeutic erythropheresis		治疗性红细胞去除术
99.74	Therapeutic plateletpheresis	99.74	治疗性血小板去除术
99.75	Administration of neuroprotective agent	99.75	神经保护药的使用
99.76	Extracorporeal immunoadsorption	99.76	体外免疫吸附
	Removal of antibodies from plasma with protein A columns		血浆抗体去除伴蛋白 A 色谱柱
99.77	Application or administration of adhesion barrier substance	99.77	使用或应用粘连屏障物
99.78	Aquapheresis	99.78	液体平衡疗法
	Plasma water removal		去除血浆水分
	Ultrafiltration〔for water removal〕		超滤〔用于去除水分〕
	Excludes:hemodiafiltration (39.95)		**不包括**:血过滤(39.95)
	hemodialysis (39.95)		血液透析(39.95)
	therapeutic plasmapheresis (99.71)		治疗性血浆取出法(99.71)
99.79	Other	99.79	其他
	Apheresis (harvest) of stem cells		干细胞血浆分离置换法(采集)

99.8 Miscellaneous physical procedures

99.8 其他物理性操作

99.81	Hypothermia (central) (local)	99.81	低温(中枢)(局部)
	Excludes：gastric cooling (96.31)		**不包括**:胃冷却(96.31)
	gastric freezing (96.32)		胃冰冻(96.32)
	that incidental to open heart surgery (39.62)		附属于开放性心脏手术(39.62)

99.82　Ultraviolet light therapy 　　　　Actinotherapy	99.82　紫外线光疗法 　　　　射线疗法

99.83　Other phototherapy

　　　　Phototherapy of the newborn

　　　　Excludes：extracorporeal photochemo-
therap（99.88）

　　　　　　photocoagulation of retinal lesion
（14.23-14.25，14.33-14.35，14.53-
14.55）

99.83　其他光疗法

　　　　新生儿其他光疗法

　　　　不包括：体外光学化学疗法（99.88）

　　　　　　视网膜病损光凝固法（14.23-14.25，
14.33-14.35，14.53-14.55）

99.84　Isolation

　　　　Isolation after contact with infectious
disease

　　　　Protection of individual from his sur-
roundings

　　　　Protection of surroundings from individ-
ual

99.84　隔离

　　　　接触传染性疾病后的隔离

　　　　环境的个人保护

　　　　个人的环境保护

99.85　Hyperthermia for treatment of cancer

　　　　Hyperthermia（adjunct therapy）induced
by microwave，ultrasound，low energy
radio frequency，probes（interstitial），or
other means in the treatment of cancer

　　　　Code also：any concurrent chemothera-
py or radiation therapy

99.85　癌症高热疗法

　　　　微波、超声、低能射频、探针（间质的）或其
他方式诱发的高热（辅助治疗）治疗癌
症

　　　　另编码：任何的化学治疗或放射治疗

99.86　Non-invasive placement of bone growth
stimulator

　　　　Transcutaneous（surface）placement of
pads or patches for stimulation to aid
bone healing

　　　　Excludes：insertion of invasive or semi
invasive bone growth stimulators（de-
vice）（percutaneous electrodes）
（78.90-78.99）

99.86　非侵袭性放置骨生长刺激器

　　　　经皮（表面）放置垫或片用于刺激帮助骨
愈合

　　　　不包括：侵袭性或半侵袭性骨生长刺激器
置入（装置）（经皮电极）（78.90-
78.99）

99.88　Therapeutic photopheresis

　　　　Extracorporeal photochemotherapy

　　　　Extracorporeal photopheresis

　　　　Excludes：other phototherapy（99.83）

　　　　　　ultraviolet light therap（99.82）

99.88　治疗性光细胞分离法

　　　　体外光化学治疗

　　　　体外光细胞分离法

　　　　不包括：其他光疗法（99.83）

　　　　　　紫外线光疗法（99.82）

99.9　**Other miscellaneous procedures**

99.91　Acupuncture for anesthesia

99.92　Other acupuncture

99.9　**其他各类操作**

99.91　针刺用于麻醉

99.92　其他针刺

Excludes: that with smouldering mox (93. 35)

不包括:同时使用艾灸(93. 35)

99. 93	Rectal massage (for levator spasm)		99. 93	直肠按摩(用于提肛肌痉挛)
99. 94	Prostatic massage		99. 94	前列腺按摩
99. 95	Stretching of foreskin		99. 95	包皮伸长
99. 96	Collection of sperm for artificial insemination		99. 96	收集精液用于人工授精
99. 97	Fitting of denture		99. 97	安装牙托
99. 98	Extraction of milk from lactating breast		99. 98	授乳乳房的乳汁抽吸
99. 99	Other		99. 99	其他
	Leech therapy			水蛭疗法

医学必备"神器"
手术操作分类"学习指导手册"

手术与操作知识都在这里，快来看一看吧！

学习：掌握核心知识

【配套电子书】随时随地在线阅读，轻松检索书中内容
【操作指南】手术操作分类知识汇总，快速掌握知识要点
【知识讲解】手术操作知识详讲，边听边学效率高

交流：行业内互动交流

【医学研习群】】专业医学交流社群，分享经验共进步

阅读工具

【学习笔记】一键拍照在线记录，轻松记随时看

立即扫码

添加智能阅读向导
加入医学研习群和同行交流医学知识！

汉语拼音字母顺序索引

A

Abbe 手术

一肠吻合术一见吻合术,肠

一阴道建造术　70.61

——伴移植物或假体　70.63

AbioCor® 全心置换(人工心脏)　37.52

Aburel 手术(羊膜腔内注射用于流产)　75.0

Adams 手术

一鼻中隔挤压术　21.88

一手掌筋膜切除术　82.35

一圆韧带徙前术　69.22

AESOP® 可视性自动定位内镜系统一见亚目
17.4

Albee 手术

一骨钉,股骨颈　78.05

一胫骨滑动的嵌入移植　78.07

一移植用于髌骨滑脱　78.06

Albert 手术(膝关节固定术)　81.22

Aldridge(-Studdiford)手术(尿道悬吊)　59.5

Alexander 手术

一前列腺切除术

——耻骨上　60.3

——会阴的　60.62

一圆韧带缩短　69.22

Alexander-Adams 手术(圆韧带缩短)　69.22

Almoor 手术(颞骨岩部外引流)　20.22

Altemeier 手术(会阴直肠拖出)　48.49

Ammon 手术(泪囊切开术)　09.53

Anderson 手术(胫骨延长)　78.37

Anel 手术(泪管扩张)　09.42

Abbe operation

- intestinal anastomosis-see Anastomosis, intestine

- construction of vagina　70.61

- - with graft or prosthesis　70.63

AbioCor® total replacement heart　37.52

Aburel operation (intra-amniotic injection for abortion)　75.0

Adams operation operation

- crushing of nasal septum　21.88

- excision of palmar fascia　82.35

- advancement of round ligament　69.22

AESOP® (Automated Endoscopic System for Optimal Positioning)-see subcategory 17.4

Albee operation

- bone peg, femoral neck　78.05

- sliding inlay graft, tibia　78.07

- graft for slipping patella　78.06

Albert operation (arthrodesis of knee) 81.22

Aldridge (-Studdiford) operation (urethral sling)　59.5

Alexander operation

- prostatectomy

- - suprapubic　60.3

- - perineal　60.62

- shortening of round ligaments　69.22

Alexander-Adams operation (shortening of round ligaments)　69.22

Almoor operation (extrapetrosal drainage) 20.22

Altemeier operation (perineal rectal pull-through)　48.49

Ammon operation (dacryocystotomy) 09.53

Anderson operation (tibial lengthening) 78.37

Anel operation (dilation of lacrimal duct) 09.42

Arslan 手术（内耳开窗术） 20.61

Asai 手术（喉） 31.75

阿贝手术—见 **Abbe** 手术

阿布雷尔手术—见 **Aburel** 手术

阿德莱德（一斯地福特）手术—见 **Aldridge**
　（-Studdiford）手术

阿尔比手术—见 **Albee** 手术

阿尔穆手术—见 **Almoor** 手术

阿尔内手术—见 **Anel** 手术

阿尔特迈耶手术—见 **Altemeie** 手术

阿蒙手术—见 **Ammon** 手术

阿塞手术—见 **Asai** 手术

阿斯兰手术—见 **Arslan** 手术

阿昔单抗，输注 99.20

埃尔姆利斯—克瓦米手术—见 **Elmslie-Cholme-**
　ley 手术

埃弗勒手术（心脏）—见 **Effler** 手术

埃格斯手术—见 **Eggers** 手术

埃莱塞手术—见 **Eloesser** 手术

埃利奥特手术（巩膜环钻伴虹膜切除术）—见 **El-**
　liot 手术

埃利森手术—见 **Ellison** 手术

埃梅特手术—见 **Emmet** 手术

埃斯蒂斯手术—见 **Estes** 手术

埃斯特兰德手术—见 **Estlander** 手术

埃文斯手术—见 **Evans** 手术

艾伯特手术—见 **Albert** 手术

艾利斯琼斯手术—见 **Ellis Jones** 手术

安德逊手术—见 **Anderson** 手术

安装

一齿矫形

——器具 24.7

——栓结术 24.7

——填塞器 24.7

一弓形杆（正牙的） 24.7

——用于固定（骨折） 93.55

一假体，假体装置

——臂 84.43

———上的（和肩） 84.41

———下的（和手） 84.42

Arslan operation（fenestration of inner ear）
　20.61

Asai operation（larynx） 31.75

阿贝手术— **see Abbe** operation

阿布雷尔手术— **see Aburel** operation

阿德莱德（一斯地福特）手术— **see Aldridge**
　（-Studdiford）operation

阿尔比手术— **see Albee** operation

阿尔穆手术— **see Almoor** operation

阿尔内手术— **see Anel** operation

阿尔特迈耶手术— **see Altemeie** operation

阿蒙手术— **see Ammon** operation

阿塞手术— **see Asai** operation

阿斯兰手术— **see Arslan** operation

Abciximab, infusion 99.20

埃尔姆利斯—克瓦米手术— **see Elmslie-**
　Cholmeley operation

埃弗勒手术— **see Effler** operation（heart）

埃格斯手术— **see Eggers** operation

埃莱塞手术— **see Eloesse roperation**

埃利奥特手术（巩膜环钻伴虹膜切除术）— **see**
　Elliot operation（scleral trephination with
　iridectomy）

埃利森手术— **see Ellison** operation

埃梅特手术— **see Emmet** operation

埃斯蒂斯手术— **see Estes** operation

埃斯特兰德手术— **see Estlander** operation

埃文斯手术— **see Evans** operation

艾伯特手术— **see Albert** operation

艾利斯琼斯手术— **see Ellis Jones** operation

安德逊手术— **see Anderson** operation

Fitting

- orthodontic

- - appliance 24.7

- - wiring 24.7

- - obturator 24.7

- arch bars（orthodontic） 24.7

- for immobilization（fracture） 93.55

- prosthesis, prosthetic device

- - arm 84.43

- - - upper（and shoulder） 84.41

- - - lower（and hand） 84.42

B

Ball 手术
—肛周下部切开 40.92
—疝缝合术—见修补术,疝,腹股沟的

Bankhart 手术(进入关节盂的囊修补术,用于肩脱位) 81.82

Bardenheurer 手术(无名动脉结扎) 38.85

Barkan 手术(前房角切开术) 12.52
—伴前房角穿刺术 12.53

Barr 手术(胫后腱移植术) 83.75

Barsky 手术(裂手闭合术) 82.82

Bassett 手术(女阴切除术伴腹股沟淋巴结清扫) 71.5[40.3]

Bassini 手术—见修补术,疝,腹股沟的

Batch-Spittler-McFaddin 手术(膝关节离断) 84.16

Batista 手术(部分心室切除术)(心室减缩术)(心室重塑) 37.35

Beck-Jianu 手术(永久性胃造口术) 43.19

Beck 手术
—心外膜撒粉法 36.39
—主动脉冠状窦分流 36.39

Bell-Beuttner 手术(经腹子宫次全切除术) 68.39
—腹腔镜的 68.31

Belsey 手术(食管胃括约肌) 44.65

Benenenti 手术(球部尿道旋转) 58.49

Berke 手术(眼睑提肌切除术) 08.33

Biesenberger 手术(乳房缩小,双侧) 85.32

—单侧 85.31

Bigelow 手术(碎石洗出术) 57.0

Bililite 疗法(紫外线的) 99.82

Ball operation
- undercutting 40.92
- herniorrhaphy-see Repair, hernia, inguinal-Bankhart

Bankhart operation (capsular repair into glenoid, for shoulder dislocation) 81.82

Bardenheurer operation (ligation of innominate artery) 38.85

Barkan operation (goniotomy) 12.52
- with goniopuncture 12.53

Barr operation (transfer of tibialis posterior tendon) 83.75

Barsky operation (closure of cleft hand) 82.82

Bassett operation (vulvectomy with inguinal lymph node dissection) 71.5[40.3]

Bassini operation-see Repair, hernia, inguinal

Batch-Spittler-McFaddin operation (knee disarticulation) 84.16

Batista operation (partial ventriculectomy)(ventricular reduction)(ventricular remodeling) 37.35

Beck-Jianu operation (permanent gastrostomy) 43.19

Beck operation
- epicardial poudrage 36.39
- aorta-coronary sinus shunt 36.39

Bell-Beuttner operation (subtotal abdominal hysterectomy) 68.39
- laparoscopic 68.31

Belsey operation (esophagogastric sphincter) 44.65

Benenenti operation (rotation of bulbous urethra) 58.49

Berke operation (levator resection of eyelid) 08.33

Biesenberger operation (size reduction of breast, bilateral) 85.32
- unilateral 85.31

Bigelow operation (litholapaxy) 57.0

Bililite therapy (ultraviolet) 99.82

Billroth Ⅰ型手术（部分胃切除术伴胃十二指肠吻合术）　43.6

Billroth Ⅱ型手术（部分胃切除术伴胃空肠吻合术）　43.7

Binnie 手术（肝固定术）　50.69

Bischoff 手术（输尿管肾囊肿吻合术）　56.74

Bischoff 手术（脊髓切开术）　03.29

Blalock 手术（体动脉肺动脉吻合术）　39.0

Blalock-Hanlon 手术（房间隔缺损制造）　35.42

Blalock-Taussig 手术（锁骨下肺动脉吻合术）　39.0

Blascovic 手术（上睑提肌切除术伴前徙术）　08.33

Blount 手术
—股骨缩短（伴页板）　78.25
——经骨骺钉合术　78.25

Boari 手术（膀胱皮瓣）　56.74

Bobb 手术（胆石切除术）　51.04

Bonney 手术（腹子宫切除术）　68.49

—腹腔镜的　68.41

Borthen 手术（虹膜展开术）　12.63

Bost 手术
—桡腕融合术　81.26
—足底清扫术　80.48

Bosworth 手术
—关节成形术用于肩锁分离　81.83

—后腰椎和腰骶融合术　81.08

——用于假关节　81.38
—架状成型操作，髋　81.40
—桡骨头韧带切除术（用于网球肘）　80.92

Boyd 手术（髋关节离断）　84.18

Brauer 手术（心脏松解术）　37.10

Bricker 手术（回肠输尿管吻合术）　56.51

Billroth Ⅰ operation (partial gastrectomy with gastroduodenostomy)　43.6

Billroth Ⅱ operation (partial gastrectomy with gastrojejunostomy)　43.7

Binnie operation (hepatopexy)　50.69

Bischoff operation (ureteroneocystostomy)　56.74

Bischoff operation (spinal myelotomy)　03.29

Blalock operation (systemic-pulmonary anastomosis)　39.0

Blalock-Hanlon operation (creation of atrial septal defect)　35.42

Blalock-Taussig operation (subclavian-pulmonary anastomosis)　39.0

Blascovic operation (resection and advancement of levator palpebrae superioris)　08.33

Blount operation
- femoral shortening (with blade plate)　78.25
- - by epiphyseal stapling　78.25

Boari operation (bladder flap)　56.74

Bobb operation (cholelithotomy)　51.04

Bonney operation (abdominal hysterectomy)　68.49

- laparoscopic　68.41

Borthen operation (iridotasis)　12.63

Bost operation
- radiocarpal fusion　81.26
- plantar dissection　80.48

Bosworth operation
- arthroplasty for acromioclavicular separation　81.83

- fusion of posterior lumbar and lumbosacral spine　81.08

- - for pseudarthrosis　81.38
- shelf procedure, hip　81.40
- resection of radial head ligaments (for tennis elbow)　80.92

Boyd operation (hip disarticulation)　84.18

Brauer operation (cardiolysis)　37.10

Bricker operation (ileoureterostomy)　56.51

瓣膜成形术

一心脏（开放性心脏技术）（不伴有瓣置换）35.10

——伴假体或组织移植—见置换，心脏，瓣膜，按部位

——二尖瓣

———经导管修补伴有植入　35.97

———经皮（球囊）

————伴有植入（小叶钳）　35.97

———开放性，不伴有置换　35.12

———球囊，经皮修补　35.96

———血管内修补伴植入　35.97

——肺动脉瓣　35.13

———法鲁四联症全部修补术　35.81

———经皮（球囊）　35.96

——合并心房和心室间隔缺损修补术—见修补术，心内膜垫缺损

——经皮（球囊）　35.96

——开放性心脏技术　35.10

——球囊，经皮　35.96

——三尖瓣瓣膜　35.14

——主动脉瓣膜　35.11

———经皮（球囊）　35.96

瓣膜切除术，心脏—见瓣膜成形术，心脏

一瓣膜切开术，心脏（闭合性心脏技术）（经心房）（经心室）　35.00

——二尖瓣　35.02

——肺动脉瓣　35.03

———法鲁四联症全部修补术　35.81

——开放性心脏技术—见瓣膜成形术，心脏

——三尖瓣　35.04

——主动脉瓣　35.01

半结肠切除术

一右（扩大）

——腹腔镜的　17.33

半膀胱切除术　57.6

Valvuloplasty

- heart，unspecified（without valve replacement）35.10

- - with prosthesis or tissue graft-see Replacement，heart，valve，by site

- - mitral valve

- - - transcatheter repair with implant　35.97

- - - percutaneous repair

- - - - with implant（leaflet clip）35.97

- - open，without replacement　35.12

- - balloon，percutaneous repair　35.96

- - endovascular repair with implant　35.97

- - pulmonary valve　35.13

- - - in total repair of tetralogy of Fallot 35.81

- - - percutaneous（balloon）　35.96

- - combined with repair of atrial and ventricular septal defects-see Repair，endocardial cushion defect

- - percutaneous（balloon）　35.96

- - open heart technique　35.10

- - balloon，percutaneous　35.96

- - tricuspid valve　35.14

- - aortic valve　35.11

- - - percutaneous（balloon）　35.96

Valvulectomy，heart-see Valvuloplasty，heart

- Valvulotomy，Valvotomy heart（closed heart technique）（transatrial）（transventricular）35.00

- - mitral valve　35.02

- - pulmonary valve　35.03

- - - in total repair of tetralogy of Fallot 35.81

- - open heart technique-see Valvuloplasty，heart

- - tricuspid valve　35.04

- - aortic valve　35.01

Hemicolectomy

- right（extended）

- - laparoscopic　17.33

Hemicystectomy　57.6

闭合—另见修补术

—残端截断术，Ⅱ期　84.3

—肠造口术　46.50

—穿孔

——鼻中隔　21.88

——耳鼓膜—另见鼓室成形术　19.4

——鼓膜—另见鼓室成形术　19.4

——食管　42.82

—胆囊造口术　51.92

—点，泪的（乳头）　09.91

—动脉导管未闭　38.85

—房间隔缺损—另见修补术，房间隔缺损　35.71

——伴伞状装置（KingMills 型）　35.52

——合并瓣膜和心室间隔缺损的修补术—见修补术，心内膜垫缺损

—腹壁　54.63

——Ⅱ期　54.61

——Ⅲ期　54.62

——延迟的（肉芽性伤口）　54.62

—腹壁裂开（手术后）　54.61

—隔缺损（心脏）—另见修补术，心脏，间隔　35.70

—回肠造口术　46.51

—脊髓脊膜突出　03.52

—间隙裂（牙槽）（牙的）　24.8

—结肠造口术　46.52

—开窗术

——间隔的，心脏-另见修补术，心脏，间隔　35.70

——主动脉肺动脉　39.59

—开腹手术，延迟的　54.62

—空肠造口术　46.51

—溃疡（出血）（消化性）（穿孔性）　44.40

——肠（穿孔）　46.79

——皮肤　86.59

——十二指肠　44.42

Closure-see also Repair

- amputation stump, secondary　84.3

- enterostomy　46.50

- perforation

- - nasal septum　21.88

- - ear drum-see also Tympanoplasty　19.4

- - tympanic membrane-see also Tympanoplasty　19.4

- - esophagus　42.82

- cholecystostomy　51.92

- punctum, lacrimal (papilla)　09.91

- patent ductus arteriosus　38.85

- atrial septal defect-see also Repair, atrial septal defect　35.71

- - with umbrella device (King-Mills type)　35.52

- - combined with repair of valvular and ventricular septal defects-see Repair, endocardial cushion defect

- abdominal wall　54.63

- - secondary　54.61

- - tertiary　54.62

- - delayed (granulating wound)　54.62

- disrupted abdominal wall (postoperative)　54.61

- septum defect (heart)-see also Repair, heart, septum　35.70

- ileostomy　46.51

- myelomeningocele　03.52

- diastema (alveolar) (dental)　24.8

- colostomy　46.52

- fenestration

- - septal, heart-see also Repair, heart, septum　35.70

- - aorticopulmonary　39.59

- laparotomy, delayed　54.62

- jejunostomy　46.51

- ulcer (bleeding) (peptic) (perforated)　44.40

- - intestine (perforated)　46.79

- - skin　86.59

- - duodenum　44.42

——胃,胃的　44.41　　　　　　　　　　　- - stomach,gastric　44.41
—阑尾造口术　47.92　　　　　　　　　　- appendicostomy　47.92
—裂手　82.82　　　　　　　　　　　　　- cleft hand　82.82
—瘘　　　　　　　　　　　　　　　　　　- fistula
——鼻　21.82　　　　　　　　　　　　　- - nasal　21.82
———窦　22.71　　　　　　　　　　　　- - - sinus　22.71
——鼻唇的　21.82　　　　　　　　　　　- - nasolabial　21.82
——鼻咽的　21.82　　　　　　　　　　　- - nasopharyngeal　21.82
——肠　46.79　　　　　　　　　　　　　- - intestine　46.79
———大的　46.76　　　　　　　　　　　- - - large　46.76
———小的 NEC　46.74　　　　　　　　　- - - small NEC　46.74
——肠结肠的　46.74　　　　　　　　　　- - intestinocolonic　46.74
——肠膀胱的　57.83　　　　　　　　　　- - intestinovesical,enterovesical　57.83
——肠皮肤的　46.74　　　　　　　　　　- - enterocutaneous　46.74
——肠输尿管的　56.84　　　　　　　　　- - intestinoureteral　56.84
——肠阴道的　70.74　　　　　　　　　　- - intestinovaginal,enterovaginal　70.74
——肠子宫的　69.42　　　　　　　　　　- - intestinouterine,enterouterine　69.42
——胆道　51.79　　　　　　　　　　　　- - biliary tract　51.79
——胆囊　51.93　　　　　　　　　　　　- - gallbladder　51.93
——胆囊肠的　51.93　　　　　　　　　　- - cholecystoenteric　51.93
——胆囊结肠的　51.93　　　　　　　　　- - cholecystocolic　51.93
——胆囊空肠的　51.93　　　　　　　　　- - cholecystojejunal　51.93
——胆囊十二指肠的　51.93　　　　　　　- - cholecystoduodenal　51.93
——胆囊胃的　51.93　　　　　　　　　　- - cholecystogastric　51.93
——胆总管　51.72　　　　　　　　　　　- - common duct　51.72
——耳鼓膜　19.4　　　　　　　　　　　- - ear drum　19.4
——肺腹膜的　34.83　　　　　　　　　　- - pulmonoperitoneal　34.83
——腹胸的　34.83　　　　　　　　　　　- - abdominothoracic　34.83
——肝肺动脉的　34.73　　　　　　　　　- - hepatopulmonary　34.73
——肝管　51.79　　　　　　　　　　　　- - hepatic duct　51.79
——肝胸膜的　34.73　　　　　　　　　　- - hepatopleural　34.73
——肛门　49.73　　　　　　　　　　　　- - in ano,anus　49.73
——肛门阴道的　70.73　　　　　　　　　- - anovaginal　70.73
——肛门直肠的　48.73　　　　　　　　　- - anorectal　48.73
——鼓膜—另见鼓膜成形术　19.4　　　　　- - tympanic membrane-see also Tympanoplas-
　　　　　　　　　　　　　　　　　　　　ty　19.4

——横膈　34.83　　　　　　　　　　　　- - diaphragm　34.83
——喉　31.62　　　　　　　　　　　　　- - larynx　31.62
——喉气管的　31.62　　　　　　　　　　- - laryngotracheal　31.62
——回肠　46.74　　　　　　　　　　　　- - ileum　46.74
——回肠膀胱的　57.83　　　　　　　　　- - ileovesical　57.83
——回肠乙状结肠的　46.74　　　　　　　- - ileosigmoidal　46.74

——回肠直肠的 46.74　　　　　　　- - ileorectal 46.74

——会阴 71.72　　　　　　　　　　- - perineum 71.72

——会阴尿道阴囊的 58.43　　　　　- - perineourethroscrotal 58.43

——会阴乙状结肠的 46.76　　　　　- - perineosigmoidal 46.76

——会阴直肠的 48.73　　　　　　　- - perineorectal 48.73

——角膜 11.49　　　　　　　　　　- - cornea 11.49

———伴板层移植(自体移植) 11.62　- - - with lamellar graft (homograft) 11.62

————自体移植 11.61　　　　　　- - - - autograft 11.61

——结肠 46.76　　　　　　　　　　- - colon 46.76

——结肠阴道的 70.72　　　　　　　- - colovaginal 70.72

——颈耳的 18.79　　　　　　　　　- - cervicoaural 18.79

——空肠 46.74　　　　　　　　　　- - jejunum 46.74

——口(外的) 27.53　　　　　　　　- - mouth (external) 27.53

——口鼻的 21.82　　　　　　　　　- - oronasal 21.82

——口腔鼻窦的 22.71　　　　　　　- - oroantral, antrobuccal 22.71

——阑尾 47.92　　　　　　　　　　- - appendix 47.92

——泪的 09.99　　　　　　　　　　- - lacrimal 09.99

——淋巴管,左(胸) 40.63　　　　　- - lymphatic duct，left (thoracic) 40.63

——卵圆窗的(耳) 20.93　　　　　　- - oval window (ear) 20.93

——盲肠乙状结肠的 46.76　　　　　- - cecosigmoidal 46.76

——脑脊液 02.12　　　　　　　　　- - cerebrospinal fluid 02.12

——尿道 58.43　　　　　　　　　　- - urethra 58.43

——尿道肠的 69.42　　　　　　　　- - uteroenteric 69.42

——尿道会阴的 58.43　　　　　　　- - urethroperineal 58.43

——尿道会阴膀胱的 57.84　　　　　- - urethroperineovesical 57.84

——尿道阴道的 58.43　　　　　　　- - urethrovaginal 58.43

——尿道阴囊的 58.43　　　　　　　- - urethroscrotal 58.43

——尿道直肠的 58.43　　　　　　　- - urethrorectal 58.43

——排泄物的 46.79　　　　　　　　- - fecal 46.79

——膀胱 NEC 57.84　　　　　　　　- - bladder NEC 57.84

——膀胱肠的 57.83　　　　　　　　- - vesicoenteric 57.83

——膀胱会阴的 57.84　　　　　　　- - vesicoperineal 57.84

——膀胱结肠的 57.83　　　　　　　- - vesicocolic 57.83

——膀胱尿道的 57.84　　　　　　　- - vesicourethral 57.84

——膀胱尿道的直肠的 57.83　　　　- - vesicourethrorectal 57.83

——膀胱皮肤的 57.84　　　　　　　- - vesicocutaneous 57.84

——膀胱输尿管的 56.84　　　　　　- - vesicoureteral 56.84

——膀胱输尿管阴道的 56.84　　　　- - vesicoureterovaginal 56.84

——膀胱乙状结肠的 57.83　　　　　- - vesicosigmoidal 57.83

——膀胱乙状结肠阴道的 57.83　　　- - vesicosigmoidovaginal 57.83

——膀胱阴道的 57.84　　　　　　　- - vesicovaginal 57.84

——膀胱直肠的 57.83　　　　　　　- - vesicorectal 57.83

——膀胱子宫的　57.84	– – vesicouterine　57.84
——膀胱子宫颈阴道的　57.84	– – vesicocervicovaginal　57.84
——膀胱子宫直肠的　57.83	– – vesicometrorectal　57.83
——脾结肠的　41.95	– – splenocolic　41.95
——脐尿管　57.51	– – umbilicourinary　57.51
——气管 NEC　31.73	– – trachea NEC　31.73
——气管食管的　31.73	– – tracheoesophageal　31.73
——乳糜池（胸导管在腰部其起源处的膨大部分）　40.63	– – cisterna chyli　40.63
——乳突（窦）　19.9	– – mastoid (antrum)　19.9
——鳃裂　29.52	– – branchial cleft　29.52
——肾-肠的　55.83	– – reno-intestinal　55.83
——肾，肾的　55.83	– – kidney, renal　55.83
——十二指肠　46.72	– – duodenum　46.72
——食管 NEC　42.84	– – esophagus NEC　42.84
——食管皮肤的　42.84	– – esophagocutaneous　42.84
——食管气管的　31.73	– – esophagotracheal　31.73
——食管胸膜皮肤的　34.73	– – esophagopleurocutaneous　34.73
——食管支气管的　33.42	– – esophagobronchial　33.42
——输尿管　56.84	– – ureter　56.84
——输尿管膀胱　56.84	– – ureterovesical　56.84
——输尿管乙状结肠的　56.84	– – ureterosigmoidal　56.84
——输尿管阴道的　56.84	– – ureterovaginal　56.84
——输尿管直肠的　56.84	– – ureterorectal　56.84
——输尿管子宫颈的　56.84	– – ureterocervical　56.84
——外淋巴　20.93	– – perilymph　20.93
——外阴　71.72	– – vulva　71.72
——外阴直肠的　48.73	– – vulvorectal　48.73
——胃 NEC　44.63	– – stomach NEC　44.63
——胃的 NEC　44.63	– – gastric NEC　44.63
——胃结肠的　44.63	– – gastrocolic　44.63
——胃空肠的　44.63	– – gastrojejunal　44.63
——胃空肠结肠的　44.63	– – gastrojejunocolic　44.63
——胃食管的　42.84	– – gastroesophageal　42.84
——胃小肠结肠的　44.63	– – gastroenterocolic　44.63
——涎腺（腺）（管）　26.42	– – salivary (gland) (duct)　26.42
——小肠结肠　46.74	– – enterocolic　46.74
——心脏瓣膜—见修补术，心脏，瓣膜	– heart valve-see Repair, heart, valve
——胸 NEC　34.73	– – thorax NEC　34.73
——胸肠的　34.83	– – thoracointestinal　34.83
——胸导管　40.63	– – thoracic duct　40.63
——胸腹　34.83	– – thoracoabdominal　34.83

——子宫输尿管的　56.84　　　　　　　　　－－ uteroureteric　56.84

——子宫阴道的　69.42　　　　　　　　　　－－ uterovaginal　69.42

——子宫直肠的　69.42　　　　　　　　　　－－ uterorectal　69.42

——纵隔皮肤的　34.73　　　　　　　　　　－－ mediastinocutaneous　34.73

——纵隔支气管的　34.73　　　　　　　　　－－ mediastinobronchial　34.73

—卵圆孔(未闭)　35.71　　　　　　　　　　－ foramen ovale (patent)　35.71

——伴　　　　　　　　　　　　　　　　　　－－ with

———假体(开放性心脏技术)　35.51　　　－－－ prosthesis (open heart technique)　35.51

————闭合性心脏技术　35.52　　　　　－－－－ closed heart technique　35.52

———组织移植　35.61　　　　　　　　　　－－－ tissue graft　35.61

—滤泡,角膜巩膜的(青光眼后)　12.66　　－ filtering bleb, corneoscleral (postglaucoma)　12.66

—盲肠造口术　46.52　　　　　　　　　　　－ cecostomy　46.52

—脑(脊)膜突出(脊髓的)　03.51　　　　　－ meningocele (spinal)　03.51

——脑的　02.12　　　　　　　　　　　　　－－ cerebral　02.12

—脑膨出　02.12　　　　　　　　　　　　　－ encephalocele　02.12

—尿道造口术　58.42　　　　　　　　　　　－ urethrostomy　58.42

—膀胱造口术　57.82　　　　　　　　　　　－ cystostomy　57.82

—皮肤(V-Y型)　86.59　　　　　　　　　　－ skin (V-Y type)　86.59

—气管造口术　31.72　　　　　　　　　　　－ tracheostomy　31.72

—人工造口　　　　　　　　　　　　　　　　－ artificial opening

——肠　46.50　　　　　　　　　　　　　　－－ intestine　46.50

———大的　46.52　　　　　　　　　　　　－－－ large　46.52

———小的　46.51　　　　　　　　　　　　－－－ small　46.51

——胆管　51.79　　　　　　　　　　　　　－－ bile duct　51.79

——胆囊　51.92　　　　　　　　　　　　　－－ gallbladder　51.92

——胆总管　51.72　　　　　　　　　　　　－－ common duct　51.72

——肝管　51.79　　　　　　　　　　　　　－－ hepatic duct　51.79

——喉　31.62　　　　　　　　　　　　　　－－ larynx　31.62

——尿道　58.42　　　　　　　　　　　　　－－ urethra　58.42

——膀胱　57.82　　　　　　　　　　　　　－－ bladder　57.82

——气管　31.72　　　　　　　　　　　　　－－ trachea　31.72

——肾　55.82　　　　　　　　　　　　　　－－ kidney　55.82

——食管　42.83　　　　　　　　　　　　　－－ esophagus　42.83

——输尿管　56.83　　　　　　　　　　　　－－ ureter　56.83

——胃　44.62　　　　　　　　　　　　　　－－ stomach　44.62

——胸　34.72　　　　　　　　　　　　　　－－ thorax　34.72

——支气管　33.42　　　　　　　　　　　　－－ bronchus　33.42

——直肠　48.72　　　　　　　　　　　　　－－ rectum　48.72

—伤口—另见缝合,按部位　　　　　　　　　－ wound-see also Suture, by site

——伴移植—见移植物　　　　　　　　　　　－－ with graft-see Graft

——伴组织粘连 86.59	– – with tissue adhesive 86.59
—肾盂造口术 55.82	– pyelostomy,pelviostomy 55.82
—肾造口术 55.82	– nephrostomy 55.82
—十二指肠造口术 46.51	– duodenostomy 46.51
—食管造口术 42.83	– esophagostomy 42.83
—输尿管造口术 56.83	– ureterostomy 56.83
—撕裂—另见缝合,按部位	– laceration-see also Suture, by site
——肝 50.61	– – liver 50.61
—胃空肠吻合术 44.5	– gastrojejunostomy 44.5
—胃十二指肠吻合术 44.5	– gastroduodenostomy 44.5
—胃造口术 44.62	– gastrostomy 44.62
—纤维环 80.54	– anulus fibrosus 80.54
——伴移植物或假体 80.53	– – with graft or prosthesis 80.53
—消化性溃疡(出血)(穿孔) 44.40	– peptic ulcer (bleeding) (perforated) 44.40
—心内膜垫缺损—另见修补术心内膜垫缺损 35.73	– endocardial cushion defect-see also Repair, endocardial cushion defect 35.73
—胸廓造口术 34.72	– thoracostomy 34.72
—血管的	– vascular
——经皮穿刺—省略编码	– – percutaneous puncture-omit code
—乙状结肠造口术 46.52	– sigmoidostomy 46.52
—阴道 70.8	– vagina 70.8
—造口	– stoma
——肠 46.50	– – intestine 46.50
———大的 46.52	– – – large 46.52
———小的 46.51	– – – small 46.51
——胆管 51.79	– – bile duct 51.79
——胆囊 51.92	– – gallbladder 51.92
——胆总管 51.72	– – common duct 51.72
——肝管 51.79	– – hepatic duct 51.79
——喉 31.62	– – larynx 31.62
——尿道 58.42	– – urethra 58.42
——膀胱 57.82	– – bladder 57.82
——气管 31.72	– – trachea 31.72
——肾 55.82	– – kidney 55.82
——食管 42.83	– – esophagus 42.83
——输尿管 56.83	– – ureter 56.83
——胃 44.62	– – stomach 44.62
——胸 34.72	– – thorax 34.72
——支气管 33.42	– – bronchus 33.42
——直肠 48.72	– – rectum 48.72
—掌裂 82.82	– palmar cleft 82.82
—支气管造口术 33.42	– bronchostomy 33.42

—直肠造口术　48.72

—主动脉肺动脉开窗术(瘘)　39.59

—椎间盘环　80.54

——伴移植物或假体　80.53

闭塞

—动脉

——通过结扎—见结扎,动脉

——通过栓塞—见栓塞,动脉

——通过血管内入路—见栓塞,动脉

—动脉导管未闭(PDA)　38.85

—静脉

——通过结扎—见结扎,静脉

——通过栓塞—见栓塞,静脉

——通过血管内入路—见栓塞,静脉

—腔静脉(外科手术的)　38.7

—输卵管—见结扎,输卵管

闭塞术

—骶脊膜膨出　03.51

—额窦(伴脂肪)　22.42

—骨腔—另见骨成形术　78.40

—鼓室乳突腔　19.9

—脊膜膨出(骶骨)　03.51

—泪点　09.91

—泪小管　09.6

—淋巴结构(周围的)　40.9

—脑脊髓瘘　02.12

—盆腔　68.8

—上颌窦　22.31

—肾盏憩室　55.39

—斯基恩腺(女性尿道旁腺)　71.3

—胸膜腔　34.6

—腰部假性脊膜膨出　03.51

—阴道,阴道(部分的)(全部的)　70.4

——穹窿部　70.8

—直肠子宫陷凹　70.92

——伴移植物或假体　70.93

毕肖夫手术—见 Bischoff 手术

毕晓夫手术—见 Bishoff 手术

扁桃腺切除术　28.2

- rectostomy,proctostomy　48.72

- aorticopulmonary fenestration (fistula) 39.59

- anular disc　80.54

- - with graft or prosthesis　80.53

Occlusion

- artery

- - by ligation-see Ligation, artery

- - by embolization-see Embolization, artery

- - by endovascular approach-see Embolization, artery

- patent ductus arteriosus (PDA)　38.85

- vein

- - by ligation-see Ligation, vein

- - by embolization-see Embolization, vein

- - by endovascular approach-see Embolization, vein

- vena cava (surgical)　38.7

- fallopian tube-see Ligation, fallopian tube

Obliteration

- sacral meningocele　03.51

- frontal sinus (with fat)　22.42

- bone cavity-see also Osteoplasty　78.40

- tympanomastoid cavity　19.9

- meningocele (sacral)　03.51

- lacrimal punctum　09.91

- canaliculi　09.6

- lymphatic structure(s) (peripheral)　40.9

- cerebrospinal fistula　02.12

- pelvic　68.8

- maxillary sinus　22.31

- calyceal diverticulum　55.39

- Skene's gland　71.3

- pleural cavity　34.6

- lumbar pseudomeningocele　03.51

- vagina, vaginal (partial) (total)　70.4

- - vault　70.8

- cul-de-sac　70.92

- - with graft or prosthesis　70.93

毕肖夫手术— see Bischoff operation

毕晓夫手术— see Bishoff operation

Tonsillectomy　28.2

一硬膜下的(脑的)　01.51

一一脊髓的　03.4

博阿里手术一见 **Boari** 手术

博斯特手术一见 **Bost** 手术

博斯沃斯手术一见 **Bosworth** 手术

博腾手术一见 **Borthen** 手术

博伊德手术一见 **Boyd** 手术

伯杰斯手术一见 **Burgess** 手术

伯克手术一见 **Berke** 手术

补片

一脊髓的,血(硬膜外的)　03.95

一血,脊髓的(硬膜外的)　03.95

一移植一见移植物

一硬膜下的,脑　02.12

不对称 γ 射线片一见扫描,放射性核素

不全骨折,鼻甲(鼻的)　**21.62**

布尔孔一见 **Burr** 孔

布拉斯科维克手术一见 **Blascovic** 手术

布莱洛克手术一见 **Blalock** 手术

布莱洛克-汉隆手术一见 **BlalockHanlon** 手术

布莱洛克-陶西格手术一见 **BlalockTaussig** 手术

布朗(-丹尼斯)手术一见 **Browne(Denis)**手术

布朗特手术一见 **Blount** 手术

布朗希威格手术一见 **Brunschwig** 手术

布劳尔手术一见 **Brauer** 手术

布里克手术一见 **Bricker** 手术

布里斯托手术一见 **Bristow** 手术

布罗克曼手术一见 **Brockman** 手术

布罗克手术一见 **Brock** 手术

步态训练　**93.22**

- subdural membrane (cerebral)　01.51

- - spinal　03.4

博阿里手术一 **see Boari operation**

博斯特手术一 **see Bost operation**

博斯沃斯手术一 **see Bosworth operation**

博腾手术一 **see Borthen operation**

博伊德手术一 **see Boyd operation**

伯杰斯手术一 **see Burgess operation**

伯克手术一 **see Berke operation**

Patch

- spinal, blood (epidural)　03.95

- blood, spinal (epidural)　03.95

- graft-see Graft

- subdural, brain　02.12

Asymmetrogammagram-see Scan, radioisotope

Infraction, turbinates (nasal)　21.62

布尔孔一 **see Burr hole**

布拉斯科维克手术一 **see Blascovic operation**

布莱洛克手术一 **see Blalock operation**

布莱洛克-汉隆手术一 **see Blalock-Hanlon operation**

布莱洛克-陶西格手术一 **see Blalock-Taussig operation**

布朗(-丹尼斯)手术一 **see Browne (-Denis) operation**

布朗特手术一 **see Blount operation**

布朗希威格手术一 **see Brunschwig operation**

布劳尔手术一 **see Brauer operation**

布里克手术一 **see Bricker operation**

布里斯托手术一 **see Bristow operation**

布罗克曼手术一 **see Brockman operation**

布罗克手术一 **see Brock operation**

Gait training　93.22

C

C. A. T.(计算机轴向 **X** 线断层摄影术)一另见扫描,C. A. T.88.38

Caldwell 手术(颊唇沟或舌沟牵伸术)　**24.91**

Caldwell-Luc 手术(上颌窦切开术)　**22.39**

C. A. T. (computerized axial tomography)-see also Scan, C. A. T. 88.38

Caldwell operation (sulcus extension)　24.91

Caldwell-Luc operation (maxillary sinusotomy)　22.39

一伴膜衬切除术 22.31

Callander 手术(膝关节离断) 84.16

Campbell 手术

一筋膜切开术(髂嵴) 83.14

一前交叉韧带重建术 81.45

一融合术,踝 81.11

Cardio West 暂时完全人工心脏 37.52

Carroll 和 Taber 关节成形术(近端指(趾)间关节) 81.72

Cattell 手术(疝缝合术) 53.51

CCM(植入心脏收缩力调制装置)

一仅是可充电的脉冲发生器 17.52

一全系统 17.51

Cecil 手术(尿道再建造术) 58.46

CentriMag 急性循环支持装置 37.62

Chandler 手术(髋融合术) 81.21

Charles 手术(淋巴水肿矫正术) 40.9

Charnley 手术(加压关节固定术)

一踝 81.11

一髋 81.21

一膝 81.22

Cheatle-Henry 手术一见修补术,疝,股的

Chevalier-Jackson 手术(部分喉切除术) 30.29

Child 手术(胰腺大部根治切除术) 52.53

Chopart 手术(跗骨间的截断术) 84.12

Clagett 手术(皮瓣开放引流术后的胸壁闭合) 34.72

Clayton 手术(跖骨头和趾骨底部切除术) 77.88

- with removal of membrane lining 22.31

Callander operation (knee disarticulation) 84.16

Campbell operation

- fasciotomy (iliac crest) 83.14

- reconstruction of anterior cruciate ligament 81.45

- bone block, ankle 81.11

Cardio West™ Total Temporary Artificial Heart (TAH-t) 37.52

Carroll and Taber arthroplasty (proximal interphalangeal joint) 81.72

Cattell operation (herniorrhaphy) 53.51

CCM (implantation of cardiac contractility modulation)

- rechargeable pulse generator only 17.52

- total system 17.51

Cecil operation (urethral reconstruction) 58.46

CentriMag® acute circulatory support device 37.62

Chandler operation (hip fusion) 81.21

Charles operation (correction of lymphedema) 40.9

Charnley operation (compression arthrodesis)

- ankle 81.11

- hip 81.21

- knee 81.22

Cheatle-Henry operation-see Repair, hernia, femoral

Chevalier-Jackson operation (partial laryngectomy) 30.29

Child operation (radical subtotal pancreatectomy) 52.53

Chopart operation (midtarsal amputation) 84.12

Clagett operation (closure of chest wall following open flap drainage) 34.72

Clayton operation (resection of metatarsal heads and bases of phalanges) 77.88

一脂肪为移植或库存　86.90
采用
一齿矫形器　24.7
一治疗性物质（局部作用或全身作用）NEC　99.29
——关节　81.92
———颞下颌的　76.96
——腱　83.97
———手　82.95
——筋膜　83.98
———手　82.96
——静脉　39.92
——黏液囊　83.96
———手　82.94
——韧带（关节）　81.92
——软组织 NEC　83.98
———手　82.96
——心包　37.93
——心脏　37.92

苍白球豆状核襻切开术　01.42
苍白球切除术　01.42
苍白球切开术　01.42
一通过立体定位放射外科学　92.32
——单源光子　92.31
——多源　92.32
——放射外科 NEC　92.39
——钴-60　92.32
——粒子　92.33
——粒子束流　92.33
——线性加速器（LINAC）　92.31

苍白球丘脑化学破坏术　01.42
操作—另见特指操作
一呼吸（非手术的）NEC　93.99
一其他（非手术的）NEC　99.99
一外科手术的一见手术
一造口术，巩膜 NEC　12.69
一诊断性 NEC
——奥狄括约肌　51.19
——鼻，鼻的　21.29
———窦　22.19
——鼻咽　29.19
——扁桃腺　28.19

- fat for grafting or banking　86.90
Introduction
- orthodontic appliance　24.7
- therapeutic substance (acting locally or systemically) NEC　99.29
- - joint　81.92
- - - temporomandibular　76.96
- - tendon　83.97
- - - hand　82.95
- - fascia　83.98
- - - hand　82.96
- - vein　39.92
- - bursa　83.96
- - - hand　82.94
- - ligament (joint)　81.92
- - soft tissue NEC　83.98
- - - hand　82.96
- - pericardium　37.93
- - heart　37.92

Pallidoansotomy　01.42
Pallidectomy　01.42
Pallidotomy　01.42
- by stereotactic radiosurgery　92.32
- - single source photon　92.31
- - multi-source　92.32
- - radiosurgery NEC　92.39
- - cobalt-60　92.32
- - particulate　92.33
- - particle beam　92.33
- - linear accelerator (LINAC)　92.31

Chemopallidectomy　01.42
Procedure-see also specific procedure
- respiratory (nonoperative) NEC　93.99
- miscellaneous (nonoperative) NEC　99.99
- surgical-see Operation
- fistulizing, sclera NEC　12.69
- diagnostic NEC
- - sphincter of Oddi　51.19
- - nose, nasal　21.29
- - - sinus　22.19
- - nasopharynx　29.19
- - tonsils　28.19

——热稀释指示剂 89.68
——氧消耗技术 89.67
——指示剂稀释技术 89.68
—心血管的 NEC 89.59
—血管的 89.59
—血管内压 00.69
——肠系膜的 00.69
——腹腔内 00.69
——冠状动脉 00.59
——髂的 00.69
——肾的 00.69
——胸腔内 00.67
———颈动脉的 00.67
———主动脉 00.67
———主动脉弓 00.67
——周围的 00.68
—眼内压力 89.11
——作为扩大眼科操作部分的 95.03

—腰围 93.07
—运动范围 93.05
—肢体长度 93.06
—智力 94.01
—中心静脉压 89.62
—子宫内压 75.35

测验,测定(为了)
— 14C —尿素呼气 89.39
—本德尔视觉-运动完整形象测验 94.02
—本顿视觉保持测验 94.02
—刺激物,用于青光眼 95.26
—丹佛智力发育(筛查法) 94.02
—耳的功能 NEC 95.46
—耳语(听觉) 95.42
—放射性-钴 B12 希林 92.04
—功能
——肌(通过)
———肌电描记术 93.08
———手法的 93.04
——前庭 95.46
——临床的 95.44
——神经的 NEC 89.15
——听觉 NEC 95.46

- - thermodilution indicator 89.68
- - oxygen consumption technique 89.67
- - indicator dilution technique 89.68
- cardiovascular NEC 89.59
- vascular 89.59
- intravascular pressure 00.69
- - mesenteric 00.69
- - intra-abdominal 00.69
- - coronary 00.59
- - iliac 00.69
- - renal 00.69
- - intrathoracic 00.67
- - - carotid 00.67
- - - aorta 00.67
- - - aortic arch 00.67
- - peripheral 00.68
- intraocular tension or pressure 89.11
- - as part of extended ophthalmologic work-up 95.03

- girth 93.07
- range of motion 93.05
- limb length 93.06
- intelligence 94.01
- central venous pressure 89.62
- intrauterine pressure 75.35

Test, testing (for)
- 14 C-Urea breath 89.39
- Bender Visual-Motor Gestalt 94.02
- Benton Visual Retention 94.02
- provocative, for glaucoma 95.26
- Denver developmental (screening) 94.02
- auditory function NEC 95.46
- whispered speech (hearing) 95.42
- radio-cobalt B12 Schilling 92.04
- function
- - muscle (by)
- - - electromyography 93.08
- - - manual 93.04
- - vestibular 95.46
- - clinical 95.44
- - neurologic NEC 89.15
- - hearing NEC 95.46

插管法—另见导管插入术和插入

—鼻-肠的　96.08

—鼻胆的（引流）　51.86

—鼻泪管的（管）（伴冲洗）　09.44

—鼻胃的

——为了

———减压，肠　96.07

———喂养　96.6

—鼻胰引流（内镜）　52.97

—肠（用于减压）　96.08

—胆管　51.59

——内镜的　51.87

——总　51.51

———内镜的　51.87

—喉　96.05

—呼吸道 NEC　96.05

—泪的,用于

——扩张　09.42

——撕裂引流,鼻内的　09.81

—脑室小脑延髓池　02.22

—气管　96.04

—食管（非手术的）（森斯塔）　96.06

——永久性管（硅）（苏塔）　42.81

—胃（鼻胃）（用于肠减压）NEC　96.07

——用于喂养　96.6

—小肠（米勒阿博特）　96.08

—咽鼓管　20.8

插入

—CorCap™　37.41

—CRT-D（心律再同步化除颤器）（双心室除颤器）（BiVICD）（BiV 起搏除颤顺）（BiV 起搏除颤器）（心脏再同步除颤器）（装置和一个或多个导联）　00.51

——仅脉搏发生器　00.54

——仅左心室冠状静脉导联　00.52

Intubation-see also Catheterization and Insertion

- naso-intestinal　96.08

- nasobiliary (drainage)　51.86

- nasolacrimal (duct) (with irrigation)　09.44

- nasogastric

- - for

- - - decompression, intestinal　96.07

- - - feeding　96.6

- nasopancreatic drainage (endoscopic)　52.97

- intestine (for decompression)　96.08

- bile duct(s)　51.59

- - endoscopic　51.87

- - common　51.51

- - - endoscopic　51.87

- larynx　96.05

- respiratory tract NEC　96.05

- lacrimal for

- - dilation　09.42

- - tear drainage, intranasal　09.81

- ventriculocisternal　02.22

- trachea　96.04

- esophagus (nonoperative) (Sengstaken)　96.06

- - permanent tube (silicone) (Souttar)　42.81

- stomach (nasogastric) (for intestinal decompression) NEC　96.07

- - for feeding　96.6

- small intestine (Miller-Abbott)　96.08

- Eustachian tube　20.8

Insertion

- CorCap™　37.41

- CRT-D (biventricular defibrillator) (BiV ICD) (BiV pacemaker with defibrillator) (BiV pacing with defibrillator) (cardiac resynchronization defibrillator) (device and one or more leads)　00.51

- - pulse generator only　00.54

- - left ventricular coronary venous lead only　00.52

—避孕装置(宫内)　69.7　　　　　　　　　　- contraceptive device (intrauterine)　69.7

—布莱克莫尔森斯塔肯管　96.06　　　　　　　- Blakemore-Sengstaken tube　96.06

—齿矫形器(填塞器)(栓结术)　24.7　　　　　- orthodontic appliance (obturator) (wiring)
　　　　　　　　　　　　　　　　　　　　　　　24.7

—传感器　　　　　　　　　　　　　　　　　　- sensor (lead)

——动脉内的,用于连续性血气监测　00.58　　- - intra-aneurysm sac pressure monitoring de-
　　　　　　　　　　　　　　　　　　　　　　vice　00.58

——心内或大血管血流动力学监测　　　　　　- - intracardiac or great vessel hemodynamic
　　　　　　　　　　　　　　　　　　　　　　monitoring

———伴有导线　00.56　　　　　　　　　　　- - - with lead　00.56

———无导线　38.26　　　　　　　　　　　　- - - without lead　38.26

——心内血流动力学监测　89.60　　　　　　　- - intra-arterial, for continuous blood gas mo-
　　　　　　　　　　　　　　　　　　　　　　nitoring　89.60

—刺激接收器—见植入,神经刺激器,按部位　　- stimoceiver-see Implant, neurostimulator, by
　　　　　　　　　　　　　　　　　　　　　　site

—刺激器用于骨生长—见亚目　78.9　　　　　- stimulator for bone growth-see subcategory
　　　　　　　　　　　　　　　　　　　　　　78.9

—带(可调节性)　　　　　　　　　　　　　　- band (adjustable)

—— Lap-Band™(可调节性胃绷带系统)44.95　- - Lap-Band™　44.95

——胃的,腹腔镜的　44.95　　　　　　　　　- - gastric, laparoscopic　44.95

—袋,子宫颈(非产科的)　67.0　　　　　　　- bag, cervix (nonobstetrical)　67.0

——帮助分娩或引产　73.1　　　　　　　　　- - to assist delivery or induce labor　73.1

——分娩或流产后　75.8　　　　　　　　　　- - after delivery or abortion　75.8

—戴维逊钮　54.98　　　　　　　　　　　　　- Davidson button　54.98

—胆总管肝内胆管(用于减压)　51.43　　　　- choledochohepatic tube (for decompression)
　　　　　　　　　　　　　　　　　　　　　　51.43

——内镜　51.87　　　　　　　　　　　　　　- - endoscopic　51.87

—导管　　　　　　　　　　　　　　　　　　- catheter

—— NeuroFlo™(部分腹主动脉闭合)　39.77　- - NeuroFlo™ (partial abdominal aorta occlu-
　　　　　　　　　　　　　　　　　　　　　　sion)　39.77

——胆管　51.59　　　　　　　　　　　　　　- - bile duct(s)　51.59

———内镜　51.87　　　　　　　　　　　　　- - - endoscopic　51.87

———总　51.51　　　　　　　　　　　　　　- - - common　51.51

————内镜　51.87　　　　　　　　　　　　- - - - endoscopic　51.87

——动脉　38.91　　　　　　　　　　　　　　- - artery　38.91

——静脉 NEC　38.93　　　　　　　　　　　　- - vein NEC　38.93

———用于肾透析　38.95　　　　　　　　　　- - - for renal dialysis　38.95

——经气管用于氧化　31.99　　　　　　　　　- - transtracheal for oxygenation　31.99

——肋间(伴水密封),为了引流　34.04　　　　- - intercostal (with water seal), for drainage
　　　　　　　　　　　　　　　　　　　　　　34.04

———胸腔镜的　34.06　　　　　　　　　　　- - - thoracoscopic　34.06

———修复术(伴粘连松解术)　34.04　　　　　- - - revision (with lysis of adhesions)　34.04

——骨原性(用于骨生长刺激)—见亚目 78.9

——脊柱 03.93
——颅内 02.93
——卵圆孔 02.93
——脑 02.93
———蝶的 02.96
———卵圆孔 02.93
———深部 02.93
——深部 02.93
——胃的 04.92
——心脏(初始的)(经静脉) 37.70
———心房(初始的) 37.73
————置换 37.76
———心房和心室(初始的) 37.72
————置换 37.76
———心室(初始的) 37.71
————置换 37.76
———心外膜(胸骨切开或胸廓切开术入路)
  37.74
———暂时性经静脉起搏器系统 37.78

————心脏手术中和心脏手术即时后 39.64

————左心室冠状静脉系统 00.52

——周围神经 04.92
—蝶骨电极 02.96
—氡管 92.27
—动脉内血气监测系统 89.60
—端口,血管通路 86.07
—腭植入 27.64
—耳蜗假体装置—见植入,耳蜗假体装置

—房水引流装置(分流)(支架) 12.67
—放射性核素 92.27
—非冠状血管
——支架(支架植入)

- - osteogenic (for bone growth stimulation)-
  see subcategory 78.9
- - spine 03.93
- - intracranial 02.93
- - foramen ovale 02.93
- - brain 02.93
- - - sphenoidal 02.96
- - - foramen ovale 02.93
- - - depth 02.93
- - depth 02.93
- - gastric 04.92
- - heart (initial) (transvenous) 37.70
- - - atrium (initial) 37.73
- - - - replacement 37.76
- - - atrium and ventricle (initial) 37.72
- - - - replacement 37.76
- - - ventricle (initial) 37.71
- - - - replacement 37.76
- - - epicardium (sternotomy or thoracotomy
  approach) 37.74
- - - temporary transvenous pacemaker system
  37.78
- - - - during and immediately following car-
  diac surgery 39.64
- - - left ventricular coronary venous system
  00.52
- - peripheral nerve 04.92
- sphenoidal electrodes 02.96
- radon seeds 92.27
- intra-arterial blood gas monitoring system 89.60
- port, vascular access 86.07
- palatal implant 27.64
- cochlear prosthetic device-see Implant, co-
  chlear prosthetic device
- aqueous drainage device (shunt) (stent) 12.67
- radioactive isotope 92.27
- non-coronary vessel
- - stent(s) (stent graft)

注:另使用 00.40,00.41,00.42 或 00.43 编码说明治疗血管的总数量。使用 00.44 编码一次说明对分叉血管的操作。另外,使用 00.45,00.46,00.47 或 00.48 插入血管支架的数量。

Note: Also use 00.40, 00.41, 00.42, or 00.43 to show the total number of vessels treated. Use code 00.44 once to show procedure on a bifurcated vessel. In addition, use 00.45, 00.46, 00.47, or 00.48 to show the number of vascular stents inserted.

> 注：另使用 **00.40，00.41，00.42** 或 **00.43** 编码说明治疗血管的总数量。使用 **00.44** 编码一次说明对分叉血管的操作。另外，使用 **00.45，00.46，00.47** 或 **00.48** 插入血管支架的数量。

> Note：Also use 00.40，00.41，00.42，or 00.43 to show the total number of vessels treated. Use code 00.44 once to show procedure on a bifurcated vessel. In addition, use 00.45，00.46，00.47，or 00.48 to show the number of vascular stents inserted.

———人工椎间盘 NOS 84.60　　　　- - - artificial disc，NOS　84.60
————颈的　84.62　　　　　　　　　- - - - cervical　84.62
————部分　84.61　　　　　　　　　- - - - - partial　84.61
————核　84.61　　　　　　　　　　- - - - - nucleus　84.61
————全部　84.62　　　　　　　　　- - - - - total　84.62
————胸（部分）（全部）　84.63　　　- - - - thoracic（partial）（total）　84.63
————腰的,腰骶的　84.65　　　　　　- - - - lumbar，lumbosacral　84.65
————部分　84.64　　　　　　　　　- - - - - partial　84.64
————核　84.64　　　　　　　　　　- - - - - nucleus　84.64
————全部　84.65　　　　　　　　　- - - - - total　84.65
——肩　　　　　　　　　　　　　　　- - shoulder
———部分　81.81　　　　　　　　　- - - partial　81.81
———全部，NEC　81.80　　　　　　- - - total，NEC　81.80
————反向　81.88　　　　　　　　- - - - reverse　81.88
————其他　81.80　　　　　　　　- - - - other　81.80
———修复术　81.97　　　　　　　　- - - revision　81.97
——晶状体　13.91　　　　　　　　　- - lens　13.91
——颏（聚乙烯）（硅橡胶）　76.68　　- - chin（polyethylene）（silastic）　76.68
——髋（部分）　81.52　　　　　　　- - hip（partial）　81.52
———全部　81.51　　　　　　　　　- - - total　81.51
————修复术　　　　　　　　　　- - - - revision
————髋臼和股骨成分（全部的）　00.70　- - - - - acetabular and femoral components（total）　00.70
————全部的（髋臼和股骨成分）　00.70　- - - - - total（acetabular and femoral components）　00.70
———修复术 NOS　81.53　　　　　　- - - revision NOS　81.53
————部分的　　　　　　　　　　- - - - partial
————仅股骨成分　00.72　　　　　- - - - - femoral component only　00.72
————仅股骨头和（或）髋臼衬垫　00.73　- - - - - femoral head only and/or acetabular liner　00.73
————仅髋臼衬垫和（或）股骨头　00.73　- - - - - acetabular liner and/or femoral head only　00.73
————髋臼成分　00.71　　　　　　- - - - - acetabular component only　00.71
————仅股骨成分　00.72　　　　　- - - - femoral component only　00.72
————仅股骨头和（或）髋臼衬垫　00.73　- - - - femoral head only and/or acetabular liner　00.73
————仅髋臼衬垫和（或）股骨头　00.73　- - - - acetabular liner and/or femoral head only　00.73
————髋臼成分　00.71　　　　　　- - - - acetabular component only　00.71
————髋臼和股骨成分（全部的）　00.70　- - - - acetabular and femoral components（total）　00.70

————全部的（髋臼和股骨成分）　00.70

——髋臼（部分）　81.52
———髋　81.52
————修复术 NOS　81.53
—————部分的
——————仅股骨成分　00.72
——————仅股骨头和（或）髋臼衬垫　00.73

——————仅髋臼衬垫和（或）股骨头　00.73

—————髋臼成分　00.71

—————仅股骨成分　00.72
—————仅股骨头和（或）髋臼衬垫　00.73

—————仅髋臼衬垫和（或）股骨头　00.73

—————髋臼成分　00.71
—————髋臼和股骨成分（全部的）　00.70

—————全部的（髋臼和股骨成分）　00.70

———修复术 NOS　81.53
——流出道（三角片型）（心脏）
———于
————肺动脉瓣膜成形术　35.26
————全部法洛四联症修补术　35.81

——罗森（用于泌尿系失禁）　59.79
——乳房（双侧）　85.54
———单侧　85.53
——输卵管　66.93
——腿（生物电的）（运动成型性）（运动成型性）
　84.48
——膝（部分）（全部）　81.54
———修复术 NOS　81.55
————髌骨成分　00.83
————部分的
—————髌骨成分　00.83
—————股骨成分　00.82
—————胫骨插入　00.84

- - - - total (acetabular and femoral compo-
nents)　00.70

- - acetabulum (partial)　81.52
- - - hip　81.52
- - - - revision NOS　81.53
- - - - - partial
- - - - - femoral component only　00.72
- - - - - femoral head only and/or acetabu-
lar liner　00.73
- - - - - - acetabular liner and/or femoral
head only　00.73
- - - - - - acetabular component only
00.71
- - - - - femoral component only　00.72
- - - - - femoral head only and/or acetabular
liner　00.73
- - - - - acetabular liner and/or femoral head
only　00.73
- - - - - acetabular component only　00.71
- - - - - acetabular and femoral components
(total)　00.70
- - - - - total (acetabular and femoral com-
ponents)　00.70
- - - revision NOS　81.53
- - outflow tract (gusset type) (heart)
- - - in
- - - - pulmonary valvuloplasty　35.26
- - - - total repair of tetralogy of Fallot
35.81
- - Rosen (for urinary incontinence)　59.79
- - breast (bilateral)　85.54
- - - unilateral　85.53
- - fallopian tube　66.93
- - leg (bioelectric) (cineplastic) (kineplastic)
84.48
- - knee (partial) (total)　81.54
- - - revision NOS　81.55
- - - - patellar component　00.83
- - - - partial
- - - - - patellar component　00.83
- - - - - femoral component　00.82
- - - - - tibial insert　00.84

注:另使用 00.40,00.41,00.42 或 00.43 编码说明治疗血管的总数量。使用 00.44 编码一次说明对分叉血管的操作。另外,使用 00.45,00.46,00.47 或 00.48 插入血管支架的数量。

Note:Also use 00.40,00.41,00.42, or 00.43 to show the total number of vessels treated.Use code 00.44 once to show procedure on a bifurcated vessel. In addition, use 00.45, 00.46, 00.47, or 00.48 to show the number of vascular stents inserted.

——心脏泵　37.62

—抗菌外膜　17.81

—克拉奇菲尔德钳(颅骨)(同时伴骨骼牵引)　02.94

—克罗斯比-库尼钮　54.98

—髋假体(部分)　81.52

——全部的　81.51

———修复术

————髋臼和股骨成分(全部的)　00.70

————全部的(髋臼和股骨成分)　00.70

——修复术 NOS　81.53

———部分的

————仅股骨成分　00.72

————仅股骨头和(或)髋臼衬垫　00.73

————仅髋臼衬垫和(或)股骨头　00.73

———髋臼成分　00.71

———仅股骨成分　00.72

———仅股骨头和(或)髋臼衬垫　00.73

———髋臼成分　00.71

————仅髋臼衬垫和(或)股骨头　00.73

———髋臼和股骨成分(全部的)　00.70

———全部的(髋臼和股骨成分)　00.70

—框架(立体定向)

——用于放射外科学　93.59

—眶植入物(支架)(肌锥外)　16.69

——伴眶切开术　16.02

—昆布,子宫颈　69.93

—肋间导管(伴水密封),为了引流　34.04

——修复术(伴有粘连松解)　34.04

———胸腔镜的　34.06

—镭　92.27

—里克汉囊　02.22

- - heart pump　37.62

- antimicrobial envelope　17.81

- Crutchfield tongs (skull) (with synchronous skeletal traction)　02.94

- Crosby-Cooney button　54.98

- hip prosthesis (partial)　81.52

- - total　81.51

- - - revision

- - - - acetabular and femoral components (total)　00.70

- - - - total (acetabular and femoral components)　00.70

- - revision NOS　81.53

- - - partial

- - - femoral component only　00.72

- - - femoral head only and/or acetabular liner　00.73

- - - acetabular liner and/or femoral head only　00.73

- - - acetabular component only　00.71

- - femoral component only　00.72

- - femoral head only and/or acetabular liner　00.73

- - acetabular component only　00.71

- - - acetabular liner and/or femoral head only　00.73

- - - acetabular and femoral components (total)　00.70

- - - total (acetabular and femoral components)　00.70

- frame (stereotactic)

- - for radiosurgery　93.59

- orbital implant (stent) (outside muscle cone)　16.69

- - with orbitotomy　16.02

- laminaria, cervix　69.93

- intercostal catheter (with water seal) for drainage　34.04

- - revision (with lysis of adhesions)　34.04

- - - thoracoscopic　34.06

- radium　92.27

- Rickham reservoir　02.22

一流出道假体(三角片型)(心脏)
——于
———肺动脉瓣膜成形术 35.26
———全部法洛四联症修补术 35.81
—颅骨
——金属板 02.05
——立体定位框架 93.59
——钳(巴尔通)(卡钳)(加德威尔斯)(文凯)(同时伴骨骼牵引) 02.94

—路透线轴装置(伴插管法) 20.01
—罗森假体(用于泌尿系失禁) 59.79

—滤网,腔静脉 38.7
—泌尿系括约肌,人工(AUS)(可膨胀的) 58.93
—面骨植入(异质造形的)(人造的) 76.92

—摩尔(杯) 81.52
—默彼此毕茨乌德丁伞状,腔静脉 38.7
—脑电图接收器—见植入,脑电图接收器,按部位

—内移植物,血管内移植物
——血管内,其他血管(用于动脉瘤) 39.79

——血管内的,腹主动脉 39.71
———开窗(分支)移植 39.78
——血管内的,头和颈血管 39.72

——血管内的,胸主动脉 39.73
—内置假体(管)
——胆管 51.87
——股骨头(双极) 81.52
——胰腺管 52.93
—欧麻亚储液器 02.22
—起搏导管—见插入,起搏器,心的

—起搏器
——脊柱—见植入,神经刺激器,脊柱
——颈动脉 39.89
——颅内—见植入,神经刺激器,颅内的

- outflow tract prosthesis (gusset type) (heart)
- - in
- - - pulmonary valvuloplasty 35.26
- - - total repair of tetralogy of Fallot 35.81
- skull
- - plate 02.05
- - stereotactic frame 93.59
- - tongs (Barton) (caliper) (Garder Wells) (Vinke) (with synchronous skeletal traction) 02.94
- Reuter bobbin (with intubation) 20.01
- Rosen prosthesis (for urinary incontinence) 59.79
- sieve, vena cava 38.7
- urinary sphincter, artificial (AUS) (inflatable) 58.93
- facial bone implant (alloplastic) (synthetic) 76.92
- Moore (cup) 81.52
- Mobitz-Uddin umbrella, vena cava 38.7
- electroencephalographic receiver-see Implant, electroencephalographic receiver, by site
- endograft(s), endovascular graft(s)
- - endovascular, other vessels (for aneurysm) 39.79
- - endovascular, abdominal aorta 39.71
- - - fenestrated (branching) 39.78
- - endovascular, head and neck vessels 39.72
- - endovascular, thoracic aorta 39.73
- endoprosthesis
- - bile duct 51.87
- - femoral head (bipolar) 81.52
- - pancreatic duct 52.93
- Ommaya reservoir 02.22
- pacing catheter-see Insertion, pacemaker, cardiac
- pacemaker
- - spine-see Implant, neurostimulator, spine
- - carotid 39.89
- - intracranial-see Implant, neurostimulator, intracranial

—斯坦曼钉　93.44

——伴骨折或脱位的复位—见复位,骨折和复位, 脱位

—斯旺-甘兹导管(肺动脉)　89.64

—塑模,阴道　96.15

—探针,子宫颈,非产科的　67.0

——助产或引产　73.1

—套管

——艾伦-布朗　39.93

——鼻窦(经穿刺)　22.01

———经自然腔口　22.02

——血管至血管　39.93

——胰腺管　52.92

———内镜的　52.93

——用于体外膜氧化(ECMO)—省略编码

—填充材料,皮肤(缺损填充)　86.02

—填充物(水泥)(关节)　84.56

——脊柱　84.51

—填塞器(齿矫形)　24.7

—外部固定装置(骨)—见亚目　78.1

—外膜,抗菌的　17.81

—望远镜(IMT)(小型)　13.91

—微型固定装置(骨)—见亚目　78.1

—胃泡(球囊)　44.93

—文凯钳(颅骨)(同时伴骨骼牵引)　02.94

—膝假体(部分的)(全部的)　81.54

——修复术 NOS　81.55

———髌骨成分　00.83

———部分的

————髌骨成分　00.83

————股骨成分　00.82

————胫骨插入　00.84

————胫骨成分　00.81

————股骨成分　00.82

————胫骨插入　00.84

- Steinmann pin　93.44

- - with reduction of fracture or dislocation-see Reduction, fracture and Reduction, dislocation

- Swan-Ganz catheter (pulmonary)　89.64

- mold, vagina　96.15

- bougie, cervix, nonobstetrical　67.0

- - to assist delivery or induce labor　73.1

- cannula

- - Allen-Brown　39.93

- - nasal sinus (by puncture)　22.01

- - - through natural ostium　22.02

- - vessel to vessel　39.93

- - pancreatic duct　52.92

- - - endoscopic　52.93

- - for extracorporeal membrane oxygenation (ECMO)-omit code

- filling material, skin (filling of defect)　86.02

- spacer (cement) (joint) (methylmethacrylate)　84.56

- - spine　84.51

- obturator (orthodontic)　24.7

- external fixation device (bone)-see subcategory　78.1

- envelope, antimicrobial　17.81

- telescope (IMT) (miniature)　13.91

- minifixator device (bone)-see subcategory　78.1

- bubble (balloon), stomach　44.93

- Vinke tongs (skull) (with synchronous skeletal traction)　02.94

- knee prosthesis (partial (total)　81.54

- - revision NOS　81.55

- - - patellar component　00.83

- - - partial

- - - - patellar component　00.83

- - - - femoral component　00.82

- - - - tibial insert　00.84

- - - - tibial component　00.81

- - - - femoral component　00.82

- - - - tibial insert　00.84

—循环支持装置
—— CentriMag®（体外血泵系统）　37.62
—— pVAD（经皮心室辅助装置）　37.68

—— TandemHeart®　37.68
——非植入性的　37.62
——外部心脏辅助装置
——— Impella®　37.68
———经皮的　37.68
———双心室的　37.60
———暂时性　37.62
——暂时性非植入型循环辅助装置　37.62

—牙托(全部)　99.97
—牙周夹(齿矫形)　24.7
—眼阀植入　12.67
—眼球,进入眼窝　16.69
—眼植入
——随后或二期
———内容物取出术　16.61
———内容物剜出术　16.61
——同时伴
———内容物剜出术　16.31
———剜出术　16.42
————伴肌附着于植入物　16.41

—咽瓣膜,人工　31.75
—阴道,人造的　70.95
—阴道隔　96.17
—阴道模型　96.15
—阴茎假体(非可膨胀的)(内的)　64.95

——可膨胀的(内的)　64.97
—引流管
——肾　55.02
——肾盂　55.12
—硬膜外钉　02.93
—硬膜下的
——条带状　02.93
——网状　02.93
—折流板,心脏(心房)(心房间)(心房内)　35.91

- circulatory support device
- - CentriMag®　37.62
- - pVAD（percutaneous ventricular assist device)　37.68

- - TandemHeart®　37.68
- - non-implantable　37.62
- - external heart assist device
- - - Impella®　37.68
- - - percutaneous　37.68
- - - biventricular　37.60
- - - temporary　37.62
- - temporary non-implantable circulatory assist device　37.62

- denture（total)　99.97
- peridontal splint（orthodontic)　24.7
- eye valve implant　12.67
- globe, into eye socket　16.69
- ocular implant
- - following or secondary to
- - - evisceration　16.61
- - - enucleation　16.61
- - with synchronous
- - - evisceration　16.31
- - - enucleation　16.42
- - - - with muscle attachment to implant　16.41

- pharyngeal valve, artificial　31.75
- vagina, synthetic　70.95
- diaphragm, vagina　96.17
- vaginal mold　96.15
- penile prosthesis（non-inflatable)（internal)　64.95

- - inflatable（internal)　64.97
- drainage tube
- - kidney　55.02
- - renal pelvis　55.12
- epidural pegs　02.93
- subdural
- - strips　02.93
- - grids　02.93
- baffle, heart（atrial)（interatrial)（intra-atrial)　35.91

—支架（支架植入）

——肠系膜的 39.90

———裸，药物涂层 39.90

———药物洗脱 00.55

——胆管 51.43

———经皮的经肝的 51.98

———内镜的 51.87

——动脉（裸）（结合的）（药物涂层）（非药物洗脱）

注：另使用 00.40,00.41,00.42 或 00.43 编码说明治疗血管的总数量。使用 00.44 编码一次说明对分叉血管的操作。另外，使用 00.45,00.46,00.47 或 00.48 插入血管支架的数量。

———非冠状血管

————股动脉，表浅的 39.90

—————非药物洗脱 39.90

—————药物洗脱 00.60

————基底 00.64

————脊椎的 00.64

————颈动脉 00.63

————颅内的 00.65

————颅外的 00.64

————周围的 39.90

—————裸，药物涂层 39.90

—————药物洗脱 00.55

———股动脉，表浅的 39.90

————非药物洗脱 39.90

————药物洗脱 00.60

———冠状（裸）（结合的）（药物涂层）（非药物洗脱） 36.06

————药物洗脱 36.07

———基底动脉 00.64

———颈动脉 00.63

———颅内 00.65

———颅外 00.64

————颈动脉 00.63

———脑血管的

————脑的（颅内） 00.65

————入脑前的（颅外） 00.64

—————颈动脉 00.63

- stent(s) (stent graft)

- - mesenteric 39.90

- - - bare, drug-coated 39.90

- - - drug-eluting 00.55

- - bile duct 51.43

- - - percutaneous transhepatic 51.98

- - - endoscopic 51.87

- - artery （bare）（bonded）（drug coated）（non-drug-eluting）

Note：Also use 00.40,00.41,00.42, or 00.43 to show the total number of vessels treated. Use code 00.44 once to show procedure on a bifurcated vessel. In addition, use 00.45, 00.46, 00.47, or 00.48 to show the number of vascular stents inserted.

- - - non-coronary vessel

- - - - femoral artery, superficial 39.90

- - - - - non-drug-eluting 39.90

- - - - - drug-eluting 00.60

- - - - basilar 00.64

- - - - vertebral 00.64

- - - - carotid 00.63

- - - - intracranial 00.65

- - - - extracranial 00.64

- - - - peripheral 39.90

- - - - - bare, drug-coated 39.90

- - - - - drug-eluting 00.55

- - - femoral artery, superficial 39.90

- - - - non-drug-eluting 39.90

- - - - drug-eluting 00.60

- - - coronary （bare）（bonded）（drug coated）（non-drug-eluting） 36.06

- - - - drug-eluting 36.07

- - - basilar 00.64

- - - carotid 00.63

- - - intracranial 00.65

- - - extracranial 00.64

- - - - carotid 00.63

- - - cerebrovascular

- - - - cerebral (intracranial) 00.65

- - - - precerebral (extracranial) 00.64

- - - - - carotid 00.63

——房水引流　12.67

——非冠状血管

注：另使用 00.40,00.41,00.42 或 00.43 编码说明治疗血管的总数量。使用 00.44 编码一次说明对分叉血管的操作。另外，使用 00.45,00.46,00.47 或 00.48 插入血管支架的数量。

———伴旁路—省略编码

———伴血管成形术或动脉粥样硬化切除术　39.50

———肠系膜的　39.90

————裸,药物涂层　39.90

————药物洗脱　00.55

———基底　00.64

———脊椎的　00.64

———颈动脉　00.63

———颅内的　00.65

———颅外的　00.64

———肾的　39.90

————裸,药物涂层　39.90

————药物洗脱　00.55

———周围的　39.90

————裸,药物涂层　39.90

————药物洗脱　00.55

——冠状（动脉）（裸）（结合的）（药物涂层）（非药物洗脱）　36.06

注：另使用　00.40,00.41,00.42 或 00.43 编码说明治疗血管的总数量。使用 00.44 编码一次说明对分叉血管的操作。另外，使用 00.45,00.46,00.47 或 00.48 插入血管支架的数量。

———药物洗脱　36.07

——脊椎的　00.64

注：另使用　00.40,00.41,00.42 或 00.43 编码说明治疗血管的总数量。使用 00.44 编码一次说明对分叉血管的操作。另外，使用 00.45,00.46,00.47 或 00.48 插入血管支架的数量。

——结肠

———内镜的（荧光镜引导）　46.86

- - aqueous drainage　12.67

- - non-coronary vessel

Note：Also use 00.40,00.41,00.42, or 00.43 to show the total number of vessels treated. Use code 00.44 once to show procedure on a bifurcated vessel. In addition, use 00.45, 00.46, 00.47, or 00.48 to show the number of vascular stents inserted.

- - - with bypass-omit code

- - - with angioplasty or atherectomy　39.50

- - - mesenteric　39.90

- - - - bare, drug-coated　39.90

- - - - drug-eluting　00.55

- - - basilar　00.64

- - - vertebral　00.64

- - - carotid　00.63

- - - intracranial　00.65

- - - extracranial　00.64

- - - renal　39.90

- - - - bare, drug-coated　39.90

- - - - drug-eluting　00.55

- - - peripheral　39.90

- - - - bare, drug-coated　39.90

- - - - drug-eluting　00.55

- - coronary （artery）（bare）（bonded）（drug coated）（non-drug-eluting）　36.06

Note：Also use 00.40,00.41,00.42, or 00.43 to show the total number of vessels treated. Use code 00.44 once to show procedure on a bifurcated vessel. In addition, use 00.45, 00.46, 00.47, or 00.48 to show the number of vascular stents inserted.

- - - drug-eluting　36.07

- - vertebral　00.64

Note：Also use 00.40,00.41,00.42, or 00.43 to show the total number of vessels treated. Use code 00.44 once to show procedure on a bifurcated vessel. In addition, use 00.45,00.46,00.47, or 00.48 to show the number of vascular stents inserted.

- - colon

- - - endoscopic （fluoroscopic guidance）　46.86

———其他　46.87

——气管支气管的　96.05

——人脑前的　00.64

> 注:另使用 00.40,00.41,00.42 或 00.43 编码说明治疗血管的总数量。使用 00.44 编码一次说明对分叉血管的操作。另外,使用 00.45,00.46,00.47 或 00.48 插入血管支架的数量。

——肾的　39.90

———裸,药物涂层　39.90

———药物洗脱　00.55

——食管(内镜)(荧光镜的)　42.81

——锁骨下　39.90

> 注:另使用　00.40,00.41,00.42 或 00.43 编码说明治疗血管的总数量。使用 00.44 编码一次说明对分叉血管的操作。另外,使用 00.45,00.46,00.47 或 00.48 插入血管支架的数量。

———裸,药物涂层　39.90

———药物洗脱　00.55

——胰腺管　52.92

———内镜的　52.93

——周围的　39.90

> 注:另使用　00.40,00.41,00.42 或 00.43 编码说明治疗血管的总数量。使用 00.44 编码一次说明对分叉血管的操作。另外,使用 00.45,00.46,00.47 或 00.48 插入血管支架的数量。

———股动脉,表浅的,药物洗脱的　00.60

———裸,药物涂层　39.90

———药物洗脱　00.55

—肢体延长装置,内的,NOS　84.54

——伴动力分离术　84.53

—植入物—见插入,假体

—止血垫

——食管　96.06

——阴道　96.14

- - - other　46.87

- - tracheobronchial　96.05

- - precerebral　00.64

> Note:Also use 00.40,00.41,00.42, or 00.43 to show the total number of vessels treated. Use code 00.44 once to show procedure on a bifurcated vessel. In addition, use 00.45, 00.46, 00.47, or 00.48 to show the number of vascular stents inserted.

- - renal　39.90

- - - bare, drug-coated　39.90

- - - drug-eluting　00.55

- - esophagus（endoscopic）（fluoroscopic）42.81

- - subclavian　39.90

> Note:Also use 00.40,00.41,00.42, or 00.43 to show the total number of vessels treated. Use code 00.44 once to show procedure on a bifurcated vessel. In addition, use 00.45, 00.46, 00.47, or 00.48 to show the number of vascular stents inserted.

- - - bare, drug-coated　39.90

- - - drug-eluting　00.55

- - pancreatic duct　52.92

- - - endoscopic　52.93

- - peripheral　39.90

> Note:Also use 00.40,00.41,00.42, or 00.43 to show the total number of vessels treated. Use code 00.44 once to show procedure on a bifurcated vessel. In addition, use 00.45, 00.46, 00.47, or 00.48 to show the number of vascular stents inserted.

- - - femoral artery, superficial, drug-eluting 00.60

- - - bare, drug-coated　39.90

- - - drug-eluting　00.55

- limb lengthening device, internal, NOS 84.54

- - with kinetic distraction　84.53

- implant-see Insertion, prosthesis

- tampon

- - esophagus　96.06

- - vagina　96.14

———分娩或流产后　75.8

———after delivery or abortion　75.8

——子宫　69.91

— — uterus　69.91

—周围血管—见非冠状血管

— peripheral blood vessel-see non-coronary

—肘假体（全部）　81.84

— elbow prosthesis（total）　81.84

——修复术　81.97

— — revision　81.97

—装置

— device

—— CorCap™　37.41

— — CorCap™　37.41

—— Lap-Band™（可调节性胃绷带系统 ）44.95

— — Lap-Band™　44.95

—— MitraClip®二尖瓣小叶钳　35.97

— — MitraClip® mitral leaflet clip　35.97

——假体心脏支持装置　37.41

— — prosthetic cardiac support device　37.41

——可调节的胃束带和端口　44.95

— — adjustable gastric band and port　44.95

——心室支持装置　37.41

— — ventricular support device　37.41

——心外膜支持装置　37.41

— — epicardial support device　37.41

——心脏再同步化—见插入，心律再同步化装置

— — cardiac resynchronization-see Insertion, cardiac resynchronization device

——心脏支持装置（CSD）　37.41

— — cardiac support device（CSD）　37.41

——胸骨固定装置伴有刚性板　84.94

— — sternal fixation device with rigid plates　84.94

——血管通路　86.07

— — vascular access　86.07

——支气管瓣膜

— — bronchial valve（s）

———单叶　33.71

— — — single lobe　33.71

———多叶　33.73

— — — multiple lobes　33.73

——支气管物质 NOS　33.79

— — bronchial substance NOS　33.79

——支气管装置 NOS　33.79

— — bronchial device NOS　33.79

——左心房附加装置　37.90

— — left atrial appendage　37.90

——左心房过滤器　37.90

— — left atrial filter　37.90

——左心房心导管闭合器　37.90

— — left atrial occluder　37.90

—椎体脊椎融合装置　84.51

— interbody spinal fusion device　84.51

—子宫内

— intrauterine

——避孕装置　69.7

— — contraceptive device　69.7

——镭（腔内）　69.91

— — radium（intracavitary）　69.91

——填塞（非产科）　69.91

— — tamponade（nonobstetric）　69.91

—子宫托

— pessary

——阴道　96.18

— — vagina　96.18

——子宫颈　96.18

— — cervix　96.18

———助产　73.1

— — — to assist delivery or induce labor　73.1

—组织扩张器（皮肤）NEC　86.93

— tissue expander（skin）NEC　86.93

——乳房　85.95

— — breast　85.95

—组织轴柄（周围血管）（涤纶）（斯帕克型）39.99

— tissue mandril（peripheral vessel）（Dacron）（Spark's type）39.99

——伴

— — with

———血管旁路或分流—见旁路，血管的

———血管修补术　39.56

查恩利手术—见 Charnley 手术

查尔斯手术—见 Charles 手术

拆除术

—肠造口　46.50

——大的　46.52

——小的　46.51

—动静脉分流　39.43

——伴创建新分流　39.42

—动脉旁路　39.49

—喉造口术　31.62

—回肠造口术　46.51

—结肠造口术　46.52

—空肠回肠旁路　46.93

—空肠造口术　46.51

—盲肠造口术　46.52

—脑室分流（脑的）　02.43

—气管造口　31.72

—十二指肠造口术　46.51

—食管造口术　42.83

—体动脉-肺动脉吻合术　39.49

——法洛四联症全部修补术　35.81

—胃空肠吻合术　44.5

—胃十二指肠吻合术　44.5

—吻合术

——肠　46.93

——动脉　39.49

——脑室的　02.43

——胃　44.5

——胃的，胃肠的　44.5

——血管，血管的　39.49

—血管吻合术或旁路　39.49

—乙状结肠造口术　46.52

—造口

——肠　46.50

———大的　46.52

———小的　46.51

——胆管　51.79

——胆囊　51.92

- - - vascular bypass or shunt-see Bypass, vascular

- - - blood vessel repair　39.56

查恩利手术— see Charnley operation

查尔斯手术— see Charles operation

Take-down

- intestinal stoma,enterostomy　46.50

- - large　46.52

- - small　46.51

- arteriovenous shunt　39.43

- - with creation of new shunt　39.42

- arterial bypass　39.49

- laryngostomy　31.62

- ileostomy　46.51

- colostomy　46.52

- jejunoileal bypass　46.93

- jejunostomy　46.51

- cecostomy　46.52

- ventricular shunt (cerebral)　02.43

- tracheostomy　31.72

- duodenostomy　46.51

- esophagostomy　42.83

- systemic-pulmonary artery anastomosis 39.49

- - in total repair of tetralogy of Fallot　35.81

- gastrojejunostomy　44.5

- gastroduodenostomy　44.5

- anastomosis

- - intestine　46.93

- - arterial　39.49

- - ventricular　02.43

- - stomach　44.5

- - gastric, gastrointestinal　44.5

- - blood vessel,vascular　39.49

- vascular anastomosis or bypass　39.49

- sigmoidostomy　46.52

- stoma

- - intestine　46.50

- - - large　46.52

- - - small　46.51

- - bile duct　51.79

- - gall bladder　51.92

——胆总管　51.72

——肝管　51.79

——喉　31.62

——尿道　58.42

——膀胱　57.82

——气管　31.72

——肾　55.82

——食管　42.83

——输尿管　56.83

——胃　44.62

——胸　34.72

——支气管　33.42

——直肠　48.72

产钳分娩—见分娩,产钳

产生—另见形成和创建

—皮下隧道用于食管吻合术　42.86

——伴吻合—见吻合术,食管,胸骨前

—房间隔缺损　35.42

肠肠吻合术　**45.90**

—小肠对大肠　45.93

—小肠对小肠　45.91

肠肠营养　**46.99**

肠穿刺术　**45.00**

—大肠　45.03

—十二指肠　45.01

—小肠 NEC　45.02

肠胆囊吻合术　**51.32**

肠缝合术　**46.79**

—大肠　46.75

—小肠　46.73

肠切除术 NEC　**45.63**

肠切开术　**45.00**

—大肠　45.03

—小肠　45.02

肠疝切除术　**53.9**

—女性　70.92

——伴移植物或假体　70.93

—阴道　70.92

——伴移植物或假体　70.93

肠石切开术　**45.00**

- - common duct　51.72

- - hepatic duct　51.79

- - larynx　31.62

- - urethra　58.42

- - bladder　57.82

- - trachea　31.72

- - kidney　55.82

- - esophagus　42.83

- - ureter　56.83

- - stomach　44.62

- - thorax　34.72

- - bronchus　33.42

- - rectum　48.72

Forceps delivery-see Delivery, forceps

Production-see also Formation and Creation

- subcutaneous tunnel for esophageal anastomosis　42.86

- - with anastomosis-see Anastomosis, esophagus, antesternal

- atrial septal defect　35.42

Enteroenterostomy　45.90

- small-to-large intestine　45.93

- small-to-small intestine　45.91

Enteroentectropy　46.99

Enterocentesis　45.00

- large intestine　45.03

- duodenum　45.01

- small intestine NEC　45.02

Enterocholecystostomy　51.32

Enterorrhaphy　46.79

- large intestine　46.75

- small intestine　46.73

Enterectomy NEC　45.63

Enterotomy　45.00

- large intestine　45.03

- small intestine　45.02

Enterocelectomy　53.9

- female　70.92

- - with graft or prosthesis　70.93

- vaginal　70.92

- - with graft or prosthesis　70.93

Enterolithotomy　45.00

肠胃造口术 **44.39**

一腹腔镜的 44.38

肠吻合术

一大肠与大肠 45.94

一小肠与大肠 45.93

一小肠与小肠 45.91

肠系膜固定术 **54.75**

肠系膜切除术 **54.4**

肠系膜折叠术 **54.75**

肠胰吻合术 **52.96**

肠营养,全部的 **99.15**

一周围的 99.15

肠造口术 NEC **46.39**

一横结肠一另见结肠造口术 46.10

一一襻式 46.03

一回肠(布鲁克)(德拉格施泰德) 46.20

一一襻式 46.01

一结肠(横的)一另见结肠造口术 46.10

一一襻式 46.03

一空肠(喂养) 46.39

一一经皮的(内镜) 46.32

一一襻式 46.01

一盲肠一另见结肠造口术 46.10

一十二指肠 46.39

一一襻式 46.01

一喂养 NEC 46.39

一一经皮的(内镜的) 46.32

一延迟性切开 46.31

一乙状结肠一另见结肠造口术 46.10

一一襻式 46.03

肠粘连松解术 **54.59**

一腹腔镜的 54.51

常规

一精神病学就诊 94.12

一胸 X 线检查 87.44

超滤 **99.78**

一去除,血浆水分 99.78

一血液透析(肾) 39.95

一治疗性血浆除去法 99.71

超声

Enterogastrostomy 44.39

- laparoscopic 44.38

Enteroanastomosis

- large-to-large intestine 45.94

- small-to-large intestine 45.93

- small-to-small intestine 45.91

Mesenteriopexy,Mesopexy 54.75

Mesenterectomy 54.4

Mesenteriplication 54.75

Enteropancreatostomy 52.96

Parenteral nutrition, total 99.15

- peripheral 99.15

Enterostomy NEC 46.39

- transverse colon-see also Colostomy 46.10

- - loop 46.03

- ileum (Brooke) (Dragstedt) 46.20

- - loop 46.01

- colon (transverse)-see also Colostomy 46.10

- - loop 46.03

- jejunum (feeding) 46.39

- - percutaneous (endoscopic) 46.32

- - loop 46.01

- cecum-see also Colostomy 46.10

- duodenum 46.39

- - loop 46.01

- feeding NEC 46.39

- - percutaneous (endoscopic) 46.32

- delayed opening 46.31

- sigmoid colon-see also Colostomy 46.10

- - loop 46.03

Enterolysis 54.59

- laparoscopic 54.51

Routine

- psychiatric visit 94.12

- chest x-ray 87.44

Ultrafiltration 99.78

- removal, plasma water 99.78

- hemodialysis (kidney), hemodiafiltration 39.95

- therapeutic plasmapheresis 99.71

Ultrasound

—VH™IVUS[虚拟组织学血管内超声]—见超声，血管内的，按部位

—疗法　93.35

—内耳　20.79

—碎裂，破碎(…的)

——白内障(伴抽吸)　13.41

——尿路结石，结石(科克袋)　59.95

—心脏

——非侵入的　88.72

——心内的(心房)(ICE)　37.28

——血管内的(冠状血管)(IVUS)　00.24

—虚拟组织学血管内超声—见超声，血管内的，按部位

—血管内(IVUS)　00.29

——冠状血管　00.24

——脑的血管，颅外　00.21

——其他特指血管　00.28

——腔静脉(下)(上)　00.22

——肾血管　00.25

——胸内血管　00.22

——周围血管　00.23

——主动脉　00.22

——主动脉弓　00.22

—诊断性—见超声波检查

—治疗性

——颈　00.01

——其他治疗性超声　00.09

——头　00.01

——头和颈血管　00.01

——心脏　00.02

——周围血管　00.03

超声波检查

—肠　88.74

—胆道　88.74

—多部位　88.79

—肺　88.73

—腹　88.76

—腹膜后　88.76

—泌尿系　88.75

—VH™-IVUS-see Ultrasound，intravascular，by site

- therapy　93.35

- inner ear　20.79

- fragmentation (of)

- - cataract (with aspiration)　13.41

- - urinary calculus, stones (Kock pouch)　59.95

- heart

- - non-invasive　88.72

- - intracardiac (heart chambers) (ICE)　37.28

- - intravascular (coronary vessels)(IVUS)　00.24

- virtual histology intravascular ultrasound-see Ultrasound，intravascular，by site

- intravascular (IVUS) (VH™-IVUS)　00.29

- - coronary vessel　00.24

- - cerebral vessel, extracranial　00.21

- - other specified vessel　00.28

- - vena cava (inferior) (superior)　00.22

- - renal vessel　00.25

- - intrathoracic vessel　00.22

- - peripheral vessel　00.23

- - aorta　00.22

- - aortic arch　00.22

- diagnostic-see Ultrasonography

- therapeutic

- - neck　00.01

- - other therapeutic ultrasound　00.09

- - head　00.01

- - vessels of head and neck　00.01

- - heart　00.02

- - peripheral vascular vessels　00.03

Ultrasonography

- intestine　88.74

- biliary tract　88.74

- multiple sites　88.79

- lung　88.73

- abdomen　88.76

- retroperitoneum　88.76

- urinary system　88.75

——伴治疗性物质注射　66.95

—咽鼓管　20.8

充气造影,充气造影术

—骶前的　88.15

—腹膜 NEC　88.13

—腹膜后　88.15

—腹膜外的　88.15

—骨盆　88.13

—眶　87.14

—纵隔的　87.33

充填术,肺　33.39

重叠,巩膜,用于环扎术—另见环扎术,巩膜的 14.49

重建,连续性—另见吻合术

—肠　46.50

—输精管　63.82

—输卵管　66.79

重建术(整形的)—另见建造术和修补术,按部位

—鼻(全部)(用臂皮瓣)(用额皮瓣)　21.83

—肠人工造口　46.40

—唇裂　27.54

—动脉(移植)—见移植物,动脉

—额鼻管　22.79

—耳(外)(外耳)　18.71

——道(新)(骨的皮肤覆盖)　18.6

——前突或突出　18.5

——外耳道　18.6

——小骨　19.3

—耳道(外)　18.6

—骨,除外面的—另见骨成形术　78.40

——面的 NEC　76.46

———伴全部骨切除术　76.44

——下颌骨　76.43

———伴全部下颌骨切除术　76.41

—骨盆底　71.79

—关节—见关节成形术

—横膈　34.84

- - with injection of therapeutic agent　66.95

- Eustachian tube　20.8

Pneumogram, pneumography

- presacral　88.15

- peritoneum NEC　88.13

- retroperitoneum　88.15

- extraperitoneal　88.15

- pelvic　88.13

- orbit　87.14

- mediastinal　87.33

Plombage, lung　33.39

Overlapping, sclera, for buckling-see also Buckling, scleral　14.49

Re-establishment, continuity-see also Anastomosis

- bowel　46.50

- vas deferens　63.82

- fallopian tube　66.79

Reconstruction (plastic)-see also Construction and Repair, by site

- nose (total) (with arm flap) (with forehead flap)　21.83

- artificial stoma, intestine　46.40

- cleft lip　27.54

- artery (graft)-see Graft, artery

- frontonasal duct　22.79

- ear (external) (auricle)　18.71

- - meatus (new) (osseous skin-lined)　18.6

- - prominent or protruding　18.5

- - external auditory canal　18.6

- - ossicles　19.3

- auditory canal (external)　18.6

- bone, except facial-see also Osteoplasty 78.40

- - facial NEC　76.46

- - - with total ostectomy　76.44

- - mandible　76.43

- - with total mandibulectomy　76.41

- pelvic floor　71.79

- joint-see Arthroplasty

- diaphragm　34.84

一腱滑轮（伴移植）（伴局部组织）　83.83

——手　82.71

——用于对掌肌成形术　82.71

一角膜 NEC　11.79

一结膜穹隆　10.43

——伴移植（颊黏膜）（游离）　10.42

一口,口内的　27.59

一髋（全部）（伴假体）　81.51

一淋巴的（通过移植）　40.9

一眉　08.70

一拇指（骨成形术）（伴骨移植）（伴皮肤移植）　82.69

一尿道　58.46

一膀胱　57.87

——伴

———回肠　57.87[45.51]

———乙状　57.87[45.52]

一皮肤（整形的）（不伴移植）NEC　86.89

——伴移植—见移植物,皮肤

一皮下组织（整形的）（不伴皮肤移植）NEC　86.89

——伴移植—见移植物,皮肤

一脐

——腹腔镜的　53.43

———伴移植物或假体　53.42

——其他和开放伴有移植物或假体　53.41

——其他开放性　53.49

一气管（伴移植）　31.75

一乳房,全部,NOS　85.70

——背阔肌肌皮瓣　85.71

——腹壁下浅动脉（SIEA）皮瓣,游离的　85.75

——腹壁下深动脉穿支（DIEP）皮瓣,游离的　85.74

——横行腹直肌肌皮（TRAM）瓣,带蒂的　85.72

——横行腹直肌肌皮（TRAM）瓣,游离的　85.73

——其他　85.79

- tendon pulley (with graft) (with local tissue) 83.83

- - hand　82.71

- - for opponensplasty　82.71

- cornea NEC　11.79

- conjunctival cul-de-sac　10.43

- - with graft (buccal mucous membrane) (free)　10.42

- mouth,intraoral　27.59

- hip (total) (with prosthesis)　81.51

- lymphatic (by transplantation)　40.9

- eyebrow　08.70

- thumb (osteoplastic) (with bone graft) (with skin graft)　82.69

- urethra　58.46

- bladder　57.87

- - with

- - - ileum　57.87 [45.51]

- - - sigmoid　57.87 [45.52]

- skin (plastic) (without graft) NEC　86.89

- - with graft-see Graft, skin

- subcutaneous tissue (plastic) (without skin graft) NEC　86.89

- - with graft-see Graft, skin

- umbilicus

- laparoscopic　53.43

- - - with graft or prosthesis　53.42

- - other and open with graft or prosthesis 53.41

- - other open　53.49

- trachea (with graft)　31.75

- breast, total, NOS　85.70

- - latissimus dorsi myocutaneous flap　85.71

- - superficial inferior epigastric artery (SIEA) flap, free　85.75

- - deep inferior epigastric artery perforator (DIEP) flap, free　85.74

- - transverse rectus abdominis myocutaneous (TRAM) flap, pedicled　85.72

- - transverse rectus abdominis musculocutaneous (TRAM) flap, free　85.73

- - other　85.79

——臀动脉穿支(GAP)皮瓣,游离的　85.76

—乳头 NEC　85.87

—乳突腔　19.9

—输精管,手术切断　63.82

—输卵管　66.79

—输尿管肾盂连接处　55.87

—外耳　18.71

—下颌骨　76.43

——伴全部下颌骨切除术　76.41

—小骨(移植)(假体) NEC　19.3

——伴

———镫骨切除术　19.19

———鼓室成形术　19.53

—心瓣环　35.33

—胸壁(网状物)(硅橡胶)　34.79

—眼睑　08.70

——板层　08.72

———涉及睑缘　08.71

——伴移植物或皮瓣　08.69

———睑板结膜的(一期)(二期)　08.64

———毛囊　08.63

———黏膜　08.62

———皮肤　08.61

——全层　08.74

———涉及睑缘　08.73

—眼窝　16.64

——伴移植物　16.63

—咽　29.4

—阴道　70.62

——伴移植物或假体　70.64

—阴茎(肋骨移植物)(皮肤移植物)(肌皮瓣)　64.44

—阴囊(伴带蒂皮瓣)(伴旋转皮瓣)　61.49

—龈,齿槽的(突)(嵴)(伴移植或植入物)　24.5

—支气管　33.48

—眦(侧的)　08.59

—足和趾(伴固定装置)　81.57

——伴假体植入　81.57

- – gluteal artery perforator (GAP) flap, free 85.76

- nipple NEC　85.87

- mastoid cavity　19.9

- vas deferens, surgically divided　63.82

- fallopian tube　66.79

- ureteropelvic junction　55.87

- auricle (ear)　18.71

- mandible　76.43

- – with total mandibulectomy　76.41

- ossicles (graft) (prosthesis) NEC　19.3

- – with

- – – stapedectomy　19.19

- – – tympanoplasty　19.53

- cardiac annulus　35.33

- chest wall (mesh) (silastic)　34.79

- eyelid　08.70

- – partial-thickness　08.72

- – – involving lid margin　08.71

- – with graft or flap　08.69

- – – – tarsoconjunctival (one-stage) (two-stage)　08.64

- – – hair follicle　08.63

- – – mucous membrane　08.62

- – – skin　08.61

- – full-thickness　08.74

- – – involving lid margin　08.73

- eye socket　16.64

- – with graft　16.63

- pharynx　29.4

- vagina　70.62

- – with graft or prosthesis　70.64

- penis (rib graft) (skin graft) (myocutaneous flap)　64.44

- scrotum (with pedicle flap) (with rotational flap)　61.49

- alveolus, alveolar (process) (ridge) (with graft or implant)　24.5

- bronchus　33.48

- canthus (lateral)　08.59

- foot and toes (with fixation device)　81.57

- – with prosthetic implant　81.57

重铺表面骨,髋　00.86

—部分的 NOS　00.85

——股骨头　00.86

——髋臼　00.87

—股骨头　00.86

——伴髋臼　00.85

—髋臼　00.87

——伴股骨头　00.85

—全部的(髋臼和股骨头)　00.85

重新拧紧(非侵入性)

—外固定装置—省略编码

重新塑造

—心室　37.35

重组人类活化 C 蛋白(激活),输注　00.11

冲洗

—鼻的

——窦　22.00

——通道　96.53

—鼻泪管　09.43

——伴管或支架插入　09.44

—肠造口术　96.36

—创伤白内障　13.3

—胆囊造口术　96.41

—导管

——泌尿系,留置的 NEC　96.48

——脑室的　02.41

——伤口　96.58

——输尿管　96.46

——血管的　96.57

—耳(耳垢去除)　96.52

—腹膜的　54.25

—管

——鼻胃的 NEC　96.34

——胆的 NEC　96.41

——胰腺的　96.42

—海绵体　64.98

—肌肉　83.02

——手　82.02

—腱(鞘)　83.01

——手　82.01

—角膜　96.51

Resurfacing, hip　00.86

- partial NOS　00.85

- - femoral head　00.86

- - acetabulum　00.87

- femoral head　00.86

- - with acetabulum　00.85

- acetabulum　00.87

- - with femoral head　00.85

- total (acetabulum and femoral head)　00.85

Retightening (noninvasive)

- external fixator device-omit code

Remodel

- ventricle　37.35

Drotrecogin alfa (activated), infusion　00.11

Irrigation

- nasal

- - sinus　22.00

- - passages　96.53

- nasolacrimal duct　09.43

- - with insertion of tube or stent　09.44

- enterostomy　96.36

- traumatic cataract　13.3

- cholecystostomy　96.41

- catheter

- - urinary, indwelling NEC　96.48

- - ventricular　02.41

- - wound　96.58

- - ureter　96.46

- - vascular　96.57

- ear (removal of cerumen)　96.52

- peritoneal　54.25

- tube

- - nasogastric NEC　96.34

- - biliary NEC　96.41

- - pancreatic　96.42

- corpus cavernosum　64.98

- muscle　83.02

- - hand　82.02

- tendon (sheath)　83.01

- - hand　82.01

- cornea　96.51

——伴异物去除　98.21

—泪的

——点　09.41

——泪小管　09.42

—泪小管　09.42

—脑室分流　02.41

—膀胱造口术　96.47

—气管 NEC　96.56

—前房（眼）　12.91

—伤口（清洗）NEC　96.59

—肾盂造口术　96.45

—肾造口术　96.45

—输尿管造口术　96.46

—胃　96.33

—胃造口术　96.36

—眼　96.51

——伴异物去除　98.21

—支气管 NEC　96.56

—直肠的　96.39

冲洗—见灌洗和冲洗

冲洗,灌洗

—鼻窦　22.00

——经穿刺　22.01

——经自然腔口　22.02

—肺（全部）（整个）　33.99

——诊断性（内镜的）支气管肺泡灌洗（BAL）（微
　型-BAL）　33.24

—腹膜的（诊断性）　54.25

—气管 NEC　96.56

—气管内的　96.56

—胃的　96.33

—支气管 NEC　96.56

——诊断性（内镜）支气管肺泡灌洗（BAL）
　33.24

冲洗,阴道　96.44

冲洗,注射

—鼻泪管　09.43

——伴

———管或支架插入　09.44

———扩张　09.43

—泪管或囊　09.43

抽出（引出）

– – with removal of foreign body　98.21

- lacrimal

- - punctum　09.41

- - canaliculi　09.42

- canaliculus　09.42

- ventricular shunt　02.41

- cystostomy　96.47

- trachea NEC　96.56

- anterior chamber（eye）　12.91

- wound（cleaning）NEC　96.59

- pyelostomy　96.45

- nephrostomy　96.45

- ureterostomy　96.46

- stomach　96.33

- gastrostomy　96.36

- eye　96.51

- - with removal of foreign body　98.21

- bronchus NEC　96.56

- rectal　96.39

Washing-see Lavage and Irrigation

Lavage

- nasal sinus(es),antral　22.00

- - by puncture　22.01

- - through natural ostium　22.02

- lung（total）（whole）　33.99

- - diagnostic （endoscopic） bronchoalveolar
　lavage（BAL）　33.24

- peritoneal（diagnostic）　54.25

- trachea NEC　96.56

- endotracheal　96.56

- gastric　96.33

- bronchus NEC　96.56

- - diagnostic （endoscopic） bronchoalveolar
　lavage（BAL）（mini-BAL）　33.24

Douche, vagina　96.44

Syringing

- nasolacrimal duct　09.43

- - with

- - - insertion of tube or stent　09.44

- - - dilation　09.43

- lacrimal duct or sac　09.43

Extraction

—马尔斯特姆　72.79　　　　　　　　　- Malstrom's　72.79

——伴外阴切开术　72.71　　　　　　- - with episiotomy　72.71

—臀（部分）　72.52　　　　　　　　- breech (partial)　72.52

——全部的　72.54　　　　　　　　　- - total　72.54

———用产钳对于头后出　72.53　　　- - - with forceps to aftercoming head　72.53

——用产钳对于头后出　72.51　　　- - - with forceps to aftercoming head　72.51

—月经的，月经　69.6　　　　　　　- menstrual, menses　69.6

—真空，胎儿　72.79　　　　　　　　- vacuum, fetus　72.79

——伴外阴切开术　72.71　　　　　　- - with episiotomy　72.71

—脂肪为移植或库存　86.90　　　　　- fat for graft or banking　86.90

—自分泌乳汁的乳房（手法的）（泵）　99.98　　- milk from lactating breast (manual) (pump)　99.98

抽出（摘出术）　　　　　　　　　**Extraction**

—白内障　13.19　　　　　　　　　　- cataract　13.19

——抽吸（单纯）（伴冲洗）　13.3　- - aspiration (simple) (with irrigation)　13.3

——复发性白内障（经）　　　　　　- - after cataract (by)

———刺开术，挑开术　13.64　　　- - - discission　13.64

———虹膜囊切除术　13.65　　　　- - - iridocapsulectomy　13.65

———机械性碎裂　13.66　　　　　- - - mechanical fragmentation　13.66

———晶状体碎裂（机械性）　13.66　- - - phacofragmentation (mechanical)　13.66

———囊切除术　13.65　　　　　　- - - capsulectomy　13.65

———囊切开术　13.64　　　　　　- - - capsulotomy　13.64

———切除术　13.65　　　　　　　- - - excision　13.65

———针刺　13.64　　　　　　　　- - - needling　13.64

——刮匙排空（囊外入路）　13.2　　- - curette evacuation (extracapsular approach)　13.2

——继发膜性（复发性白内障）（经）　- - secondary membranous (after cataract) (by)

———虹膜囊切除术　13.65　　　　- - - iridocapsulectomy　13.65

———机械性碎裂　13.66　　　　　- - - mechanical fragmentation　13.66

———截囊术　13.64　　　　　　　- - - discission　13.64

———晶状体碎裂（机械性）　13.66　- - - phacofragmentation (mechanical)　13.66

———囊切除术　13.65　　　　　　- - - capsulectomy　13.65

———囊切开术　13.64　　　　　　- - - capsulotomy　13.64

———切除术　13.65　　　　　　　- - - excision　13.65

———针刺　13.64　　　　　　　　- - - needling　13.64

——晶状体乳化（和抽吸）　13.41　- - phacoemulsification (and aspiration)　13.41

——晶状体碎裂（机械性）　　　　　- - phacofragmentation (mechanical)

———伴抽吸，经　　　　　　　　　- - - with aspiration by

————后入路　13.42　　　　　　　- - - posterior route　13.42

————特指入路 NEC　13.43　　　- - - specified route NEC　13.43

———超声　13.41　　　　　　　　- - - ultrasonic　13.41

——晶状体吸盘(囊内入路)　13.19　　- - erysiphake（intracapsular approach）
　　　　　　　　　　　　　　　　13.19

———颞下入路(存在大疱瘘)　13.11　　- - - temporal inferior route（in presence of
　　　　　　　　　　　　　　　　fistulization bleb）13.11

——冷冻摘出术(囊内入路)　13.19　　- - cryoextraction（intracapsular approach）
　　　　　　　　　　　　　　　　13.19

———颞下入路(存在大疱瘘)　13.11　　- - - temporal inferior route（in presence of
　　　　　　　　　　　　　　　　fistulization bleb）13.11

——囊内(联合的)(单纯)(伴虹膜切除术)(伴抽　　- - intracapsular（combined）（simple）（with
吸)(伴睫状体小带松解术)　13.19　　iridectomy）（with suction）（with zonulolysis）
　　　　　　　　　　　　　　　　13.19

———经颞下入路(存在大疱瘘)　13.11　　- - - by temporal inferior route（in presence of
　　　　　　　　　　　　　　　　fistulization bleb）13.11

——囊外入路(伴虹膜切除术)NEC　13.59　　- - extracapsular approach（with iridectomy）
　　　　　　　　　　　　　　　　NEC　13.59

———抽吸(单纯)(伴冲洗)　13.3　　- - - aspiration（simple）（with irrigation）
　　　　　　　　　　　　　　　　13.3

———刮匙排除术　13.2　　　　　- - - curette evacuation　13.2

———机械性碎裂,破碎伴抽吸,经　　- - - mechanical fragmentation with aspiration
　　　　　　　　　　　　　　　　by

————后入路　13.42　　　　　　　- - - posterior route　13.42

————特指入路 NEC　13.43　　　- - - specified route NEC　13.43

———晶状体碎裂(机械性)　　　　- - - phacofragmentation（mechanical）

————伴抽吸,经　　　　　　　　- - - - with aspiration by

—————后入路　13.42　　　　　- - - - - posterior route　13.42

—————特指入路 NEC　13.43　　- - - - - specified route NEC　13.43

————超声(伴吸引)　13.41　　　- - - - ultrasonic（with aspiration）13.41

———晶状体乳化(超声)(伴抽吸)　13.41　　- - - phacoemulsification（ultrasonic）（with
　　　　　　　　　　　　　　　　aspiration）13.41

———经颞下入路(存在大疱瘘)　13.51　　- - - by temporal inferior route（in presence of
　　　　　　　　　　　　　　　　fistulization bleb）13.51

———乳化(和抽吸)　13.41　　　　- - - emulsification（and aspiration）13.41

———线形抽吸术　13.2　　　　　- - - linear extraction　13.2

———旋转摘出(机械性)伴抽吸,经　　- - - rotoextraction（mechanical）with aspira-
　　　　　　　　　　　　　　　　tion by

————后入路　13.42　　　　　　　- - - - posterior route　13.42

————特指入路 NEC　13.43　　　- - - - specified route NEC　13.43

——乳化(和抽吸)　13.41　　　　- - emulsification（and aspiration）13.41

—肺(经皮)(穿刺)(针吸)(套针)　33.93

——胸腔镜的　33.20

—腹水　54.91

—肝(经皮)　50.91

—干细胞　99.79

—睾丸　62.91

—睾丸鞘膜(积水)(经皮)　61.91

—骨髓(用于活组织检查)　41.31

——干细胞　99.79

——来自供者用于移植　41.91

—刮宫　69.59

——伴终止妊娠　69.51

——流产或分娩后　69.52

——诊断性　69.59

—关节　81.91

——用于关节造影术—见关节造影术

—活组织检查—见活组织检查,按部位

—肌肉　83.95

——手　82.93

—积水,睾丸鞘膜　61.91

—脊髓的(穿刺)　03.31

—甲状腺(区)(腺)　06.01

——手术后　06.02

—腱　83.95

——手　82.93

—结石,膀胱　57.0

—筋膜　83.95

——手　82.93

—精囊　60.71

—精子囊肿　63.91

—经皮—见抽吸,按部位

—经以前植入导管或囊(欧麻亚)(里克汉)　01.02

—眶,诊断性　16.22

—腊特克凹　07.72

—颅的(穿刺)　01.09

—颅颊囊　07.72

—颅内腔(硬膜外的)(硬膜外的)(蛛网膜下的)(硬膜下的)(脑室的)　01.09

- lung （percutaneous）（puncture）（needle）（trocar）　33.93

- - thoracoscopic　33.20

- ascites　54.91

- liver (percutaneous　50.91

- stem cell　99.79

- testis　62.91

- tunica vaginalis （hydrocele）（percutaneous）　61.91

- bone marrow (for biopsy)　41.31

- - stem cell　99.79

- - from donor for transplant　41.91

- curettage, uterus　69.59

- - to terminate pregnancy　69.51

- - after abortion or delivery　69.52

- - diagnostic　69.59

- joint　81.91

- - for arthrography-see Arthrogram

- biopsy-see Biopsy, by site

- muscle　83.95

- - hand　82.93

- hydrocele, tunica vaginalis　61.91

- spinal (puncture)　03.31

- thyroid (field) (gland)　06.01

- - postoperative　06.02

- tendon　83.95

- - hand　82.93

- calculus, bladder　57.0

- fascia　83.95

- - hand　82.93

- seminal vesicles　60.71

- spermatocele　63.91

- percutaneous-see Aspiration, by site

- through previously implanted catheter or reservoir (Ommaya) (Rickham)　01.02

- orbit, diagnostic　16.22

- Rathke's pouch　07.72

- cranial (puncture)　01.09

- craniobuccal pouch　07.72

- intracranial space （epidural）（extradural）（subarachnoid）（subdural）（ventricular）　01.09

—颅咽管瘤　07.72　　　　　　　　　　- craniopharyngioma　07.72

—卵巢　65.91　　　　　　　　　　　　- ovary　65.91

—囊肿—见抽吸,按部位　　　　　　　　- cyst-see Aspiration,by site

—脑池的　01.01　　　　　　　　　　　- cisternal　01.01

—脑垂体　07.72　　　　　　　　　　　- hypophysis　07.72

—黏液囊(经皮)　83.94　　　　　　　　- bursa (percutaneous)　83.94

——手　82.92　　　　　　　　　　　- - hand　82.92

—脓肿—见抽吸,按部位　　　　　　　　- abscess-see Aspiration,by site

—膀胱(导管)　57.0　　　　　　　　　- bladder (catheter)　57.0

——经皮的(针吸)　57.11　　　　　　- - percutaneous (needle)　57.11

—脾(囊肿)　41.1　　　　　　　　　　- spleen (cyst)　41.1

—皮肤　86.01　　　　　　　　　　　　- skin　86.01

—皮下组织　86.01　　　　　　　　　　- subcutaneous tissue　86.01

—气管　96.04　　　　　　　　　　　　- trachea　96.04

——伴灌洗　96.56　　　　　　　　　- - with lavage　96.56

——经皮的　31.99　　　　　　　　　- - percutaneous　31.99

—气管内　96.04　　　　　　　　　　　- endotracheal　96.04

——伴灌洗　96.56　　　　　　　　　- - with lavage　96.56

—憩室,咽　29.0　　　　　　　　　　　- diverticulum,pharynx　29.0

—前房,眼(治疗性)　12.91　　　　　　- anterior chamber,eye (therapeutic)　12.91

——诊断性　12.21　　　　　　　　　- - diagnostic　12.21

—前列腺(经皮)　60.91　　　　　　　　- prostate (percutaneous)　60.91

—乳房　85.91　　　　　　　　　　　　- breast　85.91

—软组织 NEC　83.95　　　　　　　　- soft tissue NEC　83.95

——手　82.93　　　　　　　　　　　- - hand　82.93

—鳃裂囊肿　29.0　　　　　　　　　　- branchial cleft cyst　29.0

—肾(囊肿)(骨盆)(经皮)(治疗性)　55.92　- kidney (cyst) (pelvis) (percutaneous) (therapeutic)　55.92

——诊断性　55.23　　　　　　　　　- - diagnostic　55.23

—输卵管　66.91　　　　　　　　　　　- fallopian tube　66.91

—水(眼)(液体)(治疗性)　12.91　　　　- aqueous (eye) (humor) (therapeutic)　12.91

——诊断性　12.21　　　　　　　　　- - diagnostic　12.21

—水囊瘤—见抽吸,按部位　　　　　　　- hygroma-see Aspiration,by site

—水囊肿—见抽吸,按部位　　　　　　　- seroma-see Aspiration,by site

—心包(伤口)　37.0　　　　　　　　　- pericardium (wound)　37.0

—胸　34.91　　　　　　　　　　　　　- chest　34.91

—胸膜腔　34.91　　　　　　　　　　　- pleural cavity　34.91

—胸腺　07.92　　　　　　　　　　　　- thymus　07.92

——胸腔镜的　07.95　　　　　　　　- - thoracoscopic　07.95

—血肿—另见抽吸,按部位　　　　　　　- hematoma-see also Aspiration,by site

——产科的　75.92　　　　　　　　　- - obstetrical　75.92

———切开的　75.91　　　　　　　　- - - incisional　75.91

一眼(前房)(治疗性)　12.91

——诊断性　12.21

一眼前房积血　12.91

一硬膜外　01.09

一硬膜下腔(脑的)　01.09

一支气管　96.05

——伴灌洗　96.56

一直肠子宫陷凹(脓肿)　70.0

一指甲　86.01

一中耳　20.09

——伴插管　20.01

一蛛网膜下间隙(脑的)　01.09

出血控制一见控制,出血

处理(管理)一另见注射

— DrotAA(是一种重组人活化蛋白 C)　00.11

一阿地白介素(小剂量)　99.28

——大剂量　00.15

一阿尼普酶(tPA,generic)　99.10

一阿尼普酶　99.10

一阿替普酶(tPA,generic)　99.10

一阿替普酶注射剂　99.10

一本德尔视觉运动完形试验　94.02

一本顿视觉保持试验　94.02

一抗毒素 NEC　99.58

——白喉　99.58

——波特淋菌中毒(香肠中毒)　99.57

——破伤风　99.56

——气疽　99.58

——猩红热　99.58

一类毒素

——白喉　99.36

———伴破伤风和百日咳,联合的(DTP)　99.39

——破伤风　99.38

———伴白喉和百日咳,联合的(DTP)　99.39

一链激酶(tPA,generic)　99.10

一瑞替普酶(tPA,generic) Retavase®　99.10

一神经保护剂　99.75

一斯坦福比奈智商测试　94.01

- eye (anterior chamber) (therapeutic)　12.91

- - diagnostic　12.21

- hyphema　12.91

- extradural　01.09

- subdural space (cerebral)　01.09

- bronchus　96.05

- - with lavage　96.56

- cul-de-sac (abscess)　70.0

- nail　86.01

- middle ear　20.09

- - with intubation　20.01

- subarachnoid space (cerebral)　01.09

Hemorrhage control-see Control, hemorrhage

Administration (of)-see also Injection

- DrotAA　00.11

- Proleukin® (low-dose)　99.28

- - high-dose　00.15

- Anistreplase (tPA, generic)　99.10

- Eminase®　99.10

- Alteplase (tPA, generic)　99.10

- Activase®　99.10

- Bender Visual-Motor Gestalt test　94.02

- Benton Visual Retention test　94.02

- antitoxins NEC　99.58

- - diphtheria　99.58

- - botulism　99.57

- - tetanus　99.56

- - gas gangrene　99.58

- - scarlet fever　99.58

- toxoid

- - diphtheria　99.36

- - - with tetanus and pertussis, combined (DTP)　99.39

- - tetanus　99.38

- - - with diphtheria and pertussis, combined (DTP)　99.39

- Streptokinase (tPA, generic) Streptase®　99.10

- Reteplase (tPA, generic)　99.10

- neuroprotective agent　99.75

- Stanford-Binet test　94.01

—替奈普酶(tPA,generic) 99.10 — Tenecteplase（tPA，generic） 99.10

—替奈替普酶 99.10 — TNKase™ 99.10

—韦克斯勒 — Wechsler

——Xigris®［重组人活化蛋白C］ 00.11 — - Xigris® 00.11

——记忆测量 94.02 — - Memory Scale 94.02

——智力测量（成人）（儿童） 94.01 — - Intelligence Scale （adult）（children） 94.01

—吸入一氧化氮 00.12 — inhaled nitric oxide 00.12

—心理测验 94.02 — psychologic test 94.02

—疫苗—另见接种疫苗 — vaccine-see also Vaccination

——TAB［伤寒及副伤寒甲、乙三联疫苗］ 99.32 — - TAB 99.32

——脊髓灰质炎 99.41 — - poliomyelitis 99.41

——卡介苗 99.33 — - BCG 99.33

——麻疹腮腺炎风疹（MMP） 99.48 — - measles-mumps-rubella （MMR） 99.48

—粘连屏障物 99.77 — adhesion barrier substance 99.77

—智力测验或测量（斯坦福比奈）（韦克斯勒）（成人）（儿童） 94.01 — intelligence test or scale （Stanford-Binet）（Wechsler）（adult）（children） 94.01

——MMPI（明尼苏达多相人格测验） 94.02 — - MMPI （Minnesota Multiphasic Personality Inventory） 94.02

——明尼苏达多相人格测验（MMPI） 94.02 — - Minnesota Multiphasic Personality Inventory （MMPI） 94.02

处女膜成形术 70.76 **Hymenoplasty 70.76**

处女膜缝合术 70.76 **Hymenorrhaphy 70.76**

处女膜切除术 70.31 **Hymenectomy 70.31**

处女膜切开术 70.11 **Hymenotomy 70.11**

楚奇手术—见 Tsuge 手术 **楚奇手术— see Tsuge operation**

触觉引导系统［TGS］—见亚目 17.4 **Tactile Guidance System™ ［TGS］-see subcategory 17.4**

穿刺 **Puncture**

—鼻窦 22.01 — nasal sinus 22.01

—垂体腺 07.72 — pituitary gland 07.72

—动脉 NEC 38.98 — artery NEC 38.98

——经皮血管关闭—省略编码 — percutaneous vascular closure-omit code

——为了 — - for

———动脉造影术—另见动脉造影术 88.40 — - - arteriography-see also Arteriography 88.40

——用于 — - for

———冠状动脉造影术—另见动脉造影术,冠状 88.57 — - - coronary arteriography-see also Arteriography, coronary 88.57

—窦（鼻的）（双侧）（单侧） 22.01 — antrum （nasal）（bilateral）（unilateral） 22.01

一肺(用于抽吸)　33.93
一关节　81.91
一虹膜　12.12
一喉　31.98
一脊髓的　03.31
一静脉 NEC　38.99
一一为了
一一一静脉造影术—另见静脉造影术　88.60

一一一输注—见输注
一腊特克凹　07.72
一颅的　01.09
一一伴对比介质　87.02
一颅颊囊　07.72
一颅咽管瘤　07.72
一脑池的　01.01
一一伴对比介质　87.02
一脑垂体　07.72
一脑室分流管　01.02
一黏液囊　83.94
一一手　82.92
一膀胱,耻骨上(为了引流)NEC　57.18

一一经皮(耻骨上)　57.17
一一针吸　57.11
一脾　41.1
一一用于活组织检查　41.32
一肾(经皮)　55.92
一输卵管　66.91
一心包　37.0
一心脏　37.0
一一用于心内注射　37.92
一囟门,前的　01.09
一胸骨的(用于骨髓活组织检查)　41.31
一一骨髓移植的供者　41.91
一胸膜腔　34.91
一腰的(诊断性)(去除染色)　03.31
穿刺放液术
一腹　54.91
一关节　81.91
一脊髓的(诊断性)　03.31
一颅的　01.09

- lung (for aspiration)　33.93
- joint　81.91
- iris　12.12
- larynx　31.98
- spinal　03.31
- vein NEC　38.99
- - for
- - - phlebography-see also Phlebography 88.60
- - - transfusion-see Transfusion
- Rathke's pouch　07.72
- cranial　01.09
- - with contrast media　87.02
- craniobuccal pouch　07.72
- craniopharyngioma　07.72
- cisternal　01.01
- - with contrast media　87.02
- hypophysis　07.72
- ventricular shunt tubing　01.02
- bursa　83.94
- - hand　82.92
- bladder, suprapubic (for drainage) NEC 57.18
- - percutaneous (suprapubic)　57.17
- - needle　57.11
- spleen　41.1
- - for biopsy　41.32
- kidney (percutaneous)　55.92
- fallopian tube　66.91
- pericardium　37.0
- heart　37.0
- - for intracardiac injection　37.92
- fontanel, anterior　01.09
- sternal (for bone marrow biopsy)　41.31
- - donor for bone marrow transplant　41.91
- pleural cavity　34.91
- lumbar (diagnostic) (removal of dye)　03.31
Tap
- abdomen　54.91
- joint　81.91
- spinal (diagnostic)　03.31
- cranial　01.09

一脑池的　01.01

一外淋巴　20.79

一胸　34.91

一腰的(诊断性)(去除染色)　03.31

一硬膜下的(经囟门)　01.09

穿刺放液术

一腹的(经皮)　54.91

一鼓膜　20.09

一角膜　12.91

一膀胱　57.11

一前房,眼　12.91

一胸　34.91

一眼(前房)　12.91

穿孔

一镫骨底板　19.0

穿孔耳,外部(耳垂)　18.01

穿颅术(颅切开术),胎儿　73.8

穿丝法(动脉瘤)(脑的)　39.52

传导研究,神经　89.15

创建一另见形成

一并趾(手指)(趾)　86.89

一窗

一一心包的　37.12

一一胸膜,为了引流　34.09

一分流一另见分流

一一动静脉瘘,为了透析　39.93

一一左-右(体循环与肺动脉循环)　39.0

一管道

一一回肠(泌尿系)　56.51

一一心尖主动脉(AAC)　35.93

一一右心房和肺动脉　35.94

一一右心室和肺动脉(末端)动脉　35.92

一一一修补术的

一一一一大血管转位　35.92

一一一一动脉干　35.83

一一一一肺动脉闭锁　35.92

一一左心室和主动脉　35.93

一哈特曼凹一见结肠切除术,按部位

一囊袋

一一丘脑刺激器脉搏发生器

- cisternal　01.01

- perilymphatic　20.79

- chest,thorax　34.91

- lumbar (diagnostic) (removal of dye)　03.31

- subdural (through fontanel)　01.09

Paracentesis

- abdominal (percutaneous)　54.91

- tympanum　20.09

- cornea　12.91

- bladder　57.11

- anterior chamber, eye　12.91

- thoracic, thoracis　34.91

- eye (anterior chamber)　12.91

Perforation

- stapes footplate　19.0

Piercing ear, external (pinna)　18.01

Cephalotomy, fetus　73.8

Filipuncture (aneurysm) (cerebral)　39.52

Conduction study, nerve　89.15

Creation-see also Formation

- syndactyly (finger) (toe)　86.89

- window

- - pericardial　37.12

- - pleura, for drainage　34.09

- shunt-see also Shunt

- - arteriovenous fistula, for dialysis　39.93

- - left-to-right (systemic to pulmonary circulation)　39.0

- conduit

- - ileal (urinary)　56.51

- - apical-aortic (AAC)　35.93

- - right atrium and pulmonary artery　35.94

- - right ventricle and pulmonary (distal) artery　35.92

- - - in repair of

- - - - transposition of great vessels　35.92

- - - - truncus arteriosus　35.83

- - - - pulmonary artery atresia　35.92

- - left ventricle and aorta　35.93

- Hartmann pouch-see Colectomy, by site

- pocket

- - thalamic stimulator pulse generator

———伴首次电池包植入—省略编码

———新部位（皮肤）（皮下）　86.09

——心脏起搏器

———伴首次起搏器植入—省略编码

———新部位（皮肤）（皮下）　37.79

——循环记录器　37.79

—皮下隧道用于食管吻合术　42.86

——伴吻合—见吻合术，食管，胸骨前

—气管食管的瘘　31.95

—丘脑刺激器脉搏发生器囊袋

——伴首次电池包植入—省略编码

——新部位（皮肤）（皮下）　86.09

—食管胃括约肌功能 NEC　44.66

——腹腔镜　44.67

—心包窗　37.12

—心房间隔瘘　35.42

—心脏装置（除颤器）（起搏器）囊袋

——伴首次植入心脏装置—省略编码

——新部位（皮肤）（皮下）　37.79

—胸膜窗，为了引流　34.09

—直肠内回肠凹（J 形凹）（H 形凹）（S 形凹）（伴与肛门吻合）　45.95

吹入法

—输卵管（空气）（染色）（气体）（盐水）　66.8

——用于放射照相术—见子宫输卵管放射照相术

——治疗性物质　66.95

—咽鼓管　20.8

—腰腹膜后的，双侧　88.15

垂体冷凝破坏术（完全）（全部）—另见垂体切除术　07.69

垂体切除术（完全）（全部）　07.69

—部分或大部　07.63

——经蝶窦入路　07.62

- - - with initial insertion of battery package-omit code

- - - new site（skin）（subcutaneous）　86.09

- - cardiac device（defibrillator）（pacemaker）

- - - with initial insertion of cardiac device-omit code

- - - new site（skin）（subcutaneous）　37.79

- - loop recorder　37.79

- subcutaneous tunnel for esophageal anastomosis　42.86

- - with anastomosis-see Anastomosis, esophagus, antesternal

- tracheoesophageal fistula　31.95

- thalamic stimulator pulse generator

- - with initial insertion of battery package-omit code

- - new site（skin）（subcutaneous）　86.09

- esophagogastric sphincteric competence NEC　44.66

- - laparoscopic　44.67

- pericardial window　37.12

- interatrial fistula　35.42

- cardiac device（defibrillator）（pacemaker） pocket

- - with initial insertion of cardiac device-omit code

- - new site（skin）（subcutaneous）　37.79

- pleural window, for drainage　34.09

- endorectal ileal pouch（J-pouch）（H-pouch）（S-pouch）（with anastomosis to anus）　45.95

Insufflation

- fallopian tube（air）（dye）（gas）（saline）　66.8

- - for radiography-see Hysterosalpingography

- - therapeutic substance　66.95

- Eustachian tube　20.8

- lumbar retroperitoneal, bilateral　88.15

Cryohypophysectomy（complete）（total）-see also Hypophysectomy　07.69

Hypophysectomy（complete）（total）　07.69

- partial or subtotal　07.63

- - transsphenoidal approach　07.62

——经前额入路　07.61

—经蝶窦入路(完全)(全部)　07.65

——部分的　07.62

—经前额入路(完全)(全部)　07.64

——部分的　07.61

—特指入路 NEC　07.68

垂体切除术(完全的)(全部的)—另见垂体切除术　07.69

唇成形术　27.59

唇读训练　95.49

唇缝合术　27.51

唇口成形术　27.59

唇切开术　27.0

唇削薄　27.43

戳孔,肋间的　34.09

磁共振影像(核子的)—见影像,磁共振

磁吸术

—异物

——玻璃体　14.01

——巩膜　12.01

——虹膜　12.01

——角膜　11.0

——结膜　98.22

——睫状体　12.01

——晶状体　13.01

——眶　98.21

——脉络膜　14.01

——前房,眼　12.01

——视网膜　14.01

——眼,眼球 NEC　98.21

———后节　14.01

———前节　12.01

——眼内的(前节)　12.01

刺激(电的)—另见植入,电刺激器

—CaverMap™　89.58

—除颤器

——导管侵入性电生理测定　37.26

- - transfrontal approach　07.61

- transsphenoidal approach（complete）（total）07.65

- - partial　07.62

- transfrontal approach（complete）（total）07.64

- - partial　07.61

- specified approach NEC　07.68

Pituitectomy （complete）（total)-see also Hypophysectomy　07.69

Cheiloplasty　27.59

Lip reading training　95.49

Cheilorrhaphy　27.51

Cheilostomatoplasty　27.59

Cheilotomy　27.0

Lip shave　27.43

Stab, intercostal　34.09

Magnetic resonance imaging （nuclear)-see Imaging, magnetic resonance

Magnet extraction

- foreign body

- - vitreous　14.01

- - sclera　12.01

- - iris　12.01

- - cornea　11.0

- - conjunctiva　98.22

- - ciliary body　12.01

- - lens　13.01

- - orbit　98.21

- - choroid　14.01

- - anterior chamber, eye　12.01

- - retina　14.01

- - eye, eyeball NEC　98.21

- - - posterior segment　14.01

- - - anterior segment　12.01

- - intraocular (anterior segment)　12.01

Stimulation (electronic)-see also Implant, e-lectronic stimulator

- CaverMap™　89.58

- defibrillator

- - catheter based invasive electrophysiologic testing　37.26

——非侵入性程序化电刺激（NIPS）　37.20

——仅装置感知而不诱发心律失常（床旁检查）　89.45-89.49

——作为手术中的测定—省略编码

—电生理，心的

——导管侵入性电生理测定　37.26

——非侵入性程序化电刺激（NIPS）　37.20

——仅装置感知而不诱发心律失常（床旁检查）　89.45-89.49

——作为手术中的测定—省略编码

—骨生长（经皮）—见亚目　78.9

——经皮（表浅）　99.86

—颈动脉窦　99.64

—神经

—— CaverMap™　89.58

——阴茎　89.58

——周围的或脊髓，经皮下的　93.39

—心的（外部）　99.62

——内的　37.91

刺开术，挑开术

—玻璃体丝条（后入路）　14.74

——前的入路　14.73

—虹膜　12.12

—继发膜（白内障后）　13.64

—晶体（囊）（惠勒刀）（济格勒刀）（伴囊切开术）　13.2

—眶上颌，根治　16.51

—囊膜　13.64

—内障（惠勒刀）（济格勒刀）　13.2

——继发膜　13.64

——先天性　13.69

—瞳孔的　13.2

丛切除术

—脉络膜　02.14

—下腹部的　05.24

- - noninvasive programmed electrical stimulation（NIPS）　37.20

- - device interrogation only without arrhythmia induction (bedside check)　89.45-89.49

- - as part of intraoperative testing-omit code

- electrophysiologic, cardiac

- - catheter based invasive electrophysiologic testing　37.26

- - noninvasive programmed electrical stimulation（NIPS）　37.20

- - device interrogation only without arrhythmia induction (bedside check)　89.45-89.49

- - as part of intraoperative testing-omit code

- bone growth (percutaneous)-see subcategory　78.9

- - transcutaneous (surface)　99.86

- carotid sinus　99.64

- nerve

- - CaverMap™　89.58

- - penile　89.58

- - peripheral or spinal cord, transcutaneous　93.39

- cardiac (external)　99.62

- - internal　37.91

Discission

- vitreous strands (posterior approach)　14.74

- - anterior approach　14.73

- iris　12.12

- secondary membrane (after cataract)　13.64

- lens（capsule）（Wheeler knife）（Ziegler knife）(with capsulotomy)　13.2

- orbitomaxillary, radical　16.51

- capsular membrane　13.64

- cataract（Wheeler knife）（Ziegler knife）　13.2

- - secondary membrane　13.64

- - congenital　13.69

- pupillary　13.2

Plexectomy

- choroid　02.14

- hypogastric　05.24

促进,眼内循环 NEC　12.59

催眠(精神疗法)　94.32
催眠(心理治疗的)　94.32
— 用于麻醉—省略编码
催眠疗法,精神病学的　94.32

Facilitation, intraocular circulation NEC 12.59

Hypnotherapy　94.32
Hypnosis (psychotherapeutic)　94.32
- for anesthesia-omit code
Hypnodrama, psychiatric　94.32

D

da Vinci® (SHD)手术系统—见亚目　17.4

Dahlman 手术(食管憩室切除术)　42.31

Dana 手术(后神经根切断术)　03.1
Danforth 手术(胎儿)　73.8
Darrach 手术(尺骨切除术)　77.83
Davis 手术(插管输尿管切开术)　56.2

Decoy,E₂F　00.16
de Grandmont 手术(睑板切除术)　08.35

Delorme 手术
— 心包切除术　37.31
— 胸廓成形术　33.34
— 直肠固定术　48.76
— 直肠脱垂修补术　48.76
Denker 手术(根治上颌窦切开术)　22.31

Dennis-Barco 手术—见修补术,疝,股的

Denonvillier 手术(限定性鼻成形术)　21.86

Derlacki 手术(鼓室成形术)　19.4
Dermabond (得美绊,组织胶。运用于拉皮、缩乳、腹部整形等手术)　86.59
Dickson 手术(筋膜移植物)　83.82

Dickson-Diveley 手术(腱移植术和关节固定术,为矫正爪形趾)　77.57

Dieffenbach 手术(髋关节离断)　84.18

da Vinci® (SHD) Surgical System-see subcategory　17.4

Dahlman operation (excision of esophageal diverticulum)　42.31

Dana operation (posterior rhizotomy)　03.1
Danforth operation (fetal)　73.8
Darrach operation (ulnar resection)　77.83
Davis operation (intubated ureterotomy) 56.2

Decoy, E₂F　00.16
de Grandmont operation (tarsectomy) 08.35

Delorme operation
- pericardiectomy　37.31
- thoracoplasty　33.34
- proctopexy　48.76
- repair of prolapsed rectum　48.76
Denker operation (radical maxillary antrotomy)　22.31

Dennis-Barco operation-see Repair, hernia, femoral

Denonvillier operation (limited rhinoplasty) 21.86

Derlacki operation (tympanoplasty)　19.4
Dermabond　86.59

Dickson operation (fascial transplant) 83.82

Dickson-Diveley operation (tendon transfer and arthrodesis to correct claw toe) 77.57

Dieffenbach operation (hip disarticulation) 84.18

丹尼斯巴科手术—见 DennisBarco 手术

丹尼斯-巴科手术— see Dennis-Barco operation

胆管胆管吻合术　51.39

Cholangiocholangiostomy　51.39

胆管空肠吻合术(肝内)　51.39

Cholangiojejunostomy (intrahepatic)　51.39

胆管切开术　51.59

Cholangiotomy　51.59

胆管胃吻合术　51.39

Cholangiogastrostomy　51.39

胆管小肠吻合术　51.39

Cholangio-enterostomy　51.39

胆管胰造影术,内镜,逆行的(ERCP)　51.10

Cholangiopancreatography, endoscopic retrograde (ERCP)　51.10

胆管造口术　51.59

Cholangiostomy　51.59

胆管造影术　87.54

Cholangiogram,Cholangiography　87.54

一经肝的　87.53

- transhepatic　87.53

一静脉内　87.52

- intravenous　87.52

一经皮的肝的　87.51

- percutaneous hepatic　87.51

一内镜逆行的(ERC)　51.11

- endoscopic retrograde (ERC)　51.11

一手术间　87.53

- intraoperative　87.53

胆囊胆管造影术　87.59

Cholecystocholangiogram　87.59

胆囊缝合术　51.91

Cholecystorrhaphy　51.91

胆囊固定术　51.99

Cholecystopexy　51.99

胆囊回肠吻合术　51.32

Cholecystoileostomy　51.32

胆囊结肠吻合术　51.32

Cholecystocolostomy　51.32

胆囊空肠吻合术(Y 字型吻合)(伴空肠空肠吻合术)　51.32

Cholecystojejunostomy (Roux-en-Y) (with jejunojejunostomy)　51.32

胆囊盲肠吻合术　51.32

Cholecystocecostomy　51.32

胆囊切除术(全部)　51.22

Cholecystectomy (total)　51.22

一部分　51.21

- partial　51.21

一一腹腔镜的　51.24

- - laparoscopic　51.24

一全部　51.22

- total　51.22

一一腹腔镜的　51.23

- - laparoscopic　51.23

胆囊切开术　51.04

Cholecystotomy　51.04

一经皮的　51.01

- percutaneous　51.01

胆囊十二指肠吻合术　51.32

Cholecystoduodenostomy　51.32

胆囊胃吻合术　51.34

Cholecystogastrostomy　51.34

胆囊小肠缝合术　51.91

Cholecystenterorrhaphy　51.91

胆囊小肠吻合术(威尼沃特)　51.32

Cholecystoenterostomy (Winiwater)　51.32

胆囊胰腺吻合术　51.33

Cholecystopancreatostomy　51.33

胆囊造口术 NEC　51.03

Cholecystostomy NEC　51.03

一通过套针　51.02

- by trocar　51.02

胆囊造影术　87.59

Cholecystogram　87.59

胆石切除术　51.04

Cholelithotomy　51.04

胆总管部分切除术　51.63

Choledochectomy　51.63

胆总管成形术　51.72

Choledochoplasty　51.72

一皮肤　86.3　　　　　　　　　　　　　- skin　86.3

一皮下组织　86.3　　　　　　　　　　　- subcutaneous tissue　86.3

一前列腺，经尿道　60.29　　　　　　　　- prostate，transurethral　60.29

一十二指肠　45.32　　　　　　　　　　　- duodenum　45.32

——内镜的　45.30　　　　　　　　　　　- - endoscopic　45.30

一食管的　42.39　　　　　　　　　　　　- esophagus　42.39

——内镜的　42.33　　　　　　　　　　　- - endoscopic　42.33

一视网膜　14.21　　　　　　　　　　　　- retina　14.21

一斯基恩腺（女性尿道旁腺)71.3　　　　　- Skene′s gland　71.3

一外阴　71.3　　　　　　　　　　　　　- vulva　71.3

一胃　43.49　　　　　　　　　　　　　　- stomach　43.49

——内镜的　43.41　　　　　　　　　　　- - endoscopic　43.41

一腺样增殖体窝　28.7　　　　　　　　　- adenoid fossa　28.7

一小肠 NEC　45.34　　　　　　　　　　- small intestine NEC　45.34

——十二指肠　45.32　　　　　　　　　　- - duodenum　45.32

———内镜的　45.30　　　　　　　　　　- - - endoscopic　45.30

一阴茎　64.2　　　　　　　　　　　　　- penis　64.2

一阴囊　61.3　　　　　　　　　　　　　- scrotum　61.3

一直肠　48.32　　　　　　　　　　　　　- rectum　48.32

——根治性　48.31　　　　　　　　　　　- - radical　48.31

电子绑腿　93.59　　　　　　　　　　**Electronic gaiter　93.59**

雕刻，心脏瓣膜一见瓣膜成形术，心脏　　**Sculpturing，heart valve-see Valvuloplasty，**
　　　　　　　　　　　　　　　　　　　heart

蝶窦切除术　22.64　　　　　　　　　**Sphenoidectomy　22.64**

蝶窦切开术　22.52　　　　　　　　　**Sphenoidotomy　22.52**

碟形手术　　　　　　　　　　　　　　**Saucerization**

一骨一另见切除术，病损，骨　77.60　　　- bone-see also Excision，lesion，bone　77.60

一直肠　48.99　　　　　　　　　　　　　- rectum　48.99

钉合术　　　　　　　　　　　　　　　**Stapling**

一动脉　39.31　　　　　　　　　　　　　- artery　39.31

一肺大疱（气肿性的）　32.21　　　　　　- blebs，lung (emphysematous)　32.21

一骨干一另见钉合术，骨骺金属板　78.20　- diaphysis-see also Stapling，epiphyseal plate
　　　　　　　　　　　　　　　　　　　　78.20

一骨骺金属板　78.20　　　　　　　　　　- epiphyseal plate　78.20

——尺骨　78.23　　　　　　　　　　　　- - ulna　78.23

——腓骨　78.27　　　　　　　　　　　　- - fibula　78.27

——肱骨　78.22　　　　　　　　　　　　- - humerus　78.22

——股骨　78.25　　　　　　　　　　　　- - femur　78.25

——胫骨　78.27　　　　　　　　　　　　- - tibia　78.27

——桡骨　78.23　　　　　　　　　　　　- - radius　78.23

——特指的部位 NRC　78.29　　　　　　- - specified site NEC　78.29

一静脉　39.32　　　　　　　　　　　　　- vein　39.32

—胃静脉曲张　44.91

—移植—见移植物

—左心耳　37.36

钉入,髓内

—伴骨折复位见复位,骨折伴内固定

—内的(不伴骨折复位)　78.50

定位,胎盘　88.78

—经 RISA 注射　92.17

动静脉吻合术　39.29

—用于肾透析　39.27

动脉成形术—见修补术,动脉

动脉缝合术　39.31

动脉瘤成形术—见动脉瘤缝合术

动脉瘤缝合术 NEC　39.52

—经或伴

——包裹术　39.52

——穿丝法　39.52

——电凝术　39.52

——缝合　39.52

——甲基丙烯酸甲酯　39.52

——凝固　39.52

——钳夹　39.51

——切除术或部分切除术—另见动脉瘤切除术,
　按部位

———伴

————吻合术—见动脉瘤切除术,伴吻合,按部
　位

————移植物置换—见动脉瘤切除术,伴移植
　物置换,按部位

——栓结术　39.52

——吻合术—见动脉瘤切除术,伴吻合,按部位

——血管内移植

———腹主动脉　39.71

———开窗(分支)移植　39.78

———上肢动脉(多条)　39.79

———下肢动脉　39.79

———胸主动脉(多条)　39.73

——移植物置换—见动脉瘤切除术,伴移植物置
　换,按部位

—马塔斯　39.52

- gastric varices　44.91

- graft-see Graft

- left atrial appendage　37.36

Nailing, intramedullary

- with fracture reduction-see Reduction, frac-
ture with internal fixation

- internal (without fracture reduction)　78.50

Localization, placenta　88.78

- by RISA injection　92.17

Arteriovenostomy　39.29

- for renal dialysis　39.27

Arterioplasty-see Repair, artery

Arteriorrhaphy　39.31

Aneurysmoplasty-see Aneurysmorrhaphy

Aneurysmorrhaphy NEC　39.52

- by or with

- - wrapping　39.52

- - filipuncture　39.52

- - electrocoagulation　39.52

- - suture　39.52

- - methyl methacrylate　39.52

- - coagulation　39.52

- - clipping　39.51

- - excision or resection-see also Aneurysmec-
tomy, by site

- - - with

- - - - anastomosis-see Aneurysmectomy,
with anastomosis, by site

- - - - graft replacement-see Aneurysmecto-
my, with graft replacement, by site

- - wiring　39.52

- - anastomosis-see Aneurysmectomy, with
anastomosis, by site

- - endovascular graft

- - - abdominal aorta　39.71

- - - - fenestrated (branching) graft　39.78

- - - upper extremity artery(s)　39.79

- - - lower extremity artery(s)　39.79

- - - thoracic aorta　39.73

- - graft replacement-see Aneurysmectomy,
with graft replacement, by site

- Matas'　39.52

动脉瘤内缝合术—另见动脉瘤缝合术　39.52

—经或伴

——血管内移植

———腹主动脉　39.71

————开窗(分支)移植　39.78

———上肢动脉　39.79

———下肢动脉　39.79

———胸主动脉　39.73

动脉瘤切除术　38.60

—伴

——吻合术　38.30

———腹

————动脉　38.36

————静脉　38.37

———颅内 NEC　38.31

———上肢(动脉)(静脉)　38.33

———头和颈 NEC　38.32

———下肢

————动脉　38.38

————静脉　38.39

———胸 NEC　38.35

———主动脉(弓)(升)(降)　38.34

——移植物置换(插补)　38.40

———腹

————动脉　38.46

————静脉　38.47

———主动脉

————切开入路　38.44

————血管内入路　39.71

—————开窗(分支)移植　39.78

————— Zenith® Renu™ AAA 移植　39.71

———颅内 NEC　38.41

———上肢(动脉)(静脉)　38.43

———头和颈 NEC　38.42

———下肢

————动脉　38.48

————静脉　38.49

———胸 NEC　38.45

Endoaneurysmorrhaphy-see also Aneurysmorrhaphy　39.52

- by or with

- - endovascular graft

- - - abdominal aorta　39.71

- - - - fenestrated (branching) graft　39.78

- - - upper extremity artery(s)　39.79

- - - lower extremity artery(s)　39.79

- - - thoracic aorta　39.73

Aneurysmectomy　38.60

- with

- - anastomosis　38.30

- - - abdominal

- - - - artery　38.36

- - - - vein　38.37

- - - intracranial NEC　38.31

- - - upper limb (artery) (vein)　38.33

- - - head and neck NEC　38.32

- - - lower limb

- - - - artery　38.38

- - - - vein　38.39

- - - thoracic NEC　38.35

- - - aorta (arch) (ascending) (descending)　38.34

- - graft replacement (interposition)　38.40

- - - abdominal

- - - - artery　38.46

- - - - vein　38.47

- - - aorta

- - - - open approach　38.44

- - - - endovascular approach　39.71

- - - - - fenestrated (branching) graft　39.78

- - - - Zenith® Renu™ AAA graft　39.71

- - - intracranial NEC　38.41

- - - upper limb (artery) (vein)　38.43

- - - head and neck NEC　38.42

- - - lower limb

- - - - artery　38.48

- - - - vein　38.49

- - - thoracic NEC　38.45

————主动脉(弓)(升)(胸降)

—————腹　38.44

—————胸　38.45

—————胸腹　38.45[38.44]

—腹

——动脉　38.66

——静脉　38.67

—颅内 NEC　38.61

—上肢(动脉)(静脉)　38.63

—头和颈 NEC　38.62

—瓦尔萨尔瓦窦(主动脉窦)　35.39

—下肢

——动脉　38.68

——静脉　38.69

—心房,心耳　37.32

—心室(心肌)　37.32

—心脏　37.32

—胸 NEC　38.65

—主动脉(弓)(升)(降)　38.64

动脉瘤切开术—见动脉瘤切除术

动脉内膜切除术(气体)(伴补片移植)　38.10

—腹　38.16

—冠状动脉—见亚目　36.0

——开放性胸入路　36.03

—颅内的(开放性) NEC　38.11

> 注:另使用 00.40,00.41,00.42 或 00.43 编码说明治疗血管的总数量。使用 00.44 编码一次说明对分叉血管的操作。另外,使用 00.45,00.46,00.47 或 00.48 插入血管支架的数量。

——经皮入路,颅内血管　00.62

—上肢　38.13

—头和颈(开放) NEC　38.12

- - - aorta（arch）（ascending）（descending thoracic）

- - - - abdominal　38.44

- - - - thoracic　38.45

- - - - thoracoabdominal　38.45［38.44］

- abdominal

- - artery　38.66

- - vein　38.67

- intracranial NEC　38.61

- upper limb（artery）（vein）　38.63

- head and neck NEC　38.62

- sinus of Valsalva　35.39

- lower limb

- - artery　38.68

- - vein　38.69

- atrial，auricular　37.32

- ventricle（myocardium）　37.32

- heart　37.32

- thoracic NEC　38.65

- aorta（arch）（ascending）（descending）　38.64

Aneurysmotomy-see Aneurysmectomy

Endarterectomy（gas）（with patch graft）　38.10

- abdominal　38.16

- coronary artery-see subcategory　36.0

- - open chest approach　36.03

- intracranial（open）NEC　38.11

> Note: Also use　00.40, 00.41, 00.42, or 00.43 to show the total number of vessels treated. Use code　00.44 once to show procedure on a bifurcated vessel. In addition, use　00.45, 00.46, 00.47, or 00.48 to show the number of vascular stents inserted.

- - percutaneous approach，intracranial vessel（s）　00.62

- upper limb　38.13

- head and neck（open）NEC　38.12

<table>
<tr><td>注:另使用 00.40,00.41,00.42 或 00.43 编码说明治疗血管的总数量。使用 00.44 编码一次说明对分叉血管的操作。另外,使用 00.45,00.46,00.47 或 00.48 插入血管支架的数量。</td><td>Note:Also use 00.40,00.41,00.42, or 00.43 to show the total number of vessels treated. Use code 00.44 once to show procedure on a bifurcated vessel. In addition, use 00.45, 00.46, 00.47, or 00.48 to show the number of vascular stents inserted.</td></tr>
</table>

一下肢　38.68

一胸的 NEC　38.65

一主动脉(弓)(升)(降)　38.64

动脉切开术　38.00

一腹的　38.06

一颅内的 NEC　38.01

一上肢　38.03

一头和颈 NEC　38.02

一下肢　38.08

一胸的 NEC　38.05

一主动脉(弓)(升)(降)　38.04

动脉圆锥切除术

一垂体一另见垂体切除术,部分　07.63

一心室(心脏)(右)　35.34

——法洛四联症全部修补术　35.81

动脉造影术(对比)(荧光镜的)(逆行的)　88.40

— SPY(术间造影系统),冠状动脉　88.59

一臂的　88.49

一肠系膜上动脉　88.47

一超声一见超声波检查,按部位

一多普勒(超声)一见超声波检查,按部位

一放射性核素一见扫描,放射性核素

一肺动脉　88.43

一腹内的 NEC　88.47

一股动脉　88.48

一冠状(直接)(选择性) NEC　88.57

——单导管技术(Sones)　88.55

——手术中荧光血管的　88.59

——双导管技术(贾金斯)(里基茨和艾布拉姆斯)　88.56

一基底　88.41

一颈动脉(内的)　88.41

一经股动脉　88.48

一脑的(后循环)　88.41

一上肢　88.49

一肾　88.45

- lower-limb　38.68

- thoracic NEC　38.65

- aorta（arch）（ascending）（descending）38.64

Arteriotomy　38.00

- abdominal　38.06

- intracranial NEC　38.01

- upper limb　38.03

- head and neck NEC　38.02

- lower limb　38.08

- thoracic NEC　38.05

- aorta（arch）（ascending）（descending）38.04

Infundibulectomy

- hypophyseal-see also Hypophysectomy, partial　07.63

- ventricle（heart）（right）　35.34

- - in total repair of tetralogy of Fallot　35.81

Arteriography（contrast）（fluoroscopic）（retrograde）　88.40

- SPY, coronary　88.59

- brachial　88.49

- superior mesenteric artery　88.47

- ultrasound-see Ultrasonography, by site

- Doppler（ultrasonic)-see Ultrasonography, by site

- radioisotope-see Scan, radioisotope

- pulmonary　88.43

- intra-abdominal NEC　88.47

- femoral　88.48

- coronary（direct）（selective）NEC　88.57

- - single catheter technique（Sones）　88.55

- - intra-operative fluorescence vascular　88.59

- - double catheter technique（Judkins）（Ricketts and Abrams）　88.56

- basilar　88.41

- carotid（internal）　88.41

- transfemoral　88.48

- cerebral（posterior circulation）　88.41

- upper extremity　88.49

- renal　88.45

——被动的 NEC　93.17

——主动的 NEC　93.12

—神经的　89.13

—主动肌肉骨骼 NEC　93.12

对抗休克法,心的 NEC　**99.62**

对切—另见切除术

—镫骨足板　19.79

——伴砧骨置换　19.11

—卵巢　65.29

——腹腔镜的　65.25

—子宫切除术　68.39

——腹腔镜的　68.31

对掌肌成形术(手)　**82.56**

多导睡眠(波动)描记　**89.17**

多兰斯手术—见 **Dorrance** 手术

多累里手术—见 **Doleris** 手术

多普勒图,多普勒流图—另见超声波检查

—手术中经颅的　00.94

—头和颈　88.71

—心脏　88.72

—胸部 NEC　88.73

—主动脉弓　88.73

多睡眠潜在试验(MSLT)　**89.18**

多特手术—见 **Dotter** 手术

多亚手术—见 **Doyle** 手术

E₂F decoy(一种寡聚核苷酸,即短链 **DNA** 分子)　**00.16**

Eagleton 手术(聂骨岩部外引流)　**20.22**

ECG—见心电图

ECMO(体外膜氧化)　**39.65**

EdenHybinette 手术(关节盂骨块)　**78.01**

EEG(脑电图)　**89.14**

—监测(X 线照相的)(视频的)　89.19

Effler 手术(心脏)　**36.2**

EGD(食管胃十二指肠镜检查)　**45.13**

—伴闭合性活组织检查　45.16

- - passive NEC　93.17

- - active NEC　93.12

- neurologic　89.13

- active musculoskeletal NEC　93.12

Countershock, cardiac NEC　99.62

Bisection-see also Excision

- stapes foot plate　19.79

- - with incus replacement　19.11

- ovary　65.29

- laparoscopic　65.25

- hysterectomy　68.39

- laparoscopic　68.31

Opponensplasty (hand)　82.56

Polysomnogram　89.17

多兰斯手术— **see Dorrance operation**

多累里手术— **see Doleris operation**

Dopplergram, Doppler flow mapping-see also Ultrasonography

- intraoperative transcranial　00.94

- head and neck　88.71

- heart　88.72

- thorax NEC　88.73

- aortic arch　88.73

Multiple sleep latency test (MSLT)　89.18

多特手术— **see Dotter operation**

多亚手术— **see Doyle operation**

E

E₂F decoy　00.16

Eagleton operation (extrapetrosal drainage)　20.22

ECG-see Electrocardiogram

ECMO (extracorporeal membrane oxygenation)　39.65

Eden-Hybinette operation (glenoid bone block)　78.01

EEG (electroencephalogram)　89.14

- monitoring (radiographic) (video)　89.19

Effler operation (heart)　36.2

EGD (esophagogastroduodenoscopy)　45.13

- with closed biopsy　45.16

ESWL(体外休克波碎石术) NEC 98.59

— Kock 凹（泌尿系转流术） 98.51
—胆管 98.52
—胆囊 98.52
—膀胱 98.51
—肾 98.51
—肾盂 98.51
—输尿管 98.51
—特指的部位 NEC 98.59

Evans 手术（畸形足松解术） 83.84

额叶皮质局部切除术 01.32
厄本手术—见 Urban 手术
腭成形术（用于腭裂修补术） 27.62
腭成形术 27.69
—用于腭裂 27.62
——Ⅱ期或随后的 27.63
腭缝合术（用于腭裂修补术） 27.62

腭裂伤缝合术 27.61
—用于腭裂 27.62
耳成形术（外部） 18.79
—耳道或口 18.6
—前突或突出 18.5
—软骨 18.79
——重建术 18.71
—外耳 18.79
耳坏死组织切除术（内耳） 20.79
耳镜检查 18.11
耳前庭切开术 20.79
耳切除术 18.39
耳蜗电流描记术 20.31
二尖瓣固定术（二尖瓣） 35.12

ESWL（extracorporeal shockwave lithotripsy）NEC 98.59

微信扫码
电子书｜指南｜讲解｜社

- Kock pouch（urinary diversion） 98.51
- bile duct 98.52
- gallbladder 98.52
- bladder 98.51
- kidney 98.51
- renal pelvis 98.51
- ureter 98.51
- specified site NEC 98.59

Evans operation（release of clubfoot） 83.84

Topectomy 01.32
厄本手术— see Urban operation
Uranoplasty（for cleft palate repair） 27.62
Palatoplasty 27.69
- for cleft palate 27.62
- - secondary or subsequent 27.63
Uranorrhaphy（for cleft palate repair） 27.62

Palatorrhaphy 27.61
- for cleft palate 27.62
Otoplasty（external） 18.79
- auditory canal or meatus 18.6
- prominent or protruding 18.5
- cartilage 18.79
- - reconstruction 18.71
- auricle 18.79
Otonecrectomy（inner ear） 20.79
Otoscopy 18.11
Vestibulotomy 20.79
Auriculectomy 18.39
Electrocochleography 20.31
Atriocommissuropexy（mitral valve） 35.12

F

Farabeuf 手术（坐骨耻骨切开术） 77.39

Fasanella-Servatt 手术（睑下垂修补术） 08.35

Ferguson 手术（疝修补术） 53.00

Farabeuf operation（ischiopubiotomy） 77.39

Fasanella-Servatt operation（blepharoptosis repair） 08.35

Ferguson operation（hernia repair） 53.00

Fick 手术（足板穿孔术）　**19. 0**

Finney 手术（幽门成形术）　**44. 29**
Foley 手术（肾盂成形术）　**55. 87**
Fontan 手术（创建右心房和肺动脉间通道的）　**35. 94**

Fothergill(-Donald)手术（子宫悬吊术）　**69. 22**

Fowler 手术
—腱固定术（手）　82. 85
—松解术（锤状指修补术）　82. 84
—胸成形术　33. 34
—掌指关节关节成形术　81. 72

Fox 手术（睑内翻修补术伴楔形切除术）　**08. 43**

Franco 手术（耻骨上膀胱造口术）　**57. 18**

Frank 手术（永久性胃造口术）　**43. 19**

Frazier(-Spiller)手术（颞下三叉神经根切断术）　**04. 02**
Fredet-Ramstedt 手术（幽门肌切开术）（伴楔形切除术）　**43. 3**
Frenckner 手术（颞骨岩部内引流）　**20. 22**

Frickman 手术（腹直肠固定术）　**48. 75**

Frommel 手术（子宫骶骨韧带缩短）　**69. 22**

法腊布夫手术—见 Farabeuf 手术
法桑尼拉-舍瓦特手术—见 FasanellaServatt 手术
法沙吉尔(-唐纳德手术—见 Fothergill(Donald)手术
发音训练（喉切除术后）　**93. 73**
反旋—见复位,扭转
方坦手术—见 Fontan 手术
房间隔成形术—另见修补术,房间隔缺损　**35. 71**

Fick operation (perforation of foot plate)
19. 0

Finney operation (pyloroplasty)　44. 29
Foley operation (pyeloplasty)　55. 87
Fontan operation (creation of conduit between right atrium and pulmonary artery)
35. 94

Fothergill (-Donald) operation (uterine suspension)　69. 22
Fowler operation
 - tenodesis (hand)　82. 85
 - release (mallet finger repair)　82. 84
 - thoracoplasty　33. 34
 - arthroplasty of metacarpophalangeal joint 81. 72

Fox operation (entropion repair with wedge resection)　08. 43

Franco operation (suprapubic cystotomy)
57. 18

Frank operation (permanent gastrostomy)
43. 19

Frazier (-Spiller) operation (subtemporal trigeminal rhizotomy)　04. 02
Fredet-Ramstedt operation (pyloromyotomy) (with wedge resection)　43. 3
Frenckner operation (intrapetrosal drainage)　20. 22

Frickman operation (abdominal proctopexy)
48. 75

Frommel operation (shortening of uterosacral ligaments)　69. 22

法腊布夫手术— see Farabeuf operation
法桑尼拉-舍瓦特手术— see Fasanella-Servatt operation
法沙吉尔 (-唐纳德) 手术 — see Fothergill (-Donald) operation
Voice training (postlaryngectomy)　93. 73
Derotation-see Reduction, torsion
方坦手术— see Fontan operation
Atrioseptoplasty-see also Repair, atrial septal defect　35. 71

房间隔修补术—另见修补术,房间隔缺损 **35. 71**

房间隔造口术(心房)(球囊) **35. 41**

放射
— γ,立体定位 92. 32
放射疗法—另见疗法,放射

—远距离放射疗法—见放射疗法
放射疗法 **99. 82**
放射免疫疗法 **92. 28**
放射外科学,立体定位 **92. 30**
—单源光子 92. 31
—多源 92. 32
—放射外科学 NEC 92. 39
—钴-60 92. 32
—粒子 92. 33
—粒子束流 92. 33
—线性加速器(LINAC) 92. 31
放射线学
—诊断性—见放射照相术
—治疗性—见疗法,放射
放射性核素
—扫描—见扫描,放射性核素
—治疗性—见疗法,放射性核素
放射照相术(诊断性) NEC **88. 39**
— KUB(肾-输尿管-膀胱) 87. 79
—鼻 87. 16
—鼻窦 87. 16
—鼻泪管 87. 09
—鼻咽 87. 09
—扁桃体和腺样增殖体 87. 09
—肠 NEC 87. 65
—超声—见超声波检查
—大腿(骨骼) 88. 27
——软组织 88. 37
—对比(空气)(气体)(放射性不透明物质) NEC

——鼻窦 87. 15
——鼻泪管 87. 05
——鼻咽 87. 06
——胆管 NEC 87. 54

Atrioseptopexy-see also Repair, atrial septal defect **35. 71**

Septostomy, Atrioseptostomy (atrial) (balloon) **35. 41**

Irradiation
- gamma, stereotactic 92. 32
Radiation therapy-see also Therapy, radiation
- teleradiotherapy-see Teleradiotherapy
Actinotherapy **99. 82**
Radioimmunotherapy **92. 28**
Radiosurgery, stereotactic **92. 30**
- single source photon 92. 31
- multi-source 92. 32
- radiosurgery NEC 92. 39
- cobalt-60 92. 32
- particulate 92. 33
- particle beam 92. 33
- linear accelerator (LINAC) 92. 31
Radiology
- diagnostic-see Radiography
- therapeutic-see Therapy, radiation
Radioisotope
- scanning-see Scan, radioisotope
- therapy-see Therapy, radioisotope
Radiography (diagnostic) NEC **88. 39**
- KUB (kidney-ureter-bladder) 87. 79
- nose 87. 16
- nasal sinuses 87. 16
- nasolacrimal duct 87. 09
- nasopharynx 87. 09
- tonsils and adenoids 87. 09
- intestine NEC 87. 65
- ultrasonic-see Ultrasonography
- thigh (skeletal) 88. 27
- - soft tissue 88. 37
- contrast (air) (gas) (radio-opaque substance) NEC
- - nasal sinuses 87. 15
- - nasolacrimal ducts 87. 05
- - nasopharynx 87. 06
- - bile ducts NEC 87. 54

——胆囊 NEC　87.59

——动脉(经荧光镜透视检查法)—见动脉造影术

——窦管道—另见放射照相术,对比,按部位

———鼻　87.15

———腹壁　88.03

———胸壁　87.38

——腹壁　88.03

——附睾　87.93

——腹膜 NEC　88.13

——腹膜后 NEC　88.15

——骨盆

———不透明染色　88.11

———气体　88.12

——关节　88.32

——喉　87.07

——精囊　87.91

——静脉(经荧光镜透视检查法)—见静脉造影术

——眶　87.14

——淋巴—见淋巴管造影

——瘘(窦管道)—另见放射照相术,对比,按部位

———腹壁　88.03

———胸壁　87.38

——颅骨　87.02

——脑　87.02

——膀胱 NEC　87.77

——气管　87.32

——腔静脉(下)(上)　88.51

——乳房　87.35

——乳房导管　87.35

——食管　87.61

——输精管　87.94

——输卵管

———不透明染色　87.83

———气体　87.82

——胰　87.66

——支气管 NEC(经环状软骨)　87.32

———气管内　87.31

——椎间盘　87.21

——子宫

- - gallbladder NEC　87.59

- - arteries (by fluoroscopy)-see Arteriography

- - - sinus tract-see also Radiography, contrast, by site

- - - nose　87.15

- - - abdominal wall　88.03

- - - chest wall　87.38

- - abdominal wall　88.03

- - epididymis　87.93

- - peritoneum NEC　88.13

- - retroperitoneum NEC　88.15

- - pelvis

- - - opaque dye　88.11

- - - gas　88.12

- - joints　88.32

- - larynx　87.07

- - seminal vesicles　87.91

- - veins (by fluoroscopy)-see Phlebography

- - orbit　87.14

- - lymph-see Lymphangiogram

- - fistula (sinus tract)-see also Radiography, contrast, by site

- - - abdominal wall　88.03

- - - chest wall　87.38

- - skull　87.02

- - brain　87.02

- - bladder NEC　87.77

- - trachea　87.32

- - vena cava (inferior) (superior)　88.51

- - breast　87.35

- - mammary ducts　87.35

- - esophagus　87.61

- - vas deferens　87.94

- - fallopian tubes

- - - opaque dye　87.83

- - - gas　87.82

- - pancreas　87.66

- - bronchus NEC (transcricoid)　87.32

- - - endotracheal　87.31

- - intervertebral disc (s), spinal disc (s)　87.21

- - uterus

————不透明染色　87.83
————气体　87.82
——纵隔　87.33
—额的区,面　87.16
—肺　87.49
—腹,腹(平片) NEC　88.19

——壁(软组织) NEC　88.09
—腹膜后 NEC　88.16
—附睾 NEC　87.95
—根管　87.12
—骨骼 NEC　88.33
——系列(全部或完全)　88.31
—骨检查　88.31
—骨盆(骨骼)　88.26
——骨盆测量　88.25
——软组织　88.19
—横膈　87.49
—喉　87.09
—踝(骨骼)　88.28
——软组织　88.37
—脊柱 NEC　87.29
——骶尾的　87.24
——颈的　87.22
——胸　87.23
——腰骶的　87.24
—计算机辅助手术(CAS)伴荧光镜透视检查法
　00.33
—甲状腺区　87.09
—肩(骨骼)　88.21
——软组织　88.35
—精囊 NEC　87.92
—颈 NEC　87.09
—髋(骨骼)　88.26
——软组织　88.37
—眶　87.16
—眶上区　87.16
—肋骨　87.43
—泌尿系 NEC　87.79
—面,头和颈　87.09
—面骨　87.16
—气管　87.49

- - - opaque dye　87.83
- - - gas　87.82
- - mediastinum　87.33
- frontal area, facial　87.16
- lung　87.49
- abdomen, abdominal (flat plate) NEC 88.19

- - wall (soft tissue) NEC　88.09
- retroperitoneum NEC　88.16
- epididymis NEC　87.95
- root canal　87.12
- skeletal NEC　88.33
- - series (whole or complete)　88.31
- bone survey　88.31
- pelvis (skeletal)　88.26
- - pelvimetry　88.25
- - soft tissue　88.19
- diaphragm　87.49
- larynx　87.09
- ankle (skeletal)　88.28
- - soft tissue　88.37
- spine NEC　87.29
- - sacrococcygeal　87.24
- - cervical　87.22
- - thoracic　87.23
- - lumbosacral　87.24
- computer assisted surgery (CAS) with fluoroscopy　00.33
- thyroid region　87.09
- shoulder (skeletal)　88.21
- - soft tissue　88.35
- seminal vesicles NEC　87.92
- neck NEC　87.09
- hip (skeletal)　88.26
- - soft tissue　88.37
- orbit　87.16
- supraorbital area　87.16
- ribs　87.43
- urinary system NEC　87.79
- face, head, and neck　87.09
- facial bones　87.16
- trachea　87.49

—前臂(骨骼)　88.22　　　　　　　　　　　- forearm (skeletal)　88.22

——软组织　88.35　　　　　　　　　　　- - soft tissue　88.35

—前列腺 NEC　87.92　　　　　　　　　　- prostate NEC　87.92

—颧上颌复合体　87.16　　　　　　　　　- zygomaticomaxillary complex　87.16

—上臂(骨骼)　88.21　　　　　　　　　　- upper arm (skeletal)　88.21

——软组织　88.35　　　　　　　　　　　- - soft tissue　88.35

—上颌骨　87.16　　　　　　　　　　　　- maxilla　87.16

—上肢(骨骼) NEC　88.24　　　　　　　　- upper limb (skeletal) NEC　88.24

——软组织 NEC　88.35　　　　　　　　　- - soft tissue NEC　88.35

—肾输尿管膀胱(KUB)　87.79　　　　　　- kidney-ureter-bladder (KUB)　87.79

—生殖器官　　　　　　　　　　　　　　- genital organs

——男性 NEC　87.99　　　　　　　　　　- - male NEC　87.99

——女性 NEC　87.89　　　　　　　　　　- - female NEC　87.89

—食管　87.69　　　　　　　　　　　　　- esophagus　87.69

——吞钡　87.61　　　　　　　　　　　　- - barium-swallow　87.61

—手(骨骼)　88.23　　　　　　　　　　　- hand (skeletal)　88.23

——软组织　88.35　　　　　　　　　　　- - soft tissue　88.35

—输精管 NEC　87.95　　　　　　　　　　- vas deferens NEC　87.95

—输卵管　87.85　　　　　　　　　　　　- fallopian tubes　87.85

—锁骨　87.43　　　　　　　　　　　　　- clavicle　87.43

—头 NEC　87.09　　　　　　　　　　　　- head NEC　87.09

—头颅(侧的,矢状或正切投射) NEC　87.17　- skull (lateral, sagittal or tangential projec-
　　　　　　　　　　　　　　　　　　　tion) NEC　87.17

—腕　88.23　　　　　　　　　　　　　　- wrist　88.23

—膝(骨骼)　88.27　　　　　　　　　　　- knee (skeletal)　88.27

——软组织　88.37　　　　　　　　　　　- - soft tissue　88.37

—下颌骨　87.16　　　　　　　　　　　　- mandible　87.16

—下颌联合　87.16　　　　　　　　　　　- symphysis menti　87.16

—下肢(骨骼) NEC　88.29　　　　　　　　- lower limb (skeletal) NEC　88.29

——软组织 NEC　88.37　　　　　　　　　- - soft tissue NEC　88.37

—涎腺　87.09　　　　　　　　　　　　　- salivary gland　87.09

—腺样增殖体　87.09　　　　　　　　　　- adenoid　87.09

—消化道 NEC　87.69　　　　　　　　　　- digestive tract NEC　87.69

——上消化道摄片　87.62　　　　　　　　- - upper GI series　87.62

——吞钡　87.61　　　　　　　　　　　　- - barium swallow　87.61

——下消化道钡剂摄影　87.64　　　　　　- - lower GI series　87.64

——小肠摄片　87.63　　　　　　　　　　- - small bowel series　87.63

—小腿(骨骼)　88.27　　　　　　　　　　- lower leg (skeletal)　88.27

——软组织　88.37　　　　　　　　　　　- - soft tissue　88.37

—心脏　87.49　　　　　　　　　　　　　- heart　87.49

—胸(常规)　87.44　　　　　　　　　　　- chest (routine)　87.44

——壁 NEC　87.39　　　　　　　　　　　- - wall NEC　87.39

——大的　45.52

——小的　45.51

—回肠襻　45.51

—接触传染病后　99.84

分裂—另见切断

—脊索束　03.29

——经皮的　03.21

—腱鞘　83.01

——手　82.01

—泪乳头　09.51

—泪小管　09.52

分流—另见吻合术和旁路,血管的

—半规管蛛网膜下　20.71

—肠的

——大大　45.94

——小大　45.93

——小小　45.91

—肠系膜腔静脉　39.1

—肠系膜上动脉腔静脉　39.1

—动静脉 NEC　39.29

——用于肾透析(经)

———外部套管　39.93

———吻合　39.27

—房水引流　12.67

—肺动脉-无名静脉的　39.0

—肺静脉与心房　35.82

—腹静脉　54.94

—腹膜的-颈静脉的　54.94

—腹腔-血管的　54.94

—腹腔静脉的　54.94

—股腓动脉的　39.29

—股腘的　39.29

—海绵体-尿道海绵体　64.98

—海绵体隐静脉的　64.98

—脊髓的(鞘)(伴有瓣) NEC　03.79

——蛛网膜下腹膜的　03.71

——蛛网膜下输尿管的　03.72

—降主动脉与肺动脉(波茨-史密斯)　39.0

—颈动脉-颈动脉的　39.22

—颈动脉-锁骨下的　39.22

- - large　45.52

- - small　45.51

- ileal loop　45.51

- after contact with infectious disease　99.84

Splitting-see also Division

- spinal cord tracts　03.29

- - percutaneous　03.21

- tendon sheath　83.01

- - hand　82.01

- lacrimal papilla　09.51

- canaliculus　09.52

Shunt-see also Anastomosis and Bypass, vascular

- semicircular subarachnoid　20.71

- intestinal

- - large-to-large　45.94

- - small-to-large　45.93

- - small-to-small　45.91

- mesocaval　39.1

- superior mesenteric-caval　39.1

- arteriovenous NEC　39.29

- - for renal dialysis (by)

- - - external cannula　39.93

- - - anastomosis　39.27

- aqueous drainage　12.67

- pulmonary-innominate　39.0

- pulmonary vein to atrium　35.82

- abdominovenous　54.94

- peritoneal-jugular　54.94

- peritoneo-vascular　54.94

- peritoneovenous　54.94

- femoroperoneal　39.29

- femoropopliteal　39.29

- corpora cavernosa-corpus spongiosum　64.98

- corpora-saphenous　64.98

- spinal (thecal) (with valve) NEC　03.79

- - subarachnoid-peritoneal　03.71

- - subarachnoid-ureteral　03.72

- descending aorta to pulmonary artery (Potts-Smith)　39.0

- carotid-carotid　39.22

- carotid-subclavian　39.22

—升主动脉与肺动脉(沃特斯顿)　39.0

—输卵管硬脊膜的(伴有瓣)　03.79

—锁骨下肺动脉　39.0

—体-肺动脉　39.0

—胸膜腹膜的　34.05

—胸腔脊膜的(伴有瓣)　03.79

—腰的-蛛网膜下(伴有瓣)NEC　03.79

—腋的-股的　39.29

—硬膜下的-腹膜的(伴有瓣)　02.34

—右心房和肺动脉　35.94

—右心室和肺动脉(末端)　35.92

——于修补术的

———大血管转位　35.92

———动脉干　35.83

———肺动脉闭锁　35.92

—主动脉-冠状窦　36.39

—主动脉-心肌(移植)　36.2

—主动脉(降)-肺动脉(动脉)　39.0

—主动脉肠系膜动脉　39.26

—主动脉腹腔动脉　39.26

—主动脉根部　35.93

—主动脉股动脉　39.25

—主动脉颈动脉　39.22

—主动脉髂动脉　39.25

—主动脉髂动脉股骨　39.25

—主动脉肾的　39.24

—主动脉锁骨下　39.22

—蛛网膜下-腹膜的(伴有瓣)　03.71

—蛛网膜下-输尿管的(伴有瓣)　03.72

—左锁骨下动脉与降主动脉(布莱洛克-帕克)
39.0

—左心室(心脏)(尖)和主动脉　35.93

- 左-右(体动脉-肺动脉)　39.0

分娩(伴)

—产钳　72.9

——巴尔通　72.4

- ascending aorta to pulmonary artery (Waterston)　39.0

- salpingothecal (with valve)　03.79

- subclavian-pulmonary　39.0

- systemic-pulmonary artery　39.0

- pleuroperitoneal　34.05

- pleurothecal (with valve)　03.79

- lumbar-subarachnoid (with valve) NEC
03.79

- axillary-femoral　39.29

- subdural-peritoneal (with valve)　02.34

- right atrium and pulmonary artery　35.94

- right ventricle and pulmonary artery (distal)
35.92

- - in repair of

- - - transposition of great vessels　35.92

- - - truncus arteriosus　35.83

- - - pulmonary artery atresia　35.92

- aorta-coronary sinus　36.39

- aorto-myocardial (graft)　36.2

- aorta (descending)-pulmonary (artery)
39.0

- aortomesenteric　39.26

- aortoceliac　39.26

- apicoaortic　35.93

- aortofemoral　39.25

- aortocarotid　39.22

- aortoiliac　39.25

- aortoiliofemoral　39.25

- aortorenal　39.24

- aortosubclavian　39.22

- subarachnoid-peritoneal (with valve)　03.71

- subarachnoid-ureteral (with valve)　03.72

- left subclavian to descending aorta (Blalock-Park)　39.0

- left ventricle (heart) (apex) and aorta
35.93

- left-to-right (systemic-pulmonary artery)
39.0

Delivery (with)

- forceps　72.9

- - Barton's　72.4

——鼻　21.81　　　　　　　　　　　　－－nose　21.81

——耳　18.4　　　　　　　　　　　　　－－ear　18.4

——眉　08.81　　　　　　　　　　　　－－eyebrow　08.81

——乳房　85.81　　　　　　　　　　　－－breast　85.81

——头皮　86.59　　　　　　　　　　　－－scalp　86.59

———再植术　86.51　　　　　　　　　－－－replantation　86.51

——外阴　71.71　　　　　　　　　　　－－vulva　71.71

——眼睑　08.81　　　　　　　　　　　－－eyelid　08.81

——阴茎　64.41　　　　　　　　　　　－－penis　64.41

——阴囊　61.41　　　　　　　　　　　－－scrotum　61.41

—皮下组织(不伴皮肤移植)　86.59　　－subcutaneous tissue (without skin graft) 86.59

——伴移植—见移植物,皮肤　　　　　－－with graft-see Graft, skin

—气管　31.71　　　　　　　　　　　　－trachea　31.71

—韧带　81.96　　　　　　　　　　　　－ligament　81.96

——Cooper's　54.64　　　　　　　　　－－Cooper's　54.64

——伴关节成形术—见关节成形术　　　－－with arthroplasty-see Arthroplasty

——骶骨子宫的　69.29　　　　　　　　－－sacrouterine　69.29

——踝　81.94　　　　　　　　　　　　－－ankle　81.94

——阔　69.29　　　　　　　　　　　　－－broad　69.29

——上肢　81.93　　　　　　　　　　　－－upper extremity　81.93

——胃结肠的　54.73　　　　　　　　　－－gastrocolic　54.73

——膝　81.95　　　　　　　　　　　　－－knee　81.95

——下肢 NEC　81.95　　　　　　　　　－－lower extremity NEC　81.95

——子宫　69.29　　　　　　　　　　　－－uterine　69.29

——足和趾　81.94　　　　　　　　　　－－foot and toes　81.94

—乳房(皮肤)　85.81　　　　　　　　　－breast (skin)　85.81

—舌　25.51　　　　　　　　　　　　　－tongue　25.51

—神经(颅的)(周围的)　04.3　　　　　－nerve (cranial) (peripheral)　04.3

——交感神经　05.81　　　　　　　　　－－sympathetic　05.81

—神经节,交感神经的　05.81　　　　　－ganglion, sympathetic　05.81

—肾　55.81　　　　　　　　　　　　　－kidney　55.81

—肾上腺(腺)　07.44　　　　　　　　　－adrenal (gland)　07.44

—十二指肠　46.71　　　　　　　　　　－duodenum　46.71

——溃疡(出血)(穿孔)　44.42　　　　　－－ulcer (bleeding) (perforated)　44.42

———内镜的　44.43　　　　　　　　　－－－endoscopic　44.43

—食管　42.82　　　　　　　　　　　　－esophagus　42.82

—视网膜(用于再附着)　14.59　　　　　－retina (for reattachment)　14.59

—输精管　63.81　　　　　　　　　　　－vas deferens　63.81

—输卵管　66.71　　　　　　　　　　　－fallopian tube　66.71

—输尿管　56.82　　　　　　　　　　　－ureter　56.82

—撕裂—见缝合,按部位　　　　　　　　－laceration-see Suture, by site

—特农囊 15.7　　　　　　　　　　　- Tenon's capsule 15.7

—特指部位 NEC —见修补术,按部位　　- specified site NEC-see Repair, by site

—头皮 86.59　　　　　　　　　　　- scalp 86.59

——再植术 86.51　　　　　　　　　- - replantation 86.51

—外阴 71.71　　　　　　　　　　　- vulva 71.71

——产科撕裂伤(近期) 75.69　　　　- - obstetric laceration (current) 75.69

———陈旧性 71.79　　　　　　　　- - - old 71.79

—外阴切开术—见外阴切开术　　　　- episiotomy-see Episiotomy

—网膜 54.64　　　　　　　　　　　- omentum 54.64

—胃 44.61　　　　　　　　　　　　- stomach 44.61

——溃疡(出血)(穿孔) 44.41　　　- - ulcer (bleeding) (perforated) 44.41

———内镜的 44.43　　　　　　　　- - - endoscopic 44.43

—涎腺 26.41　　　　　　　　　　　- salivary gland 26.41

—腺样增殖体窝 28.7　　　　　　　　- adenoid fossa 28.7

—消化性溃疡(出血)(穿孔) 44.40　　- peptic ulcer (bleeding) (perforated) 44.40

—心包 37.49　　　　　　　　　　　- pericardium 37.49

—心脏 37.49　　　　　　　　　　　- heart 37.49

—胸壁 34.71　　　　　　　　　　　- chest wall 34.71

—胸膜 34.93　　　　　　　　　　　- pleura 34.93

—胸腺 07.93　　　　　　　　　　　- thymus 07.93

—悬雍垂 27.73　　　　　　　　　　- uvula 27.73

—血管 NEC 39.30　　　　　　　　　- blood vessel NEC 39.30

——动脉 39.31　　　　　　　　　　- - artery 39.31

——静脉 39.32　　　　　　　　　　- - vein 39.32

——经皮穿刺闭合—省略编码　　　　　- - percutaneous puncture closure-omit code

—牙龈 24.32　　　　　　　　　　　- gum, gingiva 24.32

—眼睑 08.81　　　　　　　　　　　- eyelid 08.81

——伴睑内翻或睑外翻修补术 08.42　　- - with entropion or ectropion repair 08.42

—眼球 16.89　　　　　　　　　　　- eyeball 16.89

—咽 29.51　　　　　　　　　　　　- pharynx 29.51

—胰 52.95　　　　　　　　　　　　- pancreas 52.95

—乙状 46.75　　　　　　　　　　　- sigmoid 46.75

—阴唇 71.71　　　　　　　　　　　- labia 71.71

—阴道 70.71　　　　　　　　　　　- vagina 70.71

——产科撕裂伤(近期) 75.69　　　　- - obstetric laceration (current) 75.69

———陈旧性 70.79　　　　　　　　- - - old 70.79

—阴蒂 71.4　　　　　　　　　　　　- clitoris 71.4

—阴茎 64.41　　　　　　　　　　　- penis 64.41

—阴囊(皮肤) 61.41　　　　　　　　- scrotum (skin) 61.41

—硬膜(脑的) 02.11　　　　　　　　- dura mater (cerebral) 02.11

——脊髓的 03.59　　　　　　　　　- - spinal 03.59

—支气管 33.41　　　　　　　　　　- bronchus 33.41

一肾血管,迷行 39.55

一心律再同步化除颤器(CRTD)一见修复术,心律再同步化除颤器

一心律再同步化起搏器(CRTP)一见修复术,心律再同步化起搏器

一心脏起搏器

——电极(心房)(经静脉)(心室) 37.75

——囊袋 37.79

复位术,减缩术一另见切除术,按部位

一肠扭结的

——肠 46.80

———大的 46.82

————内镜的(球囊) 46.85

———小的 46.81

——胃 44.92

一肠套叠 46.80

——伴

———超声波检查引导 96.29

———电离放射灌肠法 96.29

———荧光镜透视检查法 96.29

——充气的 96.29

——大肠 46.82

———内镜的(球囊) 46.85

——流体静力学的 96.29

——小肠 46.81

一倒转,子宫经子宫托 96.18

一分离,骺(伴内固定)(闭合的) 79.40

——腓骨(闭合的) 79.46

———开放性 79.56

——肱骨(闭合的) 79.41

———开放性 79.51

——股骨(闭合的) 79.45

———开放性 79.55

——胫骨(闭合的) 79.46

———开放性 79.56

——开放性 79.50

——特指部位(闭合的)NEC 一另见亚目 79.4

- renal vessel, aberrant 39.55

- cardiac resynchronization defibrillator (CRT-D)-see Revision, cardiac resynchronization defibrillator

- cardiac resynchronization pacemaker (CRT-P)-see Revision, cardiac resynchronization pacemaker

- cardiac pacemaker

- - electrode(s) (atrial) (transvenous) (ventricular) 37.75

- - pocket 37.79

Reduction-see also Excision, by site

- volvulus

- - intestine 46.80

- - - large 46.82

- - - - endoscopic (balloon) 46.85

- - - small 46.81

- - stomach 44.92

- intussusception (open) 46.80

- - with

- - - ultrasonography guidance 96.29

- - - ionizing radiation enema 96.29

- - - fluoroscopy 96.29

- - pneumatic 96.29

- - large intestine 46.82

- - - endoscopic (balloon) 46.85

- - hydrostatic 96.29

- - small intestine 46.81

- retroversion, uterus by pessary 96.18

- separation, epiphysis (with internal fixation) (closed) 79.40

- - fibula (closed) 79.46

- - - open 79.56

- - humerus (closed) 79.41

- - - open 79.51

- - femur (closed) 79.45

- - - open 79.55

- - tibia (closed) 79.46

- - - open 79.56

- - open 79.50

- - specified site (closed) NEC-see also subcategory 79.4

———开放性—见亚目 79.5

—骨折（骨）（伴石膏管型）（伴夹板）（伴牵引装置）（闭合的） 79.00

——伴内固定 79.10

——鼻（闭合的） 21.71

———开放性 21.72

——臂（闭合的）NEC 79.02

———伴内固定 79.12

———开放性 79.22

————伴内固定 79.32

——髌骨（开放）（伴内固定） 79.36

——齿槽突（伴牙齿稳定术）

———开放性 76.77

———上颌骨（闭合的） 76.73

————开放性 76.77

———下颌骨（闭合的） 76.75

————开放性 76.77

——尺骨（闭合的） 79.02

———伴内固定 79.12

———开放性 79.22

————伴内固定 79.32

——腓骨（闭合的） 79.06

———伴内固定 79.16

———开放性 79.26

————伴内固定 79.36

——跗骨，跖骨（闭合的） 79.07

———伴内固定 79.17

———开放性 79.27

————伴内固定 79.37

——肱骨（闭合的） 79.01

———伴内固定 79.11

———开放性 79.21

————伴内固定 79.31

——股骨（闭合的） 79.05

———伴内固定 79.15

———开放性 79.25

————伴内固定 79.35

——颌骨（下的）—另见复位，骨折，下颌骨

———上的—见复位，骨折，上颌骨

- - - open-see subcategory 79.5

- fracture（bone）（with cast）（with splint）（with traction device）（closed） 79.00

- - with internal fixation 79.10

- - nasal（closed） 21.71

- - - open 21.72

- - arm（closed）NEC 79.02

- - - with internal fixation 79.12

- - - open 79.22

- - - - with internal fixation 79.32

- - patella（open）（with internal fixation） 79.36

- - alveolar process（with stabilization of teeth）

- - - open 76.77

- - - maxilla（closed） 76.73

- - - - open 76.77

- - - mandible（closed） 76.75

- - - - open 76.77

- - ulna（closed） 79.02

- - - with internal fixation 79.12

- - - open 79.22

- - - - with internal fixation 79.32

- - fibula（closed） 79.06

- - - with internal fixation 79.16

- - - open 79.26

- - - - with internal fixation 79.36

- - tarsal, metatarsal（closed） 79.07

- - - with internal fixation 79.17

- - - open 79.27

- - - - with internal fixation 79.37

- - humerus（closed） 79.01

- - - with internal fixation 79.11

- - - open 79.21

- - - - with internal fixation 79.31

- - femur（closed） 79.05

- - - with internal fixation 79.15

- - - open 79.25

- - - - with internal fixation 79.35

- - jaw（lower)-see also Reduction, fracture, mandible

- - - upper-see Reduction, fracture, maxilla

——骺—见复位，分离　　　　　　　　　－ － epiphysis-see Reduction, separation

——喉　31.64　　　　　　　　　　　　　　－ － larynx　31.64

——踝—见复位，骨折，腿　　　　　　　　－ － ankle-see Reduction, fracture, leg

——击出性—见复位，骨折，眶　　　　　　－ － blow-out-see Reduction, fracture, orbit

——脊柱　03.53　　　　　　　　　　　　　－ － spine　03.53

——胫骨（闭合的）　79.06　　　　　　　　－ － tibia (closed)　79.06

———伴内固定　79.16　　　　　　　　　　－ － － with internal fixation　79.16

———开放性　79.26　　　　　　　　　　　－ － － open　79.26

————伴内固定　79.36　　　　　　　　　－ － － － with internal fixation　79.36

———开放性　79.20　　　　　　　　　　　－ － － open　79.20

———伴内固定　79.30　　　　　　　　　　－ － － with internal fixation　79.30

———特指部位　NEC　79.29　　　　　　　　－ － － specified site NEC　79.29

————伴内固定　79.39　　　　　　　　　－ － － － with internal fixation　79.39

——眶（缘）（壁）（闭合的）　76.78　　　　－ － orbit (rim) (wall) (closed)　76.78

———开放性　76.79　　　　　　　　　　　－ － － open　76.79

——颅骨　02.02　　　　　　　　　　　　　－ － skull　02.02

——面的（骨）　NEC　76.70　　　　　　　　－ － facial (bone) NEC　76.70

———闭合性　76.78　　　　　　　　　　　－ － － closed　76.78

———开放性　76.79　　　　　　　　　　　－ － － open　76.79

——颧骨（闭合的）　76.71　　　　　　　　－ － malar (closed)　76.71

———开放性　76.72　　　　　　　　　　　－ － － open　76.72

——颧骨，颧弓（闭合的）　76.71　　　　　－ － zygoma, zygomatic arch (closed)　76.71

———开放性　76.72　　　　　　　　　　　－ － － open　76.72

——桡骨（闭合的）　79.02　　　　　　　　－ － radius (closed)　79.02

———伴内固定　79.12　　　　　　　　　　－ － － with internal fixation　79.12

———开放性　79.22　　　　　　　　　　　－ － － open　79.22

————伴内固定　79.32　　　　　　　　　－ － － － with internal fixation　79.32

——上颌骨（伴牙齿栓结术）（闭合的）　76.73　　－ － maxilla (with dental wiring) (closed)　76.73

———开放性　76.74　　　　　　　　　　　－ － － open　76.74

——手（闭合）　NEC　79.03　　　　　　　　－ － hand (closed) NEC　79.03

———伴内固定　79.13　　　　　　　　　　－ － － with internal fixation　79.13

———开放性　79.23　　　　　　　　　　　－ － － open　79.23

————伴内固定　79.33　　　　　　　　　－ － － － with internal fixation　79.33

——特指的部位（闭合的）　NEC　79.09　　－ － specified site (closed) NEC　79.09

———伴内固定　79.19　　　　　　　　　　－ － － with internal fixation　79.19

———开放性　79.29　　　　　　　　　　　－ － － open　79.29

————伴内固定　79.39　　　　　　　　　－ － － － with internal fixation　79.39

——腿（闭合的）　NEC　79.06　　　　　　　－ － leg (closed) NEC　79.06

———伴内固定　79.16　　　　　　　　　　－ － － with internal fixation　79.16

———开放性　79.26　　　　　　　　　　　－ － － open　79.26

————伴内固定　79.36　　　　　　　　　－ － － － with internal fixation　79.36

———经子宫托　96.18

———外科手术的　69.22

—脱离,踝榫(闭合的)　79.77

——开放性　79.87

—脱位(关节)(处理)(伴石膏管型)(伴夹板)(伴牵引装置)(闭合的)　79.70

——伴骨折—见复位,骨折,按部位

——踝(闭合的)　79.77

———开放性　79.87

——肩(闭合的)　79.71

———开放性　79.81

——开放性(伴外固定)(伴内的固定)　79.80

———特指部位 NEC　79.89

——髋(闭合的)　79.75

———开放　79.85

——颞下颌的(闭合的)　76.93

———开放性　76.94

——手(闭合的)　79.74

———开放性　79.84

——手指(闭合的)　79.74

———开放性　79.84

——特指部位(闭合的) NEC　79.79

———开放　79.89

——腕(闭合的)　79.73

———开放性　79.83

——膝(闭合的)　79.76

———开放性　79.86

——趾(闭合的)　79.78

———开放性　79.88

——肘(闭合的)　79.72

———开放性　79.82

——足(闭合的)　79.78

———开放性　79.88

—旋转不良,肠(手法)(外科手术的)　46.80

——大的　46.82

———内镜的(球囊)　46.85

——小的　46.81

—痔(手法的)　49.41

- - - by pessary　96.18

- - - surgical　69.22

- diastasis, ankle mortise (closed)　79.77

- - open　79.87

- dislocation (of joint) (manipulation) (with cast) (with splint) (with traction device) (closed)　79.70

- - with fracture-see Reduction, fracture, by site

- - ankle (closed)　79.77

- - - open　79.87

- - shoulder (closed)　79.71

- - - open　79.81

- - open (with external fixation) (with internal fixation)　79.80

- - - specified site NEC　79.89

- - hip (closed)　79.75

- - - open　79.85

- - temporomandibular (closed)　76.93

- - - open　76.94

- - hand (closed)　79.74

- - - open　79.84

- - finger (closed)　79.74

- - - open　79.84

- - specified site (closed) NEC　79.79

- - - open　79.89

- - wrist (closed)　79.73

- - - open　79.83

- - knee (closed)　79.76

- - - open　79.86

- - toe (closed)　79.78

- - - open　79.88

- - elbow (closed)　79.72

- - - open　79.82

- - foot (closed)　79.78

- - - open　79.88

- malrotation, intestine (manual) (surgical)　46.80

- - large　46.82

- - - endoscopic (balloon)　46.85

- - small　46.81

- hemorrhoids (manual)　49.41

G

一踝稳定术　81.11

一腱移植术用于髌骨稳定术　81.44

Goodal-Power 手术(阴道)　70.8

Gordon-Taylor 手术(后肢截断术)　84.19

GP ⅡB/Ⅲa 抑制剂,输注　99.20

Graber-Duvernay 手术(股骨头钻孔)　77.15

Green 手术(肩胛固定术)　78.41

Grice 手术(距下固定术)　81.13

Gritti-Stokes 手术(膝关节离断)　84.16

Gross 手术(疝缝合术)

一腹腔镜的　53.43

——伴移植物或假体　53.42

一其他和开放伴有移植物或假体　53.41

一其他开放性　53.49

Guttering,骨—另见切除术,病损,骨　77.60

Guyon 手术(踝截断术)　84.13

伽玛放射,立体定位　92.32

改变—另见置换

一长度

——骨—见 78.2 亚目缩短,骨或 78.3 亚目,延长,骨

——肌肉　83.85

———手　82.55

——腱　83.85

———手　82.55

一夹板　97.14

一尿道导管,留置的　57.95

一膀胱造口导管或管　59.94

一气管造口术管　97.23

一肾盂造口术导管或管　55.94

一肾造口术导管或管　55.93

一石膏管型 NEC　97.13

——上肢　97.11

- ankle stabilization　81.11

- tendon transfer for stabilization of patella　81.44

Goodal-Power operation (vagina)　70.8

Gordon-Taylor operation (hindquarter amputation)　84.19

GP ⅡB/Ⅲa inhibitor, infusion　99.20

Graber-Duvernay operation (drilling of femoral head)　77.15

Green operation (scapulopexy)　78.41

Grice operation (subtalar arthrodesis)　81.13

Gritti-Stokes operation (knee disarticulation)　84.16

Gross operation (herniorrhaphy)

- laparoscopic　53.43

- - with graft or prosthesis　53.42

- other and open with graft or prosthesis　53.41

- other open　53.49

Guttering, bone-see also Excision, lesion, bone　77.60

Guyon operation (amputation of ankle)　84.13

Gamma irradiation, stereotactic　92.32

Change-see also Replacement

- length

- - bone-see either subcategory 78.2 Shortening, bone or subcategory 78.3 Lengthening, bone

- - muscle　83.85

- - - hand　82.55

- - tendon　83.85

- - - hand　82.55

- splint　97.14

- urethral catheter, indwelling　57.95

- cystostomy catheter or tube　59.94

- tracheostomy tube　97.23

- pyelostomy catheter or tube　55.94

- nephrostomy catheter or tube　55.93

- cast NEC　97.13

- - upper limb　97.11

——伴 NIPS(诱发心律失常) 37.20
——仅感应(床旁装置检查) 89.45

—复律器-除颤器,自动的(AICD)
——伴导管侵入性电生理测定 37.26

——伴 NIPS(诱发心律失常) 37.20
——仅感应(床旁装置检查) 89.49

—起搏器
——伴导管侵入性电生理测定 37.26

——伴 NIPS(诱发心律失常) 37.20
——仅感应(床旁装置检查) 89.45

干板乳房 **X** 线照相术 **87.36**
干板 **X** 线照相术,乳房 **87.36**
肛镜检查 **49.21**
肛裂切除术 **49.39**
—内镜 49.31
—皮肤(皮下组织) 49.04
肛瘘切开术 **49.11**
肛门成形术 **49.79**
—伴痔切除术 49.46
肛门梳切开术—另见括约肌切开,肛门的 **49.59**

肛周下部切开
—肛周组织 49.02
—毛囊 86.09
睾丸成形术 **62.69**
睾丸缝合术 **62.61**
睾丸固定术 **62.5**
睾丸切除术(伴附睾切除术)(单侧的) **62.3**

—残留或孤立睾丸 62.42
—双侧的(根治性) 62.41
睾丸切开术 **62.0**
睾丸 **X** 线照相术—见放射照相术
高位产钳分娩 **72.39**
—伴外阴切开术 72.31
高温疗法 **NEC** **93.35**

- - with NIPS (arrhythmia induction) 37.20
- - interrogation only (bedside device check) 89.45

- cardioverter-defibrillator,automatic (AICD)
- - with catheter based invasive electrophysiologic testing 37.26

- - with NIPS (arrhythmia induction) 37.20
- - interrogation only (bedside device check) 89.49

- pacemaker
- - with catheter based invasive electrophysiologic testing 37.26

- - with NIPS (arrhythmia induction) 37.20
- - interrogation only (bedside device check) 89.45

Xeromammography 87.36
Xerography, breast 87.36
Anoscopy 49.21
Fissurectomy, anal 49.39
- endoscopic 49.31
- skin (subcutaneous tissue) 49.04
Fistulotomy, anal 49.11
Anoplasty 49.79
- with hemorrhoidectomy 49.46
PDT (percutaneous dilatational tracheostomy)-see TracheostomyPectenotomy — see also Sphincterotomy, anal 49.59
Undercutting
- perianal tissue 49.02
- hair follicle 86.09
Orchidoplasty,Orchioplasty 62.69
Orchidorrhaphy 62.61
Orchidopexy,Orchiopexy 62.5
Orchidectomy (with epididymectomy) (unilateral) 62.3
- remaining or solitary testis 62.42
- bilateral (radical) 62.41
Orchidotomy 62.0
Orthoroentgenography-see Radiography
High forceps delivery 72.39
- with episiotomy 72.31
Hyperthermia NEC 93.35

一用于癌瘤治疗(间质的)(局部的)(射频)(区域的)(超声)(全身的)　99.85

高压氧疗法　**93.95**
一伤口　93.59
高营养(胃肠外的)　**99.15**
哥贝尔弗兰哥哈姆斯托克手术—见 **GoebelFran-genheimStoeckel** 手术
戈德韦特手术—见 **Goldthwaite** 手术
戈登泰勒手术—见 **GordonTaylor** 手术
戈姆利手术—见 **Ghormley** 手术
格德尔斯通手术—见 **Girdlestone** 手术
格德尔斯通-泰勒手术—见 **GirdlestoneTaylor** 手术
格德纳手术—见 **Goldner** 手术
格尔曼手术—见 **Gelman** 手术
格赖斯手术—见 **Grice** 手术
格里蒂-斯托克斯手术—见 **GrittiStokes** 手术

格林手术—见 **Green** 手术
格伦手术—见 **Glenn** 手术
格罗斯手术—见 **Gross** 手术
膈成形术　**34.84**
膈切开术　**04.03**
一用于肺萎陷　33.31
膈神经抽出术　**04.03**
一用于肺萎陷　33.31
膈神经切除术　**04.03**
一用于肺萎陷　33.31
膈神经压轧术　**04.03**
一用于肺萎陷　33.31
根
一管(牙)(疗法)　23.70
——伴
———冲洗　23.71
———根尖切除术　23.72
——切除术(牙)(尖)　23.73
———伴根管疗法　23.72
———残留或滞留　23.11
根除—另见切除术,按部位
一动静脉瘘—见动脉瘤切除术
一动脉瘤—见动脉瘤切除术

- for cancer treatment (interstitial) (local) (radiofrequency) (regional) (ultrasound) (whole-body)　99.85

Hyperbaric oxygenation　93.95
- wound　93.59
Hyperalimentation (parenteral)　99.15
哥贝尔-弗兰哥哈姆-斯托克手术— **see Goebel-Frangenheim-Stoeckel operation**
戈德韦特手术— **see Goldthwaite operation**
戈登-泰勒手术— **see Gordon-Taylo operation**
戈姆利手术— **see Ghormley operation**
格德尔斯通手术— **see Girdlestone operation**
格德尔斯通-泰勒手术— **see Girdlestone-Taylor operation**
格德纳手术— **see Goldner operation**
格尔曼手术— **see Gelman operation**
格赖斯手术— **see Grice operation**
格里蒂-斯托克斯手术— **see Gritti-Stokes operation**
格林手术— **see Green operation**
格伦手术— **see Glenn operation**
格罗斯手术— **see Gross operation**
Phrenoplasty　34.84
Phrenicotomy　04.03
- for collapse of lung　33.31
Phrenicoexeresis　04.03
- for collapse of lung　33.31
Phrenicectomy　04.03
- for collapse of lung　33.31
Phrenemphraxis,Phrenicotripsy　04.03
- for collapse of lung　33.31
Root
- canal (tooth) (therapy)　23.70
- - with
- - - irrigation　23.71
- - - apicoectomy　23.72
- - resection (tooth) (apex)　23.73
- - - with root canal therapy　23.72
- - - residual or retained　23.11
Extirpation-see also Excision, by site
- arteriovenous fistula-see Aneurysmectomy
- aneurysm-see Aneurysmectomy

—特指部位 NEC　78.49

—腕骨的,掌骨的　78.44

—为了

——骨联接不正或骨折不联接的修补术—见修补术,骨折,骨联接不正或不联接

——骨缩如—见缩短,骨

——骨延长—见延长,骨

—下颌骨,下颌骨的 NEC　76.64

——分支(开放性)　76.62

———闭合性　76.61

——体　76.63

—胸(肋骨)(胸骨)　78.41

—趾骨(足)(手)　78.49

—椎骨　78.49

骨缝合术(骨折)—见复位术,骨折

骨缝合术—另见骨成形术　78.40

骨干切除术—见亚目　77.8

骨骼摄片(X 线)　88.31

骨关节切开术—另见骨切开术　77.30

骨密度测量(连续的)(放射照相)　88.98

骨膜切开术—另见切开,骨　77.10

—面骨　76.09

骨盆测量　88.25

—妇产科学的　89.26

骨切除术(部分),除外面骨—另见亚目　77.8

—第一跖骨头—见踇囊肿切除术

—面的 NEC　76.39

——全部　76.45

———伴再建造术　76.44

—全部的,除外面部—另见亚目　77.9

——面的 NEC　76.45

——伴再建造术　76.44

——下颌骨　76.42

——伴再建造术　76.41

—用于移植(自体移植)(自体移植)—另见亚目　77.7

——下颌骨　76.31

———全部的　76.42

- specified site NEC　78.49

- carpal,metacarpal　78.44

- for

- - repair of malunion or nonunion offracture-see Repair. fracture malunion or nonunion

- - bone shortening-see Shortening,bone

- - bone lengthening-see Lengthening,bone

- mandible,mandibular NEC　76.64

- - ramus(open)　76.62

- - - closed　76.61

- - body　76.63

- thorax(ribs)(sternum)　78.41

- phalanges(foot)(hand)　78.49

- vertebrae　78.49

Osteosynthesis (fracture)-see Reduction, fracture

Osteorrhaphy-see also Osteoplasty　78.40

Diaphysectomy-see subcategory　77.8

Skeletal series(x-ray)　88.31

Osteoarthrotomy-see also Osteotomy　77.30

Densitometry,bone(serial)(radiographic)　88.98

Periosteotomy-see also Incision, bone　77.10

- facial bone　76.09

Pelvimetry　88.25

- gynecological　89.26

Ostectomy (partial), except facial-see also subcategory　77.8

- first metatarsal head-see Bunionectomy

- facial NEC　76.39

- total　76.45

- - - with reconstruction　76.44

- total,except facial-see also subcategory　77.9

- - facial NEC　76.45

- - with reconstruction　76.44

- - mandible　76.42

- - - with reconstruction　76.41

- for graft(autograft)(homograft)-see also subcategory　77.7

- - mandible　76.31

- - - total　76.42

————伴再建造术　76.41
骨切开术（内收）（角形）（块）（反旋）（置换）（部分）（旋转）77.30

—髌骨　77.36
——楔形　77.26
—尺骨　77.33
——楔形　77.23
—腓骨　77.37
——楔形　77.27
—跗骨　77.38
——楔形　77.28
—肱骨　77.32
——楔形　77.22
—股骨　77.35
——楔形　77.25
—骨盆　77.39
——楔形　77.29
—肩胛骨　77.31
——楔形　77.21
—胫骨　77.37
——楔形　77.27
—面骨 NEC　76.69
—桡骨　77.33
——楔形　77.23
—上颌骨（节段的）　76.65
——全部　76.66
—锁骨　77.31
——楔形　77.21
—特指部位 NEC　77.39
——楔形　77.29
—腕骨，掌骨　77.34
——楔形　77.24
—下颌骨（节段的）（根尖下）　76.64
——分支（开放性）　76.62
———闭合性　76.61
———吉利锯　76.61
——角（开放性）　76.62
———闭合性　76.61
——体　76.63
—胸（肋骨）（胸骨）　77.31
——楔形　77.21

– – – – with reconstruction　76.41
Osteotomy (adduction) (angulation) (block) (derotational) (displacement) (partial) (rotational)　77.30

- patella　77.36
- wedge　77.26
- ulna　77.33
- - wedge　77.23
- fibula　77.37
- - wedge　77.27
- tarsal　77.38
- - wedge　77.28
- humerus　77.32
- - wedge　77.22
- femur　77.35
- - wedge　77.25
- pelvic　77.39
- - wedge　77.29
- scapula　77.31
- - wedge　77.21
- tibia　77.37
- - wedge　77.27
- facial bone NEC　76.69
- radius　77.33
- - wedge　77.23
- maxilla(segmental)　76.65
- - total　76.66
- clavicle　77.31
- - wedge　77.21
- specified site NEC　77.39
- - wedge　77.29
- carpals,metacarpals　77.34
- - wedge　77.24
- mandible(segmental)(subapical)　76.64
- - ramus(open)　76.62
- - - closed　76.61
- - Gigli saw　76.61
- - angle(open)　76.62
- - - closed　76.61
- - body　76.63
- thorax(ribs)(sternum)　77.31
- - wedge　77.21

———伴骨折复位—见复位，骨折

———髌骨 78.56

———尺骨 78.53

———腓骨 78.57

———跗骨的，跖骨的 78.58

———肱骨 78.52

———股骨 78.55

———骨盆 78.59

———肩胛骨 78.51

———胫骨 78.57

———桡骨 78.53

———锁骨 78.51

———特指部位 NEC 78.59

———腕骨的，掌骨的 78.54

———胸（肋骨）（胸骨） 78.51

————胸骨固定装置伴有刚性板 84.94

———趾骨（足）（手） 78.59

———椎骨 78.59

——外部，不伴复位 93.59

———伴骨折复位—见复位，骨折

———夹板 93.54

———牵引（骨骼）NEC 93.44

————间歇性 93.43

———石膏管型固定 NEC 93.53

———外固定器—见固定器，外部的

—关节—见关节成形术

—虹膜（凸起的） 12.11

—回肠 46.62

——至腹壁 46.61

—脊柱，伴融合术—另见融合术，脊髓的 81.00

—夹板 93.54

—腱 83.88

——手 82.85

—颈托 93.52

—空肠 46.62

——至腹壁 46.61

—髋 81.40

—内的

- - - with fracture reduction-see Reduction, fracture

- - - patella 78.56

- - - ulna 78.53

- - - fibula 78.57

- - - tarsal, metatarsal 78.58

- - - humerus 78.52

- - - femur 78.55

- - - pelvic 78.59

- - - scapula 78.51

- - - tibia 78.57

- - - radius 78.53

- - - clavicle 78.51

- - - specified site NEC 78.59

- - - carpal, metacarpal 78.54

- - - thorax (ribs) (sternum) 78.51

- - - - sternal fixation device with rigid plates 84.94

- - - phalanges (foot) (hand) 78.59

- - - vertebrae 78.59

- - external, without reduction 93.59

- - - with fracture reduction-see Reduction, fracture

- - - splint 93.54

- - - traction (skeletal) NEC 93.44

- - - intermittent 93.43

- - - cast immobilization NEC 93.53

- - - external fixator-see Fixator, external

- joint-see Arthroplasty

- iris (bombé) 12.11

- ileum 46.62

- - to abdominal wall 46.61

- spine, with fusion-see also Fusion, spinal 81.00

- splint 93.54

- tendon 83.88

- - hand 82.85

- cervical collar 93.52

- jejunum 46.62

- - to abdominal wall 46.61

- hip 81.40

- internal

——伴骨折复位—见复位,骨折

——不伴骨折复位—见固定,骨,内的

—尿道阴道的(至库珀韧带)　70.77

——伴移植物或假体　70.78

—脾　41.95

—韧带

——眼睑　08.36

——主要的(子宫颈横(侧)韧带)　69.22

—乳房(悬垂的)　85.6

—舌　25.59

—肾　55.7

—十二指肠　46.62

——至腹壁　46.61

—石膏背心　93.51

——其他石膏管型　93.53

—外部(不伴复位操作)　93.59

——伴骨折复位—见复位,骨折

——绑扎(非牵引)　93.59

——夹板　93.54

——牵引(骨骼)NEC　93.44

———间歇性　93.43

——石膏管型固定 NEC　93.53

——压力绷带　93.56

—网膜　54.74

—阴道　70.77

——伴移植物或假体　70.78

—阴囊中睾丸　62.5

—直肠(悬带)　48.76

—主韧带(子宫颈横(侧)韧带)　69.22

—子宫(腹)(阴道)(腹壁固定)　69.22

—子宫旁的　69.22

固定(通过)

—伴骨折复位—见复位,骨折

—绑扎(非牵引)　93.59

—绷带　93.59

- - with fracture reduction-see Reduction, fracture

- - without fracture reduction-see Fixation, bone, internal

- urethrovaginal (to Cooper's ligament) 70.77

- - with graft or prosthesis　70.78

- spleen　41.95

- ligament

- - palpebrae　08.36

- - cardinal　69.22

- breast (pendulous)　85.6

- tongue　25.59

- kidney　55.7

- duodenum　46.62

- - to abdominal wall　46.61

- plaster jacket　93.51

- - other cast　93.53

- external (without manipulation for reduction) 93.59

- - with fracture reduction-see Reduction, fracture

- - strapping (non-traction)　93.59

- - splint　93.54

- - traction (skeletal) NEC　93.44

- - - intermittent　93.43

- - cast immobilization NEC　93.53

- - pressure dressing　93.56

- omentum　54.74

- vagina　70.77

- - with graft or prosthesis　70.78

- testis in scrotum　62.5

- rectum (sling)　48.76

- cardinal ligaments　69.22

- uterus (abdominal) (vaginal) (ventrofixation)　69.22

- parametrial　69.22

Immobilization (by)

- with fracture-reduction-see Reduction, fracture

- strapping (non-traction)　93.59

- bandage　93.59

—骨 93.53

—夹板(石膏)(盘状) 93.54

——伴骨折或脱位的复位—见复位,骨折和复位,脱位

—立体定位头框架 93.59

—石膏管型 NEC 93.53

——伴骨折或脱位的复位—见复位,骨折和复位,脱位

—压力绷带 93.56

—装置 NEC 93.59

固定器,外部的

— Ilizarov 型 84.72

— Sheffield 型 84.72

—单相系统 84.71

—环形装置或系统 84.72

—混合装置或系统 84.73

—计算机辅助的(依赖的) 84.73

刮匙排除术,晶体 13.2

刮除

—角膜上皮 11.41

——用于涂片或培养 11.21

—沙眼滤泡 10.33

刮除术

—髌骨 77.66

—骨—另见切除术,病损,骨 77.60

—角膜(上皮) 11.41

——用于涂片或培养 11.21

刮除术(伴填塞)(伴Ⅱ期闭合)—另见扩宫和刮宫

—耳,外部 18.29

—肛门 49.39

——内镜 49.31

—巩膜 12.84

—骨—另见切除术,病损,骨 77.60

—关节—另见切除术,病损,关节 80.80

—肌肉 83.32

——手 82.22

—脊索(脑膜) 03.4

—睑板腺囊肿 08.25

—腱 83.39

- bone 93.53

- splint (plaster) (tray) 93.54

- - with reduction of fracture or dislocation-see Reduction, fracture, and Reduction, dislocation

- stereotactic head frame 93.59

- cast NEC 93.53

- - with reduction of fracture or dislocation-see Reduction, fracture, and Reduction, dislocation

- pressure dressing 93.56

- device NEC 93.59

Fixator, external

- Ilizarov type 84.72

- Sheffield type 84.72

- monoplanar system 84.71

- ring device or system 84.72

- hybrid device or system 84.73

- computer assisted (dependent) 84.73

Curette evacuation, lens 13.2

Scraping

- corneal epithelium 11.41

- - for smear or culture 11.21

- trachoma follicles 10.33

Shaving

- patella 77.66

- bone-see also Excision, lesion, bone 77.60

- cornea (epithelium) 11.41

- - for smear or culture 11.21

Curettage (with packing) (with secondary closure)-see also Dilation and curettage

- ear, external 18.29

- anus 49.39

- - endoscopic 49.31

- sclera 12.84

- bone-see also Excision, lesion, bone 77.60

- joint-see also Excision, lesion, joint 80.80

- muscle 83.32

- - hand 82.22

- spinal cord (meninges) 03.4

- chalazion 08.25

- tendon 83.39

管道成形术,外耳道　**18.6**

管饲法,胃　**96.35**
冠,牙齿(陶瓷的)(金的)　**23.41**
灌肠法(经肛门)NEC　**96.39**
—为了去除嵌塞的粪便　96.38
灌肠法(小肠)　**96.43**
灌输
—放射性核素(腔内)(静脉内)　92.28

—膀胱　96.49
—生殖泌尿系 NEC　96.49
—消化道,除外胃饲法　96.43
—胸腔　34.92
灌注 NEC　**39.97**
—肠(大)(局部的)　46.96
——小的　46.95
—肝,局部的　50.93
—高热(淋巴),局部区域或部位　93.35

—冠状动脉　39.97
—颈　39.97
—颈动脉　39.97
—全身　39.96
—肾局部　55.95
—头　39.97
—为了
——化学疗法 NEC　99.25
——激素疗法 NEC　99.24
—肢体(下的)(上的)　39.97
—蛛网膜下(脊索)(冷冻盐水)　03.92

贯通—另见固定
—虹膜(凸起的)　12.11
光化学疗法 NEC　**99.83**
—体外　99.88
光量子疗法,治疗性　**99.88**
光疗法 NEC　**99.83**
—新生儿　99.83
—紫外线的　99.82
光凝术
—虹膜　12.41

Canaloplasty, external auditory meatus　18.6

Gavage, gastric　96.35
Crown, dental (ceramic) (gold)　23.41
Enema (transanal) NEC　96.39
- for removal of impacted feces　96.38
Enteroclysis (small bowel)　96.43
Instillation
- radioisotope (intracavitary) (intravenous)　92.28
- bladder　96.49
- genitourinary NEC　96.49
- digestive tract, except gastric gavage　96.43
- thoracic cavity　34.92
Perfusion NEC　39.97
- intestine (large) (local)　46.96
- - small　46.95
- liver, localized　50.93
- hyperthermic (lymphatic), localized region or site　93.35
- coronary artery　39.97
- neck　39.97
- carotid artery　39.97
- total body　39.96
- kidney, local　55.95
- head　39.97
- for
- - chemotherapy NEC　99.25
- - hormone therapy NEC　99.24
- limb (lower) (upper)　39.97
- subarachnoid (spinal cord) (refrigerated saline)　03.92

Transfixion-see also Fixation
- iris (bombé)　12.11
Photochemotherapy NEC　99.83
- extracorporeal　99.88
Photopheresis, therapeutic　99.88
Phototherapy NEC　99.83
- newborn　99.83
- ultraviolet　99.82
Photocoagulation
- iris　12.41

—黄斑孔—见光凝术,视网膜

—睫状体　12.73

—眶病损　16.92

—视网膜

——激光(束)

———为了

————病损破坏　14.24

————撕裂或缺损修补术　14.34

————再附着　14.54

——为了

———病损破坏　14.25

———撕裂或缺损修补术　14.35

———再附着　14.55

——氙弧光

———为了

————病损破坏　14.23

————撕裂或缺损修补术　14.33

————再附着　14.53

—眼,眼球　16.99

光凝术—见光凝术

光谱分析

—近红外线的(NIR)　38.23

—血管内的　38.23

光学相干性摄影术(OCT)(血管内成像)

—非冠状血管　38.25

—冠状血管　38.24

广视野膀胱镜检查　**57.32**

—经人工造口　57.31

—特指部位,除膀胱外—见内镜检查,按部位

龟头成形术　**64.69**

- macular hole-see Photocoagulation，retina

- ciliary body　12.73

- orbital lesion　16.92

- retina

- - laser（beam）

- - - for

- - - - destruction of lesion　14.24

- - - - repair of tear or defect　14.34

- - - - reattachment　14.54

- - for

- - - destruction of lesion　14.25

- - - repair of tear or defect　14.35

- - - reattachment　14.55

- - xenon arc

- - - for

- - - - destruction of lesion　14.23

- - - - repair of tear or defect　14.33

- - - - reattachment　14.53

- eye, eyeball　16.99

Light coagulation-see Photocoagulation

Spectroscopy

- near infrared（NIR）　38.23

- intravascular　38.23

Optical coherence tomography（OCT）(intra-vascular imaging)

- non-coronary vessel(s)　38.25

- coronary vessel(s)　38.24

Panendoscopy　57.32

- through artificial stoma　57.31

- specified site, other than bladder-see Endos-copy，by site

Balanoplasty　64.69

H

Hagner 手术(附睾切开术)　**63.92**

Halsted 手术—见修补术,疝,腹股沟的

Hampton 手术(吻合术小肠与直肠残端)　**45.92**

Harrison-Richardson 手术(阴道悬吊术)　**70.77**

—伴移植物或假体　70.78

Hagner operation（epididymotomy）　63.92

Halsted operation-see Repair, hernia, inguinal

Hampton operation（anastomosis small intestine to rectal stump）　45.92

Harrison-Richardson operation（vaginal suspension）　70.77

- with graft or prosthesis　70.78

——限定性(间隔病史)　89.02

——综合性(新问题的病史和评估)　89.03

会厌切除术　**30.21**

会阴成形术　**71.79**

会阴缝合术　**71.71**

—产科撕裂(近期)　75.69

会阴切开术(非产科的)　**71.09**

—帮助分娩—见外阴切开术

活组织检查

—奥狄括约肌　51.14

——闭合性(内镜)　51.14

——开放性　51.13

—贲门食管的(连接处)　44.14

——闭合性(内镜)　44.14

———开放性　44.15

—鼻,鼻的　21.22

——窦　22.11

———闭合性(内镜)(针吸)　22.11

——开放性　22.12

—鼻窦　22.11

——闭合性(内镜)(针吸)　22.11

——开放性　22.12

—鼻咽　29.12

—扁桃体　28.11

—肠—见活组织检查,肠

—肠 NEC　45.27

——大的　45.25

———闭合性(内镜)　45.25

———开放性　45.26

———刷洗　45.25

——小的　45.14

———闭合性(内镜)　45.14

———开放性　45.15

———刷洗　45.14

—肠系膜　54.23

—齿龈　24.11

—抽吸—见活组织检查,按部位

—垂体腺　07.15

——经蝶窦入路　07.14

——经前额入路　07.13

—唇　27.23

- - limited (interval history)　89.02

- - comprehensive (history and evaluation of new problem)　89.03

Epiglottidectomy　30.21

Perineoplasty　71.79

Perineorrhaphy　71.71

- obstetrical laceration (current)　75.69

Perineotomy (nonobstetrical)　71.09

- to assist delivery-see Episiotomy

Biopsy

- sphincter of Oddi　51.14

- - closed (endoscopic)　51.14

- - open　51.13

- cardioesophageal (junction)　44.14

- - closed (endoscopic)　44.14

- - - open　44.15

- nose, nasal　21.22

- - sinus　22.11

- - - closed (endoscopic) (needle)　22.11

- - open　22.12

- sinus, nasal　22.11

- - closed (endoscopic) (needle)　22.11

- - open　22.12

- nasopharynx　29.12

- tonsil　28.11

- bowel-see Biopsy, intestine

- intestine NEC　45.27

- - large　45.25

- - - closed (endoscopic)　45.25

- - - open　45.26

- - - brush　45.25

- - small　45.14

- - - closed (endoscopic)　45.14

- - - open　45.15

- - - brush　45.14

- mesentery　54.23

- gum　24.11

- aspiration-see Biopsy, by site

- pituitary gland　07.15

- - transsphenoidal approach　07.14

- - transfrontal approach　07.13

- lip　27.23

——闭合性(内镜) 45.14　　　　　- - closed (endoscopic) 45.14

——开放性 45.15　　　　　　　　- - open 45.15

——刷洗 45.14　　　　　　　　　- - brush 45.14

—食管 42.24　　　　　　　　　　- esophagus 42.24

——闭合性(内镜) 42.24　　　　　- - closed (endoscopic) 42.24

——开放性 42.25　　　　　　　　- - open 42.25

—输精管 63.01　　　　　　　　　- vas deferens 63.01

—输卵管 66.11　　　　　　　　　- fallopian tube 66.11

—输尿管 56.33　　　　　　　　　- ureter 56.33

——闭合的(经皮) 56.32　　　　　- - closed (percutaneous) 56.32

———内镜的 56.33　　　　　　　- - - endoscopic 56.33

——经尿道的 56.33　　　　　　　- - transurethral 56.33

——开放性 56.34　　　　　　　　- - open 56.34

—松果腺 07.17　　　　　　　　　- pineal gland 07.17

—胎儿 75.33　　　　　　　　　　- fetus 75.33

—外阴 71.11　　　　　　　　　　- vulva 71.11

—网膜　　　　　　　　　　　　　- omentum

——闭合性 54.24　　　　　　　　- - closed 54.24

——经皮(针吸) 54.24　　　　　　- - percutaneous (needle) 54.24

——开放性 54.23　　　　　　　　- - open 54.23

—胃 44.14　　　　　　　　　　　- stomach 44.14

——闭合性(内镜) 44.14　　　　　- - closed (endoscopic) 44.14

——开放性 44.15　　　　　　　　- - open 44.15

——刷洗 44.14　　　　　　　　　- - brush 44.14

—涎腺或管 26.11　　　　　　　　- salivary gland or duct 26.11

——闭合性(针吸) 26.11　　　　　- - closed (needle) 26.11

——开放性 26.12　　　　　　　　- - open 26.12

—腺样增殖体 28.11　　　　　　　- adenoid 28.11

—心包 37.24　　　　　　　　　　- pericardium 37.24

—心脏 37.25　　　　　　　　　　- heart 37.25

—胸壁 34.23　　　　　　　　　　- chest wall 34.23

—胸膜,胸膜的 34.24　　　　　　- pleura, pleural 34.24

——胸腔镜的 34.20　　　　　　　- - thoracoscopic 34.20

—胸腺 07.16　　　　　　　　　　- thymus 07.16

—悬雍垂 27.22　　　　　　　　　- uvula 27.22

—血管(任何部位) 38.21　　　　　- blood vessel (any site) 38.21

—眼 16.23　　　　　　　　　　　- eye 16.23

——肌(斜肌)(直肌) 15.01　　　　- - muscle (oblique) (rectus) 15.01

—眼肌或腱 15.01　　　　　　　　- ocular muscle or tendon 15.01

—眼睑 08.11　　　　　　　　　　- eyelid 08.11

—眼外肌或腱 15.01　　　　　　　- extraocular muscle or tendon 15.01

—咽,咽的 29.12　　　　　　　　- pharynx, pharyngeal 29.12

—子宫内膜 NEC　68.16
——闭合性(内镜)　68.16
——经
———抽吸刮宫　69.59
———扩宫和刮宫　69.09
——开放性　68.13
—纵隔 NEC　34.25
——闭合性　34.25
——经皮的(针吸)　34.25
——开放性　34.26
火山口状切除术,骨—另见切除术,病损,骨　77.60
霍尔思手术—见 Holth 手术
霍尔斯特德手术—见 Halsted 手术
霍夫迈斯特手术—见 Hofmeister 手术
霍克手术—见 Hoke 手术
霍曼手术—见 Homan 手术

— endometrium NEC　68.16
– – closed (endoscopic)　68.16
– – by
– – – aspiration curettage　69.59
– – – dilation and curettage　69.09
– – open　68.13
– mediastinum NEC　34.25
– – closed　34.25
– – percutaneous (needle)　34.25
– – open　34.26
Craterization, bone-see also Excision, lesion, bone　77.60
霍尔思手术— see Holth operation
霍尔斯特德手术— see Halsted operation
霍夫迈斯特手术— see Hofmeister operation
霍克手术— see Hoke operation
霍曼手术— see Homan operation

I

IAEMT(手术中麻醉效果监测和滴定法)　00.94 [89.14]

ICCE(囊内白内障摘除)　13.19

Impella® 经皮外部心脏辅助装置　37.68

IOERT(手术中电子放射治疗)　92.41

IOM(手术中神经生理监测)　00.94

Irving 手术(输卵管结扎)　66.32
Irwin 手术—另见骨切开术　77.30
IVUS(虚拟组织学血管内超声)—见超声,血管内,按部位

IAEMT (intraoperative anesthetic effect monitoring and titration)　00.94 [89.14]

ICCE (intracapsular cataract extraction)　13.19

Impella® percutaneous external heart assist device　37.68

IOERT (intra-operative electron radiation therapy)　92.41

IOM (intra-operative neurophysiologic monitoring)　00.94

Irving operation (tubal ligation)　66.32
Irwin operation-see also Osteotomy　77.30
IVUS-see Ultrasound, intravascular, by site

J

Jaboulay 手术(胃十二指肠吻合术)　44.39

—腹腔镜的　44.38
Janeway 手术(永久性胃造口术)　43.19

Jatene 手术(动脉转换)　35.84

Jaboulay operation (gastroduodenostomy)　44.39

– laparoscopic　44.38
Janeway operation (permanent gastrostomy)　43.19

Jatene operation (arterial switch)　35.84

Johanson 手术(尿道再建造术) 58.46

Jones 手术

一锤状指(趾)间关节融合术) 77.56

一腓腱修补术 83.88

一改良(腱移植术伴关节固定术) 77.57

一泪囊鼻腔造口术 09.81

一爪形趾(伸踇长肌肌腱移植术) 77.57

——改良(伴关节固定术) 77.57

Joplin 手术(外生骨疣切除术伴腱移植) 77.53

基础代谢率 **89.39**

基德纳手术一见 Kidner 手术

基利安手术一见 Killian 手术

激光一另见凝固,破坏和光凝术,按部位

一血管成形术,经皮经管腔 39.59

——冠状一见血管成形术,冠状

肌成形术一另见修补术,肌 **83.87**

一乳突 19.9

一手一另见修补术,肌肉,手 82.89

肌电图,肌电描记术(EMG)(肌肉) **93.08**

一尿道括约肌 89.23

一眼 95.25

肌缝合术 **83.65**

一手 82.46

肌腱(病变)切除术 **83.39**

一腱鞘 83.31

——手 82.21

一手 82.29

一提上睑肌 08.33

一眼 15.13

——提上睑肌 08.33

——多数的(两或多条肌腱) 15.3

肌腱成形术一另见修补术,腱 **83.88**

一手 82.86

肌腱切开术 **83.13**

Johanson operation (urethral reconstruction) 58.46

Jones operation

- hammer toe (interphalangeal fusion) 77.56

- repair of peroneal tendon 83.88

- modified (tendon transfer with arthrodesis) 77.57

- dacryocystorhinostomy 09.81

- claw toe (transfer of extensor hallucis longus tendon) 77.57

- - modified (with arthrodesis) 77.57

Joplin operation (exostectomy with tendon transfer) 77.53

Basal metabolic rate 89.39

基德纳手术一 **see Kidner operation**

基利安手术一 **see Killian operation**

Laser-see also Coagulation, Destruction, and Photocoagulation by site

- angioplasty, percutaneous transluminal 39.59

- - coronary-see Angioplasty, coronary

Myoplasty-see also Repair, muscle 83.87

- mastoid 19.9

- hand-see also Repair, muscle, hand 82.89

Electromyogram, electromyography (EMG) (muscle) 93.08

- urethral sphincter 89.23

- eye 95.25

Myosuture, Myorrhaphy 83.65

- hand 82.46

Tenectomy 83.39

- tendon sheath 83.31

- - hand 82.21

- hand 82.29

- levator palpebrae 08.33

- eye 15.13

- - levator palpebrae 08.33

- - multiple (two or more tendons) 15.3

Myotenontoplasty-see also Repair, tendon 83.88

- hand 82.86

Myotenotomy 83.13

吉尔手术—见 Gill 手术   吉尔手术— see Gill operation

吉尔斯坦手术—见 GillStein 手术   吉尔-斯坦手术— see Gill-Stein operation

吉福德手术—见 Gifford 手术   吉福德手术— see Gifford operation

吉利姆手术—见 Gilliam 手术   吉利姆手术— see Gilliam operation

脊髓麻醉—省略编码   **Spinal anesthesia-omit code**

脊髓切断术   **Cordotomy**

一脊髓的（双侧）NEC　03.29   - spinal (bilateral) NEC　03.29

——经皮的　03.21   - - percutaneous　03.21

脊髓切断术（脊髓丘脑的）（前的）（后的）NEC　03.29   **Chordotomy (spinothalmic) (anterior) (posterior) NEC　03.29**

一经皮的　03.21   - percutaneous　03.21

一立体定位　03.21   - stereotactic　03.21

脊髓切开术   **Myelotomy**

一脊柱，脊髓的（索）（管）（一期）（二期）　03.29   - spine, spinal (cord) (tract) (one-stage) (two-stage)　03.29

——经皮的　03.21   - - percutaneous　03.21

脊髓造影，脊髓造影术（空气）（气体）　**87.21**   **Myelogram, myelography (air) (gas)　87.21**

一后窝　87.02   - posterior fossa　87.02

脊柱成形术　**81.66**   **Arcuplasty,Spineoplasty　81.66**

脊柱后凸成形术　**81.66**   **Kyphoplasty,SKyphoplasty　81.66**

脊柱融合—另见融合术，脊髓的　**81.00**   **Spondylosyndesis-see also Fusion, spinal　81.00**

挤压术   **Crushing**

一鼻中隔　21.88   - nasal septum　21.88

一骨—见亚目　78.4   - bone-see subcategory　78.4

一结石   - calculus

——胆（肝的）通道　51.49   - - bile (hepatic) passage　51.49

———内镜的　51.88   - - endoscopic　51.88

——膀胱（泌尿系）　57.0   - - bladder (urinary)　57.0

——胰腺管　52.09   - - pancreatic duct　52.09

———内镜　52.94   - - - endoscopic　52.94

一神经（颅的）（周围的）NEC　04.03   - nerve (cranial) (peripheral) NEC　04.03

——耳的　04.01   - - auditory　04.01

——膈　04.03   - - phrenic　04.03

———用于肺萎陷　33.31   - - - for collapse of lung　33.31

——交感神经　05.0   - - sympathetic　05.0

——前庭　04.01   - - vestibular　04.01

——三叉　04.02   - - trigeminal　04.02

——听神经　04.01   - - acoustic　04.01

一神经节—见挤压术，神经   - ganglion-see Crushing, nerve

一输精管　63.71   - vas deferens　63.71

—输卵管—另见结扎,输卵管　66.39

—痔　49.45

济格勒—见 Ziegler 手术

寄生虫学—见检查,显微镜

夹板

—肌肉骨骼　93.54

—输尿管的　56.2

—牙齿(用于固定)　93.55

——齿矫形的　24.7

加布尔杜华纳手术—见 GraberDuvernay 手术

加德纳手术—见 Gardner 手术

加尔索手术—见 Garceau 手术

加固—另见修补术,按部位

—巩膜 NEC　12.88

——伴移植　12.87

加深

—齿槽嵴　24.5

—唇颊沟　24.91

—舌沟　24.91

加压

—移植治疗　00.16

家庭

—辅导(医学的)(社会的)　94.49

—疗法　94.42

家务疗法　93.83

甲成形术　86.86

甲切除术　86.23

甲切开术　86.09

—伴引流　86.04

甲状旁腺切除术(部分的)(大部的) NEC　06.89

—全部的　06.81

—全部切除　06.81

—完全的　06.81

—异位的　06.89

—纵隔的　06.89

甲状软骨切开术　31.3

—伴钽板　31.69

甲状腺缝合术　06.93

甲状腺切除术 NEC　06.39

- fallopian tube-see also Ligation, fallopian tube　66.39

- hemorrhoids　49.45

济格勒— see Ziegler operation

Parasitology-see Examination, microscopic

Splinting

- musculoskeletal　93.54

- ureteral　56.2

- dental (for immobilization)　93.55

- - orthodontic　24.7

加布尔杜华纳手术— see Graber-Duvernay operation

加德纳手术— see Gardner operation

加尔索手术— see Garceau operation

Reinforcement-see also Repair, by site

- sclera NEC　12.88

- - with graft　12.87

Deepening

- alveolar ridge　24.5

- buccolabial sulcus　24.91

- lingual sulcus　24.91

Pressurized

- graft treatment　00.16

Family

- counselling (medical) (social)　94.49

- therapy　94.42

Domestic tasks therapy　93.83

Onychoplasty　86.86

Onychectomy　86.23

Onychotomy　86.09

- with drainage　86.04

Parathyroidectomy (partial) (subtotal) NEC　06.89

- total　06.81

- global removal　06.81

- complete　06.81

- ectopic　06.89

- mediastinal　06.89

Thyrotomy, Thyrochondrotomy　31.3

- with tantalum plate　31.69

Thyroidorrhaphy　06.93

Thyroidectomy NEC　06.39

—伴喉切除术—见喉切除术

—部分或大部 NEC 06.39

——伴残留叶全部去除 06.2

——颏下入路（舌） 06.6

——胸骨下（经纵隔切开术）（经胸骨入路） 06.51

—残留组织 06.4

—单侧（伴峡去除）（伴其他叶部分去除） 06.2

—经口的入路（舌） 06.6

—经胸骨入路—另见甲状腺切除术，胸骨下 06.50

—经纵隔切开术—另见甲状腺切除术，胸骨下 06.50

—颏下入路（舌） 06.6

—舌（完全）（部分）（大部）（全部） 06.6

—完全或全部 06.4

——经口的入路（舌） 06.6

——胸骨下（经纵隔切开术）（经胸骨入路） 06.52

—胸骨下（经纵隔切开术）（经胸骨入路） 06.50

——部分或大部 06.51

——完全或全部 06.52

甲状腺切开术（区）（腺）NEC 06.09

—手术后 06.02

假指成形术（第五掌骨） 82.81

肩峰成形术 81.83

—部分置换 81.81

—全部置换，NEC 81.80

——反向 81.88

——其他 81.80

—用于复发性肩脱臼 81.82

肩峰切除术 77.81

肩胛固定术 78.41

肩胛切除术（部分的） 77.81

—全部的 77.91

检查

—CRT-D（心律再同步化除颤器）（仅感应） 89.49

- with laryngectomy-see Laryngectomy

- partial or subtotal NEC 06.39

- - with complete removal of remaining lobe 06.2

- - submental route (lingual) 06.6

- - substernal (by mediastinotomy) (transsternal route) 06.51

- remaining tissue 06.4

- unilateral (with removal of isthmus) (with removal of portion of other lobe) 06.2

- transoral route (lingual) 06.6

- transsternal route-see also Thyroidectomy, substernal 06.50

- by mediastinotomy-see also Thyroidectomy, substernal 06.50

- submental route (lingual) 06.6

- lingual (complete) (partial) (subtotal) (total) 06.6

- complete or total 06.4

- - transoral route (lingual) 06.6

- - substernal (by mediastinotomy) (transsternal route) 06.52

- substernal (by mediastinotomy) (transsternal route) 06.50

- - partial or subtotal 06.51

- - complete or total 06.52

Thyroidotomy (field) (gland) NEC 06.09

- postoperative 06.02

Phalangization (fifth metacarpal) 82.81

Acromioplasty 81.83

- partial replacement 81.81

- total replacement，NEC 81.80

- - reverse 81.88

- - other 81.80

- for recurrent dislocation of shoulder 81.82

Acromionectomy 77.81

Scapulopexy 78.41

Scapulectomy (partial) 77.81

- total 77.91

Check

- CRT-D (cardiac resynchronization defibrillator) (interrogation only) 89.49

—CRTP(心律再同步化起搏器)(仅感应) 89.45

—起搏器,人工(心的)(功能)(仅感应)(率) 89.45

——电极阻抗 89.47

——电流安培阈值 89.48

——电压阈值 89.48

——伪差波形 89.46

—视力 NEC 95.09

—植入自动复律器/除颤器(AICD)(仅感应) 89.49

检查(为了)

—肠造口术开口(指检) 89.33

—单克隆抗体治疗药,下颌骨 87.12

—妇产科学的 89.26

—骨盆(手法的) 89.26

——骨盆测量的 88.25

——器械(经骨盆测量器) 88.25

—甲状腺区,手术后 06.02

—检眼镜的 16.21

—结肠造口术的口(指检) 89.33

—颈肋(经 X 线) 87.43

—青光眼 95.03

—全身性体格 89.7

—乳房

——超声 88.73

——放射照相 NEC 87.37

——热象图的 88.85

——手法的 89.36

—神经科的 89.13

—神经眼科学 95.03

—视觉区 95.05

—视网膜病 95.03

—死后 89.8

—胎儿,宫内 75.35

—特指类型(手法的) NEC 89.39

—体格,全身性 89.7

—听觉 95.47

—显微镜(标本)(……的) 91.9

CRT-P (cardiac resynchronization pacemaker) (interrogation only) 89.45

- pacemaker, artificial (cardiac) (function) (interrogation only) (rate) 89.45

- - electrode impedance 89.47

- - amperage threshold 89.48

- - voltage threshold 89.48

- - artifact wave form 89.46

- vision NEC 95.09

- automatic implantable cardioverter/defibrillator (AICD) (interrogation only) 89.49

Examination (for)

- enterostomy stoma (digital) 89.33

- panorex, mandible 87.12

- gynecological 89.26

- pelvic (manual) 89.26

- - pelvimetric 88.25

- - instrumental (by pelvimeter) 88.25

- thyroid field, postoperative 06.02

- ophthalmoscopic 16.21

- colostomy stoma (digital) 89.33

- cervical rib (by X-ray) 87.43

- glaucoma 95.03

- general physical 89.7

- breast

- - ultrasonic 88.73

- - radiographic NEC 87.37

- - thermographic 88.85

- - manual 89.36

- neurologic 89.13

- neuro-ophthalmology 95.03

- visual field 95.05

- retinal disease 95.03

- postmortem 89.8

- fetus, intrauterine 75.35

- specified type (manual) NEC 89.39

- physical, general 89.7

- hearing 95.47

- microscopic (specimen) (of) 91.9

注:类目 **90-91** 使用下列四位数细目标明涂片类型

1 细菌涂片
2 培养
3 培养和敏感性
4 寄生虫学
5 毒物学
6 细胞块和帕帕尼格拉乌 涂片
9 其他显微镜检查

Note-Use the following fourth-digit subclassification with categories 90-91 to identify type of examination:

1 bacterial smear
2 culture
3 culture and sensitivity
4 parasitology
5 toxicology
6 cell block and Papanicolaou smear
9 other microscopic examination

——鼻 90.3
——扁桃体 90.3
——肠系膜 91.1
——垂体腺 90.1
——大便 90.9
——大肠 90.9
——胆管 91.0
——胆囊 91.0
——耳 90.3
——肺 90.4
——腹膜(液) 91.1
——腹膜后 91.1
——肝 91.0
——肛门 90.9
——骨 91.5
———骨髓 90.6
——关节液 91.5
——横膈 90.4
——喉 90.3
——滑膜 91.5
——回肠 90.9
——肌肉 91.5
——肌肉骨骼系统 91.5
——脊髓液 90.0
——甲状旁腺 90.1
——甲状腺 90.1
——腱 91.5
——结肠 90.9
——筋膜 91.5
——精囊 91.3
——精子 91.3
——空肠 90.9

- - nose 90.3
- - tonsil 90.3
- - mesentery 91.1
- - pituitary gland 90.1
- - stool 90.9
- - large intestine 90.9
- - bile ducts 91.0
- - gallbladder 91.0
- - ear 90.3
- - lung 90.4
- - peritoneum (fluid) 91.1
- - retroperitoneum 91.1
- - liver 91.0
- - anus 90.9
- - bone 91.5
- - - marrow 90.6
- - joint fluid 91.5
- - diaphragm 90.4
- - throat,larynx 90.3
- - bursa,synovial membrane 91.5
- - ileum 90.9
- - muscle 91.5
- - musculoskeletal system 91.5
- - spinal fluid 90.0
- - parathyroid gland 90.1
- - thyroid gland 90.1
- - tendon 91.5
- - colon 90.9
- - fascia 91.5
- - seminal vesicle 91.3
- - semen 91.3
- - jejunum 90.9

一心室 37.35	- ventricular 37.35
一心脏容量 37.35	- heart volume 37.35
一脂肪组织 86.83	- adipose tissue 86.83
减压	**Decompression**
一仓 93.97	chamber 93.97
一肠 96.08	- intestine 96.08
一一经切开 45.00	- - by incision 45.00
一一内镜的(球囊) 46.85	- - endoscopic (balloon) 46.85
一胆道 51.49	- biliary tract 51.49
一胆总管 51.42	- common bile duct 51.42
一一经插管法 51.43	- - by intubation 51.43
一一一经皮的 51.98	- - - percutaneous 51.98
一一一内镜的 51.87	- - - endoscopic 51.87
一跗管 04.44	- tarsal tunnel 04.44
一肛门(不通的) 48.0	- anus (imperforate) 48.0
一肌 83.02	- muscle 83.02
一一手 82.02	- - hand 82.02
一脊索(管) 03.09	- spinal cord (canal) 03.09
一腱(鞘) 83.01	- tendon (sheath) 83.01
一一手 82.01	- - hand 82.01
一结肠 96.08	- colon 96.08
一一经切开 45.03	- - by incision 45.03
一一内镜的(球囊) 46.85	- - endoscopic (balloon) 46.85
一眶一另见眶切开术 16.09	- orbit-see also Orbitotomy 16.09
一颅的 01.24	- cranial 01.24
一一用于颅骨骨折 02.02	- - for skull fracture 02.02
一颅骨骨折 02.02	- skull fracture 02.02
一颅内的 01.24	- intracranial 01.24
一马尾 03.09	- cauda equina 03.09
一迷路 20.79	- labyrinth 20.79
一脑 01.24	- brain 01.24
一内淋巴囊 20.79	- endolymphatic sac 20.79
一三叉(神经根) 04.41	- trigeminal (nerve root) 04.41
一神经(周围的)NEC 04.49	- nerve (peripheral) NEC 04.49
一一耳的 04.42	- - auditory 04.42
一一颅的 NEC 04.42	- - cranial NEC 04.42
一一三叉(根) 04.41	- - trigeminal (root) 04.41
一一正中 04.43	- - median 04.43
一神经节(周围)NEC 04.49	- ganglion (peripheral) NEC 04.49
一一颅的 NEC 04.42	- - cranial NEC 04.42
一腕管 04.43	- carpal tunnel 04.43
一胃的 96.07	- gastric 96.07

一神经生理的
——手术中的 00.94
一肾的 00.69
一手术中
——肠系膜的 00.69
——腹腔内 00.69
——冠状动脉 00.59
——麻醉效果监测和滴定法（IAEMT） 00.94
［89.14］
——髂的 00.69
——神经生理学（BAEP 脑干听觉诱发电位）
（EEG 脑电图）（EMG 肌电图）（MEP 运动诱发
电位）（神经传导检测）（SSEP 体感诱发电位）
（经颅多普勒） 00.94

——胸腔内 00.67
———颈动脉的 00.67
———主动脉 00.67
———主动脉弓 00.67
——血管内压力 00.69
——周围的 00.68
一睡眠（记录）—见细目 89.17
一胎儿（胎心）
——产间（分娩时）（子宫外）（外部） 75.34

———宫内（直接）（ECG） 75.32
———经子宫颈胎儿 SpO_2 监测 75.38

———经子宫颈胎儿氧饱和度监测 75.38

———脉冲超声（多普勒） 88.78
———内的（伴宫缩测验）（ECG） 75.32

———听诊的（听诊）—省略编码
———心音描记法的（子宫外） 75.34

——产前
———超声波检查（早期妊娠）（多普勒） 88.78

———催产素激惹（宫缩应激测验） 75.35

- neurophysiologic
- - intra-operative 00.94
- renal 00.69
- intraoperative
- - mesenteric 00.69
- - intra-abdominal 00.69
- - coronary 00.59
- - anesthetic effect monitoring and titration (IAEMT) 00.94 ［89.14］
- - iliac 00.69
- - neurophysiologic (BAEP) (brainstem auditory evoked potentials) (EEG) (electroencephalogram) (electromyogram) (EMG) (MEP) (motor evoked potentials) (nerve conduction study) (somatosensory evoked potentials) (SSEP) (transcranial Doppler) 00.94
- - intrathoracic 00.67
- - - carotid 00.67
- - - aorta 00.67
- - - aortic arch 00.67
- - intravascular pressure 00.69
- - peripheral 00.68
- sleep (recording)-see categories 89.17
- fetus (fetal heart)
- - intrapartum (during labor) (extrauterine) (external) 75.34
- - - intrauterine (direct) (ECG) 75.32
- - - transcervical fetal SpO_2 monitoring 75.38
- - - transcervical fetal oxygen saturation monitoring 75.38
- - - pulsed ultrasound (Doppler) 88.78
- - - internal (with contraction measurements) (ECG) 75.32
- - - ausculatory (stethoscopy)-omit code
- - - phonocardiographic (extrauterine) 75.34
- - antepartum
- - - ultrasonography (early pregnancy) (Doppler) 88.78
- - - oxytocin challenge (contraction stress test) 75.35

———无激惹（胎儿活动加速试验）　75.34

—体动脉压　89.61

——动脉瘤囊内压力　00.58

—心室压（心的）　89.62

—心排血量（经）

—— Fick 方法　89.67

——电图　89.54

———手术期间—省略编码

——霍尔特尔型装置　89.50

——经食管（多普勒）（超声）　89.68

——流动的（ACM）　89.50

——热稀释指示剂　89.68

——特指技术 NEC　89.68

——心内血流动力学的

———传感器（导线）　00.56

———传感器（无导线）　38.26

———皮下装置　00.57

——氧消耗技术　89.67

——指示剂稀释技术　89.68

———自动测量记录传导　89.54

—循环的 NEC　89.69

—中心静脉压　89.62

—自动测量记录传导（心的）　89.54

间隔切除术

—心房（闭合的）　35.41

——经静脉方法（球囊）　35.41

——开放　35.42

—黏膜下（鼻的）　21.5

间歇性正压呼吸（IPPB）　93.91

间置术

—食管再建造术（胸内）（胸骨后 NEC —另见吻合术，食管，伴，间置　42.58

—胸骨前或胸前 NEC —另见吻合术，食管，胸骨前，伴，间置　42.68

—子宫悬吊术　69.21

腱成形术—见修补术，腱

- - - nonstress (fetal activity acceleration determinations)　75.34

- systemic arterial pressure　89.61

- - intra-aneursym sac pressure　00.58

- ventricular pressure (cardiac)　89.62

- cardiac output (by)

- - Fick method　89.67

- - electrographic　89.54

- - - during surgery-omit code

- - Holter-type device　89.50

- - transesophageal (Doppler) (ultrasound)　89.68

- - ambulatory (ACM)　89.50

- - thermodilution indicator　89.68

- - specified technique NEC　89.68

- - intracardiac or great vessel hemodynamic

- - - sensor with lead　00.56

- - - sensor without lead　38.26

- - - subcutaneous device　00.57

- - oxygen consumption technique　89.67

- - indicator dilution technique　89.68

- - telemetry (cardiac)　89.54

- circulatory NEC　89.69

- central venous pressure　89.62

- telemetry (cardiac)　89.54

Septectomy

- atrial (closed)　35.41

- - transvenous method (balloon)　35.41

- - open　35.42

- submucous (nasal)　21.5

Intermittent positive pressure breathing (IPPB)　93.91

Interposition operation

- esophageal reconstruction (intrathoracic) (retrosternal) NEC-see also Anastomosis, esophagus, with, interposition　42.58

- antesternal or antethoracic NEC-see also Anastomosis, esophagus, antesternal, with, interposition　42.68

- uterine suspension　69.21

Tendinoplasty, Tendoplasty, Tenontoplasty-see Repair, tendon

腱成形术—另见修补术,腱　**83.88**
—手—另见修补术,腱,手　82.86
腱缝合术—另见缝合,腱　**83.64**
—手—另见缝合,腱,手　82.45
—与骨骼附着处　83.88
——手　82.85
腱缝合术(即刻的)(原发的)—另见缝合,腱　**83.64**
—手—另见缝合,腱,手　82.45
腱固定术(腱固定至骨骼)　**83.88**

— Fowler　82.85
—手　82.85
腱肌成形术—见修补术,腱
腱肌成形术—另见修补术,腱　**83.88**

—手—另见修补术,腱,手　82.86
腱肌切开术—见腱切除术
腱膜缝合术—另见缝合,腱　**83.64**

—手—另见缝合,腱,手　82.45
腱膜切除术　**83.42**
—手　82.33
腱膜切开术　**83.13**
—手　82.11
腱切除术　**83.42**
—手　82.33
——用于移植　82.32
—用于移植　83.41
——手　82.32
腱切断术　**83.13**
—镫骨肌　19.0
—跟腱　83.11
—鼓膜张肌　19.0
—内收肌(髋)(皮下)　83.12
—手　82.11
—提上睑肌　08.38
—胸小肌肌腱(胸出口减压)　83.13

—眼　15.12
——多数的(两或多条腱)15.4
——提上睑肌　08.38

Tenoplasty-see also Repair, tendon　**83.88**
- hand-see also Repair, tendon, hand　82.86
Tenorrhaphy-see also Suture, tendon　**83.64**
- hand-see also Suture, tendon, hand　82.45
- to skeletal attachment　83.88
- - hand　82.85
Tendinosuture (immediate) (primary)-see also Suture, tendon　**83.64**
- hand-see also Suture, tendon, hand　82.45
Tenodesis (tendon fixation to skeletal attachment)　**83.88**
- Fowler　82.85
- hand　82.85
Tenontomyoplasty-see Repair, tendon
Tenomyoplasty-see also Repair, tendon 83.88
- hand-see also Repair, tendon, hand　82.86
Tenomyotomy-see Tenonectomy
Aponeurorrhaphy-see also Suture, tendon 83.64
- hand-see also Suture, tendon, hand　82.45
Aponeurectomy, Tenosynovectomy　83.42
- hand　82.33
Aponeurotomy　83.13
- hand　82.11
Tenonectomy　83.42
- hand　82.33
- - for graft　82.32
- for graft　83.41
- - hand　82.32
Tenotomy　83.13
- stapedius　19.0
- Achilles tendon　83.11
- tensor tympani　19.0
- adductor (hip) (subcutaneous)　83.12
- hand　82.11
- levator palpebrae　08.38
- pectoralis minor tendon (decompression thoracic outlet)　83.13
- eye　15.12
- - multiple (two or more tendons)　15.4
- - levator palpebrae　08.38

腱悬吊术　**83.88**

一手　82.86

腱粘连松解术　**83.91**

一手　82.91

剑突切除术　**77.81**

建造术

一耳

——道(骨的)(皮肤衬里的)　18.6

——外耳(伴移植)(伴植入)　18.71

一喉,人工　31.75

一回肠膀胱(开放)　56.51

——闭合性　57.87[45.51]

一回肠通道　56.51

一静脉瓣(周围的)　39.59

一尿道　58.46

一食管,人工—见吻合术,食管

一外耳(伴移植)(伴植入)　18.71

一未闭耳道(耳)　18.6

一咽瓣膜,人工　31.75

一阴道,人工　70.61

——伴移植物或假体　70.63

一阴茎(肋骨移植)(皮肤移植)(肌皮瓣)　64.43

一直肠内回肠凹(J 型凹)(H 型凹)(S 型凹)(伴与肛门吻合术)　45.95

交感神经切除术 NEC　**05.29**

一骶前的　05.24

一鼓膜　20.91

一颈的　05.22

一颈胸的　05.22

一肾　05.29

一胸腰的　05.23

一腰的　05.23

一周围动脉　05.25

交感神经压轧术　**05.0**

交换输血　**99.01**

一宫内　75.2

焦痂切除术　**86.22**

焦痂切开术　**86.09**

矫正术—另见修补术

Tenosuspension　83.88

- hand　82.86

Tendolysis, Tenolysis　83.91

- hand　82.91

Xiphoidectomy　77.81

Construction

- ear

- - meatus (osseous) (skin-lined)　18.6

- - auricle (with graft) (with implant)　18.71

- larynx, artificial　31.75

- ileal bladder (open)　56.51

- - closed　57.87 [45.51]

- ileal conduit　56.51

- venous valves (peripheral)　39.59

- urethra　58.46

- esophagus, artificial-see Anastomosis, esophagus

- auricle, ear (with graft) (with implant)　18.71

- patent meatus (ear)　18.6

- pharyngeal valve, artificial　31.75

- vagina, artificial　70.61

- - with graft or prosthesis　70.63

- penis (rib graft) (skin graft) (myocutaneous flap)　64.43

- endorectal ileal pouch (J-pouch) (H-pouch) (S-pouch) (with anastomosis to anus)　45.95

Sympathectomy NEC　05.29

- presacral　05.24

- tympanum　20.91

- cervical　05.22

- cervicothoracic　05.22

- renal　05.29

- thoracolumbar　05.23

- lumbar　05.23

- periarterial　05.25

Sympatheticotripsy　05.0

Exchange transfusion　99.01

- intrauterine　75.2

Escharectomy　86.22

Escharotomy　86.09

Correction-see also Repair

—鼻咽闭锁　29.4

　- nasopharyngeal atresia　29.4

—闭锁

　- atresia

——鼻咽,鼻咽的　29.4

　- - nasopharynx, nasopharyngeal　29.4

——三尖瓣　35.94

　- - tricuspid　35.94

——食管的　42.85

　- - esophageal　42.85

———经磁力　42.99

　- - - by magnetic forces　42.99

——外耳道(耳)　18.6

　- - external meatus (ear)　18.6

——直肠　48.0

　- - ectum　48.0

—并趾　86.85

　- syndactyly　86.85

—肠旋转不良　46.80

　- intestinal malrotation　46.80

——大的　46.82

　- - large　46.82

——小的　46.81

　- - small　46.81

—锤状趾　77.56

　- hammer toe　77.56

—点(外翻)　09.71

　- punctum (everted)　09.71

—动脉干

　- truncus arteriosus

——部分—见特指操作

　- - partial-see specific procedure

——全部　35.83

　- - total　35.83

——一期　35.83

　- - one-stage　35.83

—腭(裂)　27.62

　- palate (cleft)　27.62

—法洛四联症

　- tetralogy of Fallot

——部分—见特指操作

　- - partial-see specific procedure

——全部　35.81

　- - total　35.81

——一期　35.81

　- - one-stage　35.81

—房间隔缺损—另见修补术,房间隔缺损　35.71

　- atrial septal defect-see also Repair, atrial septal defect　35.71

——合并瓣膜和室间隔缺损修补术—见修补术,心内膜垫缺损

　- - combined with repair of valvular and ventricular septal defects-see Repair, endocardial cushion defect

—畸形足 NEC　83.84

　- clubfoot NEC　83.84

—脊柱假关节—见再融合术,脊柱的

　- spinal pseudarthrosis-see Refusion, spinal

—睑下垂—另见修补术,睑下垂　08.36

　- blepharoptosis-see also Repair, blepharoptosis　08.36

—角膜 NEC　11.59

　- cornea NEC　11.59

——折射的 NEC　11.79

　- - refractive NEC　11.79

———表层角膜镜片术　11.76

　- - - epikeratophakia　11.76

———根治角膜切开术　11.75

　- - - radial keratotomy　11.75

———角膜移植成形术　11.72

　- - - keratophakia　11.72

———屈光性角膜成形术,角膜磨镶术　11.71

　- - - keratomileusis　11.71

—裂

　- cleft

——唇　27.54

　- - lip　27.54

——腭　27.62

　- - palate　27.62

—淋巴水肿(肢体)　40.9

　- lymphedema (of limb)　40.9

——淋巴闭塞　40.9

——切除术伴移植　40.9

——自体淋巴移植　40.9

—内翻子宫—见修补术,内翻子宫

—强制,肌肉骨骼畸形的 NEC　93.29

—全部异常肺动静脉连接

———一期　35.82

——部分—见特指操作

——全部　35.82

—三尖瓣闭锁　35.94

—食管闭锁　42.85

——经磁力　42.99

—室间隔—另见修补术,室间隔　35.72

——合并瓣膜和房间隔缺损修补术—见修补术,
　心内膜垫缺损

—输尿管肾盂连接处　55.87

—水压,开放性外科手术用于阴茎膨胀假体
　64.99

——泌尿系人工括约肌　58.99

—缩窄主动脉

——伴

———吻合术　38.34

———移植物置换　38.44

—胎儿缺损　75.36

—凸腭 NEC　76.64

—凸耳　18.5

—外翻泪点　09.71

—小趾囊肿(伴骨切开术)　77.54

—眼睑

——退缩　08.38

——下垂—另见修补术,睑下垂　08.36

—阴茎痛性勃起　64.42

—爪形趾　77.57

—重叠趾　77.58

—转位,大动脉,全部　35.84

角膜成形术(成型)(伴自体移植)(伴自体移植)
11.60

- - obliteration of lymphatics　40.9

- - excision with graft　40.9

- - transplantation of autogenous lymphatics
　40.9

- inverted uterus-see Repair, inverted uterus

- forcible, of musculoskeletal deformity NEC
　93.29

- total anomalous pulmonary venous connection

- - one-stage　35.82

- - partial-see specific procedure

- - total　35.82

- tricuspid atresia　35.94

- esophageal atresia　42.85

- - by magnetic forces　42.99

- ventricular septal defect-see also Repair, ven-
　tricular septal defect　35.72

- - combined with repair of valvular and atrial
　septal defects-see Repair, endocardial cushion
　defect

- ureteropelvic junction　55.87

- hydraulic pressure, open surgery for penile
　inflatable prosthesis　64.99

- - urinary artificial sphincter　58.99

- coarctation of aorta

- - with

- - - anastomosis　38.34

- - - graft replacement　38.44

- fetal defect　75.36

- prognathism NEC　76.64

- prominent ear　18.5

- everted lacrimal punctum　09.71

- bunionette (with osteotomy)　77.54

- eyelid

- - retraction　08.38

- - ptosis-see also Repair, blepharoptosis
　08.36

- chordee　64.42

- claw toe　77.57

- overlapping toes　77.58

- transposition, great arteries, total　35.84

Keratoplasty (tectonic) (with autograft)
(with homograft)　11.60

一多节段的

——腹腔镜的　17.31

——开放和其他　45.71

一腹腔镜的　17.39

一横的

——腹腔镜的　17.34

——开放和其他　45.74

一开放和其他　45.79

一盲肠(伴回肠末端)

——腹腔镜的　17.32

——开放和其他　45.72

一末端回肠伴盲肠

——腹腔镜的　17.32

——开放和其他　45.72

一全部

——腹腔镜的　45.81

——开放　45.82

——其他　45.83

——未特指的　45.83

一乙状结肠

——腹腔镜的　17.36

——开放和其他　45.76

一右(根治)

——腹腔镜的　17.33

——开放和其他　45.73

一左(哈特曼)(下的)(根治)

——腹腔镜的　17.35

——开放和其他　45.75

结肠切开术　45.03

结肠系膜折叠术　54.75

结肠乙状结肠吻合术　45.94

结肠造口术(回肠升结肠)(回肠横结肠)(会阴的)
(横的)　46.10

一伴前部直肠切除术　48.62

一袢式　46.03

一延迟切开　46.14

一永久性(磁性)　46.13

一暂时性　46.11

结肠折叠术　46.64

结肠直肠吻合术　45.94

结肠直肠乙状结肠吻合术　45.94

结膜鼻腔吻合术　09.82

- multiple segmental

- - laparoscopic　17.31

- - open and other　45.71

- laparoscopic　17.39

- transverse

- - laparoscopic　17.34

- - open and other　45.74

- open and other　45.79

- cecum (with terminal ileum)

- - laparoscopic　17.32

- - open and other　45.72

- terminal ileum with cecum

- - laparoscopic　17.32

- - open and other　45.72

- total

- - laparoscopic　45.81

- - open　45.82

- - other　45.83

- - unspecified　45.83

- sigmoid

- - laparoscopic　17.36

- - open and other　45.76

- right (radical)

- - laparoscopic　17.33

- - open and other　45.73

- left (Hartmann) (lower) (radical)

- - laparoscopic　17.35

- - open and other　45.75

Colotomy　45.03

Mesocoloplication　54.75

Colosigmoidostomy　45.94

**Colostomy　(ileo-ascending)　(ileotrans-
verse) (perineal) (transverse)　46.10**

- with anterior rectal resection　48.62

- loop　46.03

- delayed opening　46.14

- permanent (magnetic)　46.13

- temporary　46.11

Coloplication　46.64

Coloproctostomy,Colorectostomy　45.94

Colorectosigmoidostomy　45.94

Conjunctivorhinostomy　09.82

一伴管或支架插入　09.83

结膜成形术　10.49

结膜滚压　10.33

结膜泪囊鼻腔吻合术（CDCR）　09.82

一伴管或支架插入　09.83

结膜泪囊吻合术　09.82

一伴管或支架插入　09.83

结扎

一出血的血管—见控制，出血

一动静脉瘘　39.53

——冠状动脉　36.99

一动脉　38.80

——腹　38.86

——冠状（异常的）　36.99

——甲状腺　06.92

——颈外动脉　21.06

——颅内 NEC　38.81

——筛的　21.04

——上颌（经鼻窦的）　21.05

——上肢　38.83

——肾上腺　07.43

——头和颈 NEC　38.82

——下肢　38.88

——胸 NEC　38.85

——用于鼻出血控制—见控制，鼻出血

——中脑膜　02.13

——主动脉（弓）（升）（降）　38.84

一动脉导管未闭　38.85

一动脉瘤　39.52

一多余指　86.26

一冠状

——动脉（异常的）　36.99

——窦　36.39

一甲状腺血管（动脉）（静脉）　06.92

一精索

——静脉（高的）　63.1

——索　63.72

———精索静脉曲张　63.1

- with insertion of tube or stent　09.83

Conjunctivoplasty　10.49

Rolling of conjunctiva　10.33

Conjunctivodacryocystorhinostomy（CDCR）09.82

- with insertion of tube or stent　09.83

Conjunctivocystorhinostomy, Conjunctivodacryocystostomy　09.82

- with insertion of tube or stent　09.83

Ligation

- bleeding vessel-see Control, hemorrhage
- arteriovenous fistula　39.53
- - coronary artery　36.99
- artery　38.80
- - abdominal　38.86
- - coronary（anomalous）　36.99
- - thyroid　06.92
- - external carotid　21.06
- - intracranial NEC　38.81
- - ethmoidal　21.04
- - maxillary（transantral）　21.05
- - upper limb　38.83
- - adrenal　07.43
- - head and neck NEC　38.82
- - lower limb　38.88
- - thoracic NEC　38.85
- - for control of epistaxis-see Control, epistaxis
- - middle meningeal　02.13
- - aorta（arch）（ascending）（descending）38.84
- ductus arteriosus, patent　38.85
- aneurysm　39.52
- supernumerary digit　86.26
- coronary
- artery（anomalous）　36.99
- - sinus　36.39
- thyroid vessel（artery）（vein）　06.92
- spermatic
- - vein（high）　63.1
- - cord　63.72
- - - varicocele　63.1

—精索静脉曲张　63.1　　　　　　　　　　　　- varicocele　63.1

—颈外动脉　21.06　　　　　　　　　　　　　- external carotid artery　21.06

—静脉　38.80　　　　　　　　　　　　　　　- vein　38.80

——腹的　38.87　　　　　　　　　　　　　　- - abdominal　38.87

——甲状腺　06.92　　　　　　　　　　　　　- - thyroid　06.92

——精索,高的　63.1　　　　　　　　　　　　- - spermatic，high　63.1

——静脉曲张　38.50　　　　　　　　　　　　- - varicose　38.50

———腹的　38.57　　　　　　　　　　　　　- - - abdominal　38.57

———颅内的 NEC　38.51　　　　　　　　　　- - - intracranial NEC　38.51

———上肢　38.53　　　　　　　　　　　　　- - - upper limb　38.53

———食管　42.91　　　　　　　　　　　　　- - - esophagus　42.91

————内镜的　42.33　　　　　　　　　　　- - - - endoscopic　42.33

———头和颈 NEC　38.52　　　　　　　　　　- - - head and neck　38.52

———胃　44.91　　　　　　　　　　　　　　- - - stomach　44.91

———胃的　44.91　　　　　　　　　　　　　- - - gastric　44.91

————内镜的　43.41　　　　　　　　　　　- - - - endoscopic　43.41

———下肢　38.59　　　　　　　　　　　　　- - - lower limb　38.59

———胸的 NEC　38.55　　　　　　　　　　　- - - thoracic NEC　38.55

——颅内的 NEC　38.81　　　　　　　　　　　- - intracranial NEC　38.81

——上肢　38.83　　　　　　　　　　　　　　- - upper limb　38.83

——肾上腺的　07.43　　　　　　　　　　　　- - adrenal　07.43

——头和颈 NEC　38.82　　　　　　　　　　　- - head and neck NEC　38.82

——下肢　38.89　　　　　　　　　　　　　　- - lower limb　38.89

——胸的 NEC　38.85　　　　　　　　　　　　- - thoracic NEC　38.85

—静脉曲张　　　　　　　　　　　　　　　　- varices

——食管的　42.91　　　　　　　　　　　　　- - esophageal　42.91

———内镜的　42.33　　　　　　　　　　　　- - - endoscopic　42.33

——胃的　44.91　　　　　　　　　　　　　　- - gastric　44.91

———内镜的　43.41　　　　　　　　　　　　- - - endoscopic　43.41

——周围静脉(下肢)　38.59　　　　　　　　　- - peripheral vein (lower limb)　38.59

———上肢　38.53　　　　　　　　　　　　　- - - upper limb　38.53

—溃疡(消化性)(底部)(床)(出血血管)　44.40　- ulcer (peptic) (base) (bed) (bleeding vessel)
　　　　　　　　　　　　　　　　　　　　　　44.40

——十二指肠的　44.42　　　　　　　　　　　- - duodenal　44.42

——胃的　44.41　　　　　　　　　　　　　　- - gastric　44.41

—淋巴(管道)(周围的)　40.9　　　　　　　　- lymphatic (channel) (peripheral)　40.9

——胸管　40.64　　　　　　　　　　　　　　- - thoracic duct　40.64

—瘘,动静脉　39.53　　　　　　　　　　　　- fistula, arteriovenous　39.53

——冠状动脉　36.99　　　　　　　　　　　　- - coronary artery　36.99

—脑膜血管　02.13　　　　　　　　　　　　　- meningeal vessel　02.13

—皮肤赘生物　86.26　　　　　　　　　　　　- dermal appendage　86.26

—脾血管　38.86　　　　　　　　　　　　　　- splenic vessels　38.86

一手　84.03

一手指,除拇指外　84.01

一一拇指　84.02

一索朗多弗雷(后肢)　84.19

一腿 NEC　84.10

一一经

一一一股骨(AK)　84.17

一一一踝(关节离断)　84.13

一一一胫腓骨(BK)　84.15

一一一髋(关节离断)　84.18

一一一足　84.12

一一膝上(AK)　84.17

一一膝下(BK)　84.15

一腕骨　84.03

一腕关节(关节离断)　84.04

一膝(关节离断)　84.16

一膝上(Ak)　84.17

一膝下(BK) NEC　84.15

一一膝下截断术转为膝上截断术　84.17

一下肢 NEC 一另见截断术,腿　84.10

一肖帕尔(跗骨间的)　84.12

一胸肩胛间　84.09

一阴蒂　71.4

一阴茎(环形)(完全)(皮瓣)(部分)(根治)　64.3

一掌骨　84.03

一跖骨　84.11

一一头(踇囊肿切除术)　77.59

一跖趾(关节)　84.11

一趾(经跖趾关节)　84.11

一肘(关节离断)　84.06

一肘上　84.07

一子宫颈　67.4

一足(中间)　84.12

一足前部　84.12

接种

一抗毒素一见处理(管理),抗毒素

一类毒素一见处理(管理),类毒素

一疫苗一见处理(管理),疫苗

- hand　84.03

- finger, except thumb　84.01

- - thumb　84.02

- Sorondo-Ferre (hindquarter)　84.19

- leg NEC　84.10

- - through

- - - femur (AK)　84.17

- - - ankle (disarticulation)　84.13

- - - tibia and fibula (BK)　84.15

- - - hip (disarticulation)　84.18

- - - foot　84.12

- - above knee (AK)　84.17

- - below knee (BK)　84.15

- carpals　84.03

- wrist (disarticulation)　84.04

- knee (disarticulation)　84.16

- above-knee (AK)　84.17

- below-knee (BK) NEC　84.15

- - conversion into above-knee amputation　84.17

- lower limb NEC-see also Amputation, leg　84.10

- Chopart's (midtarsal)　84.12

- interthoracoscapular　84.09

- clitoris　71.4

- penis (circle) (complete) (flap) (partial) (radical)　64.3

- metacarpal　84.03

- metatarsal　84.11

- - head (bunionectomy)　77.59

- metatarsophalangeal (joint)　84.11

- toe (through metatarsophalangeal joint)　84.11

- elbow (disarticulation)　84.06

- above-elbow　84.07

- cervix　67.4

- foot (middle)　84.12

- forefoot　84.12

Inoculation

- antitoxins-see Administration, antitoxins

- toxoids-see Administration, toxoids

- vaccine-see Administration, vaccine

睫状体透热凝固术(穿透性的)(表浅)　**12.71**

睫状小带松解法(伴晶状体抽吸术)—另见抽吸术,白内障,囊内的　**13.19**

解除
- 肠段用于间置术　45.50
- —大的　45.52
- —小的　45.51
- 动脉静脉神经束　39.91
- 虹膜前房角粘连(伴空气或液体注射)　12.31

- 虹膜前粘连(伴空气或液体注射)　12.32

- 后粘连　12.33
- 血管　39.91
- 血管束　39.91
- 眼外肌,被夹的　15.7
- 粘连—见松解术,粘连
- 粘连(后的)　12.33
- —前的(伴空气或液体注射)　12.32

解除—见松解术
筋膜成形术—另见修补术,筋膜　83.89
- 手—另见修补术,筋膜,手　82.89
筋膜缝合术—见缝合,筋膜
筋膜固定术　83.89
- 手　82.89
筋膜切除术　83.44
- 手　82.35
- —用于移植　82.34
- 手掌(杜普伊特伦缩窄松解术)　82.35

- 用于移植　83.43
- —手　82.34
筋膜切开术　83.14
- 奥伯杨特　83.14
- 德怀尔　83.14
- 杜普伊特伦　82.12
- —伴切除术　82.35
- 眶的—另见眶切开术　16.09
- 手　82.12

Cyclodiathermy（penetrating）（surface）
12.71

Zonulolysis（with lens extraction)-see also
Extraction, cataract, intracapsular　13.19
Freeing
- intestinal segment for interposition　45.50
- - large　45.52
- - small　45.51
- artery-vein-nerve bundle　39.91
- goniosynechiae（with injection of air or liquid)　12.31

- anterior synechiae（with injection of air or liquid)　12.32

- posterior synechiae　12.33
- vessel　39.91
- vascular bundle　39.91
- extraocular muscle, entrapped　15.7
- adhesions-see Lysis, adhesions
- synechiae（posterior）　12.33
- - anterior（with injection of air or liquid)　12.32

Relief-see Release
Fascioplasty-see also Repair, fascia　83.89
- hand-see also Repair, fascia,hand　82.89
Fasciorrhaphy-see Suture, fascia
Fasciodesis　83.89
- hand　82.89
Fasciectomy　83.44
- hand　82.35
- - for graft　82.34
- palmar（release of Dupuytren's contracture）82.35

- for graft　83.43
- - hand　82.34
Fasciotomy　83.14
- Ober-Yount　83.14
- Dwyer　83.14
- Dupuytren's　82.12
- - with excision　82.35
- orbital-see also Orbitotomy　16.09
- hand　82.12

静-静脉吻合术　**39.29**

静脉切除术　**38.60**

－伴

——吻合术　38.30

———腹的　38.37

———颅内的 NEC　38.31

———上肢　38.33

———头和颈 NEC　38.32

———下肢　38.39

———胸的 NEC　38.35

——移植物置换　38.40

———腹的　38.47

———颅内的 NEC　38.41

———上肢　38.43

———头和颈 NEC　38.42

———下肢　38.49

———胸的 NEC　38.45

－腹的　38.67

－静脉曲张　38.50

——腹的　38.57

——颅内的 NEC　38.51

——上肢　38.53

——头和颈 NEC　38.52

——下肢　38.59

——胸的 NEC　38.55

－颅内的 NEC　38.61

－上肢　38.63

－头和颈 NEC　38.62

－下肢　38.69

－胸的 NEC　38.65

静脉切开(穿刺)术　**38.99**

静脉切开术　**38.00**

－腹　38.07

－颅内 NEC　38.01

－上肢　38.03

－头和颈 NEC　38.02

－下肢　38.09

－胸 NEC　38.05

静脉曲张切开术,周围血管(下肢)　**38.59**

－上肢　38.53

静脉压轧术　**39.98**

Venovenostomy　**39.29**

Phlebectomy, Venectomy　**38.60**

– with

– – anastomosis　38.30

– – – abdominal　38.37

– – – intracranial NEC　38.31

– – – upper limb　38.33

– – – head and neck NEC　38.32

– – – lower limb　38.39

– – – thoracic NEC　38.35

– – graft replacement　38.40

– – – abdominal　38.47

– – – intracranial NEC　38.41

– – – upper limb　38.43

– – – head and neck NEC　38.42

– – – lower limb　38.49

– – – thoracic NEC　38.45

– abdominal　38.67

– varicose　38.50

– – abdominal　38.57

– – intracranial NEC　38.51

– – upper limb　38.53

– – head and neck NEC　38.52

– – lower limb　38.59

– – thoracic NEC　38.55

– intracranial NEC　38.61

– upper limb　38.63

– head and neck NEC　38.62

– lower limb　38.69

– thoracic NEC　38.65

Phlebotomy　**38.99**

Venotomy　**38.00**

– abdominal　38.07

– intracranial NEC　38.01

– upper limb　38.03

– head and neck NEC　38.02

– lower limb　38.09

– thoracic NEC　38.05

Varicotomy, peripheral vessels (lower limb)　**38.59**

– upper limb　38.53

Venotripsy　**39.98**

K

卡德尔手术—见 Kader 手术

卡尔普-迪威尔德手术—见 Culp-Deweerd 手术

卡尔普-斯卡迪诺手术—见 Culp-Scardino 手术

卡兰德手术—见 Callander 手术

卡罗尔和泰伯手术—见 Carroll and Taber 手术

卡赛手术—见 Kasai 手术

卡特尔手术—见 Cattell 手术

卡赞吉安手术—见 Kazanjiian 手术

开窗手术

一鼻窦—见窦切开术,上颌

一窦(鼻窦)—见窦切开术,上颌

一骨皮质—另见切开,骨 77.10

——面的 76.09

一心包 37.12

一胸膜 34.09

一主动脉肺动脉 39.59

开窗术

一半规管(伴移植) 20.61

一镫骨足板(伴静脉移植) 19.19

——伴砧骨置换 19.11

一动脉瘤(夹层性),胸主动脉 39.54

一腭 27.1

一耳

——鼓室的 19.55

——内(伴移植) 20.61

———修正术 20.62

一鼓膜 19.55

一卵圆窗的,耳道 19.55

一伦珀特(耳内的) 19.9

一迷路(伴移植) 20.61

一前庭(伴移植) 20.61

一手术(主动脉) 39.54

一心瓣膜 35.10

一心包 37.12

一胸壁 34.01

一主动脉动脉瘤 39.54

开腹术,探查术 54.11

凯尔手术—见 Kehr 手术

卡德尔手术— see Kader operation

卡尔普-迪威尔德手术— see Culp-Deweerd operation

卡尔普-斯卡迪诺手术— see Culp-Scardino operation

卡兰德手术— see Callander operation

卡罗尔和泰伯手术— see Carroll and Taber operation

卡赛手术— see Kasai operation

卡特尔手术— see Cattell operation

卡赞吉安手术— see Kazanjiian operation

Window operation

- nasoantral-see Antrotomy, maxillary

- antrum (nasal sinus)-see Antrotomy, maxillary

- bone cortex-see also Incision, bone 77.10

- - facial 76.09

- pericardium 37.12

- pleura 34.09

- aorticopulmonary 39.59

Fenestration

- semicircular canals (with graft) 20.61

- stapes foot plate (with vein graft) 19.19

- - with incus replacement 19.11

- aneurysm (dissecting), thoracic aorta 39.54

- palate 27.1

- ear

- - tympanic 19.55

- - inner (with graft) 20.61

- - - revision 20.62

- tympanic membrane 19.55

- oval window, ear canal 19.55

- Lempert's (endaural) 19.9

- labyrinth (with graft) 20.61

- vestibule (with graft) 20.61

- operation (aorta) 39.54

- cardiac valve 35.10

- pericardium 37.12

- chest wall 34.01

- aortic aneurysm 39.54

Celiotomy, exploratory 54.11

凯尔手术— see Kehr operation

凯勒手术—见 Keller 手术

凯利(-肯尼迪)手术—见 Kelly(-Kennedy)手术

凯利-斯托克尔手术—见 Kelly-Stoeckel 手术

凯努手术—见 Quenu 胸成形术

凯斯勒手术—见 Kessler 手术

坎贝尔手术—见 Campbell 手术

康多利昂手术—见 Kondoleon 手术

康复方案 NEC　93.89

—酒精　94.61

——伴脱瘾　94.63

——联合酒精和药物　94.67

———伴脱瘾　94.69

—受保护的职业　93.85

—药物　94.64

——伴脱瘾　94.66

——联合药物和酒精　94.67

———伴脱瘾　94.69

—职业　93.85

康曼多手术—见 Commando 手术

抗恐怖治疗　94.39

抗生图谱—见检查,显微镜

抗栓子过滤器,腔静脉　38.7

考德威尔卢克手术—见 CaldwellLuc 手术

考德威尔手术—见 Caldwell 手术

考夫曼手术—见 Kaufman 手术

考文垂手术—见 Coventry 手术

柯蒂斯手术—见 Curtis 手术

柯克手术—见 Kirk 手术

科迪手术—见 Cody 手术

科尔手术—见 Cole 手术

科菲手术—见 Coffey 手术

科凯特手术—见 Cockett 手术

科克内镜检查—见 Kockoscopy

科克手术—见 Kock 凹手术

科克造影术—见 Kockogram

科利斯-尼森手术—见 Collis-Nissen 手术

科隆纳手术—见 Colonna 手术

髁切除术—见亚目　77.8

凯勒手术— see Keller operation

凯利(-肯尼迪)手术— see Kelly (-Kennedy) operation

凯利-斯托克尔手术— see Kelly-Stoeckel operation

凯努手术— see Quenu thoracoplasty

凯斯勒手术— see Kessler operation

坎贝尔手术— see Campbell operation

康多利昂手术— see Kondoleon operation

Rehabilitation programs NEC　93.89

- alcohol　94.61

- - with detoxification　94.63

- - combined alcohol and drug　94.67

- - - with detoxification　94.69

- sheltered employment　93.85

- drug　94.64

- - with detoxification　94.66

- - combined drug and alcohol　94.67

- - - with detoxification　94.69

- vocational　93.85

康曼多手术— see Commando operation

Antiphobic treatment　94.39

Antibiogram-see Examination, microscopic

Antiembolic filter, vena cava　38.7

考德威尔-卢克手术— see Caldwell-Luc operation

考德威尔手术— see Caldwell operation

考夫曼手术— see Kaufman operation

考文垂手术— see Coventry operation

柯蒂斯手术— see Curtis operation

柯克手术— see Kirk operation

科迪手术— see Cody operation

科尔手术— see Cole operation

科菲手术— see Coffey operation

科凯特手术— see Cockett operation

科克内镜检查— see Kockoscopy

科克手术— see Kock pouch

科克造影术— see Kockogram

科利斯-尼森手术— see Collis-Nissen operation

科隆纳手术— see Colonna operation

Condylectomy-see subcategory　77.8

—膀胱（颈）（经尿道）　57.91

—胰腺　51.82

——内镜的　51.85

—胆总管的　51.82

——内镜的　51.85

扩张

—包皮（新生儿）　99.95

—鼻后孔（鼻咽的）　29.91

—鼻孔　21.99

—鼻泪管（逆行性）　09.43

——伴管或支架插入　09.44

—鼻咽的　29.91

—肠（内镜）（球囊）　46.85

——伴有结肠支架的置入

———内镜的　46.86

———其他　46.87

—肠造口（人工的）　96.24

—肠造口　96.24

—弛缓不能（贲门括约肌）　42.92

—胆管

——经皮（内镜检查）　51.98

——括约肌

———奥狄　51.81

————内镜　51.84

———胰腺　51.82

————内镜　51.85

——内镜的　51.84

——胰腺管　52.99

———内镜的　52.98

—蝶骨孔　22.52

—额鼻管　96.21

—法特壶腹　51.81

——内镜的　51.84

—肛门，肛门的（括约肌）　96.23

—喉　31.98

—华顿管　26.91

—回肠（内镜）（球囊）　46.85

——伴有结肠支架的置入

———内镜的　46.86

———其他　46.87

—回肠造口　96.24

—结肠（内镜）（球囊）　46.85

- bladder（neck）（transurethral）　57.91

- pancreatic　51.82

- - endoscopic　51.85

- choledochal　51.82

- - endoscopic　51.85

Dilation

- foreskin（newborn）　99.95

- choanae（nasopharynx）　29.91

- nares　21.99

- nasolacrimal duct（retrograde）　09.43

- - with insertion of tube or stent　09.44

- nasopharynx　29.91

- intestine（endoscopic）（balloon）　46.85

- - with insertion of colonic stent

- - - endoscopic　46.86

- - - other　46.87

- intestinal stoma（artificial）　96.24

- enterostomy stoma　96.24

- achalasia　42.92

- biliary duct

- - percutaneous（endoscopy）　51.98

- - sphincter

- - - of Oddi　51.81

- - - - endoscopic　51.84

- - - pancreatic　51.82

- - - - endoscopic　51.85

- - endoscopic　51.84

- - pancreatic duct　52.99

- - - endoscopic　52.98

- sphenoid ostia　22.52

- frontonasal duct　96.21

- ampulla of Vater　51.81

- - endoscopic　51.84

- anus，anal（sphincter）　96.23

- larynx　31.98

- Wharton's duct　26.91

- ileum（endoscopic）（balloon）　46.85

- - with insertion of colonic stent

- - - endoscopic　46.86

- - - other　46.87

- ileostomy stoma　96.24

- colon（endoscopic）（balloon）　46.85

L

Leadbetter-Politano 手术（输尿管肾囊肿吻合术）　56.74

Leadbetter 手术（尿道再建造术）　58.46

Le Fort 手术（阴道闭合术）　70.8

Le Mesurier 手术（唇裂修补术）　27.54

Leriche 手术（周围动脉交感神经切除术）　05.25

Lindholm 手术（裂伤的肌腱修补术）　83.88

Linton 手术（静脉曲张）　38.59

Lisfranc 手术
—肩关节离断　84.08
—足截断术　84.12

Littlewood 手术（前肢截断术）　84.09

Lloyd-Davies 手术（腹会阴切除术），NOS　48.50
—腹腔镜的　48.51
—开放性　48.52
—其他　48.59

Longmire 手术（胆管吻合术）　51.39

Lord 手术
—肛门扩张，用于痔　49.49
—睾丸固定术　62.5
—痔切除术　49.49

Lucas 和 Murray 手术（膝关节固定术，用金属板）　81.22

拉贝手术—见 Labbe 手术

拉茨科手术—见 Latzko 手术

拉德手术—见 Ladd 手术

拉格兰奇手术—见 Lagrange 手术

拉紧，眼睑用于睑内翻　08.42

拉紧，眼轮匝肌　08.59

拉里手术—见 Larry 手术

拉马迪尔手术—见 Ramadier 手术

拉姆斯特德特手术—见 Ramstedt 手术

拉皮德斯手术—见 Lapidus 手术

拉塞手术—见 Russe 手术

拉什金德手术—见 Rashkind 手术

Leadbetter-Politano operation (ureteroneo-cystostomy)　56.74

Leadbetter operation (urethral reconstruction)　58.46

Le Fort operation (colpocleisis)　70.8

Le Mesurier operation (cleft lip repair)　27.54

Leriche operation (periarterial sympathectomy)　05.25

Lindholm operation (repair of ruptured tendon)　83.88

Linton operation (varicose vein)　38.59

Lisfranc operation
- shoulder disarticulation　84.08
- foot amputation　84.12

Littlewood operation (forequarter amputation)　84.09

Lloyd-Davies operation (abdominoperineal resection), NOS　48.50
- laparoscopic　48.51
- open　48.52
- other　48.59

Longmire operation (bile duct anastomosis)　51.39

Lord operation
- dilation of anal canal for hemorrhoids　49.49
- orchidopexy　62.5
- hemorrhoidectomy　49.49

Lucas and Murray operation (knee arthrodesis with plate)　81.22

拉贝手术— see Labbe operation

拉茨科手术— see Latzko operation

拉德手术— see Ladd operation

拉格兰奇手术— see Lagrange operation

Tautening, eyelid for entropion　08.42

Tensing, orbicularis oculi　08.59

拉里手术— see Larry operation

拉马迪尔手术— see Ramadier operation

拉姆斯特德特手术— see Ramstedt operation

拉皮德斯手术— see Lapidus operation

拉塞手术— see Russe operation

拉什金德手术— see Rashkind operation

拉什手术—见 Lash 手术　　　　　　　拉什手术— see Lash operation
拉斯特里手术—见 Rastelli 手术　　　　拉斯特里手术— see Rastelli operation
拉兹-佩雷亚手术—见 Raz-Pereyra 操作　拉兹-佩雷亚手术— see Raz-Pereyra procedure

兰布里努迪手术—见 Lambrinudi 手术　　兰布里努迪手术— see Lambrinudi operation
兰根贝克手术—见 Langenbeck 手术　　　兰根贝克手术— see Langenbeck operation
兰金手术—见 Rankin 手术　　　　　　　兰金手术— see Rankin operation
阑尾盲肠吻合术 47.91　　　　　　　　Appendicocecostomy 47.91
阑尾切除术(伴引流) 47.09　　　　　　Appendicectomy (with drainage) 47.09
—附带的 47.19　　　　　　　　　　　- incidental 47.19
——腹腔镜 47.11　　　　　　　　　　- - laparoscopic 47.11
—腹腔镜 47.01　　　　　　　　　　　- laparoscopic 47.01
阑尾切开术 47.2　　　　　　　　　　　Appendicotomy 47.2
阑尾小肠吻合术 47.91　　　　　　　　Appendicoenterostomy 47.91
阑尾造口术 47.91　　　　　　　　　　Appendicostomy 47.91
—闭合 47.92　　　　　　　　　　　　- closure 47.92
阑尾粘连松解术 54.59　　　　　　　　Appendicolysis 54.59
—伴阑尾切除术 47.09　　　　　　　　- with appendectomy 47.09
——腹腔镜 47.01　　　　　　　　　　- - laparoscopic 47.01
——其他 47.09　　　　　　　　　　　- - other 47.09
—腹腔镜的 54.51　　　　　　　　　　- laparoscopic 54.51
朗迈尔手术—见 Longmire 手术　　　　　朗迈尔手术— see Longmire operation
劳埃德-戴维斯手术—见 Lloyd-Davies 手术　劳埃德-戴维斯手术— see Lloyd-Davies operation

勒除,息肉,结肠(内镜) 45.42　　　　Snaring, polyp, colon (endoscopic) 45.42
勒福特手术—见 LeFort 手术　　　　　　勒福特手术— see Le Fort operation
勒里施手术—见 Leriche 手术　　　　　　勒里施手术— see Leriche operation
勒梅热勒手术—见 LeMesurier 手术　　　勒梅热勒手术— see LeMesurier operation
肋骨切除术 77.91　　　　　　　　　　Costectomy 77.91
—伴肺切除术—见切除术,肺　　　　　- with lung excision-see Excision, lung
—与胸部手术有关的—省略编码　　　　- associated with thoracic operation-omit code
肋骨切开术 77.31　　　　　　　　　　Costotomy 77.31
肋骨椎骨横突切除术 77.91　　　　　　Costotransversectomy 77.91
—与胸部手术有关的—省略编码　　　　- associated with thoracic operation-omit code
肋软骨切除术 77.91　　　　　　　　　Costochondrectomy 77.91
—与胸部手术有关的—省略编码　　　　- associated with thoracic operation-omit code
肋软骨胸骨成形术(用于漏斗胸修补术) 34.74　　Chondrosternoplasty (for pectus excavatum repair) 34.74

肋胸骨成形术(漏斗胸修补术) 34.74　　Costosternoplasty (pectus excavatum repair) 34.74

泪点剪断(伴扩张) 09.51　　　　　　Snip, punctum (with dilation) 09.51
泪点三剪手术 09.51　　　　　　　　　Three-snip operation, punctum 09.51

—教育的(卧床儿童)(残疾的)　93.82

—精神病学的 NEC　94.39

——药物 NEC　94.25

———锂　94.22

—精神抑制药　94.23

—康复 NEC　93.89

—来访团组　94.44

—镭(氡)　92.23

—锂　94.22

—盲康复 NEC　93.78

—美沙酮　94.25

—末正呼气压—见亚目　96.7

—喷雾(吸入)　93.94

—喷雾器　93.94

—蛆　86.28

—热 NEC　93.35

——用于癌瘤治疗　99.85

—热敷　93.35

—日常活动　93.83

——为盲人　93.78

—石蜡浴　93.35

—手法操作,骨病的—另见处理,骨病的　93.67

—手工艺　93.81

—水氧(AO)　00.49

—水蛭　99.99

—跳舞　93.89

—听觉 NEC　95.49

—团体 NEC　94.44

——用于精神性性功能不良　94.41

—脱敏　94.33

—脱瘾　94.25

—雾(吸入)　93.94

—物理 NEC　93.39

——联合的(未提及组成部分)　93.38

——诊断性 NEC　93.09

—吸入 NEC　93.96

———一氧化氮　00.12

—下游系统®　00.49

- educational (bed-bound children) (handicapped)　93.82
- psychiatric NEC　94.39
- - drug NEC　94.25
- - - lithium　94.22
- neuroleptic　94.23
- rehabilitation NEC　93.89
- encounter group　94.44
- radium (radon)　92.23
- lithium　94.22
- blind rehabilitation NEC　93.78
- methadone　94.25
- positive and expiratory pressure-see subcategory　96.7
- mist (inhalation)　93.94
- nebulizer　93.94
- maggot　86.28
- heat NEC　93.35
- - for cancer treatment　99.85
- hot pack(s)　93.35
- daily living activities　93.83
- - for the blind　93.78
- paraffin bath　93.35
- manipulative, osteopathic-see also Manipulation, osteopathic　93.67
- manual arts　93.81
- aqueous oxygen (AO)　00.49
- leech　99.99
- dance　93.89
- hearing NEC　95.49
- group NEC　94.44
- - for psychosexual dysfunctions　94.41
- desensitization　94.33
- detoxification　94.25
- fog (inhalation)　93.94
- physical NEC　93.39
- - combined (without mention of components)　93.38
- - diagnostic NEC　93.09
- inhalation NEC　93.96
- - nitric oxide　00.12
- Downstream® system　00.49

—消退 94.33　　　　　　　　　　　- extinction 94.33

—哮吼喷雾 93.94　　　　　　　　　- croupette，croup tent 93.94

—行为 94.33　　　　　　　　　　　- behavior 94.33

—休克　　　　　　　　　　　　　　- shock

——电的 94.27　　　　　　　　　　- - electric 94.27

———亚抽搐 94.26　　　　　　　　- - - subconvulsive 94.26

——化学的 94.24　　　　　　　　　- - chemical 94.24

——胰岛素 94.24　　　　　　　　　- - insulin 94.24

—训练，精神病学的 94.33　　　　　- conditioning，psychiatric 94.33

—氧 93.96　　　　　　　　　　　　- oxygen 93.96

——催化性 93.96　　　　　　　　　- catalytic 93.96

——高压 93.95　　　　　　　　　　- hyperbaric 93.95

———伤口 93.59　　　　　　　　　- - - wound 93.59

——过饱和 00.49　　　　　　　　　- SuperSaturated 00.49

——伤口（高压的）93.59　　　　　　- - wound（hyperbaric）93.59

——水的 00.49　　　　　　　　　　- aqueous 00.49

—一氧化氮 00.12　　　　　　　　　- nitric oxide 00.12

—胰岛素休克 94.24　　　　　　　　- insulin shock 94.24

—艺术 93.89　　　　　　　　　　　- art 93.89

—音乐 93.84　　　　　　　　　　　- music 93.84

—引导下的 LITT（激光间质热疗法）　- LITT（laser interstitial thermal therapy）under guidance

——损害　　　　　　　　　　　　　- - lesion

———肺 17.69　　　　　　　　　　- - - lung 17.69

———肝 17.63　　　　　　　　　　- - - liver 17.63

———甲状腺 17.62　　　　　　　　- - - thyroid 17.62

———脑 17.61　　　　　　　　　　- - - brain 17.61

———前列腺 17.69　　　　　　　　- - prostate 17.69

———乳房 17.69　　　　　　　　　- - breast 17.69

———头和颈 17.62　　　　　　　　- - head and neck 17.62

—游戏 93.81　　　　　　　　　　　- play 93.81

——心理治疗的 94.36　　　　　　　- psychotherapeutic 94.36

—娱乐 93.81　　　　　　　　　　　- recreational 93.81

—语言 93.75　　　　　　　　　　　- speech 93.75

——用于缺损矫正术 93.74　　　　　- - for correction of defect 93.74

—憎恶 94.33　　　　　　　　　　　- aversion 94.33

—职业 93.83　　　　　　　　　　　- occupational 93.83

—转移注意力 93.81　　　　　　　　- diversional 93.81

—紫外线灯 99.82　　　　　　　　　- ultraviolet light 99.82

—γ线 92.23　　　　　　　　　　　- gamma ray 92.23

裂缝整容（藏毛囊肿手术）86.21　　**Cleft lift　86.21**

淋巴管成形术　40.9　　　　　　　**Lymphangioplasty　40.9**

淋巴管缝合术　**40.9**

淋巴管切除术(根治)—另见切除术,淋巴,结,按部位,根治　**40.50**

淋巴管切开术　**40.0**

淋巴管造口术　**40.9**

一胸管　40.62

淋巴管造影术

一腹的　88.04

一骨盆　88.04

一颈的　87.08

一上肢　88.34

一下肢　88.36

一胸内的　87.34

淋巴结切开术　**40.0**

淋巴结切除术(单纯)—另见切除术,淋巴,结　**40.29**

林顿手术—见 Linton 手术

林霍尔姆手术—见 Lindholm 手术

流产,治疗性　**69.51**

一经

一一插入

一一一昆布　69.93

一一一前列腺素栓剂　96.49

一一抽吸刮宫　69.51

一一扩宫和刮宫　69.01

一一羊膜腔内注射(saline)　75.0

一一子宫切除术—见子宫切除术

一一子宫切开术　74.91

聋患者训练　**95.49**

瘘管切除术—另见闭合,瘘,按部位

一鼻唇的　21.82

一鼻的　21.82

一一窦　22.71

一鼻咽的　21.82

一肠

一一大的　46.76

一一小的　46.74

一肠子宫的　69.42

一胆道 NEC　51.79

一胆管　51.79

Lymphangiorrhaphy　**40.9**

Lymphangiectomy (radical)-see also Excision, lymph, node, by site, radical **40.50**

Lymphangiotomy　**40.0**

Lymphaticostomy　**40.9**

- thoracic duct　40.62

Lymphangiogram

- abdominal　88.04

- pelvic　88.04

- cervical　87.08

- upper limb　88.34

- lower limb　88.36

- intrathoracic　87.34

Lymphadenotomy　**40.0**

Lymphadenectomy (simple)-see also Excision, lymph, node　**40.29**

林顿手术— see Linton operation

林霍尔姆手术— see Lindholm operation

Abortion, therapeutic　**69.51**

- by

- - insertion

- - - laminaria　69.93

- - - prostaglandin suppository　96.49

- - aspiration curettage　69.51

- - dilation and curettage　69.01

- - intra-amniotic injection (saline)　75.0

- - hysterectomy-see Hysterectomy

- - hysterotomy　74.91

Deaf training　**95.49**

Fistulectomy-see also Closure, fistula, by site

- nasolabial　21.82

- nasal　21.82

- - sinus　22.71

- nasopharyngeal　21.82

- intestine

- - large　46.76

- - small　46.74

- enterouterine, intestinouterine　69.42

- biliary tract NEC　51.79

- bile duct　51.79

—胆囊　51.93	- gallbladder　51.93
—胆囊胃肠的　51.93	- cholecystogastroenteric　51.93
—腹胸的　34.83	- abdominothoracic　34.83
—腹子宫　69.42	- abdominouterine　69.42
—肝肺动脉的　34.73	- hepatopulmonary　34.73
—肝管　51.79	- hepatic duct　51.79
—肝胸膜的　34.73	- hepatopleural　34.73
—肛门　49.12	- anus　49.12
—骨—另见切除术,病损,骨　77.60	- bone-see also Excision, lesion, bone　77.60
—关节—另见切除术,病损,关节　80.80	- joint-see also Excision, lesion, joint　80.80
—横膈　34.83	- diaphragm　34.83
—喉　31.62	- larynx　31.62
—喉气管的　31.62	- laryngotracheal　31.62
—会阴乙状结肠的　71.72	- perineosigmoidal　71.72
—会阴直肠的　71.72	- perineorectal, vulvorectal　71.72
—角膜　11.49	- cornea　11.49
—口 NEC　27.53	- mouth NEC　27.53
—口鼻的　21.82	- oronasal　21.82
—口腔鼻窦的　22.71	- oroantral　22.71
—阑尾　47.92	- appendix　47.92
—泪的	- lacrimal
——囊　09.6	- - sac　09.6
——腺　09.21	- - gland　09.21
—尿道　58.43	- urethra　58.43
—膀胱(经尿道入路)　57.84	- bladder (transurethral approach)　57.84
—膀胱乙状结肠阴道的　57.83	- vesicosigmoidovaginal　57.83
—皮肤　86.3	- skin　86.3
—皮下组织　86.3	- subcutaneous tissue　86.3
—气管 NEC　31.73	- trachea NEC　31.73
—气管食管的　31.73	- tracheoesophageal　31.73
—鳃裂　29.52	- branchial cleft　29.52
—声带　31.62	- vocal cords　31.62
—食管 NEC　42.84	- esophagus NEC　42.84
—食管胸膜皮肤的　34.73	- esophagopleurocutaneous　34.73
—输卵管　66.73	- fallopian tube　66.73
—输尿管　56.84	- ureter　56.84
—胃 NEC　44.63	- stomach, gastric NEC　44.63
—涎腺(管)(腺)　26.42	- salivary (duct) (gland)　26.42
—胸 NEC　34.73	- thorax NEC　34.73
—胸肠的　34.83	- thoracointestinal　34.83
—胸腹的　34.83	- thoracoabdominal　34.83
—胸膜的　34.73	- pleura　34.73

一胸胃的　34.83

一咽 NEC　29.53

一咽食管的　29.53

一胰　52.95

一阴道　70.75

一阴囊　61.42

一支气管内脏的　33.42

一支气管皮肤的　33.42

一支气管食管的　33.42

一支气管胸膜的　34.73

一支气管胸膜皮肤的　34.73

一支气管胸膜纵隔的　34.73

一支气管纵隔的　34.73

一直肠　48.73

一直肠尿道的　58.43

一直肠膀胱　57.83

一直肠外阴的　71.72

一直肠阴唇的　71.72

一直肠阴道的　70.73

一直肠周的,开口不进入直肠　48.93

一直肠子宫的　69.42

一子宫肠的　69.42

一子宫颈乙状结肠的　67.62

一子宫阴道的　69.42

一子宫直肠的　69.42

一纵隔皮肤的　34.73

瘘管造影术

一腹壁　88.03

一腹膜后　88.14

一特指部位 NEC　88.49

一胸壁　87.38

卢卡斯和默里手术—见 Lucas and Murray 手术

颅底破碎术　73.8

颅骨部分切除术　01.25

一部位再切开　01.23

一条带状(颅缝分开术)　02.01

一线形(颅缝分开术)　02.01

颅骨成形术　02.06

一同时伴脑膨出修补术　02.12

颅骨切开术　01.24

thoracogastric　34.83

- pharynx NEC　29.53

- pharyngoesophageal　29.53

- pancreas　52.95

- vagina　70.75

- scrotum　61.42

- bronchovisceral　33.42

- bronchocutaneous　33.42

- bronchoesophageal　33.42

- bronchopleural　34.73

- bronchopleurocutaneous　34.73

- bronchopleuromediastinal　34.73

- bronchomediastinal　34.73

- rectum　48.73

- rectourethral　58.43

- rectovesical　57.83

- rectovulvar　71.72

- rectolabial　71.72

- rectovaginal　70.73

- perirectal, not opening into rectum　48.93

- rectouterine　69.42

- uteroenteric, uterointestinal　69.42

- cervicosigmoidal　67.62

- uterovaginal　69.42

- uterorectal　69.42

- mediastinocutaneous　34.73

Fistulogram

- abdominal wall　88.03

- retroperitoneum　88.14

- specified site NEC　88.49

- chest wall　87.38

卢卡斯和默里手术— see Lucas 和 Murray operation

Basiotripsy　73.8

Craniectomy　01.25

- reopening of site　01.23

- strip (opening of cranial suture)　02.01

- linear (opening of cranial suture)　02.01

Cranioplasty　02.06

- with synchronous repair of encephalocele　02.12

Craniotomy　01.24

洛德手术—见 Lord 手术

洛德手术— see Lord operation

M

Madlener 手术（输卵管结扎）　66.31

Magnuson(-Stack)手术（关节成形术用于复发性肩关节脱位）　81.82

Mako Tactile 触觉引导系统™［TGS］—见亚目　17.4

Manchester(-Donald)(-Fothergill)手术（子宫悬吊术）　69.22

Marckwald 手术（子宫颈口修补术）　67.59

Marshall-Marchetti(-Krantz)手术（耻骨后尿道悬吊术）　59.5

MAST（军用抗休克库）　93.58

Masters 应激测验（二阶）　89.42

Matas 手术（动脉瘤缝合术）　39.52

Mayo 手术

—踇囊肿切除术　77.59

—疝缝合术

——腹腔镜的　53.43

———伴移植物或假体　53.42

——其他和开放伴有移植物或假体　53.41

——其他开放性　53.49

—阴道子宫切除术　68.59

——腹腔镜辅助（LAVH）　68.51

Maze 操作

— Cox-maze,开放的　37.33

— maze,改良,开放的　37.33

— maze,改良,血管内的　37.34

Mazet 手术（膝关节离断）　84.16

McBride 手术（踇囊肿切除术伴软组织矫正）　77.53

Mcburney 手术—见修补术,疝,腹股沟的

McCall 手术（肠膨出修补术）　70.92

McCauley 手术（畸形足松解术）　83.84

McDonald 手术（环绕缝合,子宫颈）　67.59

Madlener operation (tubal ligation)　66.31

Magnuson (-Stack) operation (arthroplasty for recurrent shoulder dislocation)　81.82

Mako Tactile Guidance System™［TGS］-see subcategory　17.4

Manchester (-Donald) (-Fothergill) operation (uterine suspension)　69.22

Marckwald operation (cervical os repair)　67.59

Marshall-Marchetti (-Krantz) operation (retropubic urethral suspension)　59.5

MAST (military anti-shock trousers)　93.58

Masters′stress test (two-step)　89.42

Matas operation (aneurysmorrhaphy)　39.52

Mayo operation

- bunionectomy　77.59

- herniorrhaphy

- - laparoscopic　53.43

- - - with graft or prosthesis　53.42

- - other and open with graft or prosthesis　53.41

- - other open　53.49

- vaginal hysterectomy　68.59

- - laparoscopically assisted (LAVH)　68.51

Maze procedure

- Cox-maze, open　37.33

- maze, modified, open　37.33

- maze, modified, endovascular　37.34

Mazet operation (knee disarticulation)　84.16

McBride operation (bunionectomy with soft tissue correction)　77.53

McBurney operation-see Repair, hernia, inguinal

McCall operation (enterocele repair)　70.92

McCauley operation (release of clubfoot)　83.84

McDonald operation (encirclement suture, cervix)　67.59

McIndoe 手术(阴道建造术)　70.61

一伴移植物或假体　70.63

McKeever 手术(融合术第一跖趾关节,用于踇外翻修补术)　77.52

McKissock 手术(乳房缩小)　85.33

McReyn 陈旧性手术(翼状胬肉转位)　11.31

McVay 手术
一腹股沟疝一见修补术,疝,腹股沟的
一股骨疝一见修补术,疝,股的
Mikulicz 手术(肠外置术)(一期)　46.03

一二期　46.04
Miles 手术(直肠切除术),NOS　48.50
一腹腔镜的　48.51
一开放性　48.52
一其他　48.59
Millard 手术(唇成形术)　27.54
Miller 手术
一跗骨间关节固定术　81.14
一尿道膀胱悬吊术　59.4
Millin-Read 手术(尿道膀胱悬吊术)　59.4

Mist 疗法　93.94
Mitchell 手术(踇外翻修补术)　77.51

MitraClip® 二尖瓣小叶钳　35.97
Mohs 手术(皮肤化学外科切除术)　86.24

Moore 手术(关节成形术)　81.52
MRI 一见影像,磁共振
Muller 手术(肺动脉结扎)　38.85

Mumford 手术(部分锁骨切除术)　77.81

Mustard 手术(心房间静脉回流转位)　35.91

麻醉
一脊髓的一省略编码

McIndoe operation (vaginal construction) 70.61

- with graft or prosthesis　70.63

McKeever operation (fusion of first metatarsophalangeal joint for hallux valgus repair)　77.52

McKissock operation (breast reduction) 85.33

McReynolds operation (transposition of pterygium)　11.31

McVay operation
- inguinal hernia-see Repair, hernia, inguinal
- femoral hernia-see Repair, hernia, femoral

Mikulicz operation (exteriorization of intestine) (first stage)　46.03

- second stage　46.04

Miles operation (proctectomy), NOS　48.50
- laparoscopic　48.51
- open　48.52
- other　48.59

Millard operation (cheiloplasty)　27.54

Miller operation
- midtarsal arthrodesis　81.14
- urethrovesical suspension　59.4

Millin-Read operation (urethrovesical suspension)　59.4

Mist therapy　93.94

Mitchell operation (hallux valgus repair) 77.51

MitraClip® mitral valve leaflet clip　35.97

Mohs operation (chemosurgical excision of skin)　86.24

Moore operation (arthroplasty)　81.52

MRI-see Imaging, magnetic resonance

Muller operation (banding of pulmonary artery)　38.85

Mumford operation (partial claviculectomy) 77.81

Mustard operation (interatrial transposition of venous return)　35.91

Anesthesia
- spinal-omit code

—神经冷止痛（颅的）（周围的）　04.2

—针刺疗法,用于　99.91

麻醉分析法　**94.21**

麻醉精神疗法　**94.21**

马德伦纳手术—见 **Madlener** 手术

马格努森（-斯塔克）手术—见 **Magnuson（-Stack）**手术

马克沃尔德手术—见 **Marckwald** 手术

马裤式手术（胃吻合修正术）　**44.5**

马洛斯特罗姆真空抽吸术　**72.79**

—伴外阴切开术　72.71

马斯塔德手术—见 **Mustard** 手术

马斯特斯应激测试—见 **Masters** 应激测验

马塔斯手术—见 **Matas** 手术

马歇尔-马凯蒂（-克兰茨）手术—见 **MarshallMarchetti(-Krantz)**手术

马泽特手术—见 **Mazet** 手术

迈尔斯手术—见 **Miles** 手术

麦基弗手术—见 **McKeever** 手术

麦基索克手术—见 **McKissock** 手术

麦金杜手术—见 **McIndoe** 手术

麦考尔手术—见 **McCall** 手术

麦考利手术—见 **McCauley** 手术

麦克伯尼手术—见 **Mcburney** 手术

麦克布莱德手术—见 **McBride** 手术

麦克雷诺兹手术—见 **McReynolds** 手术

麦克唐纳手术—见 **McDonald** 手术

麦克维手术—见 **McVay** 手术

曼彻斯特（-唐纳德）（-福瑟吉尔）手术—见 **Manchester(-Donald)(-Fothergill)**手术

盲肠缝合术　**46.75**

盲肠固定术　**46.64**

盲肠回肠造口术　**45.93**

盲肠结肠吻合术　**45.94**

盲肠切除术（伴回肠末端切除术）

—腹腔镜的　17.32

—开放和其他　45.72

盲肠切开术　**45.03**

— cryoanalgesia nerve（cranial）（peripheral）　04.2

– acupunture for　99.91

Narcoanalysis　94.21

Narcosynthesis　94.21

马德伦纳手术— see **Madlener operation**

马格努森（-斯塔克）手术— see **Magnuson（-Stack）operation**

马克沃尔德手术— see **Marckwald operation**

Pantaloon operation（revision of gastric anastomosis）　44.5

Malström′s vacuum extraction　72.79

– with episiotomy　72.71

马斯塔德手术— see **Mustard operation**

马斯特斯应激测试— see **Masters stress**

马塔斯手术— see **Matas operation**

马歇尔-马凯蒂（-克兰茨）手术— see **Marshall-Marchetti（-Krantz）operation**

马泽特手术— see **Mazet operation**

迈尔斯手术— see **Miles operation**

麦基弗手术— see **McKeever operation**

麦基索克手术— see **McKissock operation**

麦金杜手术— see **McIndoe operation**

麦考尔手术— see **McCall operation**

麦考利手术— see **McCauley operation**

麦克伯尼手术— see **Mcburney operation**

麦克布莱德手术— see **McBride operation**

麦克雷诺兹手术— see **McReynolds operation**

麦克唐纳手术— see **McDonald operation**

麦克维手术— see **McVay operation**

曼彻斯特（-唐纳德）（-福瑟吉尔）手术— see **Manchester（-Donald）（-Fothergill）operation**

Cecorrhaphy　46.75

Cecofixation,Cecopexy　46.64

Ceco-ileostomy　45.93

Cecocolostomy　45.94

Cecectomy（with resection of terminal ileum）

– laparoscopic　17.32

– open and other　45.72

Cecotomy　45.03

—乙状结肠固定术　46.63

莫斯手术—见 Mohs 手术

拇指整复(保留神经和血供给)　**82.61**

踇囊肿切除术(根治)　**77.59**

—伴

——第一跖骨切开术　77.51

——关节固定术　77.52

——关节切除术伴假体植入　77.59

——软组织矫正 NEC　77.53

N

NeuroFlo™导管为部分(暂时性)腹主动脉闭合　**39.77**

Nicola 手术(腱固定术用于复发性肩脱臼)　**81.82**

NIPS(非侵入性程序化电刺激)　**37.20**

Nissen 手术(胃底折叠术)　**44.66**

—腹腔镜的　44.67

Noble 手术(小肠折叠术)　**46.62**

Norman Miller 手术(阴道固定术)　**70.77**

—伴移植物或假体　70.78

Norton 手术(腹膜外剖宫产术)　**74.2**

囊切除术

—关节—另见关节截除术　80.90

—晶状体　13.65

——伴晶体抽吸术　13.51

—卵巢　65.29

——腹腔镜的　65.25

—肾　55.91

囊切除术—另见切除术,病损,按部位

—胆囊—见胆囊切除术

—泌尿系(部分)(大部)　57.6

——根治　57.71

———伴盆腔内容物剜出(女性)　68.8

– sigmoidopexy　46.63

莫斯手术— see Mohs operation

Pollicization (with carry over of nerves and blood supply)　**82.61**

Bunionectomy (radical)　**77.59**

– with

– – osteotomy of first metatarsal　77.51

– – arthrodesis　77.52

– – resection of joint with prosthetic implant　77.59

– – soft tissue correction NEC　77.53

NeuroFlo™ catheter for partial (temporary) abdominal aorta occlusion　**39.77**

Nicola operation (tenodesis for recurrent dislocation of shoulder)　**81.82**

NIPS (non-invasive programmed electrical stimulation)　**37.20**

Nissen operation (fundoplication of stomach)　**44.66**

– laparoscopic　44.67

Noble operation (plication of small intestine)　**46.62**

Norman Miller operation (vaginopexy)　**70.77**

– with graft or prosthesis　70.78

Norton operation (extraperitoneal cesarean section)　**74.2**

Capsulectomy

– joint-see also Arthrectomy　80.90

– lens　13.65

– – with extraction of lens　13.51

– ovary　65.29

– – laparoscopic　65.25

– kidney　55.91

Cystectomy-see also Excision, lesion, by site

– gallbladder-see Cholecystectomy

– urinary (partial) (subtotal)　57.6

– – radical　57.71

– – – with pelvic exenteration (female)　68.8

内淋巴(-蛛网膜下)分流　**20.71**

内膜切除术(血管)　**38.10**
一腹　38.16
一颅内的 NEC　38.11
一上肢　38.13
一头和颈 NEC　38.12
一下肢　38.18
一胸的 NEC　38.15
一主动脉(弓)(升)(降)　38.14

内田手术—见 **Uchida** 手术
内向破裂(心理脱敏疗法)　**94.33**

内脏取出术
一骨盆(前的)(后的)(部分)(全部)(女性)　68.8

一一男性　57.71
一眶—另见内容物剜出,眶　16.59
一眼内容物　16.39
一一伴植入(至巩膜壳)　16.31
一眼球　16.39
一一伴植入(至巩膜壳)　16.31
内脏神经切除术　**05.29**
内脏神经切断术　**05.0**
内折术,关节囊—另见关节成形术　**81.96**

内置管引流术
一胆管　51.87
一股骨头(双极)　81.52
尼古拉手术—见 **Nicola** 手术
尼莫地平,输注　**99.75**
尼森手术—见 **Nissen** 手术
黏膜下切除术
一鼻中隔　21.5
一喉　30.29
黏液囊穿刺术　**83.94**
一手　82.92
黏液囊切除术　**83.5**
一手　82.31
黏液囊切开术　**83.03**
一手　82.03

Endolymphatic (-subarachnoid) shunt　20.71

Intimectomy　**38.10**
- abdominal　38.16
- intracranial NEC　38.11
- upper limb　38.13
- head and neck NEC　38.12
- lower limb　38.18
- thoracic NEC　38.15
- aorta (arch) (ascending) (descending)　38.14

内田手术— **see Uchida operation**
Implosion (psychologic desensitization)　**94.33**

Evisceration
- pelvic (anterior) (posterior) (partial) (total) (female)　68.8
- - male　57.71
- orbit-see also Exenteration, orbit　16.59
- ocular contents　16.39
- - with implant (into scleral shell)　16.31
- eyeball　16.39
- - with implant (into scleral shell)　16.31
Splanchnicectomy　05.29
Splanchnicotomy　05.0
Reefing, joint capsule-see also Arthroplasty　81.96

Endoprosthesis
- bile duct　51.87
- femoral head (bipolar)　81.52
尼古拉手术— **see Nicola operation**
Nimodipine, infusion　99.75
尼森手术— **see Nissen operation**
Submucous resection
- nasal septum　21.5
- larynx　30.29
Bursocentesis　83.94
- hand　82.92
Bursectomy　83.5
- hand　82.31
Bursotomy　83.03
- hand　82.03

一半规管 20.79

一半月神经节 04.05

一鼻，用于鼻出血(伴填塞) 21.03

一动静脉瘘 39.53

一动脉瘤(脑的)(周围血管) 39.52

一耳

——内 20.79

——外 18.29

——中 20.51

一脊索(病损) 03.4

一阔韧带 69.19

一卵巢 65.29

——腹腔镜 65.25

一脑组织(增量的)(射频) 01.59

一尿道膀胱连接处，经尿道 57.49

一前列腺床 60.94

一视网膜(为了)

——病损破坏 14.21

——撕裂修补术 14.31

——再附着 14.51

一输卵管 66.61

一外阴 71.3

一咽(经透热疗法) 29.39

一阴道 70.33

一圆韧带 69.19

一直肠(息肉) 48.32

——根治的 48.31

一子宫 68.29

一子宫骶骨韧带 69.19

一子宫颈 67.32

女性生殖器官充气造影术 87.82

女阴切除术(双侧)(单纯) 71.62

一部分(单侧) 71.61

一单侧 71.61

一根治(完全) 71.5

诺布尔手术—见 Noble 手术

诺顿手术—见 Norton 手术

诺曼米勒手术—见 NormanMiller 手术

- semicircular canals 20.79

- gasserian ganglion 04.05

- nose，for epistaxis (with packing) 21.03

- arteriovenous fistula 39.53

- aneurysm (cerebral) (peripheral vessel) 39.52

- ear

- - inner 20.79

- - external 18.29

- - middle 20.51

- spinal cord (lesion) 03.4

- broad ligament 69.19

- ovary 65.29

- - laparoscopic 65.25

- brain tissue (incremental) (radiofrequency) 01.59

- urethrovesical junction，transurethral 57.49

- prostatic bed 60.94

- retina (for)

- - destruction of lesion 14.21

- - repair for tear 14.31

- - reattachment 14.51

- fallopian tube 66.61

- vulva 71.3

- pharynx (by diathermy) 29.39

- vagina 70.33

- round ligament 69.19

- rectum (polyp) 48.32

- - radical 48.31

- uterus 68.29

- uterosacral ligament 69.19

- cervix 67.32

Pneumogynecography 87.82

Vulvectomy (bilateral) (simple) 71.62

- partial (unilateral) 71.61

- unilateral 71.61

- radical (complete) 71.5

诺布尔手术— **see Noble operation**

诺顿手术— **see Norton operation**

诺曼米勒手术— **see Norman Miller operation**

O

P

—直肠（松动术和固定，用于脱垂修补术）　48.76

Pereyra 手术（尿道旁悬吊术）　59.6

PICC（经周围静脉插入中心静脉导管）　38.93

Pinsker 手术（鼻中隔毛细血管扩张闭塞）　21.07

Piper 手术（产钳）　72.6

Pirogoff 手术（踝截断术，经胫腓骨踝）　84.14

Politano-Leadbetter 手术（输尿管肾囊肿吻合术）　56.74

Polya 手术（胃切除术）　43.7

Pomeroy 手术（输卵管结扎和切断）　66.32

Poncet 手术
—跟腱延长　83.85
—尿道造口术，会阴的　58.0

Porro 手术（剖宫产术）　74.99

PottsSmith 手术（降主动脉左肺动脉吻合术）　39.0

PPN（周围的肠营养）　99.15

PPVI（经皮肺动脉瓣植入）　35.07

PrintenandMason 手术（高位胃旁路）　44.31

PTCA（经皮经管腔冠状血管成形术）—见血管成形术，球囊，冠状

Puestow 手术（胰空肠吻合术）　52.96

Pulmowrap　93.99

PuttiPlatt 手术（肩关节囊缝合术，用于复发性脱臼）　81.82

PVAD（经皮的心室辅助装置）　37.68

帕蒂普拉特手术—见 Putti-Platt 手术
帕蒂手术—见 Pattee 手术
帕昆手术—见 Paquin 手术
帕纳手术—见 Panas 手术

- rectum (mobilization and fixation for prolapse repair)　48.76

Pereyra operation (paraurethral suspension)　59.6

PICC (peripherally inserted central catheter)　38.93

Pinsker operation (obliteration of nasoseptal telangiectasia)　21.07

Piper operation (forceps)　72.6

Pirogoff operation (ankle amputation through malleoli of tibia and fibula)　84.14

Politano-Leadbetter operation (ureteroneocystostomy)　56.74

Polya operation (gastrectomy)　43.7

Pomeroy operation (ligation and division of fallopian tubes)　66.32

Poncet operation
- lengthening of Achilles tendon　83.85
- urethrostomy, perineal　58.0

Porro operation (cesarean section)　74.99

Potts-Smith operation (descending aorta-left pulmonary artery anastomosis)　39.0

PPN (peripheral parenteral nutrition)　99.15

PPVI (percutaneous pulmonary valve implantation)　35.07

Printen and Mason operation (high gastric bypass)　44.31

PTCA (percutaneous transluminal coronary angioplasty)-see Angioplasty, balloon, coronary

Puestow operation (pancreaticojejunostomy)　52.96

Pulmowrap　93.99

Putti-Platt operation (capsulorrhaphy of shoulder for recurrent dislocation)　81.82

pVAD (percutaneous ventricular assist device)　37.68

帕蒂普拉特手术— see Putti-Platt operation
帕蒂手术— see Pattee operation
帕昆手术— see Paquin operation
帕纳手术— see Panas operation

帕特施手术—见 Partsch 手术

排空术

—泪管链丝菌属　09.42

—囊肿—另见切除术,病损,按部位

——肝　50.29

——乳房　85.91

——肾　55.01

—脓肿—见引流,按部位

—盆腔血凝块(经切开)　54.19

——经

———后穹窿穿刺术　70.0

———陷凹镜检查　70.22

—前房(眼)(水的)(眼前房出血)　12.91

—血肿—另见切开,血肿

——产科的　75.92

———切开的　75.91

—痔(形成血栓的)　49.47

—滞留胎盘

——伴刮宫　69.02

——手法的　75.4

派姆伯敦手术—见 Pemberton 手术

派珀尔手术—见 Piper 手术

潘科斯特手术—见 Pancoast 手术

襻镜检查(回肠通道)　**56.35**

襻式回肠造口—另见回肠造口术　**46.01**

襻造影术　**87.78**

膀胱成形术 NEC　**57.89**

膀胱缝合术　**57.81**

膀胱固定术 NEC　**57.89**

膀胱结肠吻合术　**57.88**

膀胱结石切除术　**57.19**

膀胱镜检查(经尿道)　**57.32**

—伴活组织检查　57.33

—回肠通道　56.35

—经造口(人工的)　57.31

—用于

——出血控制

———膀胱　57.93

———前列腺　60.94

——逆行的肾盂造影术　87.74

帕特施手术— **see Partsch operation**

Evacuation

- streptothrix from lacrimal duct　09.42

- cyst-see also Excision,lesion,by site

- - liver　50.29

- - breast　85.91

- - kidney　55.01

- abscess-see Drainage,by site

- pelvic blood clot(by incision)　54.19

- - by

- - - culdocentesis　70.0

- - - culdoscopy　70.22

- anterior chamber(eye)(aqueous)(hyphema)　12.91

- hematoma-see also Incision,hematoma

- - obstetrical　75.92

- - - incisional　75.91

- hemorrhoids(thrombosed)　49.47

- retained placenta

- - with curettage　69.02

- - manual　75.4

派姆伯敦手术— **see Pemberton operation**

派珀尔手术— **see Piper operation**

潘科斯特手术— **see Pancoast operation**

Looposcopy(ileal conduit)　56.35

Loop ileal stoma(see also Ileostomy)　46.01

Loopogram　87.78

Cystoplasty NEC　57.89

Cystorrhaphy　57.81

Cystopexy NEC　57.89

Cystocolostomy　57.88

Cystolithotomy　57.19

Cystoscopy(transurethral)　57.32

- with biopsy　57.33

- ileal conduit　56.35

- through stoma(artificial)　57.31

- for

- - control of hemorrhage

- - - bladder　57.93

- - - prostate　60.94

- - retrograde pyelography　87.74

膀胱内压图　**89.22**

膀胱尿道成形术　**57.85**

膀胱尿道固定术(经)　**59.79**

—耻骨后悬吊术　59.5

—耻骨上悬吊术　59.4

—提肌悬吊　59.71

膀胱尿道镜检查　**57.32**

—伴活组织检查

——膀胱　57.33

——输尿管　56.33

膀胱尿道造影术(逆行的)(排空的)　**87.76**

膀胱前列腺切除术,根治　**57.71**

膀胱切开取石术(耻骨上)　**57.19**

膀胱切开术(开放)(为了结石去除)　**57.19**

膀胱三角区切除术　**57.6**

膀胱肾盂造影术　**87.74**

膀胱碎石洗出术　**57.0**

膀胱造口术

—闭合的(耻骨上)(经皮)　57.17

—耻骨上

——闭合性　57.17

——开放　57.18

—经皮(闭合的)(耻骨上)　57.17

—开放(耻骨上)　57.18

膀胱造口术　**57.21**

膀胱造影术,膀胱造影术 NEC　**87.77**

膀胱直肠吻合术　**57.88**

旁路

—动脉的(移植物)(心轴生长移植物)(静脉移植)　NEC　39.29

——腹内 NEC　39.26

——颈脊椎的　39.28

——颈脑的　39.28

——颅外颅内的[EC-IC]　39.28

——胸内 NEC　39.23

——周围的 NEC　39.29

—肺动脉　39.61

——经皮的(闭合的)　39.66

——开放性　39.61

Cystometrogram　**89.22**

Cystourethroplasty, Vesicourethroplasty　**57.85**

Cystourethropexy (by)　**59.79**

– retropubic suspension　59.5

– suprapubic suspension　59.4

– levator muscle sling　59.71

Cystourethroscopy　**57.32**

– with biopsy

– – bladder　57.33

– – ureter　56.33

Cystourethrogram (retrograde) (voiding)　**87.76**

Cystoprostatectomy, radical　**57.71**

Vesicolithotomy (suprapubic)　**57.19**

Cystotomy (open) (for removal of calculi)　**57.19**

Trigonectomy　**57.6**

Cystopyelography　**87.74**

Cystolitholapaxy　**57.0**

Cystostomy

– closed (suprapubic) (percutaneous)　57.17

– suprapubic

– – closed　57.17

– – open　57.18

– percutaneous (closed) (suprapubic)　57.17

– open (suprapubic)　57.18

Vesicostomy　**57.21**

Cystogram, cystography NEC　**87.77**

Cystoproctostomy　**57.88**

Bypass

– arterial (graft) (mandril grown graft) (vein graft) NEC　39.29

– – intra-abdominal NEC　39.26

– – carotid-vertebral　39.28

– – carotid-cerebral　39.28

– – extracranial-intracranial [EC-IC]　39.28

– – intrathoracic NEC　39.23

– – peripheral NEC　39.29

– pulmonary　39.61

– – percutaneous (closed)　39.66

– – open　39.61

一分流
——肠
———大至大　45.94
———小至大　45.93
———小至小　45.91
——胃　44.39
———腹腔镜的　44.38
———高位胃　44.31
一腹冠状动脉　36.17
一高位胃　44.31
一冠状一另见旁路,主动脉冠状动脉　36.10

一回肠-空肠　45.91
一回肠末端　45.93
一颈动脉-脊椎的　39.28
一颈动脉-脑的　39.28
一空肠-回肠　45.91
一颅外-颅内[EC-IC]　39.28
一乳房内-冠状动脉(单)　36.13

——双血管　36.16
一胃　44.39
——腹腔镜　44.38
——高位　44.31
——普林特和梅桑　44.31
一胃肠吻合术　44.39
——腹腔镜的　44.38
一胃十二指肠吻合术(雅布累)　44.39
——腹腔镜的　44.38
——经皮的[内镜的]　44.32
一胃网膜-冠状动脉　36.17
一胃胃吻合术　44.39
——腹腔镜的　44.38
一心-肺(完全)(部分)　39.61
——经皮的(闭合的)　39.66
——开放性　39.61
一心肺动脉　39.61
——经皮的(闭合的)　39.66
——开放性　39.61
一血管的(动脉)(移植)(心轴生长移植)(静脉移植)NEC　39.29
——动脉　39.26

- shunt
- - intestine
- - - large-to-large　45.94
- - - small-to-large　45.93
- - - small-to-small　45.91
- - stomach　44.39
- - - laparoscopic　44.38
- - - high gastric　44.31
- abdominal-coronary artery　36.17
- high gastric　44.31
- coronary-see also Bypass, aortocoronary 36.10

- ileo-jejunal　45.91
- terminal ileum　45.93
- carotid-vertebral　39.28
- carotid-cerebral　39.28
- jejunal-ileum　45.91
- extracranial-intracranial [EC-IC]　39.28
- internal mammary-coronary artery (single) 36.13

- - double vessel　36.16
- gastric　44.39
- laparoscopic　44.38
- high　44.31
- Printen and Mason　44.31
- gastroenterostomy　44.39
- laparoscopic　44.38
- gastroduodenostomy (Jaboulay's)　44.39
- laparoscopic　44.38
- percutaneous [endoscopic]　44.32
- gastroepiploic-coronary artery　36.17
- gastrogastrostomy　44.39
- laparoscopic　44.38
- heart-lung (complete) (partial)　39.61
- percutaneous (closed)　39.66
- open　39.61
- cardiopulmonary　39.61
- percutaneous (closed)　39.66
- open　39.61
- vascular (arterial) (graft) (mandril grown graft) (vein graft) NEC　39.29
- arterial　39.26

脾 X 线照相 **88.64**

一放射性同位素 92.05

皮肤瘢痕磨削术(激光) **86.25**

一用于伤口清创术 86.28

皮罗戈夫手术—见 Pirogoff 手术

皮特手术—见 Peet 手术

皮脂切除术 **86.83**

偏侧骨盆切除术 **84.19**

偏侧喉切除术(前的)(侧的)(垂直的) **30.1**

偏侧甲状腺切除术(伴峡部切除)(伴残留叶部分切除) **06.2**

偏侧椎板切除术(减压)(探查术) **03.09**

评估

一精神状态 94.11

一人格 94.03

一性情 94.02

一营养状态 89.39

一职业 93.85

一作证适当性 94.11

评估(……的)

一犯罪责任,精神病学的 94.11

一功能性(物理治疗) 93.01

一假体(用于人工肢体安装) 93.03

一矫形的(用于支架安装) 93.02

一精神病学的 NEC 94.19

一一托管 94.13

一听觉的 NEC 95.49

一听力的 95.43

一心理学的 NEC 94.08

一心律装置(CRT-D)(CRT-P)(AICD)(起搏器)一见感应

一作证能力,精神病学的 94.11

平衡(咬合面) **24.8**

平面视野计 **95.05**

平斯克尔手术—见 Pinsker 手术

破坏

— LAA(左心耳) 37.36

一半规管,经注射 20.72

一病损(局部的)

Splenogram **88.64**

- radioisotope 92.05

Dermabrasion (laser) **86.25**

- for wound debridement 86.28

皮罗戈夫手术— see Pirogoff operation

皮特手术— see Peet operation

Cutaneolipectomy **86.83**

Hemipelvectomy **84.19**

Hemilaryngectomy (anterior) (lateral) (vertical) **30.1**

Hemithyroidectomy (with removal of isthmus) (with removal of portion of remaining lobe) **06.2**

Hemilaminectomy (decompression) (exploration) **03.09**

Assessment

- mental status 94.11

- personality 94.03

- temperament 94.02

- nutritional status 89.39

- vocational 93.85

- fitness to testify 94.11

Evaluation (of)

- criminal responsibility, psychiatric 94.11

- functional (physical therapy) 93.01

- prosthetic (for artificial limb fitting) 93.03

- orthotic (for brace fitting) 93.02

- psychiatric NEC 94.19

- - commitment 94.13

- hearing NEC 95.49

- audiological 95.43

- psychologic NEC 94.08

- cardiac rhythm device (CRT-D) (CRT-P) (AICD) (pacemaker)-see Interrogation

- testimentary capacity, psychiatric 94.11

Equilibration (occlusal) **24.8**

Campimetry **95.05**

平斯克尔手术— see Pinsker operation

Destruction, Disruption

- LAA 37.36

- semicircular canals, by injection 20.72

- lesion (local)

——奥狄括约肌　51.69　　　　　　　　　　　－－ sphincter of Oddi　51.69

———内镜　51.64　　　　　　　　　　　　　－－－ endoscopic　51.64

——巴多林腺　71.24　　　　　　　　　　　　－－ Bartholin's gland　71.24

———经　　　　　　　　　　　　　　　　　－－－ by

————抽吸　71.21　　　　　　　　　　　　－－－－ aspiration　71.21

————袋形缝合术　71.23　　　　　　　　　　－－－－ marsupialization　71.23

————切除术　71.24　　　　　　　　　　　　－－－－ excision　71.24

————切开　71.22　　　　　　　　　　　　　－－－－ incision　71.22

——鼻　21.30　　　　　　　　　　　　　　　－－ nose　21.30

———鼻内的　21.31　　　　　　　　　　　　－－－ intranasal　21.31

———特指的 NEC　21.32　　　　　　　　　　－－－ specified NEC　21.32

——鼻内的　21.31　　　　　　　　　　　　　－－ intranasal　21.31

——肠—见破坏,病损,肠　　　　　　　　　　－－ bowel-see Destruction，lesion，intestine

——肠(大)　45.49　　　　　　　　　　　　－－ intestine (large)　45.49

———经切除　45.41　　　　　　　　　　　　－－－ by excision　45.41

———内镜　45.43　　　　　　　　　　　　　－－－ endoscopic　45.43

—————息肉切除术　45.42　　　　　　　　－－－－－ polypectomy　45.42

———内镜　45.43　　　　　　　　　　　　　－－－ endoscopic　45.43

————息肉切除术　45.42　　　　　　　　　－－－－ polypectomy　45.42

———小　45.34　　　　　　　　　　　　　　－－－ small　45.34

————经切除术　45.33　　　　　　　　　　－－－－ by excision　45.33

——垂体腺　　　　　　　　　　　　　　　　－－ pituitary gland

————经立体定位放射外科学　92.30　　　　－－－ by stereotactic radiosurgery　92.30

————单源光子　92.31　　　　　　　　　　－－－－ single source photon　92.31

————多源　92.32　　　　　　　　　　　　－－－－ multi-source　92.32

————放射外科学 NEC　92.39　　　　　　　－－－－ radiosurgery NEC　92.39

————钴-60　92.32　　　　　　　　　　　　－－－－ cobalt-60　92.32

————粒子　92.33　　　　　　　　　　　　－－－－ particulate　92.33

————粒子束流　92.33　　　　　　　　　　－－－－ particle beam　92.33

————线性加速器(LINAC)　92.31　　　　　－－－－ linear accelerator (LINAC)　92.31

——胆管　51.69　　　　　　　　　　　　　　－－ biliary ducts　51.69

———内镜　51.64　　　　　　　　　　　　　－－－ endoscopic　51.64

——腭(骨性)(局部的)　27.31　　　　　　　－－ palate (bony) (local)　27.31

———广泛　27.32　　　　　　　　　　　　　－－－ wide　27.32

——肺　32.29　　　　　　　　　　　　　　　－－ lung　32.29

———内镜　32.28　　　　　　　　　　　　　－－－ endoscopic　32.28

————胸腔镜的　32.20　　　　　　　　　　－－－－ thoracoscopic　32.20

——肝　50.29　　　　　　　　　　　　　　　－－ liver　50.29

——肛门　49.39　　　　　　　　　　　　　　－－ anus　49.39

———内镜　49.31　　　　　　　　　　　　　－－－ endoscopic　49.31

——睾丸　62.2　　　　　　　　　　　　　　　－－ testis　62.2

——巩膜　12.84　　　　　　　　　　　　　　－－ sclera　12.84

——脑的 NEC　01.59　　　　　　　　　　　－ － cerebral NEC　01.59

———脑膜　01.51　　　　　　　　　　　　－ － － meninges　01.51

——脑膜（脑的）　01.51　　　　　　　　－ － meninges（cerebral）　01.51

———脊髓的　03.4　　　　　　　　　　　－ － － spinal　03.4

——尿道（切除的）　58.39　　　　　　　－ － urethra（excisional）　58.39

——内镜　58.31　　　　　　　　　　　　－ － endoscopic　58.31

——膀胱　57.59　　　　　　　　　　　　－ － bladder　57.59

———经尿道　57.49　　　　　　　　　　－ － transurethral　57.49

——脾　41.42　　　　　　　　　　　　　－ － spleen　41.42

———经袋形缝合术　41.41　　　　　　　－ － by marsupialization　41.41

——皮肤 NEC　86.3　　　　　　　　　　－ － skin NEC　86.3

——皮下组织 NEC　86.3　　　　　　　　－ － subcutaneous tissue NEC　86.3

——乳房 NEC　85.20　　　　　　　　　　－ － breast NEC　85.20

——舌　25.1　　　　　　　　　　　　　　－ － tongue　25.1

——神经（周围的）　04.07　　　　　　　－ － nerve（peripheral）　04.07

———交感　05.29　　　　　　　　　　　－ － － sympathetic　05.29

——肾　55.39　　　　　　　　　　　　　－ － kidney　55.39

———经袋形缝合术　55.31　　　　　　　－ － by marsupialization　55.31

——十二指肠 NEC　45.32　　　　　　　　－ － duodenum NEC　45.32

———经切除术　45.31　　　　　　　　　－ － by excision　45.31

————内镜　45.30　　　　　　　　　　－ － － endoscopic　45.30

———内镜　45.30　　　　　　　　　　　－ － endoscopic　45.30

——食管（化学外科）（冷冻术）（电切术）（电灼疗法）NEC　42.39　　　－ － esophagus（chemosurgery）（cryosurgery）（electroresection）（fulguration）NEC　42.39

———经切除术　42.32　　　　　　　　　－ － by excision　42.32

————内镜　42.33　　　　　　　　　　－ － － endoscopic　42.33

———内镜　42.33　　　　　　　　　　　－ － endoscopic　42.33

——视网膜　14.29　　　　　　　　　　　－ － retina　14.29

———经　　　　　　　　　　　　　　　　－ － － by

————放射疗法　14.26　　　　　　　　－ － － － radiation therapy　14.26

————放射源植入　14.27　　　　　　　－ － － － implantation of radiation source　14.27

————光凝术　14.25　　　　　　　　　－ － － － photocoagulation　14.25

————激光　14.24　　　　　　　　　　－ － － － laser　14.24

————氙弧光　14.23　　　　　　　　　－ － － － xenon arc　14.23

————冷冻疗法　14.22　　　　　　　　－ － － － cryotherapy　14.22

————透热法　14.21　　　　　　　　　－ － － － diathermy　14.21

——唾液腺 NEC　26.29　　　　　　　　　－ － salivary gland NEC　26.29

———经袋形缝合术　26.21　　　　　　　－ － by marsupialization　26.21

——胃 NEC　43.49　　　　　　　　　　　－ － stomach NEC　43.49

———经切除术　43.42　　　　　　　　　－ － by excision　43.42

————内镜　43.41　　　　　　　　　　－ － － endoscopic　43.41

————经内镜检查(腹腔镜检查)　66.21

———结扎　66.39

———伴

————挤压术　66.31

—————经内镜检查(后窟窿镜检查)
66.21

————切断　66.32

—————经内镜检查(后窟窿镜检查)(子宫
镜检查)(腹腔镜检查)(腹腔镜检查)　66.22

———切断(和结扎)　66.32

————经内镜检查(后窟窿镜检查)(子宫镜检
查)(腹腔镜检查)(腹腔镜检查)　66.22

—胎儿　73.8

—痔　49.49

——经

———冷冻疗法　49.44

———硬化疗法　49.42

—椎间盘 NOS　80.50

——经其他特指的方法　80.59

——经注射　80.52

——疝出的(髓核)　80.51

—左心耳　37.36

破裂

—关节粘连,手法的　93.26

—卵巢囊肿,手法的　65.93

—膜,人工　73.09

——用于手术性引产　73.01

—食管蹼　42.01

剖宫产术　74.99

—腹膜排除　74.4

—腹膜外的　74.2

—古典式的　74.0

—经腹膜的　74.4

——古典式的　74.0

——子宫颈下的　74.1

—拉茨科　74.2

—膀胱上　74.2

—特指类型 NEC　74.4

—沃特斯　74.2

—阴道的　74.4

—子宫底的　74.0

- - - - by endoscopy (laparoscopy)　66.21

- - - ligation　66.39

- - - - with

- - - - crushing　66.31

- - - - - - by endoscopy (laparoscopy)
66.21

- - - - division　66.32

- - - - - by endoscopy (culdoscopy) (hyst-
eroscopy) (laparoscopy) (peritoneoscopy)
66.22

- - - division (and ligation)　66.32

- - - - by endoscopy (culdoscopy) (hysteros-
copy) (laparoscopy) (peritoneoscopy)　66.22

- fetus　73.8

- hemorrhoids　49.49

- - by

- - - cryotherapy　49.44

- - - sclerotherapy　49.42

- intervertebral disc NOS　80.50

- - by other specified method　80.59

- - by injection　80.52

- herniated (nucleus pulposus)　80.51

- left atrial appendage　37.36

Rupture

- joint adhesions,manual　93.26

- ovarian cyst,manual　65.93

- membranes,artificial　73.09

- - for surgical induction of labor　73.01

- esophageal web　42.01

Cesarean section　74.99

- peritoneal exclusion　74.4

- extraperitoneal　74.2

- classical　74.0

- transperitoneal　74.4

- - classical　74.0

- - low cervical　74.1

- Latzko　74.2

- supravesical　74.2

- specified type NEC　74.4

- Waters　74.2

- vaginal　74.4

- fundal　74.0

气管切开术(紧急的)(暂时性)(用于辅助呼吸)　31.1
－经皮扩张的
－－临时性的　31.1
－－其他永久性的　31.29
－永久性　31.29

气管造口术(紧急的)(暂时性)(用于辅助呼吸)　31.1
－经皮扩张的
－－临时性的　31.1
－－其他永久性的　31.29
－修复术　31.74
－永久性 NEC　31.29
－纵隔　31.21

气管造影术　**87.32**
气脑造影　**87.01**
气体动脉内膜切除术　**38.10**
－腹　38.16
－冠状动脉　36.09
－颅内 NEC　38.11
－上肢　38.13
－头和颈 NEC　38.12
－下肢　38.18
－胸 NEC　38.15
－主动脉(弓)(升)(降)　38.14

气胸(人工的)(外科手术的)　**33.32**
－胸膜内的　33.32
憩室切除术
－肠
－－大的　45.41
－－－内镜的　45.43
－－小的　45.33
－美克尔　45.33
－尿道　58.39
－－内镜　58.31
－膀胱(耻骨上)　57.59
－－经尿道入路　57.49
－肾　55.39
－十二指肠　45.31
－－内镜的　45.30
－食管　42.31

Tracheotomy (emergency) (temporary) (for assistance in breathing)　31.1
- percutaneous dilatational
- - temporary　31.1
- - other permanent　31.29
- permanent　31.29

Tracheostomy （emergency） （temporary） （for assistance in breathing）　31.1
- percutaneous dilatational
- - temporary　31.1
- - other permanent　31.29
- revision　31.74
- permanent NEC　31.29
- mediastinal　31.21

Tracheography　**87.32**
Pneumoencephalogram　**87.01**
Gas endarterectomy　**38.10**
- abdominal　38.16
- coronary artery　36.09
- Intracranial NEC　38.11
- upper limb　38.13
- head and neck NEC　38.12
- lower limb　38.18
- thoracic NEC　38.15
- aorta （arch） （ascending） （descending）　38.14

Pneumothorax （artificial） （surgical）　**33.32**
- intrapleural　33.32
Diverticulectomy
- intestine
- - large　45.41
- - - endoscopic　45.43
- - small　45.33
- Meckel's　45.33
- urethra　58.39
- - endoscopic　58.31
- bladder (suprapubic)　57.59
- - transurethral approach　57.49
- kidney　55.39
- duodenum　45.31
- - endoscopic　45.30
- esophagus　42.31

——内镜　42.33

—食管肌层切开术　42.7

—胃　43.42

——内镜的　43.41

—下咽的(经环咽肌切开术)　29.32

—咽(经环咽肌切开术)　29.32

—咽食管的(经环咽肌切开术)　29.32

牵伸术

—唇颊沟　24.91

—舌沟　24.91

—下颌嵴　76.43

—肢体,强迫性　93.25

牵引

—伴骨折或脱位的复位—见复位,骨折和复位,脱位

—布克　93.46

—布赖恩特(骨骼)　93.44

—邓洛普(骨骼)　93.44

—骨骼 NEC　93.44

——间歇性　93.43

—环钳装置,颅骨　93.41

——同时伴装置插入　02.94

—机械性,间歇性　93.21

—脊髓的 NEC　93.42

——伴颅骨装置(环钳)(卡钳)(克拉奇菲尔德)(加德纳维尔斯)(文凯)(钳)　93.41

———同时伴装置插入　02.94

—加德纳维尔斯　93.41

——同时伴装置插入　02.94

—胶带(皮肤)　93.46

—卡钳　93.41

——同时伴插入装置　02.94

—克拉奇菲尔德钳　93.41

– – endoscopic　42.33

– esophagomyotomy　42.7

– stomach　43.42

– – endoscopic　43.41

– hypopharyngeal (by cricopharyngeal myotomy)　29.32

– pharyngeal (by cricopharyngeal myotomy)　29.32

– pharyngoesophageal (by cricopharyngeal myotomy)　29.32

Extension

– buccolabial sulcus　24.91

– lingual sulcus　24.91

– mandibular ridge　76.43

– limb, forced　93.25

Traction

– with reduction of fracture or dislocation-see Reduction, fracture and Reduction, dislocation

– Buck's　93.46

– Bryant's (skeletal)　93.44

– Dunlop's (skeletal)　93.44

– skeletal NEC　93.44

– – intermittent　93.43

– halo device, skull　93.41

– – with synchronous insertion of device 02.94

– mechanical, intermittent　93.21

– spinal NEC　93.42

– – with skull device (halo) (caliper) (Crutchfield) (Gardner Wells) (Vinke) (tongs) 93.41

– – – with synchronous insertion of device 02.94

– Gardner Wells　93.41

– – with synchronous insertion of device 02.94

– adhesive tape (skin)　93.46

– caliper tongs　93.41

– – with synchronous insertion of device 02.94

– Crutchfield tongs　93.41

——同时伴装置插入　02.94

—克特雷尔(脊髓的)　93.42

—莱曼史密斯(骨骼)　93.44

—鲁塞尔(骨骼)　93.44

—皮肤,四肢 NEC　93.46

—手法的,间歇性　93.21

—托马斯夹板　93.45

—文凯钳　93.41

——同时伴装置插入　02.94

—靴状　93.46

—支架　93.46

牵制

—耳　18.5

—骨—见固定,骨,内部的

钱伯林操作—见纵隔切开术

钱德勒手术—见 Chandler 手术

钳夹

—动静脉瘘　39.53

—动脉瘤(基底)(颈动脉)(小脑的)(小脑脑桥的)
(交通动脉)(脊椎的)　39.51

—动脉瘤(脑的)　39.51

—脑室分流　02.43

—系带

——唇(嘴唇)　27.91

——舌(舌头)　25.91

—悬雍垂尖　27.72

—血管—见结扎,血管

—左心耳　37.36

钳夹和烧灼,痔　**49.43**

前房角穿刺　**12.51**

—伴前房角切开术　12.53

前房角镜检查　**12.29**

前房角牵引术　**12.59**

前房角切开术(**Barkan**)　**12.52**

—伴前房角穿刺术　12.53

前列腺精囊切除术　**60.5**

前列腺冷冻切除术　**60.62**

前列腺膀胱切开术　**60.0**

- - with synchronous insertion of device
02.94

- Cortel's (spinal)　93.42

- Lyman Smith (skeletal)　93.44

- Russell's (skeletal)　93.44

- skin, limbs NEC　93.46

- manual, intermittent　93.21

- Thomas' splint　93.45

- Vinke tongs　93.41

- - with synchronous insertion of device
02.94

- boot　93.46

- gallows　93.46

Pinning

- ear　18.5

- bone-see Fixation, bone, internal

Chamberlain procedure-see Mediastinotomy

钱德勒手术— **see Chandler operation**

Clipping

- arteriovenous fistula　39.53

- aneurysm (basilar) (carotid) (cerebellar)
(cerebellopontine) (communicating artery)
(vertebral)　39.51

- aneurysm (cerebral)　39.51

- ventricular shunt　02.43

- frenulum, frenum

- - labia (lips)　27.91

- - lingual (tongue)　25.91

- tip of uvula　27.72

- blood vessel-see Ligation, blood vessel

- left atrial appendage　37.36

Clamp and cautery, hemorrhoids　49.43

Goniopuncture　12.51

- with goniotomy　12.53

Gonioscopy　12.29

Goniospasis　12.59

Goniotomy (Barkan's)　12.52

- with goniopuncture　12.53

Prostatovesiculectomy　60.5

Cryoprostatectomy　60.62

Prostatocystotomy　60.0

前列腺切除术(完全的)(部分的) NEC　60.69

一耻骨后(钻孔)(经囊)　60.4

一耻骨上(钻孔)(经膀胱)　60.3

一根治性(任何入路)　60.5

一会阴的　60.62

一经会阴的　60.62

一经囊 NEC　60.69

——耻骨后　60.4

一经尿道　60.29

——超声引导激光诱发的(TULIP)　60.21

——电汽化术　60.29

——前列腺切除术(TURP)　60.29

——剜出术　60.29

——消融,切除(接触性)(非接触性)经激光　60.21

一经膀胱钻孔(耻骨上)　60.3

一襻式　60.29

前列腺切开取石术　60.0

前列腺切开术(会阴的)　60.0

前列腺 RCSA(根治冷冻外科,切除)　60.62

前徙术

一蒂(皮瓣)　86.72

一肌　15.12

——多条(伴切除术或退缩术)　15.3

一腱　83.71

——深部(瓦格纳)　82.51

——手　82.51

一深部肌腱(瓦格纳)　82.51

一瓦格纳(深部肌腱)　82.51

一小叶(心脏)　35.10

一眼睑肌　08.59

一眼外肌　15.12

——多条(伴切除术或退缩术)　15.3

一移植一见移植物

一圆韧带　69.22

嵌缝法

一锤状趾　77.56

Prostatectomy（complete）（partial）NEC　60.69

- retropubic (punch) (transcapsular)　60.4

- suprapubic (punch) (transvesical)　60.3

- radical (any approach)　60.5

- perineal　60.62

- transperineal　60.62

- transcapsular NEC　60.69

- - retropubic　60.4

- transurethral　60.29

- - ultrasound guided laser induced (TULIP)　60.21

- - electrovaporization　60.29

- - resection of prostate (TURP)　60.29

- - enucleative　60.29

- - ablation (contact) (noncontact) by laser　60.21

- transvesical punch (suprapubic)　60.3

- loop　60.29

Prostatolithotomy　60.0

Prostatotomy（perineal）　60.0

RCSA （radical cryosurgical ablation） of prostate　60.62

Advancement

- pedicle (flap)　86.72

- eye muscle　15.12

- - multiple (with resection or recession)　15.3

- tendon　83.71

- - profundus (Wagner)　82.51

- - hand　82.51

- profundus tendon (Wagner)　82.51

- Wagner (profundus tendon)　82.51

- leaflet (heart)　35.10

- eyelid muscle　08.59

- extraocular muscle　15.12

- - multiple (with resection or recession)　15.3

- graft-see Graft

- round ligament　69.22

Filleting

- hammer toe　77.56

一胰 52.3

嵌体,牙 23.3

腔静脉照相术(下腔静脉) **88.51**

强力裂断法(强力折裂骨性关节强硬) **93.26**

强迫性伸展,肢体 **93.25**

乔普林手术—见 Joplin 手术

切除的活组织检查—见活组织检查

切除术

— LAA(左心耳) 37.36

—巴多林腺 71.24

—白内障—另见抽吸术,白内障 13.19

——后发性膜(后发障) 13.65

—瘢痕—另见切除术,病损,按部位

——皮肤 86.3

——乳突 20.92

——心包 37.31

——心外膜 37.31

——胸 34.4

——胸膜 34.59

—瘢痕(皮肤) 86.3

—瘢痕疙瘩(瘢痕),皮肤 86.3

—半月板(膝) 80.6

——颌骨 76.5

——肩锁 80.91

——肩锁骨的 80.91

——颞下颌的(关节) 76.5

——腕 80.93

—伴增殖腺切除术 28.3

—贝克囊肿,膝 83.39

—鼻唇囊肿 27.49

—鼻腭部囊肿 27.31

——经广泛切除术 27.32

—扁桃(腺) 28.2

—髌骨(完全) 77.96

——部分的 77.86

—病损(局部的)

——奥狄括约肌 51.62

———内镜的 51.64

——鼻 21.30

———鼻内的 21.31

———皮肤 21.32

- pancreas 52.3

Inlay, tooth 23.3

Cavography (inferior vena cava) **88.51**

Brisement (forcé) **93.26**

Forced extension, limb **93.25**

乔普林手术— see Joplin operation

Excisional biopsy-see Biopsy

Excision

- LAA 37.36

- Bartholin's gland 71.24

- cataract-see also Extraction, cataract 13.19

- - secondary membrane (after cataract) 13.65

- scar-see also Excision, lesion, by site

- - skin 86.3

- - mastoid 20.92

- - pericardium 37.31

- - epicardium 37.31

- - thorax 34.4

- - pleura 34.59

- cicatrix (skin) 86.3

- keloid (scar), skin 86.3

- meniscus (knee) 80.6

- - jaw 76.5

- - acromioclavicular 80.91

- - sternoclavicular 80.91

- - temporomandibular (joint) 76.5

- - wrist 80.93

- with adenoidectomy 28.3

- Baker's cyst, knee 83.39

- nasolabial cyst 27.49

- nasopalatine cyst 27.31

- - by wide excision 27.32

- tonsil 28.2

- patella (complete) 77.96

- - partial 77.86

- lesion (local)

- - sphincter of Oddi 51.62

- - - endoscopic 51.64

- - nose 21.30

- - - intranasal 21.31

- - - skin 21.32

———内镜的　43.41

————息肉　43.41

———息肉（内镜的）　43.41

——腺样增殖体　28.92

——心包　37.31

——心房　37.33

——心肌　37.33

——心室（心脏）　37.33

——心外膜　37.31

——心脏　37.34

——— Cox-maze，开放的　37.33

——— maze，改良，开放的　37.33

——— maze，改良，血管内的　37.34

———开放的　37.33

————其他入路，闭合的　37.34

——胸　34.4

——胸壁　34.4

——胸膜　34.59

——胸腺

———部分的（开放）（其他）　07.81

————胸腔镜的　07.83

———全部（开放）（其他）　07.82

————胸腔镜的　07.84

——血管　38.60

———腹的

————动脉　38.66

————静脉　38.67

———颅内的 NEC　38.61

———上肢（动脉）（静脉）　38.63

———头和颈 NEC　38.62

———下肢

————动脉　38.68

————静脉　38.69

———胸的 NEC　38.65

———主动脉（弓）（升）（降）　38.64

——牙的（颌骨）　24.4

——牙龈　24.31

——牙槽　24.4

——牙龈下　24.31

——牙源性的　24.4

——眼，眼球的　16.93

- - - endoscopic　43.41

- - - - polyp　43.41

- - - polyp (endoscopic)　43.41

- - adenoids　28.92

- - pericardium　37.31

- - atrium　37.33

- - myocardium　37.33

- - ventricle (heart)　37.33

- - epicardium　37.31

- - heart　37.34

- - - Cox-maze, open　37.33

- - - maze, modified, open　37.33

- - - maze, modified, endovascular　37.34

- - - open　37.33

- - - other approach, closed　37.34

- - thorax　34.4

- - chest wall　34.4

- - pleura　34.59

- - thymus

- - - partial (open) (other)　07.81

- - - - thoracoscopic　07.83

- - - total (open) (other)　07.82

- - - - thoracoscopic　07.84

- - blood vessel　38.60

- - - abdominal

- - - - artery　38.66

- - - - vein　38.67

- - - intracranial NEC　38.61

- - - upper limb (artery) (vein)　38.63

- - - head and neck NEC　38.62

- - - lower limb

- - - - artery　38.68

- - - - vein　38.69

- - - thoracic NEC　38.65

- - - aorta (arch) (ascending) (descending)
　　38.64

- - dental (jaw)　24.4

- - gum　24.31

- - alveolus　24.4

- - subgingival　24.31

- - odontogenic　24.4

- - eye, eyeball　16.93

————伴再建造术　76.41

——异位的，自

———肌肉　83.32

———手　82.22

———腱　83.31

———手　82.21

———皮肤　86.3

——用于移植（自体移植）（自体移植）—见亚目
77.7

—骨化性肌炎　83.32

——手　82.22

—骨软骨炎切除—另见切除术，病损，关节
80.80

—关节—另见关节切除术　80.90

—管

——副中肾　69.19

——甲状舌管（伴舌骨切除术）　06.7

——苗勒管　69.19

—管内乳头状瘤　85.21

—汗腺　86.3

—颌下腺—另见切除术，涎液腺　26.30

—横膈　34.81

—虹膜脱出（伤口中）　12.13

—虹膜脱垂　12.13

—后发性膜，晶状体　13.65

—黄瘤（腱鞘，手）　82.21

——除手以外的部位　83.31

—黄韧带（脊柱）—省略编码

—会厌　30.21

—肌　83.45

——手　82.36

———用于移植　82.34

——用于移植　83.43

———手　82.34

—基底神经节　01.59

—积水

——睾丸鞘膜　61.2

——精索　63.1

——男性　63.1

——努克管（女性）　69.19

- - - - with reconstruction　76.41

- - heterotopic，from

- - - muscle　83.32

- - - hand　82.22

- - - tendon　83.31

- - - hand　82.21

- - - skin　86.3

- - for graft（autograft）（homograft）-see sub-
category　77.7

- myositis ossificans　83.32

- - hand　82.22

- osteochondritis dissecans-see also Excision，
lesion，joint　80.80

- joint-see also Arthrectomy　80.90

- duct

- - paramesonephric　69.19

- - thyroglossal（with resection of hyoid bone）
06.7

- - mullerian　69.19

- intraductal papilloma　85.21

- sweat gland　86.3

- submaxillary gland-see also Excision，salivary
gland　26.30

- diaphragm　34.81

- prolapsed iris（in wound）　12.13

- iris prolapse　12.13

- secondary membrane，lens　13.65

- xanthoma（tendon sheath，hand）　82.21

- - site other than hand　83.31

- ligamentum flavum（spine）-omit code

- epiglottis　30.21

- muscle　83.45

- - hand　82.36

- - - for graft　82.34

- - for graft　83.43

- - - hand　82.34

- basal ganglion　01.59

- hydrocele

- - tunica vaginalis　61.2

- - spermatic cord　63.1

- - male　63.1

- - canal of Nuck（female）　69.19

——结（单纯）NEC　40.29

———伴

————肌肉和深筋膜—见切除术，淋巴，结，根治

————淋巴引流区（包括皮肤、皮下组织和脂肪）　40.3

————乳房切除术—见乳房切除术，根治

———腹股沟　40.24

————根治性　40.54

————区域性（扩大）　40.3

———腹股沟的（深的）（表浅的）　40.24

————根治性　40.54

————区域性（扩大）　40.3

———根治性　40.50

————伴乳房切除术—见乳房切除术，根治性

————特指部位 NEC　40.59

———颈（深）（伴斜角肌脂肪垫切除术）　40.21

————伴喉切除术　30.4

————表浅的　40.29

————根治（包括肌和深筋膜）　40.40

—————单侧　40.41

—————双侧　40.42

————区域性（扩大）　40.3

———颈的—见切除术，淋巴，结，颈的

———气管旁的—见切除术，淋巴，结，颈的

———髂的　40.29

————根治性　40.53

————区域性（扩大的）　40.3

———区域性（扩大的）　40.3

———乳房的（内部的）　40.22

————根治性　40.59

—————区域性（扩大）　40.3

———外的　40.29

————根治性　40.59

—————区域性（扩大的）　40.3

———胸骨的—见切除术，淋巴，结，乳房

- - node (simple) NEC　40.29

- - - with

- - - - muscle and deep fascia-see Excision, lymph, node, radical

- - - - lymphatic drainage area (including skin subcutaneous tissue and fat)　40.3

- - - - mastectomy-see Mastectomy, radical

- - - groin　40.24

- - - - radical　40.54

- - - - regional (extended)　40.3

- - - inguinal (deep) (superficial)　40.24

- - - - radical　40.54

- - - - regional (extended)　40.3

- - - radical　40.50

- - - - with mastectomy-see Mastectomy, radical

- - - - specified site NEC　40.59

- - - cervical (deep) (with excision of scalene fat pad)　40.21

- - - - with laryngectomy　30.4

- - - - superficial　40.29

- - - - radical (including muscle and deep fascia)　40.40

- - - - - unilateral　40.41

- - - - - bilateral　40.42

- - - - regional (extended)　40.3

- - - jugular-see Excision, lymph, node, cervical

- - - paratracheal-see Excision, lymph, node, cervical

- - - iliac　40.29

- - - - radical　40.53

- - - - regional (extended)　40.3

- - - regional (extended)　40.3

- - - mammary (internal)　40.22

- - - - radical　40.59

- - - - - regional (extended)　40.3

- - - external　40.29

- - - - radical　40.59

- - - - - regional (extended)　40.3

- - - sternal-see Excision, lymph, node, mammary

—外阴（双侧）（单纯）—另见外阴切除术　71.62	- vulva (bilateral) (simple)-see also Vulvectomy　71.62
—胃—见胃切除术	- stomach-see Gastrectomy
—胃结肠韧带　54.4	- gastrocolic ligament　54.4
—文身　86.3	- tattoo　86.3
——经擦皮法　86.25	- - by dermabrasion　86.25
—息肉—另见切除，病损，按部位	polyp-see also Excision, lesion, by site
——鼻　21.31	- - nose　21.31
——大肠　45.41	- - large intestine　45.41
———内镜的　45.42	- - endoscopic　45.42
——食管　42.32	- - esophagus　42.32
———内镜　42.33	- - endoscopic　42.33
——胃（内镜）　43.41	- - stomach (endoscopic)　43.41
——直肠（内镜）　48.36	- - rectum (endoscopic)　48.36
—系带	- frenulum, frenum
——唇的　27.41	- - labial (lip)　27.41
——舌的　25.92	- - vingual (tongue)　25.92
—涎腺　26.30	- salivary gland　26.30
——部分　26.31	- - partial　26.31
——根治　26.32	- - radical　26.32
——完全　26.32	- - complete　26.32
—霰粒肿　08.21	- meibomian gland　08.21
—腺瘤—见切除术，病损，按部位	- adenoma-see Excision, lesion, by site
—纤维腺瘤，乳房　85.21	- fibroadenoma, breast　85.21
—小趾囊肿（伴骨切开术）　77.54	- bunionette (with osteotomy)　77.54
—斜角肌的脂肪垫　40.21	- scalene fat pad　40.21
—心包粘连　37.31	- pericardial adhesions　37.31
—心瘤　37.33	- cardioma　37.33
—心肉柱（心脏）　35.35	- trabeculae carneae cordis (heart)　35.35
—心脏辅助系统—见去除	- heart assist system-see Removal
—胸膜 NEC　34.59	- pleura NEC　34.59
—胸腺—另见胸腺切除术　07.80	- thymus-see also Thymectomy　07.80
—悬雍垂　27.72	- uvula　27.72
—血管—另见血管切除术　38.60	- blood vessel-see also Angiectomy　38.60
—血肿—见引流，按部位	- hematoma-see Drainage, by site
—牙 NEC —另见去除，牙，外科手术的　23.19	- tooth NEC-see also Removal, tooth, surgical　23.19
——自鼻窦　22.60	- - from nasal sinus　22.60
—牙瘤　24.4	- odontoma　24.4
—牙质瘤　24.4	- dentinoma　24.4
—岩尖细胞　20.59	- petrous apex cells　20.59
—眼　16.49	- eye　16.49

——伴植入（至眼球囊）　16.42

———伴肌附着　16.41

—眼睑　08.20

——多余的皮肤　08.86

—咽（部分的）　29.33

—咽带　29.54

—胰（全部）（同时伴十二指肠切除术）　52.6

——部分的 NEC　52.59

———根治性大部　52.53

———近端（头）（伴部分体部）（同时伴十二指肠切除术）　52.51

———远端的（尾）（伴部分体部）　52.52

——根治性（一期）（二期）　52.7

———大部的　52.53

—异位

——腹腔胎儿　74.3

——组织—另见切除术，病损，按组织起源的部位

———肺　32.29

————内镜的　32.28

—————胸腔镜的　32.20

———骨，自肌肉　83.32

———脾　41.93

———乳房　85.24

—异位骨，自

——肌肉　83.32

——手　82.22

——腱　83.31

——手　82.21

——皮肤　86.3

—翼状胬肉（单纯）　11.39

——伴角膜移植　11.32

—阴唇—见外阴切除术

—阴道（全部）　70.4

—阴蒂　71.4

—阴囊血肿，睾丸鞘膜　61.92

—龈瘤（齿龈）　24.31

—疣—另见切除术，病损，按部位

——眼睑　08.22

- - with implant (into Tenon's capsule) 16.42

- - - with attachment of muscles　16.41

- eyelid　08.20

- - redundant skin　08.86

- pharynx (partial)　29.33

- pharyngeal bands　29.54

- pancreas (total) (with synchronous duode-nectomy)　52.6

- - partial NEC　52.59

- - - radical subtotal　52.53

- - - proximal (head) (with part of body) (with synchronous duodenectomy)　52.51

- - - distal (tail) (with part of body)　52.52

- - radical (one-stage) (two-stage)　52.7

- - subtotal　52.53

- ectopic

- - abdominal fetus　74.3

- - tissue-see also Excision, lesion, by site of tissue origin

- - - lung　32.29

- - - endoscopic　32.28

- - - - thoracoscopic　32.20

- - - bone, from muscle　83.32

- - - spleen　41.93

- - - breast　85.24

- heterotopic bone, from

- - muscle　83.32

- - - hand　82.22

- - tendon　83.31

- - - hand　82.21

- - skin　86.3

- pterygium (simple)　11.39

- - with corneal graft　11.32

- labia-see Vulvectomy

- vagina (total)　70.4

- clitoris　71.4

- hematocele, tunica vaginalis　61.92

- epulis (gingiva)　24.31

- verucca, wart-see also Excision, lesion, by site

- - eyelid　08.22

一游离体
――骨―见死骨切除术，骨
――关节　80.10
一圆韧带　69.19
一增殖体（残余）　28.6
――伴扁桃体切除术　28.3
一粘连―另见松解术，粘连
――子宫内膜　68.21
一正中嵴，尿道入路　60.29
一脂肪垫 NEC　86.3
――膝（髌下）（髌前）　86.3
――斜角肌的　40.21
一支气管（宽袖型）NEC　32.1
一支气管源性囊肿　32.09
――内镜的　32.01
一直肠―见切除术，直肠
一直肠黏膜　48.35
一直肠周围组织　48.82
一直肠子宫陷凹（道格拉斯）　70.92
――伴移植物或假体　70.93
一指（趾）甲（床）（褶）　86.23
一痔（外的）（内的）（残余）　49.46

一肿瘤―见切除术，病损，按部位
一中肾旁管　69.19
一主动脉瓣膜下环　35.35
一主动脉缩窄（端端吻合术）　38.64

――伴
―――移植物置换（插补）腹的　38.44

――――胸的　38.45
――――胸腹的　38.45[38.44]
一转子脂肪过多症　86.83
一椎间盘―见切除术，盘，椎间 NOS　80.50

一椎间盘 NOS　80.50
――其他特指的（椎间盘切除术）　80.51
――疝出的（髓核）　80.51
一子宫（体）―另见子宫切除术　68.9
――病损　68.29
――隔　68.22

- loose body
- - bone-see Sequestrectomy, bone
- - joint　80.10
- round ligament　69.19
- adenoids (tag)　28.6
- - with tonsillectomy　28.3
- synechiae-see also Lysis, synechiae
- - endometrial　68.21
- median bar, transurethral approach　60.29
- fat pad NEC　86.3
- - knee (infrapatellar) (prepatellar)　86.3
- - scalene　40.21
- bronchus (wide sleeve) NEC　32.1
- bronchogenic cyst　32.09
- - endoscopic　32.01
- rectum-see Resection, rectum
- rectal mucosa　48.35
- perirectal tissue　48.82
- cul-de-sac (Douglas')　70.92
- - with graft or prosthesis　70.93
- nail (bed) (fold)　86.23
- hemorrhoids (external) (internal) (tag)　49.46
- neoplasm-see Excision, lesion, by site
- paramesonephric duct　69.19
- aortic subvalvular ring　35.35
- coarctation of aorta (end-to-end anastomosis)　38.64
- - with
- - - graft replacement (interposition) abdominal　38.44
- - - - thoracic　38.45
- - - - thoracoabdominal　38.45 [38.44]
- trochanteric lipomatosis　86.83
- intervertebral disc-see Excision, disc, intervertebral NOS　80.50
- disc, intervertebral NOS　80.50
- - other specified (diskectomy)　80.51
- - herniated (nucleus pulposus)　80.51
- uterus (corpus)-see also Hysterectomy　68.9
- - lesion　68.29
- - septum　68.22

—胆管 NEC　51.69

——胆总管 NEC　51.63

—胆囊(全部的)　51.22

—动脉—见动脉切除术

—动脉瘤—见动脉瘤切除术

—腭(骨性)(局部的)　27.31

——经广泛切除术　27.32

——软　27.49

—耳内的　20.79

—肺(楔形) NEC　32.29

——节段的(任何部分)　32.39

———胸腔镜的　32.30

——内镜的　32.28

——容量减小　32.22

———生物学肺容积减少术—见亚目　33.7

——胸腔镜的　32.20

—腹会阴的(直肠),NOS　48.50

——拖出(阿尔特迈尔)(斯温森) NEC　48.49

———杜哈梅尔型　48.65

———腹腔镜的　48.42

———开放性　48.43

———其他方面未特指的　48.40

—腹膜　54.4

—腹直肠内(联合的),NOS　48.50

——腹腔镜的　48.51

——开放性　48.52

——其他　48.59

—肝(部分的)(楔形的)　50.22

——全部的　50.4

——叶(全部的)　50.3

—肝的

——管　51.69

——曲(结肠)

———腹腔镜的　17.33

———开放和其他　45.73

—膈神经　04.03

——用于肺萎陷　33.31

—根(牙)(尖)　23.73

——伴根管疗法　23.72

bile duct NEC　51.69

- - common duct NEC　51.63

- gallbladder (total)　51.22

- artery-see Arteriectomy

- aneurysm-see Aneurysmectomy

- palate (bony) (local)　27.31

- - by wide excision　27.32

- - soft　27.49

- endaural　20.79

- lung (wedge) NEC　32.29

- - segmental (any part)　32.39

- - - thoracoscopic　32.30

- - endoscopic　32.28

- - volume reduction　32.22

- - - biologic lung volume reduction (BLVR)-see subcategory　33.7

- - thoracoscopic　32.20

- abdominoperineal (rectum), NOS　48.50

- - pull-through (Altemeier) (Swenson) NEC　48.49

- - - Duhamel type　48.65

- - - laparoscopic　48.42

- - - open　48.43

- - - not otherwise specified　48.40

- peritoneum　54.4

- abdominoendorectal (combined), NOS　48.50

- - laparoscopic　48.51

- - open　48.52

- - other　48.59

- liver (partial) (wedge)　50.22

- - total　50.4

- - lobe (total)　50.3

- hepatic

- - duct　51.69

- - flexure (colon)

- - - laparoscopic　17.33

- - - open and other　45.73

- phrenic nerve　04.03

- - for collapse of lung　33.31

- root (tooth) (apex)　23.73

- - with root canal therapy　23.72

一脑膜(脑的) 01.51

——脊髓的 03.4

一脑膜 01.51

一内脏的 05.29

一黏膜下

——鼻中隔 21.5

——喉 30.29

——声带 30.22

一黏液囊 83.5

——手 82.31

一膀胱(部分)(节段的)(经膀胱的)(楔形) 57.6

——病损 NEC 57.59

———经尿道入路 57.49

——颈 57.59

———经尿道入路 57.49

——完全或全部的 57.79

一膀胱颈 57.59

——经尿道 57.49

一盆腔内脏(全部)(女性) 68.8

——男性 57.71

一脾曲(结肠) 45.75

一气管 31.5

一前列腺—另见前列腺切除术

——经尿道(钻孔) 60.29

一桡骨头 77.83

一韧带—另见关节截除术 80.90

——阔的 69.19

——圆的 69.19

——子宫 69.19

一乳房—另见乳房切除术

——节段的 85.23

——象限 85.22

一软组织 NEC 83.49

——手 82.39

一舌 25.2

——楔形 25.1

一神经(颅的)(周围的) NEC 04.07

——膈的 04.03

———用于肺萎陷 33.31

——交感神经的 05.29

——迷走神经—见迷走神经切断术

meninges (cerebral) 01.51

- - spinal 03.4

- cerebral meninges 01.51

- splanchnic 05.29

- submucous

- - nasal septum 21.5

- - larynx 30.29

- - vocal cords 30.22

- bursa 83.5

- - hand 82.31

- bladder (partial) (segmental) (transvesical) (wedge) 57.6

- - lesion NEC 57.59

- - - transurethral approach 57.49

- - neck 57.59

- - - transurethral approach 57.49

- - complete or total 57.79

- vesical neck 57.59

- - transurethral 57.49

- pelvic viscera (en masse) (female) 68.8

- - male 57.71

- splenic flexure (colon) 45.75

- trachea 31.5

- prostate-see also Prostatectomy

- - transurethral (punch) 60.29

- radial head 77.83

- ligament-see also Arthrectomy 80.90

- - broad 69.19

- - round 69.19

- - uterine 69.19

- breast-see also Mastectomy

- - segmental 85.23

- - quadrant 85.22

- soft tissue NEC 83.49

- - hand 82.39

- tongue 25.2

- - wedge 25.1

- nerve (cranial) (peripheral) NEC 04.07

- - phrenic 04.03

- - - for collapse of lung 33.31

- - sympathetic 05.29

- - vagus-see Vagotomy

－－－头和颈 NEC　38.52	- - - head and neck NEC　38.52
－－－下肢　38.59	- - - lower limb　38.59
－－－胸的 NEC　38.55	- - - thoracic NEC　38.55
－－颅内的 NEC　38.81	- - intracranial NEC　38.81
－－上肢　38.83	- - upper limb　38.83
－－头和颈 NEC　38.82	- - head and neck NEC　38.82
－－下肢　38.89	- - lower limb　38.89
－－－静脉曲张　38.59	- - - varicose　38.59
－－胸的 NEC　38.85	- - thoracic NEC　38.85
－括约肌	- sphincter
－－奥狄　51.82	- - of Oddi　51.82
－－－内镜　51.85	- - - endoscopic　51.85
－－贲门的　42.7	- - cardiac　42.7
－－肛门的(外的)(内的)　49.59	- - anal (external) (internal)　49.59
－－－后的　49.52	- - - posterior　49.52
－－－左侧的　49.51	- - - left lateral　49.51
－－胰腺　51.82	- - pancreatic　51.82
－－－内镜　51.85	- - - endoscopic　51.85
－泪腺　09.0	- lacrimal ductules　09.0
－泪小管　09.52	- canaliculus　09.52
－脑膜(脑的)　01.31	- meninges (cerebral)　01.31
－脑束　01.32	- cerebral tracts　01.32
－脑组织　01.32	- brain tissue　01.32
－－皮质粘连　02.91	- - cortical adhesions　02.91
－内收肌腱(髋)　83.12	- adductor tendon (hip)　83.12
－膀胱颈　57.91	- bladder neck　57.91
－髂胫束　83.14	- iliotibial band　83.14
－前斜角肌　83.19	- scalenus anticus muscle　83.19
－韧带　80.40	- ligament　80.40
－－弓形(脊柱)－省略编码	- - arcuate (spine)-omit code
－－踝　80.47	- - ankle　80.47
－－脊柱　80.49	- - spine　80.49
－－－弓形－省略编码	- - - arcuate-omit code
－－－黄的－省略编码	- - - flavum-omit code
－－肩　80.41	- - shoulder　80.41
－－髋　80.45	- - hip　80.45
－－手和手指　80.44	- - hand and finger　80.44
－－特指部位 NEC　80.49	- - specified site NEC　80.49
－－腕关节　80.43	- - wrist　80.43
－－膝　80.46	- - knee　80.46
－－眼睑　08.36	- - palpebrae　08.36
－－肘　80.42	- - elbow　80.42

——眦　08.36	– – canthal　08.36
——子宫骶骨的　69.3	– – uterosacral　69.3
——足和趾　80.48	– – foot and toe　80.48
—乳头肌(心脏)　35.31	– papillary muscle (heart)　35.31
—软骨　80.40	– cartilage　80.40
——踝　80.47	– – ankle　80.47
——脊柱　80.49	– – spine　80.49
——肩　80.41	– – shoulder　80.41
——髋　80.45	– – hip　80.45
——手和手指　80.44	– – hand and finger　80.44
——特指的部位 NEC　80.49	– – specified site NEC　80.49
——腕关节　80.43	– – wrist　80.43
——膝　80.46	– – knee　80.46
——肘　80.42	– – elbow　80.42
——足和趾　80.48	– – foot and toe　80.48
—软组织 NEC　83.19	– soft tissue NEC　83.19
——手　82.19	– – hand　82.19
—舌咽神经　29.92	– glossopharyngeal nerve　29.92
—神经(颅的)(周围的) NEC　04.03	– nerve (cranial) (peripheral) NEC　04.03
——耳的　04.01	– – auditory　04.01
——膈的　04.03	– – phrenic　04.03
———用于肺萎陷　33.31	– – – for collapse of lung　33.31
——根,脊髓或椎管内的　03.1	– – root, spinal or intraspinal　03.1
——喉的(外的)(复发性)(复发性)(上)　31.91	– – laryngeal (external) (recurrent) (superior)　31.91
——交感神经　05.0	– – sympathetic　05.0
——泪支　05.0	– – lacrimal branch　05.0
——迷走神经—另见迷走神经切断术　44.00	– – vagus-see also Vagotomy　44.00
——前庭　04.01	– – vestibular　04.01
——三叉　04.02	– – trigeminal　04.02
——舌咽的　29.92	– – glossopharyngeal　29.92
——肾上腺　07.42	– – adrenal gland　07.42
——束	– – tracts
———脊髓　03.29	– – – spinal cord　03.29
————经皮的　03.21	– – – – percutaneous　03.21
———脑的　01.32	– – – cerebral　01.32
——听神经　04.01	– – acoustic　04.01
—神经节,交感神经　05.0	– ganglion, sympathetic　05.0
—输精管　63.71	– vas deferens　63.71
—输卵管—见结扎,输卵管	– fallopian tube-see Ligation, fallopian tube
—斯基恩腺(女性尿道旁腺)　71.3	– Skene's gland　71.3
—系带	– frenulum, frenum

——唇的　27.91

——舌，舌的　25.91

一峡

——甲状腺　06.91

——马蹄形肾　55.85

一下颌骨角（开放）　76.62

——闭合性　76.61

一先天性蹼

——喉　31.98

——咽　29.54

一心肉柱（心脏）　35.35

一血管，角膜　10.1

一阴道隔　70.14

一阴茎粘连　64.93

一幽门（伴楔形切除术）　43.3

一粘连

——虹膜（后的）　12.33

———前的　12.32

——子宫内膜的　68.21

一粘连一见松解术，粘连

一直肠（狭窄）　48.91

一眦缝合术　08.02

一子宫骶骨韧带　69.3

一子宫内膜粘连　68.21

一左心房后和冠状窦间的共同壁层（伴结合部缺损的顶部用补片移植）　35.82

切开

一骨性迷路（耳）　20.79

一脊髓硬脑膜　03.09

一颅缝合　02.01

一心脏瓣膜

——闭合性心脏技术一见瓣膜切开术，按部位

——开放性心脏技术一见瓣膜切开术，按部位

切开（和引流）

一奥狄括约肌　51.82

——内镜的　51.85

一巴多林腺或囊肿　71.22

一伴

——探查术一见探查术

- - labial　27.91

- - tongue,lingual　25.91

- isthmus

- - thyroid　06.91

- - horseshoe kidney　55.85

- angle of mandible（open）　76.62

- - closed　76.61

- congenital web

- - larynx　31.98

- - pharynx　29.54

- trabeculae carneae cordis（heart）　35.35

- blood vessels, cornea　10.1

- vaginal septum　70.14

- penile adhesions　64.93

- pylorus（with wedge resection）　43.3

- synechiae

- - iris（posterior）　12.33

- - - anterior　12.32

- - endometrial　68.21

- adhesions-see Lysis, adhesions

- rectum（stricture）　48.91

- tarsorrhaphy　08.02

- uterosacral ligaments　69.3

- endometrial synechiae　68.21

- common wall between posterior left atrium and coronary sinus（with roofing of resultant defect with patch graft）　35.82

Opening

- bony labyrinth（ear）　20.79

- spinal dura　03.09

- cranial suture　02.01

- heart valve

- - closed heart technique-see Valvulotomy, by site

- - open heart technique-see Valvuloplasty, by site

Incision（and drainage）

- sphincter of Oddi　51.82

- - endoscopic　51.85

- Bartholin's gland or cyst　71.22

- with

- - exploration-see Exploration

——异物去除—见去除，异物

—鼻　21.1

—鼻泪管（狭窄）　09.59

—扁桃体　28.0

—藏毛的窦（囊肿）　86.03

—肠　45.00

——大　45.03

——小　45.02

—齿龈　24.0

—处女膜　70.11

—垂体（腺）　07.72

—大脑内的　01.39

—胆管（伴 T 或 Y 管插入）NEC　51.59

——用于

———解除梗阻　51.49

———探查术　51.59

——总（探查术）　51.51

———用于

————解除梗阻 NEC　51.42

————去除结石　51.41

—胆囊　51.04

—胆总管（用于探查术）　51.51

——用于

———解除梗阻　51.42

———去除结石　51.41

—道格拉斯凹　70.12

—迪尔森（子宫颈，帮助分娩）　73.93

—动脉　38.00

——腹的　38.06

———主动脉（弓）（升）（降）　38.04

——颅内的 NEC　38.01

——上肢　38.03

——头和颈 NEC　38.02

——下肢　38.08

——胸的 NEC　38.05

—窦—见窦切开术

—腭　27.1

—耳

- - removal of foreign body-see Removal, foreign body

- nose　21.1

- nasolacrimal duct (stricture)　09.59

- tonsil　28.0

- pilonidal sinus (cyst)　86.03

- intestine　45.00

- - large　45.03

- - small　45.02

- gingiva, gum　24.0

- hymen　70.11

- pituitary (gland)　07.72

- intracerebral　01.39

- bile duct (with T or Y tube insertion) NEC　51.59

- - for

- - - relief of obstruction　51.49

- - - exploration　51.59

- - common (exploratory)　51.51

- - - for

- - - - relief of obstruction NEC　51.42

- - - - removal of calculus　51.41

- gallbladder　51.04

- common bile duct (for exploration)　51.51

- - for

- - - relief of obstruction　51.42

- - - removal of calculus　51.41

- pouch of Douglas　70.12

- Duhrssen's (cervix, to assist delivery)　73.93

- artery　38.00

- - abdominal　38.06

- - - aorta (arch) (ascending) (descending)　38.04

- - intracranial NEC　38.01

- - upper limb　38.03

- - head and neck NEC　38.02

- - lower limb　38.08

- - thoracic NEC　38.05

- sinus-see Sinusotomy

- palate　27.1

- ear

——内　20.79

——外部　18.09

——中　20.23

—耳道或口,外部的　18.02

—肺　33.1

—腹壁　54.0

——作为手术入路—省略编码

—附睾　63.92

—腹股沟区(腹壁)(腹股沟的)　54.0

——皮肤　86.09

——皮下组织　86.09

—腹膜　54.95

——骨盆(女性)　70.12

———男性　54.19

——经剖腹术,腹切开术　54.19

—腹膜后　54.0

—腹膜内的　54.19

—肝　50.0

—肝管　51.59

—肛门 NEC　49.93

——隔　49.91

——瘘　49.11

—肛周的(皮肤)(组织)　49.02

——脓肿　49.01

—睾丸　62.0

—睾丸鞘膜　61.0

—膈下隙　54.19

—巩膜　12.89

—骨　77.10

——髌骨　77.16

——尺骨　77.13

——腓骨　77.17

——跗骨,跖骨　77.18

——肱骨　77.12

——股骨　77.15

——骨盆　77.19

——肩胛骨　77.11

——胫骨　77.17

——颅骨　01.24

——面　76.09

——桡骨　77.13

- - inner　20.79

- - external　18.09

- - middle　20.23

- auditory canal or meatus, external　18.02

- lung　33.1

- abdominal wall　54.0

- - as operative approach-omit code

- epididymis　63.92

- groin region (abdominal wall) (inguinal)　54.0

- - skin　86.09

- - subcutaneous tissue　86.09

- peritoneum　54.95

- - pelvic (female)　70.12

- - - male　54.19

- - by laparotomy　54.19

- retroperitoneum　54.0

- intraperitoneal　54.19

- liver　50.0

- hepatic ducts　51.59

- anus NEC　49.93

- - septum　49.91

- - fistula　49.11

- perianal (skin) (tissue)　49.02

- - abscess　49.01

- testis　62.0

- tunica vaginalis　61.0

- subphrenic space　54.19

- sclera　12.89

- bone　77.10

- - patella　77.16

- - ulna　77.13

- - fibula　77.17

- - tarsals, metatarsals　77.18

- - humerus　77.12

- - femur　77.15

- - pelvic　77.19

- - scapula　77.11

- - tibia　77.17

- - skull　01.24

- - facial　76.09

- - radius　77.13

——放射状的（折射的）　11.75
—疖—见切开，按部位
—结膜　10.1
—筋膜　83.09
——伴切断　83.14
———手　82.12
——手　82.09
———伴切断　82.12
—筋膜腔隙,头和颈　27.0
—精囊　60.72
—精索　63.93
—颈　86.09
—颈动脉体　39.89
—静脉　38.00
——腹　38.07
——颅内的 NEC　38.01
——上肢　38.03
——头和颈 NEC　38.02
——下肢　38.09
——胸的 NEC　38.05
—颏下间隙　27.0
—口 NEC　27.92
——底　27.0
—眶—另见眶切开术　16.09
—腊特克凹　07.72
—阑尾　47.2
—雷济厄斯间隙　59.19
—泪的
——点　09.51
——泪小管　09.52
——囊　09.53
——通道 NEC　09.59
——腺　09.0
—淋巴结构（管道）（结）（血管）　40.0
—淋巴血管瘤　40.0
—瘘,肛门的　49.11
—颅窦　01.21
—颅骨（骨）　01.24
—颅颊囊　07.72
—颅内（硬膜外腔）（硬膜外间隙）　01.24

- - radial (refractive)　11.75
- furuncle-see Incision，by site
- conjunctiva　10.1
- fascia　83.09
- - with division　83.14
- - - hand　82.12
- - hand　82.09
- - - with division　82.12
- fascial compartments，head and neck　27.0
- seminal vesicle　60.72
- spermatic cord　63.93
- neck　86.09
- carotid body　39.89
- vein　38.00
- - abdominal　38.07
- - intracranial NEC　38.01
- - upper limb　38.03
- - head and neck NEC　38.02
- - lower limb　38.09
- - thoracic NEC　38.05
- submental space　27.0
- mouth NEC　27.92
- - floor　27.0
- orbit-see also Orbitotomy　16.09
- Rathke's pouch　07.72
- appendix　47.2
- space of Retzius　59.19
- lacrimal
- - punctum　09.51
- - canaliculus　09.52
- - sac　09.53
- - passage NEC　09.59
- - gland　09.0
- lymphatic structure (channel) (node) (vessel)　40.0
- lymphangioma　40.0
- fistula，anal　49.11
- cranial sinus　01.21
- skull (bone)　01.24
- craniobuccal pouch　07.72
- intracranial (epidural space) (extradural space)　01.24

——蛛网膜下或硬膜下腔　01.31	- - subarachnoid or subdural space　01.31
—卵巢　65.09	- ovary　65.09
——腹腔镜　65.01	- - laparoscopic　65.01
—麦粒肿　08.09	- stye　08.09
—毛囊　86.09	- hair follicles　86.09
—眉　08.09	- eyebrow　08.09
—面　86.09	- face　86.09
—囊肿	- cyst
——根的(根尖的)(根尖周的)　24.0	- - radicular (apical) (periapical)　24.0
——含齿的　24.0	- - dentigerous　24.0
—脑　01.39	- brain,cerebrum　01.39
——皮质粘连　02.91	- - cortical adhesions　02.91
—脑垂体　07.72	- hypophysis　07.72
—脑的(脑膜)　01.39	- cerebral (meninges)　01.39
——硬膜外的或硬膜外间隙　01.24	- - epidural or extradural space　01.24
——蛛网膜下或硬膜下腔　01.31	- - subarachnoid or subdural space　01.31
—脑膜(脑的)　01.31	- meninges (cerebral)　01.31
——脊髓的　03.09	- - spinal　03.09
—内淋巴囊　20.79	- endolymphatic sac　20.79
—内生指甲　86.09	- ingrown nail　86.09
—黏液囊　83.03	- bursa　83.03
——手　82.03	- - hand　82.03
——咽　29.0	- - pharynx　29.0
—尿道　58.0	- urethra　58.0
—尿道球腺　58.91	- bulbourethral gland　58.91
—尿道周围组织　58.91	- periurethral tissue　58.91
—颞窝　27.0	- temporal pouches　27.0
—颞下窝　27.0	- infratemporal fossa　27.0
—脓肿—另见切开,按部位	- abscess-see also Incision，by site
——唇　27.0	- - lip　27.0
——腹股沟区(腹壁)(腹股沟的)　54.0	- - groin region (abdominal wall) (inguinal)　54.0
———皮肤　86.04	- - - skin　86.04
———皮下组织　86.04	- - - subcutaneous tissue　86.04
——腹膜的 NEC　54.19	- - peritoneal NEC　54.19
———骨盆(女性)　70.12	- - - pelvic (female)　70.12
——腹膜后　54.0	- - retroperitoneal　54.0
——腹膜外的　54.0	- - extraperitoneal　54.0
——肝下的　54.19	- - subhepatic　54.19
——肛周　49.01	- - perianal　49.01
——膈下的　54.19	- - subphrenic　54.19
——巩膜　12.89	- - sclera　12.89

——腘动脉间隙　86.04　　　　　　　　－ － popliteal space　86.04

——颌下腺的　86.04　　　　　　　　　－ － submaxillary　86.04

——横膈下　54.19　　　　　　　　　　－ － subdiaphragmatic　54.19

——会阴（女性）　71.09　　　　　　　－ － perineum（female）　71.09

———男性　86.04　　　　　　　　　　－ － - male　86.04

——颊　86.04　　　　　　　　　　　　－ - cheek　86.04

——甲沟炎　86.04　　　　　　　　　　－ paronychia　86.04

——颈　86.04　　　　　　　　　　　　－ - neck　86.04

——阑尾　47.2　　　　　　　　　　　　－ appendix　47.2

———伴阑尾切除术　47.09　　　　　　－ － with appendectomy　47.09

————腹腔镜的　47.01　　　　　　　－ － - laparoscopic　47.01

——毛囊　86.04　　　　　　　　　　　－ hair follicle　86.04

——面　86.04　　　　　　　　　　　　－ face　86.04

——皮肤　86.04　　　　　　　　　　　－ skin　86.04

——皮下组织　86.04　　　　　　　　　－ - subcutaneous tissue　86.04

——脾周的　54.19　　　　　　　　　　－ perisplenic　54.19

——输精管　63.6　　　　　　　　　　　－ - vas deferens　63.6

——锁骨上窝　86.04　　　　　　　　　－ - supraclavicular fossa　86.04

——臀肌的　86.04　　　　　　　　　　－ - gluteal　86.04

——网膜的　54.19　　　　　　　　　　－ omental　54.19

——胃周的　54.19　　　　　　　　　　－ perigastric　54.19

——腋窝　86.04　　　　　　　　　　　－ axilla　86.04

——指（趾）甲床或甲褶　86.04　　　　－ nailbed or nailfold　86.04

——肘窝　86.04　　　　　　　　　　　－ antecubital fossa　86.04

——坐骨直肠　49.01　　　　　　　　　－ ischiorectal　49.01

—膀胱　57.19　　　　　　　　　　　　- bladder　57.19

——耻骨上 NEC　57.18　　　　　　　　－ suprapubic NEC　57.18

——颈（经尿道）　57.91　　　　　　　－ neck（transurethral）　57.91

——经皮的耻骨上（闭合的）　57.17　　－ percutaneous suprapubic（closed）　57.17

—膀胱周围组织　59.19　　　　　　　　- perivesical tissue　59.19

—盆腔直肠组织　48.81　　　　　　　　- pelvirectal tissue　48.81

—脾　41.2　　　　　　　　　　　　　　- spleen　41.2

—皮肤　86.09　　　　　　　　　　　　- skin　86.09

——伴引流　86.04　　　　　　　　　　－ - with drainage　86.04

——鼻　21.1　　　　　　　　　　　　　－ - nose　21.1

——耳　18.09　　　　　　　　　　　　　－ - ear　18.09

——皮下管道,用于脉搏发生器导联线　86.99　　－ － tunnel, subcutaneous for pulse generator lead wire　86.99

———伴首次操作—省略编码　　　　　－ － - with initial procedure-omit code

——皮下隧道用于脉搏发生器导联　86.99　　　－ － subcutaneous tunnel for pulse generator lead wire　86.99

———伴首次操作—省略编码　　　　　－ － - with initial procedure-omit code

——丘脑刺激器脉搏发生器囊袋,新部位 86.09

———伴首次电池包植入—省略编码

——乳房 85.0
——心脏起搏器囊袋,新部位 37.79
—皮下组织 86.09
——伴引流 86.04
——管道
———脉搏发生器导联 86.99
————伴首次操作—省略编码
———食管 42.86
————伴吻合—见吻合术,食管,胸骨前

—脾周的 54.19
—蹼,食管的 42.01
—脐 54.0
—脐尿管囊肿 54.0
—气管 NEC 31.3
—髂窝 54.0
—前列腺(会阴的入路)(经尿道入路) 60.0

—前列腺周围的组织 60.81
—颧骨后间隙 27.0
—乳房(皮肤) 85.0
——伴组织扩张器去除 85.96
—乳突 20.21
—软组织 NEC 83.09
——伴切断 83.19
———手 82.19
——手 82.09
———伴切断 82.19
—腮腺
——间隙 27.0
——腺或管 26.0
—上腹部 54.0
——腹内 54.19
—舌 NEC 25.94
——用于舌系带 25.91
—舌下腺间隙 27.0
—神经(颅的)(周围的) NEC 04.04
——根(脊髓的) 03.1

- - thalamic stimulator pulse generator pocket, new site 86.09

- - - with initial insertion of battery package-omit code

- - breast 85.0
- - cardiac pacemaker pocket, new site 37.79
- subcutaneous tissue 86.09
- - with drainage 86.04
- - tunnel
- - - pulse generator lead wire 86.99
- - - - with initial procedure-omit code
- - - esophageal 42.86
- - - - with anastomosis-see Anastomosis, esophagus, antesternal

- perisplenic 54.19
- web, esophageal 42.01
- umbilicus 54.0
- urachal cyst 54.0
- trachea NEC 31.3
- iliac fossa 54.0
- prostate (perineal approach) (transurethral approach) 60.0

- periprostatic tissue 60.81
- postzygomatic space 27.0
- breast (skin) 85.0
- - with removal of tissue expander 85.96
- mastoid 20.21
- soft tissue NEC 83.09
- - with division 83.19
- - - hand 82.19
- hand 82.09
- - division 82.19
- parotid
- - space 27.0
- - gland or duct 26.0
- epigastric region 54.0
- - intra-abdominal 54.19
- tongue NEC 25.94
- - for tongue tie 25.91
- sublingual space 27.0
- nerve (cranial) (peripheral) NEC 04.04
- - root (spinal) 03.1

一肾　55.01　　　　　　　　　　　　　　　　－ kidney　55.01
一一骨盆　55.11　　　　　　　　　　　　　　－ - pelvis　55.11
一肾上腺　07.41　　　　　　　　　　　　　　－ adrenal gland　07.41
一肾盂　55.11　　　　　　　　　　　　　　　－ renal pelvis　55.11
一肾周围组织　59.09　　　　　　　　　　　　－ perirenal tissue　59.09
一十二指肠　45.01　　　　　　　　　　　　　－ duodenum　45.01
一食管,食管 NEC　42.09　　　　　　　　　　－ esophagus, esophageal NEC　42.09
一一蹼　42.01　　　　　　　　　　　　　　　－ - web　42.01
一手掌间隙(中)　82.04　　　　　　　　　　　－ palmar space (middle)　82.04
一输精管　63.6　　　　　　　　　　　　　　－ vas deferens　63.6
一输卵管　66.01　　　　　　　　　　　　　　－ fallopian tube　66.01
一输尿管　56.2　　　　　　　　　　　　　　－ ureter　56.2
一输尿管周围组织　59.09　　　　　　　　　　－ periureteral tissue　59.09
一水囊瘤一另见切开,按部位　　　　　　　　　－ hygroma-see also Incision，by site
一一囊肿的　40.0　　　　　　　　　　　　　－ - cystic　40.0
一斯基恩管或腺　71.09　　　　　　　　　　　－ Skene's duct or gland　71.09
一松果腺　07.52　　　　　　　　　　　　　　－ pineal gland　07.52
一锁骨上窝　86.09　　　　　　　　　　　　　－ supraclavicular fossa　86.09
一一伴引流　86.04　　　　　　　　　　　　　－ - with drainage　86.04
一探查术一见探查术　　　　　　　　　　　　－ exploratory-see Exploration
一臀肌的　86.09　　　　　　　　　　　　　　－ gluteal　86.09
一外耳　18.09　　　　　　　　　　　　　　　－ auricle　18.09
一外阴　71.09　　　　　　　　　　　　　　　－ vulva　71.09
一一产科的　75.92　　　　　　　　　　　　　－ - obstetrical　75.92
一网膜　54.19　　　　　　　　　　　　　　　－ omentum　54.19
一胃　43.0　　　　　　　　　　　　　　　　－ stomach　43.0
一胃周的　54.19　　　　　　　　　　　　　　－ perigastric　54.19
一下颌下间隙　27.0　　　　　　　　　　　　－ submandibular space　27.0
一涎腺或管　26.0　　　　　　　　　　　　　－ salivary gland or duct　26.0
一霰粒肿　08.09　　　　　　　　　　　　　　－ meibomian gland　08.09
一胁腹　54.0　　　　　　　　　　　　　　　－ flank　54.0
一心房(心脏)　37.11　　　　　　　　　　　－ atrium (heart)　37.11
一心肌　37.11　　　　　　　　　　　　　　　－ myocardium　37.11
一心内膜　37.11　　　　　　　　　　　　　　－ endocardium　37.11
一心脏　37.10　　　　　　　　　　　　　　　－ heart　37.10
一一瓣膜一见瓣膜切开术　　　　　　　　　　－ - valve-see Valvulotomy
一胸壁(用于胸膜外引流)(为了异物去除)　　－ chest wall (for extrapleural drainage) (re-
　34.01　　　　　　　　　　　　　　　　　　　moval of foreign body)　34.01
一一作为手术入路一省略编码　　　　　　　　－ - as operative approach-omit code
一胸膜 NEC　34.09　　　　　　　　　　　　－ pleura NEC　34.09
一胸膜外　34.01　　　　　　　　　　　　　　－ extrapleural　34.01
一胸腺(开放)(其他)　07.92　　　　　　　　－ thymus (open) (other)　07.92

——胸腔镜的　07.95	- - thoracoscopic　07.95
—悬雍垂　27.71	- uvula　27.71
—血管—另见血管切开术　38.00	- blood vessel-see also Angiotomy　38.00
—血肿—另见切开，按部位	- hematoma-see also Incision，by site
——耳　18.09	- - ear　18.09
——腹股沟区（腹壁）（腹股沟的）　54.0	- - groin region（abdominal wall）（inguinal）　54.0
———皮肤　86.04	- - - skin　86.04
———皮下组织　86.04	- - - subcutaneous tissue　86.04
——腘动脉间隙　86.04	- - popliteal space　86.04
——会阴（女性）　71.09	- - perineum（female）　71.09
———男性　86.04	- - - male　86.04
——阔韧带　69.98	- - broad ligament　69.98
——雷济厄斯间隙　59.19	- - space of Retzius　59.19
——皮肤　86.04	- - skin　86.04
——皮下组织　86.04	- - subcutaneous tissue　86.04
——剖腹手术部位　54.12	- - laparotomy site　54.12
——外阴切开术部位　75.91	- - episiotomy site　75.91
——窝（表浅的）NEC　86.04	- - fossa（superficial）NEC　86.04
——腋窝　86.04	- - axilla　86.04
——阴道（穹隆断端）　70.14	- - vagina（cuff）　70.14
———产科的NEC　75.92	- - - obstetrical NEC　75.92
———外阴切开术部位　75.91	- - - episiotomy site　75.91
——阴囊　61.0	- - scrotum　61.0
——纵隔　34.1	- - mediastinum　34.1
—牙髓管　24.0	- pulp canal（tooth）　24.0
—牙龈，牙槽骨　24.0	- alveolus，alveolar bone　24.0
—岩部（气房）（尖）（乳突）　20.22	- petrous pyramid（air cells）（apex）（mastoid）　20.22
—眼睑　08.09	- eyelid　08.09
——缘（倒睫）　08.01	- - margin（trichiasis）　08.01
—咽，咽（囊）　29.0	- pharynx，pharyngeal（bursa）　29.0
——间隙，侧的　27.0	- - space，lateral　27.0
—咽后的（口的）（经颈的）　28.0	- retropharyngeal（oral）（transcervical）　28.0
—咽旁的（口的）（经颈的）　28.0	- parapharyngeal（oral）（transcervical）　28.0
—腋窝　86.09	- axilla　86.09
—胰　52.09	- pancreas　52.09
—胰腺括约肌　51.82	- pancreatic sphincter　51.82
——内镜　51.85	- - endoscopic　51.85
—翼腭窝　27.0	- pterygopalatine fossa　27.0
—阴唇　71.09	- labia　71.09
—阴道（穹隆断端）（隔）（狭窄）　70.14	- vagina（cuff）（septum）（stenosis）　70.14

——用于　　　　　　　　　　　　　　　　　　- - for

———产科血肿 NEC　75.92　　　　　　　　- - - obstetrical hematoma NEC　75.92

———盆腔脓肿　70.12　　　　　　　　　　- - - pelvic abscess　70.12

———切口血肿（外阴切开术）　75.91　　　- - - incisional hematoma（episiotomy）
　　　　　　　　　　　　　　　　　　　　　　　75.91

—阴茎　64.92　　　　　　　　　　　　　　- penis　64.92

—阴囊　61.0　　　　　　　　　　　　　　　- scrotum　61.0

—硬膜外间隙（脑的）　01.24　　　　　　　- extradural space（cerebral）　01.24

—硬膜外腔，脑的　01.24　　　　　　　　　- epidural space, cerebral　01.24

—硬膜下腔，脑的　01.31　　　　　　　　　- subdural space, cerebral　01.31

—掌筋膜间隙　82.04　　　　　　　　　　　- thenar space　82.04

—掌中间隙　82.04　　　　　　　　　　　　- midpalmar space　82.04

—脂肪囊肿　86.04　　　　　　　　　　　　- sebaceous cyst　86.04

—支气管　33.0　　　　　　　　　　　　　- bronchus　33.0

—直肠　48.0　　　　　　　　　　　　　　- rectum　48.0

——狭窄　48.91　　　　　　　　　　　　- - stricture　48.91

—直肠阴道隔　48.81　　　　　　　　　　　- rectovaginal septum　48.81

—直肠周围组织　48.81　　　　　　　　　　- perirectal tissue　48.81

—直肠子宫陷凹　70.12　　　　　　　　　　- cul-de-sac　70.12

—指（趾）甲床或甲褶　86.09　　　　　　　- nailbed or nailfold　86.09

—周围血管　　　　　　　　　　　　　　　- peripheral vessels

——上肢（动脉）（静脉）　38.03　　　　　- - upper limb（artery）（vein）　38.03

——下肢　　　　　　　　　　　　　　　　- - lower limb

———动脉　38.08　　　　　　　　　　　- - - artery　38.08

———静脉　38.09　　　　　　　　　　　- - - vein　38.09

—肘窝　86.09　　　　　　　　　　　　　　antecubital fossa　86.09

—蛛网膜下间隙，脑的　01.31　　　　　　　- subarachnoid space, cerebral　01.31

—子宫（体）　68.0　　　　　　　　　　　- uterus（corpus）　68.0

——间隔（先天性的）　68.22　　　　　　- - septum（congenital）　68.22

——用于终止妊娠　74.91　　　　　　　　- - for termination of pregnancy　74.91

——子宫颈　69.96　　　　　　　　　　　- - cervix　69.96

—子宫颈　69.95　　　　　　　　　　　　　cervix　69.95

——为了　　　　　　　　　　　　　　　　- - to

———辅助分娩　73.93　　　　　　　　　- - - assist delivery　73.93

———内翻子宫复位　75.93　　　　　　　- - - replace inverted uterus　75.93

—纵隔　34.1　　　　　　　　　　　　　　- mediastinum　34.1

—左房后和冠状窦间共同壁层（伴造成缺损的遮　- common wall between posterior left atrium
蔽和补片移植）　35.82　　　　　　　　　　and coronary sinus（with roofing of resultant
　　　　　　　　　　　　　　　　　　　　　　defect with patch graft）　35.82

—坐骨直肠组织　49.02　　　　　　　　　　- ischiorectal tissue　49.02

——脓肿　49.01　　　　　　　　　　　　- - abscess　49.01

切开,切断—另见切断和切开　　　　　　　　**Section-see also Division and Incision**

—垂体茎—另见垂体切除术,部分　07.63

—黄韧带(脊柱)—省略编码
—脊柱韧带　80.49
——弓形—省略编码
——黄的—省略编码
—剖宫产术—见剖宫产术
—塞米施(角膜)　11.1
—神经(颅的)(周围的) NEC　04.03
——脊髓根(后的)　03.1
——交感　05.0
——三叉　04.02
——听的　04.01
—神经节,交感神经　05.0
—牙(嵌顿)　23.19

切开取石术
—胆道　51.49
—胆囊　51.04
—胆总管　51.41
——经皮的　51.96
—肝管　51.49
—膀胱(泌尿系)　57.19
—肾　55.01
——经皮的　55.03
—输尿管　56.2

清除
—骨盆
——男性　57.71
——女性　68.8
—膀胱(经尿道)　57.0
—肾盂(经尿道)　56.0
—输尿管(经尿道)　56.0
—斜角肌前脂垫　40.21

清创术 NOS　86.28
—非切除的,NOS　86.28
—— VersaJe™　86.28
——超声的,超声　86.28
——感染(皮肤)　86.28
——皮肤或皮下组织(烧伤)(感染)(伤口)　86.28
——伤口(皮肤)　86.28
——烧伤(皮肤)　86.28

- hypophyseal stalk-see also Hypophysectomy, partial　07.63

- ligamentum flavum (spine)-omit code
- spinal ligament　80.49
- - arcuate-omit code
- - flavum-omit code
- cesarean-see Cesarean section
- Saemisch (corneal)　11.1
- nerve (cranial) (peripheral) NEC　04.03
- - spinal root (posterior)　03.1
- - sympathetic　05.0
- - trigeminal tract　04.02
- - acoustic　04.01
- ganglion, sympathetic　05.0
- tooth (impacted)　23.19

Lithotomy
- bile passage　51.49
- gallbladder　51.04
- common duct　51.41
- - percutaneous　51.96
- hepatic duct　51.49
- bladder (urinary)　57.19
- kidney　55.01
- - percutaneous　55.03
- ureter　56.2

Clearance
- pelvic
- - male　57.71
- - female　68.8
- bladder (transurethral)　57.0
- renal pelvis (transurethral)　56.0
- ureter (transurethral)　56.0
- prescalene fat pad　40.21

Debridement, NOS　86.28
- nonexcisional, NOS　86.28
- - VersaJet™　86.28
- - ultrasonic, ultrasound　86.28
- - infection (skin)　86.28
- - skin or subcutaneous tissue (burn) (infection) (wound)　86.28
- - wound (skin)　86.28
- - burn (skin)　86.28

——牙齿的　96.54　　　　　　　　　　　－－dental　96.54

一切除的,NOS　86.22　　　　　　　　　－excisional,NOS　86.22

——髌骨　77.66　　　　　　　　　　　　－－patella　77.66

——带蒂皮瓣移植　86.75　　　　　　　－－pedicle graft　86.75

——腹壁　54.3　　　　　　　　　　　　－－abdominal wall　54.3

——感染(皮肤)　86.22　　　　　　　　－－infection (skin)　86.22

———指(趾)甲床或褶　86.27　　　　　－－－nail (bed) (fold)　86.27

——骨—另见切除术,病损,骨　77.60　　－－bone-see also Excision, lesion, bone 77.60

———骨折—见清创术,开放性骨折　　－－－fracture-see Debridement, open fracture

——关节—见切除术,病损,关节　　　　－－joint-see Excision, lesion, joint

——肌肉　83.45　　　　　　　　　　　－－muscle　83.45

———手　82.36　　　　　　　　　　　－－－hand　82.36

——脊索(脑膜)　03.4　　　　　　　　－－spinal cord (meninges)　03.4

——腱　83.39　　　　　　　　　　　　－－tendon　83.39

——筋膜　83.44　　　　　　　　　　　－－fascia　83.44

——开放性骨折(复合性)　79.60　　　　－－open fracture (compound)　79.60

———臂 ENC　79.62　　　　　　　　　－－－arm NEC　79.62

———尺骨　79.62　　　　　　　　　　－－－ulna　79.62

———腓骨　79.66　　　　　　　　　　－－－fibula　79.66

———跗骨,跖骨　79.67　　　　　　　　－－－tarsal, metatarsal　79.67

———肱骨　79.61　　　　　　　　　　－－－humerus　79.61

———股骨　79.65　　　　　　　　　　－－－femur　79.65

———胫骨　79.66　　　　　　　　　　－－－tibia　79.66

———面骨　76.2　　　　　　　　　　　－－－facial bone　76.2

———桡骨　79.62　　　　　　　　　　－－－radius　79.62

———手 NEC　79.63　　　　　　　　　－－－hand NEC　79.63

———特指部位 NEC　79.69　　　　　　－－－specified site NEC　79.69

———腿 NEC　79.66　　　　　　　　　－－－leg NEC　79.66

———腕骨,掌骨　79.63　　　　　　　　－－－carpal, metacarpal　79.63

———趾骨　　　　　　　　　　　　　　－－－phalanges

————手　79.64　　　　　　　　　　－－－－hand　79.64

————足　79.68　　　　　　　　　　－－－－foot　79.68

———足 NEC　79.67　　　　　　　　　－－－foot NEC　79.67

——颅骨　01.25　　　　　　　　　　　－－skull　01.25

———复合性骨折　02.02　　　　　　　－－－compound fracture　02.02

——脑　01.59　　　　　　　　　　　　－－brain　01.59

——脑膜(大脑的)　01.51　　　　　　　－－meninges (cerebral)　01.51

———脊髓的　03.4　　　　　　　　　　－－－spinal　03.4

——脑脑膜　01.51　　　　　　　　　　－－cerebral meninges　01.51

——黏液囊　83.5　　　　　　　　　　　－－bursa　83.5

——皮瓣移植　86.75　　　　　　　　　－－flap graft　86.75

——皮肤或皮下组织（烧伤）（感染）（伤口） 86.22

———复律器/除颤器（自动的）囊袋 37.79

———囊袋

————复律器/除颤器（自动的） 37.79

————心脏起搏器 37.79

————心脏装置 NEC 37.79

———起搏器囊袋 37.79

———移植 86.75

———指甲,指甲床,或指甲褶 86.27

——伤口（皮肤） 86.22

——烧伤（皮肤） 86.22

——神经（周围的） 04.07

——心脏瓣膜（钙化）—见瓣膜成形术,心脏

——移植物（皮瓣）（蒂） 86.75

——指（趾）甲 86.27

清扫术—另见切除术

—动脉静脉神经束 39.91

—动脉瘤 38.60

—腹股沟（淋巴结）根治 40.54

—腹膜后的 NEC 59.00

—根治颈—见清扫术,颈,根治

—股疝 53.29

—喉大块（整块） 30.3

—颈,根治 40.40

——伴喉切除术 30.4

——单侧 40.41

——双侧 40.42

—眶纤维带 16.92

—鳃裂瘘或窦 29.52

—胸结构（块）（整块）（根治）（臂丛,支气管,肺叶,肋骨,和交感神经神经） 32.6

—血管束 39.91

—翼状胬肉（伴复位） 11.31

—支气管 32.1

—纵隔伴肺切除术 32.59

——胸腔镜的 32.50

清洗,伤口 96.59

- - skin or subcutaneous tissue (burn) (infection) (wound) 86.22

- - - cardioverter/defibrillator (automatic) pocket 37.79

- - - pocket

- - - - cardioverter/defibrillator (automatic) 37.79

- - - - cardiac pacemaker 37.79

- - - - cardiac device NEC 37.79

- - - pacemaker pocket 37.79

- - - graft 86.75

- - - nail, nail bed, or nail fold 86.27

- - wound (skin) 86.22

- - burn (skin) 86.22

- - nerve (peripheral) 04.07

- - heart valve (calcified)-see Valvuloplasty, heart

- - graft (flap) (pedicle) 86.75

- - nail (bed) (fold) 86.27

Dissection-see also Excision

- artery-vein-nerve bundle 39.91

- aneurysm 38.60

- groin, radical 40.54

- retroperitoneal NEC 59.00

- radical neck-see Dissection, neck, radical

- femoral hernia 53.29

- larynx block (en bloc) 30.3

- neck, radical 40.40

- - with laryngectomy 30.4

- - unilateral 40.41

- - bilateral 40.42

- orbital fibrous bands 16.92

- branchial cleft fistula or sinus 29.52

- thoracic structures (block) (en bloc) (radical) (brachial plexus, bronchus, lobe of lung, ribs, and sympathetic nerves) 32.6

- vascular bundle 39.91

- pterygium (with reposition) 11.31

- bronchus 32.1

- mediastinum with pneumonectomy 32.59

- - thoracoscopic 32.50

Cleaning, wound 96.59

清洗创口

一皮肤—见清创术，皮肤或皮下组织

一气管造口　96.55

轻抚法　93.39

琼斯手术—见 Jones 手术

丘脑化学破坏术　01.41

丘脑冷冻切除术　01.41

丘脑切除术　01.41

丘脑切开术　01.41

一经立体定位放射外科学　92.32

——单源光子　92.31

——多源　92.32

——放射外科学 NEC　92.39

——钴-60　92.32

——粒子　92.33

——粒子束流　92.33

——线性加速器（LINAC）　92.31

球结膜环状切除术　10.31

球结膜环状切开术　10.1

球囊

一泵，主动脉内　37.61

一间隔造口术（心房）　35.41

一血管成形术—见血管成形术，球囊

球切除术

一颈的　20.51

一颈动脉　39.89

屈光性角膜成形术，角膜磨镶术　11.71

躯体疗法，精神病学的 NEC　94.29

去除—另见切除术

—CCM（心脏收缩力调节）不伴有置换（可充电脉冲发生器）（全系统）　37.79

— Rheos 颈动脉窦压力反射激活装置　86.05

— T 管（胆管）　97.55

一艾布勒姆斯棒（胸壁）　34.01

一巴尔通钳（颅骨）　02.95

——同时伴置换　02.94

一瓣膜

——脑室（脑的）　02.43

——输精管　63.85

Toilette

- skin-see Debridement，skin or subcutaneous tissue

- tracheostomy　96.55

Effleurage　93.39

琼斯手术— see Jones operation

Chemothalamectomy　01.41

Cryothalamectomy　01.41

Thalamectomy　01.41

Thalamotomy　01.41

- by stereotactic radiosurgery　92.32

- - single source photon　92.31

- - multi-source　92.32

- - radiosurgery NEC　92.39

- - cobalt-60　92.32

- - particulate　92.33

- - particle beam　92.33

- - linear accelerator（LINAC）　92.31

Peridectomy，Peritomy　10.31

Peritomy　10.1

Balloon

- pump, intra-aortic　37.61

- systostomy（atrial）　35.41

- angioplasty-see Angioplasty, balloon

Glomectomy

- jugulare　20.51

- carotid　39.89

Keratomileusis　11.71

Somatotherapy, psychiatric NEC　94.29

Removal-see also Excision

- CCM（cardiac contractility modulation）without replacement（rechargeable pulse generator）（total system）　37.79

- Rheos™ carotid sinus baroreflex activation device　86.05

- T-tube（bile duct）　97.55

- Abrams bar（chest wall）　34.01

- Barton's tongs（skull）　02.95

- - with synchronous replacement　02.94

- valve

- - ventricular（cerebral）　02.43

- - vas deferens　63.85

一泵辅助装置,心脏　37.64

——伴置换　37.63

——非手术的　97.44

一鼻石　21.31

一扁桃体残余　28.4

一髌骨(完全)　77.96

——部分　77.86

一病损一见切除术,病损,按部位

一玻璃体(伴置换)　14.72

——开放式技术　14.71

——前入路(部分)　14.71

一不可吸收的外科手术材料 NEC 一见去除,异物,按部位

一产后物(经)

——抽吸刮宫　69.52

——手法的　75.4

——子宫颈扩宫和刮宫　69.02

一刺激接收器一见去除,神经刺激器

一胆石

——肠　45.00

———大　45.03

———小 NEC　45.02

——胆管(经切开) NEC　51.49

———内镜　51.88

——胆囊　51.04

———腹腔镜　51.88

———内镜　51.88

——胆总管(经切开)　51.41

———经皮的　51.96

———内镜　51.88

——肝　50.0

——肝管　51.49

———内镜　51.88

——十二指肠　45.01

一导管(留置的)一另见去除,管

——颅腔　01.27

——泌尿系　97.64

——膀胱　97.64

——输尿管　97.62

——中耳(鼓室)　20.1

一导联(心的)一见去除,电极,心脏起搏器

- pump assist device, heart　37.64

- - with replacement　37.63

- - nonoperative　97.44

- rhinolith　21.31

- tonsil tag　28.4

- patella (complete)　77.96

- - partial　77.86

- lesion-see Excision, lesion, by site

- vitreous (with replacement)　14.72

- - open sky technique　14.71

- - anterior approach (partial)　14.71

- nonabsorbable surgical material NEC-see Removal, foreign body, by site

- secundines (by)

- - aspiration curettage　69.52

- - manual　75.4

- - D and C　69.02

- stimoceiver-see Removal, neurostimulator

- gallstones

- - intestine　45.00

- - - large　45.03

- - - small NEC　45.02

- - bile duct (by incision) NEC　51.49

- - - endoscopic　51.88

- - gallbladder　51.04

- - - laparoscopic　51.88

- - - endoscopic　51.88

- - common duct (by incision)　51.41

- - - percutaneous　51.96

- - - endoscopic　51.88

- - liver　50.0

- - hepatic ducts　51.49

- - - endoscopic　51.88

- - duodenum　45.01

- catheter (indwelling)-see also Removal, tube

- - cranial cavity　01.27

- - urinary　97.64

- - bladder　97.64

- - ureter　97.62

- - middle ear (tympanum)　20.1

- leads (cardiac)-see Removal, electrodes, cardiac pacemaker

—碘苯酯染色,脊髓管　03.31

—电刺激器—见去除,电的,刺激器,按部位

—电的

——刺激器—见去除,神经刺激器,按部位

———骨　78.6

———骨骼肌　83.93

————同时伴置换　83.92

———膀胱　57.98

———输尿管　56.94

—电极

——骶神经　04.93

——蝶的—省略编码

———同时伴置换　02.96

——骨生长刺激器—见亚目　78.6

——脊髓的　03.94

———同时伴置换　03.93

——颈动脉窦　39.87

———伴同步脉冲发生器去除（全系统）　39.86

———伴同步置换　39.82

——颅内的　01.22

——同时伴置换　02.93

——卵圆孔　01.22

——同时伴置换　02.93

——脑　01.22

———蝶的—省略编码

————同时伴置换　02.96

———卵圆孔　01.22

————同时伴置换　02.93

———深部　01.22

————同时伴置换　02.93

——深部　01.22

———同时伴置换　02.93

——胃的　04.93

———同时伴置换　04.92

——心外膜（心肌）　37.77

———伴置换（经）

- pantopaque dye, spinal canal　03.31

- electrostimulator-see Removal, electronic, stimulator, by site

- electronic

- - stimulator-see Removal, neurostimulator, by site

- - - bone　78.6

- - - skeletal muscle　83.93

- - - - with synchronous replacement 83.92

- - - bladder　57.98

- - - ureter　56.94

- electrodes

- - sacral nerve　04.93

- - sphenoidal-omit code

- - - with synchronous replacement　02.96

- - bone growth stimulator-see subcategory 78.6

- - spinal　03.94

- - - with synchronous replacement　03.93

- - carotid sinus　39.87

- - - with synchronous pulse generator removal (total system)　39.86

- - - with synchronous replacement　39.82

- - intracranial　01.22

- - - with synchronous replacement　02.93

- - foramen ovale　01.22

- - - with synchronous replacement　02.93

- - brain　01.22

- - - sphenoidal-omit code

- - - - with synchronous replacement　02.96

- - - foramen ovale　01.22

- - - - with synchronous replacement　02.93

- - - depth　01.22

- - - - with synchronous replacement　02.93

- - depth　01.22

- - - with synchronous replacement　02.93

- - gastric　04.93

- - - with synchronous replacement　04.92

- - epicardial (myocardial)　37.77

- - - with replacement (by)

———心房和(或)心室导联(电极)　37.76	- - - atrial and/or ventricular lead(s)(electrode)　37.76
——心外膜导联　37.74	- - - epicardial lead　37.74
——心脏起搏器(心房)(经静脉)(心室)　37.77	- - cardiac pacemaker(atrial)(transvenous)(ventricular)　37.77
———伴置换　37.76	- - - with replacement　37.76
——硬膜外钉　01.22	- - epidural pegs　01.22
———同时伴置换　02.93	- - - with synchronous replacement　02.93
——暂时性经静脉起搏器系统—省略编码	- - temporary transvenous pacemaker system-omit code
——周围神经　04.93	- - peripheral nerve　04.93
———同时伴置换　04.92	- - - with synchronous replacement　04.92
—动静脉分流(装置)　39.43	- arteriovenous shunt(device)　39.43
——伴创建新分流　39.42	- - with creation of new shunt　39.42
—动脉移植物或假体　39.49	- arterial graft or prosthesis　39.49
—多余的皮肤,眼睑　08.86	- redundant skin,eyelid　08.86
—多余指　86.26	- supernumerary digit(s)　86.26
—耳垢　96.52	- cerumen,ear　96.52
—放射活性材料—见去除,异物,按部位	- radioactive material-see Removal, foreign body，by site
—粪便(嵌顿)(经冲洗)(手法的)　96.38	- feces(impacted)(by flushing)(manual)　96.38
—分流	- shunt
——动静脉　39.43	- - arteriovenous　39.43
———伴创建新分流　39.42	- - - with creation of new shunt　39.42
——脊髓的(鞘)NEC　03.98	- - spinal(thecal)NEC　03.98
——输卵管脊膜　03.98	- - salpingothecal　03.98
——胸腔脊膜　03.98	- - pleurothecal　03.98
——腰的蛛网膜下NEC　03.98	- - lumbar-subarachnoid NEC　03.98
——蛛网膜下腹膜的　03.98	- - subarachnoid-peritoneal　03.98
——蛛网膜下输尿管的　03.98	- - subarachnoid-ureteral　03.98
—缝合NEC　97.89	- suture(s)NEC　97.89
——腹壁　97.83	- - abdominal wall　97.83
——经切开一见切开,按部位	- - by incision-see Incision，by site
——躯干NEC　97.84	- - trunk NEC　97.84
——生殖器的管道　97.79	- - genital tract　97.79
——头和颈　97.38	- - head and neck　97.38
——胸　97.43	- - thorax　97.43
—复律器/除颤器脉搏发生器	- cardioverter/defibrillator pulse generator
——不伴置换(心脏再同步除颤装置(CRT-D))　37.79	- - without replacement(cardiac resynchronization defibrillator device(CRT-D))　37.79
—钙沉积	- calcareous deposit

———胫骨　78.67

———面的(骨)　76.97

———桡骨　78.63

———锁骨　78.61

———特指部位 NEC　78.69

———腕骨的,掌骨的　78.64

———胸(肋骨)(胸骨)　78.61

———趾骨(足)(手)　78.69

———椎骨　78.69

——外的　97.88

———微型固定(骨)—见亚目　78.6

———下颌骨的 NEC　97.36

—挂线法,肛门　49.93

—关节(结构) NOS　80.90

——踝　80.97

——脊柱　80.99

——肩　80.91

——髋　80.95

——其他特指部位　80.99

——手和手指　80.94

——腕　80.93

——膝　80.96

——趾　80.98

——肘　80.92

——足和趾　80.98

—管

——大肠　97.53

——胆管(T 管) NEC　97.55

——胆囊造口术　97.54

——耳(钮)　20.1

——腹膜　97.82

——腹膜后　97.81

——肝　97.55

——鼓膜　20.1

——鼓室造口术　20.1

——阑尾　97.53

——颅腔　01.27

——膀胱造口术　97.63

——气管造口术　97.37

——肾盂造口术　97.61

——肾造口术　97.61

- - - tibia　78.67

- - - facial (bone)　76.97

- - - radius　78.63

- - - clavicle　78.61

- - - specified site NEC　78.69

- - - carpal, metacarpal　78.64

- - - thorax (ribs) (sternum)　78.61

- - - phalanges (foot) (hand)　78.69

- - - vertebrae　78.69

- - external　97.88

- - - minifixator (bone)-see subcategory 78.6

- - - mandibular NEC　97.36

- seton, anus　49.93

- joint (structure) NOS　80.90

- - ankle　80.97

- - spine　80.99

- - shoulder　80.91

- - hip　80.95

- - other specified sites　80.99

- - hand and finger　80.94

- - wrist　80.93

- - knee　80.96

- - toe　80.98

- elbow　80.92

- - foot and toe　80.98

- tube

- - large intestine　97.53

- - bile duct (T-tube) NEC　97.55

- - cholecystostomy　97.54

- - ear (button)　20.1

- peritoneum　97.82

- - retroperitoneum　97.81

- - liver　97.55

- - tympanum　20.1

- - tympanostomy　20.1

- - appendix　97.53

- - cranial cavity　01.27

- - cystostomy　97.63

- - tracheostomy　97.37

- - pyelostomy　97.61

- - nephrostomy　97.61

——输尿管造口术　97.62

——胃造口术　97.51

——小肠　97.52

——胸廓切开术　97.41

——胸膜腔　97.41

——胰　97.56

——纵隔　97.42

—冠状动脉梗阻(血栓)　36.09

——经皮经管腔(球囊)

> 注:另使用 00.40,00.41,00.42 或 00.43 编码说明治疗血管的总数量。使用 00.44 编码一次说明对分叉血管的操作。另外,使用 00.45,00.46,00.47 或 00.48 插入血管支架的数量。

——开放胸入路　36.03

——直接冠状动脉内输注　36.04

—硅橡胶管

——耳　20.1

——输卵管　66.94

———同时伴置换　66.93

—坏疽

——皮肤　86.28

———切除的　86.22

—环钳牵引装置(颅骨)　02.95

——同时伴置换　02.94

—环形管,眼(巩膜上)　14.6

—环扎术材料,子宫颈　69.96

—黄韧带(脊柱)—省略编码

—霍夫曼微型固定装置(骨)—见亚目　78.6

—肌肉刺激器(骨骼)　83.93

——伴置换　83.92

—继发膜性白内障(伴虹膜切除术)　13.65

—夹板　97.88

—加德纳维尔斯钳(颅骨)　02.95

——同时伴置换　02.94

—假体去除术

—— Rheos 颈动脉窦压力反射激活装置　86.05

- - ureterostomy　97.62

- - gastrostomy　97.51

- - small intestine　97.52

- - thoracotomy　97.41

- - pleural cavity　97.41

- - pancreas　97.56

- - mediastinum　97.42

- coronary artery obstruction （thrombus） 36.09

- - percutaneous transluminal（balloon）

> Note：Also use 00.40,00.41,00.42, or 00.43 to show the total number of vessels treated. Use code 00.44 once to show procedure on a bifurcated vessel. In addition, use 00.45, 00.46, 00.47, or 00.48 to show the number of vascular stents inserted.

- - open chest approach　36.03

- - direct intracoronary artery infusion　36.04

- silastic tubes

- - ear　20.1

- - fallopian tubes　66.94

- - - with synchronous replacement　66.93

- necrosis

- - skin　86.28

- - - excisional　86.22

- halo traction device（skull）　02.95

- - with synchronous replacement　02.94

- encircling tube, eye（episcleral）　14.6

- cerclage material，cervix　69.96

- ligamentum flavum（spine）-omit code

- Hoffman minifixator device（bone）-see subcategory　78.6

- muscle stimulator（skeletal）　83.93

- - with replacement　83.92

- secondary membranous cataract（with iridectomy）　13.65

- splint　97.88

- Gardner Wells tongs（skull）　02.95

- - with synchronous replacement　02.94

- prosthesis

- - Rheos™ carotid sinus baroreflex activation device　86.05

——胆管　51.95	- - bile duct　51.95
———非手术性　97.55	- - - nonoperative　97.55
——耳蜗假体装置　20.99	- - cochlear prosthetic device　20.99
——睾丸,经切开　62.0	- - testicular, by incision　62.0
——关节结构	- - joint structures
———伴有置换—见修复,关节置换按部位	- - - with replacement-see Revision, joint replacement by site
———不伴置换	- - - without replacement
————踝　80.07	- - - - ankle　80.07
————脊柱　80.09	- - - - spine　80.09
————肩　80.01	- - - - shoulder　80.01
————髋　80.05	- - - - hip　80.05
————手和手指　80.04	- - - - hand and finger　80.04
————特指部位 NEC　80.09	- - - - specified site NEC　80.09
————腕　80.03	- - - - wrist　80.03
————未特指部位　80.00	- - - - unspecified site　80.00
————膝　80.06	- - - - knee　80.06
————肘　80.02	- - - - elbow　80.02
————足和趾　80.08	- - - - foot and toe　80.08
——晶体　13.8	- - lens　13.8
——罗森(尿道)　59.99	- - Rosen (urethra)　59.99
——泌尿系括约肌,人工　58.99	- - urinary sphincter, artificial　58.99
———伴置换　58.93	- - - with replacement　58.93
——面骨　76.99	- - facial bone　76.99
——输卵管　66.94	- - fallopian tube　66.94
———同时伴置换　66.93	- - - with synchronous replacement　66.93
——牙的　97.35	- - dental　97.35
——眼　97.31	- - eye　97.31
——阴茎(内的)不伴置换　64.96	- - penis (internal) without replacement　64.96
—睑球粘连—见修补术,睑球粘连	- symblepharon-see Repair, symblepharon
—角膜上皮　11.41	- corneal epithelium　11.41
——用于涂片或培养　11.21	- - for smear or culture　11.21
—结石	- calculus
——胆管(经切开)　51.49	- - bile duct (by incision)　51.49
———腹腔镜的　51.88	- - - laparoscopic　51.88
———经皮的　51.98	- - - percutaneous　51.98
———内镜的　51.88	- - - endoscopic　51.88
——胆囊　51.04	- - gallbladder　51.04
———经皮的　51.88	- - - laparoscopic　51.88
———内镜的　51.88	- - - endoscopic　51.88
——胆总管(经切开)　51.41	- - common duct (by incision)　51.41

——同时伴置换　02.42
一内固定装置—见去除，固定装置，内的

一内置的双心室置换系统　37.55

一脓肿—见切开，按部位
一排斥的器官
——睾丸　62.42
——肾　55.53
一膀胱括约肌，人工　58.99
——伴置换　58.93
一胚胎—见去除，异位胎儿
一盆腔内容物，全部（女性）　68.8
——男性　57.71
一皮肤
——坏疽或蜕皮　86.28
———表层（经皮肤瘢痕磨削术）　86.25

———切除的　86.22
一葡萄胎　68.0
一起搏器
——脊柱—见去除，神经刺激器
——颅内的—见去除，神经刺激器
——脑（颅内）—见去除，神经刺激器

——神经系统的—见去除，神经刺激器
——心的（装置）（初始的）（永久性）　37.89

———伴置换
————单室装置　37.85
—————节律反应　37.86
————双室装置　37.87
————电极（心房）（经静脉）（心室）　37.77

—————伴置换　37.76
————心外膜（心肌）　37.77
—————伴置换（经）
——————心房和（或）心室导联（电极）　37.76

——————心外膜导联　37.74
————暂时性经静脉起搏器系统—省略编码

- - with synchronous replacement　02.42
- internal fixation device-see Removal, fixation device, internal

- internal biventricular heart replacement system　37.55

- abscess-see Incision, by site
- rejected organ
- - testis　62.42
- - kidney　55.53
- bladder sphincter, artificial　58.99
- - with replacement　58.93
- embryo-see Removal, ectopic fetus
- pelvic viscera, en masse (female)　68.8
- - male　57.71
- skin
- - necrosis or slough　86.28
- - - superficial layer (by dermabrasion)　86.25

- - - excisional　86.22
- hydatidiform mole　68.0
- pacemaker
- - spinal-see Removal, neurostimulator
- - intracranial-see Removal, neurostimulator
- - brain (intracranial)-see Removal, neurostimulator
- - neural-see Removal, neurostimulator
- - cardiac (device) (initial) (permanent)　37.89

- - - with replacement
- - - - single-chamber device　37.85
- - - - - rate responsive　37.86
- - - - dual-chamber device　37.87
- - - - electrodes (atrial) (transvenous) (ventricular)　37.77

- - - - with replacement　37.76
- - - - epicardium (myocardium)　37.77
- - - - with replacement (by)
- - - - - atrial and/or ventricular lead(s) (electrode)　37.76

- - - - - epicardial lead　37.74
- - - - temporary transvenous pacemaker system —omit code

——周围神经—见去除,神经刺激器

—钳,颅骨 02.95
——同时伴置换 02.94
—嵌顿
——粪便(直肠)(经冲洗)(手法的) 96.38

——牙 23.19
———自鼻窦(上颌) 22.61
—染色,椎管 03.31
—人工晶体 13.8
—人工心脏
——内置的双心室置换系统 37.55

—肉芽组织—另见切除术,病损,按部位

——伴修补术—见修补术,按部位
——颅的 01.6
——颅骨 01.6
—乳房植入 85.94
——组织扩张器 85.96
—塞子,填塞
——鼻的 97.32
——宫内 97.72
——躯干 NEC 97.85
——外阴 97.75
——牙的 97.34
——阴道 97.75
——直肠 97.59
—沙眼滤泡 10.33
—上皮向下生长,前房 12.93

—神经刺激器
——电极
———骶神经 04.93
————同时伴置换 04.92
———脊髓的 03.94
————同时伴置换 03.93
———颅内的 01.22
————同时伴置换 02.93
———脑 01.22
————同时伴置换 02.93

- - peripheral nerve-see Removal, neurostimulator
- tongs, skull 02.95
- - with synchronous replacement 02.94
- impacted
- - feces (rectum) (by flushing) (manual) 96.38
- - tooth 23.19
- - - from nasal sinus (maxillary) 22.61
- dye, spinal canal 03.31
- pseudophakos 13.8
- artificial heart
- - internal biventricular replacement system 37.55
- granulation tissue-see also Excision, lesion, by site
- - with repair-see Repair, by site
- - cranial 01.6
- - skull 01.6
- breast implant 85.94
- - tissue expander 85.96
- pack, packing
- - nasal 97.32
- - intrauterine 97.72
- - trunk NEC 97.85
- - vulva 97.75
- - dental 97.34
- - vagina 97.75
- - rectum 97.59
- trachoma follicles 10.33
- epithelial downgrowth, anterior chamber 12.93
- neurostimulator
- - electrodes
- - - sacral nerve 04.93
- - - - with synchronous replacement 04.92
- - - spinal 03.94
- - - - with synchronous replacement 03.93
- - - intracranial 01.22
- - - - with synchronous replacement 02.93
- - - brain 01.22
- - - - with synchronous replacement 02.93

———血管内入路　39.74　　　　　　　　- - - endovascular approach　39.74

——牛移植物　39.49　　　　　　　　　　- - bovine graft　39.49

——上肢(动脉)(静脉)　38.03　　　　　- - upper limb (artery) (vein)　38.03

——头和颈血管　　　　　　　　　　　　- - head and neck vessel

———切开入路,颅内血管　38.01　　　　- - - open approach, intracranial vessels　38.01

———切开入路,头和颈其他血管　38.02　- - - open approach, other vessels of head and neck　38.02

———血管内入路　39.74　　　　　　　　- - - endovascular approach　39.74

——下肢　　　　　　　　　　　　　　　- - lower limb

———动脉　38.08　　　　　　　　　　　- - - artery　38.08

———静脉　38.09　　　　　　　　　　　- - - vein　38.09

——胸血管 NEC　38.05　　　　　　　　- - thoracic vessel NEC　38.05

——主动脉(弓)(升)(降)　38.04　　　　- - aorta (arch) (ascending) (descending)　38.04

—司克利卜纳分流　39.43　　　　　　　- Scribner shunt　39.43

—死骨—见死骨切除术　　　　　　　　- sequestrum-see Sequestrectomy

—胎儿,异位—见去除,异位胎儿　　　　- fetus, ectopic-see Removal, ectopic fetus

—胎盘(经)　　　　　　　　　　　　　- placenta (by)

——抽吸刮宫　69.52　　　　　　　　　- - aspiration curettage　69.52

——手法的　75.4　　　　　　　　　　　- - manual　75.4

——子宫颈扩宫和刮宫　69.02　　　　　- - D and C　69.02

—套管　　　　　　　　　　　　　　　　- cannula

——用于体外膜氧化(ECMO)—省略编码　- - for extracorporeal membrane oxygenation (ECMO)-omit code

—填充块(水泥)(关节)　84.57　　　　　- spacer (cement) (joint) (methylmethacrylate)　84.57

—蜕膜(经)　　　　　　　　　　　　　- decidua (by)

——抽吸刮宫　69.52　　　　　　　　　- - aspiration curettage　69.52

——刮除术(子宫颈扩宫和刮宫)　69.02　- - curettage (D and C)　69.02

——手法的　75.4　　　　　　　　　　　- - manual　75.4

—椭圆囊　20.79　　　　　　　　　　　- utricle　20.79

—瓦格纳布鲁克微型固定装置(骨)—见亚目　78.6　　- Wagner-Brooker minifixator device (bone)-see subcategory　78.6

—外固定装置　97.88　　　　　　　　　- external fixation device　97.88

——微型固定(骨)—见亚目　78.6　　　　- - minifixator (bone)-see subcategory　78.6

——下颌骨的 NEC　97.36　　　　　　　- - mandibular NEC　97.36

—微型固定装置(骨)—见亚目　78.6　　- minifixator device (bone)-see subcategory　78.6

——外固定装置　97.88　　　　　　　　- - external fixation device　97.88

—胃带(可调节性),腹腔镜　44.97　　　- gastric band (adjustable), laparoscopic　44.97

——伴动脉内膜切除术—见动脉内膜切除术

——动静脉分流或套管　39.49

——肺动脉(动脉)(静脉)　38.05

——腹的

———动脉　38.06

———静脉　38.07

——冠状动脉　36.09

——颅内血管 NEC　38.01

——牛移植物　39.49

——上肢(动脉)(静脉)　38.03

——头和颈血管 NEC　38.02

——下肢

———动脉　38.08

———静脉　38.09

——胸血管 NEC　38.05

——主动脉(弓)(升)(降)　38.04

—血肿—见引流,按部位

—循环记录器　86.05

—牙(经钳)(多数的)(单) NEC　23.09

——乳齿　23.01

——外科手术的 NEC　23.19

———残留根　23.11

———根尖　23.73

————伴根管疗法　23.72

———嵌顿　23.19

—牙斑去除　96.54

—牙齿栓结术(固定装置)　97.33

——牙齿矫形的　24.8

—牙瘤(牙)　24.4

—眼球　16.49

——伴植入　16.42

———伴肌附着　16.41

—咽(部分)　29.33

—异位胎儿(自)　66.02

——部位 NEC　74.3

——腹膜的(子宫或输卵管破裂后)　74.3

——腹膜外的(韧带内)　74.3

——腹腔　74.3

——管(经输卵管造口术)　66.02

- - with endarterectomy-see Endarterectomy

- - arteriovenous shunt or cannula　39.49

- - pulmonary (artery) (vein)　38.05

- - abdominal

- - - artery　38.06

- - - vein　38.07

- - coronary artery　36.09

- - intracranial vessel NEC　38.01

- - bovine graft　39.49

- - upper limb (artery) (vein)　38.03

- - head and neck vessel NEC　38.02

- - lower limb

- - - artery　38.08

- - - vein　38.09

- - thoracic vessel NEC　38.05

- - aorta (arch) (ascending) (descending)　38.04

- hematoma-see Drainage, by site

- loop recorder　86.05

- tooth (by forceps) (multiple) (single) NEC　23.09

- - deciduous　23.01

- - surgical NEC　23.19

- - - residual root　23.11

- - - root apex　23.73

- - - - with root canal therapy　23.72

- - - impacted　23.19

- plaque, dental　96.54

- dental wiring (immobilization device)　97.33

- orthodontic　24.8

- odontoma (tooth)　24.4

- eyeball　16.49

- - with implant　16.42

- - - with attachment of muscles　16.41

- pharynx (partial)　29.33

- ectopic fetus (from)　66.02

- - site NEC　74.3

- - peritoneal (following uterine or tubal rupture)　74.3

- - extraperitoneal (intraligamentous)　74.3

- - abdominal cavity　74.3

- - tubal (by salpingostomy)　66.02

———伴输卵管切除术　66.62　　　　　　　－－－ with salpingectomy　66.62

———经输卵管切开术　66.01　　　　　　　－－－ by salpingotomy　66.01

——卵巢　74.3　　　　　　　　　　　　　　－－ ovarian　74.3

——韧带内　74.3　　　　　　　　　　　　　－－ intraligamentous　74.3

——输卵管（经输卵管造口术）　66.02　　　　－－ fallopian tube (by salpingostomy)　66.02

———伴输卵管切除术　66.62　　　　　　　　－－－ with salpingectomy　66.62

———经输卵管切开术　66.01　　　　　　　　－－－ by salpingotomy　66.01

—异物 NEC —另见切开，按部位　98.20　　　－ foreign body NEC-see also Incision，by site　98.20

——鼻（腔内）　98.12　　　　　　　　　　　－－ nose (intraluminal)　98.12

———经切开　21.1　　　　　　　　　　　　－－－ by incision　21.1

——鼻窦　22.50　　　　　　　　　　　　　－－ nasal sinus　22.50

———蝶　22.52　　　　　　　　　　　　　－－－ sphenoid　22.52

———窦　22.2　　　　　　　　　　　　　　－－－ antrum　22.2

————伴考德威尔卢克入路　22.39　　　　－－－－ with Caldwell-Luc approach　22.39

———额的　22.41　　　　　　　　　　　　－－－ frontal　22.41

———筛的　22.51　　　　　　　　　　　　－－－ ethmoid　22.51

———上颌　22.2　　　　　　　　　　　　　－－－ maxillary　22.2

————伴考德威尔卢克入路　22.39　　　　－－－ with Caldwell-Luc approach　22.39

——扁桃体　98.13　　　　　　　　　　　　－－ tonsil　98.13

———经切开　28.91　　　　　　　　　　　－－－ by incision　28.91

——玻璃体（经切开）　14.00　　　　　　　　－－ vitreous (by incision)　14.00

———伴使用磁铁　14.01　　　　　　　　　－－－ with use of magnet　14.01

———不伴使用磁铁　14.02　　　　　　　　－－－ without use of magnet　14.02

——肠　　　　　　　　　　　　　　　　　　－－ intestine

———大的（腔内）　98.04　　　　　　　　　－－－ large (intraluminal)　98.04

————经切开　45.03　　　　　　　　　　－－－－ by incision　45.03

———经切开　45.00　　　　　　　　　　　－－－ by incision　45.00

———小的（腔内）　98.03　　　　　　　　　－－－ small (intraluminal)　98.03

————经切开　45.02　　　　　　　　　　－－－－ by incision　45.02

——齿龈　98.22　　　　　　　　　　　　　－－ gum　98.22

———经切开　24.0　　　　　　　　　　　　－－－ by incision　24.0

——大肠（腔内）　98.04　　　　　　　　　　－－ large intestine (intraluminal)　98.04

———经切开　45.03　　　　　　　　　　　－－－ by incision　45.03

——胆囊　51.04　　　　　　　　　　　　　－－ gall bladder　51.04

——窦（鼻的）　22.50　　　　　　　　　　　－－ sinus (nasal)　22.50

———蝶　22.52　　　　　　　　　　　　　－－－ sphenoid　22.52

———窦　22.2　　　　　　　　　　　　　　－－－ antrum　22.2

————伴考德威尔卢克入路　22.39　　　　－－－ with Caldwell-Luc approach　22.39

———额的　22.41　　　　　　　　　　　　－－－ frontal　22.41

———筛的　22.51　　　　　　　　　　　　－－－ ethmoid　22.51

———上颌　22.2　　　　　　　　　　　　　－－－ maxillary　22.2

——甲状腺（区）（腺）（经切开）　06.09

——腱（鞘）　83.01

———手　82.01

——角膜　98.21

———经

————磁铁　11.0

————切开　11.1

——结膜（经磁铁）　98.22

———经切开　10.0

——结膜的（经磁铁）　98.22

———经切开　10.0

——睫状体（经切开）　12.00

———伴使用磁铁　12.01

———不伴使用磁铁　12.02

——筋膜　83.09

———手　82.09

——精索　63.93

——晶体　13.00

———经切开　13.02

————伴使用磁铁　13.01

——口（腔内）　98.01

———经切开　27.92

——眶（经磁铁）　98.21

———经切开　16.1

——泪的

———点　09.41

————经切开　09.51

———泪小管　09.42

————经切开　09.52

———囊　09.49

————经切开　09.53

———通道　09.49

————经切开　09.59

———腺　09.3

————经切开　09.0

——颅骨　01.24

———伴切开进入脑　01.39

——脉络膜（经切开）　14.00

———伴使用磁铁　14.01

———不伴使用磁铁　14.02

——脑　01.39

- - thyroid （field）（gland）（by incision）
　06.09

- - tendon (sheath)　83.01

- - - hand　82.01

- - cornea　98.21

- - - by

- - - - magnet　11.0

- - - - incision　11.1

- - conjunctiva (by magnet)　98.22

- - - by incision　10.0

- - subconjunctival (by magnet)　98.22

- - - by incision　10.0

- - ciliary body (by incision)　12.00

- - - with use of magnet　12.01

- - - without use of magnet　12.02

- - fascia　83.09

- - - hand　82.09

- - spermatic cord　63.93

- - lens　13.00

- - - by incision　13.02

- - - - with use of magnet　13.01

- - mouth (intraluminal)　98.01

- - - by incision　27.92

- - orbit (by magnet)　98.21

- - - by incision　16.1

- - lacrimal

- - - punctum　09.41

- - - - by incision　09.51

- - - canaliculi　09.42

- - - - by incision　09.52

- - - sac　09.49

- - - - by incision　09.53

- - - passage　09.49

- - - - by incision　09.59

- - - gland　09.3

- - - - by incision　09.0

- - skull　01.24

- - - with incision into brain　01.39

- - choroid (by incision)　14.00

- - - with use of magnet　14.01

- - - without use of magnet　14.02

- - brain　01.39

———不伴切开入脑 01.24　　　　　- - - without incision into brain 01.24

——脑膜(脑的) 01.31　　　　　　- - meninges (cerebral) 01.31

———脊髓的 03.01　　　　　　　　- - - spinal 03.01

——脑膜 01.31　　　　　　　　　　- - cerebral meninges 01.31

——内固定装置—见去除,固定,内的　- - internal fixation device-see Removal, fixation device，internal

——黏液囊 83.03　　　　　　　　　- - bursa 83.03

———手 82.03　　　　　　　　　　- - - hand 82.03

——尿道(腔内) 98.19　　　　　　　- - urethra (intraluminal) 98.19

———经切开 58.0　　　　　　　　　- - - by incision 58.0

——膀胱(不伴切开) 57.0　　　　　- - bladder (without incision) 57.0

——经切开 57.19　　　　　　　　　- - - by incision 57.19

——膀胱周围组织 59.19　　　　　　- - perivesical tissue 59.19

——皮肤 NEC 98.20　　　　　　　　- - skin NEC 98.20

———经切开 86.05　　　　　　　　- - - by incision 86.05

——皮下组织 NEC 98.20　　　　　　- - subcutaneous tissue NEC 98.20

———经切开 86.05　　　　　　　　- - - by incision 86.05

——气管(腔内) 98.15　　　　　　　- - trachea (intraluminal) 98.15

———经切开 31.3　　　　　　　　　- - - by incision 31.3

——前房 12.00　　　　　　　　　　- - anterior chamber 12.00

———经切开 12.02　　　　　　　　- - - by incision 12.02

————伴使用磁铁 12.01　　　　　- - - - with use of magnet 12.01

——躯干 NEC 98.25　　　　　　　　- - trunk NEC 98.25

——人造口(腔内) 98.18　　　　　　- - artificial stoma (intraluminal) 98.18

——乳房 85.0　　　　　　　　　　　- - breast 85.0

——软组织 NEC 83.09　　　　　　　- - soft tissue NEC 83.09

———手 82.09　　　　　　　　　　- - - hand 82.09

——上肢,除外手 98.27　　　　　　　- - upper limb，except hand 98.27

———手 98.26　　　　　　　　　　- - - hand 98.26

——神经(颅的)(周围的) NEC 04.04　- - nerve (cranial) (peripheral) NEC 04.04

———根 03.01　　　　　　　　　　- - - root 03.01

——肾(经尿道)(经内镜检查) 56.0　　- - kidney (transurethral) (by endoscopy) 56.0

———骨盆(经尿道) 56.0　　　　　　- - - pelvis (transurethral) 56.0

————经切开 55.11　　　　　　　- - - - by incision 55.11

———经切开 55.01　　　　　　　　- - - by incision 55.01

——肾盂(经尿道) 56.0　　　　　　　- - renal pelvis (transurethral) 56.0

———经切开 56.1　　　　　　　　　- - - by incision 56.1

——肾周围组织 59.09　　　　　　　- - perirenal tissue 59.09

——十二指肠 98.03　　　　　　　　- - duodenum 98.03

———经切开 45.01　　　　　　　　- - - by incision 45.01

——食管(腔内) 98.02　　　　　　　- - esophagus (intraluminal) 98.02

———经切开　42.09　　　　　　　　　- - - by incision　42.09

——视网膜（经切开）　14.00　　　　- - retina (by incision)　14.00

———伴使用磁铁　14.01　　　　　　- - - with use of magnet　14.01

———不伴使用磁铁　14.02　　　　　- - - without use of magnet　14.02

——手　98.26　　　　　　　　　　　- - hand　98.26

——输精管　63.6　　　　　　　　　- - vas deferens　63.6

——输卵管　　　　　　　　　　　　- - fallopian tube

———经输卵管切开术　66.01　　　　- - - by salpingotomy　66.01

———经输卵管造口术　66.02　　　　- - - by salpingostomy　66.02

——输尿管（经尿道）　56.0　　　　- - ureter (transurethral)　56.0

———经切开　56.2　　　　　　　　- - - by incision　56.2

——锁骨上窝　98.27　　　　　　　- - supraclavicular fossa　98.27

——经切开　86.05　　　　　　　　- - by incision　86.05

——头和颈 NEC　98.22　　　　　　- - head and neck NEC　98.22

——外阴　98.23　　　　　　　　　- - vulva　98.23

———经切开　71.09　　　　　　　- - - by incision　71.09

——胃（腔内）　98.03　　　　　　- - stomach (intraluminal)　98.03

———经切开　43.0　　　　　　　　- - - by incision　43.0

———泡（球囊）　44.94　　　　　- - - bubble (balloon)　44.94

——下肢,除外足　98.29　　　　　- - lower limb, except foot　98.29

———足　98.28　　　　　　　　　- - - foot　98.28

——腺样增殖体　98.13　　　　　　- - adenoid　98.13

———经切开　28.91　　　　　　　- - - by incision　28.91

——小肠（腔内）　98.03　　　　　- - small intestine (intraluminal)　98.03

———经切开　45.02　　　　　　　- - - by incision　45.02

——心包　37.12　　　　　　　　　- - pericardium　37.12

——心脏　37.11　　　　　　　　　- - heart　37.11

——胸（经切开）　34.09　　　　　- - thorax (by incision)　34.09

——胸膜（经切开）　34.09　　　　- - pleura (by incision)　34.09

——胸膜外（经切开）　34.01　　　- - extrapleural (by incision)　34.01

——牙龈,牙槽骨　98.22　　　　　- - alveolus, alveolar bone　98.22

———经切开　24.0　　　　　　　　- - - by incision　24.0

——眼,眼球（经磁铁）　98.21　　- - eye, eyeball (by magnet)　98.21

———表浅的　98.21　　　　　　　- - - superficial　98.21

———后段（经切开）　14.00　　　- - - posterior segment (by incision)　14.00

————伴使用磁铁　14.01　　　　- - - - with use of magnet　14.01

————不伴使用磁铁　14.02　　　- - - - without use of magnet　14.02

———前节（经切开）　12.00　　　- - - anterior segment (by incision)　12.00

————伴使用磁铁　12.01　　　　- - - - with use of magnet　12.01

————不伴使用磁铁　12.02　　　- - - - without use of magnet　12.02

——眼睑　98.22　　　　　　　　　- - eyelid　98.22

———经切开　08.09　　　　　　　- - - by incision　08.09

——眼内的(经切开)　12.00　　　　　　- - intraocular (by incision)　12.00

———伴使用磁铁　12.01　　　　　　　- - - with use of magnet　12.01

———不伴使用磁铁　12.02　　　　　　- - - without use of magnet　12.02

——咽(腔内)　98.13　　　　　　　　- - pharynx (intraluminal)　98.13

———经咽切开术　29.0　　　　　　　- - - by pharyngotomy　29.0

——腋窝　98.27　　　　　　　　　　- - axilla　98.27

———经切开　86.05　　　　　　　　- - - by incision　86.05

——胰　52.09　　　　　　　　　　　- - pancreas　52.09

——阴唇　98.23　　　　　　　　　　- - labia　98.23

———经切开　71.09　　　　　　　　- - - by incision　71.09

——阴道(腔内)　98.17　　　　　　　- - vagina (intraluminal)　98.17

———经切开　70.14　　　　　　　　- - - by incision　70.14

——阴茎　98.24　　　　　　　　　　- - penis　98.24

———经切开　64.92　　　　　　　　- - - by incision　64.92

——阴囊　98.24　　　　　　　　　　- - scrotum　98.24

———经切开　61.0　　　　　　　　　- - - by incision　61.0

——支气管(腔内)　98.15　　　　　　- - bronchus (intraluminal)　98.15

———经切开　33.0　　　　　　　　　- - - by incision　33.0

——直肠(腔内)　98.05　　　　　　　- - rectum (intraluminal)　98.05

———经切开　48.0　　　　　　　　　- - - by incision　48.0

——肘窝　98.27　　　　　　　　　　- - antecubital fossa　98.27

———经切开　86.05　　　　　　　　- - - by incision　86.05

——眦　98.22　　　　　　　　　　　- - canthus　98.22

———经切开　08.51　　　　　　　　- - - by incision　08.51

——子宫(腔内)　98.16　　　　　　　- - uterus (intraluminal)　98.16

——子宫颈(腔内)NEC　98.16　　　　- - cervix (intraluminal) NEC　98.16

———穿透性的　69.97　　　　　　　- - - penetrating　69.97

——纵隔　34.1　　　　　　　　　　　- - mediastinum　34.1

——足　98.28　　　　　　　　　　　- - foot　98.28

—翼状胬肉　11.39　　　　　　　　　- pterygium　11.39

——伴角膜移植　11.32　　　　　　　- - with corneal graft　11.32

—阴道隔　97.73　　　　　　　　　　- diaphragm, vagina　97.73

—引流装置—见去除,管　　　　　　　- drainage device-see Removal, tube

—硬膜下的　　　　　　　　　　　　- subdural

——条带状　01.22　　　　　　　　　- - strips　01.22

——网状　01.22　　　　　　　　　　- - grids　01.22

—游离体　　　　　　　　　　　　　- loose body

——骨—见死骨切除术,骨　　　　　　- - bone-see Sequestrectomy, bone

——关节　80.10　　　　　　　　　　- - joint　80.10

——网状物(外科手术的)—见去除,异物,按部位　　- - mesh (surgical)-see Removal, foreign body, by site

—暂时性经静脉起搏器系统—省略编码

—支持物　97.88

—支架

——胆管　97.55

——喉　31.98

——尿道　97.65

——输尿管的　97.62

—支气管装置或物质

——内镜的　33.78

—肢体延长装置，内的—见亚目　78.6

—植入

——耳蜗假体装置　20.99

——鼓膜　20.1

——角膜　11.92

——晶体（假体）　13.8

——眶　16.72

——乳房　85.94

——视网膜　14.6

——眼　16.71

———后的段　14.6

——中耳　NEC　20.99

—趾，多余　86.26

—指甲（床）（褶）　86.23

——内固定装置—见去除，固定装置，内的

—滞留胎盘（经）

——抽吸刮宫　69.52

——手法的　75.4

——子宫颈扩宫和刮宫　69.02

—主动脉内球囊泵（IABP）　97.44

—贮池，脑室（欧麻亚）（里克汉）　02.43

——同时伴置换　02.42

—装置（治疗性）NEC　97.89

——腹　NEC　97.86

——脊柱　80.09

——泌尿系　NEC　97.69

——躯干　NEC　97.87

——生殖器道　NEC　97.79

——头和颈　NEC　97.39

- temporary transvenous pacemaker system-omit code

- brace　97.88

- stent

- - bile duct　97.55

- - larynx　31.98

- - urethral　97.65

- - ureteral　97.62

- bronchial device or substance

- - endoscopic　33.78

- limb lengthening device, internal-see subcategory　78.6

- implant

- - cochlear prosthetic device　20.99

- - tympanum　20.1

- - cornea　11.92

- - lens (prosthetic)　13.8

- - orbit　16.72

- - breast　85.94

- - retina　14.6

- - ocular　16.71

- - - posterior segment　14.6

- - middle ear NEC　20.99

- toes, supernumerary　86.26

- nail (bed) (fold)　86.23

- - internal fixation device-see Removal, fixation device, internal

- retained placenta (by)

- - aspiration curettage　69.52

- - manual　75.4

- - D and C　69.02

- intra-aortic balloon pump (IABP)　97.44

- reservoir, ventricular (Ommaya) (Rickham)　02.43

- - with synchronous replacement　02.42

- device (therapeutic) NEC　97.89

- - abdomen NEC　97.86

- - spine　80.09

- - urinary system NEC　97.69

- - trunk NEC　97.87

- - genital tract NEC　97.79

- - head and neck NEC　97.39

——外固定装置 97.88

———微型固定(骨)—见亚目 78.6

———下颌骨的 NEC 97.36

——消化系统 NEC 97.59

——胸 NEC 97.49

——引流—见去除,管

——用于肌肉骨骼固定 NEC 97.88

——支气管 33.78

———瓣膜 33.78

——子宫内避孕 97.71

—子宫托,阴道 NEC 97.74

—子宫外胚胎—见去除,异位胎儿

—组织扩张器(皮肤) NEC 86.05

——乳房 85.96

去除覆盖—另见切开,按部位

—肾囊肿 55.39

—外的

——耳 NEC 18.09

——耳道 18.02

去除扭转

—肠(扭曲的)(肠扭结的) 46.80

——大的 46.82

———内镜(球囊) 46.85

——小的 46.81

—肠扭结的 46.80

——内镜的(球囊) 46.85

—睾丸 63.52

——伴睾丸固定术 62.5

—精索 63.52

——伴睾丸固定术 62.5

—卵巢 65.95

—肾 55.84

去除心脏纤颤,电的(外部)(内的) 99.62

—自动的复律器/除颤器—见亚目 37.9

去皮质术

—鼻 21.89

—鼻甲—见鼻甲切除术

—动脉 05.25

- - external fixation device 97.88

- - - minifixator (bone)-see subcategory 78.6

- - - mandibular NEC 97.36

- - digestive system NEC 97.59

- - thorax NEC 97.49

- - drainage-see Removal, tube

- - for musculoskeletal immobilization NEC 97.88

- - bronchus 33.78

- - - valve 33.78

- - intrauterine contraceptive 97.71

- pessary, vagina NEC 97.74

- extrauterine embryo-see Removal, ectopic fetus

- tissue expander (skin) NEC 86.05

- - breast 85.96

Unroofing-see also Incision, by site

- kidney cyst 55.39

- external

- - ear NEC 18.09

- - auditory canal 18.02

Detorsion

- intestine (twisted) (volvulus) 46.80

- - large 46.82

- - - endoscopic (balloon) 46.85

- - small 46.81

- volvulus 46.80

- - endoscopic (balloon) 46.85

- testis 63.52

- - with orchiopexy 62.5

- spermatic cord 63.52

- - with orchiopexy 62.5

- ovary 65.95

- kidney 55.84

Defibrillation, electric (external) (internal) 99.62

- automatic cardioverter/defibrillator-see subcategory 37.9

Decortication

- nose 21.89

- nasal turbinates-see Turbinectomy

- arterial 05.25

R

热疗法（热包裹）（石蜡浴） NEC　**93. 35**

—前列腺

——经

———射频　60. 97

———微波　60. 96

——经尿道微波热疗法（TUMT）　60. 96

——经尿道针吸消融，切除（TUNA）　60. 97

—— TUMT（经尿道微波热疗法）　60. 96

—— TUNA（经尿道针吸消融，切除）　60. 97

热象图术　88. 89

—骨　88. 83

—骨关节的　88. 83

—肌肉　88. 84

—静脉，深　88. 86

—淋巴结　88. 89

—脑的　88. 81

—乳房　88. 85

—特指的部位 NEC　88. 89

—血管　88. 86

—眼　88. 82

—眼的　88. 82

人工的

—膜破裂　73. 09

—肾　39. 95

—授精　69. 92

—心脏　37. 52

—— AbioCor®　37. 52

—— CardioWest™暂时完全人工心脏（TAH-t）　37. 52

人工角膜　11. 73

人工油胸　33. 39

韧带切开术—另见切断，韧带　**80. 40**

日常生活的活动（ADL）

—对盲人训练　93. 78

—疗法　93. 83

融合术

Thermotherapy（hot packs）（paraffin bath） NEC　93. 35

- prostate

- - by

- - - radiofrequency　60. 97

- - - microwave　60. 96

- - transurethral microwave thermotherapy（TUMT）　60. 96

- - transurethral needle ablation（TUNA）　60. 97

- - TUMT（transurethral microwave thermotherapy）　60. 96

- - TUNA（transurethral needle ablation）　60. 97

Thermography　88. 89

- bone　88. 83

- osteoarticular　88. 83

- muscle　88. 84

- vein, deep　88. 86

- lymph gland　88. 89

- cerebral　88. 81

- breast　88. 85

- specified site NEC　88. 89

- blood vessel　88. 86

- eye　88. 82

- ocular　88. 82

Artificial

- rupture of membranes　73. 09

- kidney　39. 95

- insemination　69. 92

- heart　37. 52

- - AbioCor®　37. 52

- - CardioWest™（TAH-t）　37. 52

Keratoprosthesis　11. 73

Oleothorax　33. 39

Desmotomy, Syndesmotomy-see also Division, ligament　80. 40

Activities of daily living（ADL）

- training for the blind　93. 78

- therapy　93. 83

Fusion

——颈的(C$_2$ 水平或以下) NEC　81.02

———C$_1$-C$_2$ 水平(前的)(后的)81.01

————用于假关节　81.31

———后柱,后侧路法　81.03

————用于假关节　81.33

———前柱(椎体),前外侧(前路)法　81.02

————用于假关节　81.32

———用于假关节　81.32

——经椎体孔入路腰椎体融合(TLIF)　81.08

> 注:或可另外使用 **81.62** 作为附加编码以表示椎骨融合
> 的总数。

——颅颈的(前路经口的)(后的)　81.01

———用于假关节　81.31

——前腰椎体融合(ALIF)　81.06

——背的,背腰的 NEC　81.05

———后柱,后侧路法　81.05

————用于假关节　81.35

———前柱(椎体),前外侧路法(前的)(椎管外)
　81.04

————用于假关节　81.34

———用于假关节　81.35

——腰的,腰骶的 NEC　81.08

———后柱,后侧路法　81.07

———前柱(椎体)

————后路法　81.08

—————用于假关节　81.38

————前外侧(前路)法　81.06

—————用于假关节　81.36

———外侧横突法　81.07

————用于假关节　81.37

- - cervical (C$_2$ level or below) NEC　81.02

- - - C$_1$-C$_2$ level (anterior) (posterior)
81.01

- - - for pseudarthrosis　81.31

- - - posterior column, posterolateral (posterior) technique　81.03

- - - for pseudarthrosis　81.33

- - anterior column (interbody), anterolateral (anterior) technique　81.02

- - - for pseudarthrosis　81.32

- - - for pseudarthrosis　81.32

- - transforaminal lumbar interbody fusion (TLIF)　81.08

> Note：Also use either **81.62** as an additional code to
> show the total number of vertebrae fused.

- - craniocervical (anterior transoral) (posterior)　81.01

- - - for pseudarthrosis　81.31

- - anterior lumbar interbody fusion (ALIF)
81.06

- - dorsal, dorsolumbar NEC　81.05

- - - posterior column, posterolateral (posterior) technique　81.05

- - - - for pseudarthrosis　81.35

- - - anterior column (interbody), anterolateral (anterior) (extracavitary) technique
81.04

- - - - for pseudarthrosis　81.34

- - - for pseudarthrosis　81.35

- - lumbar, lumbosacral NEC　81.08

- - - posterior column, posterior (posterolateral) (transverse process) technique　81.07

- - - anterior column (interbody)

- - - posterior technique　81.08

- - - - for pseudoarthrosis　81.38

- - - anterolateral (anterior) technique
81.06

- - - - for pseudarthrosis　81.36

- - - lateral transverse process technique
81.07

- - - - for pseudarthrosis　81.37

乳房切除术—另见乳房切除术

—皮下（单侧）　85.34

——双侧　85.36

———同时伴植入　85.35

——同时伴植入　85.33

乳房切除术（完全）（预防性）（单纯）（单侧）
　85.41

—伴

——保留皮肤和乳头　85.34

———双侧　85.36

————同时伴植入　85.35

———同时伴植入　85.33

——区域性淋巴结切除术　85.43

———双侧　85.44

—部分的　85.23

—次全的　85.23

—改良根治的（单侧）　85.43

——双侧的　85.44

—根治性（霍尔斯特德）（迈耶）（单侧）　85.45

——改良的（单侧）　85.43

———双侧的　85.44

——扩大的（胸膜内法）（单侧）　85.47

———双侧的　85.48

——双侧的　85.46

—扩大的

——单纯的（伴区域性淋巴腺切除术）（单侧）
　85.43

———双侧的　85.44

——根治性（胸膜内法）（单侧）　85.47

———双侧的　85.48

—皮下的　85.34

——双侧的　85.36

———同时伴植入　85.35

——同时伴植入　85.33

—双侧的　85.42

乳房切开术　85.0

乳房 X 线照相术 NEC　87.37

乳房象限切除术　85.22

乳头成形术　85.87

乳头切除术，肛门的　49.39

—内镜的　49.31

Mammectomy-see also Mastectomy

- subcutaneous (unilateral)　85.34

- - bilateral　85.36

- - - with synchronous implant　85.35

- - with synchronous implant　85.33

Mastectomy （complete）（prophylactic）
（simple）（unilateral）　85.41

- with

- - preservation of skin and nipple　85.34

- - - bilateral　85.36

- - - - with synchronous implant　85.35

- - - with synchronous implant　85.33

- - excision of regional lymph nodes　85.43

- - - bilateral　85.44

- partial　85.23

- subtotal　85.23

- modified radical (unilateral)　85.43

- - bilateral　85.44

- radical （Halsted）（Meyer）（unilateral）
　85.45

- - modified (unilateral)　85.43

- - - bilateral　85.44

- - extended (Urban) (unilateral)　85.47

- - - bilateral　85.48

- - bilateral　85.46

- extended

- - simple （with regional lymphadenectomy）
（unilateral）　85.43

- - - bilateral　85.44

- - radical (Urban) (unilateral)　85.47

- - - bilateral　85.48

- subcutaneous　85.34

- - bilateral　85.36

- - - with synchronous implant　85.35

- - with synchronous implant　85.33

- bilateral　85.42

Mastotomy,Mammotomy　85.0

Mammography NEC　87.37

Quadrant resection of breast　85.22

Mammilliplasty,Theleplasty　85.87

Papillectomy, anal　49.39

- endoscopic　49.31

S

塞西尔手术—见 Cecil 手术

三关节固定术 81.12

扫描,扫描

— C.A.T.(计算机轴向 X 线断层摄影术) 88.38

——伴计算机辅助手术(CAS) 00.31

——腹 88.01

——骨,骨骼 88.38

———矿物质密度 88.98

——冠状动脉 87.41

——脑 87.03

——肾 87.71

——头 87.03

——心的 87.41

——胸 87.41

— C.T.—见扫描,C.A.T.

— MUGA(放射核素检查)—见扫描,放射性核素

—放射性核素

——肠 92.04

——垂体 92.11

——蛋白结合碘 92.01

——碘^{131} 92.01

——放射性碘吸收 92.01

——肺 92.15

——肺动脉 92.15

——肝 92.02

——骨 92.14

———骨髓 92.05

——甲状旁腺 92.13

——甲状腺 92.01

——淋巴系统 92.16

——脑的 92.11

——脾 92.05

——全身 92.18

——肾 92.03

——肾的 92.03

——肾上腺 92.09

——胎盘 92.17

——特指部位 NEC 92.19

——头 NEC 92.12

塞西尔手术— see Cecil operation

Triple arthrodesis 81.12

Scan, scanning

- C.A.T.(computerized axial tomography) 88.38

- - with computer assisted surgery(CAS) 00.31

- - abdomen 88.01

- - bone, skeletal 88.38

- - - mineral density 88.98

- - coronary 87.41

- - brain 87.03

- - kidney 87.71

- - head 87.03

- - cardiac 87.41

- - thorax 87.41

- C.T.-see Scan, C.A.T.

- MUGA(multiple gated acquisition)-see Scan, radioisotope

- radioisotope

- - bowel, intestine 92.04

- - pituitary 92.11

- - protein-bound iodine 92.01

- - iodine-131 92.01

- - radio-iodine uptake 92.01

- - lung 92.15

- - pulmonary 92.15

- - liver 92.02

- - bone 92.14

- - - marrow 92.05

- - parathyroid 92.13

- - thyroid 92.01

- - lymphatic system 92.16

- - cerebral 92.11

- - spleen 92.05

- - total body 92.18

- - kidney 92.03

- - renal 92.03

- - adrenal 92.09

- - placenta 92.17

- - specified site NEC 92.19

- - head NEC 92.12

—三叉的 04.02

—听神经的 04.01

神经根切断术 03.1

神经化学松解术 04.2

神经监测

—手术中的 00.94

神经节切除术

—半月的 04.05

—蝶腭（美克尔） 05.21

—腱鞘（腕关节） 82.21

——除手以外的部位 83.31

—三叉 04.05

—神经（颅的）（周围的） NEC 04.06

——交感神经 05.29

—腰的交感神经 05.23

神经节切开术，三叉（射频） 04.02

神经冷冻止痛（颅的）（周围的） 04.2

神经牵伸术（颅的）（周围的） 04.91

神经切除术（颅的）（眶下的）（枕部的）（周围的）（脊髓的） NEC 04.07

—半月神经节后根的 04.07

—骶前的 05.24

—鼓室的 20.91

—交感的—见交感神经切除术

—颈旁的 05.22

—三叉的 04.07

—视神经睫状体 12.79

—胃的（迷走神经）—另见迷走神经切断术 44.00

神经切断术（颅的）（周围的）（脊髓的） NEC 04.04

—半月神经节后 04.02

—交感神经的 05.0

—泪支 05.0

—前庭的 04.01

—舌咽的 29.92

—听神经 04.01

神经束切断术

—脊索（一期）（二期） 03.29

- trigeminal 04.02

- acoustic 04.01

Radicotomy, Radiculectomy, Radiculotomy 03.1

Chemoneurolysis 04.2

Neuromonitoring

- intra-operative 00.94

Ganglionectomy

- gasserian 04.05

- sphenopalatine (Meckel's) 05.21

- tendon sheath (wrist) 82.21

- - site other than hand 83.31

- trigeminal 04.05

- nerve (cranial) (peripheral) NEC 04.06

- - sympathetic 05.29

- lumbar sympathetic 05.23

Ganglionotomy, trigeminal (radiofrequency) 04.02

Cryoanalgesia nerve (cranial) (peripheral) 04.2

Neurectasis (cranial) (peripheral) 04.91

Neurectomy (cranial) (infraorbital) (occipital) (peripheral) (spinal) NEC 04.07

- retrogasserian 04.07

- presacral 05.24

- tympanic 20.91

- sympathetic-see Sympathectomy

- paracervical 05.22

- trigeminal 04.07

- opticociliary 12.79

- gastric (vagus)-see also Vagotomy 44.00

Neurotomy (cranial) (peripheral) (spinal) NEC 04.04

- retrogasserian 04.02

- sympathetic 05.0

- lacrimal branch 05.0

- vestibular 04.01

- glossopharyngeal 29.92

- acoustic 04.01

Tractotomy

- spinal cord (one-stage) (two-stage) 03.29

食管发音训练（喉切除术后）　**93.73**

食管缝合术　**42.82**
食管回肠吻合术（胸内）**NEC**　**42.54**

—伴小肠间置术　42.53
—胸骨前或胸前的 NEC　42.64
——伴小肠间置术　42.63
食管肌切开术　**42.7**
食管结肠胃吻合术（胸内）　**42.55**

—胸骨前或胸前　42.65
食管结肠吻合术（胸内）**NEC**　**42.56**

—伴结肠间置术　42.55
—胸骨前或胸前 NEC　42.66
——伴结肠间置术　42.65
食管镜检查 **NEC**　**42.23**
—伴闭合性活组织检查　42.24
—经腹的（手术的）　42.21
—经切开（手术的）　42.21
—经造口（人工的）　42.22
食管空肠吻合术（胸内）**NEC**　**42.54**

—伴
——完全胃切除术　43.99
——小肠间置　42.53
—胸骨前或胸前的 NEC　42.64
——伴小肠间置术　42.63
食管切除术　**42.40**
—部分或大部　42.41
—腹胸颈的（联合的）（同时的）　42.42

—全部　42.42
食管切开术 **NEC**　**42.09**
食管十二指肠造口术（胸内）**NEC**　**42.54**

—伴
——完全胃切除术　43.99
——小肠间置　42.53
食管食管吻合术（胸内）　**42.51**

Esophageal voice training（postlaryngecto-my）　93.73

Esophagorrhaphy　42.82
Esophagoileostomy（intrathoracic）NEC　42.54
- with interposition of small bowel　42.53
- antesternal or antethoracic NEC　42.64
- - with interposition of small bowel　42.63

Esophagomyotomy　42.7
Esophagocologastrostomy（intrathoracic）　42.55
- antesternal or antethoracic　42.65

Esophagocolostomy（intrathoracic）NEC　42.56
- with interposition of colon　42.55
- antesternal or antethoracic NEC　42.66
- - with interposition of colon　42.65

Esophagoscopy NEC　42.23
- with closed biopsy　42.24
- transabdominal（operative）　42.21
- by incision（operative）　42.21
- through stoma（artificial）　42.22

Esophagojejunostomy（intrathoracic）NEC　42.54
- with
- - complete gastrectomy　43.99
- - interposition of small bowel　42.53
- antesternal or antethoracic NEC　42.64
- - with interposition of small bowel　42.63

Esophagectomy　42.40
- partial or subtotal　42.41
- abdominothoracocervical（combined）（synchronous）　42.42
- total　42.42

Esophagotomy NEC　42.09
Esophagoduodenostomy（intrathoracic）NEC　42.54
- with
- - complete gastrectomy　43.99
- - interposition of small bowel　42.53

Esophagoesophagostomy（intrathoracic）　42.51

—脑动脉瘤钳夹（克拉奇菲尔德）（西尔芙斯通）
　39.51

—屏障物，粘连　99.77

—牵引

——伴骨折或脱位的复位—见复位，骨折和复位，
　脱位

——布克　93.46

——布赖恩特　93.44

——邓洛普　93.44

——顶架　93.46

——骨骼 NEC　93.44

———间歇性　93.43

——脊髓的 NEC　93.42

———用颅骨装置（环钳）（卡钳）（克拉奇菲尔德）
　（加德纳-维尔斯）（钳）（文凯）（钳）　93.41

————同时伴插入　02.94

——胶带（皮肤）　93.46

——科特雷尔　93.42

——莱曼史密斯　93.44

——鲁塞尔　93.44

——皮肤，四肢 NEC　93.46

——托马斯夹板　93.45

——靴状　93.46

—伤口敷料 NEC　93.57

—石膏背心　93.51

——米纳瓦　93.52

—弹力袜　93.59

—填塞器（齿矫形）　24.7

—托马斯项圈　93.52

——伴骨折或脱位的复位—见复位，骨折和复位，
　脱位

—外部的，固定装置（骨）　78.10

—— Ilizarov 型　84.72

—— Sheffield 型　84.72

——髌骨　78.16

——尺骨　78.13

——单相装置或系统　84.71

——腓骨　78.17

——跗骨，跖骨　78.18

- clamp, cerebral aneurysm (Crutchfield) (Silverstone)　39.51

- barrier substance, adhesion　99.77

- traction

- - with reduction of fracture or dislocation-see Reduction, fracture and Reduction, dislocation

- - Buck's　93.46

- - Bryant's　93.44

- - Dunlop's　93.44

- - gallows　93.46

- - skeletal NEC　93.44

- - - intermittent　93.43

- - spinal NEC　93.42

- - - with skull device (caliper) (Crutchfield) (Gardner-Wells) (halo) (Vinke) (tongs)　93.41

- - - - with synchronous insertion　02.94

- - adhesive tape (skin)　93.46

- - Cotrel's　93.42

- - Lyman Smith　93.44

- - Russell's　93.44

- - skin, limbs NEC　93.46

- - Thomas'splint　93.45

- - boot　93.46

- wound dressing NEC　93.57

- plaster jacket　93.51

- - Minerva　93.52

- elastic stockings　93.59

- obturator (orthodontic)　24.7

- Thomas collar　93.52

- - with reduction of fracture or dislocation-see Reduction, fracture and Reduction, dislocation

- external fixator device (bone)　78.10

- - Ilizarov type　84.72

- - Sheffield type　84.72

- - patella　78.16

- - ulna　78.13

- - monoplanar system or device　84.71

- - fibula　78.17

- - tarsal, metatarsal　78.18

——肱骨　78.12

——股骨　78.15

——骨盆　78.19

——环形装置或系统　84.72

——混合装置或系统　84.73

——计算机辅助的(依赖的)　84.73

——肩胛骨　78.11

——胫骨　78.17

——桡骨　78.13

——锁骨　78.11

——特指的部位 NEC　78.19

——腕骨,掌骨　78.14

——胸(肋骨)(胸骨)　78.11

——趾(指)骨(足)(手)　78.19

——椎骨　78.19

—微型固定装置(骨)—见亚目 78.1

—维尔波敷料　93.59

—文凯钳(颅骨)(同时伴骨骼牵引)　02.94

—哮吼喷雾　93.94

—血气装置　93.58

—牙周夹(齿矫形)　24.7

—压迫

——敷料(绷带)(吉布尼)(罗伯特琼斯)(尚兹)　93.56

——裤(抗休克)(MAST)　93.58

—移植—见移植物

—尤娜(锌明胶)石膏靴　93.53

—约布斯特抽吸装置(水肿消肿)　93.59

—粘连屏障物　99.77

—重力(G)服　93.59

—朱伊特延伸支具　93.59

石膏管型(用于固定) NEC　93.53

—伴骨折复位—见复位,骨折

室间隔固定术—另见修补术,室间隔　35.72

室切开术

—脑的　02.22

—心脏　37.11

- - humerus　78.12

- - femur　78.15

- - pelvic　78.19

- - ring device or system　84.72

- - hybrid device or system　84.73

- - computer assisted (dependent)　84.73

- - scapula　78.11

- - tibia　78.17

- - radius　78.13

- - clavicle　78.11

- - specified site NEC　78.19

- - carpal, metacarpal　78.14

- - thorax (ribs) (sternum)　78.11

- - phalanges (foot) (hand)　78.19

- - vertebrae　78.19

- minifixator device (bone)-see subcategory 78.1

- Velpeau dressing　93.59

- Vinke tongs (skull) (with synchronous skeletal traction)　02.94

- croupette, croup tent　93.94

- vasopneumatic device　93.58

- peridontal splint (orthodontic)　24.7

- pressure

- - dressing (bandage) (Gibney) (Robert Jones') (Shanz)　93.56

- - trousers (anti-shock) (MAST)　93.58

- graft-see Graft

- Unna's paste boot　93.53

- Jobst pumping unit (reduction of edema)　93.59

- adhesion barrier substance　99.77

- gravity (G-) suit　93.59

- Jewett extension brace　93.59

Casting (for immobilization) NEC　93.53

- with fracture-reduction-see Reduction, fracture

Ventriculoseptopexy-see also Repair, ventricular septal defect　35.72

Ventriculotomy

- cerebral　02.22

- heart　37.11

室造影,室造影术(脑的)　**87.02**

—放射性核素心的　92.05
—心的
——右心室(流出道)　88.52
———合并左心　88.54
——左心室(流出道)　88.53
———合并右心脏　88.54
视觉诱发电位(**VEP**)　**95.23**
视力检查　**95.09**
视网膜电流图(**ERG**)　**95.21**
视网膜冷凝固定术(为了)
—撕裂或缺损修补术　14.32
—再附着　14.52
视野测量　**95.05**
试用(失败)产钳　**73.3**
收集精液,用于人工授精　**99.96**

手法操作
—伴骨折或脱位的复位—见复位,骨折和复位,脱位

—鼻间隔,移置　21.88
—肠(腹内)　46.80
——大的　46.82
——小的　46.81
—肠造口术管口(伴扩张)　96.24
—骨病 NEC　93.67
——等张,等大力　93.64
——低速,高幅力(弹力)　93.63

——高速,低幅力(推力)　93.62

——间接力　93.65
——移动组织液　93.66
——用于全身松动术(全身关节)　93.61

—关节
——脱位—见复位,脱位
——粘连　93.26
———颞下颌的　76.95

Ventriculogram, ventriculography (cerebral)　87.02

- radionuclide cardiac　92.05
- cardiac
- - right ventricle (outflow tract)　88.52
- - - combined with left heart　88.54
- - left ventricle (outflow tract)　88.53
- - - combined with right heart　88.54
Visual evoked potential (VEP)　95.23
Vision check　95.09
Electroretinogram (ERG)　95.21
Cryoretinopexy (for)
- repair of tear or defect　14.32
- reattachment　14.52
Perimetry　95.05
Trial (failed) forceps　73.3
Collection, sperm for artificial insemination　99.96

Manipulation
- with reduction of fracture or dislocation-see Reduction, fracture and Reduction, dislocation

- nasal septum, displaced　21.88
- intestine (intra-abdominal)　46.80
- - large　46.82
- - small　46.81
- enterostomy stoma (with dilation)　96.24
- osteopathic NEC　93.67
- - isotonic, isometric forces　93.64
- - low-velocity, high-amplitude forces (springing)　93.63

- - high-velocity, low-amplitude forces (thrusting)　93.62

- - indirect forces　93.65
- - to move tissue fluids　93.66
- - for general mobilization (general articulation)　93.61

- joint
- - dislocation-see Reduction, dislocation
- - adhesions　93.26
- - - temporomandibular　76.95

一肌肉骨骼（物理疗法）NEC 93.29

一肌肉结构 93.27

一泪道（管道）NEC 09.49

一颞下颌关节 NEC 76.95

一输尿管结石，经导管

——伴去除 56.0

——不伴去除 59.8

一胃，术中采取的 44.92

一涎腺管 26.91

一直肠 96.22

一子宫 NEC 69.98

——内翻的

———手法的置换（分娩后）75.94

——妊娠 75.99

——外科手术的一见修补术，内翻子宫

手法操作（方法）

一布拉格 72.52

一布腊和特 72.52

一德李（钥匙锁式旋转）72.4

一范霍恩 72.52

一克勒德 73.59

一克里斯特勒 72.54

一勒夫塞特（臀位臂牵引）72.52

一利特根 73.59

一莫里索（斯梅利伟特）72.52

一皮纳德（全臀位牵引术）72.54

一斯坎佐尼（旋转）72.4

一维甘德-马丁 72.52

手工艺疗法 93.81

手术

— Coxmaze 操作（心脏组织的消融或破坏）—见 maze 操作

— Dennis-Varco（疝缝合术）—见修补术，疝，股的

— Maze 操作（消融，心脏组织切除或破坏）

——经切开（开放）37.33

——经胸切开术不伴胸腔镜 37.33

- musculoskeletal （physical therapy） NEC 93.29

- muscle structures 93.27

- lacrimal passage （tract） NEC 09.49

- temporomandibular joint NEC 76.95

- ureteral calculus by catheter

- - with removal 56.0

- - without removal 59.8

- stomach, intraoperative 44.92

- salivary duct 26.91

- rectum 96.22

- uterus NEC 69.98

- - inverted

- - - manual replacement （following delivery） 75.94

- - gravid 75.99

- - surgical-see Repair, inverted uterus

Maneuver （method）

- Prague 72.52

- Bracht 72.52

- De Lee （key-in-lock） 72.4

- Van Hoorn 72.52

- Credé 73.59

- Kristeller 72.54

- Loveset's （extraction of arms in breech birth） 72.52

- Ritgen 73.59

- Mauriceau （-Smellie-Veit） 72.52

- Pinard （total breech extraction） 72.54

- Scanzoni （rotation） 72.4

- Wigand-Martin 72.52

Manual arts therapy 93.81

Operation

- Cox-maze procedure （ablation or destruction of heart tissue）-see maze procedure

- Dennis-Varco （herniorrhaphy）-see Repair, hernia, femoral

- Maze procedure （ablation or destruction of heart tissue）

- - by incision （open） 37.33

- - by thoracotomy without thoracoscope 37.33

—艾伯特(关节固定术,膝) 81.22

—艾利森(加固副韧带) 81.44

—艾利斯琼斯(腓腱修补术) 83.88

—安德逊(胫骨延长) 78.37

—奥伯(一扬特)(臀髂胫筋膜切开术) 83.14

—奥狄括约肌 NEC 51.89

—奥多诺林(膝关节三联修补术) 81.43

—奥尔斯豪(子宫悬吊术) 69.22

—奥克斯福德(用于泌尿系失禁) 59.4

—奥斯卡米勒(跗骨间关节固定术) 81.14

—奥斯蒙德-克拉克(软组织松解伴腓骨短肌腱移植) 83.75

—巴登霍伊厄(无名动脉结扎) 38.85

—巴蒂斯塔(部分心室切除术)(心室减缩术)(心室重塑) 37.35

—巴尔(胫后腱移植术) 83.75

—巴菲斯(心房间静脉回流转位) 35.91

—巴坎(前房角切开术) 12.52

——伴前房角穿刺术 12.53

—巴奇一斯皮特勒一麦克法丁(膝关节离断) 84.16

—巴塞(女阴切除术伴腹股沟淋巴结清扫) 71.5 [40.3]

—巴斯基(裂手闭合术) 82.82

—巴西尼(疝缝合术)—见修补术,疝,腹股沟的

—巴治操作(耻骨后尿道悬吊术,用于尿道口失禁) 59.5

—班克哈特(进入关节盂的囊修补术,用于肩关节脱位) 81.82

—邦内尔(腱移植) 82.56

—邦尼(腹子宫切除术) 68.49

——腹腔镜的 68.41

—鲍勃(胆石切除术) 51.04

—鲍尔

——肛周下部切开 49.02

- Albert (arthrodesis, knee) 81.22

- Ellison (reinforcement of collateral ligament) 81.44

- Ellis Jones (repair of peroneal tendon) 83.88

- Anderson (tibial lengthening) 78.37

- Ober (-Yount) (gluteal-iliotibial fasciotomy) 83.14

- sphincter of Oddi NEC 51.89

- O'Donoghue (triad knee repair) 81.43

- Olshausen (uterine suspension) 69.22

- Oxford (for urinary incontinence) 59.4

- Oscar Miller (midtarsal arthrodesis) 81.14

- Osmond-Clark (soft tissue release with peroneus brevis tendon transfer) 83.75

- Bardenheurer (ligation of innominate artery) 38.85

- Batista (partial ventriculectomy)(ventricular reduction)(ventricular remodeling) 37.35

- Barr (transfer of tibialis posterior tendon) 83.75

- Baffes (interatrial transposition of venous return) 35.91

- Barkan (goniotomy) 12.52

- - with goniopuncture 12.53

- Batch-Spittler-McFaddin (knee disarticulation) 84.16

- Bassett (vulvectomy with inguinal lymph node dissection) 71.5 [40.3]

- Barsky (closure of cleft hand) 82.82

- Bassini (herniorrhaphy)-see Repair, hernia, inguinal

- Burch procedure (retropubic urethral suspension for urinary stress incontinence) 59.5

- Bankhart (capsular repair into glenoid, for shoulder dislocation) 81.82

- Bunnell (tendon transfer) 82.56

- Bonney (abdominal hysterectomy) 68.49

- - laparoscopic 68.41

- Bobb (cholelithotomy) 51.04

- Ball

- - undercutting 49.02

———后腰椎融合术 81.08

————用于假关节 81.38

———架状成型操作,髋 81.40

———桡骨头韧带切除术(用于网球肘) 80.92

—博腾(虹膜展开术) 12.63

—博伊德(髋关节离断) 84.18

—伯杰斯(踝截断术) 84.14

—伯克(提肌切除术眼睑) 08.33

—布拉斯科维克(提上睑肌切除术伴前徙术) 08.33

—布莱洛克(体动脉肺动脉吻合术) 39.0

—布莱洛克-汉隆(房间隔缺损建造) 35.42

—布莱洛克-陶西格(锁骨下肺动脉吻合术) 39.0

—布朗(-丹尼斯)(尿道下裂修补术) 58.45

—布朗特

——股骨缩短(伴页板) 78.25

——经骨骺钉合术 78.25

—布朗希威格(暂时性胃造口术) 43.19

—布劳尔(心脏松解术) 37.10

—布里克(回肠输尿管吻合术) 56.51

—布里斯托(肩关节脱位修补术) 81.82

—布罗克(肺动脉瓣膜切开术) 35.03

—布罗克曼(软组织松解用于畸形足) 83.84

—蔡尔德(胰腺根治性次全切除术) 52.53

—苍白球 NEC 01.42

—查恩利(加压关节固定术)

——踝 81.11

——髋 81.21

——膝 81.22

—查尔斯(淋巴水肿矫正术) 40.9

—产科的 NEC 75.99

—肠 NEC 46.99

—肠系膜 NEC 54.99

- - fusion of posterior lumbar spine 81.08

- - - for pseudarthrosis 81.38

- - shelf procedure, hip 81.40

- - resection of radial head ligaments (for tennis elbow) 80.92

- Borthen (iridotasis) 12.63

- Boyd (hip disarticulation) 84.18

- Burgess (amputation of ankle) 84.14

- Berke (levator resection eyelid) 08.33

- Blascovic (resection and advancement of levator palpebrae superioris) 08.33

- Blalock (systemic-pulmonary anastomosis) 39.0

- Blalock-Hanlon (creation of atrial septal defect) 35.42

- Blalock-Taussig (subclavian-pulmonary anastomosis) 39.0

- Browne (-Denis) (hypospadias repair) 58.45

- Blount

- - femoral shortening (with blade plate) 78.25

- - by epiphyseal stapling 78.25

- Brunschwig (temporary gastrostomy) 43.19

- Brauer (cardiolysis) 37.10

- Bricker (ileoureterostomy) 56.51

- Bristow (repair of shoulder dislocation) 81.82

- Brock (pulmonary valvulotomy) 35.03

- Brockman (soft tissue release for clubfoot) 83.84

- Child (radical subtotal pancreatectomy) 52.53

- globus pallidus NEC 01.42

- Charnley (compression arthrodesis)

- - ankle 81.11

- - hip 81.21

- - knee 81.22

- Charles (correction of lymphedema) 40.9

- obstetric NEC 75.99

- intestine NEC 46.99

- mesentery NEC 54.99

一处女膜 NEC　70.91

一楚奇（巨指畸形修补术）　82.83

一穿刺放液术 NEC　35.82

一窗

——鼻窦—见窦切开术，上颌

——窦（鼻窦）—见窦切开术，上颌

——骨皮质—另见切开，骨　77.10

———面的　76.09

——心包　37.12

——胸膜的　34.09

——主动脉肺动脉　39.59

一垂体腺 NEC　07.79

一唇 NEC　27.99

一达尔曼（食管憩室切除术）　42.31

一达拉科（尺骨切除术）　77.83

一达拉姆（-考德威尔）（二头肌腱移植术）　83.75

一达纳（后神经根切断术）　03.1

一戴洛姆

——脱垂直肠修补术　48.76

——心包切除术　37.31

——胸成形术　33.34

——直肠固定术　48.76

一戴帽（掌骨延长和局部皮瓣转移术）　82.69

一戴维斯（插管输尿管切开术）　56.2

一丹福斯（胎儿）　73.8

一胆的（管）（道）NEC　51.99

一胆囊 NEC　51.99

一道格拉斯（舌与唇缝合，用于小颌）　25.59

一德格兰德芒（睑板切除术）　08.35

一德怀尔

——筋膜切开术　83.14

——软组织松解 NEC　83.84

——楔形骨切开术，跟骨　77.28

一德拉奇（鼓室成形术）　19.4

一德农维利叶（限定性鼻成形术）　21.86

一德翁布雷恩（翼状胬肉切除术伴角膜移植）　11.32

- hymen NEC　70.91

- Tsuge (macrodactyly repair)　82.83

- TAPVC NEC　35.82

- window

- - nasoantral-see Antrotomy, maxillary

- - antrum (nasal sinus)-see Antrotomy, maxillary

- - bone cortex-see also Incision, bone　77.10

- - - facial　76.09

- - pericardium　37.12

- - pleural　34.09

- - aorticopulmonary　39.59

- pituitary gland NEC　07.79

- lip NEC　27.99

- Dahlman (excision of esophageal diverticulum)　42.31

- Darrach (ulnar resection)　77.83

- Durham (-Caldwell) (transfer of biceps femoris tendon)　83.75

- Dana (posterior rhizotomy)　03.1

- Delorme

- - repair of prolapsed rectum　48.76

- - pericardiectomy　37.31

- - thoracoplasty　33.34

- - proctopexy　48.76

- cocked hat (metacarpal lengthening and transfer of local flap)　82.69

- Davis (intubated ureterotomy)　56.2

- Danforth (fetal)　73.8

- biliary (duct) (tract) NEC　51.99

- gallbladder NEC　51.99

- Douglas (suture of tongue to lip for micrognathia)　25.59

- de Grandmont (tarsectomy)　08.35

- Dwyer

- - fasciotomy　83.14

- - soft tissue release NEC　83.84

- - wedge osteotomy, calcaneus　77.28

- Derlacki (tympanoplasty)　19.4

- Denonvillier (limited rhinoplasty)　21.86

- D'Ombrain (excision of pterygium with corneal graft)　11.32

—法桑尼拉-舍瓦特（睑下垂修补术）　08.35

—法沙吉尔（-唐纳德）（子宫悬吊术）　69.22

—方坦（在右心房和肺动脉之间通道创建）　35.94

—菲克（镫骨底板穿孔）　19.0

—肺 NEC　33.99

—肺动脉 NEC　33.99

—肺减容　32.22

——生物学肺容积减少术（BLVR）—见亚目　33.7

—芬尼（幽门成形术）　44.29

—冯克拉斯基（直肠切开术）　48.64

—佛朗哥（耻骨上膀胱造口术）　57.19

—福开森（疝修补术）　53.00

—福克斯（睑内翻修补术伴楔形切除术）　08.43

—福勒

——腱固定术（手）　82.85

——松解术（槌状指修补术）　82.84

——胸成形术　33.34

——掌指关节关节成形术　81.72

—福利（肾盂成形术）　55.87

—弗兰克（永久性胃造口术）　43.19

—弗兰克纳（颞骨岩部内引流）　20.22

—弗雷德特-腊姆斯特德特（幽门肌切开术）（伴楔形切除术）　43.3

—弗雷惹（-斯皮勒）（颞下三叉神经根切断术）　04.02

—弗里克曼（腹直肠固定术）　48.75

—弗罗梅尔（子宫骶骨韧带缩短）　69.22

—附睾 NEC　63.99

—腹的（区）NEC　54.99

—腹会阴的 NOS　48.50

——腹腔镜的　48.51

——开放性　48.52

——其他　48.59

—腹膜 NEC　54.99

—肝的 NEC　50.99

- Fasanella-Servatt（blepharoptosis repair）08.35

- Fothergill（-Donald）（uterine suspension）69.22

- Fontan（creation of conduit between right atrium and pulmonary artery）35.94

- Fick（perforation of footplate）19.0

- lung NEC　33.99

- pulmonary NEC　33.99

- lung volume reduction　32.22

- - biologic lung volume reduction（BLVR）-see subcategory　33.7

- Finney（pyloroplasty）44.29

- von Kraske（proctectomy）48.64

- Franco（suprapubic cystotomy）57.19

- Ferguson（hernia repair）53.00

- Fox（entropion repair with wedge resection）08.43

- Fowler

- - tenodesis（hand）82.85

- - release（mallet finger repair）82.84

- - thoracoplasty　33.34

- - arthroplasty of metacarpophalangeal joint 81.72

- Foley（pyeloplasty）55.87

- Frank（permanent gastrostomy）43.19

- Frenckner（intrapetrosal drainage）20.22

- Fredet-Ramstedt（pyloromyotomy）（with wedge resection）43.3

- Frazier（-Spiller）（subtemporal trigeminal rhizotomy）04.02

- Frickman（abdominal proctopexy）48.75

- Frommel（shortening of uterosacral ligaments）69.22

- epididymis NEC　63.99

- abdominal（region）NEC　54.99

- abdominoperineal，NOS　48.50

- - laparoscopic　48.51

- - open　48.52

- - other　48.59

- peritoneum NEC　54.99

- hepatic NEC　50.99

—甘特(转子楔形骨切开术) 77.25

—肛门 NEC 49.99

—睾丸 NEC 62.99

—睾丸鞘膜 NEC 61.99

—哥贝尔-弗兰哥哈姆-斯托克(尿道膀胱悬吊术) 59.4

—戈德韦特

——髌骨稳定术 81.44

——踝稳定术 81.11

——腱移植术用于髌骨脱位 81.44

—戈登-泰勒(后肢截断术) 84.19

—戈姆利(髋融合术) 81.21

—格德尔斯通

——股骨头和股骨颈切除术(无关节假体插入) 77.85

———伴置换假体见植入,关节,髋

——肌移植术用于爪形趾 77.57

——髋假体切除 80.05

———伴置换假体见植入,关节,髋

——椎板切除术伴脊椎融合术 81.00

—格德尔斯通-泰勒(肌移植术用于爪形趾修补术) 77.57

—格德纳(畸形足松解术) 80.48

—格尔曼(畸形足松解术) 83.84

—格赖斯(距下关节固定术) 81.13

—格里蒂-斯托克斯(膝关节离断) 84.16

—格林(肩胛固定术) 78.41

—格伦(上腔静脉与右肺动脉吻合术) 39.21

—格罗斯(疝缝合术)

——腹腔镜的 53.43

———伴移植物或假体 53.42

——其他和开放伴有移植物或假体 53.41

——其他开放性 53.49

—巩膜 NEC 12.89

—骨 NEC —见亚目 78.4

- Gant (wedge osteotomy of trochanter) 77.25

- anus NEC 49.99

- testis NEC 62.99

- tunica vaginalis NEC 61.99

- Goebel-Frangenheim-Stoeckel (urethrovesical suspension) 59.4

- Goldthwaite

- - patella stabilization 81.44

- - ankle stabilization 81.11

- - tendon transfer for patella dislocation 81.44

- Gordon-Taylor (hindquarter amputation) 84.19

- Ghormley (hip fusion) 81.21

- Girdlestone

- - resection of femoral head and neck (without insertion of joint prosthesis) 77.85

- - - with replacement prosthesis-see Implant, joint, hip

- - muscle transfer for claw toe 77.57

- - resection of hip prosthesis 80.05

- - - with replacement prosthesis-see Implant, joint, hip

- - laminectomy with spinal fusion 81.00

- Girdlestone-Taylor (muscle transfer for claw toe repair) 77.57

- Goldner (clubfoot release) 80.48

- Gelman (release of clubfoot) 83.84

- Grice (subtalar arthrodesis) 81.13

- Gritti-Stokes (knee disarticulation) 84.16

- Green (scapulopexy) 78.41

- Glenn (anastomosis of superior vena cava to right pulmonary artery) 39.21

- Gross (herniorrhaphy)

- - laparoscopic 53.43

- - - with graft or prosthesis 53.42

- - other and open with graft or prosthesis 53.41

- - other open 53.49

- sclera NEC 12.89

- bone NEC-see subcategory 78.4

——骨髓 NEC　41.98

——颅骨 NEC　02.99

——面　76.99

——损伤 NEC－见亚目　79.9

—古德鲍尔（阴道）　70.4

—关节（囊）（韧带）（结构）NEC　81.99

——面的 NEC　76.99

—过滤（用于青光眼）　12.79

——伴虹膜切除术　12.65

—哈策（输尿管肾囊肿吻合术）　56.74

—哈格纳（附睾切开术）　63.92

—哈里逊理查德森（阴道悬吊术）　70.77

——伴移植物或假体　70.78

—哈特曼－见结肠切除术，按部位

—海比尼特-伊登（肩关节盂骨阻塞）　78.01

—海勒（食管肌切开术）　42.7

—海曼（软组织松解用于畸形足）　83.84

—海曼-赫顿（-斯卓尔）（内翻跖矫正术）　80.48

—海拿克-米库利茨（幽门成形术）－见亚目　44.2

—海因（睫状体分离术）　12.55

—汉普顿（小肠与直肠残端吻合术）　45.92

—豪塞

——髌骨稳定术　81.44

——跟腱切断术　83.11

——跚囊肿切除术伴内收肌腱移植术　77.53

—颌下腺或管 NEC　26.99

—赫斯特伦（迷行肾血管移植）　39.55

—黑-葛若夫斯（前交叉韧带重建术）　81.45

—黑加（会阴缝合术）　71.79

—黑氏（足截断术）　84.12

—亨利（空肠转位）　43.81

—横膈 NEC　34.89

—虹膜 NEC　12.97

- - marrow NEC　41.98

- - skull NEC　02.99

- - facial　76.99

- - injury NEC-see subcategory　79.9

- Goodall-Power (vagina)　70.4

- joint (capsule) (ligament) (structure) NEC　81.99

- - facial NEC　76.99

- filtering (for glaucoma)　12.79

- - with iridectomy　12.65

- Hutch (ureteroneocystostomy)　56.74

- Hagner (epididymotomy)　63.92

- Harrison-Richardson (vaginal suspension)　70.77

- - with graft or prosthesis　70.78

- Hartmann-see Colectomy，by site

- Hybinette-eden (glenoid bone block)　78.01

- Heller (esophagomyotomy)　42.7

- Heyman (soft tissue release for clubfoot)　83.84

- Heyman-Herndon (-Strong) (correction of metatarsus varus)　80.48

- Heineke-Mikulicz (pyloroplasty)-see subcategory　44.2

- Heine (cyclodialysis)　12.55

- Hampton (anastomosis small intestine to rectal stump)　45.92

- Hauser

- - stabilization of patella　81.44

- - achillotenotomy　83.11

- - bunionectomy with adductor tendon transfer　77.53

- submaxillary gland or duct NEC　26.99

- Hellström (transplantation of aberrant renal vessel)　39.55

- Hey-Groves (reconstruction of anterior cruciate ligament)　81.45

- Hegar (perineorrhaphy)　71.79

- Hey (amputation of foot)　84.12

- Henley (jejunal transposition)　43.81

- diaphragm NEC　34.89

- iris NEC　12.97

——嵌顿术 12.63	- - inclusion 12.63
—喉 NEC 31.98	- larynx NEC 31.98
—后房(眼) NEC 14.9	- posterior chamber (eye) NEC 14.9
—后推(腭裂修补术) 27.62	- push-back (cleft palate repair) 27.62
—呼吸(管道) NEC 33.99	- respiratory (tract) NEC 33.99
—怀特(跟腱延长术,经不完全的腱切断术) 83.11	- White (lengthening of tendo calcaneus by incomplete tenotomy) 83.11
—怀特黑德	- Whitehead
——舌截除术,根治性 25.4	- - glossectomy, radical 25.4
——痔切除术 49.46	- - hemorrhoidectomy 49.46
—回肠 NEC 46.99	- ileum NEC 46.99
—回肠襻 56.51	- ileal loop 56.51
—惠勒	- Wheeler
——减半操作(眼睑) 08.24	- - halving procedure (eyelid) 08.24
——睑内翻修补术 08.44	- - entropion repair 08.44
—惠普尔(根治胰十二指肠切除术) 52.7	- Whipple (radical pancreaticoduodenectomy) 52.7
——蔡尔德改进型(根治性胰腺大部切除术) 52.53	- - Child modification (radical subtotal pancreatectomy) 52.53
——罗德尼史密斯改进型(根治性胰腺次全切除术) 52.53	- - Rodney Smith modification (radical subtotal pancreatectomy) 52.53
—惠特曼	- Whitman
——距骨切除术 77.98	- - talectomy 77.98
——髋重建术 81.40	- - hip reconstruction 81.40
——前锯肌修补术 83.87	- - repair of serratus anterior muscle 83.87
——转子楔形骨切开术 77.25	- - trochanter wedge osteotomy 77.25
——足稳定术(距骨切除术) 77.98	- - foot stabilization (talectomy) 77.98
—会阴(女性) NEC 71.8	- perineum (female) NEC 71.8
——男性 NEC 86.99	- - male NEC 86.99
—霍尔思	- Holth
——巩膜切除术 12.65	- - sclerectomy 12.65
——虹膜嵌顿术 12.63	- - iridencleisis 12.63
—霍尔斯特德—见修补术,疝,腹股沟的	- Halsted-see Repair, hernia, inguinal
—霍尔斯特德乳房切除术 85.45	- Halsted mastectomy 85.45
—霍夫迈斯特(胃切除术) 43.7	- Hofmeister (gastrectomy) 43.7
—霍克	- Hoke
——跗骨间融合术 81.14	- - midtarsal fusion 81.14
——三关节固定术 81.12	- - triple arthrodesis 81.12
—霍曼(淋巴水肿矫正术) 40.9	- Homan (correction of lymphedema) 40.9
—肌 NEC 83.99	- muscle NEC 83.99
——手 NEC 82.99	- - hand NEC 82.99
——心乳头 NEC 35.31	- - papillary heart NEC 35.31

——眼外—见手术,眼外的
—肌肉骨骼系统 NEC　84.99
—基德纳(副舟骨切除术)(伴腱移植)　77.98

—基利安(额的窦切开术)　22.41
—吉尔
——肩关节固定术　81.23
——椎板切除术　03.09
—吉尔-斯坦(腕桡关节固定术)　81.25
—吉福德
——角膜切开术(限界性)　11.1
——泪囊破坏　09.6
—吉利姆(子宫悬吊术)　69.22
—脊椎的(管)(索)(结构) NEC　03.99

—济格勒(虹膜切除术)　12.14
—加布尔-杜华纳(股骨头钻孔)　77.15

—加布里尔(腹会阴直肠切除术),NOS　48.50

——腹腔镜的　48.51
——开放性　48.52
——其他　48.59
—加德纳(脊脑膜膨出修补术)　03.51
—加尔索(胫骨腱移植术)　83.75
—颊腔 NEC　27.99
—甲状旁腺 NEC　06.99
—甲状腺 NEC　06.98
—睑板 NEC　08.99
——肌肉悬吊　08.35
—睑缝合(睑下垂)　08.31
—腱 NEC　83.99
——手 NEC　82.99
——眼外的 NEC　15.9
—腱索 NEC　35.32
—交感神经 NEC　05.89
—角膜 NEC　11.99
—结(淋巴) NEC　40.9
—结肠 NEC　46.99
—结膜 NEC　10.99
——破坏性 NEC　10.33
—捷特尼(动脉调转)　35.84

- - extraocular-see Operation，extraocular
- musculoskeletal system NEC　84.99
- Kidner (excision of accessory navicular bone)
  (with tendon transfer)　77.98
- Killian (frontal sinusotomy)　22.41
- Gill
- - arthrodesis of shoulder　81.23
- - laminectomy　03.09
- Gill-Stein (carporadial arthrodesis)　81.25
- Giffod
- - keratotomy (delimiting)　11.1
- - destruction of lacrimal sac　09.6
- Gilliam (uterine suspension)　69.22
- spinal (canal)(cord)(structures) NEC
  03.99
- Ziegler (iridectomy)　12.14
- Graber-Duvernay (drilling femoral head)
  77.15
- Gabriel (abdominoperineal resection of rec-
  tum)，NOS　48.50
- - laparoscopic　48.51
- - open　48.52
- - other　48.59
- Gardner (spinal meningocele repair)　03.51
- Garceau (tibial tendon transfer)　83.75
- buccal cavity NEC　27.99
- parathyroid gland(s) NEC　06.99
- thyroid gland NEC　06.98
- tarsus NEC　08.99
- - muscle sling　08.35
- lid suture (blepharoptosis)　08.31
- tendon NEC　83.99
- - hand NEC　82.99
- - extraocular NEC　15.9
- chordae tendineae NEC　35.32
- sympathetic nerve NEC　05.89
- cornea NEC　11.99
- node (lymph) NEC　40.9
- colon NEC　46.99
- conjunctiva NEC　10.99
- - destructive NEC　10.33
- Jatene (arterial switch)　35.84

一睫状体 NEC 12.98 — ciliary body NEC 12.98

一筋膜 NEC 83.99 — fascia NEC 83.99

一一手 82.99 — — hand 82.99

一金斯蒂奎斯特(后肢截断术) 84.19 — King-Steelquist (hindquarter amputation) 84.19

一精囊 NEC 60.79 — seminal vesicle NEC 60.79

一精索 NEC 63.99 — spermatic cord NEC 63.99

一晶体 NEC 13.90 — lens NEC 13.90

一颈动脉体或腺 NEC 39.89 — carotid body or gland NEC 39.89

一静脉 NEC 39.99 — vein NEC 39.99

一居荣(踝截断术) 84.13 — Guyon (amputation of ankle) 84.13

一绝育术 NEC — sterilization NEC

一一男性一另见结扎,输精管 63.70 — — male-see also Ligation, vas deferens 63.70

一一女性一另见特指的手术 66.39 — — female-see also specific operation 66.39

一卡德尔(暂时性胃造口术) 43.19 — Kader (temporary gastrostomy) 43.19

一卡尔普-迪威尔德(螺旋形的皮瓣肾盂成形术) 55.87 — Culp-Deweerd (spiral flap pyeloplasty) 55.87

一卡尔普-斯卡迪诺(输尿管皮瓣肾盂成形术) 55.87 — Culp-Scardino (ureteral flap pyeloplasty) 55.87

一卡兰德(膝关节离断) 84.16 — Callander (knee disarticulation) 84.16

一卡罗尔和泰伯(关节成形术近端指(趾)间关节) 81.72 — Carroll and Taber (arthroplasty proximal interphalangeal joint) 81.72

一卡特尔(疝缝合术) 53.51 — Cattell (herniorrhaphy) 53.51

一卡赞吉安(颊前庭颊唇沟或舌沟牵伸术) 24.91 — Kazanjiian (buccal vestibular sulcus extension) 24.91

一开窗术(主动脉) 39.54 — fenestration (aorta) 39.54

一凯尔(肝固定术) 50.69 — Kehr (hepatopexy) 50.69

一凯勒(蹈囊肿切除术) 77.59 — Keller (bunionectomy) 77.59

一凯利(-肯尼迪)(尿道膀胱折叠术) 59.3 — Kelly (-Kennedy) (urethrovesical plication) 59.3

一凯利-斯托克尔(尿道膀胱折叠术) 59.3 — Kelly-Stoeckel (urethrovesical plication) 59.3

一凯斯勒(关节成形术,腕掌关节) 81.74 — Kessler (arthroplasty, carpometacarpal joint) 81.74

一坎贝尔 — Campbell

一一骨块融合术,踝 81.11 — — bone block, ankle 81.11

一一筋膜切开术(髂嵴) 83.14 — — fasciotomy (iliac crest) 83.14

一一前交叉韧带重建术 81.45 — — reconstruction of anterior cruciate ligaments 81.45

一康多利昂(淋巴水肿矫正术) 40.9 — Kondoleon (correction of lymphedema) 40.9

——肠外置术　46.03
——直肠切除术(完全)，NOS　48.50
———腹腔镜的　48.51
———开放性　48.52
———其他　48.59
—阑尾 NEC　47.99
—朗迈尔(胆管吻合术)　51.39
—劳埃德-戴维斯(腹会阴切除术)，NOS　48.50

——腹腔镜的　48.51
——开放性　48.52
——其他　48.59
—勒福特(阴道闭合术)　70.8
—勒里施(周围动脉交感神经切除术)　05.25
—勒梅热勒(唇裂修补术)　27.54
—泪的
——系统 NEC　09.99
——腺　09.3
—泪点三剪开　09.51
—梨状隐窝 NEC　29.99
—里普斯坦(直肠脱垂修补术)　48.75
—利德贝特(尿道再建造术)　58.46
—利德贝特-波利坦诺(输尿管肾囊肿吻合术)　56.74
—利斯弗朗
——肩关节离断　84.08
——足截断术　84.12
—利特尔伍德(前肢截断术)　84.09
——肝 NEC　50.99
—淋巴结构 NEC　40.9
——左(胸)导管 NEC　40.69
—林顿(静脉曲张)　38.59
—林霍尔姆(肌腱裂伤修补术)　83.88
—颅骨 NEC　02.99
—卢卡斯和默里(膝关节固定术伴金属板)　81.22
—鲁戈-德思维特(髌骨脱位修补术)　81.44

—鲁-赫曾-朱戴恩(空肠襻间置术)　42.63

—鲁伊斯-莫拉(近端趾切除术用于锤状趾)　77.99

- - exteriorization of intestine　46.03
- - proctectomy (complete)，NOS　48.50
- - - laparoscopic　48.51
- - - open　48.52
- - - other　48.59
- appendix NEC　47.99
- Longmire (bile duct anastomosis)　51.39
- Lloyd-Davies (abdominoperineal resection)，NOS　48.50

- - laparoscopic　48.51
- - open　48.52
- - other　48.59
- Le Fort (colpocleisis)　70.8
- Leriche (periarterial sympathectomy)　05.25
- LeMesurier (cleft lip repair)　27.54
- lacrimal
- - system NEC　09.99
- - gland　09.3
- three-snip, punctum　09.51
- pyriform sinus NEC　29.99
- Ripstein (repair of rectal prolapse)　48.75
- Leadbetter (urethral reconstruction)　58.46
- Leadbetter-Politano (ureteroneocystostomy)　56.74
- Lisfranc
- - shoulder disarticulation　84.08
- - foot amputation　84.12
- Littlewood (forequarter amputation)　84.09
- - liver NEC　50.99
- lymphatic structure(s) NEC　40.9
- - duct, left (thoracic) NEC　40.69
- Linton (varicose vein)　38.59
- Lindholm (repair of ruptured tendon)　83.88
- skull NEC　02.99
- Lucas and Murray (knee arthrodesis with plate)　81.22
- Roux-Goldthwait (repair of patellar dislocation)　81.44
- Roux-Herzen-Judine (jejunal loop interposition)　42.63
- Ruiz-Mora (proximal phalangectomy for hammer toe)　77.99

—卵巢 NEC　65.99

—轮匝肌悬吊　08.36

—罗德尼史密斯（胰腺根治性次全切除术）
52.53

—罗杰斯（膝关节离断）　84.16

—洛德

——肛管扩张用于痔疮　49.49

——睾丸固定术　62.5

——痔切除术　49.49

—马德伦纳（输卵管结扎）　66.31

—马格努森(-斯塔克)（关节成形术用于复发性肩
关节脱位）　81.82

—马克沃尔德手术（子宫颈口修补术）　67.59

—马裤式（胃吻合修正术）　44.5

—马斯塔德（静脉回流心房间转位）　35.91

—马塔斯（动脉瘤缝合术）　39.52

—马歇尔-马蒂凯(-克兰茨)（耻骨后尿道悬吊术）
59.5

—马泽特（膝关节离断）　84.16

—迈尔斯（直肠完全切除术），NOS　48.50

——腹腔镜的　48.51

——开放性　48.52

——其他　48.59

—麦基弗（第一跖趾关节融合术用于踇外翻修补
术）　77.52

—麦基索克（乳房缩小）　85.33

—麦金杜（阴道建造术）　70.61

——伴移植物或假体　70.63

—麦考尔（肠膨出修补术）　70.92

——伴移植物或假体　70.93

—麦考利（畸形足松解术）　83.84

—麦克伯尼—见修补术，疝，腹股沟的

—麦克布莱德（踇囊肿切除术伴软组织矫正）
77.53

—麦克雷诺兹（翼状胬肉移位）　11.31

—麦克唐纳（环绕缝合，子宫颈）　67.59

—麦克维

- ovary NEC　65.99

- orbicularis muscle sling　08.36

- Rodney Smith (radical subtotal pancreatecto-
my)　52.53

- S. P. Rogers (knee disarticulation)　84.16

- Lord

- - dilation of anal canal for hemorrhoids
49.49

- - orchidopexy　62.5

- - hemorrhoidectomy　49.49

- Madlener (tubal ligation)　66.31

- Magnuson (-Stack) (arthroplasty for recur-
rent shoulder dislocation)　81.82

- Marckwald (cervical os repair)　67.59

- pantaloon (revision of gastric anastomosis)
44.5

- Mustard (interatrial transposition of venous
return)　35.91

- Matas (aneurysmorrhaphy)　39.52

- Marshall-Marchetti (-Krantz) (retropubic u-
rethral suspension)　59.5

- Mazet (knee disarticulation)　84.16

- Miles (complete proctectomy), NOS　48.50

- - laparoscopic　48.51

- - open　48.52

- - other　48.59

- McKeever (fusion of first metatarsophalange-
al joint for hallux valgus repair)　77.52

- McKissock (breast reduction)　85.33

- McIndoe (vaginal construction)　70.61

- - with graft or prosthesis　70.63

- McCall (enterocele repair)　70.92

- - with graft or prosthesis　70.93

- McCauley (release of clubfoot)　83.84

- McBurney-see Repair, hernia, inguinal

- McBride (bunionectomy with soft tissue cor-
rection)　77.53

- McReynolds (transposition of pterygium)
11.31

- McDonald (encirclement suture, cervix)
67.59

- McVay

——腹股沟疝见修补术,疝,腹股沟的

——股疝—见修补术,疝,股的

—脉络膜 NEC　14.9

—曼彻斯特(唐纳德)(福瑟吉尔),(子宫悬吊术)　69.22

—盲肠 NEC　46.99

—芒福德(部分锁骨切除术)　77.81

—梅奥

——踇囊肿切除术　77.59

——疝缝合术

———腹腔镜的　53.43

————伴移植物或假体　53.42

————其他和开放伴有移植物或假体　53.41

———其他开放性　53.49

——阴道子宫切除术　68.59

———腹腔镜辅助(LAVH)　68.51

—米库利奇(肠外置术)(一期)　46.03

——二期　46.04

—米勒

——跗骨间关节固定术　81.14

——尿道膀胱悬吊术　59.4

—米勒(肺动脉结扎)　38.85

—米勒德(唇成形术)　27.54

—米林-里德(尿道膀胱悬吊术)　59.4

—米切尔(踇外翻修补术)　77.51

—泌尿系 NEC　59.99

—面 NEC　27.99

—面骨或关节 NEC　76.99

—摩尔(关节成形术)　81.52

—莫斯(皮肤化学外科切除术)　86.24

—莫斯科维茨

——肠膨出修补术　70.92

———伴移植物或假体　70.93

——疝缝合术—见修补术,疝,股的

——乙状结肠固定术　46.63

- - inguinal hernia-see Repair, hernia, inguinal

- - femoral hernia-see Repair, hernia, femoral

- choroid NEC　14.9

- Manchester (-Donald) (-Fothergill) (uterine suspension)　69.22

- cecum NEC　46.99

- Mumford (partial claviculectomy)　77.81

- Mayo

- - bunionectomy　77.59

- - herniorrhaphy

- - - laparoscopic　53.43

- - - - with graft or prosthesis　53.42

- - - other and open with graft or prosthesis 53.41

- - - other open　53.49

- - vaginal hysterectomy　68.59

- - - laparoscopically assisted (LAVH) 68.51

- Mikulicz (exteriorization of intestine) (first stage)　46.03

- - second stage　46.04

- Miller

- - midtarsal arthrodesis　81.14

- - urethrovesical suspension　59.4

- Muller (banding of pulmonary artery) 38.85

- Millard (cheiloplasty)　27.54

- Millin-Read (urethrovesical suspension) 59.4

- Mitchell (hallux valgus repair)　77.51

- urinary system NEC　59.99

- face NEC　27.99

- facial bone or joint NEC　76.99

- Moore (arthroplasty)　81.52

- Mohs (chemosurgical excision of skin) 86.24

- Moschowitz

- - enterocele repair　70.92

- - - with graft or prosthesis　70.93

- - herniorrhaphy-see Repair, hernia, femoral

- - sigmoidopexy　46.63

一拇指整复术(伴神经和血供给) 82.61

一男性生殖器官 NEC 64.99

一脑 NEC 02.99

一脑垂体 NEC 07.79

一脑的(脑膜) NEC 02.99

一脑膜(脊髓的) NEC 03.99

——脑的 NEC 02.99

一内田(输卵管结扎伴或不伴输卵管伞部切除术) 66.32

一尼古拉(腱固定术用于复发性肩脱臼) 81.82

一尼森(胃底折叠术) 44.66

——腹腔镜的 44.67

一黏液囊 NEC 83.99

——手 82.99

一尿道 NEC 58.99

一尿道周围组织 NEC 58.99

一女性(生殖器官) NEC 71.9

——子宫切除术 NEC 68.9

一诺贝尔(小肠折叠) 46.62

一诺顿(腹膜外剖宫产术) 74.2

一诺曼米勒(阴道固定术) 70.77

——伴移植物或假体 70.78

一欧温一另见骨切开术 77.30

一欧文(输卵管结扎) 66.32

一帕蒂(耳道) 18.6

一帕蒂普拉特(肩关节囊缝合术用于复发性脱臼) 81.82

一帕昆(输尿管肾囊肿吻合术) 56.74

一帕纳(线形直肠切开术) 48.0

一帕特施(牙囊肿袋形缝合术) 24.4

一派姆伯敦

——髂骨骨切开术 77.39

——直肠(松动术和固定用于脱垂修补术) 48.76

一派珀尔(产钳) 72.6

一潘科斯特(卵圆孔三叉神经切断) 04.02

一膀胱 NEC 57.99

- pollicization (with nerves and blood supply) 82.61

- male genital organs NEC 64.99

- brain NEC 02.99

- hypophysis NEC 07.79

- cerebral (meninges) NEC 02.99

- meninges (spinal) NEC 03.99

- - cerebral NEC 02.99

- Uchida (tubal ligation with or without fimbri-ectomy) 66.32

- Nicola (tenodesis for recurrent dislocation of shoulder) 81.82

- Nissen (fundoplication of stomach) 44.66

- - laparoscopic 44.67

- bursa NEC 83.99

- - hand 82.99

- urethra NEC 58.99

- periurethral tissue NEC 58.99

- female (genital organs) NEC 71.9

- - hysterectomy NEC 68.9

- Noble (plication of small intestine) 46.62

- Norton (extraperitoneal cesarean operation) 74.2

- Norman Miller (vaginopexy) 70.77

- - with graft or prosthesis 70.78

- Irwin-see also Osteotomy 77.30

- Irving (tubal ligation) 66.32

- Pattee (auditory canal) 18.6

- Putti-Platt (capsulorrhaphy of shoulder for recurrent dislocation) 81.82

- Paquin (ureteroneocystostomy) 56.74

- Panas (linear proctotomy) 48.0

- Partsch (marsupialization of dental cyst) 24.4

- Pemberton

- osteotomy of ilium 77.39

- - rectum (mobilization and fixation for pro-lapse repair) 48.76

- Piper (forceps) 72.6

- Pancoast (division of trigeminal nerve at fora-men ovale) 04.02

- bladder NEC 57.99

—一皮瓣　56.74　　　　　　　　　- - flap　56.74

—膀胱的 NEC　57.99　　　　　　- vesical (bladder) NEC　57.99

—膀胱膨出 NEC　70.51　　　　　- cystocele NEC　70.51

—膀胱周围组织 NEC　59.92　　　- perivesical tissue NEC　59.92

—旁路—见旁路　　　　　　　　　- bypass-see Bypass

—佩里拉(尿道旁悬吊术)　59.6　- Pereyra (paraurethral suspension)　59.6

—蓬塞　　　　　　　　　　　　　- Poncet

——跟腱延长　83.85　　　　　　- - lengthening of Achilles tendon　83.85

——尿道造口术,会阴的　58.0　- - urethrostomy, perineal　58.0

—脾 NEC　41.99　　　　　　　　- spleen NEC　41.99

—皮肤 NEC　86.99　　　　　　　- skin NEC　86.99

—皮罗戈夫(经胫腓骨踝截断术)　84.14　- Pirogoff (ankle amputation through malleoli of tibia and fibula)　84.14

—皮特(内切除术)　05.29　　　- Peet (splanchnic resection)　05.29

—皮下组织 NEC　86.99　　　　　- subcutaneous tissue NEC　86.99

—平斯克尔(鼻中隔毛细血管扩张闭塞)　21.07　- Pinsker (obliteration of nasoseptal telangiectasia)　21.07

—瓶状(睾丸鞘膜积水修补术)　61.2　- Bottle (repair of hydrocele of tunica vaginalis)　61.2

—普林特和梅桑(高位胃旁路)　44.31　- Printen and Mason (high gastric bypass)　44.31

—普斯托(胰空肠吻合术)　52.96　- Puestow (pancreaticojejunostomy)　52.96

—奇特尔亨利—见修补术,疝,股的　- Cheatle-Henry-see Repair, hernia, femoral

—脐 NEC　54.99　　　　　　　　- umbilicus NEC　54.99

—脐尿管 NEC　57.51　　　　　　- urachus NEC　57.51

—气管 NEC　31.99　　　　　　　- trachea NEC　31.99

—钱德勒(髋融合术)　81.21　　- Chandler (hip fusion)　81.21

—前房(眼) NEC　12.99　　　　- anterior chamber (eye) NEC　12.99

—前列腺 NEC —另见前列腺切除术　60.69　- prostate NEC-see also Prostatectomy　60.69

——特指类型　60.99　　　　　　- - specified type　60.99

—腔静脉滤网　38.7　　　　　　- vena cava sieve　38.7

—乔普林(外生骨疣切除术伴腱移植)　77.53　- Joplin (exostectomy with tendon transfer)　77.53

—青光眼 NEC　12.79　　　　　　- glaucoma NEC　12.79

—琼斯　　　　　　　　　　　　　- Jones

——锤状趾(指(趾)间关节融合术)　77.56　- - hammer toe (interphalangeal fusion)　77.56

——腓腱修补术　83.88　　　　　- - repair of peroneal tendon　83.88

——改良(伴关节固定术)　77.57　- - modified (with arthrodesis)　77.57

——改良(腱移植术伴关节固定术)　77.57　- - modified (tendon transfer with arthrodesis)　77.57

——泪囊鼻腔造口术　09.81　　　- - dacryocystorhinostomy　09.81

——爪形趾（伸拇长肌肌腱移植术） 77.57

—丘脑 01.41
——经立体定位放射外科学 92.32
———单源光子 92.31
———多源 92.32
———放射外科学 NEC 92.39
———钴-60 92.32
———粒子 92.33
———粒子束流 92.33
———线性加速器（LINAC） 92.31
—韧带 NEC 81.99
——阔 NEC 69.98
——圆 NEC 69.98
——子宫 NEC 69.98
—乳房 NEC 85.99
—乳糜池 NEC 40.69
—乳头 NEC 85.99
—乳头肌（心脏）NEC 35.31
—软组织 NEC 83.99
——手 82.99
—撒尔（食管狭窄修补术） 42.85
—萨登-布鲁克斯（胸大肌肌腱移植术） 83.75

—萨-弗（永久性胃造口术） 43.19

—萨默斯基尔（泪囊鼻腔造口术，经插管法）
　09.81
—腮腺或管 NEC 26.99
—赛弗（臂软组织切断） 83.19
—塞米施（角膜切开术） 11.1
—赛姆
——踝截断术，经胫腓骨踝 84.14

——尿道切开术，外部 58.0
—塞姆（肺根尖松解术） 33.39
—塞西尔（尿道再建造术） 58.46
—瑟梅（空肠造口术） 46.39
—森宁（大血管转位矫正术） 35.91

—沙拉尔德（髂腰肌肌转移） 83.77
—沙伊

- - claw toe (transfer of extensor hallucis lon-
　gus tendon) 77.57
- thalamus 01.41
- - by stereotactic radiosurgery 92.32
- - - single source photon 92.31
- - - multi-source 92.32
- - - radiosurgery NEC 92.39
- - - cobalt-60 92.32
- - - particulate 92.33
- - - particle beam 92.33
- - - linear accelerator (LINAC) 92.31
- ligament NEC 81.99
- - broad NEC 69.98
- - round NEC 69.98
- - uterine NEC 69.98
- breast NEC 85.99
- cisterna chyli NEC 40.69
- nipple NEC 85.99
- papillary muscle (heart) NEC 35.31
- soft tissue NEC 83.99
- - hand 82.99
- Thal (repair of esophageal stricture) 42.85
- Seddon-Brooks (transfer of pectoralis major
　tendon) 83.75
- Ssabanejew-Frank (permanent gastrostomy)
　43.19
- Summerskill (dacryocystorhinostomy by intu-
　bation) 09.81
- parotid gland or duct NEC 26.99
- Sever (division of soft tissue of arm) 83.19
- Saemisch (corneal section) 11.1
- Syme
- - ankle amputation through malleoli of tibia
　and fibula 84.14
- - urethrotomy, external 58.0
- Semb (apicolysis of lung) 33.39
- Cecil (urethral reconstruction) 58.46
- Surmay (jejunostomy) 46.39
- Senning (correction of transposition of great
　vessels) 35.91
- Sharrard (iliopsoas muscle transfer) 83.77
- Scheie

——巩膜烧灼　12.62　　　　　　　　– – cautery of sclera　12.62

——巩膜造口术　12.62　　　　　　　– – sclerostomy　12.62

—山茨(股骨骨切开术)　77.35　　　　– Schanz (femoral osteotomy)　77.35

—疝—见修补术,疝　　　　　　　　　– hernia-see Repair，hernia

—绍塔(-阿姆赖克)(根治阴道子宫切除术)　– Schauta (-Amreich) (radical vaginal hysterec-
　68.79　　　　　　　　　　　　　　　tomy)　68.79

——腹腔镜的　68.71　　　　　　　　– – laparoscopic　68.71

—舌 NEC　25.99　　　　　　　　　– tongue NEC　25.99

——皮瓣,腭　27.62　　　　　　　　– – flap, palate　27.62

——系带　25.91　　　　　　　　　　– – tie　25.91

—舌下腺或管 NEC　26.99　　　　　　– Sublingual gland or duct NEC　26.99

—神经(颅的)(周围的) NEC　04.99　　– nerve (cranial) (peripheral) NEC　04.99

——交感神经 NEC　05.89　　　　　　– – sympathetic NEC　05.89

——肾上腺 NEC　07.49　　　　　　　– – adrenal NEC　07.49

—神经节 NEC　04.99　　　　　　　　– ganglia NEC　04.99

——交感神经　05.89　　　　　　　　– – sympathetic　05.89

—神经系统 NEC　05.9　　　　　　　– nervous system NEC　05.9

—肾 NEC　55.99　　　　　　　　　　– renal,kidney NEC　55.99

—肾上腺(腺)(神经)(血管) NEC　07.49　– adrenal (gland) (nerve) (vessel) NEC
　　　　　　　　　　　　　　　　　07.49

—肾周围组织 NEC　59.92　　　　　　– perirenal tissue NEC　59.92

—声带 NEC　31.98　　　　　　　　　– vocal cord NEC　31.98

—生殖器官 NEC　　　　　　　　　　– genital organ NEC

——男性　64.99　　　　　　　　　　– – male　64.99

——女性　71.9　　　　　　　　　　　– – female　71.9

—施拉特(胃切全部除术)　43.99　　　　– Schlatter (total gastrectomy)　43.99

—施罗德(子宫颈内切除术)　67.39　　　– Schroeder (endocervical excision)　67.39

—施塔姆(-卡德尔)(暂时性胃造口术)　43.19　– Stamm (-Kader) (temporary gastrostomy)
　　　　　　　　　　　　　　　　　43.19

—施特罗迈尔-利特尔(肝切开术)　50.0　– Stromeyer-Little (hepatotomy)　50.0

—施瓦茨(单纯乳突切除术)　20.41　　　– Schwartze (simple mastoidectomy)　20.41

—十二指肠 NEC　46.99　　　　　　　– duodenum NEC　46.99

—食管 NEC　42.99　　　　　　　　　– esophagus NEC　42.99

—史密斯(开放下颌骨骨切开术)　76.62　– Smith (open osteotomy of mandible)　76.62

—史密斯-彼得森(桡腕关节固定术)　81.25　– Smith-Peterson (radiocarpal arthrodesis)
　　　　　　　　　　　　　　　　　81.25

—史密斯威克(交感神经切除术)　05.29　– Smithwick (sympathectomy)　05.29

—视网膜 NEC　14.9　　　　　　　　– retina NEC　14.9

—输精管 NEC　63.99　　　　　　　　– vas deferens NEC　63.99

——结扎 NEC　63.71　　　　　　　　– – ligation NEC　63.71

—输卵管 NEC　66.99　　　　　　　　– fallopian tube NEC　66.99

—输尿管 NEC　56.99　　　　　　　　– ureter NEC　56.99

—索尔-培根(腹会阴切除术),NOS　48.50

——腹腔镜的　48.51
——开放性　48.52
——其他　48.59
—索尔特(无名骨切开术)　77.39
—索夫(直肠内拖出)　48.41
—索朗多-费雷(后肢截断术)　84.19

—塔恩霍耶(三叉神经根减压)　04.41

—塔耳马莫里森(网膜固定术)　54.74
—塔克(前庭小囊切开术)　20.79
—坦纳(胃血供应阻断)　44.99

—汤姆金斯(子宫成形术)　69.49
—汤普森
——唇裂修补术　27.54
——股四头肌成形术　83.86
——淋巴水肿矫正术　40.9
——拇指对合伴骨移植　82.69
—特科(畸形足的关节囊松解术)　80.48

—特劳纳(舌沟颊唇沟或舌沟牵伸术)　24.91
—提尔施
——肛门　49.79
——皮肤移植　86.69
———手　86.62
—提肌悬吊
——尿道口失禁　59.71
——尿道膀胱悬吊术　59.71
——眼睑下垂修补术　08.33
—图查斯　86.83
—图德"兔耳"(前尿道固定术)　59.79

—图罗夫(锁骨下动脉结扎)　38.85

—兔唇　27.54
—"兔耳"(尿道前部固定术)(图德)　59.79

—拖出(直肠)NEC　48.49
—托蒂(泪囊鼻腔造口术)　09.81

- Sauer-Bacon (abdominoperineal resection), NOS　48.50
- - laparoscopic　48.51
- - open　48.52
- - other　48.59
- Salter (innominate osteotomy)　77.39
- Soave (endorectal pull-through)　48.41
- Sorondo-Ferré (hindquarter amputation)　84.19
- Taarnhoj (trigeminal nerve root decompression)　04.41
- Talma-Morison (omentopexy)　54.74
- Tack (sacculotomy)　20.79
- Tanner (devascularization of stomach)　44.99
- Tomkins (metroplasty)　69.49
- Thompson
- - cleft lip repair　27.54
- - quadricepsplasty　83.86
- - correction of lymphedema　40.9
- - thumb apposition with bone graft　82.69
- Turco (release of joint capsules in clubfoot)　80.48
- Trauner (lingual sulcus extension)　24.91
- Thiersch
- - anus　49.79
- - skin graft　86.69
- - - hand　86.62
- levator muscle sling
- - urinary stress incontinence　59.71
- - urethrovesical suspension　59.71
- - eyelid ptosis repair　08.33
- Touchas　86.83
- Tudor "rabbit ear" (anterior urethropexy)　59.79
- Touroff (ligation of subclavian artery)　38.85
- harelip　27.54
-"rabbit ear" (anterior urethropexy) (Tudor)　59.79
- pull-through NEC　48.49
- Toti (dacryocystorhinostomy)　09.81

—托基尔德森(脑室小脑延髓池分流) 02.22

—托雷克(-贝文)(睾丸固定术)(一期)(二期) 62.5

—托雷克(胆囊部分切除术) 51.21

—托平(直肠子宫陷凹切除术) 70.92

—瓦迪尔(裂腭) 27.62

—瓦因伯格(乳房动脉植入心室) 36.2

—外阴 NEC 71.8

—网膜 NEC 54.99

—威策尔(暂时性胃造口术) 43.19

—威尔

——鼻孔矫正术 21.86

——阑尾造口术 47.91

—威尔(睑内翻修补术) 08.44

—威尔姆斯(胸成形术) 33.34

—威尔逊(角形骨切开术,用于踇外翻) 77.51

—威廉斯理查森(阴道建造术) 70.61

——伴移植物或假体 70.63

—威尼沃特(胆囊小肠吻合术) 51.32

—维达尔(精索静脉曲张结扎) 63.1

—维克特佐尔(喉) 31.1

—韦斯特(泪囊鼻腔造口术) 09.81

—胃,胃的 NEC 44.99

—沃德梅奥(阴道子宫切除术) 68.59

——腹腔镜辅助(LAVH) 68.51

—沃森(-沃特海姆)(子宫间置术) 69.21

—沃森-琼斯

——侧韧带重建术,踝 81.49

——肩关节固定术(关节外) 81.23

——腱成形术 83.88

——髋关节固定术 81.21

—沃斯(髋悬吊手术) 83.19

—沃特海姆(根治子宫切除术) 68.69

——腹腔镜的 68.61

- Torkildsen (ventriculocisternal shunt) 02.22

- Torek (-Bevan) (orchidopexy) (first stage) (second stage) 62.5

- Thorek (partial cholecystectomy) 51.21

- Torpin (cul-de-sac resection) 70.92

- Wardill (cleft palate) 27.62

- Vineberg (implantation of mammary artery into ventricle) 36.2

- vulva NEC 71.8

- omentum NEC 54.99

- Witzel (temporary gastrostomy) 43.19

- Weir

- - correction of nostrils 21.86

- - appendicostomy 47.91

- Wier (entropion repair) 08.44

- Wilms (thoracoplasty) 33.34

- Wilson (angulation osteotomy for hallux valgus) 77.51

- Williams-Richardson (vaginal construction) 70.61

- - with graft or prosthesis 70.63

- Winiwarter (cholecystoenterostomy) 51.32

- Vidal (varicocele ligation) 63.1

- Vicq d′Azyr (larynx) 31.1

- West (dacryocystorhinostomy) 09.81

- stomach,gastric NEC 44.99

- Ward-Mayo (vaginal hysterectomy) 68.59

- laparoscopically assisted (LAVH) 68.51

- Watkins (-Wertheim) (uterus interposition) 69.21

- Watson-Jones

- - reconstruction of lateral ligaments, ankle 81.49

- - shoulder arthrodesis (extra-articular) 81.23

- - tenoplasty 83.88

- - hip arthrodesis 81.21

- Voss (hanging hip operation) 83.19

- Wertheim (radical hysterectomy) 68.69

- - laparoscopic 68.61

一胸管 NEC　40.69

一胸膜内法（乳房切除术）（单侧的）　85.47

——双侧的　85.48

一胸膜腔 NEC　34.99

一胸腔 NEC　34.99

一胸腺 NEC　07.99

——胸腔镜的，NEC　07.98

一休厄尔（心脏）　36.2

一悬带

——筋膜（阔筋膜）

———舌　25.59

———眼　08.32

———眼睑韧带　08.36

———用于面松弛（三叉神经麻痹）　86.81

——尿道（耻骨上）　59.4

———耻骨后　59.5

——尿道膀胱　59.5

——舌（筋膜）　25.59

——眼睑

———额肌筋膜　08.32

———睑板肌　08.35

———阔筋膜，眼睑　08.36

———轮匝肌肌　08.36

———提肌　08.33

———眼睑韧带，阔筋膜　08.36

一悬吊髋（肌松解术）　83.19

一悬雍垂 NEC　27.79

一血管 NEC　39.99

——心的 NEC　36.99

一血管的 NEC　39.99

——胆管　51.36

——胆囊空肠吻合术　51.32

——食管（胸内）　42.54

——胃肠吻合术　44.39

———腹腔镜的　44.38

——胃空肠吻合术　44.39

———腹腔镜的　44.38

——胰空肠吻合术　52.96

一牙齿矫形的 NEC　24.8

一牙的 NEC　24.99

——牙齿矫形 NEC　24.8

- thoracic duct NEC　40.69

- Urban (mastectomy) (unilateral)　85.47

- - bilateral　85.48

- pleural cavity NEC　34.99

- chest cavity NEC　34.99

- thymus NEC　07.99

- - thoracoscopic，NEC　07.98

- Sewell (heart)　36.2

- sling

- - fascial (fascia lata)

- - - tongue　25.59

- - - eye　08.32

- - - palpebral ligament　08.36

- - - for facial weakness (trigeminal nerve paralysis)　86.81

- - urethra (suprapubic)　59.4

- - - retropubic　59.5

- - urethrovesical　59.5

- - tongue (fascial)　25.59

- - eyelid

- - - frontalis fascial　08.32

- - - tarsus muscle　08.35

- - - fascia lata，palpebral　08.36

- - - orbicularis muscle　08.36

- - - levator muscle　08.33

- - - palpebrae ligament，fascia lata　08.36

- hanging hip (muscle release)　83.19

- uvula NEC　27.79

- vessel，blood vessel NEC　39.99

- - cardiac NEC　36.99

- vascular NEC　39.99

- - bile duct　51.36

- - cholecystojejunostomy　51.32

- - esophagus (intrathoracic)　42.54

- - gastroenterostomy　44.39

- - - laparoscopic　44.38

- - gastrojejunostomy　44.39

- - - laparoscopic　44.38

- - pancreaticojejunostomy　52.96

- orthodontic NEC　24.8

- dental NEC　24.99

- - orthodontic NEC　24.8

—牙龈 NEC　24.39

—雅布累（胃十二指肠吻合术）　44.39

——腹腔镜的　44.38

—亚当斯

——鼻中隔挤压术　21.88

——手掌筋膜切除术　82.35

——圆韧带徙前术　69.22

—亚历山大

——前列腺切除术

——耻骨上　60.3

——会阴的　60.62

——子宫圆韧带缩短　69.22

—亚历山大—亚当斯（子宫圆韧带缩短）　69.22

—压力性尿失禁—见修补术，压力性尿失禁

—眼的 NEC　16.99

——肌肉—见手术，眼外肌

—眼睑 NEC　08.99

—眼睑韧带悬吊　08.36

—眼科学的 NEC　16.99

—眼球 NEC　16.99

—眼外肌 NEC　15.9

——单条的　15.29

———伴暂时性自眼球分离　15.19

——多数的（两条或多条肌）　15.4

——伴暂时性自眼球分离　15.3

——修复术　15.6

—咽，咽（凹）NEC　29.99

—咽皮瓣（腭裂修补术）　27.62

——二期或随后的　27.63

—咽下部 NEC　29.99

—杨氏

——腱移植（胫骨前肌）（平足修补术）　83.75

——尿道上裂修补术　58.45

—杨特（髂胫束切断）　83.14

—伊登-海宾内特（肩关节盂骨阻塞）　78.01

—伊格尔顿（聂骨岩部外引流）　20.22

- gum NEC　24.39

- Jaboulay (gastroduodenostomy)　44.39

- - laparoscopic　44.38

- Adams

- - crushing of nasal septum　21.88

- - excision of palmar fascia　82.35

- - advancement of round ligament　69.22

- Alexander

- - prostatectomy

- - suprapubic　60.3

- - perineal　60.62

- - shortening of round ligaments of uterus　69.22

- Alexander-Adams (shortening of round ligaments of uterus)　69.22

- stress incontinence-see Repair, stress incontinence

- ocular NEC　16.99

- - muscle-see Operation, extraocular muscle

- eyelid(s) NEC　08.99

- palpebral ligament sling　08.36

- ophthalmologic NEC　16.99

- eyeball NEC　16.99

- extraocular muscle NEC　15.9

- - single　15.29

- - - with temporary detachment from globe　15.19

- - multiple (two or more muscles)　15.4

- - - with temporary detachment from globe　15.3

- - revision　15.6

- pharynx, pharyngeal (pouch) NEC　29.99

- pharyngeal flap (cleft palate repair)　27.62

- - secondary or subsequent　27.63

- hypopharynx NEC　29.99

- Young

- - tendon transfer (anterior tibialis) (repair of flat foot)　83.75

- - epispadias repair　58.45

- Yount (division of iliotibial band)　83.14

- Eden-Hybinette (glenoid bone block)　78.01

- Eagleton (extrapetrosal drainage)　20.22

输尿管乙状结肠吻合术　**56.71**

输尿管造口术(皮肤的)(外部)(管)　**56.61**

—闭合　56.83

—回肠　56.51

输尿管折叠术　**56.89**

输尿管直肠吻合术　**56.71**

输注(…的)　**99.03**

— Dextran　99.08

—γ球蛋白　99.14

—宫内　75.2

—骨髓　41.00

——异体移植　41.03

———伴净化　41.02

——异源的　41.03

———伴净化　41.02

——自体的　41.01

———伴净化　41.09

——自体移植　41.01

———伴净化　41.09

—换血　99.01

—交换　99.01

——腹膜内的　75.2

——子宫内(伴子宫切开术)　75.2

—抗蛇毒素　99.16

—抗血友因子　99.06

—粒细胞　99.09

—凝固因子　99.06

—血(全部)NOS　99.03

——代用品　99.09

——扩张剂　99.08

—血浆　99.07

—血清 NEC　99.07

—血小板　99.05

—血液稀释　99.03

—压缩细胞　99.04

—置换(血),全部　99.01

—置换(血)　99.01

—自体血

——手术后　99.00

——手术前后的　99.00

——术前收集　99.02

Ureterosigmoidostomy　56.71

Ureterostomy (cutaneous) (external) (tube)　56.61

- closure　56.83

- ileal　56.51

Ureteroplication　56.89

Ureteroproctostomy　56.71

Transfusion (of)　99.03

- Dextran　99.08

- **gamma globulin　99.14**

- intrauterine　75.2

- bone marrow　41.00

- - allograft　41.03

- - - with purging　41.02

- - allogeneic　41.03

- - - with purging　41.02

- - autologous　41.01

- - - with purging　41.09

- - autograft　41.01

- - - with purging　41.09

- exsanguination　99.01

- exchange　99.01

- - intraperitoneal　75.2

- - in utero (with hysterotomy)　75.2

- antivenin　99.16

- antihemophilic factor　99.06

- granulocytes　99.09

- coagulation factors　99.06

- blood (whole) NOS　99.03

- - surrogate　99.09

- - expander　99.08

- plasma　99.07

- serum NEC　99.07

- platelets, thrombocytes　99.05

- hemodilution　99.03

- packed cells　99.04

- replacement, total　99.01

- substitution　99.01

- autologous blood

- - postoperative　99.00

- - perioperative　99.00

- - collected prior to surgery　99.02

——术中　99.00
——血液回收　99.00
——以前收集的　99.02
输注(动脉内)(静脉内)
— cintredekinbesudotox(抗肿瘤药)　99.28
— CLO　17.70
— GP ⅡB/Ⅲa 抑制剂　99.20
— IgG(免疫球蛋白)　99.14
— IVIG(免疫球蛋白)(IVIg)　99.14
— γ 球蛋白　99.14
—阿地白介素(小剂量)　99.28
——大剂量　00.15
—阿昔单抗　99.20
—埃替非巴肽　99.20
—癌瘤化学疗法物质 NEC　99.25
—白细胞介素-2
——大剂量　00.15
——小剂量　99.28
—伴
——血脑屏障破坏术[BBBD]　00.19

—电解液　99.18
—放射免疫疗法　92.28
—放射免疫偶联物　92.28
—放射性核素(液体短程治疗)(液体 I-125)　92.20
—激素物质 NEC　99.24
—抗生素
——噁唑烷酮类　00.14
—抗肿瘤物质(化疗性)　99.25

—— cintredekinbesudotox(抗肿瘤药)　99.28
—— CLO　17.70
——大剂量白细胞介素-2　00.15
——氯法拉滨　17.70
——生物反应修饰剂[BRM]　99.28

——小剂量白细胞介素-2　99.28
—淋巴细胞　99.09
—氯法拉滨　17.70
—酶,溶解血栓的(链激酶)(组织血浆酶原催化剂)(TPA)(尿激酶)

- - intraoperative　99.00
- - salvage　99.00
- - previously collected　99.02
Infusion (intra-arterial) (intravenous)
- cintredekin besudotox　99.28
- CLO　17.70
- GP ⅡB/Ⅲa inhibitor　99.20
- IgG (immunoglobulin)　99.14
- IVIG (immunoglobulin) (IVIg)　99.14
- gamma globulin　99.14
- Proleukin (low-dose)　99.28
- - high-dose　00.15
- Abciximab　99.20
- Eptifibatide　99.20
- cancer chemotherapy agent NEC　99.25
- interleukin-2
- - high-dose　00.15
- - low-dose　99.28
- with
- - disruption of blood brain barrier [BBBD]　00.19
- electrolytes　99.18
- radioimmunotherapy　92.28
- radioimmunoconjugate　92.28
- radioisotope (liquid brachytherapy) (liquid I-125)　92.20
- hormone substance NEC　99.24
- antibiotic
- - oxazolidinone class　00.14
- antineoplastic agent (chemotherapeutic)　99.25
- - cintredekin besudotox　99.28
- - CLO　17.70
- - high-dose interleukin-2　00.15
- - clofarabine, CLOLAR®　17.70
- - biological response modifier [BRM]　99.28
- - low-dose interleukin-2　99.28
- lymphocyte　99.09
- CLOLAR®, clofarabine　17.70
- enzymes, thrombolytic (streptokinase) (tissue plasminogen activator) (TPA) (urokinase)

——静脉内　99.10
——直接冠状动脉　36.04
—免疫球蛋白(IgG)(IVIG)(IVIg)　99.14

—免疫抑制抗体治疗　00.18
—尼莫地平　99.75
—人 B 型利尿钠肽(hBNP)　00.13

—溶栓剂(酶)(链激酶)　99.10

——伴经皮经管腔血管成形术

> 注：另使用　00.40,00.41,00.42 或 00.43 编码说明治疗血管的总数量。

———非冠状血管　39.50
———冠状　00.66
———特指部位 NEC　39.50
——直接冠状动脉内　36.04
—瑞替普酶(一种溶栓药)　99.10
—神经保护剂　99.75
—生物反应修饰剂[BRM],抗肿瘤物质　99.28

—— cintredekinbesudotox(抗肿瘤药)　99.28
——大剂量白细胞介素-2　00.15
——小剂量白细胞介素-2　99.28
—替罗非斑(HCL)　99.20
—血管加压的　00.17
—血小板抑制剂
——静脉内　99.20
——直接冠状动脉　36.04
—疫苗
——瘤　99.28
—营养物质—见营养
—预防性物质 NEC　99.29
—治疗性物质 NEC　99.29
—重组 B 型尿钠增多肽　00.13
—重组蛋白　00.11
—重组人类活化 C 蛋白(活性的)　00.11
舒夏特手术—见 Schuchardt 手术
刷除术,结膜　10.31
栓结术
—动脉瘤　39.52
—牙齿(用于固定)　93.55

- - intravenous　99.10
- - direct coronary artery　36.04
- immunoglobulin （IgG）（IVIG）（IVIg）　99.14
- immunosuppressive antibody therapy　00.18
- nimodipine　99.75
- human B-type natriuretic peptide （hBNP）　00.13
- thrombolytic agent （enzyme）（streptokinase）　99.10
- - with percutaneous transluminal angioplasty

> Note：Also use　00.40, 00.41, 00.42, or 00.43 to show the total number of vessels treated.

- - - non-coronary vessel(s)　39.50
- - - coronary　00.66
- - - specified site NEC　39.50
- - direct intracoronary artery　36.04
- reteplase　99.10
- neuroprotective agent　99.75
- biological response modifier [BRM], antineoplastic agent　99.28
- - cintredekin besudotox　99.28
- - high-dose interleukin-2　00.15
- - low-dose interleukin-2　99.28
- tirofiban （HCL）　99.20
- vasopressor 00.17
- platelet inhibitor
- - intravenous　99.20
- - direct coronary artery　36.04
- vaccine
- - tumor　99.28
- nutritional substance-see Nutrition
- prophylactic substance NEC　99.29
- therapeutic substance NEC　99.29
- nesiritide　00.13
- recombinant protein　00.11
- drotrecogin alfa （activated）　00.11
舒夏特手术— see Schuchardt operation
Grattage, conjunctiva　10.31
Wiring
- aneurysm　39.52
- dental （for immobilization）　93.55

——伴骨折复位—见复位,骨折

——牙矫形　24.7

栓塞(经导管)

— AVM,颅内,血管内入路　39.72

—动静脉瘘　39.53

——血管内的　39.72

—动脉(选择性)　38.80

——腹的 NEC　38.86

———肾(经导管)　38.86

———十二指肠的(经导管)　44.44

———胃的(经导管)　44.44

——经

———经皮经导管输注　99.29

———血管内入路　39.79

————部分闭合(球囊)(暂时性)　39.77

—————头和颈血管　39.72

—————裸弹簧圈　39.75

—————生物活性弹簧圈　39.76

——颅内的 NEC　38.81

——上肢　38.83

——肾(经导管)　38.86

——十二指肠的(经导管)　44.44

——头和颈 NEC　38.82

——胃的(经导管)　44.44

——下肢　38.88

——胸 NEC　38.85

——主动脉(弓)(升)(降)　38.84

———暂时性治疗血管内的(球囊)(部分闭合)　39.77

——子宫(明胶海绵)(明胶海绵)(微球体)(PVA)(球形栓子)(无弹簧圈)　68.25

—化学物质栓塞术　99.25

—颈动静脉瘘　39.53

—静脉(选择性)　38.80

——腹的 NEC　38.87

———十二指肠的(经导管)　44.44

- - with fracture-reduction-see Reduction, fracture

- - orthodontic　24.7

Embolization (transcatheter)

- AVM, intracranial, endovascular approach　39.72

- arteriovenous fistula　39.53

- - endovascular　39.72

- artery (selective)　38.80

- - abdominal NEC　38.86

- - - renal (transcatheter)　38.86

- - - duodenal (transcatheter)　44.44

- - - gastric (transcatheter)　44.44

- - by

- - - percutaneous transcatheter infusion　99.29

- - - endovascular approach　39.79

- - - - partial occlusion (balloon) (temporary)　39.77

- - - - - head and neck vessels　39.72

- - - - - bare coils　39.75

- - - - - bioactive coils　39.76

- - intracranial NEC　38.81

- - upper limb　38.83

- - renal (transcatheter)　38.86

- - duodenal (transcatheter)　44.44

- - head and neck NEC　38.82

- - gastric (transcatheter)　44.44

- - lower limb　38.88

- - thoracic NEC　38.85

- - aorta (arch) (ascending) (descending)　38.84

- - - temporary therapeutic endovascular (balloon) (partial occlusion)　39.77

- - uterine (gelatin sponge) (gelfoam) (microspheres) (PVA) (spherical embolics) (without coil(s))　68.25

- chemoembolization　99.25

- carotid cavernous fistula　39.53

- vein (selective)　38.80

- - abdominal NEC　38.87

- - - duodenal (transcatheter)　44.44

———胃的（经导管）　44.44

——经

———血管内入路　39.79

————部分闭合（球囊）（暂时性）　39.77

—————头和颈　39.72

——十二指肠的（经导管）　44.44

——胃的（经导管）　44.44

—弹簧圈，血管内　39.79

——头和颈　39.75

———裸弹簧圈　39.75

———生物活性弹簧圈　39.76

——子宫动脉　68.24

—粘连（粘合）　39.79

——头和颈　39.72

栓子切除术　38.00

—伴动脉内膜切除术—见动脉内膜切除术

—动静脉分流或套管　39.49

—肺的（动脉）（静脉）　38.05

—腹的

——动脉　38.06

——静脉　38.07

—机械性

——血管内的

———头和颈　39.74

—颅内的 NEC　38.01

—牛移植物　39.49

—上肢（动脉）（静脉）　38.03

—头和颈 NEC　38.02

—下肢

——动脉　38.08

——静脉　38.09

—胸 NEC　38.05

—主动脉（弓）（升）（降）　38.04

双频指数监测［BIS］　00.94［89.14］

双水平正气压［BiPAP］　93.90

—由

——气管内管—见亚目　96.7

——气管造口—见亚目　96.7

水疗法　93.33

- - - gastric（transcatheter）　44.44

- - by

- - - endovascular approach　39.79

- - - - partial occlusion（balloon）（temporary）　39.77

- - - - head and neck　39.72

- - duodenal（transcatheter）　44.44

- - gastric（transcatheter）　44.44

- coil, endovascular　39.79

- - head and neck　39.75

- - - bare coils　39.75

- - - bioactive coils　39.76

- - uterine artery　68.24

- adhesive（glue）　39.79

- - head and neck　39.72

Embolectomy　38.00

- with endarterectomy-see Endarterectomy

- arteriovenous shunt or cannula　39.49

- pulmonary（artery）（vein）　38.05

- abdominal

- - artery　38.06

- - vein　38.07

- mechanical

- - endovascular

- - - head and neck　39.74

- intracranial NEC　38.01

- bovine graft　39.49

- upper limb（artery）（vein）　38.03

- head and neck NEC　38.02

- lower limb

- - artery　38.08

- - vein　38.09

- thoracic NEC　38.05

- aorta（arch）（ascending）（descending）　38.04

BIS（bispectral index）monitoring　00.94［89.14］

BiPAP　93.90

- delivered by

- - endotracheal tube-see subcategory　96.7

- - tracheostomy-see subcategory　96.7

Hydrotherapy　93.33

一漩涡　93.32

一游泳池中的辅助锤炼　93.31

水囊肿切除术

一睾丸鞘膜　61.2

一精索　63.1

一努克管（女性）　69.19

——男性　63.1

一圆韧带　69.19

斯波尔丁-理查森手术—见 Spaulding-Richard-
　son 手术

斯科特手术—见 Scott 手术

斯路德手术—见 Sluder 手术

斯洛克姆手术—见 Slocum 手术

斯皮内利手术—见 Spinelli 手术

斯皮瓦克手术—见 Spivack 手术

斯塔克手术—见 Stacke 手术

斯坦伯格手术—见 Steinberg 手术

斯坦德勒手术—见 Steindler 手术

斯特拉斯曼手术—见 Strassman 手术

斯特赖克框架—见 Stryker 框架

斯特赖克手术—见 Strayer 手术

斯特朗手术—见 Strong 手术

斯特姆多尔夫手术—见 Sturmdorf 手术

斯通手术—见 Stone 手术

斯图尔特手术—见 Stewart 手术

斯托拉德手术—见 Stallard 手术

斯温森手术—见 Swenson 手术

斯文尼手术—见 Swinney 手术

撕脱

一皮肤　86.3

——皮下组织　86.3

死骨切除术

一鼻　21.32

一骨　77.00

——鼻　21.32

——髌骨　77.06

——尺骨　77.03

——腓骨　77.07

——跗骨,跖骨　77.08

——肱骨　77.02

——股骨　77.05

——骨盆　77.09

- whirlpool　93.32

- assisted exercise in pool　93.31

Hydrocelectomy

- tunica vaginalis　61.2

- spermatic cord　63.1

- canal of Nuck（female）　69.19

- - male　63.1

- round ligament　69.19

斯波尔丁-理查森手术— see Spaulding-Rich-
　ardson operation

斯科特手术— see Scott operation

斯路德手术— see Sluder operation

斯洛克姆手术— see Slocum operation

斯皮内利手术— see Spinelli operation

斯皮瓦克手术— see Spivack operation

斯塔克手术— see Stacke operation

斯坦伯格手术— see Steinberg operation

斯坦德勒手术— see Steindler operation

斯特拉斯曼手术— see Strassman operation

斯特赖克框架— see Stryker frame

斯特赖克手术— see Strayer operation

斯特朗手术— see Strong operation

斯特姆多尔夫手术— see Sturmdorf operation

斯通手术— see Stone operation

斯图尔特手术— see Stewart operation

斯托拉德手术— see Stallard operation

斯温森手术— see Swenson operation

斯文尼手术— see Swinney operation

Evulsion

- skin　86.3

- - subcutaneous tissue　86.3

Sequestrectomy

- nose　21.32

- bone　77.00

- - nose　21.32

- - patella　77.06

- - ulna　77.03

- - fibula　77.07

- - tarsals, metatarsals　77.08

- - humerus　77.02

- - femur　77.05

- - pelvic　77.09

松解术

Lysis

—虹膜粘连(后的)　12.33

——前的(伴空气或液体注射)　12.32

—粘连

注：钝的—省略编码
指的—省略编码
手动的—省略编码
机械性—省略编码
不伴仪器—省略编码

——鼻,鼻　21.91

——鼻后孔(鼻咽的)　29.54

——鼻咽的　29.54

——玻璃体(后入路)　14.74

———前入路　14.73

——肠　54.59

———腹腔镜的　54.51

——胆道　54.59

———腹腔镜的　54.51

——胆囊　54.59

———腹腔镜的　54.51

——动脉静脉神经束　39.91

——肺(用于肺萎陷)　33.39

——腹的　54.59

———腹腔镜的　54.51

——腹膜(骨盆)　54.59

———腹腔镜的　54.51

——肝　54.59

———腹腔镜的　54.51

——骨—见亚目　78.4

——骨盆　54.59

———腹腔镜的　54.51

——关节(囊)(结构)—另见切断,关节囊　80.40

——关节软骨　93.26

——虹膜(后的)　12.33

———前的　12.32

——喉　31.92

——会阴的(女性)　71.01

——肌肉　83.91

———经伸长或处理　93.27

———手　82.91

————经伸长或处理　93.26

- synechiae (posterior)　12.33

- - anterior (with injection of air or liquid) 12.32

- adhesions

Note：blunt-omit code
digital-omit code
manual-omit code
mechanical-omit code
without instrumentation-omit code

- - nose，nasal　21.91

- - choanae (nasopharynx)　29.54

- - nasopharynx　29.54

- - vitreous (posterior approach)　14.74

- - - anterior approach　14.73

- - intestines　54.59

- - laparoscopic　54.51

- - biliary tract　54.59

- - laparoscopic　54.51

- - gallbladder　54.59

- - laparoscopic　54.51

- - artery-vein-nerve bundle　39.91

- - lung (for collapse of lung)　33.39

- - abdominal　54.59

- - laparoscopic　54.51

- - peritoneum (pelvic)　54.59

- - laparoscopic　54.51

- - liver　54.59

- - laparoscopic　54.51

- - bone-see subcategory　78.4

- - pelvic　54.59

- - laparoscopic　54.51

- - joint (capsule) (structure)-see also Division, joint capsule　80.40

- - cartilage of joint　93.26

- - iris (posterior)　12.33

- - - anterior　12.32

- - larynx　31.92

- - perineal (female)　71.01

- - muscle　83.91

- - by stretching or manipulation　93.27

- - hand　82.91

- - - by stretching or manipulation　93.26

松开
－腹腔动脉　39.91
－血管，周围的　39.91
苏特手术－见 Soutter 手术
酸剥除，皮肤　**86.24**
髓核化学溶解术（髓核）　**80.52**

隧道，皮下（胸前）　**42.86**
－脉搏发生器导联　86.99
－－伴首次操作－省略编码
－食管　42.68
－－伴吻合－见吻合术，食管，胸骨前　42.68

碎裂，破碎
－超声的
－－白内障（伴抽吸）　13.41
－－结石，泌尿系（Kock 凹）　59.95
－－泌尿系结石　59.95
－－－经皮肾造口术　55.04
－机械性
－－白内障（伴抽吸）　13.43
－－－后发性膜　13.66
－－－后入路　13.42
－－后发性膜（后发障）　13.66

－碎石器－见碎石术
碎颅术，胎儿　**73.8**
碎石术
－胆管 NEC　51.49
－－体外休克波（ESWL）　98.52
－胆囊 NEC　51.04
－－内镜的　51.88
－－体外休克波（ESWL）　98.52
－膀胱　57.0
－－伴超声碎裂，破碎　57.0［59.95］

－－体外休克波（ESWL）　98.51
－肾　56.0
－－经皮肾造口术伴碎裂，破碎（激光）（超声）
　55.04
－－体外休克波（ESWL）　98.51
－肾盂　56.0

Unbridling
- celiac artery axis　39.91
- blood vessel, peripheral　39.91
苏特手术－ see Soutter operation
Acid peel, skin　86.24
**Chemonucleolysis （nucleus pulposus）
　80.52**

Tunnel, subcutaneous （antethoracic）　42.86
- pulse generator lead wire　86.99
- - with initial procedure-omit code
- esophageal　42.68
- - with anastomosis-see Anastomosis, esophagus, antesternal　42.68

Fragmentation
- ultrasonic
- - cataract （with aspiration）　13.41
- - stones, urinary （Kock pouch）　59.95
- - urinary stones　59.95
- - - percutaneous nephrostomy　55.04
- mechanical
- - cataract （with aspiration）　13.43
- - - secondary membrane　13.66
- - - posterior route　13.42
- - secondary membrane （after cataract）
　13.66
- lithotriptor-see Lithotripsy
Cranioclasis, fetal　73.8
Lithotripsy
- bile duct NEC　51.49
- - extracorporeal shockwave （ESWL）　98.52
- gallbladder NEC　51.04
- - endoscopic　51.88
- - extracorporeal shockwave （ESWL）　98.52
- bladder　57.0
- - with ultrasonic fragmentation　57.0
　［59.95］
- - extracorporeal shockwave （ESWL）　98.51
- kidney　56.0
- - percutaneous nephrostomy with fragmentation （laser） （ultrasound）　55.04
- - extracorporeal shockwave （ESWL）　98.51
- renal pelvis　56.0

——经皮肾造口术伴碎裂,破碎(激光)(超声) 55.04

——体外休克波(ESWL) 98.51

—输尿管 56.0

——体外休克波(ESWL) 98.51

—体外休克波(ESWL) NEC 98.59

—— Kock 凹 98.51

——胆管 98.52

——胆囊 98.52

——膀胱(泌尿系) 98.51

——肾 98.51

——肾盂 98.51

——输尿管 98.51

——特指部位 NEC 98.59

碎石洗出术,膀胱 57.0

—经切开 57.19

碎胎术 73.8

索恩伯格手术—见 Sonneberg 手术

索尔培根手术—见 Sauer-Bacon 手术

索尔特手术—见 Salter 手术

索夫手术—见 Soave 手术

索朗多弗雷手术—见 SorondoFerré 手术

锁骨切除术(部分) 77.81

—全部 77.91

锁骨切断术 77.31

—胎儿 73.8

缩短

—提上睑肌 08.33

—跟腱 83.85

—巩膜(用于视网膜脱离的修补) 14.59

——经巩膜环扎术—另见环扎术,巩膜的 14.49

—骨(融合术) 78.20

——尺骨 78.23

——股骨 78.25

——胫骨 78.27

——特指的部位 NEC —见亚目 78.2

—骨盆内筋膜 69.22

—肌肉 83.85

- - percutaneous nephrostomy with fragmentation (laser) (ultrasound) 55.04

- - extracorporeal shockwave (ESWL) 98.51

- ureter 56.0

- - extracorporeal shockwave (ESWL) 98.51

- extracorporeal shockwave (ESWL) NEC 98.59

- - Kock pouch 98.51

- - bile duct 98.52

- - gallbladder 98.52

- - bladder (urinary) 98.51

- - kidney 98.51

- - renal pelvis 98.51

- - ureter 98.51

- - specified site NEC 98.59

Litholapaxy, bladder 57.0

- by incision 57.19

Embryotomy 73.8

索恩伯格手术— see Sonneberg operation

索尔-培根手术— see Sauer-Bacon operation

索尔特手术— see Salter operation

索夫手术— see Soave operation

索朗多-弗雷手术— see Sorondo-Ferré operation

Claviculectomy (partial) 77.81

- total 77.91

Clavicotomy 77.31

- fetal 73.8

Shortening

- levator palpebrae muscle 08.33

- heel cord 83.85

- sclera (for repair of retinal detachment) 14.59

- - by scleral buckling-see also Buckling, scleral 14.49

- bone (fusion) 78.20

- - ulna 78.23

- - femur 78.25

- - tibia 78.27

- - specified site NEC-see subcategory 78.2

- endopelvic fascia 69.22

- muscle 83.85

——手　82.55

——眼外　15.22

———多（两条或多条肌）　15.4

—腱　83.85

——手　82.55

—韧带—另见关节成形术

——圆　69.22

——子宫骶骨的　69.22

—手指（巨指畸形修补术）　82.83

—输尿管（伴再植入）　56.41

—眼肌 NEC　15.22

———多（两条或多条肌）（伴延长）　15.4

—眼睑缘　08.71

—眼外肌 NEC　15.22

———多（两条或多条肌）　15.4

缩短，静脉　**38.94**

缩小，睑裂　**08.51**

缩小，睫状体　**12.74**

- - hand　82.55

- - extraocular　15.22

- - - multiple (two or more muscles)　15.4

- tendon　83.85

- - hand　82.55

- ligament-see also Arthroplasty

- - round　69.22

- - uterosacral　69.22

- finger (macrodactyly repair)　82.83

- ureter (with reimplantation)　56.41

- eye muscle NEC　15.22

- - multiple (two or more muscles) (with lengthening)　15.4

- eyelid margin　08.71

- extraocular muscle NEC　15.22

- - multiple (two or more muscles)　15.4

Cutdown, venous　38.94

Narrowing, palpebral fissure　08.51

Diminution, ciliary body　12.74

T

Taarnhoj 手术（三叉神经根减压）　04.41

Tack 手术（前庭小囊切开术）　20.79

Talma-Morison 手术（网膜固定术）　54.74

Tanner 手术（胃血供应阻断）　44.99

Tap 穿刺放液术

—腹　54.91

—关节　81.91

—脊髓的（诊断性）　03.31

—颅的　01.09

—脑池的　01.01

—外淋巴　20.79

—胸　34.91

—腰的（诊断性）（去除染色）　03.31

—硬膜下的（经囟门）　01.09

TAVI（经导管主动脉瓣膜植入）　35.05

TAVR（经导管主动脉瓣膜置换）　35.05

Taarnhoj operation (trigeminal nerve root decompression)　04.41

Tack operation (sacculotomy)　20.79

Talma-Morison operation (omentopexy)　54.74

Tanner operation (devascula stomach)　44.99

Tap

- abdomen　54.91

- joint　81.91

- spinal (diagnostic)　03.31

- cranial　01.09

- cisternal　01.01

- perilymphatic　20.79

- chest,thorax　34.91

- lumbar (diagnostic) (removal of dye)　03.31

- subdural (through fontanel)　01.09

TAVI (transcatheter aortic valve implantation)　35.05

TAVR (transcatheter aortic valve replacement)　35.05

微信扫码
◈ 配套电子书
◈ 操作指南
◈ 知识讲解
◈ 医学研习群

TEVAP（经尿道前列腺电汽化术） **60.29**

Thal 手术（食管狭窄修补术） **42.85**

Thiersch 手术
—肛门　49.79
—皮肤移植　86.69
——手　86.62

Thompson 手术
—唇裂修补术　27.54
—股四头肌成形术　83.86
—淋巴水肿矫正术　40.9
—拇指对合伴骨移植　82.69

Thoratec® 可植入型心室辅助装置（IVAD®）　**37.66**

Thoratec® 心室辅助装置系统（VAD）　**37.66**

Tomkins 手术（子宫成形术）　**69.49**

Tor 钉手术（直肠子宫陷凹切除术）　**70.92**

Torek(-Bevan)手术（睾丸固定术）（一期）（二期）　**62.5**

Torkildsen 手术（脑室小脑延髓池分流）　**02.22**

Toti 手术（泪囊鼻腔造口术）　**09.81**

Touchas 手术　**86.83**

Touroff 手术（锁骨下动脉结扎）　**38.85**

TPN（全肠营养）　**99.15**

TRAM（横向腹直肌肌皮肤的）乳房皮瓣

—皮瓣的　85.72
—游离　85.73

Trauner 手术（舌沟颊唇沟或舌沟牵伸术）　**24.91**

Tsuge 手术（巨指畸形修补术）　**82.83**

Tudor"兔耳"手术（前尿道固定术）　**59.79**

Tuffier 手术
—肺尖松解术　33.39

TEVAP (transurethral electrovaporization of prostate) **60.29**

Thal operation (repair of esophageal stricture) **42.85**

Thiersch operation
- anus　49.79
- skin graft　86.69
- - hand　86.62

Thompson operation
- cleft lip repair　27.54
- quadricepsplasty　83.86
- correction of lymphedema　40.9
- thumb apposition with bone graft　82.69

Thoratec® implantable ventricular assist device (IVAD®) **37.66**

Thoratec® ventricular assist device (VAD) system **37.66**

Tomkins operation (metroplasty) **69.49**

Torpin operation (cul-de-sac resection) **70.92**

Torek (-Bevan) operation (orchidopexy) (first stage) (second stage) **62.5**

Torkildsen operation (ventriculocisternal shunt) **02.22**

Toti operation (dacryocystorhinostomy) **09.81**

Touchas operation **86.83**

Touroff operation (ligation of subclavian artery) **38.85**

TPN (total parenteral nutrition) **99.15**

TRAM (transverse rectus abdominis musculocutaneous) flap of breast

- pedicled　85.72
- free　85.73

Trauner operation (lingual sulcus extension) **24.91**

Tsuge operation (macrodactyly repair) **82.83**

Tudor "rabbit ear" operation (anterior urethropexy) **59.79**

Tuffier operation
- apicolysis of lung　33.39

——胸的 NEC　38.05

—空肠　45.02

—眶—另见眶切开术　16.09

—泪的

——囊　09.53

——腺　09.0

—淋巴结构（管道）（结）（管）　40.0

—颅骨　01.24

—脉络膜　14.9

—脑（组织）　01.39

—脑垂体　07.72

—黏液囊　83.03

——手　82.03

—尿道（经切开）　58.0

——内镜的　58.22

—膀胱（经切开）　57.19

——内镜的　57.32

———经造口（人工的）　57.31

—膀胱周组织　59.19

—盆腔（经剖腹手术）　54.11

——经阴道切开术　70.12

—脾　41.2

—皮肤　86.09

—皮下组织　86.09

—剖腹手术部位　54.12

—气管（经切开）　31.3

——内镜—见气管镜检查

—前列腺　60.0

—前列腺周围的组织　60.81

—乳房　85.0

—乳突　20.21

—软组织 NEC　83.09

——手　82.09

—筛窦　22.51

—上颌窦（考德威尔卢克入路）　22.39

—神经（颅的）（周围的）NEC　04.04

——耳的　04.01

——根（脊髓的）　03.09

—肾　55.01

——盆腔　55.11

- - thoracic NEC　38.05

- jejunum　45.02

- orbit-see also Orbitotomy　16.09

- lacrimal

- - sac　09.53

- - gland　09.0

- lymphatic structure（s）（channel）（node）（vessel）　40.0

- cranium　01.24

- choroid　14.9

- brain（tissue）　01.39

- hypophysis　07.72

- bursa　83.03

- - hand　82.03

- urethra（by incision）　58.0

- - endoscopic　58.22

- bladder（by incision）　57.19

- - endoscopic　57.32

- - - through stoma（artificial）　57.31

- perivesical tissue　59.19

- pelvis（by laparotomy）　54.11

- - by colpotomy　70.12

- spleen　41.2

- skin　86.09

- subcutaneous tissue　86.09

- laparotomy site　54.12

- trachea（by incision）　31.3

- - endoscopic-see Tracheoscopy

- prostate　60.0

- periprostatic tissue　60.81

- breast　85.0

- mastoid　20.21

- soft tissue NEC　83.09

- - hand　82.09

- ethmoid sinus　22.51

- maxillary antrum or sinus（Caldwell-Luc approach）　22.39

- nerve（cranial）（peripheral）NEC　04.04

- - auditory　04.01

- - root（spinal）　03.09

- kidney　55.01

- - pelvis　55.11

——经自然腔口 22.02
—窦 22.01
—耳咽管 20.8
—法特壶腹 51.99
—泪器 09.42
—淋巴管,左(胸) 40.61
—脾肾的(静脉) 39.1
——动脉 39.26
—腔静脉肠系膜静脉 39.1
—乳糜池 40.61
—肾静脉门静脉的 39.1
—胸管(颈入路)(胸入路) 40.61

—胰腺管(置换) 52.92
——经逆行内镜检查(ERP) 52.93
特科手术—见 Turco 手术
特劳纳手术—见 Trauner 手术
提尔施手术—见 Thiersch 手术
提起,移植蒂 86.71
提升
—带蒂皮瓣移植 86.71
—骨片(骨折的)
——窦(鼻的)
———额的 22.79
———上颌 22.79
——脊髓的 03.53
——眶 76.79
——颅骨(伴清创术) 02.02
体层照相术,断层照相术—见放射照相术
体积描记(颈动脉) 89.58
—差异的 89.58
—充气(气的) 89.58
—充水的 89.58
—光电的 89.58
—呼吸功能测量(体) 89.38

—节段的 89.58
—静脉闭塞 89.58
—脑的 89.58
—区域性 89.58
—容量 89.58
—胸阻抗 89.38

- - through natural ostium 22.02
- antrum 22.01
- Eustachian tube 20.8
- ampulla of Vater 51.99
- lacrimal apparatus 09.42
- lymphatic duct, left (thoracic) 40.61
- splenorenal (venous) 39.1
- - arterial 39.26
- caval-mesenteric vein 39.1
- cisterna chyli 40.61
- renoportal 39.1
- thoracic duct (cervical approach) (thoracic approach) 40.61
- pancreatic duct 52.92
- - by retrograde endoscopy (ERP) 52.93
特科手术— see Turco operation
特劳纳手术— see Trauner operation
提尔施手术— see Thiersch operation
Raising, pedicle graft 86.71
Elevation
- pedicle graft 86.71
- bone fragments (fractured)
- - sinus (nasal)
- - - frontal 22.79
- - - maxillary 22.79
- - spinal 03.53
- - orbit 76.79
- - skull (with debridement) 02.02
Laminography-see Radiography
Plethysmogram (carotid) 89.58
- differential 89.58
- air-filled (pneumatic) 89.58
- water-filled 89.58
- photoelectric 89.58
- respiratory function measurement (body) 89.38
- segmental 89.58
- venous occlusion 89.58
- cerebral 89.58
- regional 89.58
- capacitance 89.58
- thoracic impedance 89.38

调节
—耳蜗假体装置(外部构件)　95.49

—骨科装置(非侵入性)
——外固定器—省略编码
—胃限制性装置(腹腔镜)　44.98

—心脏起搏器程序(再编程)—省略编码

—牙齿　99.97
—眼镜　95.31
—咬合面　24.8
调节,月经　**69.6**
铁肺　**93.99**
听力测定(贝克西　5-音调)(阻抗)(镫骨反射性
　反应)(主观的)　**95.41**

听力测验　**95.47**
听小骨切除术 NEC　**19.3**
—伴
——镫骨切除术—另见镫骨切除术　19.19

——镫骨松动术　19.0
——鼓室成形术　19.53
———修复术　19.6
听小骨切开术 NEC　**19.3**
停止
—出血—见控制,出血
—骨生长(骨骺)　78.20
——尺骨　78.23
——腓骨　78.27
——肱骨　78.22
——股骨　78.25
——胫骨　78.27
——桡骨　78.23
——用钉合术—见钉合术,骨骺板
—心的,诱发的(缺氧性)(循环的)　39.63

—循环的,诱发的(缺氧性)　39.63
瞳孔成形术,造瞳术　**12.35**
瞳孔切开术　**12.35**
瞳孔松解术　**12.35**

Adjustment
- cochlear prosthetic device (external components)　95.49
- orthopedic device (noninvasive)
- - external fixator-omit code
- gastric restrictive device (laparoscopic)　44.98
- cardiac pacemaker program (reprogramming)-omit code
- dental　99.97
- spectacles　95.31
- occlusal　24.8
Regulation, menstrual　69.6
Iron lung　93.99
Audiometry (Bekesy　5-tone) (impedance) (stapedial reflex response) (subjective) 95.41
Hearing test　95.47
Ossiculectomy NEC　19.3
- with
- - stapedectomy-see also Stapedectomy 19.19
- - stapes mobilization　19.0
- - tympanoplasty　19.53
- - - revision　19.6
Ossiculotomy NEC　19.3
Arrest
- hemorrhage-see Control, hemorrhage
- bone growth (epiphyseal)　78.20
- - ulna　78.23
- - fibula　78.27
- - humerus　78.22
- - femur　78.25
- - tibia　78.27
- - radius　78.23
- by stapling-see Stapling, epiphyseal plate
- cardiac, induced (anoxic) (circulatory)　39.63
- circulatory, induced (anoxic)　39.63
Coreoplasty　12.35
Pupillotomy　12.35
Corelysis　12.35

通道—见插入和插管法
通道口成形术
—耳　18.6
—尿道　58.47
通气
—持续气道正压[CPAP]　93.90

——由
———气管内管—见亚目　96.7
———气管造口—见亚目　96.7
—非侵入性正压(NIPPV)　93.90

—负压(持续性)[CNP]　93.99

—呼气末正压呼吸[PEEP]
——非侵入性　93.90
——侵入性—见亚目　96.7
—机械性，NOS　93.90
——非侵入性[NIPPV]　93.90
——其他连续性(未特指时限)　96.70

———用于连续96小时或多于　96.72
———用于连续少于96小时　96.71

——气管内管—见亚目　96.7

——气管内呼吸辅助—见亚目　96.7

——气管造口—见亚目　96.7
——侵入性—见亚目　96.7
—间歇性正压呼吸[IPPB]　93.91

—气管内呼吸辅助—见亚目　96.7

—双水平气道正压[BiPAP]　93.90

——由
———气管内管—见亚目　96.7
———气管造口—见亚目　96.7
通气[PSV]　96.7
头部测量,头部测量学　87.17
—超声(声纳)　88.78

Passage-see Insertion and Intubation
Meatoplasty
- ear　18.6
- urethra　58.47
Ventilation
- continuous positive airway pressure [CPAP] 93.90
- - delivered by
- - - endotracheal tube-see subcategory　96.7
- - - tracheostomy-see subcategory　96.7
- non-invasive positive pressure (NIPPV) 93.90
- negative pressure (continuous) [CNP] 93.99
- positive end expiratory pressure [PEEP]
- - non-invasive　93.90
- - invasive-see subcategory　96.7
- mechanical，NOS　93.90
- - non-invasive [NIPPV]　93.90
- - other continuous invasive (unspecified duration)　96.70
- - - for 96 consecutive hours or more　96.72
- - - for less than 96 consecutive hours 96.71
- - by endotracheal tube-see subcategory 96.7
- - endotracheal respiratory assistance-see subcategory　96.7
- - by tracheostomy-see subcategory　96.7
- - invasive-see subcategory　96.7
- intermittent positive pressure breathing [IPPB]　93.91
- endotracheal respiratory assistance-see subcategory　96.7
- bi-level positive airway pressure [BiPAP] 93.90
- - delivered by
- - - endotracheal tube-see subcategory　96.7
- - - tracheostomy-see subcategory　96.7
Ventilation [PSV]　96.7
Cephalometry, cephalometrics　87.17
- ultrasound (sonar)　88.78

吞钡　**87.61**

臀抽吸术—见抽吸术,臀

托蒂手术—见 Toti 手术

托基尔德森手术—见 Torkildsen 手术

托雷克(-贝文)手术—见 Torek(Bevan)手术

托平手术—见 Torpin 手术

脱落,皮肤,经化学　**86.24**

脱毛法

—眉(镊子)　08.93

——电外科　08.91

——冷冻外科　08.92

—皮肤　86.92

—眼睑(产钳)NEC　08.93

——电外科　08.91

——冷冻外科　08.92

脱毛法,皮肤　**86.92**

脱敏

—变态反应　99.12

—心理学的　94.33

脱瘾疗法　**94.25**

—酒精　94.62

——伴酒精和药物　94.68

———伴康复　94.69

——伴康复　94.63

—药物　94.65

——伴酒精和药物　94.68

———伴康复　94.69

——伴康复　94.66

Barium swallow　**87.61**

Breech extraction-see Extraction, breech

托蒂手术— **see Toti operation**

托基尔德森手术— **see Torkildsen operation**

托雷克(-贝文)手术— **see Torek (-Bevan) operation**

托平手术— **see Torpin operation**

Exfoliation, skin, by chemical　**86.24**

Epilation

– eyebrow (forceps)　08.93

– – electrosurgical　08.91

– – cryosurgical　08.92

– skin　86.92

– eyelid (forceps) NEC　08.93

– – electrosurgical　08.91

– – cryosurgical　08.92

Depilation, skin　**86.92**

Desensitization

– allergy　99.12

– psychologic　94.33

Detoxification therapy　**94.25**

– alcohol　94.62

– – combined alcohol and drug　94.68

– – – with rehabilitation　94.69

– – with rehabilitation　94.63

– drug　94.65

– – combined alcohol and drug　94.68

– – – with rehabilitation　94.69

– – with rehabilitation　94.66

U

UAE(子宫动脉栓塞)NOS　**68.25**

Uchida 手术(输卵管结扎伴或不伴输卵管伞部切除术)　**66.32**

UFR(尿流量测定)　**89.24**

UPP(尿道压分布图)　**89.25**

UPPP(悬雍垂腭咽成形术)　**27.69**[**29.4**]

Urban(胸膜内法)手术(乳房切除术)(单侧)　**85.47**

—双侧的　85.48

UAE (uterine artery embolization) NOS　**68.25**

Uchida operation (tubal ligation with or without fimbriectomy)　**66.32**

UFR (uroflowmetry)　**89.24**

UPP (urethral pressure profile)　**89.25**

UPPP (uvulopalatopharyngoplasty)　**27.69** [**29.4**]

Urban operation (mastectomy) (unilateral)　**85.47**

– bilateral　85.48

胃内照相术　**44.19**

胃切除术（部分）（大部）NEC　**43.89**

一伴

——空肠转位　43.81

——食管胃造口术　43.5

——胃肠吻合术（旁路）　43.7

——胃空肠吻合术（旁路）　43.7

——胃十二指肠吻合术（旁路）　43.6

——胃胃吻合术（旁路）　43.89

——吻合术（至）NEC　43.89

———空肠　43.7

———十二指肠　43.6

———食管　43.5

———胃胃的　43.89

一波耳亚　43.7

一腹腔镜垂直（袖状）　43.82

一根治 NEC　43.99

——伴肠间置术　43.91

一霍夫迈斯特　43.7

一近端　43.5

一全部 NEC　43.99

——伴肠间置术　43.91

一完全 NEC　43.99

——伴肠间置术　43.91

一袖状

——腹腔镜的　43.82

一远端　43.6

胃切开术　**43.0**

一用于出血控制　44.49

胃十二指肠镜检查　**45.13**

一经腹（手术的）　45.11

一经造口（人工的）　45.12

胃十二指肠切除术—见胃切除术

胃十二指肠吻合术（旁路）（雅布累）　**44.39**

一伴部分胃切除术　43.6

胃松解术　**54.59**

一腹腔镜　54.51

胃造口术（布朗希威格）（减压）（细口径管）（卡德尔）（永久性）（施塔姆）（施塔姆卡德尔）（暂时性）（管）（威策尔）　**43.19**

Gastrocamera　**44.19**

Gastrectomy（partial）（sleeve）（subtotal）NEC　**43.89**

- with

- - junal transposition　43.81

- - esophagogastrostomy　43.5

- - gastroenterostomy（bypass）　43.7

- - gastrojejunostomy（bypass）　43.7

- - gastroduodenostomy（bypass）　43.6

- - gastrogastrostomy（bypass）　43.89

- - anastomosis（to）NEC　43.89

- - - jejunum　43.7

- - - duodenum　43.6

- - - esophagus　43.5

- - - gastrogastric　43.89

- Polya　43.7

- laparoscopic，vertical（sleeve）　43.82

- radical NEC　43.99

- - with intestinal interposition　43.91

- Hofmeister　43.7

- proximal　43.5

- total NEC　43.99

- - with intestinal interposition　43.91

- omplete NEC　43.99

- - th intestinal interposition　43.91

- sleeve

- - laparoscopic　43.82

- distal　43.6

Gastrotomy　**43.0**

- for control of hemorrhage　44.49

Gastroduodenoscopy　**45.13**

- transabdominal（operative）　45.11

- through stoma（artificial）　45.12

Gastroduodenectomy-see Gastrectomy

Gastroduodenostomy（bypass）（Jaboulay´s）　**44.39**

- with partial gastrectomy　43.6

Gastrolysis　**54.59**

- laparoscopic　54.51

Gastrostomy（Brunschwig´s）（decompression）（fine caliber tube）（Kader）（permanent）（Stamm）（Stamm-Kader）（temporary）（tube）（Witzel）　**43.19**

一肾静脉门静脉的　39.1	- renoportal　39.1
一肾盂回肠皮肤的　56.51	- pyeloileocutaneous　56.51
一肾盂输尿管膀胱的　55.86	- pyeloureterovesical　55.86
一食管（胸膜内）（胸内）（胸骨后）NEC　42.59	- esophagus（intrapleural）（intrathoracic）（retrosternal）NEC　42.59
一一伴	- - with
一一一间置 NEC　42.58	- - - interposition（of）NEC　42.58
一一一一结肠　42.55	- - - - colon　42.55
一一一一空肠　42.53	- - - - jejunum　42.53
一一一一小肠　42.53	- - - - small bowel　42.53
一一一一胃切除术（部分）　43.5	- - - gastrectomy（partial）　43.5
一一一一完全或全部　43.99	- - - - complete or total　43.99
一一胸骨前或胸前 NEC　42.69	- - antesternal or antethoracic NEC　42.69
一一一伴	- - - with
一一一一间置 NEC　42.68	- - - - interposition（of）NEC　42.68
一一一一一结肠　42.65	- - - - - colon　42.65
一一一一一空肠襻　42.63	- - - - - jejunal loop　42.63
一一一一一小肠　42.63	- - - - - small bowel　42.63
一一一一橡皮管　42.68	- - - - rubber tube　42.68
一一一与肠段 NEC　42.64	- - - to intestinal segment NEC　42.64
一一一一伴间置术　42.68	- - - - with interposition　42.68
一一一一结肠 NEC　42.66	- - - - colon NEC　42.66
一一一一一伴间置术　42.65	- - - - - with interposition　42.65
一一一一小肠 NEC　42.64	- - - - small bowel NEC　42.64
一一一一一伴间置术　42.63	- - - - - with interposition　42.63
一一与肠段（胸内）NEC　42.54	- - to intestinal segment（intrathoracic）NEC　42.54
一一一伴间置术　42.58	- - - with interposition　42.58
一一一结肠（胸内的）NEC　42.56	- - - colon（intrathoracic）NEC　42.56
一一一一伴间置术　42.55	- - - - with interposition　42.55
一一一一胸骨前或胸前的　42.66	- - - - antesternal or antethoracic　42.66
一一一一一伴间置术　42.65	- - - - - with interposition　42.65
一一一小肠 NEC　42.54	- - - small bowel NEC　42.54
一一一一伴间置术　42.53	- - - - with interposition　42.53
一一一一胸骨前或胸前的　42.64	- - - - antesternal or antethoracic　42.64
一一一一一伴间置术　42.63	- - - - - with interposition　42.63
一一一胸骨前或胸前的 NEC　42.64	- - - antesternal or antethoracic NEC　42.64
一一一一伴间置术　42.68	- - - - with interposition　42.68
一食管结肠（胸内）NEC　42.56	- esophagocolic（intrathoracic）NEC　42.56
一一伴间置术　42.55	- - with interposition　42.55
一一胸骨前或胸前 NEC　42.66	- - antesternal or antethoracic NEC　42.66
一一一伴间置术　42.65	- - - with interposition　42.65

一食管结肠胃的(胸内) 42.55　　　　esophagocologastric (intrathoracic) 42.55

——胸骨前或胸前的 42.65　　　　- - antesternal or antethoracic 42.65

一食管十二指肠的(胸内) NEC 42.54　　　- esophagoduodenal (intrathoracic) NEC 42.54

——伴间置术 42.53　　　　- - with interposition 42.53

一食管食管的(胸内) 42.51　　　　- esophagoesophageal (intrathoracic) 42.51

——胸骨前或胸前的 42.61　　　　- - antesternal or antethoracic 42.61

一食管胃的(胸内) 42.52　　　　- esophagogastric (intrathoracic) 42.52

——胸骨前或胸前的 42.62　　　　- - antesternal or antethoracic 42.62

一食管小肠的(胸内) NEC 一另见吻合术,食管,与肠段 42.54　　　- esophagoenteric (intrathoracic) NEC-see also Anastomosis, esophagus, to intestinal segment 42.54

——胸骨前或胸前的 NEC 一另见吻合术,食管,胸骨前,与肠段 42.64　　　- - antesternal or antethoracic NEC-see also Anastomosis, esophagus, antesternal, to intestinal segment 42.64

一输精管 63.82　　　　- vas deferens 63.82

一输卵管 66.73　　　　- fallopian tube 66.73

——经再吻合术 66.79　　　　- - by reanastomosis 66.79

一输卵管硬脊膜的(伴有瓣) 03.79　　　- salpingothecal (with valve) 03.79

一输尿管(与) NEC 56.79　　　　- ureter (to) NEC 56.79

——肠 56.71　　　　- - intestine 56.71

——回肠 56.71　　　　- - ileum 56.71

——回肠凹(膀胱) 56.51　　　　- - ileal pouch (bladder) 56.51

——结肠 56.71　　　　- - colon 56.71

——膀胱 56.74　　　　- - bladder 56.74

——皮肤 56.61　　　　- - skin 56.61

一输尿管结肠 56.71　　　　- ureterocolic 56.71

一输尿管膀胱 56.74　　　　- ureterovesical 56.74

一输尿管肾盏 55.86　　　　- ureterocalyceal 55.86

一锁骨下-主动脉 39.22　　　　- subclavian-aortic 39.22

一体动脉-肺动脉 39.0　　　　- systemic-pulmonary artery 39.0

一胃网膜动脉与冠状动脉 36.17　　　- gastroepiploic artery to coronary artery 36.17

一下腔静脉和门静脉 39.1　　　　- inferior vena cava and portal vein 39.1

一胸动脉(至)　　　　- thoracic artery (to)

——冠状动脉(单) 36.15　　　　- - coronary artery (single) 36.15

———双 36.16　　　　- - - double 36.16

——心肌 36.2　　　　- - myocardium 36.2

一胸膜硬脊膜的(伴有瓣) 03.79　　　- pleurothecal (with valve) 03.79

一胸内血管 NEC 39.23　　　　- intrathoracic vessel NEC 39.23

一胰(管)(与) 52.96　　　　- pancreas (duct) (to) 52.96

——肠 52.96　　　　- - intestine 52.96

——胆管 51.39
——胆囊 51.33
——空肠 52.96
——胃 52.96
—支气管 33.48
—支气管气管 33.48
—直肠 NEC 48.74
——残端与小肠 45.92
—主动脉(降)肺动脉(动脉) 39.0

—主动脉(髂动脉)股动脉 39.25
—主动脉肠系膜动脉 39.26
—主动脉腹动脉 39.26
—主动脉肾动脉 39.24
—主动脉锁骨下动脉 39.22
—蛛网膜下腹膜的(伴有瓣) 03.71
—蛛网膜下输尿管的(伴有瓣) 03.72
—左右(体动脉肺动脉) 39.0

沃德-梅奥手术—见 WardMayo 手术
沃森-琼斯手术—见 WatsonJones 手术
沃森(-沃特海姆)手术—见 Watkins(Wertheim)手术
沃斯手术—见 Voss 手术
沃特海姆手术—见 Wertheim 手术
沃特斯顿手术—见 Waterston 手术
握力 93.04
五合一修补术,膝 81.42
伍德沃德手术—见 Woodward 手术
伍尔皮厄斯(-唐佩尔)手术—见 Vulpius(Compere)手术
物理疗法—见疗法,物理
物理疗法,胸 93.99
物理医学—见疗法,物理
雾气疗法(呼吸) 93.94

- - bile duct 51.39
- - gall bladder 51.33
- - jejunum 52.96
- - stomach 52.96
- bronchus 33.48
- bronchotracheal 33.48
- rectum, rectal NEC 48.74
- - stump to small intestine 45.92
- aorta (descending)-pulmonary (artery) 39.0

- aorto(ilio)femoral 39.25
- aortomesenteric 39.26
- aortoceliac 39.26
- aorta-renal artery 39.24
- aorta-subclavian artery 39.22
- subarachnoid-peritoneal (with valve) 03.71
- subarachnoid-ureteral (with valve) 03.72
- left-to-right (systemic-pulmonary artery) 39.0

沃德-梅奥手术— see Ward-Mayo operation
沃森-琼斯手术— see Watson-Jones operation
沃森(-沃特海姆)手术— see Watkins (-Wertheim)operation
沃斯手术— see Voss operation
沃特海姆手术— see Wertheim operation
沃特斯顿手术— see Waterston operation
Grip, strength 93.04
Five-in-one repair, knee 81.42
伍德沃德手术— see Woodward operation
伍尔皮厄斯(-唐佩尔)手术— see Vulpius (-Compere) operation
Physical therapy-see Therapy, physical
Physiotherapy, chest 93.99
Physical medicine-see Therapy, physical
Fog therapy (respiratory) 93.94

X

X 线

一对比—见放射照相术,对比

一放射性不透明物质注射—见放射照相术,对比

一骨骼系列,全部或完全　88.31

一胸(常规)　87.44

——壁 NEC　87.39

一诊断性—见放射照相术

一治疗性—见疗法,放射

X 线电影照相术—见放射照相术

X 线断层摄影术—另见放射照相术

一肺　87.42

一腹 NEC　88.02

一光学相干性(血管内成像)

——冠状血管　38.24

———非冠状血管　38.25

一计算机轴向 NEC　88.38

——腹　88.01

——骨　88.38

———定量的　88.98

——骨骼　88.38

———定量的　88.98

——冠状动脉　87.41

——脑　87.03

——肾　87.71

——头　87.03

——心的　87.41

——胸　87.41

一肾 NEC　87.72

一头 NEC　87.04

一心的　87.42

一胸 NEC　87.42

X 线照相术—另见放射照相术,心的,负对比
**　88.58**

西尔弗手术—见 Silver 手术

西斯特伦克手术—见 Sistrunk 手术

希布尔手术—见 Hibbs 手术

希尔阿利森手术—见 HillAllison 手术

希金斯手术—见 Higgins 手术

希罗德卡手术—见 Shirodkar 手术

X-ray

- contrast-see Radiography, contrast

- injection of radio-opaque substance-see Radiography, contrast

- skeletal series, whole or complete　88.31

- chest (routine)　87.44

- - wall NEC　87.39

- diagnostic-see Radiography

- therapeutic-see Therapy, radiation

Cineradiograph-see Radiography

Tomography-see also Radiography

- lung　87.42

- abdomen NEC　88.02

- optical coherence (intravascular imaging)

- - coronary vessel(s)　38.24

- - - non-coronary vessel(s)　38.25

- computerized axial NEC　88.38

- - abdomen　88.01

- - bone　88.38

- - - quantitative　88.98

- - skeletal　88.38

- - - quantitative　88.98

- - coronary　87.41

- - brain　87.03

- - kidney　87.71

- - head　87.03

- - cardiac　87.41

- - thorax　87.41

- kidney NEC　87.72

- head NEC　87.04

- cardiac　87.42

- thorax NEC　87.42

Roentgenography-see also Radiography cardiac, negative contrast　88.58

西尔弗手术— see Silver operation

西斯特伦克手术— see Sistrunk operation

希布尔手术— see Hibbs operation

希尔-阿利森手术— see Hill-Allison operation

希金斯手术— see Higgins operation

希罗德卡手术— see Shirodkar operation

希尼手术—见 Heaney 手术
希奇科克手术—见 Hitchcock 手术
希氏束描记　**37. 29**
吸光测定（双）（单）　**88. 98**

息肉切除术—另见切除术,病损,按部位

—鼻的　21. 31
—大肠（结肠）　45. 42
—食管　42. 32
——内镜的　42. 33
—胃（内镜）　43. 41
—直肠（内镜）　48. 36
细胞块和帕帕尼格拉乌涂片—见检查,显微镜

细胞学—见检查,显微镜的
细菌涂片—见检查,显微镜

系带切除术
—唇的　27. 41
—上颌　27. 41
—舌的　25. 92
系带切开术
—唇的　27. 91
—舌的　25. 91
峡部切除术,甲状腺—另见甲状腺切除术,部分
　06. 39
下巴突出退缩术　**76. 64**
下颌骨切除术（部分）　**76. 31**
—全部的　76. 42
——伴重建　76. 41
下消化道钡剂摄影（X-线）　**87. 64**
下游系统®（AO 疗法）（水氧）　**00. 49**

涎管成形术 NEC　**26. 49**
涎管扩张　**26. 91**
涎管 X 线照相术　**87. 09**
涎石切除术　**26. 0**
涎腺切除术（腮腺）（舌下腺）（颌下腺）　**26. 30**

—部分　26. 31
—根治　26. 32

希尼手术— see Heaney operation
希奇科克手术— see Hitchcock operation
His bundle recording　37. 29
Absorptiometry photon（dual）（single）88. 98
Polypectomy-see also Excision, lesion, by site
- nasal　21. 31
- large intestine（colon）　45. 42
- esophageal　42. 32
- - endoscopic　42. 33
- gastric（endoscopic）　43. 41
- rectum（endoscopic）　48. 36
Cell block and Papanicolaou smear-see Examination, microscopic
Cytology-see Examination, microscopic
Bacterial smear-see Examination, microscopic
Frenectomy, Frenulumectomy
- labial, lip　27. 41
- maxillary　27. 41
- lingual, tongue　25. 92
Frenotomy
- labial　27. 91
- lingual　25. 91
Isthmectomy, thyroid-see also Thyroidectomy, partial　06. 39
Prognathic recession　76. 64
Mandibulectomy（partial）　76. 31
- total　76. 42
- - with reconstruction　76. 41
Lower GI series（x-ray）　87. 64
Downstream® System（AO therapy）（aqueous oxygen）　00. 49
Sialodochoplasty NEC　26. 49
Ptyalectasis　26. 91
Sialogram　87. 09
Ptyalithotomy, Sialoadenolithotomy　26. 0
Sialoadenectomy（parotid）（sublingual）（submaxillary）　26. 30
- partial　26. 31
- radical　26. 32

一垂体　07.69

——经

———钴-60　92.32

———植入（锶钇）（Y）NEC　07.68

————经蝶骨入路　07.65

————经前额入路　07.64

———质子束（Bragg 峰）　92.33

一胆管（病损），用逆行胰胆管造影法　51.64

一内耳（冷冻术）（超声）　20.79

——经注射　20.72

一前列腺

——经

———激光，经尿道　60.21

———经尿道针吸消融（TUNA）　60.97

———冷冻切除　60.62

———冷冻外科根治切除（RCSA）　60.62

———射频热疗法　60.97

一子宫内膜（子宫镜）　68.23

一组织

——肺—见消融，病损，肺

——肝—见消融，病损，肝

——肾的—见消融，病损，肾的

——心脏—见消融（切除）病损，心脏

小肠结肠切除术 NEC　45.79

小肠结肠吻合术　45.93

小肠摄片（X 线）　87.63

小梁粘连松解术　12.59

哮吼喷雾　93.94

肖帕尔手术—见 Chopart 手术

斜角肌切除术　83.45

斜角肌切开术　83.19

斜坡照相（颅后窝）　87.02

谢德手术—见 Schede 手术

谢瓦利埃-杰克逊手术 —见 ChevalierJackson 手术

心瓣膜切开术—见瓣膜切开术，心脏

心包成形术　37.49

心包穿刺术　37.0

心包缝合术　37.49

- pituitary　07.69

- - by

- - - Cobalt-60　92.32

- - - implantation （strontium-yttrium）（Y） NEC　07.68

- - - transphenoidal approach　07.65

- - - transfrontal approach　07.64

- - - proton beam （Bragg peak）　92.33

- biliary tract （lesion） by ERCP　51.64

- inner ear （cryosurgery）（ultrasound）　20.79

- - by injection　20.72

- prostate

- - by

- - - laser, transurethral　60.21

- - - transurethral needle ablation （TUNA）　60.97

- - - cryoablation　60.62

- - radical cryosurgical ablation （RCSA）　60.62

- - - radiofrequency thermotherapy　60.97

- endometrial （hysteroscopic）　68.23

- tissue

- - lung-see Ablation, lesion, lung

- - liver-see Ablation, lesion, liver

- - renal-see Ablation, lesion, renal

- - heart-see Ablation, lesion, heart

Enterocolectomy NEC　45.79

Enterocolostomy　45.93

Small bowel series （x-ray）　87.63

Trabeculodialysis　12.59

Croupette, croup tent　93.94

肖帕尔手术— **see Chopart operation**

Scalenectomy　83.45

Scalenotomy　83.19

Clivogram　87.02

谢德手术— **see Schede operation**

谢瓦利埃-杰克逊手术— **see Chevalier-Jack-son operation**

Cardiovalvulotomy-see Valvulotomy, heart

Pericardioplasty　37.49

Pericardiocentesis　37.0

Pericardiorrhaphy　37.49

心松离术　**37.12**

心外膜切除术　**36.39**

心血管荧光电影照相术—另见心血管造影术　**88.50**

心血管造影术（选择性）　**88.50**

— SPY（术间造影系统），冠状动脉　88.59

—二氧化碳（负对比）　88.58

—腔静脉（下）（上）　88.51

—手术中冠状动脉荧光血管　88.59

—右心（心房）（肺动脉瓣膜）（心室）（心室流出道）　88.52

——伴左心　88.54

—左心（主动脉瓣膜）（心房）（心室）（心室流出道）　88.53

——伴右心　88.54

—左心和右心联合的　88.54

心音图，伴 **ECG** 导联　**89.55**

心脏瓣膜二尖化　**35.10**

—二尖瓣的　35.12

—主动脉的　35.11

心脏穿刺术　**37.0**

心脏松解术　**37.10**

心脏网膜固定术　**36.39**

心脏支持装置（CSD）　**37.41**

形成

—并趾（手指）（趾）　86.89

—窗

——心包的　37.12

——胸膜的（为了引流）　34.09

———胸腔镜的　34.06

—动静脉瘘（用于肾透析）（周围的）（分流）　39.27

——外部套管　39.93

—反向胃管（胸内）（胸骨后）　42.58

——胸骨前或胸前的　42.68

—分流

——动静脉的　39.93

——腹静脉的　54.94

——腹腔颈静脉的　54.94

——腹腔血管的　54.94

Cardioschisis　**37.12**

Epicardiectomy　**36.39**

Cineangiocardiography-see also Angiocardiography　**88.50**

Angiocardiography (selective)　**88.50**

- SPY，coronary　88.59

- carbon dioxide (negative contrast)　88.58

- vena cava (inferior) (superior)　88.51

- intra-operative coronary fluorescence vascular　88.59

- right heart (atrium) (pulmonary valve) (ventricle) (ventricular outflow tract)　88.52

- - combined with left heart　88.54

- left heart (aortic valve) (atrium) (ventricle) (ventricular outflow tract)　88.53

- - combined with right heart　88.54

- combined right and left heart　88.54

Phonocardiogram, with ECG lead　**89.55**

Bicuspidization of heart valve　**35.10**

- mitral　35.12

- aortic　35.11

Cardiocentesis　**37.0**

Cardiolysis　**37.10**

Cardio-omentopexy　**36.39**

Cardiac support device (CSD)　**37.41**

Formation

- syndactyly (finger) (toe)　86.89

- window

- - pericardial　37.12

- - pleural (for drainage)　34.09

- - - thoracoscopic　34.06

- arteriovenous fistula (for kidney dialysis) (peripheral) (shunt)　39.27

- - external cannula　39.93

- reversed gastric tube (intrathoracic) (retrosternal)　42.58

- - antesternal or antethoracic　42.68

- shunt

- - arteriovenous　39.93

- - abdominovenous　54.94

- - peritoneojugular　54.94

- - peritoneo-vascular　54.94

————新部位(皮肤)(皮下)　86.09　　　　　- - - new site (skin)(subcutaneous)　86.09

——心脏装置(除颤器)(起搏器)　　　　　　- - cardiac device (defibrillator) (pacemaker)

———伴首次心脏装置植入—省略编码　　　　- - - with initial insertion of cardiac device-o-mit code

————新部位(皮肤)(皮下)　37.79　　　　　- - - new site (skin)(subcutaneous)　37.79

——循环记录器　37.79　　　　　　　　　　- - loop recorder　37.79

—黏液瘘—另见结肠造口术　　　　　　　　- mucous fistula-see Colostomy

—尿道阴道的瘘　58.0　　　　　　　　　　- urethrovaginal fistula　58.0

—皮下隧道　　　　　　　　　　　　　　　- subcutaneous tunnel

——脉搏发生器导联　86.99　　　　　　　　- - pulse generator lead wire　86.99

———伴首次操作—省略编码　　　　　　　　- - - with initial procedure-omit code

——丘脑刺激器脉搏发生器囊袋　　　　　　- - thalamic stimulator pulse generator pocket

———伴首次电池包植入—省略编码　　　　　- - - with initial insertion of battery package-omit code

————新部位(皮肤)(皮下)　86.09　　　　　- - - new site (skin)(subcutaneous)　86.09

——食管　42.86　　　　　　　　　　　　　- - esophageal　42.86

———伴吻合—见吻合术,食管,胸骨前的　　　- - - with anastomosis-see Anastomosis, e-sophagus, antesternal

—气管食管的　31.95　　　　　　　　　　　- tracheoesophageal　31.95

—输尿管回肠造口术,皮肤的　56.51　　　　- uretero-ileostomy, cutaneous　56.51

—输尿管造口术,皮肤的　56.61　　　　　　- ureterostomy, cutaneous　56.61

——回肠　56.51　　　　　　　　　　　　　- - ileal　56.51

—瞳孔　12.39　　　　　　　　　　　　　　- pupil　12.39

——经虹膜切除术　12.14　　　　　　　　　- - by iridectomy　12.14

—通道　　　　　　　　　　　　　　　　　- conduit

——回肠(泌尿系)　56.51　　　　　　　　　- - ileal (urinary)　56.51

——心尖—主动脉(AAC)　35.93　　　　　　- - apical-aortic (AAC)　35.93

——右心房和肺动脉　35.94　　　　　　　　- - right atrium and pulmonary artery　35.94

——右心室和肺动脉(末端)　35.92　　　　　- - right ventricle and pulmonary (distal) ar-tery　35.92

———修补术中的　　　　　　　　　　　　- - - in repair of

————大血管转位　35.92　　　　　　　　- - - - transposition of great vessels　35.92

————动脉干　35.83　　　　　　　　　　- - - - truncus arteriosus　35.83

————肺动脉闭锁　35.92　　　　　　　　- - - - pulmonary artery atresia　35.92

——左心室和主动脉　35.93　　　　　　　　- - left ventricle and aorta　35.93

—心包的　　　　　　　　　　　　　　　　- pericardial

——窗　37.12　　　　　　　　　　　　　　- - window　37.12

——折流板,心房间　35.91　　　　　　　　- - baffle, interatrial　35.91

—心房间瘘　35.42　　　　　　　　　　　　- interatrial fistula　35.42

—心脏起搏器囊袋　　　　　　　　　　　　- cardiac device (defibrillator) (pacemaker) pocket

——伴首次起搏器植入—省略编码

——新部位（皮肤）（皮下） 37.79

—胸膜窗（为了引流） 34.09

—粘连

——心包 36.39

——胸膜 34.6

—直肠内回肠凹（J 凹）（H 凹）（S 凹）（伴与肛门吻合） 45.95

—直肠阴道的瘘 48.99

行为改正 **94.33**

性格分析,心理学的 **94.03**

性情评估 **94.02**

性腺切除术

—睾丸

——单侧的 62.3

——双侧的 62.41

—卵巢

——单侧 65.39

———腹腔镜的 65.31

——双侧 65.51

———腹腔镜 65.53

杏仁核海马切开术 **01.39**

杏仁核切除术 **01.39**

杏仁核切开术 **01.59**

胸骨切开 **77.31**

—用于骨髓活组织检查 41.31

—作为手术入路—省略编码

胸廓部分切除术 **34.09**

—用于肺萎陷 33.34

胸廓成形术（前的）（胸膜外）（脊柱旁）（后侧）（完全）（部分） **33.34**

胸廓切开术（伴引流） **34.09**

—探查术 34.02

—作为手术入路—省略编码

胸廓造口术 **34.09**

—用于肺萎陷 33.32

胸廓粘连松解术（用于肺萎陷） **33.39**

胸膜固定术 **34.99**

胸膜切除术 NEC **34.59**

胸膜切开术 **34.09**

- - with initial insertion of cardiac device-omit code

- - new site (skin) (subcutaneous) 37.79

- pleural window (for drainage) 34.09

- adhesions

- - pericardium 36.39

- - pleura 34.6

- endorectal ileal pouch （J-pouch） （H-pouch） （S-pouch） （with anastomosis to anus） 45.95

- rectovaginal fistula 48.99

Behavior modification 94.33

Character analysis, psychologic 94.03

Temperament assessment 94.02

Gonadectomy

- testis

- - unilateral 62.3

- - bilateral 62.41

- ovary

- - unilateral 65.39

- - - laparoscopic 65.31

- - bilateral 65.51

- - - laparoscopic 65.53

Amygdalohippocampotomy 01.39

Amygdalotomy 01.39

Amygdalohippocampectomy 01.59

Sternotomy 77.31

- for bone marrow biopsy 41.31

- as operative approach-omit code

Thoracectomy 34.09

- for lung collapse 33.34

Thoracoplasty (anterior) (extrapleural) (paravertebral) (posterolateral) (complete) (partial) 33.34

Thoracotomy (with drainage) 34.09

- exploratory 34.02

- as operative approach-omit code

Thoracostomy 34.09

- for lung collapse 33.32

Thoracolysis (for collapse of lung) 33.39

Pleuropexy 34.99

Pleurectomy NEC 34.59

Pleurotomy 34.09

胸膜松解术（用于肺萎陷）　**33.39**
胸膜硬化术（治疗气胸）　**34.6**
一化学的　34.92
——用癌瘤化学疗法物质　34.92［99.25］

———四环素　34.92［99.21］
胸膜粘连术　**34.6**
一化学的　34.92
——用癌瘤化学疗法物质　34.92［99.25］

———四环素　34.92［99.21］
胸腔穿刺术　**34.91**

胸腔镜检查,经胸膜（用于探查术）　**34.21**

胸腺切除术　**07.80**
一经颈　07.99
一部分的（开放）（其他）　07.81
——胸腔镜的　07.83
一全部（开放）（其他）　07.82
——胸腔镜的　07.84
修补术
一白内障术后伤口裂开　11.52
——伴结膜瓣　11.53
一鼻（外）（内的）（整形的）NEC 一另见鼻成形术　21.89
——撕裂（经缝合）　21.81
一鼻唇皮瓣（整形的）　21.86
一鼻的
——窦 NEC　22.79
———瘘　22.71
——隔（穿孔）NEC　21.88
一鼻咽闭锁　29.4
一并趾　86.85
一肠,肠 NEC　46.79
——口—见修补术,口
——瘘—见闭合,瘘,肠
——撕裂
———大肠　46.75
———小肠 NEC　46.73
一肠膨出（女性）　70.92
——伴移植物或假体　70.93

Pleurolysis (for collapse of lung)　33.39
Pleurosclerosis　34.6
- chemical　34.92
- - with cancer chemotherapy substance 34.92 [99.25]
- - - tetracycline　34.92 [99.21]
Pleurodesis　34.6
- chemical　34.92
- - with cancer chemotherapy substance 34.92 [99.25]
- - - tetracycline　34.92 [99.21]
Pleurocentesis, Thoracocentesis, Thoracentesis　34.91
Thoracoscopy, transpleural (for exploration)　34.21
Thymectomy　07.80
- transcervical　07.99
- partial (open) (other)　07.81
- - thoracoscopic　07.83
- total (open) (other)　07.82
- - thoracoscopic　07.84
Repair
- postcataract wound dehiscence　11.52
- - with conjunctival flap　11.53
- nose (external) (internal) (plastic) NEC-see also Rhinoplasty　21.89
- - laceration (by suture)　21.81
- nasolabial flaps (plastic)　21.86
- nasal
- - sinus NEC　22.79
- - - fistula　22.71
- - septum (perforation) NEC　21.88
- nasopharyngeal atresia　29.4
- syndactyly　86.85
- intestine, intestinal NEC　46.79
- - stoma-see Repair, stoma
- - fistula-see Closure, fistula, intestine
- - laceration
- - - large intestine　46.75
- - - small intestine NEC　46.73
- enterocele (female)　70.92
- - with graft or prosthesis　70.93

——男性　53.9	- - male　53.9
一肠系膜　54.75	- mesentery　54.75
一肠造口术　46.40	- enterostomy　46.40
一重叠趾　77.58	- overlapping toe　77.58
一处女膜　70.76	- hymen　70.76
一槌状指　82.84	- mallet finger　82.84
一锤状趾　77.56	- hammer toe　77.56
一唇 NEC　27.59	- lip NEC　27.59
——裂　27.54	- - cleft　27.54
——撕裂(经缝合)　27.51	- - laceration (by suture)　27.51
一大血管 NEC　39.59	- great vessels NEC　39.59
——撕裂(经缝合)　39.30	- - laceration (by suture)　39.30
———动脉　39.31	- - - artery　39.31
———静脉　39.32	- - - vein　39.32
一胆管 NEC　51.79	- bile duct NEC　51.79
——撕裂(经缝合) NEC　51.79	- - laceration (by suture) NEC　51.79
———胆总管　51.71	- - - common bile duct　51.71
一胆囊　51.91	- gallbladder　51.91
一导联(心的) NEC　37.75	- leads (cardiac) NEC　37.75
一道格拉斯凹　70.52	- pouch of Douglas　70.52
一第一型心房中隔缺损　35.73	- primum ostium defect　35.73
——伴	- - with
———假体　35.54	- - - prosthesis　35.54
———组织移植　35.63	- - - tissue graft　35.63
一动静脉瘘　39.53	- arteriovenous fistula　39.53
——经或伴	- - by or with
———闭塞　39.53	- - - occlusion　39.53
————血管内入路　39.79	- - - - endovascular approach　39.79
—————头和颈　39.72	- - - - - head and neck　39.72
———缝合　39.53	- - - suture　39.53
———结扎　39.53	- - - ligation　39.53
————冠状动脉　36.99	- - - - coronary artery　36.99
———凝固术　39.53	- - - coagulation　39.53
———钳夹　39.53	- - - clipping　39.53
———切除术或切除术—另见动脉瘤切除术,伴移植	- - - excision or resection-see also Aneurysmectomy, by site
————伴	- - - - with
—————吻合—见动脉瘤切除术,伴吻合,按部位	- - - - anastomosis-see Aneurysmectomy, with anastomosis, by site
—————移植物置换—见动脉瘤切除术,伴移植物置换,按部位	- - - - graft replacement-see Aneurysmectomy, with graft replacement, by site
————切断　39.53	- - - division　39.53

注：另使用 00.40，00.41，00.42 或 00.43 编码说明治疗血管的总数量。使用 00.44 编码一次说明对分叉血管的操作。另外，使用 00.45，00.46，00.47 或 00.48 插入血管支架的数量。

Note：Also use 00.40，00.41，00.42，or 00.43 to show the total number of vessels treated. Use code 00.44 once to show procedure on a bifurcated vessel. In addition, use 00.45，00.46，00.47，or 00.48 to show the number of vascular stents inserted.

———钳夹 39.51

———栓结术 39.52

———弹簧圈,NEC(血管内入路) 39.79

————头和颈

—————裸弹簧圈 39.75

—————生物活性弹簧圈 39.76

————血管内移植 39.79

————腹主动脉 39.71

————开窗(分支)移植 39.78

————上肢动脉 39.79

————头和颈 39.72

————下肢动脉 39.79

————胸主动脉 39.73

———液体组织粘连(粘合) 39.79

————血管内入路 39.79

—————头和颈 39.72

————移植物置换—见动脉瘤切除术,伴移植物

　置换,按部位

——瓦尔萨尔瓦窦 35.39

——心脏 37.32

——胸主动脉(夹层性),经开窗术 39.54

—窦

——鼻 NEC 22.79

——瓦尔萨尔瓦的(动脉瘤) 35.39

—腭 NEC 27.69

——裂 27.62

———Ⅱ期或随后的 27.63

——撕裂(经缝合) 27.61

—耳(外) 18.79

——耳道或口 18.6

——耳下垂 18.79

——前突或突出 18.5

——软骨 NEC 18.79

——撕裂(经缝合) 18.4

——外耳 NEC 18.79

——中 NEC 19.9

—耳蜗假体装置 20.99

—仅外部成分 95.49

—耳下垂 18.79

—法洛四联症

- - - clipping 39.51

- - - wiring 39.52

- - - coil, NEC (endovascular approach) 39.79

- - - - head and neck

- - - - - bare coils 39.75

- - - - - bioactive coils 39.76

- - - - endovascular graft 39.79

- - - - abdominal aorta 39.71

- - - - fenestrated (branching) 39.78

- - - - upper extremity artery(s) 39.79

- - - - head and neck 39.72

- - - - lower extremity artery(s) 39.79

- - - - thoracic aorta 39.73

- - - liquid tissue adhesive (glue) 39.79

- - - endovascular approach 39.79

- - - - head and neck 39.72

- - - graft replacement-see Aneurysmectomy, with graft replacement, by site

- - sinus of Valsalva 35.39

- - heart 37.32

- - thoracic aorta (dissecting), by fenestration 39.54

- sinus

- - nasal NEC 22.79

- - of Valsalva (aneurysm) 35.39

- palate NEC 27.69

- - cleft 27.62

- - - secondary or subsequent 27.63

- - laceration (by suture) 27.61

- ear (external) 18.79

- - auditory canal or meatus 18.6

- - lop ear 18.79

- - prominent or protruding 18.5

- - cartilage NEC 18.79

- - laceration (by suture) 18.4

- - auricle NEC 18.79

- - middle NEC 19.9

- cochlear prosthetic device 20.99

- - external components only 95.49

- lop ear 18.79

- tetralogy of Fallot

——部分—见特指的操作

——全部的（一期） 35.81

—房间隔缺损 35.71

——伴

———假体（开放性心脏技术） 35.51

————闭合性心脏技术 35.52

———组织移植 35.61

——合并瓣膜和室间隔缺损修补术—见修补术，心内膜垫缺损

——全部异常肺动静脉连接修补术 35.82

—房室管缺损（任何型） 35.73

——伴

———假体 35.54

———组织移植 35.63

—房室中隔

——第一型缺损 35.73

———伴

————假体 35.54

————组织移植 35.63

——二型缺损 35.71

———伴

————假体（开放性心脏技术） 35.51

—————闭合性心脏技术 35.52

————组织移植 35.61

—肺 NEC 33.49

—肺动静脉异常连接（全部）

——部分—见特指的操作

——全部的 35.82

———一期 35.82

—附睾（和精索） NEC 63.59

——伴输精管 63.89

—复律器/除颤器（自动的）囊袋（皮肤）（皮下） 37.99

—腹壁 54.72

—腹裂 54.71

—腹膜 NEC 54.73

- - partial-see specific procedure

- - total (one-stage) 35.81

- atrial septal defect 35.71

- - with

- - - prosthesis (open heart technique) 35.51

- - - closed heart technique 35.52

- - - tissue graft 35.61

- - combined with repair of valvular and ventricular septal defects-see Repair, endocardial cushion defect

- - in total repair of total anomalous pulmonary venous connection 35.82

- atrioventricular canal defect (any type) 35.73

- - with

- - - prosthesis 35.54

- - - tissue graft 35.63

- ostium

- - primum defect 35.73

- - - with

- - - - prosthesis 35.54

- - - - tissue graft 35.63

- - secundum defect 35.71

- - - with

- - - - prosthesis (open heart technique) 35.51

- - - - - closed heart technique 35.52

- - - - tissue graft 35.61

- lung NEC 33.49

- anomalous pulmonary venous connection (total)

- - partial-see specific procedure

- - total 35.82

- - one-stage 35.82

- epididymis (and spermatic cord) NEC 63.59

- - with vas deferens 63.89

- cardioverter/defibrillator (automatic) pocket，(skin) (subcutaneous) 37.99

- abdominal wall 54.72

- gastroschisis 54.71

- peritoneum NEC 54.73

——骨联接不正或不连接(延迟的) NEC —见亚目 78.4

———伴

————插入

—————骨生长刺激器(侵入)—见亚目 78.9

—————内固定装置 78.5

————骨切开术

—————伴

——————正骨术 77.3

———————伴内部固定装置—见亚目 77.3 [78.5]

———————伴髓内棒 77.3[78.5]

————骨性联接技术—见关节固定术

————死骨切除术—见关节成形术 77.0

———— Sofield 型操作 77.3 [78.5]

————推拿用于重新接骨—见复位,骨折,按部位,闭合的

————移植—见移植物,骨

————置换关节成形术—见关节成形术

——喉 31.64

——椎骨 03.53

—关节(囊(软骨) NEC —另见关节成形术 81.96

—冠状动脉 NEC 36.99

——经动脉粥样硬化切除术

——经皮经管腔 17.55

——经血管成形术—见血管成形术,冠状

—横膈 NEC 34.84

—虹膜(破裂) NEC 12.39

—喉 31.69

——骨折 31.64

——撕裂 31.61

—喉气管裂 31.69

—喉造口术 31.62

—滑膜,关节—见关节成形术

—回肠造口术 46.41

—会厌 31.69

- - malunion or nonunion (delayed) NEC-see subcategory 78.4

- - - with

- - - - insertion (of)

- - - - - bone growth stimulator (invasive)-see subcategory 78.9

- - - - - internal fixation device 78.5

- - - - osteotomy

- - - - - with

- - - - - - correction of alignment-see subcategory 77.3

- - - - - - - with internal fixation device-see categories 77.3 [78.5]

- - - - - - - with intramedullary rod-see categories 77.3 [78.5]

- - - - - synostosis technique-see Arthrodesis

- - - - - sequestrectomy-see subcategory 77.0

- - - - - Sofield type procedure-see categories 77.3 [78.5]

- - - - manipulation for realignment-see Reduction, fracture, by site, closed

- - - - graft-see Graft, bone

- - - - replacement arthroplasty-see Arthroplasty

- - larynx 31.64

- - vertebra 03.53

- joint (capsule) (cartilage) NEC-see also Arthroplasty 81.96

- coronary artery NEC 36.99

- - by atherectomy

- - - percutaneous transluminal 17.55

- - by angioplasty-see Angioplasty, coronary

- diaphragm NEC 34.84

- iris (rupture) NEC 12.39

- larynx 31.69

- - fracture 31.64

- - laceration 31.61

- laryngotracheal cleft 31.69

- laryngostomy 31.62

- synovial membrane, joint-see Arthroplasty

- ileostomy 46.41

- epiglottis 31.69

————缝合(直接) 82.46　　　　　　　　- - - - suture (direct) 82.46

————移植 NEC 82.79　　　　　　　　- - - - graft NEC 82.79

—————肌肉 82.72　　　　　　　　　- - - - muscle 82.72

—————面的 82.72　　　　　　　　　- - - - fascial 82.72

—精索 NEC 63.59　　　　　　　　　　- spermatic cord NEC 63.59

——撕裂(经缝合) 63.51　　　　　　　- - laceration (by suture) 63.51

—精索静脉曲张 63.1　　　　　　　　- varicocele 63.1

—静脉 NEC 39.59　　　　　　　　　　- vein NEC 39.59

——伴　　　　　　　　　　　　　　　- - with

———补片移植 39.58　　　　　　　　- - - patch graft 39.58

————伴切除术或血管切除术—见静脉切除　- - - - with excision or resection of vessel-see
术,伴移植物置换,按部位　　　　　　　Phlebectomy, with graft replacement, by site

—————合成(涤纶)(聚四氟乙烯) 39.57　- - - - - synthetic (Dacron) (Teflon) 39.57

—————组织(静脉)(自体的)(自体移植)　- - - - - tissue (vein) (autogenous) (homo-
39.56　　　　　　　　　　　　　　　graft) 39.56

———缝合 39.32　　　　　　　　　　- - - suture 39.32

——通过(用)　　　　　　　　　　　- - by

———血管内入路　　　　　　　　　　- - - endovascular approach

————头和颈(栓塞或闭塞) 39.72　　　- - - - head and neck (embolization or occlu-
　　　　　　　　　　　　　　　　　sion) 39.72

—锯齿状唇 27.59　　　　　　　　　　- notched lip 27.59

—巨指 82.83　　　　　　　　　　　　- macrodactyly 82.83

—空肠造口术 46.41　　　　　　　　　- jejunostomy 46.41

—口　　　　　　　　　　　　　　　　- stoma

——肠 46.40　　　　　　　　　　　　- - intestine 46.40

———大的 46.43　　　　　　　　　　- - - large 46.43

———小的 46.41　　　　　　　　　　- - - small 46.41

——胆管 51.79　　　　　　　　　　　- - bile duct 51.79

——胆囊 51.99　　　　　　　　　　　- - gallbladder 51.99

——胆总管 51.72　　　　　　　　　　- - common duct 51.72

——肝管 51.79　　　　　　　　　　　- - hepatic duct 51.79

——喉 31.63　　　　　　　　　　　　- - larynx 31.63

——尿道 58.49　　　　　　　　　　　- - urethra 58.49

——膀胱 57.22　　　　　　　　　　　- - bladder 57.22

——气管 31.74　　　　　　　　　　　- - trachea 31.74

——肾 55.89　　　　　　　　　　　　- - kidney 55.89

——食管 42.89　　　　　　　　　　　- - esophagus 42.89

——输尿管 56.62　　　　　　　　　　- - ureter 56.62

——胃 44.69　　　　　　　　　　　　- - stomach 44.69

———腹腔镜的 44.68　　　　　　　　- - - laparoscopic 44.68

——胸 34.79　　　　　　　　　　　　- - thorax 34.79

——支气管 33.42　　　　　　　　　　- - bronchus 33.42

——直肠　48.79

—口 NEC　27.59

——撕裂 NEC　27.52

—眶　16.89

——伤口　16.81

—阔韧带　69.29

—泪点 NEC　09.72

——用于外翻矫正术　09.71

—泪器系统 NEC　09.99

——点　09.72

———用于外翻　09.71

——泪小管　09.73

—泪小管，泪的　09.73

—裂

——唇　27.54

——腭　27.62

———Ⅱ期或随后的　27.63

——喉气管的　31.69

——手　82.82

—淋巴（管道）（周围的）NEC　40.9

——管，左（胸的）NEC　40.69

—漏斗胸（伴植入）　34.74

—瘘—另见闭合，瘘

——肠膀胱的　57.83

——肠阴道的　70.74

——胆总管十二指肠的　51.72

——动静脉　39.53

———闭塞　39.53

————血管内入路　39.79

—————头和颈　39.72

———缝合　39.53

———结扎　39.53

————冠状动脉　36.99

———凝固　39.53

————血管内入路　39.79

—————头和颈　39.72

———钳夹　39.53

———切除术或切除术—另见动脉瘤切除术，按部位

————伴

—————吻合术—见动脉瘤切除术，伴吻合，按部位

- - rectum　48.79

- mouth NEC　27.59

- - laceration NEC　27.52

- orbit　16.89

- - wound　16.81

- broad ligament　69.29

- punctum, lacrimal NEC　09.72

- - for correction of eversion　09.71

- lacrimal system NEC　09.99

- - punctum　09.72

- - - for eversion　09.71

- - canaliculus　09.73

- canaliculus, lacrimal　09.73

- cleft

- - lip　27.54

- - palate　27.62

- - - secondary or subsequent　27.63

- - laryngotracheal　31.69

- - hand　82.82

- lymphatic (channel) (peripheral) NEC　40.9

- - duct, left (thoracic) NEC　40.69

- funnel chest (with implant)　34.74

- fistula-see also Closure, fistula

- - enterovesical, intestinovesical　57.83

- - enterovaginal, intestinovaginal　70.74

- - choledochoduodenal　51.72

- - arteriovenous　39.53

- - - occlusion　39.53

- - - - endovascular approach　39.79

- - - - - head and neck　39.72

- - - suture　39.53

- - - ligation　39.53

- - - - coronary artery　36.99

- - - coagulation　39.53

- - - - endovascular approach　39.79

- - - - - head and neck　39.72

- - - clipping　39.53

- - - excision or resection-see also Aneurysmectomy, by site

- - - - with

- - - - - anastomosis-see Aneurysmectomy, with anastomosis, by site

—————移植物置换—见动脉瘤切除术,伴移植物置换,按部位

———切断 39.53

——窦

———鼻 22.71

———瓦尔萨尔瓦的 35.39

——肛门阴道的 70.73

——回肠膀胱的 57.83

——会阴直肠的 48.73

——结肠阴道的 70.72

——口腔鼻窦的 22.71

——尿道会阴膀胱 57.84

——尿道膀胱 57.84

——尿道膀胱阴道的 57.84

——膀胱肠的 57.83

——膀胱会阴的 57.84

——膀胱结肠的 57.83

——膀胱尿道的 57.84

——膀胱尿道直肠的 57.83

——膀胱皮肤的 57.84

——膀胱乙状结肠的 57.83

——膀胱乙状结肠阴道的 57.83

——膀胱阴道的 57.84

——膀胱直肠的 57.83

——膀胱子宫的 57.84

——膀胱子宫颈阴道的 57.84

——膀胱子宫直肠的 57.83

——脾结肠的 41.95

——食管皮肤的 42.84

——外阴 71.72

——胸膜心包的 37.49

——乙状结肠阴道的 70.74

——阴道 NEC 70.75

——阴道肠的 NEC 70.74

——阴道回肠的 70.74

——阴道会阴的 70.75

——阴道膀胱的 57.84

——阴道皮肤的 70.75

——阴囊 61.42

——直肠膀胱 57.83

——直肠膀胱阴道的 57.83

——直肠阴道的 70.73

- - - - - graft replacement-see Aneurysmectomy, with graft replacement, by site

- - - division 39.53

- - sinus

- - - nasal 22.71

- - - of Valsalva 35.39

- - anovaginal 70.73

- - ileovesical 57.83

- - vulvorectal 48.73

- - colovaginal 70.72

- - oroantral 22.71

- - urethroperineovesical 57.84

- - urethrovesical 57.84

- - urethrovesicovaginal 57.84

- - vesicoenteric, vesicointestinal 57.83

- - vesicoperineal 57.84

- - vesicocolic 57.83

- - vesicourethral 57.84

- - vesicourethrorectal 57.83

- - vesicocutaneous 57.84

- - vesicosigmoidal 57.83

- - vesicosigmoidovaginal 57.83

- - vesicovaginal 57.84

- - vesicorectal 57.83

- - vesicouterine 57.84

- - vesicocervicovaginal 57.84

- - vesicometrorectal 57.83

- - splenocolic 41.95

- - esophagocutaneous 42.84

- - vulva 71.72

- - pleuropericardial 37.49

- - sigmoidovaginal 70.74

- - vagina NEC 70.75

- - vaginoenteric NEC 70.74

- - vaginoileal 70.74

- - vaginoperineal 70.75

- - vaginovesical 57.84

- - vaginocutaneous 70.75

- - scrotum 61.42

- - rectovesical 57.83

- - rectovesicovaginal 57.83

- - rectovaginal 70.73

——直肠周围　48.93

——子宫颈　67.62

——子宫颈膀胱的　57.84

——子宫膀胱　57.84

—颅骨 NEC　02.06

——伴

———皮瓣（骨）　02.03

———移植（骨）　02.04

—卵巢　65.79

——伴管　65.73

———腹腔镜的　65.76

—卵圆孔（未闭）　35.71

——伴

———假体（开放性心脏技术）　35.51

————闭合性心脏技术　35.52

———组织移植　35.61

—滤泡（角膜）（巩膜的）（经切除术）　12.82

——经

———缝合　11.51

————伴结膜瓣　11.53

———巩膜成形术　12.82

———角膜移植—另见角膜成形术　11.60

—脉络膜 NEC　14.9

——伴视网膜修补术—见修补术,视网膜

—眉　08.89

——线形　08.81

—泌尿系括约肌,人工（构成）　58.99

—踇外翻 NEC　77.59

——关节切除术伴假体植入　77.59

—脑（创伤）NEC　02.92

—脑（脊）膜突出（脊髓的）　03.51

——颅的　02.12

—脑膜（脑的）NEC　02.12

——脊髓的 NEC　03.59

———脊髓脊膜突出　03.52

———脑（脊）膜突出　03.51

—脑膜　02.12

- - perirectal　48.93

- - cervix　67.62

- - cervicovesical　57.84

- - uterovesical　57.84

- skull,cranium NEC　02.06

- - with

- - - flap (bone)　02.03

- - - graft (bone)　02.04

- ovary　65.79

- - with tube　65.73

- - - laparoscopic　65.76

- foramen ovale (patent)　35.71

- - with

- - - prosthesis (open heart technique)　35.51

- - - - closed heart technique　35.52

- - - tissue graft　35.61

- filtering bleb (corneal) (scleral) (by excision)　12.82

- - by

- - - suture　11.51

- - - - with conjunctival flap　11.53

- - - scleroplasty　12.82

- - - corneal graft-see also Keratoplasty　11.60

- choroid NEC　14.9

- - with retinal repair-see Repair, retina

- eyebrow　08.89

- - linear　08.81

- urinary sphincter, artificial (component)　58.99

- hallux valgus NEC　77.59

- - resection of joint with prosthetic implant　77.59

- brain (trauma) NEC　02.92

- meningocele (spinal)　03.51

- - cranial　02.12

- meninges (cerebral) NEC　02.12

- spinal NEC　03.59

- - myelomeningocele　03.52

- - meningocele　03.51

- cerebral meninges　02.12

——手　82.86

—脐突出

——腹腔镜的　53.43

———伴移植物或假体　53.42

———其他和开放伴有移植物或假体　53.41

——其他开放性　53.49

—起搏器

——心的

———电极（导联）NEC　37.75

———囊袋（皮肤）（皮下）　37.79

———装置（永久性）　37.89

—气管 NEC　31.79

——撕裂（经缝合）　31.71

—前列腺　60.93

—翘趾　77.58

—全部异常肺动静脉连接

——部分的—见特指操作

——全部的（一期）　35.82

—人工开口—见修补术，口

—韧带—另见关节成形术　81.96

——侧的，膝 NEC　81.46

——阔　69.29

——十字形，膝 NEC　81.45

——圆　69.29

——子宫　69.29

—乳房（整形的）—另见乳房成形术　85.89

—乳糜池　40.69

—乳头 NEC　85.87

—乳头肌（心脏）　35.31

—乳突（窦）（腔）　19.9

—三尖瓣闭锁　35.94

—疝 NEC　53.9

——福开森　53.00

——腹的（腹腔镜不伴移植物或假体）　53.59

———伴移植物或假体

————腹腔镜的　53.63

————其他和开放性　53.69

———切开的　53.51

- - hand　82.86

- omphalocele

- - laparoscopic　53.43

- - - with graft or prosthesis　53.42

- - other and open with graft or prosthesis　53.41

- - other open　53.49

- pacemaker

- - cardiac

- - - electrodes (leads) NEC　37.75

- - - pocket (skin) (subcutaneous)　37.79

- - - device (permanent)　37.89

- trachea NEC　31.79

- - laceration (by suture)　31.71

- prostate　60.93

- cockup toe　77.58

- total anomalous pulmonary venous connection

- - partial-see specific procedure

- - total (one-stage)　35.82

- artificial opening-see Repair, stoma

- ligament-see also Arthroplasty　81.96

- - collateral, knee NEC　81.46

- - broad　69.29

- - cruciate, knee NEC　81.45

- - round　69.29

- - uterine　69.29

- breast （plastic)-see also Mammoplasty　85.89

- cisterna chyli　40.69

- nipple NEC　85.87

- papillary muscle (heart)　35.31

- mastoid (antrum) (cavity)　19.9

- tricuspid atresia　35.94

- hernia NEC　53.9

- - Ferguson　53.00

- - ventral (laparoscopic without graft or prosthesis)　53.59

- - - with prosthesis or graft

- - - - laparoscopic　53.63

- - - - other and open　53.69

- - - incisional　53.51

——阴部的　53.9	– – pudendal，perineal（enterocele）　53.9
——阴囊的—见修补术，疝，腹股沟的	– – scrotal-see Repair，hernia，inguinal
——直肠子宫陷凹（道格拉斯）　70.92	– – cul-de-sac（Douglas'）　70.92
——坐骨的　53.9	– – sciatic　53.9
——坐骨直肠的　53.9	– – ischiorectal　53.9
——坐骨直肠窝的　53.9	– – ischiatic　53.9
—伤口（皮肤）（不伴移植）　86.59	– wound（skin）（without graft）　86.59
——白内障术后裂开（角膜）　11.52	– – postcataract dehiscence（corneal）　11.52
——腹壁　54.63	– – abdominal wall　54.63
———裂开　54.61	– – – dehiscence　54.61
—舌 NEC　25.59	– tongue NEC　25.59
—神经（颅的）（周围的）NEC　04.79	– nerve（cranial）（peripheral）NEC　04.79
——陈旧性损伤　04.76	– – old injury　04.76
——交感神经　05.81	– – sympathetic　05.81
——修复术　04.75	– – revision　04.75
—肾 NEC　55.89	– kidney NEC　55.89
—肾上腺　07.44	– adrenal gland　07.44
—食管，食管 NEC　42.89	– esophagus，esophageal NEC　42.89
——瘘 NEC　42.84	– – fistula NEC　42.84
——狭窄　42.85	– – stricture　42.85
—室间隔　35.72	– ventricular septal defect　35.72
——合并瓣膜修补术和心房间隔缺损—见修补术，心内膜垫缺损	– – combined with repair of valvular and atrial septal defects-see Repair，endocardial cushion defect
——全部修补术	– – in total repair of
———动脉干　35.83	– – – truncus arteriosus　35.83
———法洛四联症　35.81	– – – tetralogy of Fallot　35.81
——用	– – with
———假体（开放性心脏技术）　35.53	– – – prosthesis（open heart technique）　35.53
————闭合性心脏技术　35.55	– – – – closed heart technique　35.55
————法洛四联症全部修补术　35.81	– – – – in total repair of tetralogy of Fallot　35.81
———组织移植　35.62	– – – tissue graft　35.62
—视网膜，视网膜的	– retina，retinal
——撕裂或缺损　14.39	– – tear or defect　14.39
———通过	– – – by
————光凝术　14.35	– – – – photocoagulation　14.35
————激光　14.34	– – – – laser　14.34
————氙弧光　14.33	– – – – xenon arc　14.33
————冷冻疗法　14.32	– – – – cryotherapy　14.32
————透热疗法　14.31	– – – – diathermy　14.31

一胃 NEC　44.69

一一腹腔镜的　44.68

一一撕裂（经缝合）　44.61

一膝（关节）NEC　81.47

一一副韧带　81.46

一一交叉韧带　81.45

一一三合一　81.43

一一五合一　81.42

一下垂，眼睑一见修补术，睑下垂

一下颌嵴　76.64

一涎腺或管 NEC　26.49

一纤维环　80.54

一一伴移植物或假体　80.53

一小趾囊肿（伴骨切开术）　77.54

一心包　37.49

一心内膜垫缺损　35.73

一一伴

一一一假体（移植至间隔）　35.54

一一一组织移植　35.63

一心脏　37.49

一一瓣膜（尖）（开放性心脏技术）　35.10

一一一二尖瓣的（不伴置换）　35.12

一一一一伴

一一一一一 MitraClip®　35.97

一一一一一小叶钳植入　35.97

一一一一一经皮伴有小叶钳植入　35.97

一一一一一球囊，经皮　35.96

一一一一一血管内修补伴植入　35.97

一一一一肺动脉（不伴置换）　35.13

一一一一法洛四联症全部修补术　35.81

一一一一合并心房和心室间隔缺损修补术一见修补术，心内膜垫缺损

一一一一三尖瓣（不伴置换）　35.14

一一一一主动脉（不伴置换）　35.11

一一辅助系统　37.63

一一隔　35.70

- stomach NEC　44.69

- - laparoscopic　44.68

- - laceration（by suture）　44.61

- knee（joint）NEC　81.47

- - collateral ligaments　81.46

- - cruciate ligaments　81.45

- - triad　81.43

- - five-in-one　81.42

- ptosis, eyelid-see Repair, blepharoptosis

- mandibular ridge　76.64

- salivary gland or duct NEC　26.49

- anulus fibrosus　80.54

- - with graft or prosthesis　80.53

- bunionette（with osteotomy）　77.54

- pericardium　37.49

- endocardial cushion defect　35.73

- - with

- - - prosthesis（grafted to septa）　35.54

- - - tissue graft　35.63

- heart　37.49

- - valve（cusps）（open heart technique）　35.10

- - - mitral（without replacement）　35.12

- - - - with

- - - - - MitraClip®　35.97

- - - - - leaflet clip implant　35.97

- - - - percutaneous with leaflet clip implant　35.97

- - - - balloon, percutaneous　35.96

- - - - endovascular repair with implant　35.97

- - - pulmonary（without replacement）　35.13

- - - - in total repair of tetralogy of Fallot　35.81

- - - combined with repair of atrial and ventricular septal defects-see Repair, endocardial cushion defect

- - - tricuspid（without replacement）　35.14

- - - aortic（without replacement）　35.11

- - assist system　37.63

- - septum　35.70

———伴
————假体　35.50
————组织移植　35.60
———合并瓣膜缺损修补术—见修补术,心内膜垫缺损
———心房　35.71
————伴
—————假体(开放性心脏技术)　35.51
—————闭合性心脏技术　35.52
—————组织移植　35.61
————合并瓣膜修补术和心室间隔缺损—见修补术,心内膜垫缺损
————全部修补术
—————动脉干　35.83
—————法洛四联症　35.81
—————全部异常肺动静脉连接　35.82
———心室　35.72
————伴
—————假体(开放性心脏技术)　35.53
—————闭合性心脏技术　35.55
—————组织移植　35.62
————合并瓣膜和心房修补术间隔缺损—见修补术,心内膜垫缺损
————全部修补术
—————动脉干　35.83
—————法洛四联症　35.81
—————全部异常肺动静脉连接　35.82
——全内置双心室置换系统　37.52
———经皮的能量转移[TET]装置　37.54
———可植入电池　37.54
———可植入控制器　37.54
——胸腔　37.53
一心脏起搏器 NEC　37.89
——电极(导联) NEC　37.75

- - - with
- - - - prosthesis　35.50
- - - - tissue graft　35.60
- - - combined with repair of valvular defect-see Repair, endocardial cushion defect
- - - atrial　35.71
- - - - with
- - - - - prosthesis (open heart technique)　35.51
- - - - - closed heart technique　35.52
- - - - - tissue graft　35.61
- - - - combined with repair of valvular and ventricular septal defects-see Repair, endocardial cushion defect
- - - - in total repair of
- - - - - truncus arteriosus　35.83
- - - - - tetralogy of Fallot　35.81
- - - - - total anomalous pulmonary venous connection　35.82
- - - ventricular　35.72
- - - - with
- - - - - prosthesis (open heart technique)　35.53
- - - - - closed heart technique　35.55
- - - - - tissue graft　35.62
- - - - combined with repair of valvular and atrial septal defects-see Repair, endocardial cushion defect
- - - - in total repair of
- - - - - truncus arteriosus　35.83
- - - - - tetralogy of Fallot　35.81
- - - - - total anomalous pulmonary venous connection　35.82
- - total internal biventricular replacement system　37.52
- - - transcutaneous energy transfer [TET] device　37.54
- - - implantable battery　37.54
- - - implantable controller　37.54
- - - thoracic unit　37.53
- cardiac pacemaker NEC　37.89
- - electrode(s) (lead) NEC　37.75

—胸壁（网状物）（硅橡胶）NEC　34.79

—胸骨缺损　78.41

—胸管 NEC　40.69

—胸廓畸形（胸）（鸡胸）（漏斗胸）　34.74

—胸廓造口术　34.72

—胸膜 NEC　34.93

—胸腺（腺）　07.93

—悬雍垂　27.73

——同时伴腭裂修补术　27.62

—旋转环带（移植物）（缝合）　83.63

—血管 NEC　39.59

——伴

———补片移植　39.58

————伴切除术或切除术—见血管切除术，伴移植物置换

————人造的（涤纶）（聚四氟乙烯）　39.57

————组织（静脉）（自体的）（自体移植）　39.56

———缝合　39.30

———切除术—见血管切除术

——冠状动脉 NEC　36.99

———经动脉粥样硬化切除术—见血管成形术，冠状

————经皮经管腔　17.55

———经血管成形术—见血管成形术，冠状

——周围血管 NEC　39.59

———经动脉粥样硬化切除术　17.56

> 注：另使用 00.40,00.41,00.42 或 00.43 编码说明治疗血管的总数量。使用 00.44 编码一次说明对分叉血管的操作。另外，使用 00.45,00.46,00.47 或 00.48 插入血管支架的数量。

———经血管成形术　39.50

> 注：另使用 00.40,00.41,00.42 或 00.43 编码说明治疗血管的总数量。使用 00.44 编码一次说明对分叉血管的操作。另外，使用 00.45,00.46,00.47 或 00.48 插入血管支架的数量。

———经血管内入路　39.79

- chest wall (mesh) (silastic) NEC　34.79

- sternal defect　78.41

- thoracic duct NEC　40.69

- pectus deformity (chest) (carinatum) (excavatum)　34.74

- thoracostomy　34.72

- pleura NEC　34.93

- thymus (gland)　07.93

- uvula　27.73

- - with synchronous cleft palate repair　27.62

- rotator cuff (graft) (suture)　83.63

- blood vessel NEC　39.59

- - with

- - - patch graft　39.58

- - - - with excision or resection-see Angiectomy, with graft replacement

- - - - synthetic (Dacron) (Teflon)　39.57

- - - - tissue (vein) (autogenous) (homograft)　39.56

- - - suture　39.30

- - - resection-see Angiectomy

- - coronary artery NEC　36.99

- - - by atherectomy-see Angioplasty, coronary

- - - - percutaneous transluminal　17.55

- - - by angioplasty-see Angioplasty, coronary

- - peripheral vessel NEC　39.59

- - - by atherectomy　17.56

> Note: Also use 00.40,00.41,00.42, or 00.43 to show the total number of vessels treated. Use code 00.44 once to show procedure on a bifurcated vessel. In addition, use 00.45, 00.46, 00.47, or 00.48 to show the number of vascular stents inserted.

- - - by angioplasty　39.50

> Note: Also use 00.40,00.41,00.42, or 00.43 to show the total number of vessels treated. Use code 00.44 once to show procedure on a bifurcated vessel. In addition, use 00.45, 00.46, 00.47, or 00.48 to show the number of vascular stents inserted.

- - - by endovascular approach　39.79

—牙 NEC　23.2

——通过

———冠(人工的)　23.41

———嵌入　23.3

————填充(汞合金)(塑料)(硅酸盐)　23.2

—牙齿弓　24.8

—眼,眼球　16.89

——多数结构　16.82

——破裂　16.82

——窝　16.64

———伴移植　16.63

—眼睑　08.89

——板层　08.83

———涉及睑缘　08.82

——全层　08.85

———涉及睑缘　08.84

——撕裂　08.81

———板层　08.83

————涉及睑缘　08.82

———全层　08.85

————涉及睑缘　08.84

——退缩　08.38

——线形　08.81

—眼距过宽　08.59

—咽 NEC　29.59

——撕裂(经缝合)　29.51

——整形的　29.4

—胰 NEC　52.95

——维尔松管　52.99

—阴唇—见修补术,外阴

—阴道,阴道(穹隆断端)(壁) NEC　70.79

——肠膨出　70.92

———伴移植物或假体　70.93

——后的　70.52

———伴前修补术　70.50

————伴移植物或假体　70.53

——尿道膨出　70.51

———伴移植物或假体　70.54

———和直肠膨出　70.50

————伴移植物或假体　70.53

——膀胱膨出　70.51

- tooth NEC　23.2

- - by

- - - crown (artificial)　23.41

- - - inlay　23.3

- - - filling (amalgam) (plastic) (silicate)　23.2

- dental arch　24.8

- eye, eyeball　16.89

- - multiple structures　16.82

- - rupture　16.82

- - socket　16.64

- - - with graft　16.63

- eyelid　08.89

- - partial-thickness　08.83

- - - involving lid margin　08.82

- - full-thickness　08.85

- - - involving lid margin　08.84

- - laceration　08.81

- - - partial-thickness　08.83

- - - - involving lid margin　08.82

- - - full-thickness　08.85

- - - - involving lid margin　08.84

- - retraction　08.38

- - linear　08.81

- telecanthus　08.59

- pharynx NEC　29.59

- - laceration (by suture)　29.51

- - plastic　29.4

- pancreas NEC　52.95

- - Wirsung's duct　52.99

- labia-see Repair, vulva

- vagina, vaginal (cuff) (wall) NEC　70.79

- - enterocele　70.92

- - - with graft or prosthesis　70.93

- - posterior　70.52

- - - with anterior repair　70.50

- - - - with graft or prosthesis　70.53

- - urethrocele　70.51

- - - with graft or prosthesis　70.54

- - - and rectocele　70.50

- - - - with graft or prosthesis　70.53

- - cystocele　70.51

修复　　　　　　　　　　　　　　　　**Restoration**

————经

———冠（人工的）　23.41

———嵌入　23.3

———填充（汞合金）（塑料）（硅酸盐）　23.2

—牙的 NEC　23.49

——经

———安装冠（人工的）　23.41

———插入桥（固定的）　23.42

————去除　23.43

—眼窝　16.64

——伴移植　16.63

—肢—见再附着，肢

修复术

—瘢痕

——皮肤　86.84

———伴切除术　86.3

—鼻成形术　21.84

—侧眦　08.59

—肠造口术（口）　46.40

——大肠　46.43

——小肠　46.41

—槌状指　82.84

—刺激器

——电极

———颈动脉窦　39.84

——脉冲发生器

———颈动脉窦　39.85

—胆囊造口术　51.99

—镫骨切除术 NEC　19.29

——伴砧骨置换（自体移植）（假体）　19.21

—动静脉分流（套管）（为了透析）　39.42

—腭裂修补术　27.63

—分流

——动静脉（套管）（为了透析）　39.42

——腹腔颈静脉　54.99

——腹腔血管的　54.99

——脊髓的（鞘）NEC　03.97

——脑室（脑的）　02.42

— — by

— — — crown (artificial)　23.41

— — — inlay　23.3

— — — filling (amalgam) (plastic) (silicate)　23.2

— dental NEC　23.49

— — by

— — — application of crown (artificial)　23.41

— — — insertion of bridge (fixed)　23.42

— — — — removable　23.43

— eye socket　16.64

— — with graft　16.63

— extremity-see Reattachment, extremity

Revision

— scar

— — skin　86.84

— — — with excision　86.3

— rhinoplasty　21.84

— lateral canthus　08.59

— enterostomy (stoma)　46.40

— — large intestine　46.43

— — small intestine　46.41

— mallet finger　82.84

— stimulator

— — electrode(s)

— — — carotid sinus　39.84

— — pulse generator

— — — carotid sinus　39.85

— cholecystostomy　51.99

— stapedectomy NEC　19.29

— — with incus replacement (homograft) (prosthesis)　19.21

— arteriovenous shunt (cannula) (for dialysis)　39.42

— cleft palate repair　27.63

— shunt

— — arteriovenous (cannula) (for dialysis)　39.42

— — peritoneojugular　54.99

— — peritoneovascular　54.99

— — spinal (thecal) NEC　03.97

— — ventricular (cerebral)　02.42

——髋臼和股骨成分（全部的）　00.70

——上肢　81.97

——手　81.97

——腕　81.97

——膝　81.55

——膝关节置换 NOS　81.55

———髌骨成分　00.83

———部分的

————髌骨成分　00.83

————股骨成分　00.82

————胫骨插入　00.84

————胫骨成分　00.81

———股骨成分　00.82

———胫骨插入　00.84

———胫骨成分　00.81

———全部的（所有组成）　00.80

——下肢 NEC　81.59

——趾　81.59

——肘　81.97

——足　81.59

—管

——脉搏发生器导联　86.99

———伴首次操作—省略编码

—喉造口术　31.63

—踝置换（假体）　81.59

—回肠代尿道　56.52

—回肠造口术　46.41

—霍尔特尔(-斯皮兹)瓣膜　02.42

—假体

——踝　81.59

——脊柱

———棘突装置　84.81

———椎弓根动力稳定装置　84.83

———椎骨关节面置换装置　84.85

——肩　81.97

——仅股骨成分　00.72

——仅股骨头和（或）髋臼衬垫　00.73

——仅髋臼衬垫和（或）股骨头　00.73

- - acetabular and femoral components（total）00.70

- - upper extremity　81.97

- - hand　81.97

- - wrist　81.97

- - knee　81.55

- - knee replacement NOS　81.55

- - - patellar component　00.83

- - - partial

- - - - patellar component　00.83

- - - - femoral component　00.82

- - - - tibial insert　00.84

- - - - tibial component　00.81

- - - femoral component　00.82

- - - tibial insert　00.84

- - - tibial component　00.81

- - - total（all components）　00.80

- - lower extremity NEC　81.59

- - toe　81.59

- - elbow　81.97

- - foot　81.59

- tunnel

- - pulse generator lead wire　86.99

- - - with initial procedure-omit code

- laryngostomy　31.63

- ankle replacement（prosthesis）　81.59

- ileal conduit　56.52

- ileostomy　46.41

- Holter（-Spitz）valve　02.42

- prosthesis

- - ankle　81.59

- - spine

- - - interspinous process device(s)　84.81

- - - pedicle-based dynamic stabilization device (s)　84.83

- - - facet replacement device(s)　84.85

- - shoulder　81.97

- - femoral component only　00.72

- - femoral head only and/or acetabular liner 00.73

- - acetabular liner and/or femoral head only 00.73

——心内血流动力学监测　37.79

——心脏起搏器
———伴首次起搏器置入—省略编码

———新部位（心脏装置袋）（皮肤）（皮下）
　37.79
—脑室分流（脑的）　02.42
—尿道造口术　58.49
—盘—见修复术，椎间盘
—膀胱造口术口，除外闭合　57.22
—旁路移植（血管的）　39.49
——CABG—见修复术，主动脉冠状动脉旁路移
　植
——腹冠状动脉　36.17
——冠状动脉旁路移植（CABG）—见修复术，主
　动脉冠状动脉旁路移植，腹冠状动脉旁路和乳
　内冠状动脉旁路

——肋间导管（伴粘连松解术）　34.04

———胸腔镜的　34.06
——乳内冠状动脉（单）　36.15

———双血管　36.16
——胸管—见肋间导管
——主动脉冠状动脉（导管支架）（伴假体）（伴隐
　静脉移植）（伴静脉移植）　36.10

———一根冠状血管　36.11
———两根冠状血管　36.12
———三根冠状血管　36.13
———四根冠状血管　36.14
—皮瓣或蒂移植（皮肤）　86.75
—气管造口术　31.74
—前节（眼）伤口（手术的）NEC　12.83

—去脏术腔　16.66
——伴Ⅱ期移植　16.65
—乳房植入　85.93
—乳突窦　19.9
—乳突切除术　20.92

- - intracardiac hemodynamic monitoring 37.79

- - cardiac device (defibrillator) (pacemaker)
- - - with initial insertion of cardiac device-o-mit code

- - - new site (cardiac device pocket) (skin) (subcutaneous) 37.79
- ventricular shunt (cerebral) 02.42
- urethrostomy 58.49
- disc-see Revision, intervertebral disc
- vesicostomy stoma, cystostomy 57.22
- bypass graft (vascular) 39.49
- - CABG-see Revision, aortocoronary bypass graft
- - abdominal-coronary artery 36.17
- - coronary artery bypass graft (CABG)-see Revision, aortocoronary bypass graft, abdominal-----coronary artery bypass, and internal mammary-coronary artery bypass
- - intercostal catheter (with lysis of adhesions) 34.04
- - - thoracoscopic 34.06
- - internal mammary-coronary artery (single) 36.15
- - - double vessel 36.16
- - chest tube-see intercostal catheter
- - aortocoronary (catheter stent) (with prosthesis) (with saphenous vein graft) (with vein graft) 36.10
- - - one coronary vessel 36.11
- - - two coronary vessels 36.12
- - - three coronary vessels 36.13
- - - four coronary vessels 36.14
- flap or pedicle graft (skin) 86.75
- tracheostomy 31.74
- anterior segment (eye) wound (operative) NEC 12.83
- exenteration cavity 16.66
- - with secondary graft 16.65
- breast implant 85.93
- mastoid antrum 19.9
- mastoidectomy 20.92

一神经成形术　04.75

一肾盂造口术　55.12

一肾造口术　55.89

一食管造口术　42.83

一手置换（假体）　81.97

一输尿管回肠造口术，皮肤的　56.52

一输尿管造口术（皮肤的）（口）NEC　56.62

一一回肠　56.52

一塔克手术　20.79

一套管，血管血管（动静脉）　39.94

一通道，泌尿系　56.52

一腕关节置换（假体）　81.97

一胃肠吻合术（伴空肠间置术）　44.5

一胃带，腹腔镜　44.96

一胃端口装置

一一腹腔镜的　44.96

一胃空肠吻合术　44.5

一胃十二指肠吻合术（伴空肠间置术）　44.5

一胃吻合术（伴空肠间置术）　44.5

一胃造口术　44.69

一一腹腔镜的　44.68

一吻合术

一一肠（大的）　46.94

一一一小的　46.93

一一胆道　51.94

一一肾盂肠管的　56.72

一一输卵管硬脊膜的　03.97

一一输尿管肠管　56.72

一一胃，胃肠的（伴空肠间置术）　44.5

一一胸腔脊膜　03.97

一一血管　39.49

一一蛛网膜下腹膜的　03.97

一一蛛网膜下输尿管的　03.97

一膝置换（假体）NOS　81.55

一一髌骨成分　00.83

一一部分的

- neuroplasty　04.75

- pyelostomy　55.12

- nephrostomy　55.89

- esophagostomy　42.83

- hand replacement (prosthesis)　81.97

- uretero-ileostomy, cutaneous　56.52

- ureterostomy (cutaneous) (stoma) NEC 56.62

- - ileal　56.52

- tack operation　20.79

- cannula, vessel-to-vessel (arteriovenous) 39.94

- conduit, urinary　56.52

- wrist replacement (prosthesis)　81.97

- gastrointestinal anastomosis (with jejunal interposition)　44.5

- gastric band, laparoscopic　44.96

- gastric port device

- - laparoscopic　44.96

- gastrojejunostomy　44.5

- gastroduodenostomy (with jejunal interposition)　44.5

- gastric anastomosis (with jejunal interposition)　44.5

- gastrostomy　44.69

- - laparoscopic　44.68

- anastomosis

- - intestine (large)　46.94

- - - small　46.93

- - biliary tract　51.94

- - pyelointestinal　56.72

- - salpingothecal　03.97

- - ureterointestinal　56.72

- - gastric, gastrointestinal (with jejunal interposition)　44.5

- - pleurothecal　03.97

- - blood vessel　39.49

- - subarachnoid-peritoneal　03.97

- - subarachnoid-ureteral　03.97

- knee replacement (prosthesis) NOS　81.55

- - patellar component　00.83

- - partial

———手术后　99.00

———手术前后的　99.00

———术前收集　99.02

———术中的　99.00

———血液回收　99.00

———以前收集的　99.02

血供应阻断,胃　44.99

血管闭合,经皮穿刺—省略编码

血管成形术(激光)—另见修补术,血管

> 注:另使用 00.40,00.41,00.42 或 00.43 编码说明治疗血管的总数量。使用 00.44 编码一次说明对分叉血管的操作。另外,使用 00.45,00.46,00.47 或 00.48 插入血管支架的数量。

一冠状　36.09

——经皮经管腔(球囊)(单根血管)　00.66

——胸开放性入路　36.03

一经皮经管腔(球囊)

——肠系膜　39.50

——股腘的　39.50

——冠状(球囊)　00.66

——基底的　00.62

——脊椎的　00.61

———颅内部分　00.62

——颈动脉　00.61

——颅内的　00.62

——颅外的　00.61

——脑血管的

———颅内的　00.62

———颅外的　00.61

——髂的　39.50

——上肢 NOS　39.50

——肾的　39.50

——锁骨下　39.50

——下肢 NOS　39.50

——周围的 NEC　39.50

一球囊(经皮经管腔)NEC　39.50

- - - postoperative　99.00

- - - perioperative　99.00

- - - collected prior to surgery　99.02

- - - intraoperative　99.00

- - - salvage　99.00

- - - previously collected　99.02

Devascularization, stomach　44.99

Vascular closure, percutaneous puncture-omit code

Angioplasty (laser)-see also Repair, blood vessel

> Note: Also use 00.40,00.41,00.42, or 00.43 to show the total number of vessels treated. Use code 00.44 once to show procedure on a bifurcated vessel. In addition, use 00.45, 00.46, 00.47, or 00.48 to show the number of vascular stents inserted.

- coronary　36.09

- - percutaneous transluminal (balloon)　00.66

- - open chest approach　36.03

- percutaneous transluminal (balloon)

- - mesenteric　39.50

- - femoropopliteal　39.50

- - coronary (balloon)　00.66

- - basilar　00.62

- - vertebral　00.61

- - - intracranial portion　00.62

- - carotid　00.61

- - intracranial　00.62

- - extracranial　00.61

- - cerebrovascular

- - - intracranial　00.62

- - - extracranial　00.61

- - iliac　39.50

- - upper extremity NOS　39.50

- - renal　39.50

- - subclavian　39.50

- - lower extremity NOS　39.50

- - peripheral NEC　39.50

- balloon (percutaneous transluminal) NEC　39.50

————胸腹　38.45[38.44]　　　　　　　　　- - - - thoracoabdominal　38.45 [38.44]

血管切开术　38.00　　　　　　　　　　　**Angiotomy　38.00**

一腹　　　　　　　　　　　　　　　　　　- abdominal

——动脉　38.06　　　　　　　　　　　　- - artery　38.06

——静脉　38.07　　　　　　　　　　　　- - Vein　38.07

一颅内 NEC　38.01　　　　　　　　　　　- intracranial NEC　38.01

一上肢(动脉)(静脉)　38.03　　　　　　　- pper limb (artery) (vein)　38.03

一头和颈 NEC　38.02　　　　　　　　　　- head and neck NEC　38.02

一下肢　　　　　　　　　　　　　　　　　- lower limb

——动脉　38.08　　　　　　　　　　　　- - artery　38.08

——静脉　38.09　　　　　　　　　　　　- - vein　38.09

一胸 NEC　38.05　　　　　　　　　　　　- thoracic NEC　38.05

一主动脉(弓)(升)(降)　38.04　　　　　- aorta (arch) (ascending) (descending)
　　　　　　　　　　　　　　　　　　　　38.04

血管通路移植　86.07　　　　　　　　　　**Vectra® vascular access graft　86.07**

血管通路装置,完全可植入的　86.07　　　**Vascular access device, totally implantable
　　　　　　　　　　　　　　　　　　　　86.07**

血管形成—见血管再形成　　　　　　　　**Vascularization-see Revascularization**

血管压轧术　39.98　　　　　　　　　　　**Angiotripsy　39.98**

血管再形成　　　　　　　　　　　　　　**Revascularization**

一心的(心脏肌)(心肌)(直接)　36.10　　- cardiac (heart muscle) (myocardium) (direct)
　　　　　　　　　　　　　　　　　　　　36.10

——伴　　　　　　　　　　　　　　　　- - with

———动脉植入心脏(肌)(心肌)(心室)　36.2　- - - implantation of artery into heart (mus-
　　　　　　　　　　　　　　　　　　　　cle) (myocardium) (ventricle)　36.2

———旁路吻合术　　　　　　　　　　　- - - bypass anastomosis

————腹动脉与冠状动脉　36.17　　　　- - - - abdominal artery to coronary artery
　　　　　　　　　　　　　　　　　　　　36.17

————乳内冠状动脉(单根血管)　36.15　- - - - internal mammary-coronary artery
　　　　　　　　　　　　　　　　　　　　(single vessel)　36.15

—————双血管　36.16　　　　　　　　- - - - - double vessel　36.16

————特指类型 NEC　36.19　　　　　　- - - - specified type NEC　36.19

————胃网膜动脉与冠状动脉　36.17　　- - - - gastroepiploic artery to coronary artery
　　　　　　　　　　　　　　　　　　　　36.17

————胸动脉冠状动脉(单根血管)　36.15　- - - - thoracic artery-coronary artery (single
　　　　　　　　　　　　　　　　　　　　vessel)　36.15

—————双血管　36.16　　　　　　　　- - - - - double vessel　36.16

————主动脉冠状动脉(导管支架)(自体移植)　- - - - aortocoronary (catheter stent) (homo-
(假体)(隐静脉静脉移植)　36.10　　　　　graft) (prosthesis) (saphenous vein graft)
　　　　　　　　　　　　　　　　　　　　36.10

—————一根冠状血管　36.11　　　　　- - - - - one coronary vessel　36.11

—————二根冠状血管　36.12　　　　　- - - - - two coronary vessels　36.12

一胸内血管 NEC　88.44

一眼(荧光素)　95.12

一用超声一见超声波检查,按部位

一用放射性核素一见扫描,放射性核素,按部位

血浆除去法,治疗性　**99.71**

血浆分离置换法,治疗性一见亚目　**99.7**

血浆交换　**99.07**

血块去除一另见去除,血栓

一动静脉套管或分流　39.49

血流计,多普勒(超声)一另见超声波检查

一头和颈　88.71

一心脏　88.72

一胸 NEC　88.73

一主动脉弓　88.73

血取样,用于胎儿遗传测定　**75.33**

血栓动脉内膜切除术　**38.10**

一腹的　38.16

一冠状动脉　36.09

一一开胸入路　36.03

一颅内血管 NEC　38.11

一上肢　38.13

一头和颈 NEC　38.12

一下肢　38.18

一胸的 NEC　38.15

一主动脉(弓)(升)(降)　38.14

血栓切除术　**38.00**

一伴动脉内膜切除术一见动脉内膜切除术

一动静脉分流或套管　39.49

一肺动脉血管　38.05

一腹的

一一动脉　38.06

一一静脉　38.07

一冠状动脉　36.09

一机械性

一一血管内的

一一一头和颈　39.74

一颅内血管 NEC　38.01

- intrathoracic vessels NEC　88.44

- eye (fluorescein)　95.12

- by ultrasound-see Ultrasonography, by site

- by radioisotope-see Scan, radioisotope, by site

Plasmapheresis, therapeutic　99.71

Apheresis, therapeutic-see subcategory 99.7

Plasma exchange　99.07

Declotting-see also Removal, thrombus

- arteriovenous cannula or shunt　39.49

Flowmetry, Doppler (ultrasonic)-see also Ultrasonography

- head and neck　88.71

- heart　88.72

- thorax NEC　88.73

- aortic arch　88.73

Sampling, blood for genetic determination of fetus　75.33

Thromboendarterectomy　38.10

- abdominal　38.16

- coronary artery　36.09

- - open chest approach　36.03

- intracranial NEC　38.11

- upper limb　38.13

- head and neck NEC　38.12

- lower limb　38.18

- thoracic NEC　38.15

- aorta (arch)(ascending)(descending) 38.14

Thrombectomy　38.00

- with endarterectomy-see Endarterectomy

- arteriovenous shunt or cannula　39.49

- pulmonary vessel　38.05

- abdominal

- - artery　38.06

- - vein　38.07

- coronary artery　36.09

- mechanical

- - endovascular

- - - head and neck　39.74

- intracranial vessel NEC　38.01

—牛移植物　39.49

—上肢（动脉）（静脉）　38.03

—头和颈血管 NEC　38.02

—下肢

——动脉　38.08

——静脉　38.09

—胸血管 NEC　38.05

—主动脉（弓）（升）（降）　38.04

血小板除去法,治疗性　**99.74**

血小板抑制剂（仅 GP Ⅱ B/Ⅲ a 抑制剂）,输注　**99.20**

血液回收（自体血）（术中采取的）（手术前后的）（手术后）　**99.00**

血液透析（体外）　**39.95**

血液透析滤过（体外）　**39.95**

血液稀释（体外）　**39.95**

血液稀释　**99.03**

训练（为了）（于）

— ADL（日常起居活动）　93.83

——用于盲人的　93.78

—步态　93.22

—步行　93.22

—出生前的（自然分娩）　93.37

—唇读　93.75

—导盲狗,用于盲人　93.76

—关节活动　93.14

—假体或矫正装置的使用　93.24

—盲文　93.77

—穆恩（盲读）　93.77

—食管发音（喉切除术后）　93.73

—视轴矫正的　95.35

—松弛　94.33

—诵读困难　93.71

—用拐行走　93.24

—语言 NEC　93.75

——食管型　93.73

——用于缺损矫正术　93.74

—语言困难　93.72

—职业的　93.85

- bovine graft　39.49

- upper limb (artery) (vein)　38.03

- head and neck vessel NEC　38.02

- lower limb

- - artery　38.08

- - vein　38.09

- thoracic vessel NEC　38.05

- aorta （arch）（ascending）（descending）　38.04

Plateletpheresis, therapeutic　99.74

Platelet inhibitor (GP IIB/IIIa inhibitor only),　infusion　99.20

Salvage (autologous blood) (intraoperative) (perioperative) (postoperative)　99.00

Hemodialysis (extracorporeal)　39.95

Hemodiafiltration (extracorporeal)　39.95

Hemofiltration (extracorporeal)　39.95

Hemodilution　99.03

Training (for) (in)

- ADL (activities of daily living)　93.83

- - for the blind　93.78

- gait　93.22

- ambulation　93.22

- prenatal (natural childbirth)　93.37

- lip reading　93.75

- use of lead dog for the blind　93.76

- joint movements　93.14

- prosthetic or orthotic device usage　93.24

- braille　93.77

- Moon (blind reading)　93.77

- esophageal speech （postlaryngectomy）　93.73

- orthoptic　95.35

- relaxation　94.33

- dyslexia　93.71

- crutch walking　93.24

- speech NEC　93.75

- - esophageal type　93.73

- - for correction of defect　93.74

- dysphasia　93.72

- vocational　93.85

Y

一女性（卵巢切除术，双侧）　65.51

——腹腔镜的　65.53

延长

一腭　27.62

——Ⅱ期或随后的　27.63

一跟腱　83.85

一骨（伴骨移植）　78.30

——尺骨　78.33

——股骨　78.35

——胫骨　78.37

——特指的部位 NEC一另见亚目　78.3

——用于拇指重建术　82.69

一腘绳肌 NEC　83.85

一肌肉　83.85

——手　82.55

——眼外　15.21

———多（两条或多条肌）　15.4

一腱　83.85

——手　82.55

——用于爪形趾修补术　77.57

一筋膜　83.89

——手　82.89

一提上睑肌　08.38

一腿

——股骨　78.35

——胫骨　78.37

一眼外肌 NEC　15.21

——多（两条或多条肌）　15.4

研究

一暗适应，眼　95.07

一超声一见超声波检查

一传导，神经（正中）　89.15

一电生理刺激或记录，心脏的

——导管侵入性电生理测定　37.26

——非侵入性程序化电刺激（NIPS）　37.20

——仅装置感知而不诱发心律失常（床旁检查）　89.45-89.49

——作为手术中的测定一省略编码

- female（oophorectomy，bilateral）　65.51

- - laparoscopic　65.53

Lengthening，Elogation

- palate　27.62

- - secondary or subsequent　27.63

- heel cord　83.85

- bone（with bone graft）　78.30

- - ulna　78.33

- - femur　78.35

- - tibia　78.37

- - specified site NEC-see also subcategory 78.3

- - for reconstruction of thumb　82.69

- hamstring NEC　83.85

- muscle　83.85

- - hand　82.55

- - extraocular　15.21

- - - multiple（two or more muscles）　15.4

- tendon　83.85

- - hand　82.55

- - for claw toe repair　77.57

- fascia　83.89

- - hand　82.89

- levator palpebrae muscle　08.38

- leg

- - femur　78.35

- - tibia　78.37

- extraocular muscle NEC　15.21

- - multiple（two or more muscles）　15.4

Study

- dark adaptation，eye　95.07

- ultrasonic-see Ultrasonography

- conduction，nerve（median）　89.15

- electrophysiologic stimulation and recording，cardiac

- - catheter based invasive electrophysiologic testing　37.26

- - noninvasive programmed electrical stimulation（NIPS）　37.20

- - device interrogation only without arrhythmia induction（bedside check）　89.45-89.49

- - as part of intraoperative testing-omit code

胰腺切开取石术　**52.09**

一内镜的　52.94

胰腺切开术　52.09

胰腺十二指肠切除术（全部）　52.6

一部分的 NEC　52.59

——根治性次全的　52.53

——近端的　52.51

一根治性（一期）（二期）　52.7

——大部的　52.53

胰腺造影　87.66

一内镜逆行的（ERP）　52.13

移动心脏监测（ACM）　89.50

移植，移植术—见去除

移植物，移植

一玻璃体　14.72

——前入路　14.71

一肠　46.97

一动脉　39.59

——肾，迷行　39.55

一鹅足（腱）（膝修补术）　81.47

一肺　33.50

——单侧的，单的　33.51

——合并心脏　33.6

——双的，双侧　33.52

一肝　50.59

——辅助的（永久性）（暂时性）（受者的肝仍在原位）　50.51

——细胞至脾，经皮的导管插入术　38.91

一干细胞

——脐血　41.06

——同种异基因（造血的）　41.05

———伴净化　41.08

——自体的（造血的）　41.04

———伴净化　41.07

一睾丸与阴囊　62.5

一骨—另见移植物，骨　78.00

——干细胞

———脐血　41.06

Pancreatolithotomy, Pancreolithotomy 52.09

- endoscopic　52.94

Pancreatotomy　52.09

Pancreaticoduodenectomy (total)　52.6

- partial NEC　52.59

- - radical subtotal　52.53

- - proximal　52.51

- radical (one-stage) (two-stage)　52.7

- - subtotal　52.53

Pancreatogram　87.66

- endoscopic retrograde (ERP)　52.13

Ambulatory cardiac monitoring (ACM) 89.50

Explant, explantation-see Removal

Transplant, transplantation

- vitreous　14.72

- - anterior approach　14.71

- intestine　46.97

- artery　39.59

- - renal, aberrant　39.55

- pes anserinus (tendon) (repair of knee) 81.47

- lung　33.50

- - unilateral, single　33.51

- - combined with heart　33.6

- - double, bilateral　33.52

- liver　50.59

- - auxiliary (permanent) (temporary) (recipient's liver in situ)　50.51

- - cells into spleen via percutaneous catheterization　38.91

- stem cells

- - cord blood　41.06

- - allogeneic (hematopoietic)　41.05

- - with purging　41.08

- - autologous (hematopoietic)　41.04

- - with purging　41.07

- testis to scrotum　62.5

- bone-see also Graft, bone　78.00

- - stem cell

- - - cord blood　41.06

——细胞异体移植　52.85

——细胞异种移植术　52.85

——细胞自体移植　52.84

—硬脑膜　02.12

—趾（替代缺损的拇指）（伴截断术）　82.69 ［84.11］

——至手指，除拇指外　82.81［84.11］

```
注报告供者来源：
活体,与供者无亲缘关系    00.92
活体,与供者有亲缘关系    00.91
活动,与供者无关系    00.92
尸体    00.93
```

—自体移植物—见再植入

移植物,移植术

—鼻　21.89

——伴

———鼻成形术—见鼻成形术

———全部再建造术　21.83

———增大　21.85

——隔　21.88

——尖　21.86

—鼻唇皮瓣　21.86

—唇　27.56

——全层　27.55

—唇红缘（唇）　27.56

—带毛的皮肤　86.64

—蒂—见移植物,皮肤,蒂

—动脉,动脉（补片）　39.58

——伴

———合成补片（涤纶）（聚四氟乙烯）　39.57

———切除术或血管切除术—见动脉切除术,伴移植物置换

———组织补片（静脉）（自体的）（自体移植）　39.56

—动脉瘤　39.52

——血管内

———腹主动脉　39.71

————开窗（分支）移植　39.78

———上肢动脉　39.79

———下肢动脉　39.79

———胸主动脉　39.73

- - allotransplantation of cells　52.85

- - heterotransplantation　52.85

- - autotransplantation of cells　52.84

- dura　02.12

- toe（replacing absent thumb）（with amputation）　82.69［84.11］

- - to finger, except thumb　82.81［84.11］

```
- Note：To report donor source：
live non-related donor    00.92
live related donor    00.91
live unrelated donor    00.92
cadaver    00.93
```

- autotransplant-see Reimplantation

Graft, grafting

- nose　21.89

- - with

- - - rhinoplasty-see Rhinoplasty

- - - total reconstruction　21.83

- - - augmentation　21.85

- - septum　21.88

- - tip　21.86

- nasolabial flaps　21.86

- lip　27.56

- - full-thickness　27.55

- vermilion border（lip）　27.56

- hair-bearing skin　86.64

- pedicle-see Graft, skin, pedicle

- artery, arterial（patch）　39.58

- - with

- - - synthetic patch（Dacron）（Teflon）39.57

- - - excision or resection of vessel-see Arteriectomy, with graft replacement

- - - tissue patch（vein）（autogenous）（homograft）　39.56

- aneurysm　39.52

- - endovascular

- - - abdominal aorta　39.71

- - - - fenestrated（branching）graft　39.78

- - - upper extremity artery(s)　39.79

- - - lower extremity artery(s)　39.79

- - - thoracic aorta　39.73

一腭　27.69

——用于腭裂修补术　27.62

一耳

——外耳　18.79

一耳后的(沃尔夫)　18.79

一跗骨软骨　08.69

一睾丸　62.69

一骨(自体的)(骨库)(双重高嵌体)(异种的)(嵌体)(大块高)(多数的)(骨骨膜的)(钉)(骨膜下的)(伴金属固定)　78.00

——伴

———关节成形术—见关节成形术

———关节固定术—见关节固定术

———牙龈成形术　24.2

———延长—见延长,骨

——鼻—见移植物,鼻

——髌骨　78.06

——尺骨　78.03

——腓骨　78.07

——跗骨,跖骨　78.08

——肱骨　78.02

——股骨　78.05

——骨盆　78.09

——骨髓—见移植物,骨,骨髓

——关节—见关节成形术

——脊柱　78.09

———伴融合术—见融合术,脊髓的

——肩胛骨　78.01

——胫骨　78.07

——颅骨　02.04

——颅骨膜的　02.04

——面的 NEC　76.91

———伴全部骨切除术　76.44

——拇指(伴皮肤皮瓣转移术)　82.69

——桡骨　78.03

——锁骨　78.01

——特指部位 NEC　78.09

——腕骨,掌骨　78.04

——下颌骨　76.91

———伴全部下颌骨切除术　76.41

——胸(肋骨)(胸骨)　78.01

- palate　27.69

- - for cleft palate repair　27.62

- ear

- - auricle　18.79

- postauricular (Wolff)　18.79

- tarsal cartilage　08.69

- testicle　62.69

- bone (autogenous) (bone bank) (dual onlay) (heterogenous) (inlay) (massive onlay) (multiple) (osteoperiosteal) (peg) (subperiosteal) (with metallic fixation)　78.00

- - with

- - - arthroplasty-see Arthroplasty

- - - arthrodesis-see Arthrodesis

- - - gingivoplasty　24.2

- - - lengthening-see Lengthening, bone

- - nose-see Graft, nose

- - patella　78.06

- - ulna　78.03

- - fibula　78.07

- - tarsal, metatarsal　78.08

- - humerus　78.02

- - femur　78.05

- - pelvic　78.09

- - marrow-see Transplant, bone, marrow

- - joint-see Arthroplasty

- - spine　78.09

- - - with fusion-see Fusion, spinal

- - scapula　78.01

- - tibia　78.07

- - skull　02.04

- - pericranial　02.04

- - facial NEC　76.91

- - - with total ostectomy　76.44

- - thumb (with transfer of skin flap)　82.69

- - radius　78.03

- - clavicle　78.01

- - specified site NEC　78.09

- - carpals, metacarpals　78.04

- - mandible　76.91

- - - with total mandibulectomy　76.41

- - thorax (ribs) (sternum)　78.01

－－－合成补片（涤纶）（聚四氟乙烯）　39.57

－－－切除术或血管切除术－见动脉切除术，伴移植物置换

－－－组织补片（静脉）（自体的）（自体移植）　39.56

－眼睑－另见重建术，眼睑，伴移植　08.69

－－游离黏膜　08.62

－眼窝（皮肤）（软骨）（骨）　16.63

－阴道

－－人造的　70.95

－－生物学的　70.94

－阴茎（肋骨）（皮肤）　64.49

－阴囊　61.49

－硬脑膜　02.12

－脂肪垫 NEC　86.89

－－伴皮肤移植－见移植物，皮肤，全层

－主动脉冠状动脉旁路－见旁路，主动脉冠状动脉

－猪的，猪皮肤　86.65

－纵隔脂肪至心肌　36.39

以恐治恐法（心理脱敏疗法）　**94.33**

乙状结肠缝合术　**46.75**

乙状结肠固定术（莫斯科维茨）　**46.63**

乙状结肠肌切开术　**46.91**

乙状结肠镜检查（硬式的）　**48.23**

－伴活组织检查　45.25

－经腹的　45.21

－经造口（人工的）　45.22

－可曲的　45.24

乙状结肠膀胱　**57.87[45.52]**

乙状结肠切除术

－腹腔镜的　17.36

－开放和其他　45.76

乙状结肠切开术　**45.03**

乙状结肠乙状结肠吻合术　**45.94**

－近端与远端段

－－腹腔镜的　17.36

－－开放和其他　45.76

- - - synthetic patch（Dacron）（Teflon）39.57

- - - excision or resection of vessel-see Angiectomy, with graft replacement

- - - tissue patch（vein）（autogenous）（homograft）39.56

- eyelid-see also Reconstruction, eyelid, with graft 08.69

- - free mucous membrane 08.62

- eye socket（skin）（cartilage）（bone）16.63

- vagina

- - synthetic 70.95

- - biological 70.94

- penis（rib）（skin）64.49

- scrotum 61.49

- dura 02.12

- fat pad NEC 86.89

- - with skin graft-see Graft, skin, full-thickness

- saphenous vein in aortocoronary bypass-see Bypass, aortocoronary

- porcine, pigskin 86.65

- mediastinal fat to myocardium 36.39

Flooding（psychologic desensitization）94.33

Sigmoidorrhaphy 46.75

Sigmoidopexy（Moschowitz）46.63

Sigmoidomyotomy 46.91

Sigmoidoscopy（rigid）48.23

- with biopsy 45.25

- transabdominal 45.21

- through stoma（artificial）45.22

- flexible 45.24

Sigmoid bladder 57.87 [45.52]

Sigmoidectomy

- laparoscopic 17.36

- open and other 45.76

Sigmoidotomy 45.03

Sigmoidosigmoidostomy 45.94

- proximal to distal segment

- laparoscopic 17.36

- - open and other 45.76

———吻合术　51.35	- - - anastomosis　51.35
一耳	- ear
——内的　20.79	- - inner　20.79
——外的　18.09	- - external　18.09
——中的(经鼓膜切开术)　20.09	- - middle (by myringotomy)　20.09
———伴插管法　20.01	- - - with intubation　20.01
一肺(经切开)　33.1	- lung (by incision)　33.1
——经钻孔(针吸)(套针)　33.93	- - by punch (needle) (trocar)　33.93
一腹　54.19	- abdomen　54.19
——经皮的　54.91	- - percutaneous　54.91
一腹股沟区(腹壁)(腹股沟的)　54.0	- groin region (abdominal wall) (inguinal)　54.0
——皮肤　86.04	- - skin　86.04
——皮下组织　86.04	- - subcutaneous tissue　86.04
一腹膜　54.19	- peritoneum　54.19
——骨盆的(女性)　70.12	- - pelvic (female)　70.12
——经皮的　54.91	- - percutaneous　54.91
一腹膜内的　54.19	- intraperitoneal　54.19
——经皮的　54.91	- - percutaneous　54.91
一腹膜外的　54.0	- extraperitoneal　54.0
一肝　50.0	- liver　50.0
——经抽吸　50.91	- - by aspiration　50.91
一肝下隙　54.19	- subhepatic space　54.19
——经皮的　54.91	- - percutaneous　54.91
一睾丸鞘膜　61.0	- tunica vaginalis　61.0
一膈下隙　54.19	- subphrenic space　54.19
——经皮的　54.91	- - percutaneous　54.91
一腘动脉间隙　86.04	- popliteal space　86.04
一横膈下的　54.19	- subdiaphragmatic　54.19
——经皮的　54.91	- - percutaneous　54.91
一会阴	- perineum
——男性　86.04	- - male　86.04
——女性　71.09	- - female　71.09
一脊髓的(管)(索)　03.09	- spinal (canal) (cord)　03.09
——经吻合术—见分流,脊髓的	- - by anastomosis-see Shunt, spinal
——诊断性　03.31	- - diagnostic　03.31
一脊柱　03.09	- vertebral column　03.09
一季肋部　54.0	- hypochondrium　54.0
——腹内　54.19	- - intra-abdominal　54.19
一颊腔　27.0	- buccal space　27.0
一甲沟炎　86.04	- paronychia　86.04
一甲状舌管(经切开)　06.09	- thyroglossal tract (by incision)　06.09

一脑,脑的(脑膜)(脑室)(切开)(环钻术)　01.39

——经
———抽吸　01.09
————经以前植入的导管　01.02

———吻合术—见分流,脑室
一脑积水(针刺)(套针)　73.8
一脑室(脑的)(切开)
——经
———抽吸　01.09
————经以前植入导管　01.02

———颅外脑室分流—见亚目　02.3

———吻合术—见分流,脑室的
一黏液囊　83.03
——尺的　82.03
——经抽吸　83.94
———手　82.92
——桡的　82.03
——手　82.03
———经抽吸　82.92
一黏液囊肿,鼻窦　22.00
——经穿刺　22.01
——经自然腔口　22.02
一颞窝　27.0
一颞下窝　27.0
一脓肿—另见引流,按部位和切开,按部位

——扁桃体,扁桃体的(口的)(经颈的)　28.0

——扁桃体周的(口的)(经颈的)　28.0
——甲状体(区)(腺)　06.09
———经皮的(针吸)　06.01
——手术后　06.02
——阑尾　47.2
———伴阑尾切除术　47.09
————腹腔镜的　47.01
——咽后的(口的)(经颈的)　28.0

- cerebrum, cerebral （meninges）（ventricle）
  （incision）（trephination）　01.39
- - by
- - - aspiration　01.09
- - - - through previously implanted catheter
  01.02
- - - anastomosis-see Shunt, ventricular
- hydrocephalic head (needling) (trocar)　73.8
- ventricle (cerebral) (incision)
- - by
- - - aspiration　01.09
- - - - through previously implanted catheter
  01.02
- - - extracranial ventricular shunt-see subcat-
  egory　02.3
- - - anastomosis-see Shunt, ventricular
- bursa　83.03
- - ulnar　82.03
- - by aspiration　83.94
- - - hand　82.92
- - radial　82.03
- - hand　82.03
- - - by aspiration　82.92
- mucocele, nasal sinus　22.00
- - by puncture　22.01
- - through natural ostium　22.02
- temporal pouches　27.0
- infratemporal fossa　27.0
- abscess-see also Drainage, by site and Inci-
  sion, by site
- - tonsil, tonsillar （oral）（transcervical）
  28.0
- - peritonsillar (oral) (transcervical)　28.0
- - thyroid (field) (gland)　06.09
- - - percutaneous (needle)　06.01
- - - postoperative　06.02
- - appendix　47.2
- - - with appendectomy　47.09
- - - - laparoscopic　47.01
- - retropharyngeal （oral）（transcervical）
  28.0

——咽旁的(口的)(经颈的)　28.0

- - parapharyngeal （oral）（transcervical）
28.0

—膀胱(不伴切开)　57.0

- bladder (without incision)　57.0

——经留置的导管　57.94

- - by indwelling catheter　57.94

———耻骨上的 NEC　57.18

- - - suprapubic NEC　57.18

———经皮耻骨上的(闭合的)　57.17

- - - percutaneous suprapubic （closed）
57.17

—盆腔腹膜(女性)　70.12

- pelvic peritoneum (female)　70.12

——男性　54.19

- - male　54.19

—脾　41.2

- spleen　41.2

——囊肿(经袋形缝合术)　41.41

- - cyst (by marsupialization)　41.41

—皮肤　86.04

- skin　86.04

—皮下组织　86.04

- subcutaneous tissue　86.04

—脾周组织的　54.19

- perisplenic tissue　54.19

——经皮的　54.91

- - percutaneous　54.91

—髂窝　54.0

- iliac fossa　54.0

—颧骨后间隙　27.0

- postzygomatic space　27.0

—腮腺间隙　27.0

- parotid space　27.0

—舌下腺间隙　27.0

- sublingual space　27.0

—肾(经切开)　55.01

- kidney (by incision)　55.01

——骨盆(经切开)　55.11

- - pelvis (by incision)　55.11

——经

- - by

———导管　59.8

- - - catheter　59.8

———吻合术　55.86

- - - anastomosis　55.86

—十二指肠(管)　46.39

- duodenum (tube)　46.39

——经切开　45.01

- - by incision　45.01

—手掌间隙(中)　82.04

- palmar space (middle)　82.04

—输尿管(经导管)　59.8

- ureter (by catheter)　59.8

——经

- - by

———切开　56.2

- - - incision　56.2

———吻合术 NEC —另见吻合术,输尿管
56.79

- - - anastomosis NEC-see also Anastomosis,
ureter　56.79

—锁骨上窝　86.04

- supraclavicular fossa　86.04

—胎儿脑积水(针刺)(套针)　73.8

- fetal hydrocephalic head （needling）（trocar）
73.8

—体位的　93.99

- postural　93.99

—网膜　54.19

- omentum　54.19

——经皮的　54.91

- - percutaneous　54.91

—胃周的　54.19

- perigastric　54.19

——经皮的　54.91

- - percutaneous　54.91

—心包　37.0

- pericardium　37.0

—胸(闭合的)　34.04

- chest,thorax (closed)　34.04

——开放性(经切开)　34.09　　　　　- - open (by incision)　34.09

———胸腔镜的　34.06　　　　　　　- - - thoracoscopic　34.06

—胸膜(闭合的)　34.04　　　　　　　- pleura (closed)　34.04

——开放性(经切开)　34.09　　　　　- open (by incision)　34.09

———胸腔镜的　34.06　　　　　　　- - - thoracoscopic　34.06

—血肿—见引流,按部位和切开,按部位　　- hematoma-see Drainage, by site and Incision, by site

—咽侧间隙　27.0　　　　　　　　　- pharyngeal space, lateral　27.0

—咽后的　28.0　　　　　　　　　　- retropharyngeal　28.0

—咽旁的　28.0　　　　　　　　　　- parapharyngeal　28.0

—液体(血液)(脑脊液)(CSF)　　　　　- fluid (blood) (cerebrospinal) (CSF)

——经　　　　　　　　　　　　　- - by

———脑室外引流(EVD)放置　02.21　　- - - external ventricular drain (EVD) placement　02.21

—腋窝　86.04　　　　　　　　　　- axilla　86.04

—胰(经导管)　52.01　　　　　　　- pancreas (by catheter)　52.01

——经吻合术　52.96　　　　　　　- - by anastomosis　52.96

—翼突腭窝　27.0　　　　　　　　　- pterygopalatine fossa　27.0

—阴囊　61.0　　　　　　　　　　- scrotum　61.0

—硬膜外腔,脑的(切开)(环钻术)　01.24　- extradural space, epidural space, cerebral (incision) (trephination)　01.24

——经抽吸　01.09　　　　　　　　- - by aspiration　01.09

—硬膜下腔,脑的(切开)(环钻术)　01.31　- subdural space, cerebral (incision) (trephination)　01.31

——经抽吸　01.09　　　　　　　　- - by aspiration　01.09

—掌筋膜隙　82.04　　　　　　　　- thenar space　82.04

—掌中间隙　82.04　　　　　　　　- midpalmar space　82.04

—直肠子宫陷凹　70.12　　　　　　　- cul-de-sac　70.12

——经抽吸　70.0　　　　　　　　- - by aspiration　70.0

—肘窝　86.04　　　　　　　　　　- antecubital fossa　86.04

—蛛网膜下腔,脑的(切开)(环钻术)　01.31　- subarachnoid space, cerebral (incision) (trephination)　01.31

——经抽吸　01.09　　　　　　　　- - by aspiration　01.09

隐睾切除术(单侧)　62.3　　　　**Cryptorchidectomy (unilateral)　62.3**

—双侧的　62.41　　　　　　　　　- bilateral　62.41

隐窝切除术(肛门)　49.39　　　　**Cryptectomy (anus)　49.39**

—内镜　49.31　　　　　　　　　　- endoscopic　49.31

隐窝切开术(肛门)　49.39　　　　**Cryptotomy (anus)　49.39**

—内镜的　49.31　　　　　　　　　- endoscopic　49.31

荧光镜透视检查法—见放射照相术　　**Fluoroscopy-see Radiography**

营养,肠的　99.29　　　　　　　**Alimentation, parenteral　99.29**

营养,浓缩物质　　　　　　　　　**Nutrition, concentrated substances**

——脑的血管,颅外　00.21

——其他特指的血管　00.28

——腔静脉(下)(上)　00.22

——肾血管　00.25

——胸内血管　00.22

——周围血管　00.23

——主动脉　00.22

——主动脉弓　00.22

—诊断性 NEC　88.90

硬化疗法

—静脉 NEC　39.92

—静脉曲张 NEC　39.92

—食管静脉曲张(内镜)　42.33

—胸膜　34.92

——恶性肿瘤治疗(细胞毒素物质)　34.92
[99.25]

———伴四环素　34.92[99.21]

—痔疮　49.42

硬化症—见硬化疗法

硬脑膜成形术　02.12

幽门成形术(芬尼)(海拿克米库利茨)　44.29

—不可分类在他处　44.29

—扩张,内镜　44.22

——经切开　44.21

—修复术　44.29

**幽门肌切开术(拉姆斯特德特)(伴楔形切除术)
　43.3**

幽门切除术　43.6

幽门十二指肠切开术—见亚目　44.2

幽门造口术—见胃造口术

游戏

—精神疗法　94.36

—竞争性　94.39

—疗法　93.81

—有组织的　93.89

诱发

—分娩

——胎膜剥离　73.1

——外科手术的　73.01

——羊膜内和羊膜外注射　73.1

——医学的　73.4

- - cerebral vessel, extracranial　00.21

- - other specified vessel　00.28

- - vena cava (inferior) (superior)　00.22

- - renal vessel　00.25

- - intrathoracic vessel　00.22

- - peripheral vessel　00.23

- - aorta　00.22

- - aortic arch　00.22

- diagnostic, not elsewhere classified　88.90

Sclerotherapy

- vein NEC　39.92

- varicose vein　39.92

- esophageal varices (endoscopic)　42.33

- pleura　34.92

- - treatment of malignancy (cytotoxic agent)
　34.92 [99.25]

- - - with tetracycline　34.92 [99.21]

- hemorrhoids　49.42

Sclerosis-see Sclerotherapy

Duraplasty　02.12

**Pyloroplasty (Finney) (Heineke-Mikulicz)
　44.29**

- not elsewhere classified　44.29

- dilation, endoscopic　44.22

- - by incision　44.21

- revision　44.29

**Pyloromyotomy (Ramstedt) (with wedge re-
section)　43.3**

Gastropylorectomy, Pylorectomy　43.6

Pyloroduodenotomy-see subcategory　44.2

Pylorostomy-see Gastrostomy

Play, Games

- psychotherapy　94.36

- competitive　94.39

- therapy　93.81

- organized　93.89

Induction

- labor

- - stripping of membranes　73.1

- - surgical　73.01

- - intra-and extra-amniotic injection　73.1

- - medical　73.4

Z

—关节囊成形术　81.72

—腱移植（二头肌）　82.56

Zeus 机器人手术系统—见亚目　17.4

Ziegler 手术（虹膜切除术）　12.14

Z 型成形术

—睑鼻皱襞［内眦皱襞］　08.59

—皮肤（瘢痕）（蹼状挛缩）　86.84

——伴病损切除术　86.3

—眼睑—另见再建造术，眼睑　08.70

—咽下部　29.4

再闭合—另见闭合

—破裂的腹壁（手术后）　54.61

再插入—另见插入或修复术

—瓣膜

——脑室（脑的）　02.42

——心脏（假体）　35.95

—固定装置（内的）—另见固定，骨，内的　78.50

—霍尔特尔（斯皮兹）瓣膜　02.42

—膀胱造瘘管　59.94

—肾盂造口术管　55.94

—肾造口术管　55.93

—输尿管造口术管　59.93

—输尿管支架（经尿道）　59.8

——伴输尿管切开术　59.8［56.2］

—心脏瓣膜（假体）　35.95

—植入物（排出的）（挤出的）

——眶的　16.62

——眼球（伴结膜移植物）　16.62

再定位—另见修复术

—CRT-D 囊袋　37.79

—CRT-P 囊袋　37.79

—皮下装置囊袋 NEC　86.09

—心脏起搏器囊袋（CRT-D）（CRT-P），新部位（皮肤）（皮下）　37.79

再缝合

—腹壁　54.61

—伤口（皮肤和皮下组织）（不伴移植）NEC　86.59

- capsuloplasty　81.72

- tendon transfer（biceps）　82.56

Zeus® Robotic Surgical System-see subcategory　17.4

Ziegler operation（iridectomy）　12.14

Z-plasty

- epicanthus　08.59

- skin（scar）（web contracture）　86.84

- - with excision of lesion　86.3

- eyelid-see also Reconstruction，eyelid　08.70

- hypopharynx　29.4

Reclosure-see also Closure

- disrupted abdominal wall（postoperative）　54.61

Reinsertion-see also Insertion or Revision

- valve

- - ventricular（cerebral）　02.42

- - heart（prosthetic）　35.95

- fixation device（internal）-see also Fixation，bone，internal　78.50

- Holter（-Spitz）valve　02.42

- cystostomy tube　59.94

- pyelostomy tube　55.94

- nephrostomy tube　55.93

- ureterostomy tube　59.93

- ureteral stent（transurethral）　59.8

- - with ureterotomy　59.8［56.2］

- heart valve（prosthetic）　35.95

- implant（expelled）（extruded）

- orbital　16.62

- eyeball（with conjunctival graft）　16.62

Relocation-see also Revision

- CRT-D pocket　37.79

- CRT-P pocket　37.79

- subcutaneous device pocket NEC　86.09

- cardiac device（CRT-D）（CRT-P）（defibrillator）（pacemaker）pocket，new site（skin）（subcutaneous）　37.79

Resuture

- abdominal wall　54.61

- wound（skin and subcutaneous tissue）（without graft）NEC　86.59

一心间隔假体　35.95
一心脏瓣膜假体(阀门)　35.95
一胸壁　34.71

再附着
一臂(上的)NEC　84.24
一鼻(截除的)　21.89
一大腿　84.28
一耳(截除的)　18.72
一关节囊一另见关节成形术　81.96
一踝　84.27
一肌肉　83.74
一一乳头(心脏)　35.31
一一手　82.54
一腱(至腱)　83.73
一一附着至骨骼　83.88
一一一手　82.85
一一手　82.53
一截除耳　18.72
一脉络膜和视网膜NEC　14.59
一一经
一一一电凝术　14.51
一一一光凝术　14.55
一一一一激光　14.54
一一一一氙弧光　14.53
一一一冷冻疗法　14.52
一一一透热疗法　14.51
一拇指　84.21
一前臂　84.23
一韧带一另见关节成形术
一一子宫骶骨的　69.22
一乳头肌(心脏)　35.31
一神经(周围的)　04.79
一视网膜(和脉络膜)NEC　14.59
一一经
一一一电凝术　14.51
一一一光凝术　14.55
一一一一激光　14.54
一一一一氙弧光　14.53
一一一冷冻疗法　14.52
一一一透热疗法　14.51
一手　84.23
一手指　84.22

- cardiac septum prosthesis　35.95
- heart valve prosthesis (poppet)　35.95
- chest wall　34.71

Reattachment
- arm (upper) NEC　84.24
- nose (amputated)　21.89
- thigh　84.28
- ear (amputated)　18.72
- joint capsule-see also Arthroplasty　81.96
- ankle　84.27
- muscle　83.74
- - papillary (heart)　35.31
- - hand　82.54
- tendon (to tendon)　83.73
- - to skeletal attachment　83.88
- - - hand　82.85
- - hand　82.53
- amputated ear　18.72
- choroid and retina NEC　14.59
- - by
- - - electrocoagulation　14.51
- - - photocoagulation　14.55
- - - - laser　14.54
- - - - xenon arc　14.53
- - - cryotherapy　14.52
- - - diathermy　14.51
- thumb　84.21
- forearm　84.23
- ligament-see also Arthroplasty
- - uterosacral　69.22
- papillary muscle (heart)　35.31
- nerve (peripheral)　04.79
- retina (and choroid) NEC　14.59
- - by
- - - electrocoagulation　14.51
- - - photocoagulation　14.55
- - - - laser　14.54
- - - - xenon arc　14.53
- - - cryotherapy　14.52
- - - diathermy　14.51
- hand　84.23
- finger　84.22

—输卵管（切断）　66.79

—胸廓切开术部位（用于出血控制）（为了检查）（用于探查术）　34.03

—椎板切除术或椎板切开术部位　03.02

—眦缝合术　08.02

再融合术

—脊柱的，NOS　81.30

——背的，背腰的 NEC　81.35

———后柱，后侧路法　81.35

———前柱（椎体），前外侧路法　81.34

——寰枢（前的）（经口的）（后的）　81.31

——极外侧椎体融合（XLIF®）　81.36

——颈的（C₂ 水平或以下）NEC　81.32

———C₁-C₂ 水平（前的）（后的）　81.31

———后柱，后侧路法　81.33

———前柱（椎体），前外侧路法　81.32

——颅颈的（前的）（经口的）（后的）　81.31

——腰的，腰骶的 NEC　81.38

———后路腰椎体融合（PLIF）　81.38

———后柱，后侧路法　81.37

———经椎体孔入路腰椎体融合（TLIF）　81.38

———前路腰椎体融合（ALIF）　81.36

———前柱（椎体）

————后路法　81.38

————前外侧路（前路）　81.36

———外侧横突法　81.37

——再融合术 NEC　81.39

- fallopian tube (divided)　66.79

- thoracotomy site (for control of hemorrhage) (for examination) (for exploration)　34.03

- laminectomy or laminotomy site　03.02

- canthorrhaphy,tarsorrhaphy　08.02

Refusion

- spinal, NOS　81.30

- - dorsal, dorsolumbar NEC　81.35

- - - posterior column, posterolateral (posterior) technique　81.35

- - - anterior column (interbody), anterolateral (anterior) (extracavitary) technique　81.34

- - atlas-axis (anterior) (transoral) (posterior)　81.31

- - extreme lateral interbody fusion (XLIF®)　81.36

- - cervical (C₂ level or below) NEC　81.32

- - - C₁-C₂ level (anterior) (posterior)　81.31

- - - posterior column, posterolateral (posterior) technique　81.33

- - - anterior column (interbody), anterolateral (anterior) technique　81.32

- - craniocervical (anterior)(transoral)(posterior)　81.31

- - lumbar, lumbosacral NEC　81.38

- - - posterior lumbar interbody fusion (PLIF)　81.38

- - - posterior column, posterior (posterolateral) (transverse process) technique　81.37

- - - transforaminal lumbar interbody fusion (TLIF)　81.38

- - - anterior lumbar interbody fusion (ALIF)　81.36

- - - anterior column (interbody)

- - - - posterior technique　81.38

- - - - anterolateral (anterior) technique　81.36

- - - lateral transverse process technique　81.37

- - refusion NEC　81.39

注：也可用 81.62 作为附加编码以标出全部融合的椎骨数。	**Note：Also use either 81.62 as an additional code to show the total number of vertebrae fused.**

——枕部-C_2（前的）（经口的）（后的）　81.31

——直接外侧椎体融合术（DLIF）　81.36

——轴向腰椎椎体融合术（AxiaLIF®）　81.38

——椎骨关节面　81.37

——椎骨数量—见编码　81.62

再松动术

一镫骨　19.0

一关节　93.16

再填塞—见置换，塞子，按部位

再调节—见调节

再吻合术—见吻合术

再训练

一心的　93.36

一职业　93.85

再植，再植术—另见再附着

一头皮　86.51

一牙　23.5

一阴茎　64.45

一肢—见再附着，肢

再植入

一动脉　39.59

——肾，迷行　39.55

一法特壶腹切除术后的胆管　51.62

一肺　33.5

一肺动脉用于半动脉干型修补术　35.83

一甲状旁腺组织（异位的）（常位的）　06.95

一甲状腺组织（异位的）（常位的）　06.94

一卵巢　65.72

——腹腔镜　65.75

一肾　55.61

一肾上腺组织（异位的）（常位的）　07.45

一肾血管，迷行　39.55

- - occiput-C_2（anterior）（transoral）（posterior）81.31

- - direct lateral interbody fusion（DLIF）81.36

- - axial lumbar interbody fusion（AxiaLIF®）81.38

- - facet　81.37

- - number of vertebrae-see codes　81.62

Remobilization

- stapes　19.0

- joint　93.16

Repacking-see Replacement, pack, by site

Readjustment-see Adjustment

Reanastomosis-see Anastomosis

Retraining

- cardiac　93.36

- vocational　93.85

Replant, replantation-see also Reattachment

- scalp　86.51

- tooth　23.5

- penis　64.45

- extremity-see Reattachment, extremity

Reimplantation

- artery　39.59

- - renal, aberrant　39.55

- bile ducts following excision of ampulla of Vater　51.62

- lung　33.5

- pulmonary artery for hemitruncus repair 35.83

- parathyroid tissue（heterotopic）（orthotopic）06.95

- thyroid tissue（heterotopic）（orthotopic）06.94

- ovary　65.72

- - laparoscopic　65.75

- kidney　55.61

- adrenal tissue（heterotopic）（orthotopic）07.45

- renal vessel, aberrant　39.55

一膀胱　57.87

一乳房—见乳房成形术，增大

一乳房成形术—见乳房成形术，增大

一声带　31.0

一臀（"提臀"）　86.89

增殖腺切除术（不伴扁桃体切除术）　28.6

一伴扁桃体切除术　28.3

摘出术—见抽出

詹伟手术—见 Janeway 手术

粘连切开术

一虹膜（后的）　12.33

——前的　12.32

一子宫内膜　68.21

粘连松解术—另见松解术，粘连

一用于肺萎陷　33.39

一中耳　20.23

斩首，胎儿　73.8

张力描记法　95.26

折叠，巩膜，用于环扎术—另见环扎术，巩膜的　14.49

折叠，眼肌　15.22

一多数（两条或多条肌）　15.4

折叠术

一瓣环，心脏瓣膜　35.33

一肠（空肠）（Noble）　46.62

一肠系膜　54.75

一动脉瘤

——心脏　37.32

一肺大疱（气肿性的），肺　32.21

一横膈（用于疝修补术）（胸入路）（胸腹入路）　53.81

一腱　83.85

——手　82.55

一筋膜　83.89

——手　82.89

一静脉（周围的）　39.59

一凯利（-斯托克尔）（尿道膀胱连接处）　59.3

一阔韧带　69.22

一括约肌，膀胱　57.85

- bladder　57.87

- breast-see Mammoplasty, augmentation

- mammoplasty-see Mammoplasty, augmentation

- vocal cord(s)　31.0

- buttock ("fanny-lift")　86.89

Adenoidectomy (without tonsillectomy)　28.6

- with tonsillectomy　28.3

Extraction

詹伟手术— see Janeway operation

Synechiotomy

- iris (posterior)　12.33

- - anterior　12.32

- endometrium　68.21

Adhesiolysis-see also Lysis, adhesions

- for collapse of lung　33.39

- middle ear　20.23

Decapitation, fetal　73.8

Tonography　95.26

Infolding, sclera, for buckling-see also Buckling, scleral　14.49

Folding, eye muscle　15.22

- multiple (two or more muscles)　15.4

Plication

- annulus, heart valve　35.33

- intestine (jejunum) (Noble)　46.62

- mesentery　54.75

- aneurysm

- - heart　37.32

- bleb (emphysematous), lung　32.21

- diaphragm (for hernia repair) (thoracic approach) (thoracoabdominal approach)　53.81

- tendon　83.85

- hand　82.55

- fascia　83.89

- hand　82.89

- vein (peripheral)　39.59

- Kelly (-Stoeckel) (urethrovesical junction)　59.3

- broad ligament　69.22

- sphincter, urinary bladder　57.85

一骨填充物　84.55

——伴椎骨成形术　81.65

——脊柱后凸成形术　81.66

一骨形态形成蛋白(重组)(重组人骨形态发生蛋白)　84.52

一关节(假体)(硅橡胶)(斯旺森型)NEC　81.96

——股骨的(双极内置假体)　81.52

———修复术 NOS　81.53

————仅股骨成分　00.72

————仅股骨头和(或)髋臼衬垫　00.73

————仅髋臼衬垫和(或)股骨头　00.73

————髋臼成分　00.71

————髋臼和股骨成分(全部的)　00.70

————全部的(髋臼和股骨成分)　00.70

——踝(全部的)　81.56

———修复术　81.59

——肩(部分)　81.81

———全部置换,NEC　81.80

————反向　81.88

————其他　81.80

———修复术　81.97

——髋(部分)　81.52

——全部　81.51

————修复术(髋臼和股骨成分)

———修复术 NOS　81.53

————部分的

————仅股骨成分　00.72

————仅股骨头和(或)髋臼衬垫　00.73

—————仅髋臼衬垫和(或)股骨头　00.73

————髋臼成分　00.71

————仅股骨成分　00.72

- bone void filler　84.55

- - that with percutaneous vertebroplasty　81.65

- - that with percutaneous vertebral augmentation　81.66

- bone morphogenetic protein (Infuse ™) (OP-1 ™) (recombinant) (rhBMP)　84.52

- joint (prosthesis) (silastic) (Swanson type) NEC　81.96

- - femoral (bipolar endoprosthesis)　81.52

- - - revision NOS　81.53

- - - - femoral component only　00.72

- - - - femoral head only and/or acetabular liner　00.73

- - - - acetabular liner and/or femoral head only　00.73

- - - - acetabular component only　00.71

- - - - acetabular and femoral components (total)　00.70

- - - - total (acetabular and femoral components)　00.70

- - ankle (total)　81.56

- - - revision　81.59

- - shoulder (partial)　81.81

- - - total replacement，NEC　81.80

- - - - reverse　81.88

- - - - other　81.80

- - - revision　81.97

- - hip (partial)　81.52

- - total　81.51

- - - - revision (acetabular and femoral components)

- - - revision NOS　81.53

- - - - partial

- - - - - femoral component only　00.72

- - - - - femoral head only and/or acetabular liner　00.73

- - - - - acetabular liner and/or femoral head only　00.73

- - - - - acetabular component only　00.71

- - - - - femoral component only　00.72

——肘(全部的)　81.84

———修复术　81.97

—硅

——单侧　85.53

——皮肤(用于缺损填充)　86.02

——乳房(双侧)　85.54

——用于增大 NEC　86.89

—横膈起搏器　34.85

—喉　31.0

—化疗物质　00.10

—黄体酮(皮下)　99.23

—脊柱 NEC　84.59

——突减压装置　84.80

———后路运动保护装置—见亚目　84.8

———椎弓根动力稳定装置　84.82

——椎骨关节面置换装置　84.84

—假体,假体装置

——臂(生物电的)(运动成型性)(运动成型性)　84.44

——耳蜗　20.96

———管道(单)　20.97

————多　20.98

——睾丸(双侧)(单侧)　62.7

——股骨头(奥斯汀穆尔)(双极)(艾彻)(汤普森)　81.52

———修复术 NOS　81.53

————部分的

—————仅股骨成分　00.72

—————仅股骨头和(或)髋臼衬垫　00.73

——————仅髋臼衬垫和(或)股骨头　00.73

——————髋臼成分　00.71

—————仅股骨成分　00.72

—————仅股骨头和(或)髋臼衬垫　00.73

——————仅髋臼衬垫和(或)股骨头　00.73

——————髋臼成分　00.71

- - elbow (total)　81.84

- - - revision　81.97

- silicone

- - unilateral　85.53

- - skin (for filling of defect)　86.02

- - breast (bilateral)　85.54

- - for augmentation NEC　86.89

- diaphragmatic pacemaker　34.85

- larynx　31.0

- chemotherapeutic agent　00.10

- progesterone (subdermal)　99.23

- spine NEC　84.59

- - interspinous process decompression device　84.80

- - - posterior motion preservation device(s)-see subcategory　84.8

- - - pedicle-based dynamic stabilization device(s)　84.82

- - facet replacement device(s)　84.84

- prosthesis, prosthetic device

- - arm (bioelectric) (cineplastic) (kineplastic)　84.44

- - cochlear　20.96

- - - channel (single)　20.97

- - - - multiple　20.98

- - testicular (bilateral) (unilateral)　62.7

- - femoral head (Austin-Moore) (bipolar) (Eicher) (Thompson)　81.52

- - - revision NOS　81.53

- - - - partial

- - - - - femoral component only　00.72

- - - - - femoral head only and/or acetabular liner　00.73

- - - - - acetabular liner and/or femoral head only　00.73

- - - - - acetabular component only　00.71

- - - - femoral component only　00.72

- - - - femoral head only and/or acetabular liner　00.73

- - - - acetabular liner and/or femoral head only　00.73

- - - - acetabular component only　00.71

—————髋臼和股骨成分(全部的) 00.70

—————全部的(髋臼和股骨成分 00.70

——关节(斯旺森型)NEC 81.96
———踝(全部) 81.56
———肩(部分) 81.81
————全部,NEC 81.80
—————反向 81.88
—————其他 81.80
———髋(部分) 81.52
————全部 81.51
—————修复术 00.70

—————修复术 NOS 81.53
——————部分的
———————仅股骨成分 00.72
———————仅股骨头和(或)髋臼衬垫 00.73

———————仅髋臼衬垫和(或)股骨头 00.73

——————髋臼成分 00.71

——————仅股骨成分 00.72
——————仅股骨头和(或)髋臼衬垫 00.73

——————仅髋臼衬垫和(或)股骨头 00.73

——————髋臼成分 00.71
——————髋臼和股骨成分(全部的) 00.70

——————全部的(髋臼和股骨成分) 00.70

———手(掌指的)(指(趾)间关节) 81.71

———手指 81.71
———腕(部分) 81.74
————全部的 81.73
———腕腕的,腕掌的 81.74
———膝(部分)(全部) 81.54
————髌骨成分 00.83
————部分的

- - - - acetabular and femoral components (total) 00.70

- - - - total (acetabular and femoral components 00.70

- - joint (Swanson type) NEC 81.96
- - - ankle (total) 81.56
- - - shoulder (partial) 81.81
- - - - total,NEC 81.80
- - - - - reverse 81.88
- - - - - other 81.80
- - - hip (partial) 81.52
- - - - total 81.51
- - - - - revision (acetabular and femoral components) 00.70

- - - - - revision NOS 81.53
- - - - - - partial
- - - - - femoral component only 00.72
- - - - - femoral head only and/or acetabular liner 00.73

- - - - - acetabular liner and/or femoral head only 00.73

- - - - - acetabular component only 00.71

- - - - femoral component only 00.72
- - - - femoral head only and/or acetabular liner 00.73

- - - - acetabular liner and/or femoral head only 00.73

- - - - acetabular component only 00.71
- - - - acetabular and femoral components (total) 00.70

- - - - total (acetabular and femoral components) 00.70

- - - hand (metacarpophalangeal) (interphalangeal) 81.71

- - - finger 81.71
- - - wrist (partial) 81.74
- - - - total 81.73
- - - carpocarpal, carpometacarpal 81.74
- - - knee (partial) (total) 81.54
- - - - patellar component 00.83
- - - - partial

——再插入　16.62	- - reinsertion　16.62
—镭(氡)　92.27	- radium (radon)　92.27
—离心泵(心脏)　37.68	- Tandem™ heart　37.68
—里克汉囊　02.22	- Rickham reservoir　02.22
—流出道假体(心脏)(三角片型)	- outflow tract prosthesis (heart) (gusset type)
——在……中的	- - in
———法洛四联症全部修补术　35.81	- - - total repair of tetralogy of Fallot　35.81
———肺动脉瓣膜成形术　35.26	- - - pulmonary valvuloplasty　35.26
—卵巢入子宫腔　65.72	- ovary into uterine cavity　65.72
——腹腔镜　65.75	- - laparoscopic　65.75
—马利根罩,输卵管　66.93	- Mulligan hood, fallopian tube　66.93
—脉动球囊(正交转换)　37.61	- pulsation balloon (phase-shift)　37.61
—面骨,人造的(异质造形的)　76.92	- facial bone, synthetic (alloplastic)　76.92
—脑电图接收器	- electroencephalographic receiver
——颅内的　02.93	- - intracranial　02.93
——脑　02.93	- - brain　02.93
—内置假体(管)	- endoprosthesis
——胆管　51.87	- - bile duct　51.87
——股骨头(双极)　81.52	- - femoral head (bipolar)　81.52
——胰腺管　52.93	- - pancreatic duct　52.93
—尿道	- urethra
——用于尿道口失禁修补术	- - for repair of urinary stress incontinence
———胶原质　59.72	- - - collagen　59.72
———聚四氟乙稀　59.72	- - - polytef　59.72
———脂肪　59.72	- - - fat　59.72
—尿道括约肌,人工(可膨胀的)　58.93	- urethral sphincter, artificial (inflatable) 58.93
—欧麻亚囊　02.22	- Ommaya reservoir　02.22
—膀胱括约肌,人工(可膨胀的)　58.93	- bladder sphincter, artificial (inflatable) 58.93
—起搏器	- pacemaker
——横膈　34.85	- - diaphragm　34.85
——脊柱—见植入,神经刺激器,脊柱	- - spine-see Implant, neurostimulator, spine
——颈动脉窦　39.89	- - carotid sinus　39.89
——颅内的—见植入,神经刺激器,颅内的	- - intracranial-see Implant, neurostimulator, intracranial
——脑—见植入物,神经刺激器,脑	- - brain-see Implant, neurostimulator, brain
——神经的—见植入物,神经刺激器,按部位	- - neural-see Implant, neurostimulator, by site
——胃的　04.92	- - gastric　04.92
——心的(装置)(初始的)(永久性)(置换)　37.80	- - cardiac (device) (initial) (permanent) (replacement)　37.80

—心脏支持装置(CSD)　37.41

—胸壁(网状物)(硅橡胶)　34.79

—血管通路装置　86.07

—血管与心肌　36.2

—牙(蕾)(胚)　23.5

——假体　23.6

—牙的(骨内的)(假体)　23.6

—眼(爱阿华型)　16.61

——完整的　16.41

—胰(管)　52.96

—阴茎,假体(内的)

——非膨胀　64.95

——膨胀　64.97

—硬膜外钉　02.93

—硬膜下的

——条带状电极　02.93

——网状电极　02.93

—折流板,心房或心房间　35.91

—肢体延长装置,内的 NOS　84.54

——伴动力分离术　84.53

—装置

—— CorCap™　37.41

—— Lap-Band™(可调节性胃绷带系统绑扎带)　44.95

—— MitraClip®经皮二尖瓣小叶钳　35.97

——假体心脏支持装置　37.41

——可调节的胃束带和端口　44.95

——皮下用于心内血流动力学监测　00.57

——心室支持装置　37.41

——心外膜支持装置　37.41

——心脏支持装置(CSD)　37.41

——胸骨固定装置伴有刚性板　84.94

——血管通路　86.07

——支气管瓣膜

———单叶　33.71

———多叶　33.73

——支气管物质 NOS　33.79

——支气管装置 NOS　33.79

- cardiac support device (CSD)　37.41

- chest wall (mesh) (silastic)　34.79

- vascular access device　86.07

- blood vessels to myocardium　36.2

- tooth (bud) (germ)　23.5

- prosthetic　23.6

- dental (endosseous) (prosthetic)　23.6

- eye (Iowa type)　16.61

- - integrated　16.41

- pancreas (duct)　52.96

- penis, prosthesis (internal)

- - non-inflatable　64.95

- - inflatable　64.97

- epidural pegs　02.93

- sudural

- - strips electrodes　02.93

- - grids electrodes　02.93

- baffle, atrial or interatrial　35.91

- limb lengthening device, internal NOS　84.54

- - with kinetic distraction　84.53

- device

- - CorCap™　37.41

- - Lap-Band™　44.95

- - MitraClip® percutaneous mitral valve leaflet clip　35.97

- - prosthetic cardiac support device　37.41

- - adjustable gastric band and port　44.95

- - subcutaneous for intracardiac or great vessel hemodynamic monitoring　00.57

- - ventricular support device　37.41

- - epicardial support device　37.41

- - cardiac support device (CSD)　37.41

- - sternal fixation device with rigid plates　84.94

- - vascular access　86.07

- - bronchial valve(s)

- - - single lobe　33.71

- - - multiple lobes　33.73

- - bronchial substance NOS　33.79

- - bronchial device NOS　33.79

——仅左心室冠状静脉导联 00.52

—巴尔通钳(颅骨) 02.94
—瓣膜
——脑室(脑的) 02.42
——心脏—另见置换,心脏瓣膜阀(假体) 35.95

—玻璃体(硅) 14.75
——用于视网膜再附着 14.59
—肠造口术装置(管)
——大肠 97.04
——小肠 97.03
—传感器(导线)
——心内血流动力学监测 00.56

—刺激接收器—见植入,刺激接收器,按部位
—刺激器
——电极
——颈动脉窦 39.82
———伴同步脉冲发生器置换(全系统) 39.81

——脉冲发生器
———颈动脉窦 39.83
————伴同步电极置换(全系统) 39.81

—袋—见置换,塞子或袋
—导管
——脑室分流(脑的) 02.42
——脑室外引流 02.21
——膀胱(留置的) 57.95
——膀胱造口术 59.94
——伤口 97.15
—导联(电极)—见置换,起搏器,电极,心的

—电刺激器—见植入,电刺激器,按部位

—电的
——刺激器—另见植入,电刺激器,按部位

———肌肉(骨骼) 83.92
———膀胱 57.97
———输尿管 56.93

- - left ventricular coronary venous lead only 00.52

- Barton's tongs (skull) 02.94
- valve
- - ventricular (cerebral) 02.42
- - heart-see also Replacement, heart valve poppet (prosthetic) 35.95

- vitreous (silicone) 14.75
- - for retinal reattachment 14.59
- enterostomy device (tube)
- - large intestine 97.04
- - small intestine 97.03
- sensor (lead)
- - intracardiac or great vessel hemodynamic monitoring 00.56

- stimoceiver-see Implant, stimoceiver, by site
- stimulator
- - electrode(s)
- - carotid sinus 39.82
- - - with synchronous pulse generator replacement (total system) 39.81

- - pulse generator
- - - carotid sinus 39.83
- - - - with synchronous electrode(s) replacement (total system) 39.81

- bag-see Replacement, pack or bag
- catheter
- - ventricular shunt (cerebral) 02.42
- - external ventricular drain 02.21
- - bladder (indwelling) 57.95
- - cystostomy 59.94
- - wound 97.15
- leads (electrode)(s)-see Replacement, electrode(s)

- electrostimulator-see Implant, electronic stimulator, by site

- electronic
- - stimulator-see also Implant, electronic stimulator, by site

- - - muscle (skeletal) 83.92
- - - bladder 57.97
- - - ureter 56.93

——导联(电极)—见置换,起搏器,电极,心的

——复律器/除颤器—见置换,复律器/除颤器

—电极—见植入,电极或导联经部位或装置名称

——骶神经　04.92
——蝶的　02.96
——脊柱　03.93
——颈动脉窦　39.82
———伴同步脉冲发生器置换(全系统)　39.81

——颅内的　02.93
——卵圆孔　02.93
——脑
———蝶的　02.96
———卵圆孔　02.93
———深部　02.93
——起搏器—见置换,起搏器,电极

——深部　02.93
——胃的　04.92
——周围神经　04.92
—动脉—见移植物,动脉
—耳(假体)　18.71
—二尖瓣 NOS　35.24
——伴有
———假体　35.24
———组织移植　35.23
—肺动脉瓣膜,NOS　35.26
——伴有
———假体　35.26
———组织移植　35.25
——法洛四联症全部修补术　35.81
——经心尖(肋间的)(经导管)(经胸腔)(经心室)　35.08
——肾盂造口术管　55.94
——血管内的(经皮的)(PPVI)(TPVR)(经导管)(经股的)(经静脉)　35.07

—复律器/除颤器(全系统)　37.94

- - leads（electrode）（s）-see Replacement，electrode(s)
- - cardioverter/defibrillator-see Replacement，cardioverter/defibrillator
- electrode(s)-see Implant, electrode or lead by site or name of device
- - sacral nerve　04.92
- - sphenoidal　02.96
- - spine　03.93
- - carotid sinus　39.82
- - - with synchronous pulse generator replacement（total system）　39.81
- - intracranial　02.93
- - foramen ovale　02.93
- - brain
- - - sphenoidal　02.96
- - - foramen ovale　02.93
- - - depth　02.93
- - pacemaker-see Replacement，pacemaker，electrode(s)
- - depth　02.93
- - gastric　04.92
- - peripheral nerve　04.92
- artery-see Graft, artery
- ear (prosthetic)　18.71
- mitral valve, NOS　35.24
- - with
- - - prosthesis　35.24
- - - tissue graft　35.23
- pulmonary valve，NOS　35.26
- - with
- - - prosthesis　35.26
- - - tissue graft　35.25
- in total repair of tetralogy of Fallot　35.81
- - transapical（intercostal）（transcatheter）（transthoracic）（transventricular）　35.08
- - pyelostomy tube　55.94
- - endovascular（percutaneous）（PPVI）（TPVR）（transcatheter）（transfemoral）（transvenous）　35.07
- cardioverter/defibrillator（total system）37.94

——仅导联（电极）（感知）（起搏） 37.97

——仅脉搏发生器 37.98

—股骨头，经假体 81.52

——修复术 00.73

—管

——鼻胃 97.01

——大肠 97.04

——胆管 97.05

——脑室（脑的） 02.42

——膀胱 57.95

——膀胱造口术 59.94

——气管造口术 97.23

——肾盂造口术 55.94

——肾造口术 55.93

——食管造口术 97.01

——输尿管造口术 59.93

——胃造口术 97.02

——小肠 97.03

——胰腺管 97.05

——直肠 96.09

—哈林顿棒（伴脊柱再融合术）—见再融合术，脊柱的

—横膈，阴道 97.24

—虹膜 NEC 12.39

—喉支架 31.93

—踝，全部 81.56

——修复术 81.59

—环钳牵引装置（颅骨） 02.94

—肌肉刺激器（骨骼） 83.92

—机械性肾 55.97

—脊柱运动保护装置

——棘突装置 84.80

———椎弓根动力稳定装置 84.82

——椎骨关节面置换装置 84.84

—夹板 97.14

—加德纳维尔斯钳（颅骨） 02.94

—假体

——臂（生物电的）（运动成型性）（运动成型性） 84.44

——胆道 51.99

- - leads only (electrodes) (sensing) (pacing) 37.97

- - pulse generator only 37.98

- femoral head, by prosthesis 81.52

- - revision 00.73

- tube

- - nasogastric 97.01

- - large intestine 97.04

- - bile duct 97.05

- - ventricular (cerebral) 02.42

- - bladder 57.95

- - cystostomy 59.94

- - tracheostomy 97.23

- - pyelostomy 55.94

- - nephrostomy 55.93

- - esophagostomy 97.01

- - ureterostomy 59.93

- - gastrostomy 97.02

- - small intestine 97.03

- - pancreatic duct 97.05

- - rectal 96.09

- Harrington rod (with refusion of spine)-see Refusion, spinal

- diaphragm, vagina 97.24

- iris NEC 12.39

- aryngeal stent 31.93

- ankle, total 81.56

- - revision 81.59

- halo traction device (skull) 02.94

- muscle stimulator (skeletal) 83.92

- mechanical kidney 55.97

- spinal motion preservation device

- - interspinous process device(s) 84.80

- - - pedicle-based dynamic stabilization device(s) 84.82

- - facet replacement device(s) 84.84

- splint 97.14

- Gardner Wells tongs (skull) 02.94

- prosthesis

- - arm (bioelectric) (cineplastic) (kineplastic) 84.44

- - biliary tract 51.99

——起搏器(双心室除颤器)(BiV 起搏器)(CRT-P)(装置一个或多个导联)(全系统)　00.50

———仅脉搏发生器　00.53
———仅左心室冠状静脉导联　00.52

一心脏
——瓣膜,NOS(伴假体)(伴组织移植)　35.20

———二尖瓣的,NOS　35.24
————伴
—————假体　35.24
—————组织移植物　35.23
———阀(假体的)　35.95
———肺动脉,NOS　35.26
————伴有
—————假体　35.26
—————组织移植　35.25
————法洛四联症全部修补术　35.81

————经心尖(肋间的)(经导管)(经胸腔)(经心室)　35.08

————血管内的(经皮的)(PPVI)(TPVR)(经导管)(经股的)(经静脉)　35.07

———三尖瓣,NOS　35.28
————伴有
—————组织移植　35.27
—————假体　35.28
———血管内的,NOS　35.09
———主动脉,NOS　35.22
————伴
—————假体　35.22
—————组织移植物　35.21
—————血管内的　35.05
————经心尖(肋间的)(经导管)(经胸腔)(经心室)(伴组织移植)　35.06

————血管内的(TAVI)(TAVR)(经动脉)(经导管)(经股的)(伴有组织移植物)　35.05

- - pacemaker (biventricular pacemaker) (BiV pacemaker) (CRT-P) (device and one or more leads) (total system)　00.50
- - - pulse generator only　00.53
- - - left ventricular coronary venous lead only　00.52

- heart
- - valve, NOS (with prosthesis) (with tissue graft)　35.20
- - - mitral, NOS　35.24
- - - - with
- - - - - prosthesis　35.24
- - - - - tissue graft　35.23
- - - poppet (prosthetic)　35.95
- - - pulmonary, NOS　35.26
- - - - with
- - - - - prosthesis　35.26
- - - - - tissue graft　35.25
- - - - in total repair of tetralogy of Fallot　35.81
- - - - transapical (intercostal) (transcatheter) (transthoracic) (transventricular)　35.08
- - - - endovascular (percutaneous) (PPVI) (TPVR) (transcatheter) (transfemoral) (transvenous)　35.07
- - - tricuspid, NOS　35.28
- - - - with
- - - - - tissue graft　35.27
- - - - - prosthesis　35.28
- - - endovascular, NOS　35.09
- - - aortic, NOS　35.22
- - - - with
- - - - - prosthesis　35.22
- - - - - tissue graft　35.21
- - - - - endovascular　35.05
- - - - transapical (intercostal) (transcatheter) (transthoracic) (transventricular) (with tissue graft)　35.06
- - - - endovascular (TAVI) (TAVR) (transarterial) (transcatheter) (transfemoral) (with tissue graft)　35.05

——伴

———假体 35.22

———组织移植 35.21

————血管内的 35.05

——经心尖(肋间的)(经导管)(经胸腔)(经心室)(伴组织移植) 35.06

——血管内的(TAVI)(TAVR)(经动脉)(经导管)(经股的)(伴有组织移植物) 35.05

一装置

——皮下用于心内或大血管血流动力学监测 00.57

一椎间盘

——人工的 NOS 84.60

———颈的 84.62

————部分的 84.61

————核 84.61

————全部的 84.62

———胸的(部分)(全部) 84.63

———腰,腰骶的 84.65

————部分的 84.64

————核 84.64

————全部的 84.65

一子宫托,阴道 NEC 97.25

治疗安排(为了)

一精神病学的医疗后调养(重返社会康复中心)(门诊机构) 94.52

一精神疗法 94.51

一康复

——酒精中毒 94.53

——心理学的 NEC 94.59

——药物瘾 94.54

——职业 94.55

痔切除术 49.46

一经

——挤压术 49.45

——结扎 49.45

——冷冻疗法,冷冻术 49.44

——切除术 49.46

——烧灼,烧灼 49.43

——注射 49.42

– – with

– – – prosthesis 35.22

– – – tissue graft 35.21

– – – – endovascular 35.05

– – transapical (intercostal) (transcatheter) (transthoracic) (transventricular) (with tissue graft) 35.06

– – endovascular (TAVI) (TAVR) (transarterial) (transcatheter) (transfemoral) (with tissue graft) 35.05

– device

– – subcutaneous for intracardiac or great vessel hemodynamic monitoring 00.57

– intervertebral disc

– – artificial, NOS 84.60

– – – cervical 84.62

– – – – partial 84.61

– – – – nucleus 84.61

– – – – total 84.62

– – – thoracic (partial) (total) 84.63

– – lumbar, lumbosacral 84.65

– – – partial 84.64

– – – nucleus 84.64

– – – total 84.65

– pessary, vagina NEC 97.25

Referral (for)

– psychiatric aftercare (halfway house) (outpatient clinic) 94.52

– psychotherapy 94.51

– rehabilitation

– alcoholism 94.53

– psychologic NEC 94.59

– drug addiction 94.54

– vocational 94.55

Hemorrhoidectomy 49.46

– by

– crushing 49.45

– ligation 49.45

– cryotherapy, cryosurgery 49.44

– excision 49.46

– cautery, cauterization 49.43

– injection 49.42

中耳吹气法,耳咽管　20.8

中位产钳分娩　**72.29**

终止妊娠

—经

——抽吸刮宫　69.51

——扩宫和刮宫　69.01

——羊膜腔内注射(盐水)　75.0

——子宫切除术—见子宫切除术

——子宫切开术　74.91

肿块切除术

—乳房　85.21

—特指部位—见切除术,病损,按部位

肿瘤切除术(乳房)(部分)　**85.21**

种植,牙(蕾)(胚)　**23.5**

—假体　23.6

轴面,髋置换

—金属与金属　00.75

—金属与聚乙烯　00.74

—陶瓷与聚乙烯　00.77

—陶瓷与金属　00.78

—陶瓷与陶瓷　00.76

—氧化锆聚乙烯　00.77

皱纹成形术(面)　**86.82**

皱纹切除术(面)　**86.82**

—眼睑

——上的　08.87

——下的　08.86

主动脉成形术(主动脉瓣膜)(三角片型)　**35.11**

主动脉肺动脉开窗术　**39.59**

主动脉切开术　**38.04**

主动脉造影术(腹)(逆行的)(选择性)(经腰)　**88.42**

助产分娩　**73.99**

注射(进入)(皮下)(肌内)(静脉内)(局部作用或全身作用)

— cintredekin besudotox(抗肿瘤药)　99.28

— IgG(免疫球蛋白)　99.14

— IVIG(免疫球蛋白)(IVIg)　99.14

— Rh 免疫球蛋白　99.11

— γ 球蛋白　99.14

Politzerization, Eustachian tube　20.8

Mid forceps delivery　72.29

Termination of pregnancy

- by

- - aspiration curettage　69.51

- - dilation and curettage　69.01

- - intra-amniotic injection (saline)　75.0

- - hysterectomy-see Hysterectomy

- - hysterotomy　74.91

Lumpectomy

- breast　85.21

- specified site-see Excision, lesion, by site

Tylectomy (breast) (partial)　85.21

Plantation, tooth (bud) (germ)　23.5

- prosthetic　23.6

Bearing surface, hip

- metal-on-metal　00.75

- metal-on-polyethylene　00.74

- ceramic-on-polyethylene　00.77

- ceramic-on-metal 00.78

- ceramic-on-ceramic　00.76

- oxidized zirconium-on-polyethylene　00.77

Rhytidoplasty (facial)　86.82

Rhytidectomy (facial)　86.82

- eyelid

- - upper　08.87

- - lower　08.86

Aortoplasty (aortic valve) (gusset type)　35.11

Aorticopulmonary window operation　39.59

Aortotomy　38.04

Aortogram, aortography (abdominal) (retrograde) (selective) (translumbar)　88.42

Accouchement forcé　73.99

Injection (into) (hypodermically) (intramuscularly) (intravenously) (acting locally or systemically)

- cintredekin besudotox　99.28

- IgG (immunoglobulin)　99.14

- IVIG (immunoglobulin) (IVIg)　99.14

- Rh immune globulin　99.11

- gamma globulin　99.14

一癌瘤化疗物质　99.25
－半规管，用于破坏　20.72
－玻璃体代用品（硅）　14.75
－－用于视网膜再附着　14.59
－惰性材料－见植入，惰性材料
－地诺前列素缓血液酸胺，羊膜腔内　75.0
－电解液　99.18
－耳，用酒精　20.72
－耳咽管（惰性材料）　20.8
－放射菌素 D，用于癌瘤化学疗法　99.25

－放射免疫疗法　92.28
－放射免疫偶联物　92.28
－放射性核素（腔内）（静脉内）　92.28

－肺，用于外科手术的萎陷　33.32
－腹腔
－－局部作用的治疗性物质　54.97
－－空气　54.96
－肝　50.94
－睾丸　62.92
－睾丸鞘膜（伴抽吸）　61.91
－鼓膜　20.94
－骨髓　41.92
－－移植物－见移植物，骨，骨髓
－关节（治疗性物质）　81.92
－－颞下颌的　76.96
－硅－见植入，惰性材料
－喉　31.0
－激素 NEC　99.24
－脊髓的（管）NEC　03.92
－－苯酚　03.8
－－对比材料（用于脊髓造影）　87.21
－－分解蛋白酶（木瓜蛋白酶）（糜木瓜酶）
　80.52
－－酒精　03.8
－－类固醇 NEC　03.92
－－麻醉剂，用于麻醉　03.91
－－－用于手术麻醉－省略编码
－－破坏剂 NEC　03.8
－－神经破坏剂 NEC　03.8
－－盐水（低体温的）　03.92

- cancer chemotherapeutic agent　99.25
- semicircular canals, for destruction　20.72
- vitreous substitute (silicone)　14.75
- - for reattachment of retina　14.59
- inert material-see Implant, inert material
- dinoprost-tromethine, intra-amniotic　75.0
- electrolytes　99.18
- ear, with alcohol　20.72
- eustachian tube (inert material)　20.8
- actinomycin D, for cancer chemotherapy　99.25

- radioimmunotherapy　92.28
- radioimmunoconjugate　92.28
- radioisotopes (intracavitary) (intravenous)　92.28

- lung, for surgical collapse　33.32
- peritoneal cavity
- - locally-acting therapeutic substance　54.97
- - air　54.96
- liver　50.94
- testis　62.92
- tunica vaginalis (with aspiration)　61.91
- tympanum　20.94
- bone marrow　41.92
- - transplant-see Transplant, bone, marrow
- joint (therapeutic agent)　81.92
- - temporomandibular　76.96
- silicone-see Implant, inert material
- larynx　31.0
- hormone NEC　99.24
- spinal (canal) NEC　03.92
- - phenol　03.8
- - contrast material (for myelogram)　87.21
- - proteolytic enzyme (chymodiactin) (chymopapain)　80.52
- - alcohol　03.8
- - steroid NEC　03.92
- - anesthetic agent for analgesia　03.91
- - - for operative anesthesia-omit code
- - destructive agent NEC　03.8
- - neurolytic agent NEC　03.8
- - saline (hypothermic)　03.92

—脊髓神经根（鞘内的）—见注射,脊髓的

—甲氨蝶呤,用于癌瘤化学疗法　99.25

—腱　83.97
——手　82.95
—结膜的　10.91
—解毒剂 NEC　99.16
—筋膜　83.98
——手　82.96
—静脉曲张（硬化性物质）　39.92
——食管（内镜）　42.33
—静脉曲张,食管（内镜）（硬化性物质）　42.33

—酒精
——脊髓的　03.8
——神经—见注射,神经
—卡介苗
——疫苗　99.33
——用于化学疗法　99.25
—抗 D（恒河猴）球蛋白　99.11
—抗感染的 NEC　99.22
—抗凝血剂　99.19
—抗蛇毒素　99.16
—抗生素　99.21
——噁唑烷酮类　00.14
—抗肿瘤的物质（化疗性）NEC　99.25

—— cintredekin besudotox（抗肿瘤药）　99.28
——大剂量白细胞介素-2　00.15
——生物反应修饰剂［BRM］　99.28

——小剂量白细胞介素-2　99.28
—可的松　99.23
—眶　16.91
—肋软骨连接处　81.92
—类固醇 NEC　99.23
—罗加姆　99.11
—酶,溶解血栓的（链激酶）（组织血浆酶原催化剂）（TPA）（尿激酶）

——静脉内　99.10

- spinal nerve root (intrathecal)-see Injection, spinal

-　Methotrexate, for cancer chemotherapy 99.25

- tendon　83.97
- - hand　82.95
- subconjunctival　10.91
- antidote NEC　99.16
- fascia　83.98
- - hand　82.96
- varicose vein (sclerosing agent)　39.92
- - esophagus (endoscopic)　42.33
- varices, esophagus (endoscopic) (sclerosing agent)　42.33

- alcohol
- - spinal　03.8
- - nerve-see Injection, nerve
- BCG
- - vaccine　99.33
- - for chemotherapy　99.25
- anti-D (Rhesus) globulin　99.11
- anti-infective NEC　99.22
- anticoagulant　99.19
- antivenin　99.16
- antibiotic　99.21
- - oxazolidinone class　00.14
- antineoplastic agent (chemotherapeutic) NEC 99.25

- - cintredekin besudotox　99.28
- - high-dose interleukin-2　00.15
- - biological response modifier ［BRM］ 99.28

- - low-dose interleukin-2　99.28
- cortisone　99.23
- orbit　16.91
- costochondral junction　81.92
- steroid NEC　99.23
- RhoGAM　99.11
- enzymes, thrombolytic (streptokinase) (tissue plasminogen activator) (TPA) (urokinase)

- - intravenous　99.10

———特指部位 NEC　39.50　　　　　　　　　- - - specified site NEC　39.50

——直接冠状动脉内　36.04　　　　　　　　- - direct intracoronary artery　36.04

—乳房(治疗性物质)　85.92　　　　　　　　- breast (therapeutic agent)　85.92

——惰性材料(硅)(双侧)　85.52　　　　　　- - inert material (silicone) (bilateral)　85.52

———单侧　85.51　　　　　　　　　　　　- - - unilateral　85.51

—软组织　83.98　　　　　　　　　　　　　- soft tissue　83.98

——手　82.96　　　　　　　　　　　　　　- - hand　82.96

—神经(颅的)(周围的)　04.80　　　　　　　- nerve (cranial) (peripheral)　04.80

——喉的(外部)(复发性)(上)　31.91　　　　- - laryngeal (external) (recurrent) (superior)
　　　　　　　　　　　　　　　　　　　　　31.91

——剂 NEC　04.89　　　　　　　　　　　　- - agent NEC　04.89

———苯酚　04.2　　　　　　　　　　　　　- - - phenol　04.2

———酒精　04.2　　　　　　　　　　　　　- - - alcohol　04.2

———麻醉,用于麻醉　04.81　　　　　　　　- - - anesthetic for analgesia　04.81

————用于手术麻醉—省略编码　　　　　- - - - for operative anesthesia-omit code

———破坏神经的　04.2　　　　　　　　　　- - - neurolytic　04.2

——交感神经　05.39　　　　　　　　　　　- - sympathetic　05.39

———苯酚　05.32　　　　　　　　　　　　　- - - phenol　05.32

———酒精　05.32　　　　　　　　　　　　　- - - alcohol　05.32

———麻醉,用于麻醉　05.31　　　　　　　　- - - anesthetic for analgesia　05.31

———神经破坏剂　05.32　　　　　　　　　　- - - neurolytic agent　05.32

——视的　16.91　　　　　　　　　　　　　- - optic　16.91

—神经保护剂　99.75　　　　　　　　　　　- neuroprotective agent　99.75

—神经节,交感神经　05.39　　　　　　　　- ganglion, sympathetic　05.39

——脊柱旁星状　05.39　　　　　　　　　　- - paravertebral stellate　05.39

——睫的　12.79　　　　　　　　　　　　　- - ciliary　12.79

—肾(囊肿)(治疗性物质) NEC　55.96　　　　- kidney (cyst) (therapeutic substance) NEC
　　　　　　　　　　　　　　　　　　　　55.96

—肾盂(囊肿)　55.96　　　　　　　　　　　- renal pelvis (cyst)　55.96

—声带　31.0　　　　　　　　　　　　　　- vocal cords　31.0

—生物反应修饰剂[BRM],抗肿瘤物质　99.28　- biological response modifier [BRM], antineo-
　　　　　　　　　　　　　　　　　　　　plastic agent　99.28

—— cintredekin besudotox(抗肿瘤药)　99.28　- - cintredekin besudotox　99.28

——大剂量白细胞介素-2　00.15　　　　　　- - high-dose interleukin-2　00.15

——小剂量白细胞介素-2　99.28　　　　　　- - low-dose interleukin-2　99.28

—食管静脉曲张或血管(内镜)(硬化性物质)　- esophageal varices or blood vessel (endoscop-
　42.33　　　　　　　　　　　　　　　　　ic) (sclerosing agent)　42.33

—尾的—见注射,脊髓的　　　　　　　　　- caudal-see Injection, spinal

—心包　37.93　　　　　　　　　　　　　　- pericardium　37.93

—心脏　37.92　　　　　　　　　　　　　　- heart　37.92

—胸腔　34.92　　　　　　　　　　　　　　- thoracic cavity　34.92

—血小板抑制剂　　　　　　　　　　　　　- platelet inhibitor

——静脉内的 99.20   - - intravenous 99.20

——直接冠状动脉 36.04   - - direct coronary artery 36.04

—眼(眶)(眼球后) 16.91   - eye (orbit) (retrobulbar) 16.91

——结膜的 10.91   - - subconjunctival 10.91

——前房 12.92   - - anterior chamber 12.92

—眼球后(治疗性物质) 16.91   - retrobulbar (therapeutic substance) 16.91

——用于麻醉—省略编码   - - for anesthesia-omit code

—羊膜腔内的   - intra-amniotic

——用于诱发   - - for induction of

———分娩 73.1   - - - labor 73.1

———流产 75.0   - - - abortion 75.0

—胰岛素 99.17   - insulin 99.17

—疫苗   - vaccine

——瘤 99.28   - - tumor 99.28

—硬化性物质 NEC 99.29   - sclerosing agent NEC 99.29

——恶性肿瘤治疗(细胞毒素剂) 34.92[99.25]   - - treatment of malignancy (cytotoxic agent) 34.92 [99.25]

———用四环素 34.92[99.21]   - - - with tetracycline 34.92 [99.21]

——静脉 NEC 39.92   - - vein NEC 39.92

——静脉曲张 39.92   - - varicose vein 39.92

——食管静脉曲张(内镜) 42.33   - - esophageal varices (endoscopic) 42.33

——胸膜 34.92   - - pleura 34.92

——痔疮 49.42   - - hemorrhoids 49.42

—硬膜外的,脊髓的—见注射,脊髓的   - epidural, spinal-see Injection, spinal

—预防性物质 NEC 99.29   - prophylactic substance NEC 99.29

—粘连屏障物 99.77   - adhesion barrier substance 99.77

—镇静剂 99.26   - tranquilizer 99.26

—痔疮(硬化性物质) 49.42   - hemorrhoids (sclerosing agent) 49.42

—治疗性物质 NEC 99.29   - therapeutic agent NEC 99.29

—重金属拮抗剂 99.16   - heavy metal antagonist 99.16

—蛛网膜下,脊髓的—见注射,脊髓的   - subarachnoid, spinal-see Injection, spinal

—椎间盘间隙,用于疝出椎间盘 80.52   - intervertebral space for herniated disc 80.52

转换   **Conversion, Switch, switching**

—产位—见转位   - obstetrical position-see Version

—大动脉,全部 35.84   - great arteries, total 35.84

—房性节律(窦性心律) 99.61   - atrial rhythm (to sinus rhythm) 99.61

—冠状动脉 35.84   - coronary arteries 35.84

—胃造口术与空肠造口术(内镜)   - gastrostomy to jejunostomy (endoscopic)

——为饲管置换 46.32   - - for feeding tube placement 46.32

—吻合术—见修复术,吻合术   - anastomosis-see Revision, anastomosis

—心律 NEC 99.69   - cardiac rhythm NEC 99.69

——至窦性心律 99.62   - - to sinus rhythm 99.62

转流术,尿路的

—胆胰的(BPD)　43.7[45.51][45.91]

——伴十二指肠转换　43.89[45.51][45.91]

—泌尿系

——回肠通道　56.51

——内部的 NEC　56.71

——皮肤的　56.61

——输尿管回肠造口术　56.51

——输尿管至

———肠　56.71

———皮肤　56.61

转位,移位

—关节囊—另见关节成形术　81.96

—肌 NEC　83.79

——手　82.59

——眼外　15.5

—腱 NEC　83.76

——手　82.57

—睫毛皮瓣　08.63

—空肠(Henley)　43.81

—乳头　85.86

—神经(颅的)(周围的)(桡前的)(尺的)　04.6

—声带　31.69

—手指(替代缺损的拇指)(同一手)　82.61

——至

———对侧手(伴截断术)　82.69[84.01]

———手指,除拇指外　82.81

—心房间静脉回流　35.91

—眼肌(斜肌)(直肌)　15.5

—眼外肌　15.5

—翼状胬肉　11.31

转位,产科的(双手的)(头的)(合并的)(内的)(足的)　**73.21**

—伴抽吸术　73.22

—博特(足的)　73.21

——伴抽吸术　73.22

—布拉克斯顿　73.21

Diversion

- biliopancreatic （BPD）　43.7［45.51］［45.91］

- - with duodenal switch　43.89［45.51］［45.91］

- urinary

- - ileal conduit　56.51

- - internal NEC　56.71

- - cutaneous　56.61

- - uretero-ileostomy　56.51

- - ureter to

- - - intestine　56.71

- - - skin　56.61

Transposition

- joint capsule-see also Arthroplasty　81.96

- muscle NEC　83.79

- - hand　82.59

- - extraocular　15.5

- tendon NEC　83.76

- - hand　82.57

- eyelash flaps　08.63

- jejunal（Henley）　43.81

- nipple　85.86

- nerve（cranial）（peripheral）（radial anterior）（ulnar）　04.6

- vocal cords　31.69

- finger（replacing absent thumb）（same hand）　82.61

- - to

- - - opposite hand（with amputation）　82.69［84.01］

- - - finger, except thumb　82.81

- interatrial venous return　35.91

- eye muscle（oblique）（rectus）　15.5

- extraocular muscles　15.5

- pterygium　11.31

Version, obstetrical（bimanual）（cephalic）（combined）（internal）（podalic）　73.21

- with extraction　73.22

- Potter's（podalic）　73.21

- - with extraction　73.22

- Braxton Hicks　73.21

——伴抽吸术　73.22

—赖特(头的)　73.21

——伴抽吸术　73.22

—外部(双极)　73.91

—维甘德(外部)　73.91

转移,转移术

—带蒂皮瓣移植　86.74

—鹅足(腱)(膝修补术)　81.47

—骨干,腓骨至胫骨　78.47

—肌起点　83.77

——手　82.58

—腱　83.75

——鹅足(膝修补术)　81.47

———趾拇指(游离)(带蒂)(伴截断术)　82.69
〔84.11〕

——手　82.56

—结膜睑板皮瓣,自对侧睑　08.64

—神经(颅的)(周围的)(桡前的)(尺骨)　04.6

—手指(代替缺失的拇指)(同一手)　82.61

——至

———对侧手(伴截断术)　82.69〔84.01〕

———手指,除拇指外　82.81

—脂肪垫 NEC　86.89

——伴皮肤移植—见移植物,皮肤,全层

—指(趾)(代替缺失的拇指)　82.69

——手指(至拇指)(同一手)　82.61

———至

————对侧手(伴截断术)　82.69〔84.01〕

————手指,除拇指外　82.81

——趾(至拇指)(伴截断术)　82.69〔84.11〕

———至手指,除拇指外　82.81〔84.11〕

转移注意力疗法　93.81

转子成形术　81.40

装置

– – with extraction　73.22

– Wright′s (cephalic)　73.21

– – with extraction　73.22

– external (bipolar)　73.91

– Wigand′s (external)　73.91

Transfer, transference

– pedicle graft　86.74

– pes anserinus (tendon) (repair of knee)
　81.47

– bone shaft, fibula into tibia　78.47

– muscle origin　83.77

– – hand　82.58

– tendon　83.75

– – pes anserinus (repair of knee)　81.47

– – – toe-to-thumb (free) (pedicle) (with am-
putation)　82.69〔84.11〕

– – hand　82.56

– tarsoconjunctival flap, from opposing lid
08.64

– nerve (cranial) (peripheral) (radial anterior)
(ulnar)　04.6

– finger (to replace absent thumb) (same hand)
　82.61

– – to

– – – opposite hand (with amputation)　82.69
〔84.01〕

– – – finger, except thumb　82.81

– fat pad NEC　86.89

– – with skin graft-see Graft, skin, full-thick-
ness

– digital (to replace absent thumb)　82.69

– finger (to thumb) (same hand)　82.61

– – – to

– – – – opposite hand (with amputation)
82.69〔84.01〕

– – – – finger, except thumb　82.81

– – toe (to thumb) (with amputation)　82.69
〔84.11〕

– – – to finger, except thumb　82.81〔84.11〕

Diversional therapy　93.81

Trochanterplasty　81.40

Device

— CorCap™　37.41

一外固定器—见固定器,外部的

椎板成形术,扩大的　03.09

椎板切除术(减压)(用于探查术)　03.09

一伴

——椎管内病损(肿瘤)的其他切除术　03.4

——椎间盘(髓核)疝出切除术　80.51

一部位再切开　03.02

一作为手术入路—省略编码

椎板切开术(减压)(用于探查术)　03.09

一部位再切开　03.02

一作为手术入路—省略编码

椎骨成形术(经皮)　81.65

椎骨关节面切除术　77.89

椎管穿刺术　03.31

椎管切开术　03.09

椎间孔切开术　03.09

椎间盘切除术—见椎间盘切除术

椎间盘切除术,(椎间盘切除术),椎间　80.51

一伴椎体切除术　80.99

一经皮的　80.59

一疝出的(髓核)　80.51

椎间盘松解术(经注射)　80.52

椎间盘 X 线摄片　87.21

椎体切除术,(脊椎的)　80.99

一伴椎间盘切除术　80.99

锥形切除术

一子宫颈(刀)(尖的)(活组织检查)　67.2

——经

———电锥形切除术　67.32

———冷冻术　67.33

着色,皮肤　86.02

咨询(为了) NEC　94.49

一顾主　94.49

一婚姻　94.49

一家庭(医学的)(社会的)　94.49

一酒精中毒　94.46

— CorCap™　37.41

- external fixator-see Fixator, external

Laminoplasty, expansile　03.09

Laminectomy (decompression) (for exploration)　03.09

- with

- - excision of other intraspinal lesion (tumor)　03.4

- - excision of herniated intervertebral disc (nucleus pulposus)　80.51

- reopening of site　03.02

- as operative approach-omit code

Laminotomy (decompression) (for exploration)　03.09

- reopening of site　03.02

- as operative approach-omit code

Vertebroplasty, percutaneous　81.65

Facetectomy　77.89

Rachicentesis　03.31

Rachitomy　03.09

Foraminotomy　03.09

Discectomy-see Diskectomy

Diskectomy (discectomy), intervertebral　80.51

- with corpectomy　80.99

- percutaneous　80.59

- herniated (nucleus pulposus)　80.51

Discolysis (by injection)　80.52

Discogram, diskogram　87.21

Corpectomy, (vertebral)　80.99

- with diskectomy　80.99

Conization

- cervix (knife) (sharp) (biopsy)　67.2

- - by

- - - electroconization　67.32

- - - cryosurgery　67.33

Pigmenting, skin　86.02

Counseling (for) NEC　94.49

- employers　94.49

- marriage　94.49

- family (medical) (social)　94.49

- alcoholism　94.46

—牧师 94.49 — pastoral 94.49

—眼科学的(伴指导) 95.36 — ophthalmologic (with instruction) 95.36

—药物瘾 94.45 — drug addiction 94.45

咨询 89.09 **Consultation 89.09**

—特指类型 NEC 89.08 — specified type NEC 89.08

—限定性(单个器官系统) 89.06 — limited (single organ system) 89.06

—综合性 89.07 — comprehensive 89.07

籽骨切除术 77.98 **Sesamoidectomy 77.98**

眦成形术 08.59 **Canthoplasty 08.59**

眦缝合术 08.52 **Canthorrhaphy 08.52**

—切断或割断 08.02 — division or severing 08.02

眦泪囊造口术 09.82 **Canthocystostomy 09.82**

眦切开术 08.51 **Canthotomy 08.51**

子宫壁输卵管伞埋入术 66.97 **Burying of fimbriae in uterine wall 66.97**

子宫成形术 69.49 **Hysteroplasty, Metroplasty 69.49**

子宫底部切除术 68.39 **Fundectomy, uterine 68.39**

子宫动脉栓塞 NOS 68.25 **UAE (uterine artery embolization) NOS 68.25**

—伴 — with

——弹簧圈 68.24 — — coils 68.24

——特殊物质(明胶海绵)(明胶海绵)(微球体)(聚乙烯醇)(聚乙烯醇)(球形栓子) 68.25 — — particulate agent (gelatin sponge) (gelfoam) (microspheres) (polyvinyl alcohol) (PVA) (spherical embolics) 68.25

子宫放射照相片 NEC 87.85 **Hysterogram NEC 87.85**

—经皮的 87.84 — percutaneous 87.84

子宫缝合术 69.41 **Hysterorrhaphy 69.41**

子宫固定术(腹入路)(阴道入路) 69.22 **Uteropexy, Hysteropexy (abdominal approach) (vaginal approach) 69.22**

子宫和子宫颈成形术 69.49 **Hysterotracheloplasty 69.49**

子宫和子宫颈缝合术(埃梅特)(缝合) 67.61 **Trachelorrhaphy (Emmet) (suture) 67.61**

—产科的 75.51 — obstetrical 75.51

子宫肌瘤切除术 68.29 **Hysteromyomectomy 68.29**

子宫颈成形术 67.69 **Cervicoplasty, Tracheloplasty 67.69**

子宫颈缝合术 69.41 **Hysterotrachelorrhaphy 69.41**

子宫颈固定术 69.22 **Trachelopexy 69.22**

子宫颈 LEEP 术(电热圈环切术) 67.32 **LEEP (loop electrosurgical excision procedure) of cervix 67.32**

子宫颈 LLETZ(转化区大环形切除术)手术 67.32 **LLETZ (large loop excision of the transformation zone) of cervix 67.32**

子宫颈切除术(同时伴阴道缝合术) 67.4 **Cervicectomy (with synchronous colporrhaphy) 67.4**

子宫颈切除术　67.4

子宫颈切开剖宫产术　74.1

子宫颈切开术　69.95
—产科的　73.93

子宫镜检查　68.12
—伴
——活组织检查　68.16
——消融，切除
———子宫内膜　68.23

子宫内膜切除术（子宫）（内的）　68.29
—膀胱　57.59
—直肠子宫陷凹　70.32

子宫切除术，NOS　68.9
—腹的
——部分或大部的（子宫颈上的）（阴道上的）
　68.39
——腹腔镜的（全部的）[TLH]　68.41
——根治性（改良）（沃特海姆）　68.69
———腹腔镜的（全部的）[TLRH]　68.61
——其他（全部的）　68.49
—腹腔镜的
——腹的
———根治性（全部的）(TLRH)　68.61
———全部（TLH）　68.41
——全部（TLH）　68.41
——阴道，辅助（LAVH）　68.51
——根治性（LRVH）　68.71
——子宫颈上的（LASH）（LSH）　68.31
—根治性
——腹的
———腹腔镜的　68.61
———其他（改良的）（沃特海姆的）　68.69
——阴道的
———腹腔镜的（LRVH）　68.71
———其他　68.79
—阴道（完全）（部分）（大部）（全部）　68.59
——腹腔镜辅助（LAVH）　68.51
——根治性（绍塔）　68.79
———腹腔镜的[LRVH]　68.71
—子宫颈上的　68.39

Hysterotrachelectomy， Trachelectomy
　67.4

Laparotrachelotomy　74.1
Trachelotomy，Hysterotrachelotomy　69.95
- obstetrical　73.93

Hysteroscopy　68.12
- with
- - biopsy　68.16
- - ablation
- - - endometrial　68.23

Endometrectomy (uterine) (internal)　68.29
- bladder　57.59
- cul-de-sac　70.32

Hysterectomy, NOS　68.9
- abdominal
- - partial or subtotal (supracervical) (suprav-
　aginal)　68.39
- - laparoscopic (total) (TLH)　68.41
- - radical (modified) (Wertheim's)　68.69
- - laparoscopic (total) (TLRH)　68.61
- - other (total)　68.49
- laparoscopic
- - abdominal
- - - radical (total) (TLRH)　68.61
- - - total (TLH)　68.41
- - total (TLH)　68.41
- - vaginal，assisted (LAVH)　68.51
- - radical (LRVH)　68.71
- - supracervical (LASH) (LSH)　68.31
- radical
- - abdominal
- - - laparoscopic　68.61
- - - other (modified) (Wertheim's)　68.69
- - vaginal
- - - laparoscopic (LRVH)　68.71
- - - other　68.79
- vaginal (complete) (partial) (subtotal) (to-
　tal)　68.59
- - laparoscopically assisted (LAVH)　68.51
- - radical (Schauta)　68.79
- - - laparoscopic [LRVH]　68.71
- supracervical　68.39

——标准鞘内 SEMM 式子宫切除术（CISH） 68.31

——腹腔镜辅助（LASH） 68.31

子宫切开术（伴异物去除）（伴葡萄胎去除） 68.0

—产科的 74.99

——用于终止妊娠 74.91

—用于宫内输注 75.2

子宫输卵管放射照相术气体（对比） 87.82

—不透明染色（对比） 87.83

子宫输卵管吻合术 66.74

子宫松解术 54.59

—腹腔镜 54.51

子宫纤维瘤切除术，子宫 68.29

子宫悬吊术 69.22

子宫阴道切除术（根治性）（阴道） 68.79

—腹的 68.69

——腹腔镜的 68.61

—腹腔镜的 68.71

自体的—见血，输注

自体输血（全血）99.02 —见血，输注

自体移植—见移植物

自体移植物，自体移植—见移植物

自体移植物，自体移植—另见再植入

—肺—见移植物，移植，肺 33.5

—甲状旁腺组织（异位的）（常位的） 06.95

—甲状腺组织（异位的）（常位的） 06.94

—卵巢 65.72

——腹腔镜的 65.75

—肾 55.61

—肾上腺组织（异位的）（常位的） 07.45

- - classic infrafascial SEMM hysterectomy [CISH] 68.31

- - laparoscopically assisted [LASH] 68.31

Hysterotomy（with removal of foreign body）（with removal of hydatidiform mole） 68.0

- obstetrical 74.99

- - for termination of pregnancy 74.91

- for intrauterine transfusion 75.2

Hysterosalpingography gas （contrast） 87.82

- opaque dye（contrast） 87.83

Hysterosalpingostomy 66.74

Hysterolysis 54.59

- laparoscopic 54.51

Fibroidectomy, uterine 68.29

Ventrofixation, Ventrosuspension, uterus 69.22

Hysterocolpectomy （radical）（vaginal） 68.79

- abdominal 68.69

- - laparoscopic 68.61

- laparoscopic 68.71

Autologous-see Blood, transfusion

Autotransfusion （whole blood）99.02-see Blood, transfusion

Autograft, Allograft, Homograf-see Graft

Homotransplant, homotransplantation-see Transplant

Autotransplant, autotransplantation-see also Reimplantation

- lung-see Transplant, transplantation, lung 33.5

- parathyroid tissue（heterotopic）（orthotopic） 06.95

- thyroid tissue （heterotopic）（orthotopic） 06.94

- ovary 65.72

- - laparoscopic 65.75

- kidney 55.61

- adrenal tissue（heterotopic）（orthotopic） 07.45

钻孔

—骨—另见切开,骨　77.10

—卵巢　65.99

—切除术,声带　30.22

—手术

——膀胱颈,经尿道　57.49

——前列腺—见前列腺切除术

坐骨耻骨切开术　77.39

坐骨切除术(部分)　77.89

—全部的　77.99

Punch,Drilling

－ bone-see also Incision，bone　77.10

－ ovary　65.99

－ resection，vocal cords　30.22

－ operation

－ － bladder neck，transurethral　57.49

－ － prostate-see Prostatectomy

Ischiopubiotomy　77.39

Ischiectomy（partial）　77.89

－ total　77.99

致　谢

David Berglund, MD, MPH

Classifications and Public Health Data Standards StaffNational Center for Health Statistics

Centers for Disease Control and Prevention

Amy L. Blum, MHSA. , RHIA, CTR

Classifications and Public Health Data Standards Staff

National Center for Health Statistics

Centers for Disease Control and Prevention

Lizabeth J. Fisher, RHIA

Classifications and Public Health Data Standards Staff

National Center for Health Statistics

Centers for Disease Control and Prevention

Donna Pickett, MPH, RHIA

Classifications and Public Health Data Standards Staff

National Center for Health Statistics

Centers for Disease Control and Prevention

Patricia E. Brooks, RHIA

Centers For Medicare and Medicaid Services

Center for Medicare Management

Hospital and Ambulatory Policy Group

Division of Acute Care

Ann B. Fagan, RHIA

Centers For Medicare and Medicaid Services

Center for Medicare Management

Hospital and Ambulatory Policy Group

Division of Acute Care

Amy L. Gruber, RHIA

Centers For Medicare and Medicaid Services

Center for Medicare Management

Hospital and Ambulatory Policy Group

Division of Acute Care

Mady Hue, RHIA, CCS

Centers For Medicare and Medicaid Services

Center for Medicare Management

Hospital and Ambulatory Policy Group

Division of Acute Care

Linda Washington

Marketing

National Center for Health Statistics

Development InfoStructure

1137N. Highland St.

Arlington, VA 22201

Contact: David W. Martin